OBSTETRÍCIA
2ª Edição
DIAGNÓSTICO E TRATAMENTO

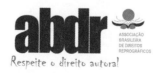

2ª Edição

OBSTETRÍCIA
DIAGNÓSTICO E TRATAMENTO

Organizadores
Emanuelle Pessa Valente
Adriana Scavuzzi Carneiro da Cunha
Vilma Guimarães de Mendonça
Luiz Carlos Santos†

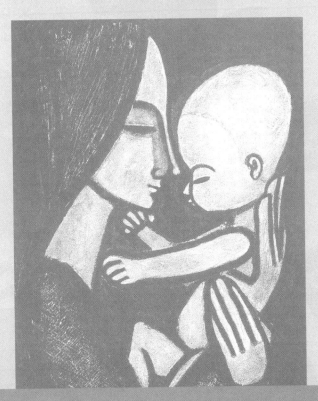

Centro de Atenção à Mulher
Instituto de Medicina Integral Prof. Fernando Figueira
(CAM/IMIP)

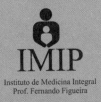

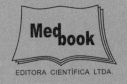

OBSTETRÍCIA – Diagnóstico e Tratamento – 2ª edição

Direitos exclusivos para a língua portuguesa
Copyright © 2018 by
MEDBOOK – Editora Científica Ltda.

Nota da editora: Os autores desta obra verificaram cuidadosamente os nomes genéricos e comerciais dos medicamentos mencionados, assim como conferiram os dados referentes à posologia, objetivando fornecer informações acuradas e de acordo com os padrões atualmente aceitos. Entretanto, em virtude do dinamismo da área da saúde, os leitores devem prestar atenção às informações fornecidas pelos fabricantes para que possam se certificar de que as doses preconizadas ou as contraindicações não sofreram modificações, principalmente em relação a substâncias novas ou prescritas com pouca frequência. Os autores e a editora não podem ser responsabilizados pelo uso impróprio nem pela aplicação incorreta de produto apresentado nesta obra. Apesar de terem envidado esforço máximo para localizar os detentores dos direitos autorais de qualquer material utilizado, os autores e a editora estão dispostos a acertos posteriores caso, inadvertidamente, a identificação de algum deles tenha sido omitida

AVISO DE ISENÇÃO DE RESPONSABILIDADE
Os autores não têm influência no *design* e no conteúdo presente ou futuro dos *sites* mencionados e *links* citados neste livro e se isentam, por meio deste documento, de qualquer responsabilidade pelo conteúdo desses *sites*, que podem ser alterados temporária ou permanentemente após a publicação desta obra. No momento em que os *links* foram citados, nenhum conteúdo ilegal havia sido detectado nesses *sites*.

Editoração Eletrônica: Elza Ramos
Capa: Adielson Anselme
Imagem da capa: Ikeda Shuzo | https://cuadernoderetazos.wordpress.com/2014/03/31/ikeda-shuzo/

CIP-BRASIL. CATALOGAÇÃO NA PUBLICAÇÃO
SINDICATO NACIONAL DOS EDITORES DE LIVROS, RJ

O14 Obstetrícia : diagnóstico e tratamento / Organizadores Emanuelle Pessa Valente ... [et al.]. – 2. ed. – Rio de Janeiro : MedBook, 2018.
520 p. : il. ; 28 cm.

Vários colaboradores
ISBN 978-85-8369-030-6\

1. Obstetrícia. 2. Gravidez de Alto Risco. 3. Saúde da Mulher. I. Valente, Emanuelle Pessa. II. Cunha, Adriana Scavuzzi Carneiro da, org. III. Mendonça, Vilma Guimarães de, org. IV. Santos, Luiz Carlos, org. IV. Instituto de Medicina Integral Professor Fernando Figueira. Centro de Atenção à Mulher. V. Título.

18-47949
CDD: 618.2
CDU: 618.2

Elaborada por Ediane Santos CRB-4/1893

Reservados todos os direitos. É proibida a duplicação ou reprodução deste volume, no todo ou em parte, sob quaisquer formas ou por quaisquer meios (eletrônico, mecânico, gravação, fotocópia, distribuição na Web ou outros), sem permissão expressa da Editora.

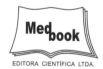

MEDBOOK – Editora Científica Ltda.
Rua Professora Ester de Melo, 178 – Benfica – Cep 20930-010 – Rio de Janeiro – RJ
Telefones: (21) 2502-4438 e 2569-2524 – **www.medbookeditora.com.br**
contato@medbookeditora.com.br – vendasrj@medbookeditora.com.br

Colaboradores

Adriana Scavuzzi Carneiro da Cunha

Doutora em Saúde Materno-Infantil pelo IMIP.

Coordenadora do Centro de Atenção à Mulher do IMIP.

Alex Sandro Rolland Souza

Doutor em Saúde Materno-Infantil pelo IMIP.

Professor da Pós-Graduação *Stricto Sensu* do IMIP.

Professor Adjunto do Departamento de Saúde Materno-Infantil da UFPE.

Alexandre Jorge Gomes de Lucena

Preceptor da Residência Médica em Cardiologia do IMIP.

Cardiologista do CAM-IMIP.

Ana Laura C. G. Ferreira

Doutora em Saúde Materno-Infantil pelo IMIP.

Coordenadora do Ambulatório da Mulher do CAM-IMIP.

Ana Maria Feitosa Porto

Doutora em Saúde Materno-Infantil pelo IMIP.

Supervisora da Residência Médica em Ginecologia e Obstetrícia do IMIP.

Preceptora da Enfermaria de Gestação de Alto Risco do IMIP.

Ariani Impieri de Souza

Médica Ginecologista do IMIP.

Tutora do Curso de Medicina da Faculdade Pernambucana de Saúde – FPS.

Doutora em Nutrição pela UFPE.

Aurélio Antônio Ribeiro da Costa

Mestre em Saúde Materno-Infantil pelo IMIP.

Doutor em Tocoginecologia pela UNICAMP.

Preceptor da Residência em Ginecologia e Obstetrícia do IMIP.

Brena Carvalho Pinto de Melo

Ginecologista e Obstetra.

Mestre em Saúde Materno-Infantil pelo IMIP.

Doutoranda em Educação Médica – Maastricht University – Holanda.

Carla Eneida de Oliveira Queiroz

Médica Ginecologista e Obstetra da Prefeitura da Cidade do Recife.

Preceptora da Residência Médica em Ginecologia e Obstetrícia do IMIP.

Especialista em Ginecologia e Obstetrícia pela FEBRASGO.

Carla Cavalcanti Urias

Especialista em Uroginecologia pelo IMIP.

Preceptora da Residência de Ginecologia e Obstetrícia do IMIP.

Tutora de Medicina da Faculdade Pernambucana de Saúde – FPS.

Carlos Campos Leal Junior

Mestre em Saúde Materno-Infantil pelo IMIP.

Preceptor da Residência de Ginecologia e Obstetrícia do IMIP.

Tutor de Medicina da Faculdade Pernambucana de Saúde – FPS.

Carlos Japhet da Matta Albuquerque

Especialista em Cardiologia pela Sociedade Brasileira de Cardiologia – SBC.

Consultor de Cardiologia da Mulher do Hospital Barão de Lucena/SES-PE.

Diretor Técnico do Hospital Pelópidas Silveira – Gestão IMIP/SES.

Carmem Lúcia de Souza Leão

Mestre em Ginecologia pela UPE.

Especialista em Videolaparoscopia e Histeroscopia pela FEBRASGO.

Tutora do Internato de Medicina da Faculdade Pernambucana de Saúde – FPS.

Carolina Prado Diniz

Mestre em Obstetrícia pela UNIFESP.

Especialista em Medicina Fetal pela FEBRASGO.

Preceptora da Residência de Ginecologia e Obstetrícia do Hospital Dom Malan – Petrolina-PE.

Catarina d'Almeida Lins Beltrão

Especialista em Ginecologia e Obstetrícia pela FEBRASGO.

Preceptora da Residência Médica em Ginecologia e Obstetrícia do IMIP.

Coordenadora do Alojamento Conjunto do IMIP.

Cláudia Viana Henriques

Preceptora da Residência Médica em Ginecologia e Obstetrícia do IMIP.

Mestre em Saúde Materno-Infantil pelo IMIP.

Tutora de Medicina da Faculdade Pernambucana de Saúde – FPS.

Cynthia Coelho Medeiros de Carvalho

Mestre em Tocoginecologia pela Universidade de Pernambuco.

Especialista em Ginecologia e Obstetrícia e Medicina Fetal pela FEBRASGO.

Preceptora da Residência Médica em Medicina Fetal do IMIP.

Danielle Kelly Carneiro de Oliveira

Preceptora da Residência Médica em Ginecologia e Obstetrícia do IMIP.

Médica Ginecologista do Hospital-Dia do IMIP.

Diogenes Fernando Santos Fontão

Especialista em Oncoginecologia pelo Hospital Pérola Byington.

Preceptor da Residência em Oncologia Cirúrgica do Hospital do Câncer de Pernambuco.

Preceptor da Residência Médica em Ginecologia e Obstetrícia e da Residência em Oncologia Cirúrgica do IMIP.

Eduardo Henrique Corrêa Coutinho

Especialista em Ginecologia e Obstetrícia pela FEBRASGO.

Preceptor da Residência de Ginecologia e Obstetrícia do IMIP.

Tutor de Medicina da Faculdade Pernambucana de Saúde – FPS.

Edwirgens Maria Pedrosa Campelo

Residência em Ginecologia e Obstetrícia pelo IMIP.

Preceptora da Residência Médica de Ginecologia e Obstetrícia do IMIP.

Chefe da Emergência Obstétrica do IMIP.

Emanuelle Pessa Valente

Ginecologista e Obstetra.

Mestre em Saúde Materno-Infantil pelo IMIP.

Mestre em Health Professions Education – Maastricht University – Holanda.

PhD em Scienze della Riproduzione e dello Sviluppo – Università degli Studi di Trieste – Itália.

Fabiano Djalma Figueirôa Paes Barreto

Ginecologista e Obstetra do IMIP.

Mestre em Saúde Materno-Infantil pela UPE.

Preceptor da Residência em Ginecologia e Obstetrícia do IMIP.

Felipe Lopes Torres da Silva

Especialista em Ginecologia e Obstetrícia e Medicina Fetal pela FEBRASGO.

Pós-Graduado em Terapia Intensiva Adulto.

Preceptor da Residência de Ginecologia e Obstetrícia do IMIP.

Fernanda do Rêgo Matos da Arruda

Especialista em Ginecologia e Obstetrícia.

Especialista em Videolaparoscopia e Vídeo-histeroscopia.

Mestre em Ginecologia pela Universidade de Pernambuco – UPE.

Flávia Augusta de Orange

Doutora em Tocoginecologia pela UNICAMP.

Corresponsável pelo Centro de Ensino e Treinamento em Anestesiologia do IMIP.

Anestesiologista do Hospital das Clínicas de Recife – PE.

Flávio Xavier da Silva

Obstetra Plantonista da UTI Obstétrica do IMIP.

Mestre em Saúde Materno-Infantil pelo IMIP.

Tutor do Internato de Medicina da Faculdade Pernambucana de Saúde – FPS.

Gláucia Virgínia de Queiroz Lins Guerra

Preceptora da Enfermaria de Gestação de Alto Risco do CAM-IMIP.

Doutorado em Ginecologia e Obstetrícia pela UNICAMP.

Isabela Coutinho Neiva

Mestre em Saúde Materno-Infantil pelo IMIP.

Doutora em Cirurgia pela UFPE.

Diretora Geral do Hospital da Mulher – Recife-PE.

Juliana Araujo de Carvalho Schettini

Ginecologista e Obstetra.

Doutora em Saúde Materno-Infantil pelo IMIP.

Leila Katz

Mestre em Saúde Materno-Infantil pelo IMIP.

Doutora em Tocoginecologia pela UNICAMP.

Chefe da UTI Obstétrica do CAM-IMIP.

Luciana Schuler Dias Fernandes Ferreira

Residência em Ginecologia e Obstetrícia pelo IMIP.

Preceptora da Residência Médica de Ginecologia e Obstetrícia do IMIP.

Mestre em Saúde Materno-Infantil pelo IMIP.

Luís André Marinho Lippo

Mestre em Saúde Materno-Infantil pelo IMIP.

Tutor de Medicina da Faculdade Pernambucana de Saúde.

Doutorando em Scienze della Riproduzione e dello Sviluppo – Università degli Studi di Trieste – Itália.

Melania Maria Ramos de Amorim

Doutora em Tocoginecologia pela UNICAMP.

Pós-Doutorado em Tocoginecologia pela UNICAMP.

Professora da Pós-Graduação em Saúde Materno-Infantil do IMIP.

Marcelo Marques de Souza Lima

Mestre em Obstetrícia pela UNIFESP/EPM.

Especialista em Medicina Fetal pela FEBRASGO.

Preceptor da Residência de Ginecologia e Obstetrícia do Hospital Dom Malan – Petrolina-PE.

Rayane Negreiros Brandt

Especialista em Ginecologia e Obstetrícia pela FEBRASGO.

Título de Habilitação em Medicina Fetal pela FEBRASGO.

Preceptora da Residência em Medicina Fetal do IMIP.

Renata de Sá Cassar

Médica Pediatra.

Especialista em Cardiopediatria e Ecocardiografia Fetal.

Rosilda José do Nascimento

Especialista em Ginecologia e Obstetrícia pela FEBRASGO.

Especialista em Videolaparoscopia e Vídeo-histeroscopia.

Preceptora da Residência de Ginecologia e Obstetrícia do IMIP.

Simone Angélica Leite de Carvalho Silva

Doutora em Tocoginecologia pela UNESP/Botucatu-SP.

Supervisora da Residência Médica em Ginecologia e Obstetrícia – CISAM/FCM/UPE.

Secretária Geral da Sociedade de Ginecologia e Obstetrícia – SOGOPE/PE.

Silvia Loreto Faquini

Especialista em Ginecologia e Obstetrícia pela FEBRASGO.

Preceptora da Residência Médica em Ginecologia e Obstetrícia do IMIP.

Coordenadora da Residência em Medicina Fetal do IMIP.

Sonia Regina Ribeiro de Figueiredo Leite

Doutora em Medicina Tropical pela UFPE.

Mestre em Saúde Materno-Infantil pelo IMIP.

Especialista em DST pela Sociedade Brasileira de DST-AIDS.

Suelem Tais Clementino Ribeiro de Menezes

Especialista em Ginecologia e Obstetrícia pela FEBRASGO.

Especialista em Medicina Fetal pelo IMIP.

Pós-Graduada em Imagenologia Feminina pela Faculdade Cristo Redentor.

Telma Cursino de Menezes

Coordenadora da Enfermaria de Ginecologia do IMIP.

Mestre em Saúde Materno-Infantil pelo IMIP.

Doutora em Saúde Materno-Infantil pelo IMIP.

Vilma Guimarães de Mendonça

Médica Especialista em Ginecologia e Obstetrícia.

Mestre e Doutora em Saúde Materno-Infantil pelo IMIP.

Vilneide Braga Serva

Coordenadora do Banco de Leite Humano e Centro de Incentivo ao Aleitamento Materno do IMIP.

Mestre em Saúde Materno-Infantil pela Universidade de Londres.

Tutora do Curso de Medicina da Faculdade Pernambucana de Saúde – FPS.

Homenagem ao Dr. Luiz Carlos Santos

Homenagear é mostrar admiração por alguém. Somos testemunhas de quão admirável foi o Dr. Luiz Carlos aos olhos da família, dos amigos, dos estudantes, dos residentes e de suas pacientes. Sua capacidade de agregar pessoas em torno de um objetivo comum e sua tenacidade na busca pela excelência acadêmica, associada à sua visão humana da assistência, fizeram dele um exemplo para todos que o conheceram.

Homenagear é também reconhecer a importância.

O Dr. Luiz Carlos foi importante, antes de tudo, porque verdadeiramente se importava com os que o cercavam. Era amigo e atento conselheiro. Sobre os mais diversos temas, tinha sempre uma sugestão pertinente, um conselho valioso ou uma dica salvadora. Homem de ideias sempre luminosas, de comentários oportunos e visão larga, tratava os problemas com a temperança dos sábios e estava sempre pronto para boas discussões. Tinha sempre as armas para conciliar. Conciliava porque gostava de gente e de construir pontes. Era um zeloso cuidador, e esse é um dos seus maiores legados. Deixa aos que com ele conviveram a lição de que exercer a medicina é acima de tudo um exercício de compromisso.

Como coordenador do Centro de Atenção à Mulher do IMIP, como presidente da Sociedade de Ginecologia e Obstetrícia de Pernambuco e como obstetra e ginecologista, o Dr. Luiz Carlos fez muito pela saúde materno-infantil de nosso estado. Entendia a mulher de maneira integral, holística, e sempre se contrapôs à visão segmentar de sua assistência. Até hoje nosso Centro de Atenção à Mulher tem o formato de assistência que ele idealizou e vivemos o modelo de unidade e de integralidade pregado por ele.

Pensava grande e pensava longe, e acima de tudo sabia, como disse o poeta e como bom caminhante que era, que "não havia caminho: sabia que o caminho se faz ao andar". Seus passos firmes e retos foram guia para muitos que abraçaram a Obstetrícia e a Ginecologia como especialidade. Em uma época em que não se falava em Medicina Baseada em Evidências, ele já se preocupava em buscar o que havia de melhor em conhecimento e valorizava a tríade assistência, pesquisa e ensino, pois sabia que seria através desses pilares que conseguiríamos crescer, e foi assim sempre, com o foco no mérito, no esforço e no trabalho que colocou o IMIP em destaque na tocoginecologia do país.

Homenagear é também agradecer.

Nós, que fazemos o Centro de Atenção à Mulher, queremos reiterar o nosso imenso orgulho por ter o Dr. Luiz Carlos como mestre. Queremos dizer da nossa eterna gratidão pelos ensinamentos e pelo exemplo que ele foi e sempre será para todos nós. E, por fim, mais uma vez falar da saudade enorme que temos dele.

Que a sua memória continue iluminando nosso caminho e que a alegria de ter compartilhado com ele parte dessa estrada que chamamos vida abrande a dor de sua falta.

Adriana Scavuzzi
Coordenadora do Centro de Atenção à Mulher – IMIP

Prefácio

O ato de ouvir exige humildade de quem escuta. E a humildade está nisso: saber, não com a mente, mas com o coração, que é possível que o outro veja o mundo que não vemos. Mas isso, admitir que seja possível que o outro veja o que nós não vemos, implica reconhecer que somos meio cegos.

Precisamos nos colocar fora de nós mesmos, nos destituindo do sentimento de ser o umbigo do mundo, saindo do círculo fechado de si próprio, em que só vemos nossos próprios rostos refletidos nas coisas. Para se ouvir de verdade, isto é, para nos colocarmos dentro do mundo do outro, é preciso colocar entre parênteses, ainda que provisoriamente, as nossas opiniões.

Desejava muito ser médico. Na minha juventude os médicos eram diferentes dos médicos de hoje. Os hospitais eram raros, e também eram raros os laboratórios. Como um detetive, valendo-se de pequenas pistas, o médico tinha de descobrir o criminoso que deixava suas marcas no corpo do doente. Naquele tempo a inteligência dos médicos era muito importante. Eles eram, frequentemente, heróis solitários que atendiam unha encravada, caxumba, desidratação, bronquite, parto, resfriado, crupe, disenteria, prisão de ventre, gonorreia, furúnculo, hemorroidas, tosse de cachorro, verrugas... e tinham de ser humildes porque as derrotas na luta contra a morte e o sofrimento eram mais frequentes. Os médicos podiam ter como pagamento um frango, duas dúzias de ovos, um leitão e a eterna gratidão dos que tinham sido atendidos e não podiam pagar.

Hoje, quando se pensa em um médico, pensa-se em alguém portador de um conhecimento especializado. Os catálogos dos planos de saúde os apresentam com a titularidade de suas especializações.

Precisamos reformular a formação. Usemos como exemplo a visita médica hospitalar. Temos três categorias de visita. Na primeira, o professor e os alunos passam pelo enfermo, observam-no e o apalpam sem nada dizer e vão discutir o caso em outro local. O paciente fica mergulhado no mistério. Na segunda categoria, o professor e os alunos discutem o caso na presença do doente, como se ele não estivesse presente, usando todas as palavras científicas que só os iniciados entendem. Como não sabe o que elas significam, o doente fica pensando que vai morrer. Na terceira categoria, o professor e os alunos conversam com o paciente e o chamam pelo nome. "O que é que o senhor acha que tem? O que o senhor espera de mim?" As respostas do doente são surpreendentes.

Para reformular o ensino médico acadêmico poderíamos ter como referência o pensamento de Rubens Alves quanto à arte de ensinar. Ele nos diz quanto a isso que: "para ensinar a uma criança a arte de jardinagem não se deve começar com as lições de pás, enxadas e técnicas de podar, deveríamos levá-la a passear pelos parques e jardins, mostraríamos flores e árvores, falaríamos sobre suas maravilhas, a levaríamos a uma livraria para que ela visse os livros de arte, jardins de outras partes do mundo. Aí, seduzida pela beleza dos jardins, ela nos pediria para ensinar-lhe as lições das pás, enxadas e tesouras de podar. Se fosse ensinar a uma criança a beleza da música, não começaria com partituras, notas e pautas. Ouviríamos juntas as mais belas melodias e lhe falaríamos sob os instrumentos que fazem as músicas. Encantada pela beleza, ela nos pediria que lhe ensinasse o mistério daquelas bolinhas pretas e explicasse as cinco linhas. A experiência da beleza tem de vir antes." É muito simples o mundo de cada pessoa, é muito pequeno. Os livros são a porta para um mundo grande.

Hoje, ao encararmos um médico de frente, observamos que aquele homem não nos está vendo. Tem os olhos perfeitos, vê tudo, mas não vê. Até que atinamos com o mistério dos seus olhos: eles veem as partes perfeitamente bem, mas não são capazes de juntar essas partes em um significado. Vê orelhas, boca, nariz, cabelos – mas os vê soltos, sem que se encaixem para formar um "rosto". Tenho a impressão de que a especialização científica pode produzir um efeito semelhante e os médicos, ao se tornarem especialistas nas partes e ao conhecerem com grande precisão, ficam perdidos quando se trata de ver o "rosto" da realidade. Na verdade, nem mesmo reconhecem seus próprios rostos quando os veem no espelho.

Mais uma vez, temos o lançamento de uma nova edição do livro *Obstetrícia – Diagnóstico e Tratamento* (a segunda), que tem como objetivo principal a reflexão sobre a humanização no atendimento, na forma de transmitir os ensinamentos e começar a juntar as peças que fazem parte de um "paciente" que tem sentimento, alma e coração.

Luiz Carlos Santos
(in memoriam)

Sumário

SEÇÃO I PRÉ-NATAL, 1

1 Assistência pré-natal de baixo risco, 3

2 Assistência pré-natal de alto risco, 22

SEÇÃO II PARTO, 37

3 Assistência clínica ao parto, 39

4 Tocurgia, 51

5 Apresentações cefálicas anômalas e apresentação córmica, 69

6 Parto pélvico, 78

7 Distocias, desproporção cefalopélvica e discinesias, 87

8 Sofrimento fetal agudo, 96

9 Procidência e prolapso de cordão, 106

10 Rotura uterina e lacerações do trajeto, 109

11 Patologia do terceiro e quarto períodos, 117

12 Conduta no parto da gestante com cesariana prévia, 127

13 Antibioticoterapia profilática, 132

14 Analgesia e anestesia em obstetrícia, 135

SEÇÃO III PUERPÉRIO, 141

15 Assistência ao puerpério normal, 143

16 Aleitamento materno, 147

17 Patologias da lactação, 157

18 Inibição da lactação, 160

19 Puerpério patológico, 162

SEÇÃO IV PATOLOGIAS DA GESTAÇÃO, 177

20 Abortamento, 179

21 Gravidez ectópica, 189

22 Doenças trofoblásticas gestacionais, 195

23 Hiperêmese gravídica, 203

24 Distúrbios do líquido amniótico, 206

25 Amniorrexe prematura, 216

26 Trabalho de parto prematuro e prematuridade, 225

27 Gravidez gemelar, 237

28 Gestação pós-termo, 247

29 Restrição do crescimento intrauterino, 252

30 Hemorragias do terceiro trimestre, 261

31 Choque em obstetrícia, 272

32 Distúrbios hipertensivos e gestação, 285

33 Diabetes e gestação, 302

34 Trombofilias, 317

35 Infecção do trato urinário, 327

36 Doença hemolítica perinatal, 333

37 Cardiopatias e gestação, 341

38 Anemias, 358

SEÇÃO V DOENÇAS INFECCIOSAS NO CICLO GRAVÍDICO-PUERPERAL, 363

39 Sífilis, 365

40 Toxoplasmose, 370

41 Rubéola, 375

42 Citomegalovírus, 380

43 Herpes genital, 385

44 Hepatites B e C, 389

45 Vulvovaginites: *Candida, Trichomonas* e *Gardnerella*, 395

46 *Chlamydia, Mycoplasma* e *Ureaplasma*, 400

47 Gonorreia, 405

48 Abordagem sindrômica das úlceras genitais, 408

49 Papilomavírus humano (HPV), 411

50 Parasitoses, 417

51 Vírus da imunodeficiência humana (HIV), 422

52 Zika vírus, 432

SEÇÃO VI MEDICINA FETAL, 443

53 Métodos diagnósticos, 445

54 Malformações fetais, 458

SEÇÃO VII MORTALIDADE MATERNA, 469

55 Mortalidade materna: aspectos epidemiológicos, 471

56 Quase perda (*near miss*), 477

SEÇÃO VIII USO DE MEDICAMENTOS E VIOLÊNCIA NO CICLO GRAVÍDICO-PUERPERAL, 481

57 Medicamentos e gestação, 483

58 Assistência à mulher vítima de violência, 489

ÍNDICE REMISSIVO, 495

SEÇÃO I

PRÉ-NATAL

1 Assistência pré-natal de baixo risco, 3

2 Assistência pré-natal de alto risco, 22

1 Assistência Pré-Natal de Baixo Risco

INTRODUÇÃO

A gestação é uma fase importante da vida da mulher. Para a maioria das gestantes é um momento de alegria e expectativas, mas também um período de sobrecarga física e psíquica. A assistência pré-natal é uma prática eficiente de promoção de saúde. A partir da interpretação das modificações físicas fisiológicas e da prevenção/detecção precoce de anormalidades, tem como objetivo reduzir o risco para as gestantes e promover o desenvolvimento adequado e saudável do feto até o nascimento.

Neste capítulo discutiremos os aspectos relevantes que devem ser abordados desde a consulta pré-concepcional, as etapas do diagnóstico de gestação e as medidas de natureza médica, sociais e psíquicas que fazem parte da rotina do acompanhamento pré-natal.

CONSULTA PRÉ-CONCEPCIONAL

A consulta pré-concepcional pode coincidir com a consulta de rotina da mulher ou ser motivada pela presença de doenças crônicas, infertilidade ou pós-abortamento. Tem como principal objetivo preparar o casal para encontrar o melhor momento para que ocorra a gestação. Realiza-se a avaliação completa da mulher e do parceiro com estímulo a hábitos saudáveis, educação alimentar e controle de peso, estímulo à prática de atividades físicas, adequação da dose de medicamentos (risco teratogênico – doenças crônicas) e identificação/prevenção de possíveis complicações durante a gestação. As gestações planejadas tendem a ser mais tranquilas, uma vez que mitos e preocupações são esclarecidos e discutidos na consulta pré-concepcional antes mesmo da suspensão do método contraceptivo.

Anamnese

A anamnese inclui os antecedentes pessoais, familiares, ginecológicos e obstétricos, os hábitos de vida e o interrogatório sobre os diversos aparelhos. Devem ser avaliados os riscos profissionais (por exemplo, estresse, exposição ocupacional à radiação e a agentes químicos) e a ocorrência de violência doméstica (problema de saúde pública comum a todas as classes sociais e que tem aumento de incidência na gestação).

As pacientes com doenças crônicas, por exemplo, hipertensão, diabetes, colagenoses, tireoidopatias e HIV devem ser orientadas a controlar adequadamente a doença antes da gestação. É muito importante para o prognóstico materno-fetal que a gestação ocorra em um período de estabilidade clínica, com uso apropriado de medicações não teratogênicas e acompanhamento rigoroso.

Casais consanguíneos e/ou com antecedentes de malformações devem ser aconselhados a realizar avaliação genética antes da gestação. Mulheres com mais de 35 anos devem ser alertadas a respeito do aumento do risco de cromossomopatias e sobre a necessidade, em alguns casos, de testes bioquímicos e genéticos no início da gestação, associados aos marcadores ultrassonográficos e, se for necessário, amniocentese e cordocentese para detecção precoce de anormalidades fetais.

O uso de medicamentos sem indicação médica deve ser desaconselhado; em caso de necessidade de radiografia, os órgãos de reprodução devem ser protegidos; e a diminuição ou a cessação do fumo e do consumo de álcool deve ser estimulada (não existe na literatura a dose ideal considerada segura – risco de síndrome alcoólica fetal). Devem ser esclarecidos os riscos fetais e maternos provocados pelo consumo de drogas ilícitas durante a gestação.

Exame clínico geral e ginecológico

Consiste no rastreamento de possíveis patologias não diagnosticadas (por exemplo, cardiopatias) e no diagnóstico e tratamento de doenças e infecções sexualmente transmissíveis (corrimentos):

- **Geral:** avaliação de peso e altura e cálculo do índice de massa corporal (IMC), pulso, pressão arterial, temperatura.
- **Ginecológico:** inclui o exame de mamas, abdome, órgão genital externo, órgãos genitais internos e exame especular (possibilita a identificação de infecções genitais que poderão ser adequadamente tratadas antes da concepção).

É essencial a realização de ausculta cardiorrespiratória cuidadosa, visando identificar sopros e alterações de ritmo. Em nosso meio, muitas gestantes desconhecem a existência de cardiopatias e são diagnosticadas somente quando apresentam quadro de edema agudo de pulmão em consequência de estenose mitral de origem reumática, o que compromete seu prognóstico, sendo ideal o diagnóstico pré-concepcional.

O baixo peso materno (IMC < 18,5) está associado a distúrbios menstruais, infertilidade, desnutrição, depressão e restrições de crescimento fetal. Do mesmo modo, o sobrepeso e a obesidade materna (IMC entre 25 e 29,9 e > 30, respectivamente) representam grande risco para a gestação com aumento da incidência de malformações, defeitos do tubo neural, hiperglicemia, pré-eclâmpsia e diabetes gestacional.

Exames complementares

Os exames complementares visam à identificação de infecções, doenças endócrinas ou ginecológicas prévias.

Solicita-se a classificação sanguínea materna (caso desconhecida) e do parceiro, se necessário. Hemograma (avaliar anemia crônica), glicemia de jejum (diagnosticar diabetes), eletroforese de hemoglobina (se antecedente pessoal ou familiar de anemia) e outros exames são realizados de acordo com a anamnese.

Recomenda-se a solicitação de sorologias para rubéola, citomegalovírus, toxoplasmose, sífilis, hepatites B e C e HIV. A citologia oncótica deve ser atualizada (uma vez ao ano e, após dois exames normais, a cada 3 anos, caso estejam ausentes fatores de risco), assim como a avaliação mamária (considerar a realização de ultrassonografia e/ou mamografia quando existir alteração no exame clínico e de acordo com a idade da paciente). Diante do achado clínico ou história de miomas, é essencial definir número, tamanho e localização das tumorações.

As disfunções da tireoide – hipotireoidismo ou hipertireoidismo – resultam em importantes consequências para o desenvolvimento fetal; o rastreio pré-concepcional de tireoidopatias, quando houver suspeita clínica, deverá ser realizado mediante a solicitação inicial de TSH e orientações oportunas de acordo com o resultado.

Vacinações

Caso a paciente não seja imune, pode ser realizada vacinação com a MMR (sarampo, caxumba e rubéola) e contra o tétano; após a MMR, a paciente deve aguardar 3 meses para engravidar. A vacina contra a hepatite B também pode ser iniciada no período pré-concepcional e completada durante a gestação, caso necessário.

Prescrições e orientações

Recomenda-se para todas as mulheres em idade reprodutiva que estejam planejando engravidar o uso de ácido fólico, 400 a 600µg/dia, para profilaxia de anomalias congênitas do tubo neural, assim como para as mulheres com antecedentes desse tipo de malformação (5mg/dia VO), durante o tempo mínimo de 60 a 90 dias antes da concepção. As mulheres devem ser orientadas a manter registro sistemático das datas das menstruações para facilitar o cálculo da idade gestacional em caso de gestação.

DIAGNÓSTICO DE GESTAÇÃO

O diagnóstico de gestação é realizado por meio da história, exame físico, exames laboratoriais e ultrassonografia. O diagnóstico por meio dos achados clínicos normalmente é tardio, após 12 semanas, com sensibilidade e especificidade altas.

História

Caracteriza-se o padrão menstrual normal e procede-se à investigação do uso de anticoncepcionais e da data da última menstruação (DUM), assim como duração, fluxo e frequência. O atraso menstrual em mulheres com atividade sexual deve sempre levantar a hipótese diagnóstica de gestação.

Exame físico

As alterações estão relacionadas com a idade gestacional (mais evidentes à medida que a gravidez progride) e podem ser observadas no útero, na vagina, na vulva e na mama.

Os achados clínicos podem ser caracterizados em três grupos: sinais e sintomas de presunção, sinais de probabilidade e sinais de certeza de gestação.

- ■ **Sinais e sintomas de presunção** – podem estar presentes em outras situações que não necessariamente a gestação:
  - **Atraso menstrual:** a gestação deve ser suspeitada em todas as mulheres com atividade sexual que apresentem atraso menstrual, mesmo que estejam usando contraceptivos. Sangramentos irregulares podem ocorrer no início de gestações normais e dificultar a interpretação.
  - **Náuseas:** sintoma extremamente comum relacionado com o aumento dos níveis da gonadotrofina coriônica humana beta (β-HCG). Normalmente, persistem até a 12ª semana.
  - **Aumento da frequência urinária:** surge por volta da sexta semana por causa da compressão vesical pelo útero gravídico em crescimento. Pode retornar como sintoma ao final da gestação. Realizar diagnóstico diferencial com infecções do trato urinário.
  - **Fadiga:** sintoma muito comum. Acredita-se que a elevação da progesterona possa produzir sonolência.
  - **Mastalgia e aumento do volume mamário:** causados pela congestão e pelo aumento das glândulas por ação da β-HCG – a partir da quinta semana.
  - **Sinais mamários:** são mais acentuados em primigestas. Por volta da oitava semana, a aréola torna-se mais pigmentada e surgem os tubérculos de Montgomery, em número de 12 a 15, representados por glândulas mamárias acessórias e glândulas sebáceas. Na 16ª semana, pode haver aumento da circulação venosa (rede de Haller), bem como surgimento de colostro. Na 20ª semana, pode ocorrer o aparecimento do sinal de Hunter, caracterizado pela pigmentação de limites imprecisos ao redor do mamilo (aréola secundária).
  - **Desconforto pélvico:** leve e limitado, não associado a cólicas. Causado por espasmos dos ligamentos redondos. Quando de grande intensidade, excluir gravidez ectópica, cisto ovariano roto e/ou torção, apendicite e doença inflamatória pélvica.
  - **Alterações de coloração de vulva e vagina:** causadas pela congestão vascular, que determina coloração violácea da mucosa vulvar, do vestíbulo e meato urinário (sinal de Jacquemier). Na mucosa vaginal denomina-se sinal de Kluge – a presença de varizes é um diagnóstico diferencial.
  - **Constipação intestinal:** decorrente da atuação da progesterona na musculatura lisa juntamente com a ação mecânica causada pelo aumento do útero.
  - **Tontura:** geralmente ocorre em posição ortostática com melhora em decúbito. Pode estar relacionada com a diminuição da resistência vascular periférica e a redução da pressão arterial.
  - **Ptialismo:** salivação intensa.
  - **Alterações do apetite.**
- ■ **Sinais e sintomas de probabilidade** – relacionados principalmente com o crescimento do útero:
  - **Amenorreia:** alguns autores discordam se seria sinal de presunção ou probabilidade.
  - **Sinais relacionados com o útero em crescimento:**
    - **Sinal de Hegar:** o útero gravídico, em torno da sexta à oitava semana, apresenta consistência amolecida no nível do istmo, o que possibilita a flexão do corpo sobre o colo ao toque bimanual.
    - **Sinal de Piskacek:** no local de implantação ovular pode ser observada uma assimetria na superfície uterina.
    - **Sinal de Nobile-Budin:** o útero gravídico assume forma globosa, preenchendo o fundo de saco vaginal. Ao toque, é possível perceber esse abaulamento.
    - **Sinal de Osiander:** ao toque, é possível sentir uma pulsação no fundo de saco.
  - **Aumento de volume abdominal:** a partir de 12 semanas, o útero torna-se palpável além da sínfise púbica.
  - **Amolecimento da cérvice:** percebe-se ao toque a mudança de consistência do colo – passagem de "cartilagem nasal" (não gravídica) para "lábio" (embebição gravídica).
- ■ **Sinais e sintomas de certeza** – relacionados com a presença do feto:
  - **Percepção de movimentação fetal:** alguns autores relatam sua identificação pela gestante a partir da 16ª semana (multíparas) até a 20ª semana (primíparas). O examinador pode perceber os movimentos durante o exame físico ao repousar a mão sobre o abdome materno entre 18 e 20 semanas.
  - **Sinal de Puzos (rechaço fetal):** observado a partir da 14ª semana de gestação – um leve impulso no fundo de saco vaginal anterior faz o feto se deslocar no líquido amniótico e o examinador percebe seu retorno.
  - **Ausculta dos batimentos cardíacos fetais (BCF):** podem ser percebidos pelo estetoscópio de Pinard a partir da 19ª à 22ª semana de gestação e o sonar Doppler pode identificá-los a partir da 12ª à 14ª semana. As dificuldades são decorrentes da quantidade de panículo adiposo materno e da habilidade do examinador.

Exames laboratoriais

Dosagem de gonadotrofina coriônica (β-HCG)

O HCG é secretado pelo sinciciotrofoblasto (início logo após a implantação – 6 a 12 dias após a ovulação) e tem como função inibir a involução do corpo lúteo. Trata-se de um hormônio glicoproteico composto de subunidades alfa e beta. A subunidade alfa tem uma estrutura semelhante à dos hormônios folículo-estimulante (FSH), luteinizante (LH) e tireoestimulante (TSH). A subunidade beta é específica da gonadotrofina coriônica (β-HCG) e, portanto, mais utilizada para o diagnóstico da gestação por apresentar menor reação cruzada e maior sensibilidade plasmática. Dobra as suas concentrações, em média, a cada 48 horas (Quadro 1.1). Seus valores não são adequados para estimar a idade gestacional, uma vez que podem variar em função do número de fetos e também em virtude de fatores individuais.

No Brasil, segundo pesquisas, existem mais de 100 testes comerciais para o diagnóstico de gestação através da urina. Os resultados são qualitativos, ou seja, positivos ou negativos. A sensibilidade varia de acordo com o fabricante, mas em geral é menor que a dos testes sanguíneos e situa-se entre 10 e 25mUI/mL.

No sangue, a maioria dos testes comercialmente disponíveis apresenta sensibilidade para detecção de gravidez entre 5 e 10mUI/mL (qualitativos) e entre 1 e 2mUI/mL (quantitativos). Eles têm a vantagem de dosar a fração beta (específicos), auxiliando o diagnóstico de gravidez ectópica e doenças trofoblásticas gestacionais (veja os Capítulos 21 e 22). Os resultados falso-positivos geralmente ocorrem na faixa entre 2 e 25mUI/mL.

> Do ponto de vista prático, no início da gravidez os testes sanguíneos podem ser positivos, enquanto os urinários ainda se apresentam negativos.

> Os *kits* domiciliares ("testes de farmácia") geralmente detectam a presença do HCG na urina por meio de imunoensaio. Podem ser falso-negativos em mulheres com poucos dias de atraso (possibilidade de ovulação tardia) – repetir com 1 semana, se a gravidez for provável. Para fins de registro, recomenda-se confirmação com teste em laboratório ou ultrassonografia antes de iniciar o pré-natal.

Os resultados falso-positivos podem ser causados por abortamento espontâneo logo após a implantação (gravidez bioquímica), interferência de HCG administrada como parte do tratamento da infertilidade ou como auxílio para perda de peso, secreção de HCG a partir de um tumor, secreção pituitária de HCG (geralmente em mulheres na perimenopausa) e aumento da secreção de GnRH. Algumas substâncias que não o HCG também podem ocasionar resultados falso-positivos, como LH humano, psicotrópicos, fator reumatoide positivo, anticorpos heterófilos e proteínas de ligação. Podem ser elucidados por dosagens repetidas.

Diagnóstico ultrassonográfico

Os exames ultrassonográficos são comumente utilizados para diagnosticar gravidez. Como até 42% das datas relatadas para a última menstruação são incorretas, a realização da ultrassonografia precoce, além de confirmar a gestação e determinar idade gestacional confiável (por meio do comprimento cabeça-nádega), possibilita a identificação precoce de gestações múltiplas e a localização dos embriões (intrauterinos ou não). Até a 12ª semana de gestação é utilizada a técnica transvaginal e, a partir dessa idade gestacional, recomenda-se a técnica transabdominal.

Durante uma ultrassonografia de primeiro trimestre, o diagnóstico definitivo de gestação é feito quando é identificado saco gestacional contendo vesícula vitelínica ou embrião/feto com atividade cardíaca confirmada em seu interior. A definição da localização do saco gestacional é de suma importância para o diagnóstico de gravidez ectópica (veja o Capítulo 21).

O saco gestacional (SG) é a estrutura mais precocemente identificada, podendo ser visto em torno de 4 a 5 semanas de gestação, e cresce a uma velocidade de 1mm/dia no início da gestação (deve dobrar em intervalos de 14 dias de visualização). Caracteriza-se como uma imagem anecoica envolvida por um halo ecogênico. Não deve ser confundido com um pequeno acúmulo de líquido ou sangue intrauterino (chamado pseudossaco gestacional), que ocorre na gravidez ectópica. As variações na época da visualização do saco gestacional podem ser decorrentes da

Quadro 1.1 Valores esperados do β-HCG de acordo com a idade gestacional

Idade gestacional (semanas)	Média (mUI/mL)	Limites (mUI/mL)
4 a 5	7.400	1.500 a 23.000
5 a 6	32.800	2.400 a 135.500
6 a 7	52.000	10.500 a 161.000
7 a 8	74.000	18.000 a 209.000
8 a 9	100.000	37.500 a 218.000
9 a 10	105.000	42.500 a 219.000
10 a 11	96.000	33.700 a 218.700

experiência do examinador, da qualidade do equipamento de ultrassonografia ou de outros fatores, como a presença de miomas.

A vesícula vitelina pode ser detectada a partir de 5 a 6 semanas e mantém-se até cerca de 10 semanas. Consiste em uma pequena esfera com um centro anecoico que está localizada dentro do saco gestacional. Esse achado confirma o diagnóstico de gestação intrauterina e exclui a gravidez ectópica, exceto no caso raro de gravidez heterotópica. Atualmente, considera-se que um saco gestacional vazio com diâmetro médio ≥ 25mm é 100% específico de gravidez anembrionada (veja o Capítulo 20).

O polo embrionário pode ser identificado em ultrassonografias transvaginais a partir de 5 a 6 semanas e deverá ser sempre visto quando o diâmetro do SG for > 18mm (para ultrassonografias abdominais > 25mm). Trata-se de uma estrutura linear, hiperecoica, que cresce aproximadamente 1mm/dia. A atividade cardíaca pode ser detectada entre a sexta e a sétima semana (embriões a partir de 3mm). Se, na avaliação inicial, o embrião (< 7mm) não apresenta BCF e assim permanece em ultrassonografias repetidas após ≥ 7 dias, os resultados são 100% específicos de abortamento.

Relação β-HCG/Ultrassonografia

A *zona discriminatória* é uma expressão muito usado que indica a dosagem do β-HCG acima da qual deve ser visualizado o SG intrauterino. Embora os valores padrões possam diferir entre os serviços e ser motivo de controvérsia na literatura, no Centro de Atenção à Mulher (CAM) do IMIP é utilizado o seguinte padrão:

- **USG endovaginal:** 1.500 a 2.000mUI/mL.
- **USG abdominal:** 6.000 a 6.500mUI/mL (alguns profissionais podem utilizar valores menores, em torno de 3.600mUI/mL).

A vesícula vitelina pode ser observada a partir de aproximadamente 2.500mUI/mL. O polo embrionário em geral se torna evidente com um nível de aproximadamente 5.000mUI/mL, e os batimentos cardíacos do feto podem ser observados na maior parte das gestações normais quando o nível de β-HCG atinge 10.000mUI/mL.

Em gestações múltiplas, a zona discriminatória será um pouco maior por causa das concentrações maiores de HCG normalmente encontradas, sendo necessários de 2 a 3 dias extras para se obter a visualização do saco gestacional.

CLASSIFICAÇÃO DO RISCO GESTACIONAL

Realizada no início do pré-natal e em todas as consultas subsequentes com o objetivo de definir as gestantes que apresentam fatores de risco relacionados com uma evolução desfavorável – "gestantes de alto risco". A avaliação do risco gestacional favorece o acesso a serviços especializados e promove agilidade nos atendimentos com base em prioridades clínicas, sendo considerada uma das estratégias para reduzir a morbimortalidade materno-infantil.

> A gestação é um processo dinâmico: inicia com risco baixo em 90% das vezes, mas em qualquer fase pode se transformar em "gestação de alto risco".

O Ministério da Saúde do Brasil (2012) considera que cerca de 10% das gestantes podem necessitar de atenção pré-natal de alto risco. O restante das mulheres, apesar de poder cursar com fatores ou situações de risco durante a gestação, pode manter acompanhamento na atenção básica, com encaminhamentos ocasionais e retorno tão logo as intervenções tenham sido realizadas. O Quadro 1.2 mostra as recomendações mais recentes do Ministério da Saúde para encaminhamento de gestantes a serviços de atendimento pré-natal de alto risco presentes no *Protocolo da Atenção Básica: Saúde das Mulheres* (2016).

Ainda segundo o Ministério da Saúde, existem condições que, quando detectadas durante as consultas de rotina em unidades da atenção básica, devem demandar o encaminhamento a serviços de urgência obstétrica – os profissionais da urgência, normalmente com maior experiência, deverão avaliar as gestantes, confirmar ou não a hipótese inicial e definir a conduta: internamento ou referência ao alto risco ou, ainda, contrarreferência para a atenção básica (recomenda-se que tudo seja documentado por escrito). O Quadro 1.3 apresenta os sinais para encaminhamento à urgência/emergência obstétrica.

CRONOLOGIA DAS CONSULTAS

- **Primeira consulta:** o mais precoce possível, idealmente no primeiro trimestre ou pelo menos antes da 20ª semana.
- **Consultas subsequentes:** em gestantes de baixo risco, em nosso serviço, procuramos respeitar o seguinte cronograma:
  - **Até 32 semanas:** mensais.
  - **De 32 a 38 semanas:** quinzenais.
  - **A partir de 38 semanas até o parto:** semanais.

Esse cronograma concentra a atenção no último trimestre da gravidez por causa da incidência maior de complicações nesse período. No entanto, não existem evidências sobre o número ideal de consultas a serem realizadas, e essa cronologia pode variar entre os serviços.

Quadro 1.2 Avaliação do risco gestacional pela equipe de Atenção Básica. Fatores de risco indicativos de encaminhamento ao pré-natal de alto risco – Ministério da Saúde, 2016

Fatores relacionados com as condições prévias
Cardiopatias
Pneumopatias graves (incluindo asma brônquica não controlada)
Nefropatias graves (como insuficiência renal crônica e em casos de transplantadas)
Endocrinopatias (especialmente *diabetes mellitus*, hipotireoidismo e hipertireoidismo)
Doenças hematológicas (inclusive doença falciforme e talassemia)
Doenças neurológicas (como epilepsia)
Doenças psiquiátricas que necessitam de acompanhamento (psicoses, depressão grave etc.)
Doenças autoimunes (lúpus eritematoso sistêmico, outras colagenoses)
Alterações genéticas maternas
Antecedente de trombose venosa profunda ou embolia pulmonar
Ginecopatias (malformação uterina, miomatose, tumores anexiais e outras)
Portadoras de doenças infecciosas como hepatites, toxoplasmose, infecção pelo HIV, sífilis terciária (USG com malformação fetal) e outras IST (condiloma)
Hanseníase
Tuberculose
Anemia grave (hemoglobina < 8)
Isoimunização Rh
Qualquer patologia clínica que necessite de acompanhamento especializado

Fatores relacionados com a história reprodutiva anterior
Morte intrauterina ou perinatal em gestação anterior, principalmente se for de causa desconhecida
Abortamento habitual (duas ou mais perdas precoces consecutivas)
Esterilidade/infertilidade
História prévia de doença hipertensiva da gestação com mau resultado obstétrico e/ou perinatal (interrupção prematura da gestação, morte fetal intrauterina, síndrome HELLP, eclâmpsia, internação da mãe em UTI)

Fatores relacionados com a gravidez atual
Restrição do crescimento intrauterino
Polidrâmnio ou oligoidrâmnio
Gemelaridade
Malformações fetais ou arritmia fetal
Evidência laboratorial de proteinúria
Diabetes mellitus gestacional
Desnutrição materna severa
Obesidade mórbida ou baixo peso (nestes casos, deve-se encaminhar a gestante para avaliação nutricional)
NIC III
Alta suspeita clínica de câncer de mama ou mamografia com Bi-RADS III ou mais
Distúrbios hipertensivos da gestação (hipertensão crônica preexistente, hipertensão gestacional ou transitória)
Infecção urinária de repetição ou dois ou mais episódios de pielonefrite (toda gestante com pielonefrite deve ser inicialmente encaminhada ao hospital de referência para avaliação)
Anemia grave ou não responsiva a 30 a 60 dias de tratamento com sulfato ferroso
Portadoras de doenças infecciosas, como hepatites, toxoplasmose, infecção pelo HIV, sífilis terciária (USG com malformação fetal) e outras IST (como condiloma)
Infecções como a rubéola e a citomegalovirose adquiridas na gestação atual
Adolescentes com fatores de risco psicossocial

Fonte: Protocolos da Atenção Básica: Saúde das Mulheres/Ministério da Saúde, Instituto Sírio-Libanês de Ensino e Pesquisa – Brasília: Ministério da Saúde, 2016.
PA: pressão arterial; USG: ultrassonografia; IST: infecções sexualmente transmissíveis; UTI: unidade de tratamento intensivo; NIC: neoplasia intraepitelial cervical; Bi-RADS: Breast Imaging-Reporting and Data System.

Evidentemente, se as situações de risco surgem em etapas anteriores, a marcação das consultas deve ser alterada e a conduta obstétrica seguirá a normatização específica necessária para cada distúrbio ou doença.

De acordo com o Ministério da Saúde, o número mínimo de consultas é de seis (podendo ser intercaladas entre médicos e enfermeiros).

> Não existe "alta" do pré-natal antes do parto.

ROTEIRO DA PRIMEIRA CONSULTA

O primeiro momento do pré-natal demanda uma consulta de maior duração com acolhimento, anamnese e exame

Quadro 1.3 Sinais indicativos de encaminhamento à urgência/emergência obstétrica – Ministério da Saúde, 2016

Síndromes hemorrágicas (incluindo descolamento prematuro de placenta, placenta prévia), independentemente da dilatação cervical e da idade gestacional

Suspeita de pré-eclâmpsia: pressão arterial > 140/90 (medida após um mínimo de 5 minutos de repouso, na posição sentada) e associada à proteinúria. Pode-se usar o teste rápido de proteinúria. Edema não é mais considerado critério diagnóstico

Sinais premonitórios de eclâmpsia em gestantes hipertensas: escotomas cintilantes, cefaleia típica occipital, epigastralgia ou dor intensa no hipocôndrio direito

Eclâmpsia (crises convulsivas em pacientes com pré-eclâmpsia)

Suspeita/diagnóstico de pielonefrite, infecção ovular/corioamnionite ou outra infecção que necessite de internação hospitalar

Suspeita de trombose venosa profunda em gestantes (dor no membro inferior, sinais flogísticos, edema localizado e/ou varicosidade aparente)

Situações que necessitem de avaliação hospitalar: cefaleia intensa e súbita, sinais neurológicos, crise aguda de asma etc.

Crise hipertensiva (PA > 160/110)

Amniorrexe prematura: perda de líquido vaginal (consistência líquida, em pequena ou grande quantidade, mas de forma persistente), podendo ser observada mediante exame especular com manobra de Valsalva e elevação da apresentação fetal

Trabalho de parto prematuro (contrações e modificação de colo uterino em gestantes com menos de 37 semanas)

IG a partir de 41 semanas confirmadas

Hipertermia (tax ≥ 37,8°C), na ausência de sinais ou sintomas clínicos de IVAS

Suspeita/diagnóstico de abdome agudo em gestantes

Investigação de prurido gestacional/icterícia

Vômitos incoercíveis não responsivos ao tratamento, com comprometimento sistêmico com menos de 20 semanas

Vômitos inexplicáveis no terceiro trimestre

Restrição de crescimento intrauterino

Oligoidrâmnio

Óbito fetal

Fonte: Protocolos da Atenção Básica: Saúde das Mulheres/Ministério da Saúde, Instituto Sírio-Libanês de Ensino e Pesquisa – Brasília: Ministério da Saúde, 2016.
PA: pressão arterial; tax: temperatura axilar; IVAS: infecções de vias aéreas superiores.

físico detalhado. O objetivo é conhecer bem a gestante e identificar o maior número possível de fatores que possam interferir no prognóstico gestacional, criando um vínculo adequado. As consultas subsequentes são mais simples, procurando dar continuidade aos cuidados iniciados nos encontros anteriores e mantendo o acompanhamento oportuno e periódico.

Acolhimento

Desde o primeiro contato com o serviço de saúde a gestante deve ser recebida com cordialidade e respeito em consideração às suas necessidades e particularidades. O acolhimento, muito mais que um local, constitui uma postura compartilhada por todos os membros da equipe de saúde. Os objetivos são promover a confiança e a formação de um vínculo sólido entre a mulher e o serviço ao qual está ligada.

O profissional deve permitir que a gestante expresse suas dúvidas, preocupações e angústias com relação ao processo de gestação/parto. A escuta deve ser aberta, sem preconceitos, e a atenção deve ser resolutiva e, caso necessário, articulada com outros setores do hospital ou da rede de saúde, buscando a continuidade da assistência.

Recomenda-se que o profissional:

- Apresente-se (nome e profissão) e realize o atendimento da mulher demonstrando cordialidade, calma e confiança. Explique seu papel nos cuidados e procure descobrir possíveis preocupações e expectativas da gestante em relação ao acompanhamento pré-natal e à gestação.
- Pergunte à mulher como ela gostaria de ser chamada durante as consultas.
- Caso o acompanhante esteja presente, pergunte o nome e forneça orientações sobre a melhor maneira de ajudar durante o pré-natal. Estimule sua participação no processo. Caso a paciente não esteja com acompanhante, explique que sua presença produz muitos benefícios, estimulando a escolha de alguém para as próximas consultas. Explique também as questões de confidencialidade e sigilo: se a mulher quiser conversar sobre algo privado com o profissional, o acompanhante poderá sair da sala.
- Mostre a Caderneta da Gestante e explique como a mulher poderá utilizar as informações ali contidas e a importância da leitura e da conservação da caderneta mesmo após o final da gestação. Recomende que a caderneta seja trazida a todas as consultas e em todos os momentos que a mulher necessitar de assistência de saúde.
- Respeite a privacidade da mulher durante a anamnese.
- Durante o exame físico, solicite permissão à mulher antes de qualquer procedimento. Explique o modo de realização, a importância dos dados obtidos e quando será necessário repeti-lo.
- Registre todos os dados de maneira clara, com letra legível e com data/hora em prontuário e também na caderneta da gestante.
- Anote no prontuário o resultado de exames complementares que já estejam disponíveis.
- Realize o planejamento dos cuidados. Explique o que é um Plano de Parto escrito e que ele será discutido e construído ao longo das consultas.
- Fale sobre a organização do serviço (limitações da estrutura física e recursos) e sobre as propostas de acompanhamento (consultas individuais, palestras, interconsultas).
- Ao final do atendimento, programe a nova consulta e explique quais sinais e sintomas devem motivar a busca por assistência no intervalo até o próximo

atendimento e quais locais são adequados para tal (UPA, emergência obstétrica etc.).
- Avise quando os cuidados forem transferidos para outro profissional.

Anamnese

A anamnese deve ser detalhada e incluir obrigatoriamente:
- **Dados de identificação:** nome (completo e como gostaria de ser tratada), idade, naturalidade e local de residência.
- **Avaliação do estado socioeconômico e educacional:** anos de estudo, profissão (manuseio de substâncias tóxicas, radiação), estabilidade financeira (emprego com carteira assinada), situação conjugal (avaliar a estabilidade do relacionamento, e não somente a documentação oficial), nome do cônjuge e sua profissão, quantidade de dependentes que moram no mesmo domicílio.
- **Antecedentes familiares:** diabetes, tuberculose, cardiopatia, hipertensão, histórico obstétrico familiar (sobretudo genitora e irmãs) – malformações, gemelares, peso dos conceptos, casos de pré-eclâmpsia e outras complicações gravídicas, paridade.
- **Antecedentes pessoais:** história pessoal de sarampo, rubéola, varicela, hepatite e outras doenças infecciosas, vacinas já realizadas (solicitar cartão quando disponível), doenças crônicas – diabetes, hipertensão, tuberculose e outros distúrbios, cirurgias realizadas, hábitos de vida – etilismo, tabagismo, uso de drogas ilícitas (maconha, cocaína, *crack*, opioides e solventes) e antecedentes de hemotransfusão.
- **Antecedentes de violência doméstica:** a paciente pode não falar abertamente na primeira consulta. O profissional deve ter atenção e reconhecer sinais indiretos: desvio do olhar ao ser questionada, indecisão nas respostas, presença de contusões, arranhões e sinais de defesa nos braços etc.
- **História ginecológica:** idade da menarca, características dos ciclos menstruais, idade da primeira relação sexual e número de parceiros, infecções ginecológicas e do trato urinário, realização de colpocitologia oncótica e outros tratamentos; uso de métodos contraceptivos e duração; esterilidade prévia.
- **Antecedentes obstétricos:** número de gestações anteriores, abortamentos, partos a termo, prematuros, cesarianas ou partos vaginais espontâneos, antecedentes de partos operatórios (uso de fórceps ou vácuo-extrator), condições de nascimento do concepto (peso, Apgar – se a mulher tiver as cadernetas de gestações anteriores, solicite que as traga na próxima consulta), número de natimortos, neomortos e filhos vivos, evolução no puerpério (infecções, sangramentos, permanência em unidades intensivas), amamentação (tempo e eventuais dificuldades) e intervalos entre as gestações.
- **Dados da gestação atual:** data da última menstruação (anotar o grau de certeza da mulher), idade gestacional e data provável do parto (utilizar a regra de Naegele, que considera a gestação média com duração de 280 dias – cálculo: adicionar 7 dias ao primeiro dia da última menstruação e subtrair 3 meses), queixas (náuseas, vômitos, sangramentos etc.), exames já realizados e possíveis tratamentos efetuados (anotar medicações em uso).

> Apesar do grande número de perguntas que devem ser respondidas, procure tornar o momento da anamnese interativo, escute a mulher e alterne a ordem do interrogatório, caso necessário.

Exame físico

Na primeira consulta, exame geral e exame específico ginecológico/obstétrico são realizados em todas as pacientes. É recomendável a presença de outro profissional da equipe durante o exame físico em todas as consultas, além do acompanhante – para profilaxia de problemas ético-profissionais.
- **Exame geral:** estado geral, hidratação, coloração das mucosas, presença ou não de edema, lesões de pele, presença de cloasma. Realizar ausculta cardiorrespiratória, aferir a pressão arterial, pulso, temperatura axilar, frequência respiratória, peso e altura da mulher (calcular o IMC). Examinar tireoide. Examinar abdome e região lombar (sinal de Giordano), membros inferiores – pesquisar varizes, edema, sinais flogísticos (tromboflebite).
- **Exame ginecológico e obstétrico:**
  - **Mamas:** inspeção estática e dinâmica, palpação – avaliar complexo areolopapilar (papilas protrusas, planas ou invertidas), pesquisar tumorações (císticas ou sólidas). Avaliar axilas e regiões infra e supraclaviculares – presença de tumorações ou linfonodos.
  - **Útero:** pode ser palpado acima da sínfise púbica a partir de 12 semanas; a partir daí, a altura de fundo uterino (AFU) é medida do bordo superior da sínfise púbica até o fundo, superiormente, delimitado pelo bordo cubital da mão (Figura 1.1). Utilizar de preferência fita métrica inextensível e anotar em gráfico específico (caderneta da gestante e prontuário). Avaliação do tono, superfície e consistência. Realizar manobras de Leopold – diagnosticar situação, tipo e altura da apresentação fetal (Figura 1.2).
  - **Ausculta fetal:** utilizar estetoscópio de Pinard ou sonar Doppler de acordo com a idade gestacional. Também pode ser utilizada a campânula do estetoscópio biauricular. A frequência cardíaca fetal (FCF) normal situa-se entre 110 e 160bpm.

Técnica com sonar: após explicação do procedimento e obtenção do consentimento materno, realiza-se palpação abdominal para identificar o dorso fetal, que geralmente constitui o local de melhor ausculta dos batimentos cardíacos fetais. Ao serem identificados batimentos/sons, deve-se imediatamente diferenciar os batimentos fetais ("galope de cavalo") do fluxo no interior de vasos fetais ("sopro" ou "turbilhonamento"). A aferição simultânea do pulso materno é recomendada para evitar confundir a FCF com a frequência cardíaca da gestante. Uma das mãos permanece posicionada no fundo uterino e avalia a presença de movimentos fetais e contrações uterinas, relacionando-as com modificações do ritmo e frequência dos batimentos.

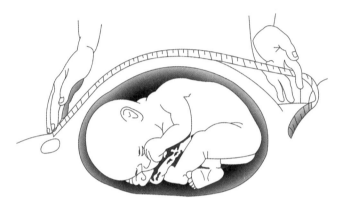

Figura 1.1 Técnica recomendada para aferição da altura de fundo uterino.

Em pacientes obesas ou com dorso fetal posterior, pode ser difícil a identificação do local ideal de ausculta. Nessas condições, a ultrassonografia, quando disponível, pode ser utilizada como auxiliar para localizar e confirmar o foco.
- **Vulva:** inspeção (coloração violácea da mucosa ou sinal de Jacquemier), distribuição de pelos e possíveis lesões de pele.
- **Exame especular:** anotar aspecto da vagina e da cérvice, presença de mácula, secreção anormal (caracterizar aspecto e odor). Realizar testes de Whiff e de Schiller.
- **Toque vaginal:** bidigital e com os devidos cuidados de antissepsia; deve ser combinado à palpação abdominal no início da gestação, possibilitando a avaliação do volume uterino e de sua adequação à data da amenorreia. Avaliar características do colo (consistência, posição, dilatação, apagamento) – o toque pode sugerir encurtamento do colo, mas o exame adequado para esse diagnóstico é a ultrassonografia (veja o Capítulo 26).

ROTEIRO DAS CONSULTAS SUBSEQUENTES
Acolhimento

Manter as recomendações já descritas, principalmente se houver mudança de acompanhante ou do profissional que presta a assistência. Manter escuta aberta e esclarecer dúvidas e questionamentos da gestante.

Anamnese

Questionar a percepção da gestante sobre o andamento da gestação e buscar eventuais queixas e sintomas relacionados com a gravidez e possíveis complicações: náuseas, vômitos, dor abdominal, constipação, cefaleia, síncope, sangramento ou corrimento vaginal, disúria, polaciúria e edemas – caracterizar início e duração. Devem ser investigados os hábitos alimentares, ritmo intestinal, movimentação fetal e sinais de violência doméstica, além da frequência às atividades educativas (palestras) e aos encaminhamentos realizados nas consultas anteriores (dentista, ultrassonografia etc.).

Lembrar que a maioria das queixas será relacionada com modificações fisiológicas do organismo durante a gestação.

Exame físico

São obrigatórios: pesar a paciente, avaliar a pressão arterial, pulso, frequência respiratória, verificar a presença de anemia de mucosas, a existência de edemas, realizar ausculta cardiorrespiratória, medir a altura uterina e auscultar os batimentos cardíacos fetais (registrar no prontuário e na caderneta da gestante). Os demais passos devem ser realizados de acordo com as queixas da paciente (por exemplo, realizar exame especular em caso de queixa de prurido ou corrimento).

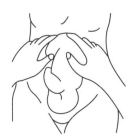
1ª manobra

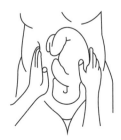
2ª manobra

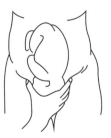
3ª manobra

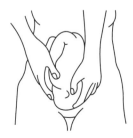
4ª manobra

Figura 1.2 Manobras de Leopold.

> Em cada consulta de retorno, o risco gestacional deve ser reavaliado, o que permite a adoção precoce de medidas de controle

Exames complementares

O Quadro 1.4 mostra o roteiro com as recomendações do Ministério da Saúde para solicitação de exames complementares de acordo com o trimestre da gestação (em gestantes de baixo risco). Também faz parte do protocolo o exame de gota espessa para malária, que deverá ser incluído na rotina do pré-natal em áreas endêmicas (se necessário, em todas as consultas). Segundo o Ministério da Saúde, todas as gestantes devem ser rastreadas para doença falciforme por conta do alto grau de miscigenação da população brasileira. As solicitações de ultrassonografia serão discutidas no Capítulo 53.

> **Atenção!**
> Não faz parte da rotina do pré-natal de baixo risco solicitar HTLV1 e 2, progesterona e anti-HCV.

CONDUTAS GERAIS E RECOMENDAÇÕES

Determinação da idade gestacional

As estimativas são baseadas na DUM. Se a paciente desconhece ou não tem certeza da data exata, até a realização de uma ultrassonografia, a idade gestacional pode ser estimada do seguinte modo:
- Se a mulher sabe do período do mês em que a DUM ocorreu: se foi no início, no meio ou no fim do mês, considerar como DUM os dias 5, 15 e 25, respectivamente. Anotar no prontuário e na caderneta que a DUM foi apenas deduzida e não claramente relatada pela mulher.
- A partir da altura de fundo uterino (Figura 1.3):
  - **12 semanas:** na sínfise púbica, preenche a pelve.
  - **16 semanas:** entre a sínfise púbica e a cicatriz umbilical.
  - **20 semanas:** na altura da cicatriz umbilical.

Regra de MacDonald:

$$\text{Idade gestacional (semanas)} = \frac{\text{AFU (cm)} \times 8}{7}$$

Acompanhamento do crescimento fetal

O Ministério da Saúde (2016) e a OMS (2016) recomendam o acompanhamento do crescimento fetal com a medida da AFU em todas as consultas pré-natais. No Brasil, devem ser utilizadas as curvas desenhadas a partir dos dados do Centro Latino-Americano de Perinatologia (CLAP)

Quadro 1.4 Roteiro para solicitação de exames no pré-natal de baixo risco

1ª consulta OU 1º trimestre	Hemoglobina e hematócrito
	Tipagem sanguínea e fator Rh
	Glicemia em jejum
	Teste rápido para sífilis ou VDRL
	Teste rápido para HIV ou sorologia (anti-HIV I e II)
	Toxoplasmose IgM e IgG
	Sorologia para hepatite B (HbsAg)
	Urocultura + urina tipo I (sumário de urina)
	Ultrassonografia obstétrica – avaliar idade gestacional
	Eletroforese de hemoglobina
	Citopatológico de colo de útero (se for necessário)
	Exame da secreção vaginal (se houver indicação clínica)
	Parasitológico de fezes (se houver indicação clínica)
2º trimestre	Teste de tolerância à glicose com 75 gramas (preferencialmente entre a 24ª e a 28ª semana, quando não houver diagnóstico prévio de diabetes)
	Coombs indireto (se for Rh negativo e a partir da 24ª semana)
3º trimestre	Hemoglobina e hematócrito
	Glicemia em jejum
	Coombs indireto (se for Rh negativo)
	Teste rápido para sífilis ou VDRL (na 28ª semana)
	Teste rápido para HIV ou sorologia (anti-HIV I e II)
	Sorologia para hepatite B (HbsAg)
	Toxoplasmose se IgG e IgM negativos no primeiro exame
	Urocultura + urina tipo I (sumário de urina – SU)

Fonte: Protocolos da Atenção Básica: Saúde das Mulheres/Ministério da Saúde, Instituto Sírio-Libanês de Ensino e Pesquisa – Brasília: Ministério da Saúde, 2016.

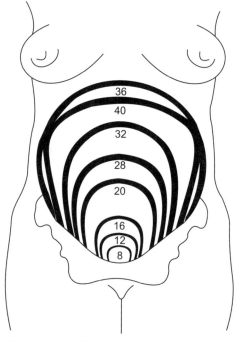

Figura 1.3 Estimativa de idade gestacional em semanas com base na altura uterina.

para registro das medidas durante o pré-natal (Figura 1.4). Serão consideradas normais as avaliações em centímetros compreendidas entre o percentil 10 e o percentil 90, relacionadas com cada idade gestacional. Outra interpretação citada na literatura consiste em considerar alteradas as avaliações que diferirem > 3cm da idade gestacional estimada.

O American College of Obstetricians and Gynecologists (ACOG, 2015) recomenda que a medida da AFU não seja utilizada isoladamente em pacientes com fatores de risco para restrição de crescimento intrauterino e na presença de obesidade (IMC > 35) ou leiomiomas. Nessas condições, a ultrassonografia deve ser a modalidade de rastreio (veja o Capítulo 29).

Orientações alimentares e acompanhamento do ganho de peso materno

Na primeira consulta, deve ser calculado o IMC da gestante:

$$IMC = \frac{Peso~(kg)}{Altura~(m) \times Altura~(m)}$$

O estado nutricional da gestante influencia sobremaneira o prognóstico gestacional. Tanto o baixo peso materno como o sobrepeso e a obesidade devem ser evitados – como as necessidades nutricionais estão elevadas para manter o crescimento fetal adequado, é fundamental a manutenção de hábitos saudáveis.

O Quadro 1.5 apresenta as recomendações relativas ao ganho de peso durante a gestação com base no IMC pré-gestacional (ou da primeira consulta) e no cálculo do ganho semanal.

Os profissionais devem orientar a mulher a adotar uma alimentação balanceada, contendo fibras, carnes, frutas,

Quadro 1.5 Recomendações para ganho de peso durante a gestação

IMC	Ganho de peso total (kg)	Ganho semanal (média kg – 2º e 3º trimestres)
< 18,5 – abaixo do ideal	12,5 a 18	0,51 (0,44 a 0,58)
18,5 a 24,9 – normal	11,5 a 16	0,42 (0,35 a 0,50)
25 a 29,9 – sobrepeso	7 a 11,5	0,28 (0,23 a 0,33)
≥ 30 – obesidade	5 a 9	0,22 (0,17 a 0,27)

Fonte: Institute of Medicine. Weight Gain During Pregnancy: Reexamining the Guidelines. Washington (DC): National Academies Press (US), 2009.
IMC: índice de massa corporal; kg: quilogramas.

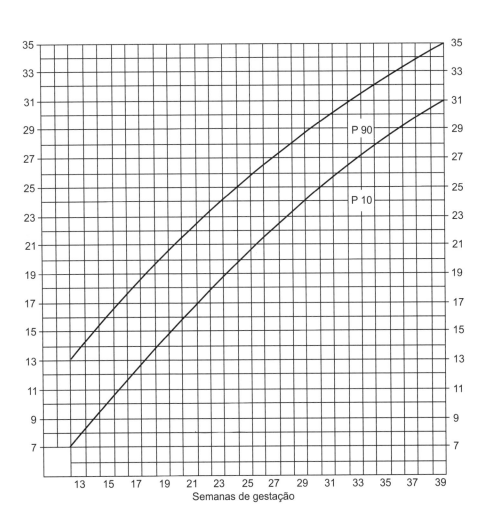

Figura 1.4 Gráfico para registro da altura de fundo uterino. (Ministério da Saúde. Caderneta da Gestante. 3ª edição. Brasília, 2016.)

verduras, legumes, leite e derivados. De modo geral, recomendam-se três refeições diárias (café da manhã, almoço e jantar) e dois lanches saudáveis (evitar jejum por mais de 3 horas). A ingestão de água deve ser estimulada entre as refeições (pelo menos 2 litros por dia) – recordar que refrigerantes, sucos industrializados, chás e cafés não substituem a água. Dar preferência aos alimentos naturais em relação aos produtos industrializados. Evitar doces e açúcares.

Segundo o Ministério da Saúde (2016), os registros de peso em cada consulta devem ser realizados tanto no prontuário da mulher como na Caderneta da Gestante, seguindo as diretrizes do gráfico apresentado na Figura 1.5. Especial atenção deve ser dada às gestantes adolescentes: se a menarca ocorreu há menos de 2 anos, geralmente as gestantes são classificadas, equivocadamente, com baixo peso; nesse caso, recomenda-se apenas observar o comportamento da curva. Se a menarca ocorreu há mais de 2 anos, a interpretação dos achados assemelha-se à de gestantes adultas.

Suplementos vitamínicos

O Ministério da Saúde recomenda a suplementação de rotina de ferro e folato para prevenir a instalação de anemia no parto e puerpério (Programa Nacional de Suplementação de Ferro do Ministério da Saúde, Portaria MS 730, de 13 de maio de 2005). Dose recomendada: 40mg/dia de ferro elementar (200mg de sulfato ferroso) – ingerir 1 hora antes das refeições. A suplementação de ferro deve ser mantida no pós-parto e no pós-aborto por 3 meses. Os aspectos relacionados com o tratamento das anemias na

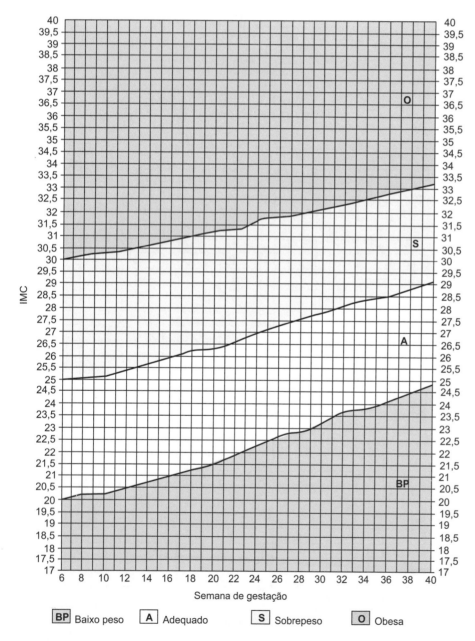

Figura 1.5 Gráfico de acompanhamento nutricional da gestante utilizando o IMC, segundo a semana de gestação. (Caderneta da Gestante. Ministério da Saúde. 3ª edição. 2016.)

gestação serão discutidos no Capítulo 38. A suplementação profilática de ferro não desobriga a gestante de ingerir alimentos ricos em ferro.

O ácido fólico deve ser iniciado no período periconcepcional, pelo menos 2 a 3 meses antes da concepção, e mantido por toda a gestação. Dose usual recomendada pelo Ministério da Saúde para pacientes sem história anterior de malformações do tubo neural: 0,4mg/dia VO.

O uso sistemático de polivitamínicos não encontra respaldo na literatura, e a administração de vitamina A deve ser realizada apenas no puerpério em virtude de seus efeitos teratogênicos. Segundo o Ministério da Saúde (2016), não há evidências suficientes de que a suplementação de vitamina D seja necessária durante a gestação.

Prática de atividades físicas

Na ausência de contraindicações obstétricas ou clínicas, existem fortes evidências (obtidas em revisão sistemática) do benefício cardiorrespiratório e de prevenção de incontinência urinária de esforço com atividades aeróbias moderadas e exercícios de resistência realizados durante a gestação. Geralmente seguros, trazem bem-estar à gestante e ajudam no controle do peso e na diminuição da resistência à insulina (característica desse período). Esportes de contato e de alto impacto devem ser evitados em virtude do risco de quedas e trauma abdominal. Recomenda-se que a gestante monitore a atividade fetal (movimentação) antes e após os exercícios.

> Mulheres fisicamente ativas antes da gestação devem ser encorajadas a manter sua rotina prévia de exercícios.

Imunizações

- **Vacina dupla do tipo adulto (dT):** proteção contra tétano acidental, tétano neonatal e difteria. O esquema completo consta de três doses: a primeira dose pode ser administrada em qualquer idade gestacional (o mais precoce possível); a segunda, 30 a 60 dias após a primeira; e a terceira, 30 a 60 dias após a segunda (no mínimo 20 dias antes da data provável do parto).
  - **Gestante com esquema completo há menos de 5 anos:** não vacinar, mas fará uma dose de dTpa (veja adiante).
  - **Gestante com esquema completo há mais de 5 anos:** aplicar uma dose de reforço; preferir uma dose de dTpa entre 27 e 36 semanas de gestação.
  - **Gestante com esquema incompleto (uma ou duas doses):** completar o esquema, com início o mais rápido possível, conforme o número de doses faltantes, sendo uma de dTpa, preferencialmente entre a 27ª e a 36ª semana.
  - **Gestante sem nenhuma dose registrada de vacina:** considerar não vacinada e iniciar o esquema das vacinas o mais rápido possível com término preferencialmente 20 dias antes da data provável do parto. Preferir a dTpa como última dose do esquema, entre a 27ª e a 36ª semana.
- **Vacina dTpa (tríplice bacteriana acelular):** proteção contra tétano, difteria e coqueluche. Promove a proteção do neonato mediante a passagem transplacentária de anticorpos maternos contra coqueluche. Deve ser realizada a partir da 20ª semana de gestação ou no puerpério, até 45 dias do parto, independentemente de já ter sido realizada em gestações anteriores (Programa Nacional de Imunizações, 2017).
- **Vacina contra influenza (fragmentada):** realizar durante as campanhas de vacinação para influenza sazonal (dose única). Contraindicada em pacientes alérgicas à proteína do ovo e seus derivados, assim como a qualquer componente da vacina, e também em pessoas que apresentaram reações anafiláticas graves a doses anteriores da vacina.
- **Vacina contra hepatite B:** iniciar após o primeiro trimestre em gestantes não vacinadas anteriormente – três doses com intervalo de 30 dias entre a primeira e a segunda dose e de 180 dias entre a primeira e a terceira dose. Se a gestante tiver o esquema incompleto, realizar apenas as doses que faltam (uma ou duas).

> **Importante!**
> - A vacina contra raiva humana pode ser administrada na gestação em situações pós-exposição.
> - Gestantes que residam ou se desloquem para áreas endêmicas de febre amarela podem receber a vacinação em situações de surto (o risco de adoecer supera o risco da vacinação); em situações de rotina, a vacina é contraindicada.
> - Gestante suscetível que tenha contato com varicela deve receber a imunoglobulina humana antivaricela-zóster (IGHVAZ). A vacinação é contraindicada na gestação.

Avaliação odontológica

Recomendada a todas as gestantes, a avaliação odontológica tem como objetivo avaliar a saúde bucal da mulher e a necessidade e a possibilidade de tratamento, observando os cuidados indicados em cada período da gravidez. De modo geral:

- Orientar escovação após as refeições e o uso regular de fio dental para controle de placa bacteriana.

- Alertar sobre a possibilidade de hipertrofia gengival (épulis) e a facilidade de sangramento nesses casos.
- Os procedimentos com anestesia local são seguros, podendo ser utilizado anestésico local com ou sem vasoconstritor, desde que se respeite a técnica adequada.
- Os exames radiológicos, se necessários, devem ser realizados com proteção de avental de chumbo (abdome e tireoide).
- Os tratamentos de urgência (pulpites, abscessos, fraturas dentárias etc.) podem ser realizados em qualquer trimestre da gestação.

Amamentação

É muito importante que o profissional de saúde aborde os benefícios da amamentação durante as consultas de pré-natal, especialmente ao atender adolescentes e primigestas. Isso pode colaborar para que a mulher vivencie esse período de maneira tranquila e segura. Nas multíparas, cabe investigar se os filhos anteriores foram amamentados e por quanto tempo. Uma experiência de amamentação satisfatória e prazerosa com o último filho aumenta a chance de êxito nas próximas gestações. As orientações devem ser dadas de modo individual e reforçadas com panfletos informativos ou em grupos de mães e palestras promovidas pelos profissionais de saúde.

Algumas vantagens do aleitamento materno que podem ser explicadas pelos profissionais durante as consultas estão descritas a seguir:

- **Para a mulher:** estimula o aumento do vínculo mãe/filho; diminui o tempo de sangramento no pós-parto, reduzindo o risco de anemias; promove o retorno mais rápido do volume uterino aos valores pré-gestacionais. Gera economia para a família; diminui as chances de infecção da criança por contaminação secundária; é um método de espaçamento entre gestações, se o lactente tiver menos de 6 meses, se o aleitamento for exclusivo e com mamadas noturnas, e a mulher se encontrar em amenorreia; pode diminuir a chance de câncer de mama e ovário.
- **Para a criança:** protege o recém-nascido e o lactente contra várias doenças e infecções, principalmente as diarreias, otites e outras infecções respiratórias, pela ausência de risco de contaminação e pela presença de anticorpos e fatores anti-infecciosos; promove um ótimo desenvolvimento neuropsicomotor; é o alimento ideal do ponto de vista nutricional e digestivo, incluindo a biodisponibilidade de vários elementos nutricionais; facilita a eliminação de mecônio, diminuindo o risco de icterícia; é fator de proteção contra os problemas fonoaudiológicos, ortopédicos e ortodônticos do aparelho motor oral; reduz o risco de alergias; promove benefício a longo prazo, protegendo contra o aparecimento de algumas doenças, como hipertensão arterial, dislipidemias, sobrepeso e obesidade, diabetes, câncer na infância, doença inflamatória intestinal e osteoporose.
- **Para a comunidade:** é um fator de proteção ao ambiente, sendo um alimento ecologicamente correto; diminui a prevalência de internação hospitalar com redução nos gastos das unidades hospitalares, dos municípios e da União, redirecionando-os para a melhoria global da saúde.

Algumas considerações práticas:
- O tamanho e a forma das mamas não estão relacionados com a quantidade ou a qualidade do leite produzido.
- O sutiã deve ser adequado ao tamanho das mamas, que aumentam fisiologicamente durante a gestação, para ajudar na sustentação.
- É recomendável tomar sol nas mamas diariamente no puerpério, cerca de 15 a 20 minutos durante o início da manhã ou no final da tarde – esse procedimento auxilia a cicatrização de fissuras e previne mastites. Não existem contraindicações para o início dessa rotina na gestação, a qual é recomendada pela maioria dos profissionais.
- Deve ser evitado o uso de sabões, cremes ou pomadas no mamilo.
- As anormalidades nos mamilos poderão ser corrigidas ou superadas no pós-parto com ajuda dos profissionais de saúde habilitados. Não são recomendados exercícios durante a gestação.
- As mamas que já passaram por intervenção cirúrgica (mastoplastia, implantes de silicones etc.) poderão ter a produção láctea alterada, principalmente se as incisões foram próximas ou ao redor da aréola. No entanto, uma avaliação correta do caso somente poderá ser feita no pós-parto e a amamentação deverá ser encorajada.
- Uma nutriz que engravida pode continuar amamentando seu filho até o nascimento de outro. Considerando que a prioridade naquele momento é do recém-nascido, é uma decisão da mãe continuar amamentando os dois filhos, e esta decisão deve ser apoiada pelos profissionais de saúde. A produção do leite geralmente é suficiente para os dois filhos. Entretanto, a mãe que amamenta dois filhos ao mesmo tempo apresenta mais cansaço e fadiga e necessita de mais cuidado com a alimentação, com ingestão líquida adequada, como também ter períodos de repouso.

Sexualidade

A sexualidade certamente é um dos aspectos mais importantes da vida humana, porém, durante a gravidez, ainda é permeada por mitos e tabus que podem ser desfeitos pelos profissionais de saúde. Este parece ser um dos pontos vulneráveis do relacionamento do casal durante o pré-natal, podendo acarretar crises conjugais, desestabilizando emocionalmente a mulher e comprometendo a adesão aos cuidados, independentemente de orientação sexual e identidade de gênero. Vale ressaltar que mulheres lésbicas e bissexuais têm direito à assistência humanizada durante a gestação, o parto e o puerpério.

As relações sexuais não estão associadas ao aumento da mortalidade perinatal nem ao aumento da prematuridade em pacientes de baixo risco. No entanto, a resposta sexual durante o ciclo gravídico costuma sofrer influência de diversos fatores: alterações da percepção da imagem corporal, presença de sintomas fisiológicos e desconfortos somáticos, redução da disposição física, adaptações e ajustes aos novos papeis sociais, além da qualidade do relacionamento do casal. Portanto, a frequência das relações é variável de casal para casal – podendo declinar, se manter ou aumentar durante a gestação.

São mitos e tabus muito comuns que devem ser trabalhados ativamente durante o pré-natal:

- "O sexo faz mal ao bebê."
- "Relações sexuais durante a gestação podem causar abortamento."
- "O pênis pode machucar o bebê."
- "A mulher fica feia na gestação."
- "A mulher sente menos vontade de ter relações sexuais na gestação."
- "O(A) parceiro(a) fica infiel durante o período gravídico e puerperal."

Cabe ao profissional responsável informar ao casal que a restrição da atividade sexual deve ser realizada apenas a critério médico, em virtude de patologias específicas, como placenta prévia ou trabalho de parto prematuro.

CADERNETA DA GESTANTE (Ministério da Saúde – 2016)

O material é distribuído gratuitamente pelo Ministério da Saúde a todas as gestantes. Ele traz informações sobre o pré-natal e o parto, orientações de alimentação saudável, direitos da mulher e legislação pertinente, exames complementares, vacinas realizadas, cuidados com o neonato e explicações sobre as mudanças físicas, sociais e psicológicas durante a gestação e o puerpério.

Encontra-se na terceira edição, tendo sido atualizada em março de 2016 pela Coordenação Geral da Saúde das Mulheres, em parceria com o Departamento de Atenção Básica do Ministério da Saúde. Entre os acréscimos, estão: orientações sobre o Zika vírus; prescrição de ácido fólico e sulfato ferroso; vacina dTpa para gestantes (tríplice bacteriana acelular); exames para o companheiro; analgesia no momento do parto e papel/direitos do acompanhante; e mais informações sobre a gestante com HIV. Nos espaços para anotações dos profissionais de saúde também passaram a constar consultas odontológicas, tratamento contra sífilis e pré-natal do parceiro.

As Figuras 1.6 e 1.7 reproduzem algumas páginas da caderneta que são comumente utilizadas em todas as consultas de pré-natal.

PRÉ-NATAL DO PARCEIRO

Esse programa do Ministério da Saúde tem como objetivo detectar precocemente doenças e incentivar a participação dos homens no pré-natal e em atividades educativas nos serviços de saúde.

A oportunidade de acompanhamento individual é oferecida aos companheiros de mulheres que realizam o pré-natal em unidades básicas de saúde. Consiste em avaliação odontológica, atualização vacinal (antitetânica, hepatite B e febre amarela – caso indicado) e exames laboratoriais (tipagem sanguínea, hemograma, lipidograma, glicemia, teste rápido para sífilis, VDRL, teste rápido para HIV/anti-HIV, sorologias para hepatite C e B – HbsAg, eletroforese de hemoglobina). Os resultados podem ser registrados na Caderneta da Gestante.

Exames

Exames	Data	Resultado	Data	Resultado
ABO-RH	/			
Glicemia de Jejum	/		/	
Teste Oral de Tolerância a Glicose	/		/	
Sífilis (teste rápido)	/		/	
VDRL	/		/	
HIV/Anti HIV (teste rápido)	/		/	

Eletroforese de Hemoglobina

Padrão ○ AA

Heterozigose ○ AS ○ AC
Outros

Homozigose ● SS ○ SC
Outros

Exames	Data	Resultado	Data	Resultado
Hepatite B - HBsAg	/			
Toxoplasmose	/		/	
Hemoglobina Hematócrito	/		/	
Urina-EAS	/		/	
Urina-Cultura	/		/	
Coombs Indireto	/		/	
Outro	/		/	
Outro	/		/	
Outro	/		/	

Tratamento para Sífilis

1ª dose ○ / / | 2ª dose ○ / / | 3ª dose ○ / /

Malária Somente para gestantes da Região Amazônica.

Neg. ○ / ○ / ○ / ○ / ○ / ○ / ○ / ○
Pos. ●

Suplementação Sulfato ferroso

SIM ○
NÃO ● 1º mês ○ 2º mês ○ 3º mês ○ 4º mês ○ 5º mês ○ 6º mês ○ 7º mês ○ 8º mês ○ 9º mês ○

Suplementação Ácido fólico

SIM ○
NÃO ● 1º mês ○ 2º mês ○ 3º mês ○ 4º mês ○ 5º mês ○ 6º mês ○ 7º mês ○ 8º mês ○ 9º mês ○

Ultrassonografia

Data	IG DUM	IG USG	Peso fetal	Placenta	Líquido	Outros
/ /						
/ /						
/ /						

Figura 1.6 Caderneta da Gestante: anotações da anamnese, exames complementares, tratamentos e vacinações realizadas. (Ministério da Saúde – 3ª edição, 2016.) (*continua*)

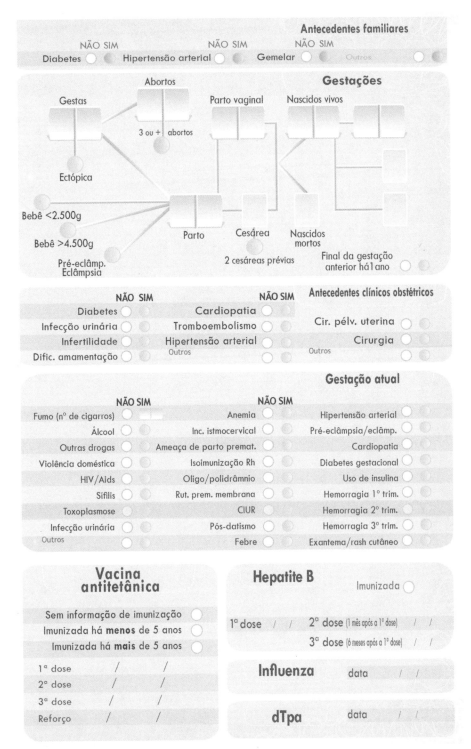

Figura 1.6 (*continuação*) Caderneta da Gestante: anotações da anamnese, exames complementares, tratamentos e vacinações realizadas. (Ministério da Saúde – 3ª edição, 2016.)

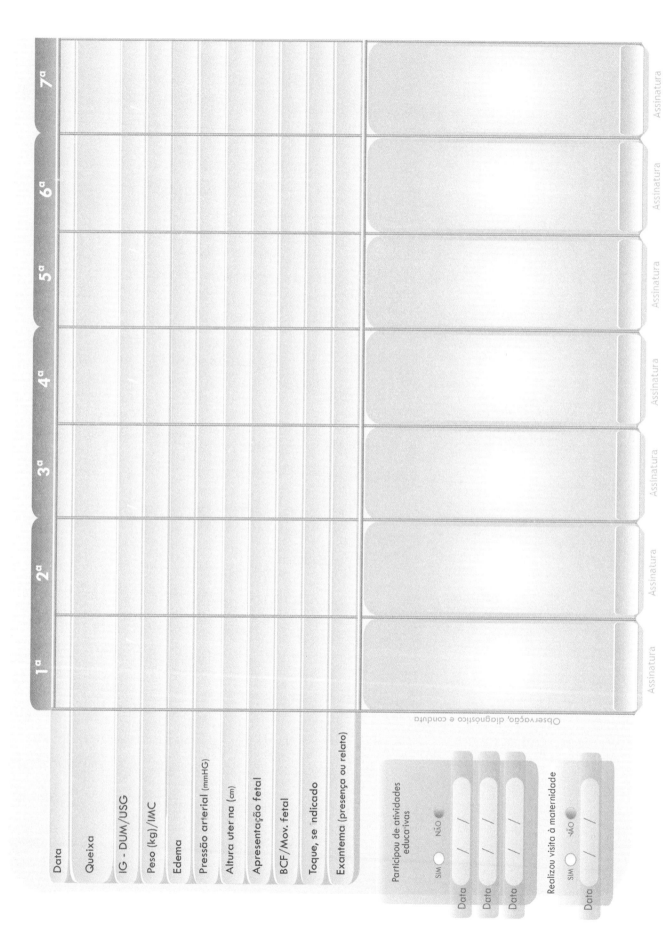

Figura 1.7 Caderneta da Gestante: registro de consultas de pré-natal, atividades educativas e visita à maternidade. (Ministério da Saúde – 3ª edição, 2016.)

LEITURA RECOMENDADA

American Institute of Ultrasound in Medicine. AIUM practice guideline for the performance of obstetric ultrasound examinations. J Ultrasound Med 2013; 32:1083-101. Disponível em: http://onlinelibrary.wiley.com/doi/10.7863/jum.2013.32.6.1083/abstract;jsessionid=E7CE51227384990EA4D14B4605539D0E.f04t02. Acesso em: 12 de agosto de 2017.

Protocolos da Atenção Básica: Saúde das Mulheres/Ministério da Saúde, Instituto Sírio-Libanês de Ensino e Pesquisa – Brasília: Ministério da Saúde, 2016.

FEBRASGO – Federação Brasileira das Associações de Ginecologia e Obstetrícia. Manual de Assistência Pré-natal. Sérgio Peixoto. 2ª edição. São Paulo. 2014.

2 Assistência Pré-Natal de Alto Risco

INTRODUÇÃO

A maioria das gestações é de baixo risco e, como fenômeno fisiológico, elas transcorrem sem complicações significativas. No entanto, em pequena parcela da população, seja por doenças maternas prévias ou desenvolvidas ao longo da gestação, as gestações apresentam probabilidade maior de evolução desfavorável tanto para o feto como para a mãe. São as chamadas "gestações de alto risco", que merecem atenção especial durante o pré-natal, parto e puerpério a fim de reduzir os danos e melhorar os desfechos materno e fetal.

Neste capítulo, discutiremos particularidades da assistência pré-natal de alto risco, lembrando que detalhamentos e condutas particulares de cada doença serão discutidos em capítulos específicos ao longo deste livro.

RASTREIO PRÉ-NATAL DE DEFEITOS GENÉTICOS E DO TUBO NEURAL

Em nosso meio, as modalidades de rastreamento disponíveis para identificar grupos de alto risco em relação às anormalidades cromossômicas incluem idade materna, ultrassonografia entre 11 e 14 semanas e/ou no segundo trimestre da gestação e testes bioquímicos realizados no segundo (estriol, HCG e alfafetoproteína) ou no primeiro trimestre (fração livre de β-HCG e proteína plasmática A associada à gestação – PAPP-A), em conjunto com a ultrassonografia realizada entre 11 e 14 semanas. Em centros especializados em medicina fetal, são comumente utilizados marcadores ultrassonográficos de primeiro trimestre, como a presença ou ausência do osso nasal fetal, a medição do índice de pulsatilidade no ducto venoso e a presença ou ausência da regurgitação da valva tricúspide. Esses marcadores podem melhorar a taxa de detecção de aneuploidias, fazendo com que ela fique acima de 95%, e, desse modo, reduzir a taxa de indicação de testes invasivos. O Quadro 2.1 faz uma comparação entre a sensibilidade e as taxas de falso-positivos dos diferentes métodos de rastreamento da trissomia do 21, considerada a alteração cromossômica mais comum na raça humana (um a cada 800 nascimentos). Os procedimentos invasivos (biópsia do vilo corial, amniocentese e cordocentese) para diagnóstico das aneuploidias não serão abordados neste capítulo e serão discutidos em detalhes no Capítulo 53.

Tradicionalmente, a idade materna no parto tem sido utilizada como indicador da necessidade de rastreio de aneuploidias (quando maior de 35 anos). As justificativas

Quadro 2.1 Comparação das taxas de detecção (sensibilidade) e falso-positivos dos diferentes métodos de rastreamento da trissomia do cromossomo 21

Método de rastreio	Taxa de detecção (%)	Taxa de falso-positivos (%)
Idade materna (IM)	30	5
IM + TN	75	5
IM + TN + ON	90	5
IM + TN + DV	85	2,7
IM + TN + RT	85	2,7
IM + β-HCG + PAPP-A (teste combinado)	90	5
Teste combinado + ON ou RT ou DV	97	5

Fonte: Fonseca EB, Cruz J, Sá RA, Renzo GC, Nicolaides K. Rastreamento de aneuploidias no primeiro trimestre de gestação: evolução da idade materna à avaliação do DNA fetal livre no sangue materno. FEMINA, março/abril 2014; 42 (2):87-93.

TN: translucência nucal; β-HCG: fração beta livre da gonadotrofina coriônica humana; PAPP-A: proteína plasmática A específica da gestação; ON: osso nasal; RT: regurgitação da valva tricúspide; DV: ducto venoso.

para essa prática recaem sobre o aumento do risco de trissomias relacionado com o avançar da idade materna, a relativa segurança dos procedimentos invasivos e o custo-benefício. Todavia, essa abordagem seletiva tem sido discutida nos últimos anos e algumas sociedades têm revisto suas recomendações e expandido as solicitações para outras populações. O American College of Obstetricians and Gynecologists (ACOG, 2016), por exemplo, recomenda que as mulheres tenham liberdade de escolher realizar testes de rastreio ou testes de diagnóstico, independentemente de sua idade no momento do parto, de acordo com suas próprias necessidades. Essa abordagem encontra grandes limitações quando esboçada para serviços e fundos públicos de saúde, não sendo utilizada em países de poucos recursos.

Alguns desses testes são descritos a seguir.

Avaliação da translucência nucal (TN)

A avaliação da TN pode ser realizada entre 11 e 14 semanas e constitui um marcador importante das trissomias e outros defeitos genéticos fetais, além de estar relacionada com outras anormalidades estruturais do feto. Os pontos de corte utilizados encontram-se entre os percentis 95 e 99 para as idades gestacionais, sabendo-se que a prevalência de anormalidades fetais e resultados gestacionais adversos aumenta exponencialmente com a espessura da TN, sobretudo quando esta atinge 3,5mm. Podem ocorrer variações nos resultados dependentes do operador e da qualidade dos equipamentos. Exceto em casos de alterações significativas ou higroma cístico, recomenda-se que a interpretação das medidas seja realizada em conjunto com a análise dos marcadores sorológicos, uma vez que a TN está aumentada em até 4,4% dos fetos cromossomicamente normais.

Osso nasal (ON)

A presença do ON (sinostose) é avaliada em plano sagital do perfil fetal como uma linha ecogênica em relação à pele. A "ausência" é caracterizada pela não visualização dessa linha ou quando ela é menos ecogênica que o esperado. Idealmente, a pesquisa deve ser realizada entre 13 e 13,5 semanas – a sensibilidade do método cai no segundo trimestre.

Regurgitação da valva tricúspide

Utilizada entre 11 e 13 semanas para rastreio de trissomias, estima-se que apenas 0,9% dos fetos euploides apresente essa anormalidade. Em geral, é usada em associação a outros marcadores.

Ducto venoso

A detecção de fluxo alterado no ducto venoso é mais frequente em fetos com aneuploidias e naqueles com alterações cardíacas. Apesar das dificuldades técnicas, estima-se que pode ser detectado em até 66% dos fetos com trissomia do 21 e em apenas 3% dos fetos normais.

Dosagem de β-HCG

Pode ser utilizada com a finalidade de rastreio entre 9 e 13 semanas. Em média, a dosagem é duas vezes mais alta em gestações com aneuploidias. Estão disponíveis padrões de rastreio com a forma livre (mais utilizada) e com a forma total.

Dosagem de PAPP-A

A dosagem de PAPP-A, glicoproteína de alto peso molecular cujos níveis diminuem em gestações com trissomia do 21, pode ser utilizada entre 9 e 13 semanas e apresenta redução da efetividade com o avançar da idade gestacional.

Outros testes e combinações

O fator de crescimento placentário (PlGF) e a alfafetoproteína (AFP) também podem ser utilizados como marcadores bioquímicos, preferencialmente em combinação com outros exames. Normalmente, seus valores são menores em gestações com trissomias. A inibina A, por sua vez, apresenta aumento dos valores médios em gestações com síndrome de Down. A maioria dessas combinações não é realizada de rotina na prática clínica e permanece como recurso de pesquisa. Em geral, os marcadores bioquímicos são associados aos marcadores ultrassonográficos para proporcionar maiores sensibilidade e especificidade.

Avaliação do DNA fetal livre

A partir da quarta semana é possível identificar fragmentos de DNA livre de origem fetal na circulação materna. Provavelmente, esses fragmentos são oriundos da placenta após a apoptose dos trofoblastos. A sensibilidade desse teste para detecção de trissomias 21, 18 e 13 supera a dos demais marcadores tanto no primeiro como no segundo trimestre. No entanto, sua indicação deve ser selecionada. O ACOG (2015) recomenda que em populações de baixo risco essa estratégia não seja utilizada de rotina e que os familiares sejam esclarecidos sobre as limitações do método (apenas para rastreio das trissomias mais comuns, não sendo recomendada em gemelares; não avalia alterações do tubo neural).

AVALIAÇÃO DO CRESCIMENTO FETAL
Medida da altura do fundo uterino (AFU)

O Ministério da Saúde recomenda o acompanhamento do crescimento fetal com a medida da AFU em todas as consultas pré-natais. Além de ser de baixo custo, não exige longa curva de aprendizado do examinador. A técnica recomendada consiste na medida desde a borda superior da sínfise púbica até alcançar o fundo uterino com a margem cubital da outra mão, deslizando a fita métrica entre os dedos indicador e médio com o cuidado de não comprimir o útero (Figura 2.1). Utilizar de preferência fita métrica inextensível e anotar em gráfico específico na caderneta da gestante e no prontuário (Figura 2.2).

No Brasil são utilizadas as curvas desenhadas a partir dos dados do Centro Latino-Americano de Perinatologia (CLAP). Seguindo os Protocolos da Atenção Básica: Saúde das Mulheres (Ministério da Saúde, 2016), serão consideradas normais as avaliações em centímetros compreendidas entre o percentil 10 e o percentil 90, relacionadas com cada idade gestacional. Outra interpretação citada na literatura consiste em considerar alteradas as avaliações que diferirem > 3cm da idade gestacional estimada.

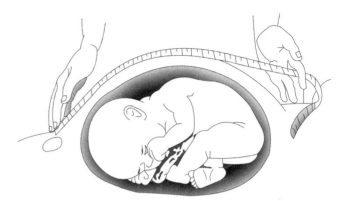

Figura 2.1 Técnica recomendada para aferição da altura do fundo uterino.

Apesar de representar o único método de rastreio possível das alterações do crescimento fetal por meio do exame físico, a precisão da medida pode variar muito na prática diária segundo a técnica utilizada, a quantidade de avaliações, a obesidade materna, a presença de leiomiomas e a experiência do examinador. Nesse sentido, uma revisão sistemática publicada em 2015 avaliou a precisão da medida da AFU na predição de fetos pequenos para idade gestacional (PIG) ao nascimento em gestações de baixo risco. Oito estudos preencheram os critérios definidos pelos autores e sete entraram para o cálculo da metanálise (com a limitação

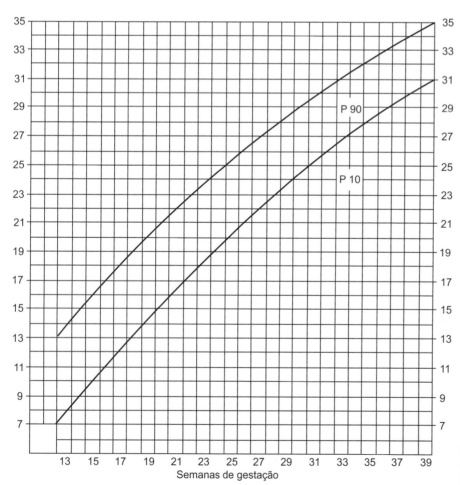

Figura 2.2 Gráfico para registro da altura do fundo uterino. (Caderneta da Gestante. Ministério da Saúde – 3ª edição, 2016.).

de que todos foram publicados antes de 1991). De acordo com os resultados encontrados, a sensibilidade da medida da AFU para detecção de PIG ao nascimento varia de 27% a 76% e a especificidade, de 79% a 92%. Os autores concluíram que, apesar de virtualmente não identificar cerca de 70% dos fetos comprometidos, raramente essa medida é interpretada de modo isolado na condução clínica da gestante. Além disso, poucos são os pacientes indicados para ultrassonografia desnecessariamente, legitimando o uso racional de recursos técnicos e humanos.

A Biblioteca Cochrane também publicou na segunda metade de 2015 uma revisão sistemática sobre a utilização da medida da AFU para prever a restrição de crescimento intrauterino (RCIU). Os revisores incluíram apenas um ensaio clínico com um total de 1.639 mulheres. Essas gestantes foram randomizadas na 14ª semana para aferição da AFU a partir de 28 semanas com as técnicas habituais ou para palpação abdominal e mensuração com uma fita não marcada. Não foram relatadas diferenças significativas entre os dois métodos para incidência de PIG (RR: 1,32; IC 95%: 0,92 a 1,90: qualidade de evidência baixa) ou morte perinatal (RR: 1,25; IC 95%: 0,38 a 4,07: qualidade de evidência baixa).

Vários desfechos primários e secundários da revisão sistemática não foram contemplados pela publicação do ensaio clínico. Assim, as conclusões foram insuficientes para determinar a superioridade de uma das estratégias. No entanto, diante da ausência de ensaios comparando a medida da AFU com a ultrassonografia e da ampla utilização da técnica em países com poucos recursos com evidente inocuidade do método, a Organização Mundial da Saúde (OMS, 2016) continua encorajando a prática regular da medida da AFU durante o pré-natal com base nos achados da Cochrane. Por sua vez, diante das limitações da medida da AFU, o ACOG (2015) recomenda que ela não seja utilizada isoladamente em pacientes com fatores de risco para RCIU e na presença de obesidade (IMC > 35) ou leiomiomas. Nessas condições, a ultrassonografia deve ser a modalidade de rastreio.

Regra de Johnson – AFU e estimativa de peso fetal

A regra é determinada a partir da AFU e da altura da apresentação fetal, pela seguinte fórmula:

Peso fetal estimado: [AFU (cm) – n*] × 155 (constante)

Onde:

n* = 13, se a apresentação encontra-se alta e móvel.

n* = 12, se o vértice estiver acima das espinhas ciáticas (plano 0 de DeLee) – fixo.

n* = 11, se o vértice estiver abaixo do plano das espinhas ciáticas – insinuado.

Alguns autores sugerem que a regra de Johnson pode ser utilizada como alternativa para a estimativa do peso fetal em locais sem disponibilidade de ultrassonografia, particularmente se for mensurada por profissional experiente – boa correlação clínica e apresenta variação de 375 gramas em 75% dos recém-nascidos.

Ganho ponderal materno

O peso materno também constitui um método útil para estimativa do peso fetal. Recomenda-se, na primeira consulta, o cálculo do índice de massa corpórea (IMC) com a avaliação do ganho de peso da gestante em todas as consultas pré-natais. Tanto o baixo peso materno como o sobrepeso/obesidade devem ser evitados:

$$IMC = \frac{Peso\ (kg)}{Altura\ (m) \times Altura\ (m)}$$

O Quadro 2.2 apresenta as recomendações relativas ao ganho de peso durante a gestação com base no IMC pré-gestacional (ou da primeira consulta) e no cálculo do ganho semanal. O acompanhamento do ganho de peso em gestantes com diabetes será discutido no Capítulo 33.

Segundo o Ministério da Saúde, os registros de peso em cada consulta devem ser realizados tanto no prontuário da mulher como na Caderneta da Gestante, seguindo as diretrizes do gráfico apresentado na Figura 2.3.

Assim, com base nas curvas de peso propostas no gráfico, deve-se suspeitar de RCIU quando os valores do aumento de peso materno forem inferiores ao peso materno adequado e de feto grande para idade gestacional ou macrossomia fetal quando o peso materno estiver acima do adequado. Diante desses achados, uma investigação adicional se faz necessária.

Quadro 2.2 Recomendações relativas ao ganho de peso durante a gestação

IMC	Ganho de peso total (kg)	Ganho semanal (média kg – 2º e 3º trimestres)
< 18,5 – abaixo do ideal	12,5 a 18	0,51 (0,44 a 0,58)
18,5 a 24,9 – normal	11,5 a 16	0,42 (0,35 a 0,50)
25 a 29,9 – sobrepeso	7 a 11,5	0,28 (0,23 a 0,33)
≥ 30 – obesidade	5 a 9	0,22 (0,17 a 0,27)

Fonte: Institute of Medicine. Weight Gain during Pregnancy: Reexamining the Guidelines. Washington (DC): National Academies Press (US), 2009.
IMC: índice de massa corpórea; kg: quilogramas.

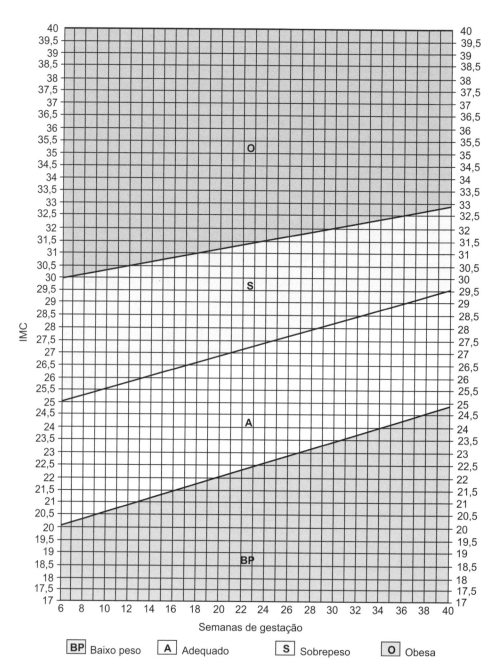

Figura 2.3 Gráfico de acompanhamento nutricional da gestante utilizando o IMC de acordo com a semana de gestação. (Caderneta da Gestante. Ministério da Saúde – 3ª edição, 2016.).

Propedêutica ultrassonográfica

O acompanhamento do crescimento fetal é uma indicação importante da ultrassonografia. A determinação correta da idade gestacional constitui o marco inicial e fundamental para essa finalidade. No entanto, frequentemente, a data da última menstruação é imprecisa e o profissional deve lançar mão dos exames ultrassonográficos para essa determinação. Ressalta-se que a precisão da estimativa da idade gestacional pela ultrassonografia é inversamente proporcional à idade fetal – no primeiro trimestre da gravidez, o erro é mínimo, de 3 a 5 dias; no terceiro trimestre, a margem de erro pode chegar a 2 semanas para o comprimento do fêmur (CF) e 3 semanas para o diâmetro biparietal (DBP).

Biometria fetal

Uma ultrassonografia isolada não se presta à avaliação adequada do crescimento fetal – levanta apenas uma suspeita clínica em relação ao diagnóstico das alterações do crescimento fetal. São necessárias comparações com exames anteriores ou ultrassonografias seriadas com intervalo mínimo de 15 dias, de preferência realizadas pelo mesmo examinador.

Os valores obtidos de cada segmento corporal do feto (biometria), como CC (circunferência cefálica) e DBP, CF e CA (circunferência abdominal), servem para avaliação do crescimento daquele segmento mensurado, crânio, ossos longos e abdome, respectivamente. Para cada uma dessas medidas existe uma curva de normalidade para a idade gestacional, determinada a partir da população normal. O valor mensurado de cada avaliação biométrica, quando situado abaixo do percentil 10 e acima do percentil 90, exige uma propedêutica adequada para o diagnóstico das alterações do crescimento fetal.

Outra medida que pode ser utilizada é o diâmetro transverso do cerebelo (DTC), o qual não sofre alteração mesmo em fetos com restrição de crescimento, permitindo boa correlação com a idade gestacional. Algumas relações biométricas merecem destaque, como CC/CA, CF/CA (valor normal de 20% a 24%) e DTC/CA, sendo frequentemente utilizadas na prática clínica.

Estimativa de peso fetal

A estimativa de peso fetal pode ser calculada a partir de várias fórmulas que empregam simultaneamente as medidas antropométricas mais comuns, projetando-se os resultados em uma curva da população normal. No CAM-IMIP, o serviço de Medicina Fetal utiliza frequentemente a fórmula de Hadlock para estimativa e acompanhamento do peso fetal.

> Cálculo da estimativa do peso fetal proposta por Hadlock e colaboradores: [Log10 (peso ao nascimento)] = 1,3596 – 0,00386 (CA)(F) + 0,0064 (CC) + 0,00061 (DBP)(CA) + 0,0424 (CA) + 0,174 (F), onde CA = circunferência abdominal; F = comprimento do fêmur; CC = circunferência cefálica; e DBP = diâmetro biparietal.

O crescimento pode ser considerado adequado quando o peso para determinada idade gestacional se situar entre os percentis 10 e 90. De modo geral, os erros nas estimativas podem variar em média de 10% a 15% (podendo chegar a 25%). De forma inquietante, os erros costumam ser maiores quando os pesos estimados estão acima de 4.000 gramas (erros para mais) ou abaixo de 1.500 gramas (erros para menos). Em parte, isso pode ser explicado porque as fórmulas não foram concebidas para levar em consideração a diferença de densidade dos tecidos (diferença de peso entre gordura e músculos). Os fetos macrossômicos, por exemplo, apresentam maior percentual de gordura, porém esta pesa menos que os músculos e vice-versa. Vale ressaltar que os cálculos específicos para fetos < 1.500 gramas não se mostraram superiores à fórmula tradicional de Hadlock, e não se recomenda utilizar o comprimento do fêmur como componente das fórmulas quando a suspeita for RCIU assimétrico (no terceiro trimestre).

Quando existirem dúvidas nos diagnósticos ou quanto à idade gestacional, a repetição do exame com pelo menos 2 semanas de intervalo pode auxiliar a identificação do padrão de crescimento fetal (velocidade de crescimento).

Como recomendado para a avaliação da biometria, os exames, de preferência, devem ser realizados pelo mesmo observador para diminuir a margem de erro, especialmente em intervalos mais curtos de tempo.

> **Atenção!**
> Os núcleos de ossificação não são considerados métodos de rastreamento das alterações do crescimento fetal e/ou utilizados para determinação da idade gestacional. Apesar de existir uma idade gestacional média para seu surgimento, seu intervalo é bastante flexível.

Fluxograma de avaliação do crescimento fetal (CAM-IMIP)

Uma vez detectada a suspeita clínica de alteração de crescimento fetal pela medida seriada da AFU, pela avaliação do ganho ponderal ou mesmo por ultrassonografia isolada, as gestantes deverão ser encaminhadas para investigação mais detalhada. Mesmo que uma ultrassonografia precoce confirme a idade gestacional, a melhor metodologia a ser realizada para o diagnóstico de alteração de crescimento fetal é a ultrassonografia seriada com intervalo mínimo de 15 dias.

As Figuras 2.4 e 2.5 apresentam os protocolos recomendados.

VIGILÂNCIA DA VITALIDADE FETAL

O objetivo da vigilância da vitalidade fetal em gestações de alto risco é identificar o comprometimento fetal precocemente, indicando o momento mais adequado para a interrupção da gestação, evitando assim o óbito intrauterino e melhorando o prognóstico neonatal. Apesar de fazer parte

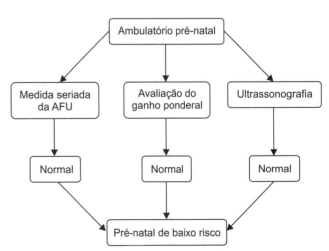

Figura 2.4 Acompanhamento pré-natal normal – CAM-IMIP. (AFU: altura do fundo uterino.)

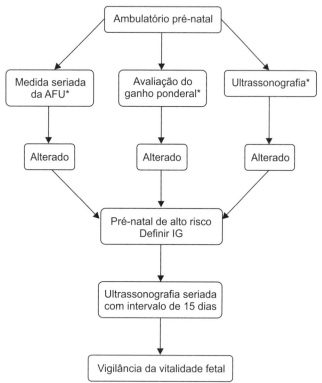

*Qualquer uma das metodologias alteradas.

Figura 2.5 Acompanhamento pré-natal alterado – CAM-IMIP. (AFU: altura de fundo uterino; IG: idade gestacional.)

Quadro 2.3 Indicações clínicas dos testes de vigilância da vitalidade fetal

Condições maternas
Diabetes pré-gestacional
Hipertensão
Lúpus eritematoso sistêmico
Síndrome de anticorpos antifosfolípides
Doença renal crônica
Hipertireoidismo de difícil controle
Hemoglobinopatias (anemia falciforme, talassemia ou associações)
Cardiopatias cianóticas
Condições relacionadas com a gestação
Hipertensão gestacional
Pré-eclâmpsia
Diminuição da movimentação fetal
Diabetes mellitus gestacional de difícil controle ou em uso de medicações
Oligoâmnio
Restrição de crescimento intrauterino
Gestação pós-termo
Isoimunização
História de óbito fetal em gestação anterior (não explicado ou com risco recorrente)
Gemelaridade monocoriônica com diferença significativa no crescimento dos fetos

Fonte: Antepartum fetal surveillance. Practice Bulletin No. 145. American College of Obstetricians and Gynecologists. Obstet Gynecol 2014; 124:182-92, Reaffirmed 2016.

da prática clínica diária da obstetrícia moderna, as evidências sobre a eficácia dessa estratégia são baseadas em controles históricos observacionais de diminuição do número de óbitos em gestações de risco após o início de sua utilização, ou seja, não existem evidências fortes vindas de ensaios clínicos randomizados. Na verdade, do ponto de vista ético, esses estudos não poderiam ser realizados, pois significariam, resumidamente, não realizar nenhuma vigilância em gestações sabidamente comprometidas, randomicamente escolhidas, de modo a comparar o número de óbitos com as gestações que recebessem monitoramento.

Algumas indicações para iniciar a vigilância da vitalidade fetal estão listadas no Quadro 2.3, mas, além dessas, a estratégia está indicada em quaisquer situações de risco que levem ao óbito intrauterino. O momento de início e a frequência de realização dos testes devem ser definidos de acordo com a gravidade da doença materna, o risco de morte fetal e o prognóstico de sobrevivência neonatal (complicações iatrogênicas da prematuridade), quando comparados com o potencial de falso-positivos dos testes. Alguns modelos teóricos estimam que 32 semanas de idade gestacional seriam uma data apropriada para o início do monitoramento na maioria das gestações de risco; no entanto, dependendo do teste utilizado e das condições clínicas associadas, essa data pode ser antecipada em benefício fetal.

De modo geral, os testes negativos para comprometimento fetal são confiáveis (baixas taxas de falso-negativos). No entanto, eles não excluem a possibilidade de óbito relacionado com complicações súbitas, como descolamento de placenta e prolapso de cordão, por exemplo.

Bases fisiológicas

A oxigenação fetal depende da respiração e circulação maternas, perfusão e trocas gasosas placentárias e da circulação fetal. Quando ocorre comprometimento de qualquer uma dessas etapas, a concentração de oxigênio no sangue arterial diminui (hipoxemia) e consequentemente o mesmo processo ocorre nos tecidos (hipoxia).

As dificuldades para eliminar o gás carbônico (CO_2) através da placenta aumentam sua concentração no sangue. Quando combinado com a água, ocorre formação de ácido carbônico (H_2CO_3), processo conhecido como *acidemia respiratória*. Se a troca de gases na placenta é restabelecida, a reação química é desviada rapidamente para o sentido oposto e o CO_2 é eliminado sem causar repercussões clínicas.

Durante a hipoxia continuada, a energia é produzida por metabolismo anaeróbio (produtividade 19 vezes menor). Ocorre acúmulo de ácido lático como produto final da reação, o qual se difunde das células para o fluido extracelular e, a partir daí, para a circulação fetal. O excesso de íons H+ na circulação fetal acarreta *acidemia* ou *acidose metabólica*. A neutralização desses íons é realizada pelos sistemas tampões do organismo fetal (bicarbonato, hemoglobina e proteínas plasmáticas), mas sua eliminação definitiva através da placenta é lenta. Quando os sistemas tampões e a eliminação placentária não são suficientes para neutralizar a contínua produção de íons H+, ocorre lesão tecidual.

Assim, a hipoxia estimula os quimiorreceptores presentes nas artérias carótidas e no arco aórtico. Por sua vez, o tronco cerebral é estimulado por eles para promover a redistribuição do fluxo sanguíneo com o objetivo de preservar as áreas nobres (cérebro, coração, adrenais e placenta) contra o dano tecidual. O sistema simpático entra em ação e, mais diretamente, as adrenais liberam catecolaminas, com aceleração inicial da frequência cardíaca fetal (FCF) e da variabilidade na tentativa de acelerar o fluxo sanguíneo e as trocas na placenta. Em sequência, ocorrem vasoconstrição sistêmica periférica e hipertensão, que são estímulos à ação vagal parassimpática, reduzindo, em consequência, a FCF. A manutenção ou piora do grau de hipoxia tissular ocasiona a perda da reatividade do sistema simpático, o desaparecimento das acelerações transitórias e o surgimento de desacelerações na FCF com perda da variabilidade fisiológica.

O oligoâmnio presente em muitos casos deve-se à redistribuição da volemia fetal em condições de hipoxia e reflete indiretamente o funcionamento placentário. Ocorre diminuição do fluxo sanguíneo renal (FSR) e, consequentemente, reduz-se a diurese fetal, principal fonte de produção de líquido amniótico na segunda metade da gestação. Os defeitos do sistema urinário fetal, principalmente as displasias policísticas renais e as uropatias obstrutivas, também causam redução da diurese e devem ser investigadas na ausência de amniorrexe (primeira a ser excluída diante da suspeita de oligoâmnio).

Testes utilizados

Percepção materna dos movimentos fetais – Mobilograma

A movimentação fetal é percebida à ultrassonografia por volta de 7 a 8 semanas de gestação. A percepção materna dos movimentos é mais precoce em multíparas, mas tipicamente se inicia no segundo trimestre, entre 16 e 20 semanas de gestação. Uma revisão da literatura calculou que as mães percebem de 33% a 88% dos movimentos fetais visualizados à ultrassonografia. Normalmente, a quantidade de movimentos é constante no terceiro trimestre, com aumento ao longo do dia e picos à noite. Com o avançar da idade gestacional, e principalmente próximo ao termo,

ocorre mudança na qualidade da percepção dos movimentos – o feto assume ciclos de repouso mais longos e a proporção entre tamanho uterino e tamanho fetal é menor, provavelmente dificultando movimentações mais amplas.

A fundamentação teórica dos testes de mobilograma é a constatação de que a diminuição dos movimentos fetais, percebida pela mãe, pode anteceder o óbito fetal em vários dias em alguns casos. Atualmente, existem vários protocolos disponíveis, apesar de haver evidências escassas sobre o número ideal de movimentos ou tempo de observação.

São duas as possibilidades de realização do mobilograma:

- "Contar até 10": com a gestante em repouso, contar até 10 movimentos fetais em um período máximo de 2 horas (interromper se atingir antes). Alguns autores descrevem a média de tempo para que ocorram 10 movimentos em fetos normais como 20,9 (± 18,1) minutos (ACOG, 2016).
- "Até quatro movimentos": gestante em repouso, período de observação de 1 hora.

A Biblioteca Cochrane realizou em 2012 uma revisão sistemática sobre a efetividade das condutas realizadas em resposta à diminuição da movimentação fetal percebida pela mãe. Os revisores não encontraram ensaios randomizados exclusivamente sobre o tema e não foi possível realizar a metanálise (Hofmeyr & Novikova, 2012). Apesar disso, estudos prospectivos recentes têm demonstrado que as pacientes que relatam redução da movimentação fetal têm maior probabilidade de submeter-se a intervenções durante a gestação, incluindo maiores taxas de indução e necessidade de admissão em unidades intensivas neonatais no pós-parto (McCarthy e cols., 2016).

De modo geral, o consenso clínico é não considerar a percepção materna da diminuição da movimentação fetal isoladamente, ou seja, o dado deve ser valorizado, mas analisado em conjunto com os outros testes disponíveis na tomada de decisão.

Cardiotocografia anteparto – "Nonstress test"

A cardiotocografia (CTG) é um método que mensura simultaneamente a FCF e as contrações uterinas, avaliando o bem-estar fetal. Também conhecida como monitoramento eletrônico fetal, pode ser realizada antes ou durante o trabalho de parto como parte de estratégias de vigilância de vitalidade (veja os Capítulos 3 e 8).

O método tem a vantagem de oferecer registro do traçado, o qual pode ser revisto posteriormente e comparado em auditorias clínicas e conflitos médico-legais. Utiliza como base teórica o fato de que a hipoxia fetal interfere nas funções autonômicas e na FCF após a movimentação.

A posição clássica para a obtenção dos traçados é a gestante deitada em decúbito dorsal. Mais próximo do termo, a permanência prolongada nessa posição é associada a hipotensão supina e bradicardia fetal. Portanto, deve ser evitada. Normalmente, recomenda-se que a gestante permaneça em decúbito lateral esquerdo, semissentada a 45 graus (posição de Fowler), semi-Fowler (cabeceira do leito elevada a 30 graus) ou ainda em decúbito lateral.

Os equipamentos podem ser calibrados para o registro dos resultados em velocidades diferentes: 1cm/minuto, 2cm/minuto ou 3cm/minuto. Vários países que utilizam a CTG como padrão nos cuidados adotam velocidades de registro diferentes (EUA: 3cm/min; Holanda: 2cm/min). Recomenda-se que seja adotada a velocidade que o profissional que realizará a análise está habituado e ainda que ela seja anotada no prontuário ou no próprio papel do exame para futuras análises. Os mesmos traçados podem ser interpretados de modos diferentes quando registrados em velocidades diversas.

O monitoramento realizado antes do trabalho de parto é o do tipo externo com um transdutor Doppler no abdome materno. Utiliza a tecnologia de "autocorrelação" (média dos intervalos consecutivos onda a onda). Na verdade, o som escutado não representa o batimento cardíaco fetal, mas um som processado de baixa variação. Assemelha-se a um eletrocardiograma, porém com variabilidade de base mais evidente. Existem monitores que utilizam redes sem fio e permitem a movimentação da gestante em um pequeno raio próximo do aparelho. Podem ocorrer perda de sinal e registro inadvertido da frequência materna e de artefatos (contagem dupla ou pela metade), os quais devem ser identificados pelos profissionais.

O teste deve ser realizado no mínimo durante 20 minutos – os ciclos de sono e vigília fetais podem ocasionar testes mais longos. O ACOG reafirmou em 2017 as definições para a avaliação dos traçados de CTG intraparto do National Institute of Child Health and Human Development (NHICD). Os principais conceitos que podem ser utilizados antes do trabalho de parto estão descritos no Quadro 2.4.

Os resultados do teste são expressos categoricamente em:

- **Reativo (normal):** duas ou mais acelerações da FCF definidas como aumento de pelo menos 15 batimentos acima da linha de base com duração de pelo menos 15 segundos. A *partir de 32 semanas*, o pico máximo deve ser ≥ 15bpm em relação à linha de base, duração mínima de 15 segundos e máxima de 2 minutos até o retorno. *Antes de 32 semanas*, o pico máximo pode ser ≥ 10bpm, duração mínima ≥ 10 segundos e máxima de 2 minutos até o retorno. A aceleração prolongada é definida como tendo uma duração entre 2 e 10 minutos. Uma aceleração ≥ 10 minutos é considerada uma mudança da linha de base (ACOG, 2017).

Quadro 2.4 Definições para traçados de cardiotocografia (ACOG, 2017)

Linha de base: é a média aproximada da FCF considerando os primeiros 10 minutos de observação – geralmente varia em torno de 5bpm – ou aquela que se mantém por pelo menos 2 minutos (devem ser excluídos períodos de mudança ocasionais da FCF, períodos de grande variabilidade, segmentos que sejam diferentes mais de 25bpm). A linha de base abaixo de 110bpm é definida como bradicardia e acima de 160bpm como taquicardia
Variabilidade da linha de base: é constituída pelas flutuações da linha de base em amplitude e frequência. É representada pela variação pico-base em bpm. Classifica-se em ausente (variação de amplitude indetectável), mínima (variação de amplitude ≤ 5bpm), moderada ou normal (variação de amplitude de 6 a 25bpm) e máxima (variação de amplitude > 25bpm)
Acelerações: são aumentos súbitos e visualmente aparentes da FCF sobre a linha de base (do início ao pico máximo superior em menos de 30 segundos). A aceleração é calculada a partir da linha de base mais recentemente determinada. Aceleração prolongada é definida como tendo duração entre 2 e 10 minutos. Uma aceleração ≥ 10 minutos é considerada uma mudança da linha de base
Desacelerações variáveis: quedas visualmente aparentes e bruscas da FCF. Duração do início ao nadir < 30 segundos. Amplitude calculada em bpm do início ao nadir. A redução da FCF geralmente é ≥ 15bpm, durando ≥ 15 segundos e < 2 minutos
Desacelerações prolongadas: reduções visualmente aparentes da FCF em relação à linha de base, sendo ≥ 15bpm, duração ≥ 2 minutos, porém < 10 minutos. Se > 10 minutos, é considerada mudança da linha de base
Padrão sinusoidal: padrão visual da FCF em ondas suaves. A linha de base tem frequência de ciclo de 3 a 5 por minuto que persiste por ≥ 20 minutos

Fonte: adaptado de Intrapartum fetal heart rate monitoring: nomenclature, interpretation and general management principles. Practice Bulletin No. 106. American College of Obstetricians and Gynecologists. Obstet Gynecol 2009; 114:192-202. Reaffirmed 2017.

FCF: frequência cardíaca fetal; bpm: batimentos por minuto.

- **Não reativo:** ausência de pelo menos duas acelerações transitórias da FCF.

> **Observação 1:** mais de 50% dos fetos normais apresentam CTG não reativas quando realizadas entre 24 e 28 semanas de gestação. Entre 28 e 32 semanas, o percentual de fetos normais com CTG não reativa ainda alcança 15% dos testes.

Os ciclos de sono do feto podem ocasionar CTG não reativas. Assim, já foram estudadas várias estratégias para despertar o concepto. A estimulação vibroacústica, descrita por Bernard e Sontag em 1947, é o método mais utilizado. Trata-se de uma técnica não invasiva, de baixo custo e fácil realização. A estimulação sonora pode ser realizada com uma buzina da marca Kobo®, que é comprimida sobre o abdome materno, na região do polo cefálico, por um período de 3 a 5 segundos.

O teste é considerado satisfatório quando ocorrem, como resposta reflexa do feto, movimentos ativos e consequente aceleração da FCF (pelo menos 15bpm por no mínimo 15 segundos). Outra classificação pode ser: ativo, quando a resposta é satisfatória; hipoativo, quando a aceleração da FCF dura menos de 15 segundos e/ou a amplitude é < 15bpm; e inativo, quando há ausência de acelerações. Cabe ressaltar que feto hipoativo ou inativo não significa diagnóstico de comprometimento fetal.

A Biblioteca Cochrane publicou em 2013 uma revisão sistemática sobre estimulação vibroacústica avaliando o procedimento para auxiliar a realização de monitoramento fetal antes do trabalho de parto. Foram analisados 12 ensaios clínicos (6.822 participantes) e concluiu-se que a estimulação vibroacústica reduziu a incidência de CTG não reativa antes do trabalho de parto (RR: 0,62; IC 95%: 0,48 a 0,81) e diminuiu a duração do exame. A utilização da estimulação vibroacústica durante o trabalho de parto é discutida no Capítulo 8.

Estima-se que em mais de 50% dos testes ocorram desacelerações variáveis da FCF. Se a ocorrência for esporádica e de curta duração (< 30 segundos), provavelmente não estão associadas a comprometimento fetal e não são recomendadas intervenções. Contudo, se as desacelerações variáveis são repetidas (pelo menos três nos 20 minutos de observação), estão associadas a aumento das taxas de cesarianas por FCF não tranquilizadora durante o trabalho de parto.

> **Observação 2:** avaliação de gemelares: não existe consenso sobre o melhor método de monitoramento da FCF. Recomendam-se monitores adequados, com possibilidade de dois canais, para observar simultaneamente os gêmeos. Quando os traçados são muito semelhantes, pode-se suspeitar que apenas um gemelar está sendo monitorado.

Perfil biofísico fetal (PBF)

Consiste na associação da CTG anteparto com achados ultrassonográficos específicos para a definição do bem-estar fetal. Estudos clássicos comparando resultados do PBF e a dosagem de pH fetal por meio de cordocentese demonstram que a correlação dos resultados é confiável (linear, inversa e significativa). Assim, é constituído por cinco componentes que recebem um escore de 2 (presente) ou 0 (não presente):

1. **Cardiotocografia anteparto (CTG):** pode ser omitida se todos os outros componentes estiverem normais.
2. **Movimentos respiratórios fetais:** um ou mais episódios de movimentos respiratórios rítmicos (30 segundos) no período de 30 minutos de observação.
3. **Movimentação fetal:** três ou mais movimentos de membros ou do corpo em 30 minutos.
4. **Tônus fetal:** um ou mais episódios de extensão das extremidades com retorno à posição de flexão ou abertura e fechamento de mãos.
5. **Volume de líquido amniótico:** medida do maior bolsão vertical > 2cm.

Os resultados podem ser interpretados do seguinte modo:

- Escore de 8 a 10: normal.
- Escore ≤ 4: anormal.

O chamado *PBF modificado* consiste na associação de apenas dois componentes para avaliar o bem-estar fetal no segundo e no terceiro trimestre: a avaliação do volume de líquido amniótico (reflexo da diurese fetal e função placentária, como já explicado) e a CTG anteparto. É considerado normal quando os dois componentes estão normais e alterado quando os dois componentes estão alterados (CTG não reativa e oligoâmnio – maior bolsão ≤ 2cm).

Dopplerfluxometria

Essa técnica não invasiva é utilizada para avaliar o fluxo sanguíneo fetoplacentário e uteroplacentário ou, em outras palavras, a funcionalidade da placenta. Potencialmente, qualquer vaso pode ser analisado, mas as avaliações mais comuns são das artérias uterinas, artéria umbilical, artéria cerebral média e ducto venoso com graus de dificuldade técnica variáveis.

Os índices mais conhecidos para descrever as ondas de velocidade são a relação sístole/diástole (S/D), o índice de resistência (IR) e o índice de pulsatilidade (IP), cujas interpretações são inter-relacionadas. Na prática atual, o IP é o índice mais utilizado, pois apresenta relação linear com a resistência vascular e não se aproxima do infinito quando há fluxo diastólico ausente ou invertido. Para formas de onda venosa, utiliza-se o PIV17. Alterações nesses parâmetros têm sido associadas a hipoxia e acidemia com aumento da morbimortalidade perinatal.

Os detalhes sobre a avaliação de cada vaso e as evidências da literatura para sua utilização podem ser vistos no Capítulo 29 devido à frequência de utilização desse recurso na população com RCIU.

> Não existem evidências de que gestações de baixo risco se beneficiem do uso rotineiro do Doppler.

ACELERAÇÃO DA MATURIDADE FETAL

A prematuridade é o desfecho frequente das gestações de risco e isoladamente é o principal determinante da sobrevivência neonatal e da qualidade de vida futura. Pode ser ocasionada pela própria condição clínica (por exemplo, amniorrexe, trabalho de parto prematuro) ou ser iatrogênica (interrupção da gestação para bem-estar materno ou fetal; por exemplo, pré-eclâmpsia, RCIU etc.).

Administração de corticoides

Intervenções durante a gestação e cuidados neonatais específicos podem reduzir a morbimortalidade relacionada com a prematuridade. Entre as intervenções que podem ser realizadas na gestação, a aceleração da maturidade fetal com o uso de corticoides está consagrada pelas evidências. A Biblioteca Cochrane atualizou em 2017 uma revisão sistemática em que avaliou os efeitos da administração de corticoides às gestantes em risco de parto prematuro no que diz respeito à morbimortalidade neonatal e materna. Atualmente, a revisão conta com 30 ensaios clínicos (total: 7.774 mulheres e 8.158 neonatos) que comparam o uso de corticoide com placebo ou com não tratamento. Os resultados demonstram que o corticoide não aumentou o risco de morte materna, corioamnionite ou endometrite e, além disso, foi associado a efeitos significativamente benéficos nos neonatos: redução geral das mortes neonatais (RR: 0,69; IC 95%: 0,59 a 0,81; 7.188 neonatos; 22 ensaios), redução da síndrome de desconforto respiratório (RR: 0,66; IC 95%: 0,56 a 0,77; 7.764 neonatos; 28 ensaios), redução de hemorragias cerebroventriculares (RR: 0,55; IC 95%: 0,40 a 0,76; 6.093 neonatos; 16 ensaios), redução de enterocolite necrosante (RR: 0,50; IC 95%: 0,32 a 0,78; 4.702 neonatos; 10 ensaios), redução de necessidade de suporte ventilatório (RR: 0,68; IC 95%: 0,56 a 0,84; 1.368 neonatos; nove ensaios) e de infecções sistêmicas nas primeiras 48 horas de vida (RR: 0,60; IC 95%> 0,41 a 0,88; 1.753 neonatos; oito ensaios) (Quadro 2.5).

Quadro 2.5 Benefícios do uso de corticoides em gestantes com risco de prematuridade

Redução do risco geral de óbito neonatal
Redução dos índices de síndrome de desconforto respiratório
Redução de hemorragias cerebrovasculares
Redução de enterocolites necrosantes
Diminuição da necessidade de suporte ventilatório
Menor incidência de infecções sistêmicas em 48 horas de vida

Fonte: Roberts D, Brown J, Medley N, Dalziel SR. Antenatal corticosteroids for accelerating fetal lung maturation for women at risk of pretermbirth. Cochrane Database of Systematic Reviews 2017, Issue 3. Art. No.: CD004454.

Com relação aos diferentes tipos e regimes de corticoides que podem ser utilizados, a Cochrane publicou uma revisão sistemática em 2013. Foram incluídos 12 ensaios clínicos (1.557 mulheres e 1.661 neonatos) comparando dexametasona, betametasona ou outro corticoide que atravesse a placenta com suas diferentes doses e intervalos de aplicação. Como resultado, a dexametasona foi associada à diminuição do risco de hemorragia intraventricular quando comparada com a betametasona (RR: 0,44; IC 95%: 0,21 a 0,92; quatro ensaios, 549 neonatos). Não foram encontradas diferenças significativas com relação a outros desfechos primários entre os dois tipos de corticoides, a saber: síndrome de desconforto respiratório (RR: 1,06; IC 95%: 0,88 a 1,27; cinco ensaios, 753 neonatos) e morte neonatal (RR: 1,41; IC 95%: 0,54 a 3,67; quatro ensaios, 596 neonatos). Outras comparações mostraram diferenças muito pequenas e sem significado clínico relevante, como, por exemplo, a admissão em unidades de terapia intensiva neonatal: diminuição da admissão de neonatos que receberam dexametasona (média da diferença [MD]: –0,91 dias; IC 95%: –1,77 a –0,05; um ensaio clínico, 70 neonatos). Os autores concluíram que diante das evidências não existem vantagens significativas de um ou outro tipo de corticoide para maturidade fetal. A via de administração intramuscular foi superior à via oral (risco significativamente menor de sepse neonatal) para a dexametasona e as doses com intervalos de 12 horas de betametasona reduziram a permanência hospitalar das puérperas em um dos ensaios (MD: –0,73 dias; IC 95%: 1,28 a –1,18; 215 mulheres).

Assim, podem ser utilizadas:

- **Betametasona:** 12mg IM, repetir com 24 horas, total de duas doses.
- **Dexametasona:** 6mg IM a cada 12 horas, total de quatro doses.

Em geral, são indicadas para gestações entre 24 e 34 semanas completas (34 semanas e 6 dias). Segundo o National Institute for Health and Care Excellence (NICE) Guideline 2015 (NG 25), por causa dos benefícios conhecidos, devem também ser considerados em gestações com idades gestacionais nos limites inferiores e superiores aos já citados, no caso de rotura prematura de membranas associada e/ou interrupção por indicação médica (individualizar os casos e discutir com familiares os benefícios *versus* riscos da administração). Na mesma linha, em outubro de 2016, o ACOG publicou uma atualização de suas diretrizes sobre parto prematuro recomendando que, em gestações a partir de 23 semanas, o corticoide seja considerado e administrado se houver risco de parto prematuro dentro de 7 dias (espontâneo ou iatrogênico e independente da integridade das membranas).

Sobre esse tema, a OMS, em seu último manual de recomendações para melhorar os desfechos diante da prematuridade (WHO Recommendations on interventions to improve preterm birth outcomes 2015), aconselha que os limites de viabilidade das unidades intensivas neonatais do local sejam considerados na definição do limite inferior de idade gestacional que receberá corticoide. Deve ser lembrado que, mesmo em serviços de países com grandes recursos, a sobrevivência livre de sequelas (*intact survival*) é baixa. Com relação aos prematuros tardios, a utilização de corticoides foi alvo de um ensaio clínico multicêntrico publicado no início de 2016 no *The New England Journal of Medicine*: os autores encontraram benefícios significativos, como redução de complicações respiratórias sem aumento de corioamnionite e sepse neonatal, quando os corticoides foram administrados entre 34 e 36 semanas e 6 dias (Gyamfi-Bannerman e cols., 2016).

Sabe-se que os efeitos do primeiro curso de corticoide atingem seu benefício máximo se o parto ocorrer entre 24 horas e 7 dias após a última dose do medicamento. Muito se discutia sobre a repetição das doses, principalmente em mulheres que receberam a medicação no início da viabilidade fetal e que, por razões variadas, não tiveram as gestações interrompidas. No entanto, em meados de 2015 foi publicada na Biblioteca Cochrane a revisão sistemática com metanálise sobre o uso de doses repetidas de corticoides em gestações que permanecem em risco de parto prematuro, cujo primeiro curso foi há 7 dias ou mais. Foram incluídos 10 ensaios clínicos (total de 4.733 mulheres e 5.700 neonatos).

Os revisores concluíram que os melhores resultados foram alcançados com a repetição do corticoide: redução de síndrome do desconforto respiratório (RR: 0,83; IC 95%: 0,75 a 0,91) – NNTB (*number necessary to treat to benefit*) 17 – e redução de desfechos desfavoráveis graves nos recém-nascidos (RR: 0,84; IC 95%: 0,75 a 0,94) – NNTB 30. Apesar da aparente redução do peso ao nascer (média de 75,79 gramas) nos neonatos que fizeram uso de doses repetidas, esses resultados não se confirmaram quando foram ajustados por idade gestacional (escore Z, múltiplos de mediana e pequenos para idade gestacional).

Não foram encontradas diferenças entre os grupos em relação ao total de óbitos, sobrevivência livre de sequelas, deficiências ou desfechos graves a curto prazo. Com relação aos desfechos maternos, não foram encontradas diferenças entre os grupos quanto à probabilidade de cesariana e à ocorrência de corioamnionite/sepse puerperal. A repetição, quando indicada, obedece às mesmas doses e duração do curso inicial.

Os cuidadores devem estar atentos aos efeitos maternos e fetais transitórios do uso de corticoides:

- Leucocitose materna (em média 30% de aumento na contagem total, não superando 20.000 células/mL) – normalização dentro de 72 horas.
- Hiperglicemia materna (possibilidade de descontrole metabólico em pacientes diabéticas; avaliar a necessidade de ajuste de insulina).
- Diminuição ou aumento da frequência cardíaca fetal basal e diminuição ou aumento da variabilidade.
- Diminuição dos movimentos fetais e alterações transitórias dos parâmetros biofísicos fetais.

A associação do hormônio liberador de tireotrofina (TRH) aos corticoides, com o objetivo de reduzir os problemas respiratórios e pulmonares fetais, foi alvo de revisão sistemática da Biblioteca Cochrane publicada em novembro de 2013. Treze ensaios clínicos contribuíram com dados para a metanálise. Os revisores concluíram que não houve redução do risco neonatal; além disso, mães e recém-nascidos apresentaram efeitos colaterais com o uso de TRH. Efeitos colaterais maternos: náuseas, vômitos, urgência urinária, entre outros; fetais: necessidade de suporte ventilatório (RR: 1,16; IC 95%: 1,03 a 1,29; três ensaios, 1.969 neonatos) e risco de Apgar baixo no quinto minuto (RR: 1,48; IC 95%: 1,14 a 1,92; três ensaios, 1.969 neonatos). Os resultados permaneceram os mesmos em análises de subgrupos por idade gestacional do parto e doses de TRH. Portanto, essa associação é desaconselhada na prática clínica.

Testes de maturidade

O UptoDate© 2017 apresenta referências sobre testes bioquímicos e biofísicos para avaliar a maturidade pulmonar fetal: razão lecitina-esfingomielina, fosfatidilglicerol, FLM-TDxII e contagem de corpos lamerares. Esses exames são realizados a partir de amostras de líquido amniótico, sendo, portanto, invasivos. Os resultados podem ser influenciados por vários fatores, como idade gestacional, sangue, mecônio, diabetes materno, oligoâmnio, polidrâmnio e uso de corticoides. Os próprios autores confirmam que a utilização desses testes atualmente é rara e tem indicações limitadas, não devendo orientar a interrupção da gestação mesmo quando positivos para maturidade. Em nosso meio, não são mais utilizados na prática clínica diária.

ANTECIPAÇÃO DO PARTO – MÉTODOS DE INDUÇÃO

A antecipação do parto frequentemente está indicada no acompanhamento das gestações de alto risco para resguardar tanto o bem-estar materno como o fetal. Pode ser realizada por cesariana ou por parto vaginal. A indução do parto consiste em um conjunto de métodos utilizados com o objetivo de permitir a interrupção da gestação por parto vaginal e se caracteriza pela estimulação artificial das contrações uterinas, podendo desencadear o trabalho de parto, antes de seu início espontâneo, em mulheres acima da 20ª semana de gravidez. Tem como objetivo principal evitar uma cesariana. A escolha da via de parto e/ou do método de indução depende, sobretudo, da idade gestacional (viabilidade fetal), das condições fetais (vitalidade) e da urgência ou não da interrupção da gestação.

Recomenda-se a realização de avaliação rigorosa do bem-estar fetal por cardiotocografia ou dopplervelocimetria antes de iniciada a indução. Os princípios gerais definidos pela OMS (2011) relacionados com a realização de induções estão descritos no Quadro 2.6 e as contraindicações absolutas ao procedimento encontram-se no Quadro 2.7.

Uma revisão sistemática da Biblioteca Cochrane, publicada em 2013, avaliou a eficácia e a segurança da indução do trabalho de parto em regime ambulatorial. Os revisores encontraram quatro ensaios clínicos (1.439 mulheres), mas cada um deles avaliava um método de indução diferente e não foi possível realizar a metanálise. Assim, diante da ausência de evidências de que o procedimento possa ser realizado com segurança em regime ambulatorial, permanecem as recomendações sobre internamento de todas as pacientes.

Na maioria das vezes, a resposta à indução do trabalho de parto é satisfatória, desencadeando o trabalho de parto e resultando no parto vaginal em até 70% das induções. No entanto, a fase latente e a duração do primeiro estágio são significativamente maiores em trabalhos de parto induzidos do que nos trabalhos de parto de início espontâneo; assim, os profissionais devem estar cientes dessa particularidade para evitar intervenções desnecessárias. Segundo a OMS (2011), para evitar potenciais riscos associados ao procedimento, o monitoramento das mulheres e dos fetos deve ser cuidadoso. As principais complicações estão relacionadas com sangramentos, ocorrência de cesarianas, hiperestimulação e rotura uterina.

Avaliação cervical

A avaliação das condições cervicais é um passo fundamental para a escolha do método de indução a ser utilizado. Há várias décadas o escore de Bishop é utilizado com essa finalidade (Quadro 2.8). Quando o escore de Bishop é maior ou igual a 9, a indução do trabalho de parto com ocitocina resulta em parto vaginal em mais de 70% das vezes. No entanto, quando o escore de Bishop é menor que 6, é necessário o preparo do colo com prostaglandinas ou misoprostol. Em revisão sistemática publicada em 2015, a medição do colo uterino por ultrassonografia prévia aos procedimentos de indução não se mostrou superior à avaliação pelo escore de Bishop. Segundo os autores, os dois métodos podem ser complementares quando disponíveis, ressaltando que a ultrassonografia pode ser de difícil acesso em locais com poucos recursos.

Quadro 2.6 Princípios gerais para indução do trabalho de parto (OMS, 2011)

Deverá ser realizada diante de clara indicação médica: benefícios superam os potenciais riscos
Aplicar as melhores recomendações, considerar o desejo e a preferência das mulheres, a condição cervical, o método de indução, a paridade e a presença de rotura das membranas
Deve ser realizada com cautela, pois é um procedimento com riscos de hiperestimulação e rotura uterina e sofrimento fetal
Deve ser realizada somente em locais onde se possa avaliar e manter vigilância do bem-estar materno e fetal, além de ser possível realizar uma cesariana, caso necessário
Mulheres recebendo ocitocina, misoprostol ou outras prostaglandinas nunca devem ser desassistidas
Falha de indução necessariamente não é indicação formal de cesariana

Fonte: WHO Recommendations for Induction of Labour. Department of Reproductive Health and Research. Geneve, 2011.

Quadro 2.7 Contraindicações absolutas à indução do trabalho de parto

Deformidade da pelve
Placenta prévia centro-total
Cesariana anterior com histerotomia clássica ou em segmento corporal
Prévia miomectomia ou metroplastia
Apresentação córmica
Tumores prévios (tumores de colo ou vagina e mioma uterino em segmento inferior) que obstruam o canal de parto
Vasa prévia
Prolapso do cordão umbilical com feto vivo
Herpes genital ativo

Quadro 2.8 Avaliação do colo uterino: escore de Bishop modificado

Parâmetros	Pontos			
	0	1	2	3
Dilatação (cm)	< 1	1 a 2	2 a 4	> 4
Apagamento (cm) – comprimento do colo	> 4	2 a 4	1 a 2	< 1
Consistência do colo	Firme	Médio	Amolecido	
Posição do colo	Posterior	Centralizado		
Descida da apresentação	−3	−2	−1/0	+1, +2

Métodos de indução do trabalho de parto

Misoprostol

Esse é o principal método utilizado no Brasil. Encontram-se disponíveis na literatura diversos ensaios clínicos e revisões sistemáticas que comparam o misoprostol a diversos outros métodos de indução do parto, ao placebo e a diferentes esquemas terapêuticos e vias de administração. Nos diversos estudos, os resultados foram favoráveis ao uso da medicação.

> **Doses recomendadas (OMS, 2011):**
> **Oral:** 25μg a cada 2 horas   **Vaginal:** 25μg a cada 6 horas

Não deve ser utilizado em pacientes com cicatrizes uterinas prévias por causa do risco de hiperestimulação e rotura uterina.

Atualmente, no IMIP, preferimos iniciar a indução do trabalho de parto com o misoprostol vaginal na dose de 25μg a cada 6 horas com dose máxima de 200μg (oito doses). Por razões práticas, recomenda-se limitar a três doses durante o dia (por exemplo, às 8, 14 e 20 horas). Se a paciente não entrar em trabalho de parto, descansar durante a noite e reiniciar na manhã seguinte. Se não houver uma resposta satisfatória, devem ser reavaliadas as condições clínicas e psicológicas da gestante. Quando possível, cabe tentar outra forma de indução, como a colocação de sonda de Foley.

Ocitocina

A OMS (2011) recomenda que, nos locais onde não estejam disponíveis prostaglandinas, a ocitocina seja utilizada isoladamente para a indução do trabalho de parto.

Constituem situações de risco para a infusão de ocitocina (risco de complicações), mas que não contraindicam de maneira absoluta sua utilização: presença de cicatrizes uterinas (cesarianas ou miomectomia), diabetes, sobredistensão uterina, restrição de crescimento fetal, oligoâmnio e líquido amniótico meconial.

Nos casos em que for necessário o preparo cervical, a ocitocina só poderá ser iniciada 6 horas após a última dose de misoprostol para evitar sobreposição de efeitos e hipersistolia. O monitoramento da dose infundida deve ser cuidadoso, pois está diretamente relacionado com a resposta uterina e com alterações da FCF – recomendam-se o uso de bombas de infusão contínua (BIC) e o início da infusão com doses baixas. Os incrementos, quando necessários, deverão ser pequenos e criteriosos, e realizados apenas 30 a 40 minutos após o início da infusão – a intenção é manter as doses mínimas

necessárias. Todos os horários (de início da infusão e modificações de doses) devem ser registrados cuidadosamente no prontuário. Na presença de alterações da FCF, a infusão deve ser suspensa IMEDIATAMENTE. As avaliações que serão realizadas a seguir estão descritas em detalhes no Capítulo 8.

As doses de ocitocina recomendadas para indução do trabalho de parto no CAM-IMIP estão descritas no Quadro 2.9.

Métodos mecânicos

O objetivo desses métodos é dilatar o colo mediante pressão interna no orifício cervical interno (OCI) e indiretamente aumentar a secreção local de prostaglandinas ou ocitocina, ou ambas. Acredita-se que mecanismos neuroendócrinos reflexos estejam envolvidos nesse processo e possam iniciar as contrações uterinas (NICE, 2015). Apresentam como vantagem a facilidade no manejo, o baixo custo e efeitos colaterais menores.

Em nosso meio, o método mecânico mais utilizado é o cateter urinário de Foley (n. 12) inflado no espaço extra-amniótico, ultrapassando o OCI, para que o balão fique acima dele. O enchimento do balão é realizado com 30 a 50mL de água destilada e, após tração (quando o cateter é comprimido em direção à via de saída do OCI), a sonda é fixada na face interna da coxa da gestante. Após dilatação de 3 a 4cm, o balão é expulso espontaneamente, mas costuma ser necessária a associação à ocitocina para potencializar as contrações uterinas.

O método é recomendado pela OMS (2011) para a indução do trabalho de parto em pacientes com cesariana anterior, podendo ser utilizado em associação à

Quadro 2.9 Doses recomendadas de ocitocina em BIC (CAM-IMIP)

Preparo da solução 1 ampola de ocitocina – 5UI + 500mL de soro fisiológico/Ringer lactato		
Dose	**Velocidade em BIC**	**Gotejamento**
1mUI/min	6mL/h	2 gotas/min
2mUI/min	12mL/h	4 gotas/min
3mUI/min	18mL/h	6 gotas/min
4mUI/min	24mL/h	8 gotas/min
5mUI/min	30mL/h	10 gotas/min
6mUI/min*	36mL/h	12 gotas/min
7mUI/min*	42mL/h	14 gotas/min
8mUI/min*	48mL/h	16 gotas/min
16mUI/min*	96mL/h	32 gotas/min
32mUI/min*	192mL/h	64 gotas/min

BIC: bomba de infusão contínua.
*Doses altas.

ocitocina. O NICE (2015) recomenda o uso mesmo em pacientes sem cesariana anterior, por causa das evidências de eficácia e segurança. Revisões sistemáticas demonstraram eficácia semelhante à das prostaglandinas, com menos efeitos colaterais, representados principalmente por hiperestimulação.

Amniotomia

A amniotomia é um dos procedimentos mais comuns na prática da obstetrícia e corresponde à rotura artificial das membranas durante o trabalho de parto. Acredita-se que estimule a produção e a liberação de prostaglandinas e ocitocina endógena, aumentando a contratilidade uterina e promovendo a dilatação cervical. As evidências disponíveis apontam que a amniotomia não deve ser utilizada rotineiramente no trabalho de parto nem isoladamente como procedimento de indução – preferencialmente em associação à ocitocina.

Descolamento das membranas amnióticas

Não é considerado um procedimento formal de indução, mas uma estratégia para redução da necessidade de indução farmacológica porque estimula o trabalho de parto espontâneo (aumento da produção local de prostaglandinas). Realizado em regime ambulatorial, pode causar discreto sangramento genital e desconforto variável nas gestantes. Técnica do procedimento: os dedos indicador e médio são introduzidos através da cérvice (é necessária dilatação de 1,5cm ou mais), atingindo-se o polo cefálico e, por meio de movimentos circulares, descola-se o cório da decídua (manobra de Hamilton ou Cooperman). A resposta ao descolamento das membranas é mais efetiva a partir de 39/40 semanas de gestação e em cérvices com maior apagamento.

Existem evidências a partir de revisões sistemáticas que indicam um NNT de oito descolamentos para evitar um procedimento de indução farmacológica (em gestações a termo). A prática é recomendada pela OMS (2011) e pelo NICE em suas diretrizes (2013) com essa finalidade.

> Não existem evidências, a partir de revisões sistemáticas, que recomendem a estimulação mamilar, relações sexuais, o uso de doadores de óxido nítrico, hipnose, homeopatia, óleo de rícino, imersão em banheira ou enemas como métodos de indução do trabalho de parto. A acupuntura pode ser utilizada como método complementar.

LEITURA RECOMENDADA

American College of Obstetricians and Gynecologists. Antepartum fetal surveillance. Practice Bulletin No. 145. Obstet Gynecol 2014; 124:182-192. (Reaffirmed 2016).

American College of Obstetricians and Gynecologists. Cell-free DNA screening for fetal aneuploidy. Committee Opinion No. 640. Obstet Gynecol 2015; 126: e31-7.

American Institute of Ultrasound in Medicine. AIUM practice guideline for the performance of obstetric ultrasound examinations. J Ultrasound Med 2013; 32:1083-101. Disponível em: http://onlinelibrary.wiley.com/doi/10.7863/jum.2013.32.6.1083/abstract. Acesso em: 14 de agosto de 2017.

NICE. Insertion of a double balloon catheter for induction of labour in pregnant women without previous caesarean section. Interventional procedure guidance. Published: 23 July 2015. Disponível em: nice.org.uk/guidance/ipg528. Acesso em: 14 de agosto de 2017.

WHO Recommendations for Induction of Labour. Department of Reproductive Health and Research. Geneve. 2011. Disponível em: http://www.who.int/reproductivehealth/publications/maternal_perinatal_health/9789241501156/en/ Acesso em: 14 de junho de 2016.

SEÇÃO II

PARTO

3 Assistência clínica ao parto, 39

4 Tocurgia, 51

5 Apresentações cefálicas anômalas e apresentação córmica, 69

6 Parto pélvico, 78

7 Distocias, desproporção cefalopélvica e discinesias, 87

8 Sofrimento fetal agudo, 96

9 Procidência e prolapso de cordão, 106

10 Rotura uterina e lacerações do trajeto, 109

11 Patologia do terceiro e quarto períodos, 117

12 Conduta no parto da gestante com cesariana prévia, 127

13 Antibioticoterapia profilática, 132

14 Analgesia e anestesia em obstetrícia, 135

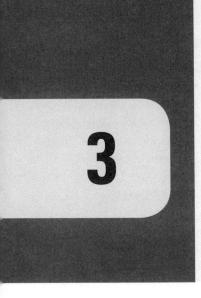

Assistência Clínica ao Parto

INTRODUÇÃO

Classicamente, o trabalho de parto é definido como a presença de contrações uterinas regulares que aumentam em frequência e intensidade, causando dilatação progressiva do colo, acompanhada de descida e eventual nascimento do concepto. É precedido por um período prodrômico em que as fibras miometriais progressivamente abandonam o estado de "não responsividade" que assumiram desde a implantação e o colo uterino sofre um processo de remodelamento (amolecimento, apagamento e mudança de estrutura). Na maioria das gestantes, o período prodrômico se inicia entre 36 e 38 semanas, apresentando duração extremamente variável.

> **Períodos clínicos do trabalho de parto:**
> - **Primeiro período:** inicia-se com o surgimento de contrações uterinas efetivas que causam dilatação progressiva do colo. Termina com a dilatação completa – 10cm. Compreende uma fase latente (modificação cervical lenta) e uma fase ativa (modificação cervical rápida).
> - **Segundo período:** inicia-se com a dilatação completa. Compreende a descida fetal pelo canal de parto e termina com a expulsão fetal. Classifica-se em passivo (antes do início dos puxos maternos espontâneos) e ativo (presença de puxos maternos espontâneos).
> - **Terceiro período:** inicia-se imediatamente após a expulsão do concepto e termina com a saída da placenta.

Neste capítulo, discutiremos os principais pontos da assistência clínica a cada um dos períodos clínicos do trabalho de parto com base nas evidências disponíveis.

DIAGNÓSTICO DE TRABALHO DE PARTO

O trabalho de parto pode ser definido como a presença de no mínimo duas contrações em 10 minutos, com duração de pelo menos 35 segundos, associadas a modificações cervicais (apagamento e dilatação > 3cm). Pode ou não ocorrer eliminação de tampão mucoso. A rotura espontânea de membranas ou a formação da bolsa das águas reforça o diagnóstico.

> **Atenção!**
> Dilatação cervical SEM contrações uterinas – NÃO É TRABALHO DE PARTO
> Contrações uterinas SEM dilatação cervical – NÃO É TRABALHO DE PARTO

A admissão da paciente em um serviço de saúde somente deve ocorrer na vigência de trabalho de parto ATIVO. Essa política evita intervenções desnecessárias e não afeta desfavoravelmente o prognóstico materno e perinatal. A Diretriz Nacional de Assistência ao Parto Normal do Ministério da Saúde (DNAPN, 2016) recomenda que as mulheres que procuram assistência em maternidade ou unidade de parto sejam internadas apenas se estiverem com trabalho de parto estabelecido (≥ 4cm de dilatação cervical). Caso contrário, pode-se oferecer alívio da dor, se necessário, fornecer esclarecimentos sobre a fisiologia do trabalho de parto em linguagem acessível e encorajar a mulher a permanecer ou retornar para casa (considerar o risco de o parto ocorrer sem assistência – distância e acesso a transporte rápido).

RECOMENDAÇÕES GERAIS PARA INTERNAÇÃO – ATENÇÃO CENTRADA NA MULHER

- Apresente-se (nome e profissão) e realize o acolhimento da mulher, demonstrando cordialidade, calma e confiança. Explique seu papel nos cuidados e pergunte sobre possíveis preocupações e expectativas da gestante em relação ao parto.
- Pergunte à mulher como ela gostaria de ser chamada durante a assistência.
- Leia o cartão pré-natal com atenção aos antecedentes clínicos e obstétricos em gestações anteriores, vacinação, ganho de peso e presença de patologias durante a gravidez.
- Pergunte sobre a duração dos sinais e sintomas de início do trabalho de parto e se ocorreram modificações desde a última consulta pré-natal. Respeite o período das contrações e a privacidade da mulher durante a anamnese.
- Durante o exame físico, solicite permissão à mulher antes de qualquer procedimento. Explique o modo de realização, a importância dos dados obtidos e quando será necessário repeti-lo.
- Registre todos os dados de maneira clara, com letra legível e com a data/hora em prontuário.
- Anexe ao prontuário o cartão pré-natal e os exames complementares disponíveis.
- Estabeleça o planejamento dos cuidados. Se a mulher tiver o plano de parto escrito, leia e discuta com a paciente a adequação do plano de parto à condição clínica atual – anexe o plano de parto ao prontuário, caso ela permita.
- Informe em linguagem acessível sobre os riscos e benefícios das estratégias de manejo da dor disponíveis no serviço – sejam elas farmacológicas ou não farmacológicas.
- Informe sobre a organização do serviço (limitações da estrutura física e recursos) e sobre as práticas realizadas para facilitar os diversos períodos do parto.
- Pergunte o nome do acompanhante e forneça orientações sobre a melhor maneira de ajudar durante o trabalho de parto. Estimule sua participação no processo.
- Ao final do atendimento, se precisar se ausentar, avise quando vai retornar.
- Avise quando os cuidados forem transferidos para outro profissional – final do plantão ou solicitação de opinião sobre o andamento clínico.

ASSISTÊNCIA AO PRIMEIRO PERÍODO

Local da assistência

Em 2012, a Biblioteca Cochrane disponibilizou uma revisão sistemática que comparou a assistência ao parto em locais institucionais (não residenciais) alternativos, ou seja, que oferecem pouca ou nenhuma intervenção durante o trabalho de parto, com locais hospitalares convencionais. Foram incluídos 10 ensaios clínicos (total: 11.795 mulheres). A assistência em locais alternativos diminuiu a necessidade de analgesia/anestesia (RR: 1,18; IC 95%: 1,05 a 1,33; seis ensaios, 8.953 mulheres), o uso de ocitocina (RR: 0,77; IC 95%: 0,67 a 0,88; oito ensaios, 11.131 mulheres), o número de partos instrumentais (RR: 0,89; IC 95%: 0,79 a 0,99; oito ensaios, 11.202 mulheres) e de episiotomias (RR: 0,83; IC 95%: 0,77 a 0,90; oito ensaios, 11.055 mulheres). O número de partos vaginais foi significativamente maior e as mulheres apresentaram uma visão mais positiva quanto aos cuidados recebidos (RR: 1,96; IC 95%: 1,78 a 2,15; dois ensaios, 1.207 mulheres) sem aumentar os desfechos adversos maternos e neonatais.

No Brasil, esses locais são conhecidos como Centros de Parto Normal e podem ser extra, peri e intra-hospitalares, sendo mais comumente componentes da Rede Cegonha – Ministério da Saúde. Nos hospitais existe ainda a possibilidade de suítes tipo PPP ("Pré-parto, Parto e Pós-parto"). A assistência ao parto no domicílio não faz parte das políticas do Ministério da Saúde e não é coberta pela saúde suplementar no Brasil. No entanto, para multíparas com baixo risco de complicações é preconizado o respeito à escolha informada das mulheres, caso optem pelo parto domiciliar, garantindo acesso em tempo hábil e oportuno a uma maternidade, se houver necessidade de transferência (DNAPN, 2016).

No CAM-IMIP, o Espaço Aconchego é um Centro de Parto Normal intra-hospitalar com suítes PPP, adequado para prestar assistência a gestantes de baixo risco, com mínima intervenção e com cuidados centrados na mulher – assistência prestada por enfermeiras obstétricas. As indicações para admissão das pacientes estão descritas no Quadro 3.1, assim como os motivos de transferência. As pacientes de alto risco são assistidas na enfermaria de pré-parto de alto risco.

Profissional responsável pela assistência

- **Parto de baixo risco:** médico obstetra, enfermeira obstétrica ou obstetriz.
- **Parto de alto risco:** médico obstetra.

Mobilização – Posições

A mulher pode adotar a posição em que se sentir mais confortável durante o período de dilatação – ereta, sentada, de cócoras, posição de quatro apoios ou ainda em decúbito lateral esquerdo. O decúbito ventral deve ser

Quadro 3.1 Indicações para admissão no Espaço Aconchego – Centro de Parto Normal intra-hospitalar do CAM-IMIP (2016)

ADMITIR: gestantes em trabalho de parto ATIVO (DU = 2/35''/10' ou mais) e dilatação mínima de 4cm e que NÃO apresentem nenhuma das condições abaixo:
IG < 37 semanas ou > 42 semanas (DUM e/ou USG de primeiro trimestre)
Duas ou mais cesarianas
Líquido amniótico meconial espesso
Apresentações não cefálicas
Doenças sistêmicas com comprometimento orgânico ou doença de base descompensada (por exemplo, epilepsia não controlada, asma brônquica não controlada e sintomática na admissão, cardiopatia com repercussões hemodinâmicas, doenças da tireoide descontroladas)
Oligoâmnio (ILA < 5 ou maior bolsão < 2)
Polidrâmnio (ILA > 24)
Rotura prematura de membranas sem trabalho de parto (poderá ser encaminhada após trabalho de parto ativo)
Gestações múltiplas
Malformações fetais que comprometam a vitalidade ao nascer
Diabetes mellitus gestacional com uso de insulina, mas com controle metabólico inadequado ou suspeita de macrossomia fetal
Diabetes clínico
HIV positivo
Hemorragia do terceiro trimestre
Hipertensão com presença de proteinúria, PAS ≥ 150 ou PAD ≥ 100mmHg, sinais e sintomas de iminência de eclâmpsia, exames laboratoriais alterados (HELLP ou IRA)
Usuárias de drogas ilícitas que tenham feito uso da substância nas últimas 24 horas
Exame de vitalidade fetal alterado (CTG, USG ou dopplerfluxometria)
Teste luético positivo sem USG que comprove morfologia fetal normal
Critérios de transferência para o setor de alto risco
Parada de progressão do trabalho de parto
Febre intraparto
Frequência cardíaca fetal não tranquilizadora
Indicação de parto instrumental/cesariana
Modificações das condições de bem-estar materno fetal e/ou aparecimento de alguma das condições mencionadas acima como contraindicações ao internamento no Espaço Aconchego

DU: dinâmica uterina; IG: idade gestacional; DUM: data da última menstruação; USG: ultrassonografia; ILA: índice de líquido amniótico; PAS: pressão arterial sistólica; PAD: pressão arterial diastólica; IRA: lesão renal aguda; CTG: cardiotocografia.

evitado por causa da possibilidade de diminuição do retorno venoso materno e comprometimento da circulação uteroplacentária – maior incidência de alterações na ausculta fetal (frequência cardíaca fetal não tranquilizadora).

A Biblioteca Cochrane publicou em 2013 uma revisão sistemática comparando as diversas posições que podem ser adotadas no primeiro período em relação à duração do trabalho de parto, ao tipo de parto e a outros desfechos. Os revisores incluíram 25 ensaios clínicos (total: 5.218 mulheres). Os resultados mostraram que a deambulação e as posições verticais diminuem significativamente a duração do trabalho de parto – em cerca de 1 hora e 22 minutos. São menores também o risco de cesariana (RR: 0,71; IC 95%: 0,54 a 0,94; 14 ensaios, 2.682 mulheres) e a probabilidade de receber anestesia epidural (RR: 0,81; IC 95%: 0,66 a 0,99; nove ensaios, 2.107 mulheres). Não foram encontradas evidências associando as posições verticais a desfechos adversos maternos ou fetais ou aumento de intervenções.

> Os profissionais de saúde devem estar habilitados para explicar as vantagens e as desvantagens das diversas posições durante o trabalho de parto. As posições verticais e a deambulação devem ser encorajadas.

Dieta e hidratação

O trabalho de parto pode ser comparado do ponto de vista de gasto calórico a um período de exercício prolongado. O jejum não é recomendado para pacientes de baixo risco, podendo ser permitida uma dieta leve que respeite os desejos e as características culturais da gestante. Mesmo que posteriormente a gestante necessite de uma cesariana, atualmente a utilização da anestesia geral é pouco frequente na obstetrícia e a regurgitação ou síndrome de Mendelson é uma complicação muito rara na anestesia moderna. De qualquer modo, a gestante normalmente tem o esvaziamento gástrico lentificado e geralmente é considerada de estômago cheio. Uma revisão sistemática da Biblioteca Cochrane que envolveu cinco estudos foi publicada em 2013 (total: 3.130 mulheres – com quatro comparações de dados associados e 41 metanálises) sobre o jejum durante o trabalho de parto. Os revisores concluíram que as gestantes com baixo risco têm pouca possibilidade de necessitar de anestesia geral e, portanto, não existem benefícios em manter o jejum – não ocorreram casos de aspiração nas pacientes estudadas. Não foram encontrados estudos em mulheres com alto risco de receber anestesia geral que pudessem ser analisados.

Ainda em 2013 foi publicada outra revisão com metanálise pela Biblioteca Cochrane, dessa vez sobre os efeitos da administração intravenosa de fluidos durante o trabalho de parto em nulíparas de baixo risco. Foram incluídos nove ensaios clínicos randomizados (total: 1.781 mulheres). Os revisores concluíram que a administração de fluidos intravenosos reduziu a duração do trabalho de parto e o risco de cesarianas em comparação com o jejum e que, se for aplicada a política de não alimentar a gestante no trabalho de parto, devem ser infundidos fluidos intravenosos a uma velocidade de 250mL/h. No entanto, pode-se alcançar efeito semelhante apenas mediante aumento da ingestão oral

Seção II | Parto

com o benefício associado de promover o conforto e a movimentação da gestante. Além disso, em decorrência dos resultados de um dos ensaios clínicos, surgiram preocupações sobre os efeitos da administração de soluções de dextrose durante o trabalho de parto – causando hiponatremia materna e fetal – e que não foram confirmados pelo ensaio clínico realizado em 2007. Assim, não existem evidências de que a hidratação intravenosa deva ser realizada de rotina em gestantes de baixo risco.

Monitoramento fetal – Ausculta fetal intermitente

Esse é o método mais utilizado para monitoramento da frequência cardíaca fetal (FCF), podendo ser empregado tanto com o estetoscópio de Pinard como com a campânula do estetoscópio biauricular e o sonar Doppler. Segundo o National Institute for Health and Care Excellence (NICE, 2017) e a DNAPN (2016), esse é o método de escolha a ser oferecido às gestantes de baixo risco em trabalho de parto. O CAM-IMIP utiliza a ausculta fetal intermitente (como método de escolha inicial para monitoramento fetal intraparto), e a cardiotocografia (CTG) geralmente é realizada antes de ser iniciada a indução do trabalho de parto em uma gestante de alto risco.

O Quadro 3.2 mostra as vantagens e desvantagens associadas ao método.

Técnica

Após a explicação do procedimento e a obtenção de consentimento materno, realiza-se a palpação abdominal para identificar o dorso fetal, que geralmente é o local de melhor

Quadro 3.2 Vantagens e desvantagens da ausculta fetal intermitente no acompanhamento do trabalho de parto

Vantagens
Contato frequente entre os profissionais e a gestante
Oportunidade de suporte emocional e clínico
Oportunidade de avaliação da temperatura corporal, respiração materna, movimentos fetais e intensidade das contrações
Não impede a movimentação materna
Baixo custo

Desvantagens
Longa curva de aprendizado
Impossibilidade de reconhecer a variabilidade da frequência cardíaca fetal
Ausência de registros realizados independentemente do observador
Dificuldades de comparabilidade entre observadores
Possível dificuldade ergonômica do profissional

Fonte: Lewis D, Downe S, for the FIGO Intrapartum Fetal Monitoring Expert Consensus Panel. FIGO consensus guidelines on intrapartum fetal monitoring: Intermittent auscultation. International Journal of Gynecology and Obstetrics 2015; 131:9-12.

ausculta dos batimentos cardíacos fetais. Em pacientes obesas ou com dorso fetal posterior, pode haver mais dificuldade na identificação do local ideal de ausculta. Nessas condições, a cardiotocografia pode ser muito útil e a ultrassonografia, quando disponível, pode ser utilizada também como auxiliar para localizar e confirmar o foco.

Ao serem identificados os batimentos/sons, deve-se imediatamente diferenciar os batimentos fetais ("galope de cavalo") do fluxo no interior de vasos fetais ("sopro" ou "turbilhonamento"). A aferição simultânea do pulso materno é recomendada para evitar que se confunda a FCF com a frequência cardíaca da gestante. Uma das mãos é posicionada no fundo uterino e avalia a presença de movimentos fetais e contrações uterinas, relacionando-as com as modificações no ritmo e na frequência dos batimentos.

O Quadro 3.3 apresenta um resumo das recomendações práticas sobre a realização de ausculta fetal intermitente, definidas pela International Federation of Gynecology and Obstetrics (FIGO) em 2015, e o modo de registro recomendado no prontuário médico.

O Quadro 3.3 apresenta um resumo das recomendações práticas para a realização de ausculta fetal intermitente, definidas pela FIGO em 2015, e o modo de registro recomendado no prontuário médico. Quanto aos intervalos entre as avaliações, o consenso é que a ausculta seja realizada a cada 15 minutos no primeiro período em todas as gestações. Caso a frequência de base não esteja entre 110 e 160bpm ou se houver dúvida para caracterizar o padrão, a avaliação deve ser mantida pelo menos durante três contrações.

Achados anormais

São considerados achados anormais na ausculta intermitente:

- Frequência basal < 110 ou > 160bpm.
- Desacelerações: presença repetida ou prolongada (> 3 minutos).

Diante das desacelerações, a posição materna deverá ser imediatamente alterada. A compressão aortocava pelo útero gravídico é causa de hipotensão supina materna e bradicardia fetal. Nos casos em que não houver rápida normalização do padrão, indica-se CTG, se disponível no serviço. O achado de FCF > 160bpm é sugestivo de taquicardia e também deve ser avaliado por CTG contínua.

As acelerações da FCF que não coincidam com a movimentação do concepto e que ocorram logo após a contração uterina também chamam a atenção. Deve-se aumentar o período de observação pelo menos durante três contrações para esclarecimento.

A realização da ausculta intermitente é uma ótima oportunidade diagnóstica de taquissistolia (> 5 contrações em 10

Quadro 3.3 Recomendações práticas para ausculta fetal intermitente, contrações uterinas e monitoramento da frequência cardíaca materna durante o acompanhamento do trabalho de parto

	Avaliação	Modo de registro
FCF	Duração: pelo menos durante 60 segundos e pelo menos 30 segundos após a contração Se diferente de 110 a 160bpm: avaliar durante três contrações	Frequência basal (bpm) Presença ou ausência de desacelerações
Contrações uterinas	Avaliar FCF antes e durante, pelo menos durante duas contrações	Frequência em 10 minutos
Movimentos fetais	Do mesmo modo que as contrações	Presença ou ausência
Frequência materna	Realizar ao mesmo tempo que a avaliação da FCF	Frequência (bpm)

Fonte: adaptado de Lewis D, Downe S, for the FIGO Intrapartum Fetal Monitoring Expert Consensus Panel. FIGO consensus guidelines on intrapartum fetal monitoring: Intermittent auscultation. International Journal of Gynecology and Obstetrics 2015; 131:9-12.
FCF: frequência cardíaca fetal; bpm: batimentos por minuto.

minutos). Caso, durante a ausculta, o intervalo entre duas contrações seja menor que 2 minutos, sugerindo aumento da frequência das contrações, o período de observação deverá ser aumentado até 10 minutos. Se confirmada taquissistolia, a CTG contínua está indicada. Os detalhes sobre o tratamento da taquissistolia são discutidos no Capítulo 7.

Conduta diante de achados anormais no primeiro período do trabalho de parto em locais sem disponibilidade de CTG

- **Se FCF < 110bpm:** deve-se excluir hipotensão materna (mudar decúbito – preferir posição de quatro apoios, que diminui a compressão aortocava), retirar a ocitocina, caso esteja em uso (inclusive esvaziando o transfuso), e a seguir infundir solução de Ringer lactato de modo rápido. Recomenda-se excluir hipotermia, bloqueio cardíaco fetal ou uso de betabloqueadores. Caso o padrão se mantenha durante cerca de 5 minutos, após tomadas todas as medidas disponíveis e não exista disponibilidade de CTG contínua, a gestação deverá ser interrompida pela via mais rápida: parto vaginal cirúrgico (fórceps ou vácuo) ou cesariana, de acordo com a indicação obstétrica e/ou condições locais.
- **Se FCF > 160 bpm:** deve-se excluir febre materna, possibilidade de infecções, uso de atropina ou beta-agonistas. As avaliações da FCF devem ser mais frequentes e, caso esteja presente febre/infecção, recomenda-se o uso de antitérmicos e antibióticos.

> Existem evidências de que o monitoramento contínuo durante o trabalho de parto deve ser reservado aos casos selecionados e não deve ser realizado de rotina em gestantes de baixo risco, pois o número de falso-positivos é elevado, ocasionando aumento da incidência de cesarianas.
>
> As indicações, a técnica e as características do monitoramento contínuo com cardiotocografia são discutidas no Capítulo 8.

Avaliação da progressão – Uso do partograma e toques vaginais

O partograma é usado para documentar a evolução do trabalho de parto. A Organização Mundial da Saúde (OMS, 2015) recomenda fortemente que essa ferramenta faça parte do treinamento dos profissionais que assistem ao trabalho de parto, que seja utilizada para evitar intervenções desnecessárias e sirva como base para facilitar a transferência dos cuidados. O gráfico preconizado é o que utiliza a linha de ação com 4 horas.

A OMS baseia suas recomendações em uma revisão sistemática publicada pela Cochrane em 2013, envolvendo seis ensaios clínicos e 7.706 mulheres. A revisão examinou sete comparações diferentes, mas pouco dados foram incluídos na metanálise. Segundo os revisores, os modelos de partogramas com linhas de ação de 2 e 3 horas estão associados a um número maior de intervenções e não devem ser recomendados. Todavia, não foram encontradas diferenças em relação à incidência de cesarianas entre o grupo que usou partograma e o grupo que não usou (RR: 0,64; IC 95%: 0,24 a 1,70), em relação ao parto vaginal instrumental (RR: 1; IC 95%: 0,85 a 1,17) ou escores de Apgar < 7 no quinto minuto (RR: 0,77; IC 95%: 0,29 a 2,06). Para a OMS, mesmo que as evidências atuais não mostrem benefícios significativos com o uso do partograma, em locais com poucos recursos pode haver benefícios com a instituição de um protocolo padrão de acompanhamento da evolução do trabalho de parto especialmente se esse instrumento for de baixo custo, como é o caso do partograma.

Os toques vaginais devem ser realizados a cada 4 horas com o objetivo de avaliar a progressão do trabalho de parto (mesmo intervalo entre as linhas de alerta e ação do partograma padrão da OMS). Exames em intervalos menores estão associados ao aumento do risco de infecção em pacientes com membranas rotas e provocam desconforto materno. Uma metanálise da Cochrane, publicada em 2013, sobre a rotina de exames vaginais durante o acompanhamento do trabalho de parto incluiu apenas dois ensaios clínicos. Esses trabalhos eram pequenos e comparavam coisas diferentes: um deles avaliava a rotina de exames vaginais com 1 ou 2 horas *versus* exame retal (307 pacientes); e o outro comparou o exame vaginal a cada 3 horas *versus* exame vaginal a cada 4 horas em nulíparas (109 mulheres). Em relação aos desfechos que puderam ser analisados, não foram encontradas diferenças significativas entre os grupos, então, o toque retal é desaconselhado no acompanhamento do trabalho de parto por estar associado ao aumento do desconforto materno. E como as preferências maternas devem ser consideradas, assim como o número total de toques ao final do trabalho de parto, é mais aceita a recomendação de que seja feito um exame a cada 4 horas.

Antes do exame vaginal, recomendam-se lavagem das mãos pelos profissionais (procedimento padrão), uso de luvas únicas (não necessariamente estéreis) e, caso necessário, pode-se utilizar água potável para limpeza vulvar e perineal. Não é recomendado o uso rotineiro de clorexidina ou povidine para limpeza vaginal.

> "A seleção de equipamento de proteção deve ser baseada na avaliação do risco de transmissão de microrganismos para a mulher e do risco de contaminação das vestimentas e pele dos profissionais de saúde por sangue, líquidos corporais, secreções ou excreções." (DNAPN, 2016)

O CAM-IMIP utiliza o modelo de partograma apresentado na Figura 3.1.

O diagnóstico de falha de progressão do trabalho de parto é complexo e deve levar em consideração todos os aspectos da evolução: dilatação, descida e rotação do polo cefálico e mudança no padrão das contrações (frequência,

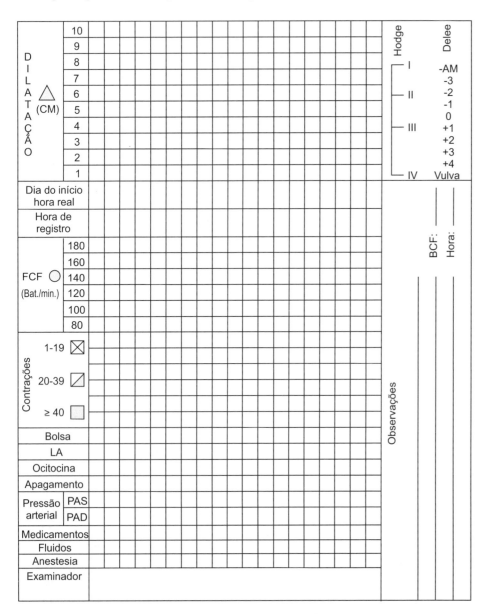

Figura 3.1 Partograma utilizado no CAM-IMIP (2016).

intensidade e duração). A falha da progressão do trabalho de parto não indica obrigatoriamente a necessidade de realização de cesariana.

Segundo o *Safe Prevention of the Primary Cesarean Delivery – Obstetric Care Consensus Guideline 2014* (confirmado em 2016), elaborado pelo American College of Obstetricians and Gynecologists (ACOG) e a Society for Maternal-Fetal Medicine (SMFM), a *parada de progressão do trabalho de parto* (no primeiro período) deve ser diagnosticada quando, em trabalho de parto espontâneo com ≥ 6cm de dilatação e membranas rotas, estiver presente uma das situações a seguir: ≥ 4 horas de contrações adequadas (> 200 unidades de Montevidéu) ou pelo menos ≥ 6 horas de contrações inadequadas e sem modificação cervical (com administração de ocitocina). Atenção para a duração do primeiro período em trabalhos de parto induzidos: podem ser significativamente maiores do que nos trabalhos de parto de início espontâneo sem indicar necessariamente falha de progressão.

Uma vez confirmada a falha de progressão, deve-se estimular a verticalização, avaliar a necessidade de início de ocitocina e considerar a realização de amniotomia, se as membranas estiverem íntegras (não utilizar amniotomia de modo isolado – evitar amniotomia precoce). Recordamos que as medidas para aumentar a progressão do trabalho de parto devem ser utilizadas com cautela e critério, uma vez que as intervenções podem causar danos – hiperestimulação uterina com efeitos adversos, como asfixia fetal e rotura uterina.

> "A intervenção clínica injustificada priva as mulheres de sua autonomia e dignidade durante o trabalho de parto e pode ter um impacto negativo em sua experiência de parto." (OMS, 2015)

O Capítulo 7 contém uma discussão mais aprofundada sobre as curvas de dilatação que podem ser usadas atualmente (dados recentes do *Consortium on Safe Labor 2010*) e as recomendações sobre o uso de ocitocina e amniotomia na condução do trabalho de parto.

Suporte contínuo

Todas as pacientes têm direito ao acompanhante de sua escolha durante o trabalho de parto e o parto. O apoio e o suporte psíquico também podem ser prestados por doulas ou outro profissional que assiste ao parto, mas não substitui o papel do acompanhante.

O suporte contínuo durante o nascimento foi avaliado por uma revisão sistemática da Biblioteca Cochrane em 2013, que foi recentemente atualizada em julho de 2017. Foram incluídos 27 ensaios clínicos, dos quais 26 foram utilizados para a análise, e um total de 15.858 mulheres

de 17 países. Os resultados mostraram que as mulheres que receberam suporte contínuo apresentaram aumento da probabilidade de parto vaginal (RR: 1,08; IC 95%: 1,04 a 1,12; 21 ensaios, 14.369 mulheres), diminuição da probabilidade de parto instrumental ou cesariana (RR: 0,90; IC 95%: 0,85 a 0,96 e RR: 0,75; IC 95%: 0,64 a 0,88, respectivamente), redução da necessidade de analgesia (RR: 0,93; IC 95%: 0,88 a 0,99; nove ensaios, 11.444 mulheres) e diminuição da probabilidade de neonato com Apgar < 7 no quinto minuto (RR: 0,62; IC 95%: 0,46 a 0,85; 14 ensaios, 12.615 mulheres). Não houve impacto, como aumento de complicações maternas e fetais ou prejuízos na amamentação. Além disso, os partos foram mais rápidos (MD –0,69 horas; IC 95%: –1,04 a –0,34; 13 ensaios, 5.429 mulheres) e as mulheres relataram experiências de parto mais satisfatórias e positivas. Vale ressaltar que, para os revisores, de acordo com as análises de subgrupo, o suporte contínuo foi mais efetivo em reduzir a incidência de cesarianas quando o profissional exercia o papel de doula em contextos sem disponibilidade de analgesia epidural como rotina (países com recursos médios). O CAM-IMIP mantém uma rede de doulas voluntárias que auxiliam os profissionais de saúde no suporte contínuo durante o trabalho de parto tanto no Espaço Aconchego como na enfermaria de pré-parto de alto risco.

Alívio da dor – Métodos não farmacológicos

Devem ser levadas em consideração as necessidades e as preferências individuais da mulher. Segundo a DNAPN (2016), devem ser oferecidos como métodos não farmacológicos de alívio da dor, quando disponíveis: imersão em água, massagens realizadas pelos acompanhantes ou profissionais, técnicas de relaxamento, acupuntura e/ou hipnose, se houver profissional habilitado e disponível, músicas de escolha da mulher e/ou aromaterapia.

Entre as técnicas de relaxamento que podem ser ensinadas à gestante e aos acompanhantes, destacam-se:

- **Vocalização:** algumas pacientes iniciam espontaneamente a repetição de palavras ou frases, ou gemidos, como um meio de relaxar e lidar com a dor (movimentos ritualísticos). O profissional não deve interferir nesse mecanismo pessoal e, ao contrário, deve explicar aos acompanhantes que essa não é uma prática negativa.
- **Visualização** (imagem guiada ou autoguiada): essa técnica pode ser útil durante ou entre as contrações. O profissional pode ajudar a mulher a imaginar que ela se encontra em local e situação diferentes à sua escolha (por exemplo, praia, campo, montanha etc.). Estimule a imaginação dos detalhes da cena: sons, cheiros, sensações táteis, roupas usadas etc. Na imagem autoguiada, a mulher recorda-se de um momento de sua vida

que lhe traga boas recordações e sentimentos positivos e de paz. Por exemplo, a mulher pode imaginar seu colo se abrindo devagar e a descida do feto, sintonizando as imagens com as contrações. As imagens apropriadas para promover sensação de conforto e segurança podem variar de mulher para mulher.

- **Técnicas de respiração:** orientar respiração lenta, rítmica e profunda (pelo nariz e pela boca) como forma de relaxamento e distração das contrações. Pode ser complementada pela focalização do relaxamento de grupos musculares específicos alternadamente (por exemplo, pescoço, membros superiores e inferiores, região lombar etc.) e pela visualização ("mandando embora a dor"). O padrão respiratório superficial pode ser mais confortável para algumas mulheres durante as contrações – orientar retorno ao padrão mais lento e relaxante nos intervalos.

- **Bolas suíças:** a mulher é livre para sentar com apoio (simulando posição de cócoras) e balançar na bola em movimentos de "vaivém". A técnica aumenta os diâmetros pélvicos e promove distração, relaxamento e verticalização. Em geral, o acompanhante ou a doula se colocam próximos à mulher e assim podem realizar massagens e pressões digitais na região lombar, no pescoço e nos ombros, auxiliando o relaxamento. O equipamento conhecido como "cavalinho" tem benefícios semelhantes em relação à verticalização e ao relaxamento.

> A aplicação da maioria dos métodos não farmacológicos não envolve recursos financeiros significativos, mas depende da mudança de atitude dos profissionais envolvidos na assistência ao parto.

Alívio da dor – Métodos farmacológicos

Os métodos farmacológicos de alívio da dor encontram-se descritos no Capítulo 14.

> **Medidas que NÃO devem fazer parte da rotina de assistência ao primeiro período:**
> Enema
> Tricotomia pubiana e perineal
> Amniotomia precoce

ASSISTÊNCIA AO SEGUNDO PERÍODO

Posições

Podem ser adotadas as posições de cócoras, lateral ou quatro apoios, supina, decúbito dorsal horizontal ou posição semissupina, segundo a DNAPN (2016).

A Biblioteca Cochrane disponibilizou em 2012 uma revisão sistemática em que avaliou as diversas posições que podem ser adotadas durante o segundo período em pacientes sem epidural. Essa revisão foi atualizada em maio de 2017 e onze novos estudos foram incluídos. Atualmente conta com 32 ensaios clínicos publicados, dos quais 30 contribuíram para a análise (total de 9.015 mulheres). Os resultados evidenciaram, tanto em primíparas como em multíparas, uma redução significativa dos partos instrumentais com as posições verticais (RR: 0,75; IC 95%: 0,66 a 0,86; 21 ensaios, 6.481 mulheres), diminuição das episiotomias (média: RR 0,75; IC 95%: 0,61 a 0,92; 17 ensaios, 6.148 mulheres), redução da incidência de FCF não tranquilizadora (RR: 0,46; IC 95%: 0,22 a 0,93; dois ensaios, 617 mulheres), possível aumento das lacerações de segundo grau (RR: 1,20; IC 95%: 1,00 a 1,44; 18 ensaios, 6.715 mulheres) e aumento da perda sanguínea estimada acima de 500mL (RR: 1,48; IC 95%: 1,10 a 1,98; 15 ensaios, 5.615 mulheres). Houve ainda redução da duração do segundo período (MD –6,16 minutos; IC 95%: –9,74 a –2,59 minutos; 19 ensaios; 5.811 mulheres; P = 0,0007), mas esse último dado deve ser interpretado com cautela porque não se confirmou quando foram excluídos os ensaios com grande risco de vieses. Assim, levando em consideração os vários benefícios apresentados pelas posições verticais, como também a possibilidade de aumento de perda sanguínea estimada e de lacerações de segundo grau, os revisores recomendam que a posição adotada durante o segundo período seja decidida pela mulher.

Monitoramento fetal – Ausculta fetal intermitente

A FIGO (2015) recomenda que a ausculta seja realizada a cada 5 minutos no segundo período em todas as gestações. Caso a frequência de base não esteja entre 110 e 160bpm, ou se houver dúvida na caracterização do padrão, a avaliação deverá ser mantida durante pelo menos três contrações.

Conduta diante de achados anormais – Locais sem CTG

- **Se houver desacelerações repetidas:** no segundo período podem ser causadas por compressão do polo cefálico, compressão de cordão ou hipotensão supina. Recomendam-se mudança de posição materna e reavaliação.
- **Se houver desacelerações prolongadas ou tardias** (início pelo menos 20 segundos após o pico da contração e retorno à linha de base somente após cerca de 30 segundos): provavelmente são decorrentes de hipoxia fetal. Deve ser solicitada à gestante a interrupção dos puxos; pode-se iniciar hidratação vigorosa e considerar terbutalina (quando a desaceleração for associada à

taquissistolia). Caso não ocorra reversão rápida do padrão não tranquilizador da FCF, a interrupção da gestação estará indicada pela via mais rápida (parto vaginal instrumental ou cesariana), de acordo com indicação obstétrica e/ou condições locais.

Avaliação da progressão – Duração do segundo período

Não existe consenso sobre a duração máxima do segundo período. O ACOG (2016) recomenda que, se as condições fetais forem satisfatórias, o segundo período seja considerado prolongado somente após, pelo menos, 3 horas de puxos ativos para nulíparas ou 2 horas de puxos ativos para multíparas. Convém considerar que a epidural geralmente aumenta a duração do segundo período.

O manejo de apresentações cefálicas anômalas, que podem prolongar ou parar a evolução do segundo período, será discutido no Capítulo 5.

> Não é recomendada a administração de rotina de ocitocina no segundo período.

Puxos maternos

Uma revisão sistemática da Biblioteca Cochrane atualizada em 2017 avaliou diversas técnicas de assistência ao segundo período em relação aos puxos maternos. Foram incluídos ensaios clínicos que comparavam:

- **Puxos espontâneos:** a mulher é livre para seguir seus instintos, sendo geralmente realizados três a cinco puxos por contração.
- **Puxos dirigidos:** os profissionais orientam a gestante a realizar a manobra de Valsalva – respiração profunda e aumento da pressão intra-abdominal por bloqueio da expiração e contração de abdominais. A orientação pode ser para iniciar os puxos imediatamente após o início da contração, mantendo a pressão abdominal durante toda a contração, ou aguardar até que a urgência de efetuar os puxos seja máxima ou a apresentação fetal mostre sinais de descida (*delayed pushing*).

Foram incluídos oito ensaios clínicos (total de 884 mulheres) comparando puxos espontâneos *versus* puxos dirigidos (gestantes sem e com epidural – procedimento que sabidamente diminui o desejo de realizar os puxos) e 13 ensaios clínicos (total de 2.879 mulheres) comparando puxos dirigidos imediatos *versus* com atraso em gestantes que receberam analgesia epidural.

Os revisores afirmam que o tipo de puxo (espontâneo ou dirigido) não acarretou diferença na duração do segundo período, no tipo de parto (vaginal, instrumental ou cesariana), na incidência de lacerações perineais ou episiotomia, no Apgar < 7 com 5 minutos e nas admissões em unidade intensiva neonatal.

Na comparação dos puxos dirigidos imediatos ou com atraso, não foram encontradas diferenças quanto à incidência de lacerações perineais ou episiotomia, Apgar < 7 com 5 minutos e admissões em unidade intensiva neonatal. No entanto, o período expulsivo aumentou cerca de 56 minutos (MD: 56,40 minutos; IC 95%: 42,05 a 70,76; 11 estudos com 3.049 mulheres) quando a orientação era para realizar o puxo com atraso (*delayed pushing*) e a duração do segundo período ativo foi 19 minutos menor (MD: –19,05; IC 95%: –32,27 a 5,83; 11 estudos com 2.932 mulheres). Houve ainda aumento do número de partos vaginais espontâneos (RR: 1,07; IC 95%: 1,02 a 1,11; 12 estudos com 3.114 mulheres), aumento da incidência de acidose em cordão umbilical (RR: 2,24; IC 95%: 1,37 a 3,68) e aumento dos custos com a assistência quando o puxo dirigido era realizado com atraso (*delayed pushing*). Assim, os revisores concluíram que não existem evidências para promover ou contraindicar qualquer tipo específico de puxo ou momento da realização e recomendam que o contexto clínico, o conforto e a preferência da mulher sejam considerados na decisão clínica.

Conforme a DNAPN (2016), devem-se evitar os puxos dirigidos e, caso os puxos espontâneos se mostrem ineficazes, devem ser oferecidas outras estratégias: suporte, mudança de posição, esvaziamento da bexiga, mantendo as condições de bem-estar fetal.

> A manobra de Kristeller está proscrita e NÃO deve ser realizada no segundo período do trabalho de parto.

Prevenção de lesões perineais

Discutiremos aqui alguns aspectos da assistência ao segundo período do parto que podem prevenir as lesões de períneo. O tema será novamente abordado no Capítulo 10.

Episiotomia

Isoladamente, a episiotomia representa uma lesão de segundo grau e não deve ser recomendada de rotina (evidências baseadas em revisão sistemática da Cochrane, 2017 – 12 ensaios com 6.177 mulheres). A não realização implica um número menor de suturas e de complicações. Segundo a OMS, as taxas de episiotomia não devem superar 10%.

Hands on versus hands off

A revisão sistemática publicada pela Biblioteca Cochrane em 2011, comparando técnicas de proteção perineal durante o segundo período, não encontrou diferenças em relação à incidência de OASIS (sigla em inglês para *obstetric anal sphincter injuries* – lacerações de terceiro e quarto graus) entre *hands on* (mãos sobre – a mão esquerda impede a descida rápida da cabeça fetal e a mão direita protege o períneo) e *hands off* (mãos prontas – não tocar na paciente durante o segundo período). No entanto, quando foi utilizada a técnica *hands off*, o número de episiotomias foi menor (RR: 0,69; IC 95%: 0,50 a 0,96; dois ensaios clínicos com 6.547 mulheres). Não existem evidências de que o controle da expulsão rápida da cabeça fetal isolado previna as OASIS, uma vez que essa prática, na maioria dos estudos, é realizada em conjunto com *hand on* e pode ser permitida quando a expulsão é rápida mesmo em *hand off*, o que enviesa os resultados das revisões.

A DNAPN (2016) considera que as duas técnicas podem ser utilizadas para facilitar o parto espontâneo e que, se a escolha recair sobre a técnica *hands on* (mãos sobre), deve-se controlar a deflexão da cabeça e orientar a mulher para não empurrar nesse momento.

Compressas mornas

A utilização de compressas mornas no períneo durante a assistência ao segundo período pode reduzir significativamente o número de OASIS, além de representar uma prática de baixo custo. Uma revisão da Biblioteca Cochrane publicada em 2011, envolvendo oito ensaios clínicos randomizados, com o total de 11.651 mulheres, confirmou essa prática (RR: 0,48, IC 95%: 0,28 a 0,84). A prática é recomendada pela DNAPN (2016).

Massagem perineal

Com relação à massagem com lubrificantes, que pode ser realizada delicadamente pelos profissionais durante a assistência ao segundo período, a mesma revisão da Cochrane (2011) que avaliou as técnicas de proteção perineal (*hands on versus hands off*) encontrou evidências de que a massagem diminui significativamente as OASIS quando comparada com *hands off* (RR: 0,52; IC 95%: 0,29 a 0,94, dois ensaios clínicos com 2.147 mulheres). Ainda há discussão na literatura sobre a indicação dessa prática: a técnica é recomendada pelas diretrizes da Society of Obstetricians and Gynaecologists of Canada (SOGC, 2015) para prevenir as OASIS, mas é desaconselhada pelo NICE (2017) e DNAPN (2016) na assistência ao parto vaginal de baixo risco.

ASSISTÊNCIA AO TERCEIRO PERÍODO

Manejo fisiológico *versus* manejo ativo

O manejo fisiológico consiste em aguardar por sinais de desprendimento placentário para efetuar a assistência (manobra de Jacob-Dubin). O manejo ativo do terceiro período consiste em utilizar um ou mais componentes de um pacote de intervenções que envolve o uso de uterotônicos, clampeamento precoce e tração controlada de cordão para acelerar o delivramento.

> **Sinais clínicos de descolamento da placenta:**
> - **Sinal de Küstner:** ao exercer pressão sobre o segmento inferior (elevando o fundo uterino), não ocorre subida do cordão umbilical.
> - **Sinal de Fabre/Strassman ("pescador"):** não transmissibilidade ao fundo uterino da tração exercida no cordão umbilical.
> - **Sinal de Schroeder:** elevação espontânea do fundo uterino (2 a 3cm) e desvio para a direita.
> - **Sinal de Garber:** identificação digital da placenta no fundo de saco posterior da vagina.
> - **Sinal de Calman:** sensação materna de peso retal associada ou não a puxos ou cólicas.

A Biblioteca Cochrane publicou uma revisão sistemática com metanálise em março de 2015 em que comparou o manejo fisiológico com o manejo ativo do terceiro período. Foram incluídos sete ensaios clínicos (total de 8.247 pacientes), todos hospitalares, e a grande maioria (seis estudos) realizada em países com grandes recursos. Os resultados evidenciaram que em mulheres com risco variado de sangramento o manejo ativo reduz o risco de hemorragia pós-parto > 1.000mL (RR: 0,34; IC 95%: 0,14 a 0,87; três estudos com 4.636 mulheres), reduz a incidência de hemoglobina materna < 9g/dL após o parto (RR: 0,50; IC 95%: 0,30 a 0,83; dois ensaios com 1.572 mulheres), sem aumentar a admissão dos neonatos em unidades de cuidados intensivos (diferença não significativa entre os grupos – RR: 0,81; IC 95%: 0,60 a 1,1; dois ensaios com 3.207 neonatos) nem a incidência de convulsões neonatais que necessitem de tratamento (RR: 0,96; IC 95%. 0,55 a 1,68; dois ensaios com 3.142 neonatos).

O manejo ativo também foi responsável por um número menor de transfusões sanguíneas maternas, redução do uso de uterotônicos nas primeiras 24 horas e aumento significativo de pressão diastólica (> 90mmHg), vômitos e dor pós-parto. Como a transferência de sangue para o feto é reduzida (relacionada com o clampeamento precoce), houve ainda diminuição do peso ao nascimento. Os revisores sugerem que, diante dos benefícios evidentes do manejo ativo na diminuição da hemorragia pós-parto, algumas modificações nos pacotes sejam realizadas de modo a evitar os efeitos adversos, como, por exemplo, não utilizar os derivados do ergot (evitar hipertensão de rebote) e evitar o clampeamento precoce do cordão (promover benefícios aos recém-nascidos) – apesar da ausência de evidências diretas de benefício.

A OMS (2016), com base na metanálise descrita anteriormente, sugere que os profissionais de saúde informem as mulheres no período pré-parto sobre os benefícios e riscos do manejo ativo para que elas possam tomar decisões informadas sobre suas preferências. O documento oficial sobre as principais recomendações para a prevenção da hemorragia pós-parto – HPP (OMS, 2014) lembra que o manejo ativo do terceiro período deve ser realizado apenas por profissionais habilitados e que deve fazer parte do currículo de treinamento dos profissionais de saúde envolvidos na assistência ao parto.

A DNAPN (2016), diante das evidências, considera que os custos de insumos e de recursos humanos para a implementação do manejo ativo são mínimos quando comparados aos gastos para o tratamento da HPP (segunda causa de morte materna no Brasil) e recomenda que o manejo ativo seja adotado em todos os partos hospitalares.

Componentes do pacote de manejo ativo

- **Uterotônico:** a ocitocina é a medicação de primeira escolha – 10UI, IV/IM. A via de administração não interfere nos resultados. Como a maioria das pacientes não estará com acesso venoso, a via intramuscular é mais rápida e fácil. O momento ideal de administração é após a saída dos ombros ou até 1 minuto após o nascimento, antes do clampeamento e corte do cordão umbilical. Não devem ser realizadas infusão de ocitocina no cordão umbilical nem massagem uterina sustentada em mulheres que receberam ocitocina profilática. A OMS (2014) recomenda que, em situações excepcionais nas quais a ocitocina não está disponível, sejam usados outros uterotônicos – por exemplo, ergometrina/metilergometrina (atenção às contraindicações em hipertensas) ou misoprostol oral (600µg).
- **Clampeamento tardio do cordão:** realizar entre 1 e 5 minutos após o nascimento. Os primeiros cuidados podem ser executados enquanto o neonato ainda está ligado ao cordão e em contato pele a pele com a mãe. Essas recomendações devem ser seguidas para neonatos a termo e pré-termo, sendo estes últimos particularmente beneficiados pelo clampeamento tardio. Caso o neonato necessite de manobras de reanimação, deve-se clampear o cordão precocemente. O momento do clampeamento deve ser registrado no prontuário.
- **Tração controlada de cordão umbilical:** como parte do manejo ativo, somente deve ser realizada após a administração de ocitocina e sinais de separação da placenta (para evitar inversão uterina ou avulsão do cordão). Se os derivados do *ergot* tiverem sido utilizados como uterotônicos (medida de exceção, uma vez que a ocitocina deve estar disponível em todos os serviços), a tração controlada do cordão é essencial para reduzir a retenção placentária. A técnica mais utilizada atualmente é a manobra de Brandt-Andrews – tração controlada do cordão associada a pressão contrária no fundo uterino em direção ao umbigo de modo a promover a separação da placenta do miométrio.

> "É possível promover o primeiro contato pele a pele entre recém-nascido e mãe com calma, mesmo quando se utiliza o manejo ativo no terceiro estágio do parto." (DNAPN, 2016)

Recepção da placenta

Uma vez que a placenta esteja descolada e se exteriorizando pela vulva, recomenda-se a manobra de Jacob-Dublin – rotação suave da placenta e das membranas (Figura 3.2). A saída dos fragmentos de membrana pode ser auxiliada por preensão suave, sem tração, com uma pinça, enquanto se mantém a rotação. Cabe lembrar que a manobra é mais facilmente realizada em posições verticais.

A manobra de Credé (compressão manual vigorosa do fundo uterino para promover o delivramento) está proscrita da prática obstétrica moderna porque pode ocasionar inversão uterina aguda.

Após a saída da placenta, convém examinar com calma a integridade dos cotilédones, abertura das membranas, características do cordão, alterações como enfartes, hematomas, ou outros, e descrever no prontuário.

Duração do terceiro período

Considera-se terceiro período prolongado aquele que não se completar com 30 minutos, quando se adota um

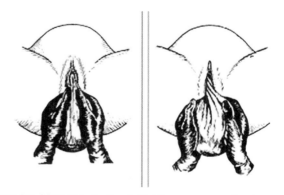

Figura 3.2 Manobra de Jacob-Dublin para recepção da placenta.

manejo ativo, e com 60 minutos, quando escolhido manejo expectante e fisiológico. As condutas diante da retenção placentária serão discutidas no Capítulo 11.

Uso de antissépticos vaginais após o delivramento

Não devem ser realizados de rotina. Segundo as orientações a respeito da prevenção e tratamento de infecções maternas periparto (OMS, 2015), não existem evidências de benefícios clínicos dessa prática e, apesar de pouco provável, pode ocorrer o desenvolvimento de resistência antimicrobiana aos antissépticos, além de ser um procedimento invasivo e desconfortável para as mulheres.

ASSISTÊNCIA AO QUARTO PERÍODO (CORRESPONDENTE À PRIMEIRA HORA APÓS A DEQUITAÇÃO)

A assistência visa principalmente ao monitoramento da paciente para a identificação precoce de sinais de HPP. De preferência, durante esse período as pacientes devem permanecer em locais onde possam ser facilmente observadas pelos profissionais de saúde e somente depois transferidas para alojamento conjunto.

Recomendações gerais:

- **Avaliar o tônus uterino pós-parto por via abdominal:** deve ser realizado em todas as mulheres como rotina para identificação precoce da atonia uterina.
- **Revisão do canal de parto:** explicar à paciente a importância do procedimento e solicitar a adoção de posição confortável, mas que favoreça a iluminação e a visualização do períneo. Visa ao diagnóstico das lacerações sangrantes que necessitam de suturas. O trauma perineal de maior gravidade deve também ser avaliado com toque retal (veja o Capítulo 10).

- **Realizar as suturas necessárias com adequada analgesia.**
- **Registro de PA, pulso e temperatura:** anotar em prontuário.
- **Avaliação de sangramento vaginal:** manter alta suspeição para HPP – cabe lembrar que a avaliação visual normalmente subestima a magnitude do sangramento (veja o Capítulo 11).
- **Não é necessária cateterização vesical de rotina:** a micção espontânea deve ser registrada.
- **Não é necessária a colocação de bolsas de gelo sobre o abdome materno:** não existem evidências de aumento da contração uterina e causam desconforto.

LEITURA RECOMENDADA

Lewis D, Downe S, for the FIGO Intrapartum Fetal Monitoring Expert Consensus Panel. FIGO consensus guidelines on intrapartum fetal monitoring: Intermittent auscultation. International Journal of Gynecology and Obstetrics 2015; 131:9-12.

Ministério da Saúde. Protocolos Clínicos e Diretrizes Terapêuticas: Diretriz Nacional de Assistência ao Parto Normal. Janeiro/2016.

National Institute for Health and Care Excellence – NICE. Intrapartum care. Quality standard. December 2015 (updated February 2017). Disponível em: https://www.nice.org.uk/guidance/qs105. Acesso em: 19 de agosto de 2017.

National Institute for Health and Care Excellence – NICE. Intrapartum care for healthy women and babies – Clinical guideline. December 2014 (updated: February 2017). Disponível em: https://www.nice.org.uk/guidance/cg190. Acesso em: 19 de agosto de 2017.

WHO. Recommendations for prevention and treatment of maternal peripartum infections. Geneve. 2015. Disponível em: http://www.who.int/reproductivehealth/publications/maternal_perinatal_health/peripartum-infections-guidelines/en/. Acesso em: 19 de agosto de 2017.

WHO. Recommendations for Augmentation of Labour Highlights and Key Messages from World Health Organization's 2014 Global Recommendations. 2015. Disponível em português: http://www.who.int/reproductivehealth/publications/maternal_perinatal_health/key-msgs-augmentation-labour/en/. Acesso em: 19 de agosto de 2017.

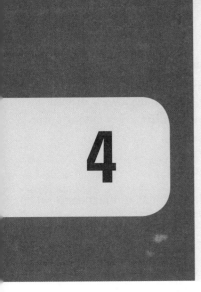

4 Tocurgia

INTRODUÇÃO

A tocurgia consiste no estudo dos diferentes procedimentos cirúrgicos que podem ser utilizados na assistência ao parto com o objetivo de resguardar o bem-estar materno-fetal. Neste capítulo, faremos uma revisão das indicações, complicações e técnicas dos procedimentos mais frequentemente utilizados.

CESARIANA

A cesariana consiste no parto realizado através de laparotomia e histerotomia. Os avanços da anestesia em obstetrícia e dos conhecimentos sobre a patogenia das infecções puerperais e a profilaxia antibiótica nos séculos 19 e início do século 20 favoreceram a queda drástica da mortalidade e a diminuição significativa da morbidade associada ao procedimento. Atualmente, é a cirurgia abdominal mais frequentemente realizada em mulheres em todo o mundo. Apesar do risco de complicações e de sua morbidade elevada, quando apropriadamente indicada, é efetiva para salvar vidas maternas e fetais.

A Organização Mundial da Saúde (2015) recomenda que as taxas de cesariana não ultrapassem 10%. No Brasil, o Ministério da Saúde (2016) estima que a cada ano sejam realizadas 1,6 milhão de cirurgias cesarianas. O procedimento responde por 56,7% de todos os nascimentos ocorridos no país com uma diferença significativa entre as taxas dos serviços privados (85%) e serviços públicos (40%).

O Quadro 4.1 contém uma lista de recomendações que poderiam ser adotadas para reduzir a incidência de cesarianas nos diversos serviços de saúde.

Quadro 4.1 Recomendações para diminuir as indicações de cesarianas

Suporte contínuo às gestantes durante o trabalho de parto
Segunda opinião na vigência de indicações de cesariana
Utilização adequada do partograma
Discussão da via de parto com a gestante
Não realizar monitoramento fetal contínuo intraparto em gestações de baixo risco
Adoção de normas específicas e diretrizes baseadas em evidências pelos diversos serviços e para a prática clínica individual

Fonte: Souza ASR, Amorim MMR, Porto AMF. Condições frequentemente associadas com cesariana, sem respaldo científico. FEMINA, setembro 2010; 38(10).

Indicações

As indicações de cesariana podem estar relacionadas com condições maternas e fetais. Recomenda-se a utilização de protocolos de segunda opinião diante das indicações para diminuir os índices de procedimentos desnecessários. A paciente deve ser envolvida na decisão e receber informações com base nas melhores evidências disponíveis sobre riscos e benefícios associados ao procedimento, além das possíveis implicações para o futuro reprodutivo.

O Ministério da Saúde, em suas *Diretrizes de Atenção à Gestante: a operação cesariana* (2016), recomenda que todos os fatores que influenciaram a decisão pela cesariana sejam registrados no prontuário (destacando-se o principal fator) e que seja obtido termo de consentimento informado, caso o procedimento seja programado. A Comissão de Defesa Profissional da FEBRASGO também recomenda a adoção do termo de consentimento para cesarianas programadas e várias federadas estaduais mantêm modelos disponíveis em seus *websites* oficiais.

O Quadro 4.2 elenca as recomendações das *Diretrizes de Atenção à Gestante: a operação cesariana* (Ministério da Saúde – Brasil, 2016) em diversas condições clínicas e a qualidade das evidências disponíveis.

Segundo o mesmo documento oficial, não devem ser indicações rotineiras de cesariana: prematuridade, restrição de crescimento fetal, obesidade materna, pelvimetria clínica, suspeita de macrossomia, dados antropométricos maternos (altura, tamanho do pé etc.).

As indicações específicas de cesariana diante de situações de urgência/emergência obstétrica são descritas nos capítulos correspondentes e não serão abordadas aqui.

Cesariana a pedido materno

O Conselho Federal de Medicina (CFM) considera ético o médico atender a vontade da gestante de realizar parto cesariano, garantida a autonomia do profissional e da paciente e a segurança do binômio materno-fetal, desde que a paciente tenha recebido todas as informações sobre seus benefícios e riscos. Por meio de sua Resolução 2.144/2016, de 17 de março de 2016, o Conselho estabelece que nas situações de baixo risco, de modo a garantir a segurança do feto, *o procedimento somente poderá ser realizado a partir da 39ª semana de gestação*. Nos casos em que houver discordância entre a decisão médica e a vontade da gestante, o médico poderá alegar seu direito de autonomia profissional e encaminhar a gestante a outro profissional.

Cuidados pré-operatórios

- **Banho corporal antes da cirurgia**: recomendado salvo em condições de urgência extrema ou comprometimento materno.
- **Tricotomia suprapúbica**: realizar preferentemente pouco antes do procedimento (menor índice de infecção).
- **Cateterismo vesical**: não realizar de rotina. Recomendar a micção espontânea antes do procedimento. A critério clínico, a sonda de Foley poderá ser utilizada somente durante o ato cirúrgico em pacientes que já se submeteram a cirurgias abdominais anteriores. Retirar o cateter vesical após o ato cirúrgico. Uma metanálise da Biblioteca Cochrane publicada em 2014 não encontrou evidências de que a cateterização evitasse lesões na bexiga durante a cesariana ou acarretasse maior incidência de infecções em virtude da heterogeneidade dos ensaios clínicos e dos resultados (cinco ensaios

Quadro 4.2 Recomendações e qualidade das evidências disponíveis para a cesariana em diversas condições clínicas (Ministério da Saúde, 2016)

Condição clínica	Qualidade da evidência	Comentários
Pélvico	Alta	Oferecer versão externa
		Cesariana indicada na presença de contraindicações à versão*
Gestação múltipla – primeiro gemelar não cefálico	Baixa	Cesariana recomendada
Gestação múltipla – primeiro gemelar cefálico	Baixa	Decisão individualizada – considerar corionicidade
Placenta prévia centro-total ou centro-parcial	Baixa	Cesariana recomendada
Acretismo	Baixa	Cesariana recomendada
HIV	Alta	Cesariana recomendada
Hepatite B	Moderada	Cesariana não recomendada
Hepatite C	Moderada	Cesariana não recomendada
HIV + Hepatite C	Baixa	Cesariana recomendada
Herpes simples	Muito baixa	Cesariana recomendada em caso de infecção primária durante o terceiro trimestre e infecção ativa (primária ou recorrente) no momento do parto
Cesariana prévia	Baixa	Uma cesariana prévia – encorajar parto vaginal
		Duas cesarianas prévias – individualizar cuidados, considerar preferências e prioridades das mulheres, respeitar autonomia do profissional ou instituições em caso de não concordância com a assistência ao parto vaginal, indicar serviços especializados para realização do parto
		Cesariana recomendada: mulheres com três ou mais cesarianas prévias OU cicatriz uterina longitudinal de operação cesariana anterior

(*) Contraindicações para a versão cefálica externa: trabalho de parto, comprometimento fetal, sangramento vaginal, bolsa rota, obesidade materna, cirurgia cesariana prévia, outras complicações maternas e inexperiência do profissional com o procedimento.

Fonte: Ministério da Saúde do Brasil. Diretrizes de Atenção à Gestante: a operação cesariana. Nº 179. Março/2016. Disponível em: http://www.ibes.med.br/artigos.

clínicos, total de 1.065 mulheres – risco moderado de viés). Apesar de a cateterização durante a cirurgia estar associada à redução da incidência de distensão vesical ao final do procedimento e à diminuição do número de retenções urinárias, foi identificado aumento do tempo até a micção espontânea (MD: 16,81 horas; IC 95%: 16,32 a 17,30; um estudo, 420 mulheres) e maior tempo até a deambulação (MD: 4,34 horas; IC 95%: 1,37 a 7,31; três estudos, 840 mulheres) no grupo que recebeu a cateterização, diferenças que foram significativas. Além disso, essas mulheres também apresentaram mais dor e desconforto materno. Não houve diferença em relação à incidência de hemorragia pós-parto entre os grupos analisados.

- **Limpeza vaginal com solução de povidine:** realizar imediatamente antes da cirurgia, especialmente em pacientes que se encontravam em trabalho de parto com bolsa rota. A prática reduz o risco de endometrite, segundo metanálise da Biblioteca Cochrane de 2014 (8,3% de infecção nos controles *versus* 4,3% de infecção no grupo que realizou a limpeza vaginal; RR: 0,45; IC 95%: 0,25 a 0,81; sete ensaios clínicos, 2.635 mulheres analisadas).
- **Administração de combinação de antiácidos venosos e antagonistas H2:** em pacientes com indicação de anestesia geral, tem como objetivo prevenir a acidez gástrica (pH < 2,5) no momento da intubação e reduzir o risco de pneumonite por aspiração. A recomendação baseia-se em metanálise da Biblioteca Cochrane publicada em 2014 (RR: 0,02, IC 95%: 0,00 a 0,15; um ensaio clínico, 89 mulheres). Não existe recomendação semelhante para pacientes submetidas a cesariana com anestesia regional e que, portanto, permanecerão acordadas durante o procedimento com o reflexo da tosse íntegro.

Técnicas cirúrgicas

A técnica clássica de cesariana recebe o nome de Pfannenstiel ou Kerr. Consiste em uma incisão abdominal transversa suprapúbica com concavidade cranial, seguida de incisão uterina realizada no segmento inferior de forma transversa. Desde a sua descrição inicial (Pfannenstiel em 1897 e Kerr em 1926), sofreu poucas variações técnicas.

Em 1994, foi descrito um método menos invasivo de realização de cesariana, simplificando ou omitindo alguns passos tradicionais, que ficou conhecido como cesariana minimamente invasiva, técnica de Joel-Cohen ou técnica de Misgav Ladach (nome do hospital de Jerusalém onde a prática se iniciou). Segundo os estudos subsequentes, essa proposta tem diversas vantagens em relação à técnica clássica e sua utilização tem se tornado cada vez mais frequente e difundida.

A Biblioteca Cochrane publicou uma revisão sistemática com metanálise em 2013 comparando a técnica clássica de Pfannenstiel com a técnica de Misgav Ladach. Foram incluídos quatro ensaios clínicos, com um total de 666 mulheres; desses, dois estudos (411 mulheres) comparavam especificamente as duas técnicas, enquanto os outros dois comparavam a técnica de Pfannenstiel clássica com suas variantes. Os revisores encontraram redução de 65% nas taxas de morbidade febril puerperal com Misgav Ladach (RR: 0,35; IC 95%: 0,14 a 0,87), redução do tempo cirúrgico (MD: 11,40; IC 95%: 16,55 a 6,25 minutos) e da dose total de analgesia necessária nas primeiras 24 horas pós-procedimento (MD: –0,89; IC 95%: –1,19 a –0,59). Foram significativas ainda a redução das perdas sanguíneas estimadas (MD: –58,00; IC 95%: –108,51 a –7,49mL) e a redução da permanência hospitalar materna (MD: –1,50; IC 95%: –2,16 a –0,84 dias). Os revisores consideraram que os benefícios para as mães podem ser extrapolados para os serviços de saúde com a redução dos custos diretos e indiretos das cesarianas realizadas.

O Quadro 4.3 apresenta uma comparação detalhada entre os passos e as características das duas técnicas.

Atualmente, a incisão longitudinal (mediana infraumbilical) na pele tem indicações restritas (cesariana *post-mortem*, urgências extremadas, extensa miomatose uterina/tumores abdominais e existência de cicatriz mediana anterior). Com essa incisão, há aumento do risco de deiscências no pós-operatório e de hérnias incisionais, além das questões estéticas. Para os casos de procedimentos programados, recomendam-se a comunicação e a discussão da indicação com a gestante e o registro adequado no prontuário médico.

Histerotomia

Com relação aos tipos de incisões uterinas, podem ser citados:

- **Segmentar transversal:** incisão arciforme de cavo superior (Fuchs-Marshall); deverá ser a incisão utilizada rotineiramente com desenho da incisão a bisturi e divulsão bidigital.
- **Segmento corporal longitudinal (Krönig):** em indicações especiais, em caso de inacessibilidade do segmento inferior (prematuros extremos, por exemplo, miomas na área do segmento inferior).
- **Incisão em T:** não é recomendada, salvo nos casos em que, após incisão segmentar, há necessidade imperiosa de ampliar a incisão.
- **Cesariana clássica (corporal):** indicada em raras situações (cesariana *post-mortem*, nas indicações de histerectomia, como câncer de colo etc.).

Quadro 4.3 Características e comparações entre os passos cirúrgicos da técnica de Misgav Ladach e Pfannenstiel-Kerr

Técnica de Misgav Ladach	Técnica de Pfannenstiel-Kerr
Incisão superficial transversa de até 16cm, realizada 3cm abaixo da linha imaginária que une as espinhas ilíacas anterossuperiores (2 a 3cm acima da sínfise púbica)	Incisão superficial transversa com cerca de 14cm, realizada 1 a 2cm acima da sínfise púbica com ligeira concavidade cranial
Incisão do tecido subcutâneo com extensão máxima de 3 a 5cm até atingir a aponeurose que cobre os retos abdominais	Incisão e divulsão do tecido subcutâneo até visualizar toda a aponeurose na mesma extensão da incisão da pele
Incisão da aponeurose (na mesma direção) com dimensão de 3 a 5cm, desprendendo-a da rafe média	Incisão da aponeurose (na mesma direção) até visualizar os músculos retos em toda a sua dimensão, estendendo o corte com tesoura
Divulsão e tração da aponeurose juntamente com os músculos retos paralelamente à incisão da pele	Divulsão romba dos músculos em direção craniocaudal e após em direção paralela à incisão de pele
Abertura do peritônio parietal com os dedos	Abertura do peritônio parietal com tesoura
Incisão uterina 1cm acima da prega vesicouterina sem dissecar o peritônio visceral	Incisão do peritônio visceral, rechaçando a bexiga, e incisão do segmento uterino na área que era ocupada pelo peritônio visceral
Extração fetal de acordo com a apresentação	Extração fetal de acordo com a apresentação
Extração placentária e limpeza da cavidade uterina com compressas ou gazes	Extração placentária e limpeza da cavidade uterina com compressas ou gazes
Histerorrafia sem exteriorização uterina, sutura em um único plano, contínua, cruzada, utilizando categute cromado 1	Histerorrafia com exteriorização uterina da cavidade, sutura em um único plano, contínua, cruzada, utilizando categute cromado 1
Sutura da aponeurose com sutura contínua, sem cruzar, utilizando Vicryl® 1-0	Sutura do peritônio visceral e parietal com categute cromado 2-0 e sutura da aponeurose com sutura contínua, sem cruzar, utilizando Vicryl® 1-0
Aproximação do tecido celular subcutâneo, se a profundidade for > 2cm, utilizando categute simples 2-0	Aproximação do tecido celular subcutâneo utilizando categute simples 2-0
Sutura da pele com Nylon® 3-0	Sutura da pele com Nylon® 3-0

Fonte: adaptado de Ventura WR. Estudio comparativo entre cesárea tipo Misgav Ladach y cesárea tipo Kerr. An Fac Med. 2009; 70(3):199-204.

> É de extrema importância que o tipo de incisão uterina realizada seja adequadamente descrito no prontuário médico e comunicado à paciente. A ocorrência de incisões em T e corporais contraindicam a tentativa de parto vaginal nas próximas gestações.

Extração fetal

Após a histerotomia, é recomendável deixar escoar completamente o líquido amniótico (poderá ser utilizado o aspirador ou compressas), facilitando assim a extração do concepto. As manobras a serem executadas dependem da apresentação:

- **Manobra de Geppert (apresentações cefálicas):** occípito fetal voltado para a sínfise púbica associado à manobra de alavanca.
- **Extração podálica (apresentações pélvicas):** seguir os tempos recomendados para o parto pélvico (veja o Capítulo 6), utilizando essencialmente a manobra de Bracht para extração da cintura escapular (a manobra de Pajot poderá ser utilizada para o desprendimento dos braços) e do polo cefálico.
- **Versão e extração (apresentações córmicas):** fetos grandes, não insinuados ou, pelo contrário, com o polo cefálico excessivamente baixo no canal de parto (quando as cesarianas são indicadas no segundo período

prolongado) podem ter extração difícil, acarretando morbidades maternas e fetais. Nessas condições, várias estratégias foram descritas: uso do fórceps ou vácuo-extrator para extração do polo cefálico, uso de uterolíticos para diminuir a contratilidade e facilitar as manobras, versão interna do concepto seguida de extração pélvica ou ainda extração do polo cefálico por via abdominal após um auxiliar elevá-lo através da vagina.

A Biblioteca Cochrane publicou no início de 2016 uma revisão sistemática em que comparou as diversas técnicas que podem ser utilizadas diante dessa intercorrência potencialmente grave. Os revisores avaliaram sete ensaios clínicos randomizados e um total de 582 mulheres submetidas a cesariana com extração fetal difícil e compararam tocólise e não realização de tocólise, extração pélvica de feto originalmente cefálico e extração cefálica após elevação do polo cefálico por via vaginal e parto instrumental (fórceps ou vácuo) com extração manual.

Os revisores concluíram que não existem evidências suficientes para recomendar ou contraindicar o uso de tocolíticos ou o uso de fórceps ou vácuo-extrator durante a extração difícil de fetos por cesariana. Com relação à extração pélvica comparada à elevação do polo cefálico por via vaginal, não se observaram diferenças nos índices de tocotraumatismo fetal (RR: 1,55; IC 95%: 0,42 a 5,73; três ensaios, 239 mulheres) entre as duas técnicas. A extração pélvica foi superior quando analisadas a redução de endometrite (RR: 0,52; IC 95%: 0,26 a 1,05), a média de perda sanguínea (MD: −294,92; IC 95%: −493,25 a −96,59mL; três ensaios, 298 mulheres) e admissões em unidade intensiva neonatal (RR: 0,53; IC 95%: 0,23 a 1,22; dois ensaios, 226 neonatos), porém sem significância estatística. O procedimento cirúrgico foi mais rápido quando a extração pélvica foi realizada; no entanto, até o presente momento as evidências são insuficientes para recomendar uma ou outra técnica.

Manejo ativo do terceiro período

Para a prevenção da hemorragia pós-parto é recomendável que durante a cesariana o terceiro período (dequitação) seja realizado de modo ativo. Recomendam-se a utilização de ocitocina (IV ou IM) e a tração controlada do cordão para remoção com cautela da placenta, uma vez que a manobra pode resultar em inversão uterina e aumentar sobremaneira o sangramento (OMS, 2014). Não existem evidências para recomendar a massagem uterina contínua durante a tração do cordão.

Histerorrafia

Quanto à exteriorização do útero para sutura ou sua realização intra-abdominal, a escolha deve ser guiada pela preferência do cirurgião e pelas possibilidades técnicas durante o procedimento.

Essas recomendações foram corroboradas por revisão sistemática publicada na Biblioteca Cochrane em 2004. Foram incluídas 1.221 mulheres, que participaram de seis ensaios clínicos. Não foram encontradas diferenças significativas entre os grupos para a maioria dos desfechos, exceto na incidência de infecção puerperal (RR: 0,41; IC 95%: 0,17 a 0,97) e na permanência hospitalar (MD: 0,24 dia: IC 95%: 0,08 a 0,39), que foram menores no grupo que exteriorizou o útero.

Podem ser utilizadas sutura em pontos separados de categute cromado 0 (zero) ou sutura contínua, "chuleio", com pontos ancorados, visando à melhor hemostasia. A mucosa decidual não deve ser incluída na sutura.

A metanálise da Biblioteca Cochrane de 2014 que avaliou os diferentes tipos de suturas uterinas não encontrou diferenças significativas entre histerorrafia em camada única e em camada dupla quanto à ocorrência de infecção puerperal (RR: 0,98; IC 95%: 0,85 a 1,12; nove ensaios, 13.890 mulheres) ou risco de hemotransfusão (RR: 0,86; IC 95%: 0,63 a 1,17; quatro ensaios, 13.571 mulheres). Apesar disso, sugere-se que a média da perda sanguínea tenha sido menor com sutura em camada única. Vale ressaltar que suturas excessivamente hemostáticas ocasionam cicatrizes teoricamente mais frágeis a uma prova de trabalho de parto vaginal em gestações subsequentes e que os ensaios clínicos não avaliaram desfechos a longo prazo nas pacientes incluídas na metanálise.

No início de 2016 foi publicado na revista *Lancet* o resultado de um acompanhamento de 3 anos do estudo CORONIS. Esse ensaio clínico multicêntrico comparou a utilização de cinco tipos de suturas uterinas e técnicas cirúrgicas quanto à morbidade materna. Foram incluídos 19 serviços, a maioria em países com poucos recursos, e 15.935 mulheres foram randomizadas entre 2011 e 2014. Os autores observaram, após 3 anos de acompanhamento, que não existem evidências que possam favorecer a indicação de uma técnica cirúrgica específica em vez de outra e que considerações clínicas devem ser feitas em relação ao tempo do procedimento e aos custos.

Sutura dos peritônios

Diversos ensaios clínicos compararam as várias formas de abordar as camadas do peritônio, isto é, não suturar as camadas do peritônio, suturar apenas a camada visceral, suturar apenas a parietal isoladamente ou suturar ambas as camadas. A metanálise publicada na Cochrane em 2014 incluiu dados de 21 ensaios clínicos (17.276 mulheres) com qualidade variável. Entre os resultados, o tempo cirúrgico foi significativamente menor nos grupos com menor número de suturas. De modo geral, os revisores consideram que não existem diferenças significativas entre as diversas abordagens que justifiquem as suturas do peritônio em benefício materno.

Acidentes e complicações

- Prolongamento da histerotomia, quando necessário (especialmente em fetos macrossômicos, de versão dificultada), incisão em T da parede uterina.
- Havendo necessidade de ampliar a ferida cirúrgica, optar pela desinserção dos músculos retos abdominais (Cherney) em vez de sua secção.
- Hemorragia e atonia uterina (veja o Capítulo 11).

Oportunidade da laqueadura tubária

No Brasil, a esterilização cirúrgica está regulamentada pela Lei 9.263/1996, que estabelece os critérios para sua realização. É imprescindível a expressa manifestação da vontade em documento escrito e assinado, após a informação a respeito dos riscos da cirurgia, possíveis efeitos colaterais, dificuldades de reversão e opções de contracepção reversíveis existentes. A mulher deve ter capacidade civil plena e ser maior de 25 anos ou pelo menos ter dois filhos vivos.

Em hipótese nenhuma a esterilização deve ser sugerida à gestante, sobretudo quando ela se encontra em trabalho de parto ou aguardando cesariana e, portanto, bastante suscetível às sugestões nesse sentido. Recomenda-se que durante o pré-natal a paciente e seu companheiro frequentem as atividades do serviço de planejamento familiar e preencham os formulários próprios caso optem pela laqueadura tubária. Desse modo, o procedimento poderá ser realizado durante o parto nos casos em que a legislação permitir (cesarianas sucessivas).

PARTO VAGINAL INSTRUMENTAL

O parto vaginal instrumental é realizado com auxílio de fórceps ou vácuo-extrator com o objetivo de abreviar o segundo período e salvaguardar as condições maternas ou fetais. Quando obedecidos os requisitos técnicos, constitui um procedimento seguro e de grande utilidade na prática obstétrica. No entanto, em todo o mundo tem sido observada redução na frequência de partos instrumentais, o que vem comprometendo bastante o treinamento dos profissionais e aumentando de modo indireto os índices de cesarianas.

Indicações

As indicações de parto vaginal instrumental podem ser divididas em:
- **Fetais:** sofrimento fetal agudo.
- **Maternas:**
  - Segundo período prolongado (nulíparas: 3 horas de puxos ativos; multíparas: 2 horas de puxos ativos).
  - Exaustão.
  - Condições clínicas maternas que sejam beneficiadas pela abreviação do segundo período, como cardiopatias classes III ou IV (NYHA), comprometimento da função pulmonar, infecções intraparto, algumas condições neurológicas (miastenia grave, lesões espinhais com alteração dos reflexos autonômicos) e retinopatia proliferativa.

> Nenhuma condição clínica constitui uma indicação absoluta de parto instrumental, e os casos devem ser avaliados individualmente durante a progressão do trabalho de parto.

> Não existem evidências suficientes na literatura para recomendar os partos instrumentais de modo eletivo.

Cabe ressaltar que a indicação de parto instrumental é um processo dinâmico. Com relação à indicação por duração prolongada do segundo período, ausentes outras situações que possam indicar o procedimento, convém considerar que a duração máxima absoluta do segundo período não foi ainda estabelecida. Pacientes em anestesia peridural e má posição fetal podem necessitar de mais tempo sem que isso se configure em distocia, se mantidas as condições de bem-estar fetal (ACOG, 2016). Assim, a decisão clínica deve ser individualizada. Deve-se ponderar entre a morbidade associada ao parto instrumental e a concomitância de outros fatores de bom prognóstico para a evolução espontânea sem intervenção, como ausência de exaustão materna com padrão de puxos efetivos, descida lenta, porém constante da apresentação, rotação de occípito posterior para occípito anterior recente.

Contraindicações

O parto instrumental está contraindicado quando os riscos inerentes ao procedimento superam os benefícios. A saber:
- Prematuridade extrema.
- Osteogênese imperfeita fetal: risco teórico de sangramento intra ou extracraniano, fraturas ou outras lesões com fórceps ou vácuo.
- Distúrbios hematológicos fetais (hemofilia, von Willebrand ou trombocitopenia autoimune).
- Doenças do tecido conectivo fetal (Ehlers-Danlos e síndrome de Marfan).
- Cabeça fetal não insinuada.
- Posição fetal desconhecida.
- Apresentação de face e de fronte.
- Suspeita de desproporção cefalopélvica.
- Infecções maternas: HIV e hepatites – o procedimento *per se* pode ser realizado, mas existe risco elevado de transmissão vertical.

> **Contraindicações relativas ao vácuo-extrator:**
> - Idade gestacional < 34 semanas
> - Coleta prévia coleta de sangue fetal para avaliação de pH por microanálise

O UptoDate 2017 não inclui o óbito fetal como contraindicação ao parto instrumental. No entanto, deve-se considerar que os riscos maternos no procedimento não se justificam nessa condição, sendo, portanto, não recomendado.

Classificação

O American College of Obstetricians and Gynecologists (ACOG) reafirmou seu sistema de classificação dos partos instrumentais em 2015 (Quadro 4.4). Essa classificação é fundamentada na altura da apresentação e no grau

Quadro 4.4 Classificação dos partos instrumentais (ACOG, 2015)

Alívio	Ponto de referência fetal atingiu o períneo, cabeça fetal visível sem separar os grandes lábios vulvares
	Sutura sagital no diâmetro anteroposterior ou à direita ou à esquerda
	Rotação não excede 45 graus
Baixo	Ponto de referência fetal ≥2cm após as espinhas ciáticas sem atingir o períneo
	Sem rotação: rotação de 45 graus ou menor (de posição direita anterior ou de posição esquerda anterior para occipitopúbica OU de direita posterior ou de esquerda posterior para occipitossacra)
	Com rotação: rotação necessária > 45 graus
Médio	Ponto de referência fetal insinuado (pelo menos ponto O de DeLee até + 1)

Fonte: adaptado de American College of Obstetricians and Gynecologists. Operative vaginal delivery. Practice Bulletin No. 154. Obstet Gynecol 2015; 126:e56-65.

Quadro 4.5 Pré-requisitos para a realização do parto instrumental

Exame físico completo	Colo completamente dilatado, apagamento completo com membranas rotas
	É conhecida a variedade de posição da cabeça fetal – permite a colocação apropriada de instrumentos
	Avaliar existência de bossa ou cavalgamento
	Não deve existir desproporção cefalopélvica
Preparação materna	Informar claramente sobre o procedimento e obter consentimento informado verbal
	Promover analgesia adequada: rotação (bloqueio regional – considerar bloqueio de pudendo)
	Esvaziar bexiga materna: se a paciente estiver com sonda vesical de demora, esta deverá ser retirada ou o balão esvaziado
	Prezar por técnica asséptica
	O posicionamento da paciente deve ser horizontal
Preparação da equipe	Profissional: conhecimento, habilidades e experiência necessária à execução do procedimento e condução de possíveis complicações; se for um profissional em formação (residente) que estiver executando o procedimento, um obstetra experiente da equipe deverá estar presente
	Equipamentos adequados: leito, iluminação, material de reanimação neonatal etc.
	Possibilidade de realizar cesariana de urgência em caso de falha do procedimento: sala livre e preparada em menos de 30 minutos
	Manter alerta para as complicações posteriores: distocia de ombro e hemorragia pós-parto
	Presença em sala de profissionais treinados em reanimação neonatal

Fonte: adaptado de Royal College of Obstetricians and Gynaecologists. Green-top Guideline No. 26, 2011.

de rotação necessária ao desprendimento (que se correlaciona com o risco de lesões materno-fetais e a dificuldade de realização do procedimento) e é utilizada para comparar os resultados de pesquisas e orientar decisões clínicas.

Os partos instrumentais altos (cabeça fetal não insinuada) não são descritos nessa classificação e não são recomendados na prática clínica, assim como rotações superiores a 90 graus.

Pré-requisitos para o parto instrumental

Os pré-requisitos para a realização do parto instrumental estão descritos no Quadro 4.5.

As informações sobre parto instrumental devem ser iniciadas desde o pré-natal, principalmente em nulíparas, e as preferências maternas quanto ao tipo de instrumental (fórceps ou vácuo-extrator) devem constar no plano de parto. Na sala de parto, diante da urgência e do estresse que envolvem a indicação do procedimento, novas informações e esclarecimentos devem ser fornecidos claramente à gestante (de preferência no intervalo entre as contrações), e deve-se obter obrigatoriamente consentimento verbal para a execução. Somente após terminadas as manobras e garantidas a estabilidade clínica e a tranquilidade materna, recomenda-se buscar assinatura para o consentimento informado por escrito. Uma sugestão de documento para o uso de fórceps foi elaborada pela Comissão de Defesa Profissional da FEBRASGO e o documento pode ser adaptado ao uso de vácuo-extrator, caso necessário.

Escolha do instrumento

Cada tipo de instrumento está associado a benefícios e riscos específicos, e a escolha deve ser fundamentada na condição clínica, na disponibilidade no serviço e na habilidade/experiência do profissional.

A Biblioteca Cochrane publicou em 2010 uma revisão sistemática em que comparou o fórceps e o vácuo-extrator em relação ao êxito do parto vaginal e às complicações materno-fetais. Os revisores incluíram 32 ensaios clínicos (total de 6.597 mulheres). Os resultados mostraram que com o uso de fórceps é menos provável que haja falha do parto instrumental (RR: 0,65; IC 95%: 0,45 a 0,94). No entanto, são maiores os riscos de cesarianas e de lesões perineais de terceiro e quarto graus (com ou sem episiotomia), a necessidade de anestesia geral e os casos de incontinência. Com relação às complicações fetais, o fórceps apresentou maior risco de lesão facial (RR: 5,10: IC 95%: 1,12 a 23,25). Com o vácuo-extrator, o risco de trauma materno foi menor, assim como a necessidade de analgésicos. Os desfechos fetais desfavoráveis (lesões do escalpo fetal e cefalematoma) foram mais comuns com a ventosa de metal do que com outros tipos de ventosas. Assim, de acordo com os revisores, os dois tipos de instrumentos podem ser utilizados na prática clínica, dependendo do treinamento do profissional que executará o procedimento.

A OMS (2011) recomenda que, quando não existirem indicações específicas de um tipo de instrumental, que a escolha recaia sobre o vacuoextrator como instrumento de primeira linha por proporcionar menos complicações e morbidades associadas. Segundo a OMS, os programas de treinamento devem ser estimulados nos locais onde os profissionais não tenham experiência com o instrumento tanto para médicos residentes como para profissionais já em atividade.

Instrumentos

Vácuo-extrator

As ventosas podem ser metálicas (raras atualmente), plásticas e rígidas (poliuretano ou polietileno), flexíveis (plásticas ou de silicone) ou mais modernamente com cúpula de policarbonato e revestimento interno em poliéster (Kiwi™ OmniCup®). O tamanho das cúpulas varia discretamente de acordo com o fabricante, mas de modo geral são adequadas para fetos > 34 semanas.

Um ensaio clínico que comparou o dispositivo Kiwi com as cúpulas convencionais (flexíveis ou em metal) concluiu que o dispositivo apresentou 34% de falha contra 21% das cúpulas convencionais. No entanto, um grande estudo observacional subsequente, envolvendo 1.000 partos com o uso do dispositivo, registrou falha de apenas 12,9%.

Técnica

1. **Posição:** Bonnaire-Bué ou preferentemente Laborie--Duncan.
2. **Analgesia:**
   - Raquídea (em sela).
   - Peridural (se paciente já anestesiada).
   - Bloqueio pudendo.
3. **Antissepsia.**
4. **Bexiga e reto vazios:** cateterismo vesical (alívio).
5. **Toque:** determinar o ponto de flexão – local da cabeça fetal em que a tração exercida permite a flexão, apresentando à pelve os menores diâmetros do polo cefálico. Normalmente, localiza-se na sutura sagital a 3cm da fontanela posterior e a 6cm da fontanela anterior (com os diâmetros atuais das cúpulas entre 50 e 70mm; após a colocação do dispositivo, sua borda se localiza a 3cm da fontanela anterior, que será usada como referência para a adequada localização).

> Não se realiza episiotomia de rotina.

6. **Colocação da cúpula:** colocar a cúpula no ponto de pressão, simetricamente em relação à sutura sagital. Verificar se não existe tecido materno entre o dispositivo e a cabeça fetal, realizando palpação da circunferência completa do mesmo.
7. **Aplicar sucção:** recomendada entre 500 e 600mmHg (máximo). Aplica-se pressão negativa rapidamente durante 1 a 2 minutos até atingir a pressão desejada (procedimento confirmado por metanálise da Cochrane em 2012).
8. **Tração:** realizada em conjunto com os puxos maternos de maneira gradual e mantida durante toda a contração pela mão dominante. A outra mão deve controlar a descida da apresentação e impedir que o instrumento se solte da cabeça fetal (exercer leve contrapressão ao movimento de descida). A tração inicial deve ser perpendicular à cúpula (em direção ao pavimento) e não angular (taxas maiores de desprendimento do instrumento). Com a progressiva descida da cabeça, a pressão pode ser exercida em um ângulo de 45 graus com o pavimento até que ocorra o coroamento. Observa-se rotação espontânea do dispositivo porque a cabeça fetal executa também a rotação ao se desprender, mas não é aceitável promover ativamente a rotação do dispositivo por causa do alto risco de lesões fetais. Caso não ocorra o desprendimento, a pressão pode ser mantida ou reduzida no intervalo até a nova contração (não existem evidências de qual seria o melhor protocolo a ser seguido). Quando a cabeça fetal é delivrada, interrompe-se a pressão e os dispositivos são removidos para que sejam realizadas as demais manobras usuais (dispositivos menores podem ser mantidos e removidos após a completa expulsão fetal sem comprometer a assistência).

Quando abandonar o procedimento?

- Se ocorrerem dois ou três desprendimentos do dispositivo.
- Quando o nascimento não ocorrer após três trações conjuntas com os puxos maternos.
- Quando o procedimento se estender por até 15 a 30 minutos (em estudos observacionais, mais de 97% dos partos ocorrem em até 10 minutos).

Falha do procedimento – Alternar para fórceps?

As falhas na aplicação do vácuo-extrator estão relacionadas com a má aplicação da cúpula ou da técnica, bossa serossanguínea de grande volume, má posição fetal (o dispositivo não corrige assinclitismo como o fórceps), macrossomia ou desproporção cefalopélvica. A aplicação sucessiva do fórceps nessas circunstâncias está relacionada com o aumento da morbidade fetal, deve ser pesada em relação às possíveis complicações de uma cesariana e não é indicada como rotina (ACOG, 2016).

Fórceps

Atualmente, existem mais de 700 modelos de fórceps, e nenhum ensaio clínico comparou a eficácia e a incidência de complicações entre eles. A escolha de um modelo em detrimento de outro é principalmente subjetiva e guiada pela experiência profissional e pelo treinamento (Figura 4.1 e Quadro 4.6). O modelo de Kielland é mais comumente utilizado para as rotações e sua utilização com essa finalidade exige treinamento maior e experiência na aplicação. As manobras de rotação não devem ser realizadas com vácuo-extrator em virtude do risco de lesões do escalpo fetal. As ações do instrumento estão descritas no Quadro 4.7.

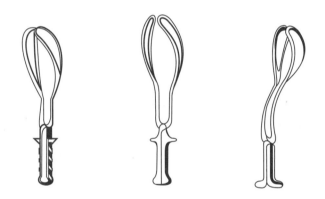

Fórceps de Simpson   Fórceps de Kielland   Fórceps de Piper

Figura 4.1 Tipos de fórceps mais comuns.

Quadro 4.6 Tipo de fórceps e aplicação recomendada de acordo com a variedade de posição

Simpson	Occípitos posterior e anteriores
Kielland	Transversa, posteriores, defletidas e occipitossacra
Piper	Parto pélvico ("cabeça derradeira")

Quadro 4.7 Ações dos fórceps

Preensão	Pega transversa (ideal): biauricular (ou biparietomalomentoniana)
	Pega oblíqua: frontomastóidea ("má pega", lesiva ao concepto)
Tração	Decrescente, intermitente, seguindo a linha de direção de Selheim (em concordância ao desfiladeiro de Carus)
Rotação	Casos especiais: usar de preferência o fórceps de Kielland (rotações de 45 e 135 graus)

Aplicação

- **Apresentação cefálica:** idealmente com a face côncava (pélvica) dos ramos voltada para o occípito fetal e a face convexa (perineal) voltada para a face fetal. A aplicação "ideal" é obtida com o fórceps de alívio em OP – pega biparietomalomentoniana. São consideradas satisfatórias as aplicações em que a mesma pega é realizada em occipitossacro, oblíquas e transversas baixas.
- **Apresentação pélvica:** a face côncava dos ramos segue a direção do eixo de Carus e a face convexa segue em contato com as estruturas perineais.

Técnica

1. **Posição:** Bonnaire-Bué ou preferentemente Laborie-Duncan.
2. **Analgesia:**
   - Raquídea (em sela).
   - Peridural (se paciente já anestesiada).
   - Bloqueio pudendo.
3. **Antissepsia:** incluir região inferior do abdome, coxas e antissepsia vulvovaginoperineal.
4. **Bexiga e reto vazios:** cateterismo vesical (alívio).
5. **Toque manual profundo** (corretor): reavaliar condições de aplicabilidade e diagnóstico de variedade de posição, bem como o plano da apresentação em relação às espinhas ciáticas (veja o Quadro 4.4).
6. **Articulação do fórceps e apresentação espacial do instrumento à vulva** (Figura 4.2).
7. **Desarticulação e introdução dos ramos:**
   - Primeiro ramo – POSTERIOR (Figura 4.3): nas variedades anteriores e transversas, o primeiro ramo é HOMÔNIMO à posição; nas variedades posteriores, o primeiro ramo é HETERÔNIMO à posição:
     – Em OP, no fórceps de ramos cruzados, é preferível a introdução em primeiro lugar do ramo esquerdo a fim de evitar a manobra de descruzamento das colheres.
     – Usar a mão-guia, homóloga ao ramo que se vai introduzir, atingindo de preferência a orelha fetal.
     – São homólogos: RAMOS, MÃO QUE MANUSEIA O CABO E LADO DA PELVE MATERNA.
     – O ramo do fórceps é empunhado como se fosse um lápis ou punhal.
     – Após introdução do primeiro ramo, o auxiliar o mantém fixo.
     – Segundo ramo – ANTERIOR (Figura 4.4): realizar espiral de Lachapelle – abaixamento-translação-torção (rotação).

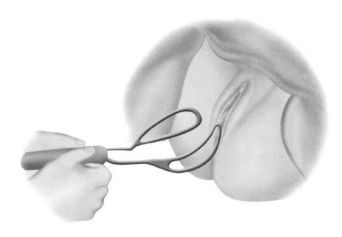

Figura 4.2 Apresentação espacial do fórceps à vulva.

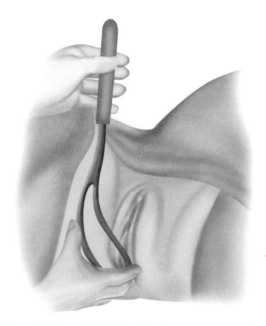

Figura 4.3 Introdução do primeiro ramo – posterior.

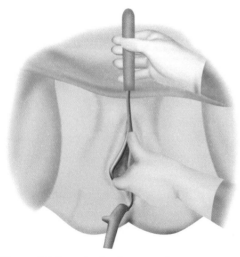

Figura 4.4 Introdução do segundo ramo – anterior.

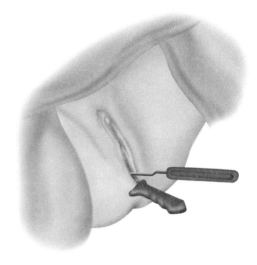

Figura 4.5 Articulação dos ramos após espiral de Lachapelle.

8. **Preensão – articulação**: faz-se normalmente por encaixe. Se o ramo direito for o primeiro a ser introduzido, torna-se necessário descruzar as colheres.
9. **Verificação (novo toque) das condições de boa pega**:
   - A sutura sagital deve estar perpendicular ao plano dos ramos.
   - O obstetra não consegue inserir o dedo indicador entre a região malar da criança e o fórceps.
   - A região zigomática da criança deve herniar pelos jumélios.
10. **Tração**:
    - Idealmente, é realizada com o obstetra sentado diante da paciente ou em pé, com os pés juntos e sem ponto de apoio.
    - É necessariamente suave, intermitente, decrescente (mimetizando os movimentos do mecanismo do parto normal). Utilizar a manobra de Saxtorph-Pajot (Figura 4.6) para baixar os ramos em direção à fúrcula perineal.

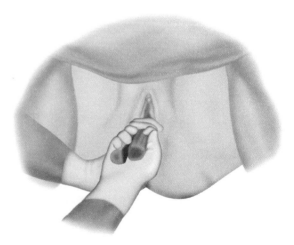

Figura 4.6 Tração com fórceps articulado.

- Inicialmente para fora e para baixo (se apresentação em OP); a seguir, para cima – deflexão e desprendimento.
- Desprendimento do polo cefálico – desarticulação + manobra de Ritgen modificada. Assistência ao desprendimento do concepto.
11. **Revisão do canal (vagina, colo, paredes e fundos de saco)**: tempo mandatório, obrigando a identificação e o reparo de lacerações e soluções de continuidade (veja o Capítulo 10).

Fórceps de rotação

1. Usar de preferência o fórceps de Kielland.
2. Jamais rodar sem tracionar. Nas anteriores, a própria descida instrumental do polo cefálico, aliada aos esforços expulsivos maternos, leva à rotação praticamente espontânea para occipitopúbica.
3. Aplicação nas variedades de posição transversas: utilizar os métodos DIRETO (aplicação da colher pelo occípito) ou MIGRATÓRIO (introdução inicial em cada lado – direito e esquerdo – da bacia e a seguir efetuar a tríplice espiral de Lachapelle até colocar a colher sob o púbis e entre o sacro e o parietal posterior) e nunca a reversão das colheres. A concavidade dos jumélios deve estar voltada para o lado da pequena fontanela (Figuras 4.7 a 4.9). Há quem prefira introduzir primeiro a colher anterior, o que oferece mais dificuldade.

Quando abandonar o procedimento?

- Quando não for possível aplicar ou articular facilmente o instrumento.

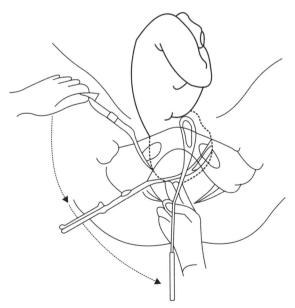

Figura 4.7 Fórceps de rotação – introdução do primeiro ramo – anterior pelo método migratório com tríplice espiral de Lachapelle.

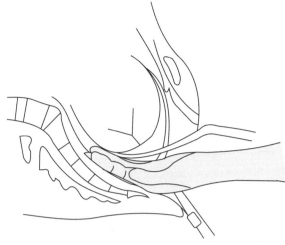

Figura 4.8 Fórceps de rotação – introdução do segundo ramo – posterior pelo método direto.

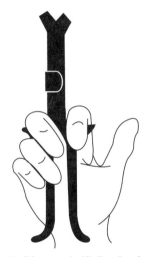

Figura 4.9 Fórceps de Kielland articulado.

- Quando a descida não ocorrer facilmente com a tração moderada exercida.
- Quando o nascimento não ocorrer com até três tentativas de tração. Além disso, haverá aumento do risco de tocotraumatismos fetais.

Comprovada a falha do fórceps – indica-se cesariana.

Atenção!
- Não existem evidências da obrigatoriedade de episiotomias nos partos instrumentais. Não devem ser realizadas de rotina.
- A prática clínica comum consiste em realizar antibioticoprofilaxia nos partos instrumentais em razão da excessiva manipulação, trabalho de parto prolongado etc. No entanto, não existem

evidências fortes para apoiar essa conduta. Uma metanálise da Biblioteca Cochrane publicada em agosto de 2017 avaliou a prática de antibioticoprofilaxia nos partos instrumentais (fórceps e vácuo-extrator). Apenas um ensaio clínico com 393 mulheres foi selecionado e vários desfechos pré-especificados pelos revisores não foram contemplados. As evidências sugeriram redução no risco de endometrite quando se realiza antibioticoprofilaxia (RR: 0,07; IC 95%: 0,00 a 1,21; qualidade baixa de evidência); porém, como a diferença entre os grupos estudados não foi estatisticamente significativa, a recomendação não pode ser generalizada.

- Os serviços de saúde devem manter registros regulares sobre número e percentual de partos instrumentais, percentuais de falhas, taxas de uso por tipo de instrumento, percentuais de lesões perineais de terceiro e quarto graus, morbidades neonatais associadas e número de termos de consentimento verbais e escritos.
- A falta de treinamento dos profissionais pode levar à ocorrência de desfechos desfavoráveis. Rotinas regulares de treinamentos para partos instrumentais, de preferência em ambientes simulados, são recomendadas para desenvolver habilidades nos profissionais em formação, além de manter a qualidade do desempenho dos obstetras mais experientes da equipe.

Futuras perspectivas – Dispositivo de Odon

Feito com filme de polietileno, o dispositivo de Odon é usado para extração fetal e é potencialmente mais seguro e fácil de aplicar que o fórceps ou o vácuo-extrator. Apresenta baixo custo e se encontra no momento em fase de testes em serviços na Argentina e na África com o apoio e a aprovação da OMS. A organização vê a iniciativa como uma grande oportunidade de oferecer proteção à vida de mães e neonatos em locais com poucos recursos, mesmo por operadores com mínima habilitação (para mais informações acesse http://www.who.int/reproductivehealth/topics/maternal_perinatal/odon_device/en/).

VERSÃO E GRANDE EXTRAÇÃO

Versão constitui a mudança de uma apresentação em outra com circundução da coluna vertebral executada por manobras internas e/ou externas.

Versão externa

A versão externa é praticada somente por via abdominal, com manobras *externas*.

Indicação

Gestações com apresentação pélvica para prevenir a ocorrência de cesarianas.

Uma revisão sistemática da Biblioteca Cochrane (atualizada em 2015), envolvendo oito estudos, com um total de 1.308 mulheres randomizadas, concluiu que realizar versão cefálica externa (VCE) a termo reduz a chance de apresentações não cefálicas a termo e o número de cesarianas. As complicações do procedimento são raras segundo grandes estudos observacionais e as taxas de sucesso são maiores em multíparas. O ACOG (2016) recomenda que o procedimento seja oferecido sempre que possível após detalhado aconselhamento materno sobre benefícios e riscos, que deverá ser registrado em prontuário.

Contraindicações

- Indicação de cesariana por outras causas (por exemplo, desproporção cefalopélvica).
- Frequência cardíaca fetal não tranquilizadora.
- Hiperextensão da cabeça fetal (avaliação ultrassonográfica prévia).
- Malformações fetais ou uterinas.
- Placenta prévia.
- Descolamento de placenta identificado na ultrassonografia.
- Gestação múltipla.
- Outras (consideradas relativas): hipertensão materna, cesariana anterior, obesidade materna, restrição do crescimento intrauterino e oligoâmnio.

Época de realização

A época de realização do procedimento, antes do termo ou após 37 semanas, foi alvo de outra revisão da Biblioteca Cochrane (atualizada também em 2015). Quando a VCE foi realizada entre 34 e 35 semanas, houve diminuição do risco de apresentação não cefálica no parto, mas com aumento do risco de parto pré-termo. A morbidade neonatal decorrente da prematuridade deve ser considerada na discussão sobre a melhor época de indicação do procedimento.

O Ministério da Saúde, em suas Diretrizes de Atenção à Gestante: a operação cesariana (2016), recomenda que a VCE seja realizada diante de apresentação pélvica e na ausência de contraindicações a partir de 36 semanas de idade gestacional, após assinatura de termo de consentimento informado.

Pré-requisitos para a realização

A VCE é realizada em ambiente hospitalar, de modo eletivo, mas a estrutura hospitalar deve ter condições de realizar cesariana de urgência, caso necessário. A posição placentária e do feto é confirmada por ultrassonografia e outras contraindicações são excluídas. O procedimento é considerado estressante para o feto; portanto, deve-se registrar o padrão reativo fetal prévio à VCE por meio de cardiotocografia e perfil biofísico fetal.

Técnica

São administrados uterolíticos e a paciente é mantida relaxada, em decúbito ventral inclinado lateralmente de 30 a 45 graus, para evitar diminuição do retorno venoso. A medicação de escolha é a terbutalina (0,25mg subcutânea), e normalmente se aguardam de 15 a 30 minutos para que a ação da medicação atinja um ponto máximo antes de iniciar as manobras.

Uma revisão sistemática da Biblioteca Cochrane, publicada em 2015, analisou 28 ensaios clínicos (total: 2.786 mulheres) com o objetivo de identificar intervenções que facilitassem a realização da VCE e a obtenção da apresentação cefálica. Os revisores concluíram que tanto em nulíparas como em multíparas a tocólise se relacionou com maior prevalência de apresentação cefálica no trabalho de parto (RR: 1,68; IC 95%: 1,14 a 2,48; cinco ensaios com 459 mulheres) e redução da incidência de cesarianas (RR: 0,77; IC 95%: 0,67 a 0,88; seis ensaios com 742 mulheres). Não existem evidências para recomendar o uso de bloqueadores de canais de cálcio antes da VCE, e os doadores de óxido nítrico (por exemplo, nitroglicerina) não devem ser usados. A anestesia associada à tocólise apresentou melhores resultados que a tocólise isolada para facilitar a realização da VCE. No entanto, isso não se traduziu em maior número de cefálicos no trabalho de parto nem na redução de cesarianas. Portanto, como se trata de procedimento invasivo e de alto custo, não é recomendado como rotina. Não se recomenda, também, a amnioinfusão para facilitar a realização do procedimento.

Os movimentos inicialmente realizados têm como objetivo elevar a apresentação fetal e retirá-la da pelve materna com uma das mãos. Com a outra mão, realiza-se pressão constante no polo cefálico no sentido anti-horário até que a apresentação gire e a cabeça fetal esteja posicionada na entrada da pelve (Figura 4.10). Alguns autores fazem uso de talco ou gel no abdome materno para facilitar as manobras, mas a metanálise já citada (Cochrane, 2015) não encontrou evidências suficientes da eficácia dessas estratégias para recomendá-las como rotina. A ultrassonografia pode ser usada de modo intermitente durante a realização da versão tanto para avaliar a posição da apresentação como o bem-estar fetal.

As manobras devem ser tentadas durante 5 minutos, com ausculta intermitente da frequência cardíaca fetal ou ultrassonografia, e interrompidas para repouso materno em caso de grande desconforto ou de bradicardias fetais. Alguns autores sugerem que sejam realizadas até quatro tentativas e que, em caso de insucesso, o procedimento seja abandonado. Todavia, não existem evidências sobre a quantidade máxima de tentativas a serem realizadas. Após o procedimento, a apresentação é confirmada por ultrassonografia e realiza-se nova cardiotocografia (esta pode apresentar padrão não reativo por até 20 minutos com normalização posterior). A paciente só é liberada após a comprovação de bem-estar fetal e ausência de anormalidades.

A OMS disponibiliza vídeos de treinamento com explicações sobre a realização do procedimento e demonstrações detalhadas no endereço eletrônico WHO Reproductive Health Library: https://www.youtube.com/watch?v=fKaNZfUno50&feature=share&list=PL68EE6D503647EA2F.

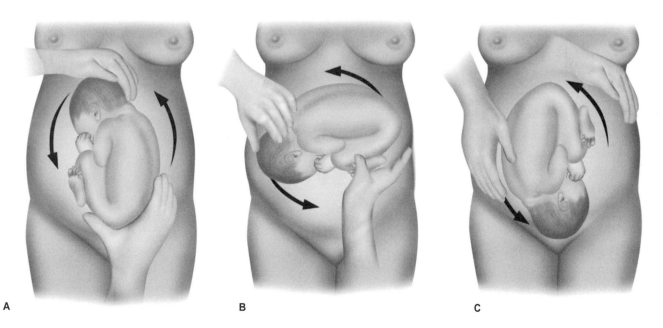

Figura 4.10 Técnica versão cefálica externa. **A** Posição inicial. **B** Posição intermediária durante a manobra. **C** Posição final.

Segundo especialistas, o procedimento pode ocasionar hemorragia no feto e na mãe (geralmente < 30mL). Em pacientes Rh-negativas, recomenda-se a administração de imunoglobulina anti-D a todas as pacientes que se submeterem à tentativa VCE independentemente do resultado, exceto se o feto for sabidamente Rh-negativo (veja o Capítulo 36).

Taxas de sucesso e fatores preditivos

As taxas de sucesso variam de 16% a 100% com média de 58%. Em geral, as falhas estão relacionadas com nuliparidade, dilatação avançada, peso fetal < 2.500 gramas, placenta anterior e feto já insinuado.

Complicações

Os principais riscos incluem traçados cardiotocográficos anormais, sangramento, descolamento prematuro da placenta, amniorrexe, rotura do cordão, trauma vertebral e óbito fetal. Estima-se que após o procedimento possa haver reversão com retorno à apresentação inicial em 5% dos casos, em média (sendo maior em multíparas).

Nas pacientes submetidas com sucesso a uma VCE, o risco da realização de cesariana por causa de distocia ou frequência cardíaca fetal não tranquilizadora é duas vezes maior que na população em geral. Também é maior o risco de parto vaginal instrumental. Acredita-se que isso não esteja ligado ao procedimento *per se*, mas aos fatores de risco que originalmente levaram à manutenção da apresentação pélvica e à paridade; portanto, fatores não modificáveis.

Versão interna (tempestiva)

Constitui uma versão mista, uma vez que as manobras *internas* são acompanhadas por outras *externas* que facilitam a circundução da coluna.

Indicação

O procedimento é indicado em parto do segundo gemelar, quando este se encontra em posição transversa ou oblíqua, mas não existem evidências de superioridade desse procedimento em relação à realização de cesariana nessas condições.

Condições de praticabilidade

- Colo completamente dilatado.
- Canal do parto permeável.
- Adequada proporção cefalopélvica.
- Bolsa rota.
- Ausência de malformações fetais, macrossomia e tumores.

Técnica

1. **Preparo da paciente:** antissepsia, bexiga e reto vazios.
2. **Anestesia materna:** objetiva promover o adequado relaxamento do segmento cervical e da parede abdominal. De preferência, é GERAL com halotano.
3. **Posição adequada:** de litotomia (Bonnaire-Bué, Laborie-Duncan).
4. **Amniotomia:** em caso de bolsa íntegra do segundo gemelar.
5. **Toque manual profundo:** diagnóstico preciso da situação e posição do feto (Figura 4.11). Concomitantemente às manobras, deve-se exercer pressão suprapúbica sobre a cabeça para mantê-la em flexão.

> Os pés devem ser distinguidos das mãos, reconhecendo-se o calcanhar e o hálux (diferente do polegar), o reflexo de preensão (mão) e a linha que reúne as extremidades dos dedos (reta no pé e curva na mão).

6. **Preensão do pé e volteio:** transformando a apresentação em PÉLVICA.

> Pé e mão são homônimos ao lado em que se encontra a nádega fetal (por exemplo, a mão esquerda vai baixar o pé esquerdo do lado esquerdo da paciente).

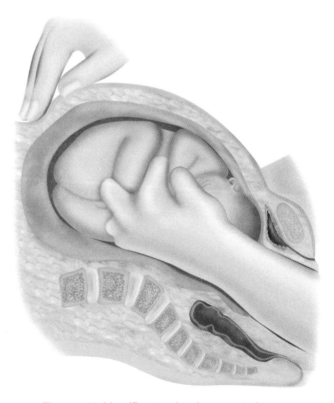

Figura 4.11 Identificação do pé na versão interna.

Observação: se aparecer resistência ao tracionar (mau pé = hálux orientado para cima), *girar suavemente o pé 180 graus, convertendo-o em bom pé.*

7. **Tração suave e contínua do membro abaixado**, para insinuação e descida do quadril, inicialmente para baixo e a seguir (quando a nádega se aproxima da vulva) para cima, com liberação do quadril posterior e do membro correspondente (Figura 4.12). Proceder à *extração podal* (veja o Capítulo 6).

> Observação: durante a extração fetal por cesariana de apresentação transversa podem ser executadas as manobras de 5 a 7.

MANOBRAS NO ENCRAVAMENTO DAS ESPÁDUAS

Distocia de ombro

O encravamento das espáduas representa uma emergência obstétrica e ocorre em 0,2% a 3% do total dos partos, aumentando consideravelmente sua incidência e morbidade entre os fetos macrossômicos (relatos de até 20% quando o peso fetal > 4.500 gramas). A principal lesão relacionada com a distocia de ombro é a paralisia do plexo braquial (paralisia de Erb), que pode ocorrer em até 16% dos casos, mas podem ser citados outros tocotraumatismos maternos e fetais importantes, como lesões perineais de terceiro e quarto graus, fraturas de clavícula, Apgar < 7 no quinto minuto e óbito fetal.

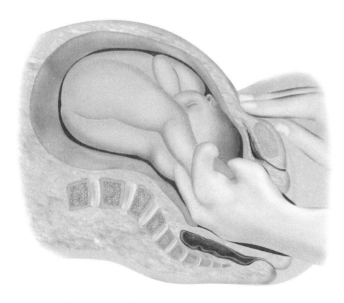

Figura 4.12 Tração do pé na versão interna.

Fatores de risco

O evento é considerado imprevisível, uma vez que cerca de 50% dos casos ocorrem em pacientes sem fatores de risco identificáveis. Apesar disso, algumas situações são associadas ao aumento do risco de ocorrência, principalmente quando combinadas:

- Peso fetal: apesar de ser evidente o aumento da incidência de distocia na presença de aumento de peso, a maioria dos fetos de extremo alto peso (> 5.000 gramas) não apresenta distocia e a maioria das distocias ocorre em fetos com < 4.000 gramas.
- Diabetes materno.
- Distocia de ombro prévia – recorrência de até 25%.
- Parto vaginal instrumental.
- Gestação pós-termo.
- Obesidade materna.
- Trabalho de parto prolongado.

Diagnóstico

O diagnóstico de distocia de ombro é clínico, pois, uma vez desprendido o polo cefálico, não se verifica o desprendimento do diâmetro biacromial: ou o ombro anterior está impactado na pelve materna ou, mais raramente, o ombro posterior ou ambos, e a cabeça fetal encontra-se retraída no períneo (sinal da tartaruga). Alguns autores estimam o tempo fisiológico de 60 segundos entre a saída da cabeça e a saída do corpo; acima desse tempo, estaria estabelecida a distocia.

Conduta

O objetivo das manobras é liberar o feto rapidamente antes que ocorra hipoxia por compressão de cordão, evitando as lesões neurológicas. Estima-se em 7 minutos o tempo máximo para a realização das manobras (*regra dos 7 minutos*), considerando que a maioria dos fetos que apresentam comprometimento foi liberada após 4 minutos.

Apesar da emergência, a equipe deve manter a calma e realizar as manobras seguindo preferencialmente esquemas mnemônicos, progredindo das de menor para as de maior complexidade. Não existem ensaios clínicos comparando as manobras ou sua ordem de realização quanto à eficácia. A realização desses estudos no futuro é improvável por causa da raridade do evento e da gravidade.

Descrição das manobras

- **Manobra de McRoberts**: hiperflexão das coxas sobre o abdome, aumentando o diâmetro anteroposterior da pelve e diminuindo a lordose lombossacra. Normalmente, solicita-se o auxílio de dois profissionais para que a posição seja mantida pela paciente, um de cada lado, durante a realização das outras manobras.

- **Manobra de Rubin I:** pressão suprapúbica tentando reduzir (girar) o ombro anterior. Observar a posição fetal para a identificação do sentido da pressão (esquerda para a direita ou vice-versa: a pressão deve ser realizada pelo auxiliar que se encontra em posição homônima à posição do dorso fetal). Não exercer pressão vertical, o que pode piorar o quadro. Pode ser usada uma única mão em punho fechado ou as duas mãos, simulando massagem cardíaca.
- **Manobra de Rubin II:** abdução do ombro anterior. Com a introdução do indicador e do dedo médio na vagina, realiza-se compressão posterior no ombro anterior do feto, empurrando-o para a frente.
- **Manobra de Woods (parafuso):** mantendo a manobra de Rubin II, são introduzidos dois dedos da outra mão na vagina e é realizada pressão anterior no ombro posterior do feto (adução do ombro posterior). Faz-se a rotação do feto em sentido horário, executando-se em conjunto pressão nos dois ombros.
- **Manobra de Woods invertida ou reversa (parafuso invertido):** realiza-se pressão bidigital na face anterior do ombro anterior e na face posterior do ombro posterior de maneira conjunta. O objetivo é girar o feto em sentido anti-horário.
- **Manobra de Jacquemier (retirada do braço posterior):** introdução de uma das mãos na vagina, palpando o braço posterior (não impactado) até a dobra do cotovelo e exercendo pressão. O antebraço se dobrará sobre o braço e o obstetra poderá apreender a mão fetal (que se aproxima da saída da vagina) e puxá-la de modo suave. O desprendimento do braço posterior desloca o ombro e reduz o diâmetro biacromial. O feto gira e o ombro anterior é liberado.
- **Manobra de Gaskin:** paciente apoiada sobre os quatro membros. Também chamada de posição de quatro apoios. Aumenta o diâmetro da *conjugata* obstétrica em 1cm.

> As manobras a seguir são chamadas *manobras de resgate* e devem ser tentadas somente após falha das anteriores porque são responsáveis por grande morbidade materno-fetal.

- **Fratura proposital de clavícula:** pode ser uni ou bilateral. Tentativa de reduzir o diâmetro biacromial.
- **Manobra de Zavanelli:** reposicionamento do polo cefálico no interior do útero para realização imediata de cesariana.
- **Relaxamento muscular:** podem ser utilizados anestésicos gerais (halotano) ou doadores de óxido nítrico (nitroglicerina). Após o relaxamento são tentadas as manobras já descritas.

- **Laparotomia com histerotomia:** o cirurgião realiza a rotação do feto por via abdominal e um segundo auxiliar faz a extração por via vaginal. Procedimento sob anestesia geral para facilitar o relaxamento muscular.
- **Sinfisiotomia:** incisão dos ligamentos da sínfise púbica por via abdominal para liberar o ombro fetal. Prática abandonada atualmente em virtude da grande morbidade materna.

Pacientes em posição de litotomia (Laborie-Duncan)

O ALSO Brasil® (Advanced Life Support in Obstetrics) propõe um dos mais conhecidos mnemônicos para a distocia de ombro e que faz parte dos treinamentos realizados pelo grupo.

Em português, usa-se o acrônimo A L E E R T A (Quadro 4.8). A ordem das manobras apresentada não é obrigatória, mas facilita a memorização e a rapidez na tomada de decisão, que é essencial para a emergência.

Pacientes em posições verticais

Amorim e cols. (2013) recomendaram um novo protocolo para a distocia de ombro, considerando a assistência humanizada ao trabalho de parto com partos em posição não supina (Quadro 4.9). O algoritmo é intitulado A SAÍDA. Os autores reforçam os benefícios de se iniciarem as manobras pelas menos invasivas e relatam uma sequência de 20 casos em que o novo protocolo foi utilizado com sucesso, sem necessidade de medidas de resgate.

A inovação da proposta consiste em iniciar as manobras internas apenas após a modificação da posição materna. Se a paciente, durante a assistência ao parto, já se encontrava em posição de quatro apoios, solicita-se que adote a posição de cócoras e, se ainda for necessário,

Quadro 4.8 Tratamento da distocia de ombro (ALSO Brasil®)

A	Chamar **A**juda; **A**visar a parturiente; **A**nestesista a postos
L	**L**evantar os membros inferiores em hiperflexão (manobra de McRoberts)
E	Pressão suprapúbica **E**xterna (manobra de Rubin I)*
E	Considerar **E**pisiotomia
R	**R**emover o braço posterior
T	**T**oque para manobras internas: Manobra de Rubin II Manobra de Wood Manobra do parafuso invertido
A	**A**lterar a posição: quatro apoios (manobra de Gaskin)

* Do inglês *External suprapubic pressure*.

Fonte: Gobbo B, Baxley EG. Distocia de ombro. ALSO BRASIL – Advanced Life Support in Obstetrics – Brasil. 4th ed. São Paulo: American Academy of Family Phisicians, 2000: 21.

Quadro 4.9 Tratamento da distocia de ombro

A	**A**visar à parturiente; chamar **A**juda; **A**nestesista a postos; **A**umentar o **A**gachamento (McRoberts modificada)
S	Pressão **S**uprapúbica
A	**A**lterar a posição (quatro apoios)
I	Manobras **I**nternas: Manobra de Rubin II Manobra de Woods Manobra do parafuso invertido
D	**D**esprender o ombro posterior
A	**A**valiar manobras de resgate

Fonte: Amorim MMR, Duarte AC, Andreucci CB, Knobel R, Takemoto ML. Distocia de ombro: proposta de um novo algorítmo para conduta em partos em posições não supinas. FEMINA, Maio/Junho 2013, 41(3).

retorne à posição inicial. A movimentação materna é importante para desfazer a impactação do ombro e, muitas vezes, resolve a distocia isoladamente. Os autores ainda descrevem uma posição alternativa que pode ser muito útil, a chamada "largada de corrida" – quatro apoios com a perna do lado do dorso fetal mais à frente.

> **Atenção!**
> - A comunicação com a paciente e com o restante da equipe é essencial para o sucesso do protocolo.
> - A episiotomia não é obrigatória para a execução das manobras e é de difícil realização com a cabeça fetal ocupando o períneo. Não deve ser rotina.
> - Atenção para a incidência maior de hemorragia pós-parto. Verificar lesões perineais.
> - É essencial a descrição de qual ombro estava impactado (direito/esquerdo) e da sequência de todas as manobras realizadas no prontuário médico, incluindo o tempo empregado desde o diagnóstico até o desprendimento fetal e a presença de outros profissionais na sala de parto. As lesões de plexo braquial nem sempre são iatrogênicas e podem estar relacionadas com a pressão exercida pelos esforços expulsivos maternos. Para efeito legal, as lesões de ombro posterior dificilmente são consideradas má prática profissional.

Prevenção de complicações

- Recomendam-se o monitoramento e a revisão de todos os casos de distocia de ombro do serviço. Como são eventos raros, podem ser identificados possíveis pontos que podem melhorar e ajustes visando a ações futuras.
- Recomenda-se treinamento regular da equipe, preferencialmente em ambiente simulado, com o objetivo de manter alerta alto para distocia de ombro e promover conhecimento e apropriação do protocolo local.

FETOTOMIA

A fetotomia é a cirurgia mutiladora do feto, realizada obrigatoriamente em fetos mortos. Na prática obstétrica atual, têm espaço apenas a craniotomia e a clidotomia e, em casos especiais, a degola.

Indicações

Feto morto em associação a hidrocefalia, enganche gemelar, monstruosidades e malformados duplos, desproporção cefalopélvica ou apresentação anômala abandonada.

Condições de praticabilidade

- Colo dilatado e apagado.
- Proporção adequada da bacia e do canal de parto.
- Permeabilidade do canal.
- Acessibilidade do feto.
- Bolsa rota.
- Bexiga e reto vazios.
- Anestesia materna.
- FETO MORTO (**CONDIÇÃO ABSOLUTA**).

Complicações

- Tocotraumatismos maternos.
- Infecção.

Craniotomia – Técnica

> A paciente deverá receber analgesia (raquianestesia ou narcose) antes do procedimento.

1. Antissepsia rigorosa de região hipogástrica e vulvovaginoperineal. Aposição dos campos estéreis.
2. Material cirúrgico: craniótomo de Smellie ou basiótribo de Tarnier; não se encontrando instrumento apropriado, utilizam-se pinças fortes ou ainda a pinça de Museux ou a pinça longa (utilizada para histerectomia).
3. Fixação da cabeça fetal por via abdominal pelo auxiliar.
4. Introdução na vagina da mão esquerda (guia), empunhando com a direita o instrumento perfurante, que irá deslizar sobre a face palmar da mão vaginal.
5. Perfuração da tábua óssea (idealmente próximo ao bregma ou à fronte) por movimentos de broca e, a seguir, penetração até a base do crânio, destruindo o parênquima cerebral ao torcer o instrumento em movimentos de "vaivém". Pode ser realizada também abertura da pinça para ampliar o orifício do crânio e excerebração.

6. Comprovação com o dedo de que a craniotomia e a excerebração foram satisfatórias.

7. Caso não ocorra a expulsão espontânea após a redução, realizar preensão e tração do polo cefálico com instrumento adequado ou, excepcionalmente, fórceps.

> Nas apresentações pélvicas, utilizar os mesmos instrumentos, tendo como ponto de referência a primeira vértebra cervical. Utilizar a mão não dominante para apoio, introduzir o instrumento e realizar manobra de abertura da pinça a fim de permitir a ampliação do orifício no crânio e, por conseguinte, a excerebração.

LEITURA RECOMENDADA

American College of Obstetricians and Gynecologists. Operative vaginal delivery. Practice Bulletin No 154.Obstet Gynecol 2015; 126:e56-65.

American College of Obstetricians and Gynecologists. Shoulder dystocia. Practice Bulletin No. 178. Obstet Gynecol 2017; 129:e123-33.

American College of Obstetricians and Gynecologists. External cephalic version. Practice Bulletin No 161. Obstet Gynecol 2016; 127: e54-61.

Amorim MMR, Duarte AC, Andreucci CB, Knobel R, Takemoto ML. Distocia de ombro: proposta de um novo algoritmo para conduta em partos em posições não supinas. FEMINA Maio/Junho 2013; 41(3).

Classification of Caesarean Sections in Canada: The Modified Robson Criteria. SOGC COMMITTEE OPINION. No 281, October 2012. J Obstet Gynaecol Can 2012; 34(10):976-9.

Ministério da Saúde do Brasil. Diretrizes de Atenção à Gestante: a operação cesariana. No 179. Março/2016. Disponível em: http://www.ibes.med.br/artigos/ Acesso em: 23 de agosto de 2017.

Royal College of Obstetricians and Gynaecologists – RCOG. Operative Vaginal Delivery. Green–top Guideline No 26. January 2011. Disponível em: https://www.rcog.org.uk/en/guidelines-research-services/guidelines/gtg26/ Acesso em: 23 de agosto de 2017.

The CORONIS collaborative group. Caesarean section surgical techniques: 3 year follow-up of the CORONIS fractional, factorial, unmasked, randomised controlled trial. The Lancet. Published online May 4, 2016. Disponível em: http://dx.doi.org/10.1016/S0140-6736(16)00204-X. Acesso em: 23 de agosto de 2017.

World Health Organization Odon Device Research Group, Schvartzman JA, Krupitzki H, Betran AP, Requejo J, Bergel E, Fiorillo AE, Gadow EC, Vizcaino FM, von Petery F, Althabe F, Belizan J, Borruto F, Boulvain M, Di Renzo GC, Gülmezoglu M, Hofmeyr J, Judge K, Leung TY, Nguyen MH, Saugstad OD, Temmerman M, Treisser A, Vayena E, Merialdi M. Feasibility and safety study of a new device (Odoón device) for assisted vaginal deliveries: study protocol. Reprod Health. 2013 Jul 2;10:33. doi: 10.1186/1742-4755-10-33.

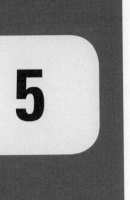

5 Apresentações Cefálicas Anômalas e Apresentação Córmica

INTRODUÇÃO

A *apresentação* é a parte fetal que ocupa o estreito superior da bacia e está mais perto do canal do parto, e que se insinua através deste durante o trabalho de parto. Na situação fetal longitudinal, a apresentação pode ser *cefálica* ou *pélvica*, e na situação transversa é chamada *córmica*. Cada apresentação tem um ponto de referência no feto que é utilizado para descrevê-la: cefálica fletida – occípito (O), pélvica – sacro (S) e córmica – acrômio (A). Os pontos de referência fetal se relacionam com oito pontos da bacia materna (distribuídos equitativamente em intervalos de 45 graus) e definem as variedades de posição.

A apresentação cefálica de vértice (feto com atitude fletida) é a mais frequente (96%). As apresentações anômalas são as principais causas de instrumentação durante o parto vaginal por distocia e são responsáveis por um grande número de indicações de cesariana, principalmente em primíparas. A apresentação pélvica será discutida no Capítulo 6.

APRESENTAÇÃO CEFÁLICA DEFLETIDA

Quando a cabeça fetal sofre deflexão, três apresentações podem surgir: *bregma*, *fronte* e *face*, geralmente constituindo um espectro evolutivo. Podem ainda ser chamadas, respectivamente, *defletida de primeiro grau*, *defletida de segundo grau* e *defletida de terceiro grau*. As apresentações defletivas ocorrem em cerca de 1% dos partos.

Etiologia

Os três tipos de apresentação defletida costumam ocorrer por:

- Vício pélvico.
- Multiparidade.
- Dolicocefalia fetal.
- Desproporção cefalopélvica.
- Placenta de inserção baixa.
- Tumores prévios.
- Excessiva repleção vesical ou de sigmoide.
- Excesso de volume da calota craniana (hidrocefalia).
- Tumorações fetais: cefálicas ou cervicais.
- Patologia do cordão: circulares e brevidade.
- Anencefalia (apresentação de face).
- Encurtamento congênito do pescoço.

Nomenclatura

Os pontos de referência, a linha de orientação e a nomenclatura estão expostos no Quadro 5.1.

Apresentação de face

Representa o máximo da extensão. O occípito pode tocar o dorso fetal e o mento se localizar anterior ou posteriormente. Pode ser *primitiva* (durante a gestação) ou *secundária* (durante o trabalho de parto) – a partir de uma atitude original de indiferença. Ocorre em 1 a cada 600 a 800 partos.

O parto espontâneo é possível em 75% dos casos nas variedades anteriores, uma vez que o exagero da extensão permite a descida da apresentação em seu menor diâmetro, o suboccipitobregmático (9,5cm), compatível com as dimensões da pelve (*conjugata vera obstétrica* média = 10,5cm), desde que não exista desproporção cefalopélvica (Figura 5.1). No entanto, causam comumente frequência cardíaca fetal não tranquilizadora e/ou traçados anormais na cardiotocografia e índices de Apgar baixos no quinto minuto (hipoxia fetal).

Quadro 5.1 Apresentações cefálicas defletidas

Tipo	Ponto de referência	Linha de orientação	Símbolo	Variedades de posição
Bregma ou primeiro grau	Bregma	Suturas sagital e metópica	B (bregma)	BEA, BEP, BDA, BDP, BS, BP, BET, BDT
Fronte ou segundo grau	Glabela	Sutura metópica	N (naso)	NEA, NEP, NDA, NDP, NS, NP, NET, NDT
Face ou terceiro grau	Mento	Linha facial	M (mento)	MEA, MEP, MDA, MDP, MS, MP, MET, MDT

BEA: bregma esquerda anterior; BEP: bregma esquerda posterior; BDA: bregma direita anterior; BDP: bregma direita posterior; BS: bregma sacra; BP: bregma púbica; BET: bregma esquerda transversa; BDT: bregma direita transversa; NEA: naso esquerda anterior; NEP: naso esquerda posterior; NDA: naso direita anterior; NDP: naso direita posterior; NS: naso sacra; NP: naso púbica; NET: naso esquerda transversa; NDT: naso direita transversa; MEA: mento esquerda anterior; MEP: mento esquerda posterior; MDA: mento direita anterior; MDP: mento direita posterior; MS: mento sacra; MP: mento púbica; MET: mento esquerda transversa; MDT: mento direita transversa.

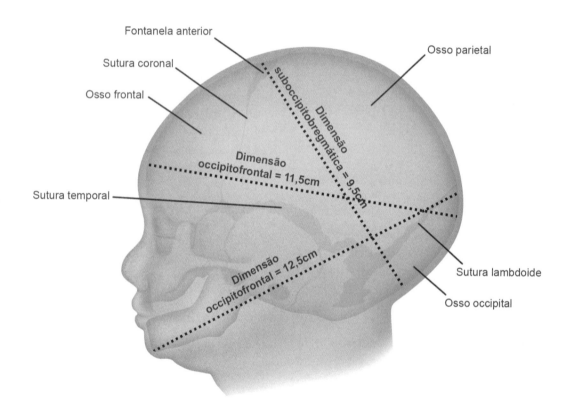

Figura 5.1 Diâmetros do polo cefálico fetal a termo.

Nas variedades posteriores, a saliência do promontório dificulta ou impede a insinuação e a descida da cabeça. A compressão plástica é exagerada. A bossa se localiza na face e, quando acentuada, pode desfigurá-la completamente. O parto vaginal nessas condições é raro e, segundo alguns autores, somente é possível em fetos prematuros. No período expulsivo, o desprendimento ocorre por flexão. A atitude defletida e os edemas na face podem persistir no neonato por horas ou mesmo dias.

Diagnóstico

Em geral, o diagnóstico é estabelecido a partir do exame clínico:

- **Palpação uterina (manobras de Leopold)**: confirma a situação longitudinal e a presença do polo cefálico na área do estreito superior da pelve com o polo pélvico no fundo uterino. O *sinal do golpe do machado de Tarnier* consiste em uma depressão em formato de cunha entre o occipital e o dorso, que pode ser palpada por via abdominal.

- **Ausculta fetal:** o foco é audível nos quadrantes inferiores e oposto à posição do dorso.
- **Toque vaginal:** deve confirmar o diagnóstico e é mais fácil quando a bolsa está rota (o que ocorre precocemente nas apresentações de face). O mais importante diagnóstico diferencial é com apresentação pélvica, devendo ser reconhecidos o mento, a boca, o nariz, a glabela e a sutura metópica. É fundamental identificar o mento para diferenciar a face da fronte (em que o prognóstico de evolução é bem pior); em 60% dos casos, o mento é anterior.

  Distinguir a boca do ânus, a face da nádega e o mento do cóccige pode ser difícil quando existe uma bossa importante. Deve ser lembrado que, enquanto o ânus forma sempre uma linha reta com as tuberosidades isquiáticas, a boca e as proeminências malares formam os vértices de um triângulo, com a pirâmide nasal no centro.
- **Ultrassonografia:** raramente é necessária, mas pode ser utilizada não apenas para o diagnóstico diferencial com outras apresentações, mas também como auxiliar para a avaliação da proporção cefalopélvica com a definição da estimativa do peso fetal, associação com malformações (anencefalia) e outras situações patológicas.

Complicações

- Fenômenos plásticos importantes, como trauma e hemorragias faciais, grande bossa e flictenas.
- Compressão do pescoço, podendo determinar transtorno da ventilação pulmonar e lesão da laringe.
- Distocia de insinuação, descida e rotação, sobretudo em posteriores.
- Maior incidência de laterocidência e procidência de cordão.
- Parto demorado.
- Amniorrexe geralmente precoce.

Conduta

A evolução do trabalho de parto na tentativa de parto transpelvino só é possível nas seguintes circunstâncias:
- Variedades anteriores (75% de parto vaginal).
- Proporção cefalopélvica adequada.
- Ausência de macrossomia.
- Anomalias fetais incompatíveis com a vida (anencefalia).
- Feto morto.

São contraindicadas as manobras manuais para tentar mudar a apresentação fetal ou o uso de fórceps de rotação. Esses dois procedimentos estão relacionados com morbidade materna e fetal desnecessária. Nos casos de feto morto, alguns autores sugerem a realização de embriotomia.

Indicações de cesariana

- Mentoposteriores e transversas.
- Vício pélvico (comum em apresentações de face).
- Desproporção cefalopélvica.
- Macrossomia.
- Tumores prévios e outras condições associadas.
- Hidrocefalia em feto viável.

Apresentação de fronte

Nesse caso, a deflexão é incompleta, com a localização da região *frontal* na área do estreito superior. Pode ser *transitória* e evoluir para bregma e vértice, por flexão, ou para apresentação de face, por aumento da deflexão, mas pode persistir até o período expulsivo. Pode ainda ser *secundária* à deflexão de outra apresentação original (vértice ou bregma) ou à flexão de apresentação de face. Ocorre em aproximadamente 1 em 500 a 4.000 partos, constituindo a apresentação defletida mais rara.

O parto é sempre *distócico*, sendo a via natural possível apenas em conceptos muito pequenos. Mesmo assim, são evoluções arrastadas, pois o polo cefálico oferece seu maior diâmetro à bacia (o occipitomentoniano, de 12,5cm), com maior risco de infecção, exaustão materna e trauma fetal com hipoxia.

Diagnóstico

- **Palpação uterina:** o polo cefálico na área do estreito superior é muito volumoso. Não está presente o *sinal do golpe de machado* descrito anteriormente.
- **Ausculta fetal:** semelhante à da apresentação de face.
- **Toque vaginal:** a fronte apresenta-se saliente no centro da escava. Percorre-se a sutura metópica até encontrar a glabela, que é o ponto de referência. As arcadas orbitárias são palpáveis de cada lado da glabela. Não se identifica o mento ou a boca e tampouco a pequena fontanela. A grande fontanela localiza-se do lado oposto à fronte. Em geral, a sutura metópica encontra-se no diâmetro transverso. O diagnóstico pode ser difícil se houver bossa serossanguínea (lembrar que o nariz não se infiltra).
- **Ultrassonografia:** raramente é necessária, mas pode ser realizada durante o trabalho de parto com as mesmas finalidades já descritas para a apresentação de face.

Conduta

Com feto a termo, vivo e viável, indica-se *cesariana* (via de escolha). O parto normal só será indicado se houver óbito fetal ou inviabilidade do concepto, incluindo malformações incompatíveis com a vida, como anencefalia, ou ainda em situações de fetos muito pequenos em multíparas (possibilidade de conversão da apresentação para occípito ou mento em 50% dos casos). Nessas condições, convém evitar manobras que possam aumentar a morbidade materno-fetal.

Apresentação de bregma

Esta representa o primeiro grau da deflexão, podendo evoluir com seu exagero, transformando-se em apresentação de fronte ou de face, ou transformar-se em uma apresentação cefálica fletida. Ocorre em menos de 0,5% das gestações. Como é uma apresentação *transitória*, deve-se aguardar sua evolução espontânea para outro tipo de apresentação, que pode ou não permitir o parto. A conduta a adotar depende, portanto, do tipo de evolução (flexão ou deflexão).

APRESENTAÇÃO OCCIPITOSSACRA PERSISTENTE (OS)

Esta é a posição anômala mais frequente (um a cada 19 partos) e decorre da rotação anormal do feto durante o trabalho de parto. É típica das variedades de posição posteriores, que têm de realizar uma rotação maior que a habitual, de 135 graus, no caso de rotação para a frente (occipitopúbica ou OP). Essa rotação anterior ocorre em 90% dos casos, mas nos 10% restantes a rotação é posterior e incompleta e se define como posição OS.

São fatores de risco: pelve com algum grau de angústia, principalmente nos seus diâmetros transversos, obesidade materna, placenta em posição anterior, fetos com peso > 4kg, contrações uterinas ineficazes ou ainda analgesia peridural, causando relaxamento excessivo da musculatura pélvica e dificultando a rotação fetal (controverso). Em um estudo prospectivo envolvendo 116 mulheres que apresentaram OS persistente durante o parto, 7,8% delas repetiram a apresentação anômala em partos subsequentes e 11,2% foram submetidas à cesariana por distocia. Apesar de a amostra ser pequena, os autores atribuem essa recorrência às prováveis anormalidades dos diâmetros pélvicos e alertam os cuidadores sobre a importância de valorizar a história obstétrica da paciente.

Dependendo da intensidade das contrações, do tamanho fetal e do grau de flexão do polo cefálico, a velocidade de descida da apresentação pode ser menor em OS. Como consequência, geralmente ocorre um número maior de intervenções (uso de ocitocina, rotura artificial de membranas e parto instrumental). Nessa posição, se existir um grau moderado de deflexão, o desprendimento do polo cefálico ocorrerá por hiperflexão inicial (ao contrário da OP), verificando-se a deflexão somente quando o nariz se colocar sob o arco pubiano e o diâmetro suboccipital alcançar a fúrcula. Essa modalidade de desprendimento é bem menos favorável que na OP: por causa da flexão incompleta, o polo cefálico apresenta à pelve seus maiores diâmetros, a distensão das estruturas maternas é maior e pode ocorrer ruptura perineal com mais frequência.

Diagnóstico

O diagnóstico é bastante fácil, uma vez que ao toque a pequena fontanela ou lambdoide se localiza posteriormente em relação ao sacro. Como certo grau de deflexão é comum, a grande fontanela ou bregma pode ser percebida anteriormente. São identificáveis ainda a sutura metópica e as suturas coronais anteriormente e a sutura sagital em posição medial.

Caso haja disponibilidade de equipamento e o diagnóstico seja duvidoso, a ultrassonografia pode ser realizada durante o trabalho de parto (o transdutor colocado imediatamente sobre a sínfise púbica identifica a posição do polo cefálico).

Conduta

Posição materna

As pacientes em trabalho de parto com OS costumam referir dor acentuada e persistente na região lombar. Em um ensaio clínico randomizado multicêntrico realizado em 2005, 70 mulheres com diagnóstico ultrassonográfico de OS em gestação a termo participaram da intervenção: assumir a posição de quatro apoios durante o trabalho de parto (30 minutos a 1 hora). Os autores encontraram *redução significativa da dor materna relatada*, além de diminuição do tempo de trabalho de parto e melhores índices de Apgar. No entanto, um ensaio clínico randomizado posterior, publicado em 2013, não conseguiu mostrar significativa rotação para OP nas mulheres que assumiram a posição de quatro apoios. Nesse mesmo estudo, a obesidade materna e a paridade foram fatores independentes que diminuíram a probabilidade de rotação. No entanto, como a posição favorece o conforto materno em virtude da diminuição da dor lombar, deve-se estimular sua adoção nessas situações.

Um ensaio clínico randomizado recente avaliou a adoção de posição lateral assimétrica (mulher deitada do lado oposto ao dorso fetal) durante o trabalho de parto na primeira hora após o diagnóstico da variedade posterior. Os autores não encontraram diferença na comparação com a adoção do decúbito dorsal em relação à rotação da apresentação para anterior, à dor, à velocidade do trabalho de parto e a nenhum outro desfecho. No entanto, destacam que outras posturas devem ser avaliadas. Enquanto mais evidências não estiverem disponíveis, devem ser respeitadas as escolhas da mulher em relação às posições adotadas durante o trabalho de parto, esclarecendo que o aumento da movimentação durante o trabalho de parto parece facilitar a acomodação do feto à bacia materna. A Figura 5.2 mostra algumas das posições sugeridas para o primeiro período do trabalho de parto de gestantes com apresentações posteriores.

Conduta expectante

Caso o trabalho de parto esteja progredindo e a frequência cardíaca fetal seja satisfatória, deve-se optar pela conduta expectante. Mais da metade dos fetos em OS apresenta rotação espontânea para OP quando a conduta expectante é adotada (veja o Capítulo 3).

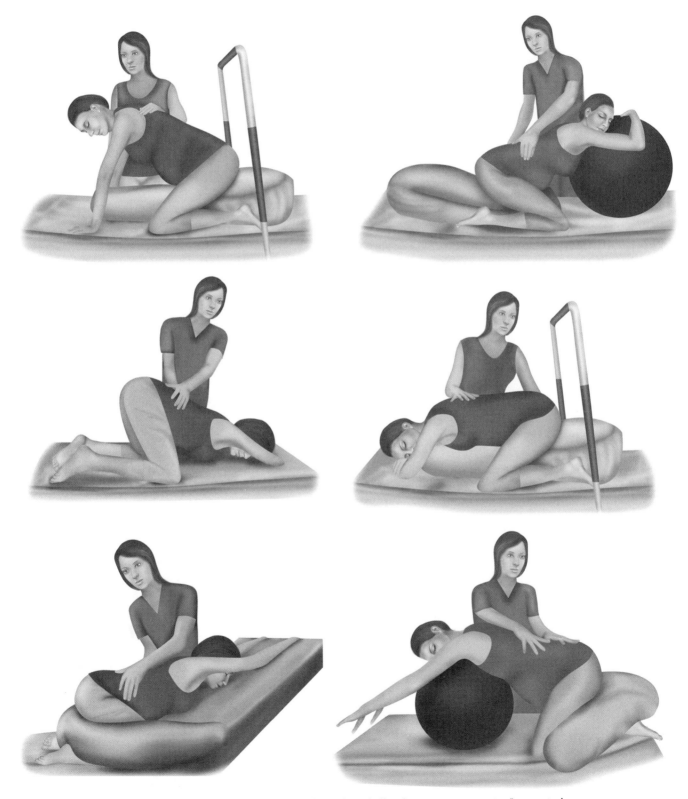

Figura 5.2 Posições para o primeiro período do trabalho de parto – apresentações posteriores.

Rotação manual

A rotação manual costuma ser realizada em mulheres que apresentam segundo período do trabalho de parto arrastado e pelve adequada (larga). As manobras, que podem ser feitas durante ou nos intervalos das contrações, costumam ser bastante dolorosas para as mulheres que não estão usando analgesia peridural e causar lacerações cervicais. Introduz-se a mão em contato com o occípito na parede posterior da vagina e, com os dedos sobre a orelha anterior e o polegar sobre a posterior, tenta-se forçar a rotação para OP. Um estudo prospectivo publicado em 2008, com um total de 61 mulheres, mostrou que a rotação manual realizada precocemente após a dilatação completa foi associada à OP em 93% dos partos contra 15% daqueles em que a manobra não foi realizada.

Não existem ensaios clínicos randomizados que tenham comparado a eficácia da conduta expectante *versus* rotação manual. As evidências disponíveis são fundamentadas em estudos observacionais com amostras pequenas.

Parto instrumental

Há aumento da incidência de parto instrumental com a apresentação em OS. Pode ser realizado desprendimento por fórceps ou vácuo-extrator em OS ou após rotação para OP (veja o Capítulo 4 para mais detalhes sobre as condições de aplicabilidade e procedimentos). Um trabalho de coorte retrospectivo publicado em 2013, com 148 mulheres que pariram por fórceps em OS, evidenciou que as lacerações perineais que se seguem à aplicação em OS são significativamente mais graves (terceiro ou quarto grau) quando comparadas com os desprendimentos em OP após rotação (43,4% × 24,3%), mesmo após análise multivariada (OR: 3,67; IC 95%: 1,42 a 9,47).

Em todo o mundo, o uso de fórceps vem diminuindo em virtude do aumento das indicações de cesariana. Desse modo, tem sido dificultado o aprendizado dos obstetras em formação quanto à aplicação do instrumento. As manobras de rotação só devem ser efetuadas por obstetras experientes ou, na ausência desses profissionais, é preferível a cesariana. Não existem evidências de que a episiotomia seja obrigatória nos partos em OS, mesmo instrumentais.

Cesariana

A cesariana deve ser indicada se as manobras anteriores falharem ou se o delivramento espontâneo não ocorrer e o obstetra não tiver prática no manejo do fórceps, após tentativa de rotação manual. Em apresentações altas, com grande bossa serossanguínea (elevada probabilidade de vício pélvico) e presença de sofrimento fetal, deve ser indicada de imediato.

Profilaxia

Não existem evidências de que exercícios maternos regulares, com a posição de quatro apoios, realizados antes do trabalho de parto sejam eficazes para facilitar as rotações dos fetos em OS para OP. No entanto, também não existem efeitos deletérios quando da adoção dessas medidas. Assim, as mulheres podem adotar essa posição se desejarem, segundo uma revisão da Biblioteca Cochrane.

APRESENTAÇÕES OCCIPITOTRANSVERSAS PERSISTENTES

As variedades de posição *occipitotransversas*, esquerda ou direita (OET ou ODT) podem ser *transitórias*, quando no estreito superior (evoluindo espontaneamente para anteriores durante o trabalho de parto), ou *persistentes*, quando assim se mantêm na escavação pélvica. São mais frequentes em bacias *platipeloides*, nas quais há predominância dos diâmetros transversos. Nesta última condição, a rotação ainda pode ocorrer, especialmente se a contratilidade uterina for satisfatória e não houver vício pélvico. Caso contrário, é praticamente impossível o desprendimento, salvo em conceptos pequenos, pois o diâmetro que se oferece perpendicularmente ao eixo da pelve é o occipitofrontal, de 11,5cm (Figura 5.1).

Diagnóstico

Ocasionalmente, o diagnóstico pode ser dificultado por causa dos fenômenos plásticos do parto; daí a importância de se identificar a variedade de posição o mais rápido possível durante o acompanhamento do trabalho de parto. Além das fontanelas, palpáveis em cada lado (o occípito define a posição, esquerda ou direita – será o lado em que estiver a pequena fontanela) da pelve, nas extremidades do diâmetro transverso, pode-se, sobretudo quando há bossa, identificar as orelhas localizadas anterior ou posteriormente (relacionando-se com o púbis ou o sacro).

O diagnóstico diferencial deve ser feito com assinclitismo anterior ou posterior. Em caso de dúvida, após avaliação clínica cuidadosa, a ultrassonografia pode ser realizada.

Conduta

Conduta expectante

Essa é a conduta preferencial se o trabalho de parto estiver progredindo mesmo que de maneira mais lenta e a vitalidade fetal estiver preservada. Avaliar cuidadosamente a presença de bossa serossanguínea e se está ocorrendo "progressão" apenas da bossa (mais comum em bacias androides). Esse achado exige a indicação de cesariana.

Dinâmica uterina

Utilizar ocitocina em bomba de infusão contínua, caso necessário.

Rotação manual

Melhores resultados são obtidos em multíparas em virtude da flexibilidade do períneo, que possibilita o emprego da técnica adequada. O occípito é rodado manualmente, de preferência para OP, com os quatro dedos da mão oposta à posição do polo cefálico (esquerda para ODT, direita para OET) enquanto a outra mão, externamente, auxilia a rotação do dorso fetal. Outra possibilidade técnica consiste no posicionamento do dedo índex e do dedo médio do profissional na sutura sagital, próximo à fontanela lambdoide, e na rotação da mão e do braço externamente, levando à rotação do polo cefálico (sentido preferencial OP). Pode ocorrer o retorno à posição inicial se os esforços manuais cessarem ou se houver o desprendimento espontâneo do polo cefálico, caso ocorram esforços expulsivos maternos logo após a manobra. Estudos observacionais retrospectivos mostraram que há redução do risco de cesariana em mulheres que passaram por rotação manual de OT para OP. Cabe lembrar que esse procedimento é doloroso em pacientes sem analgesia peridural e pode ocasionar lacerações cervicais e hemorragia, devendo ser realizado com cautela de acordo com a experiência do profissional.

Parto instrumental

Fórceps ou vácuo-extrator podem ser utilizados para realizar a rotação e ultimar o desprendimento em OP. O fórceps de Kielland presta-se tanto à rotação como à correção do assinclitismo que costuma associar-se às transversas persistentes. Convém lembrar que está contraindicado para bacias platipeloides (veja o Capítulo 4 para mais detalhes sobre as condições de aplicabilidade e procedimentos).

Em todo o mundo, o uso de fórceps vem diminuindo em virtude do aumento das indicações da cesariana. Desse modo, tem sido dificultado o aprendizado dos obstetras em formação quanto à aplicação do instrumento. As manobras de rotação só devem ser efetuadas por obstetras experientes e/ou, na ausência deles, é preferível a cesariana para diminuição da morbidade materno-fetal.

Cesariana

A cesariana é indicada caso as manobras anteriormente descritas falhem e também na presença de apresentações altas, vício pélvico, sofrimento fetal e se o obstetra não tiver experiência com o uso do fórceps/vácuo-extrator.

APRESENTAÇÃO CÓRMICA

Ocorre a apresentação córmica, ou de espádua, quando o feto, em situação transversa (isto é, seu maior eixo perpendicular à coluna vertebral materna), apresenta a espádua ao estreito superior da pelve com o polo cefálico de um lado, na fossa ilíaca, e o polo pélvico no lado oposto. Em geral, é uma apresentação temporária que evolui para apresentação pélvica ou cefálica com o decorrer da gestação e a acomodação fetal.

A incidência é de 1 a cada 300 partos, com frequência maior nas gestações pré-termo, por causa da maior capacidade de adequação do volume uterino diante do pequeno volume fetal, e em multíparas. Nessas últimas, o aumento do relaxamento uterino e abdominal favorece a obliquidade e a situação transversa. O *prolapso* de braços e de cordão é frequente durante o trabalho de parto com bolsa das águas rota.

Fatores predisponentes

- Prematuridade (principal).
- Multiparidade.
- Amniorrexe prematura.
- Polidrâmnio.
- Gemelidade.
- Vício pélvico.
- Malformações uterinas.
- Malformações fetais (como a hidrocefalia).
- Fatores anexiais: encurtamento do cordão, placenta fúndica e placenta prévia.
- Tumores prévios, especialmente uterinos.

Nomenclatura

A *apresentação* córmica sempre corresponde à *situação* transversa; não existe linha de orientação, uma vez que o parto espontâneo de concepto viável é impossível. O ponto de referência fetal é o *acrômio*.

Segundo Briquet, a *posição* pode ser *anterior* ou *posterior* de acordo com a posição do dorso fetal (voltado para a frente ou para a coluna vertebral da mãe), podendo ainda existir as posições *dorso-superior* e *dorso-inferior*, que são mais raras.

Para a escola americana, a posição é indicada pelo lado materno em que se encontra o acrômio, possibilitando as variedades de posição *acrômio-esquerda-anterior* (AEA: o acrômio do lado esquerdo da mãe e o dorso anterior), *acrômio-esquerda-posterior* (AEP), *acrômio-direita-anterior* (ADA) e assim por diante.

Diagnóstico

- **Exame obstétrico:** é mandatório, mesmo que haja diagnóstico ecográfico prévio, por causa da possibilidade de rotação fetal.
- **Inspeção:** chama atenção a predominância do diâmetro transverso sobre o longitudinal, o que pode não ocorrer se existirem condições predisponentes associadas, como tumores uterinos e polidrâmnio. Em mulheres obesas, esse aspecto também pode não ser observado.
- **Palpação uterina (manobras de Leopold):** ausência do polo fetal (cefálico ou pélvico) tanto na área do estreito superior como no fundo uterino. Pode-se palpar no nível dos flancos o polo cefálico de um lado e o pélvico do outro (se houver algum grau de obliquidade, eles podem se encontrar em alturas diferentes). O dorso pode ser facilmente diferenciado das partes fetais.
- **Ausculta fetal:** geralmente é o foco encontrado na linha mediana ou paralelo a esta, acima ou abaixo da cicatriz umbilical.
- **Toque vaginal:** quando o colo está suficientemente dilatado, são palpáveis as estruturas da apresentação, ou seja, a espádua e o gradeado costal, o braço e o cavo axilar. O aspecto é mais do que característico na procidência de braço. Nesse caso, com o braço em posição supina, o polegar aponta para a cabeça e pode-se reconhecer qual a espádua que se apresenta, uma vez que são homônimas a mão do feto e a do obstetra que se adaptam ao "aperto de mão". Os pés devem ser distinguidos das mãos (situações transversas), reconhecendo-se o calcanhar e o hálux (diferente do polegar), o reflexo de preensão (mão) e a linha que reúne as extremidades dos dedos (reta no pé e curva na mão).

  Dilatado o colo e adiantado o trabalho de parto, é dispensável a complementação ultrassonográfica, que pode ser necessária em casos duvidosos com o colo fechado.
- **Ultrassonografia:** possibilita o diagnóstico anteparto, quando ainda não há dilatação cervical. No entanto, como a apresentação fetal pode transformar-se de um momento para outro, o diagnóstico ecográfico não é definitivo, exceto quando já instalado o trabalho de parto.

Evolução clínica

Conforme descrito previamente, o parto espontâneo é impossível, a menos que ocorra durante o trabalho de parto uma das seguintes possibilidades:

- **Parto em *conduplicato corpore*:** com fetos muito pequenos, geralmente mortos e macerados, e sobretudo em multíparas, o parto transpelvino pode ocorrer com a redução forçada dos diâmetros, liberando-se progressivamente o braço e a espádua, a seguir o pescoço, a cabeça e o tórax e, então, o restante do corpo.
- **Versão espontânea:** também raríssima e traumática, geralmente em fetos muito pequenos ou mortos.
- **Evolução espontânea em dorso-anteriores:** fixa-se a cabeça na área do estreito superior e nascem paulatinamente o tronco e os membros inferiores e, em seguida, a cabeça e os membros superiores.

Em fetos grandes, a termo, esses mecanismos não são possíveis, e a evolução do trabalho de parto acaba deflagrando a terrível situação denominada *apresentação córmica abandonada*, felizmente rara nos dias de hoje. A tendência é de encravamento do tronco na pelve e hipersistolia, mecanismo pelo qual o útero tenta superar o obstáculo e forçar a saída do feto. Verifica-se a procidência do braço do feto, acarretando tocotraumatismo fetal. O segmento inferior se adelgaça, surgindo a síndrome de Bandl-Frommel (distensão segmentar). Pode ocorrer rotura uterina. Outra possibilidade é a inércia uterina, com retração e encravamento fetal, complicada pela infecção secundária, que pode progredir para sepse e morte materna. Na evolução espontânea, o feto *sempre* falece, e pode ser necessária embriotomia ou versão podálica interna para retirada do concepto.

Complicações

- Prolapso de cordão.
- Prolapso de braço.
- Infecção intrauterina.
- Hipersistolia e taquissistolia.
- Distensão segmentar.
- Rotura uterina.
- Morte fetal.
- Morte materna.

Conduta

Alguns autores defendem a realização de versão externa em gestações com apresentação córmica, próxima ao termo, na ausência de trabalho de parto e com bolsa das águas íntegras, seguida de indução do trabalho de parto. Não existem trabalhos recentes comparando os desfechos maternos fetais dessa prática.

No Centro de Atenção à Mulher (CAM-IMIP), a cesariana tem indicação *universal no trabalho de parto* das apresentações córmicas com feto viável e, mesmo com o feto morto, nas gestações a termo. Os índices de infecção e as complicações maternas não justificam aguardar uma evolução que se sabe distócica.

Antes do procedimento são mandatórios:

- Confirmação da apresentação por ultrassonografia recente (de preferência no mesmo dia) e pelo exame físico.
- Idade gestacional superior a 38 semanas: preferir ultrassonografia do primeiro trimestre para o cálculo – evitar desconforto respiratório fetal.

Caso se opte pela incisão transversa baixa, realiza-se a versão podal quando se apreende o membro inferior (pé) do concepto. A incisão pode ser complementada com um T invertido, caso a extração fetal seja difícil.

A versão interna, por sua vez, só tem indicação em casos de apresentação córmica do segundo gemelar, após parto transpelvino do primeiro (veja o Capítulo 27) ou nos casos de fetos mortos de *apresentações córmicas abandonadas*.

Prognóstico

O prognóstico é excelente quando a cesariana é indicada oportuna e precocemente. Nas córmicas abandonadas, além do óbito fetal, sérias complicações maternas podem advir.

LEITURA RECOMENDADA

Carrara HHA, Duarte G. Semiologia obstétrica. Medicina (Ribeirão Preto) jan./mar. 1996; 29:88-103.

Gardberg M, Leonova Y, Laakkonen E. Malpresentations – impact on mode of delivery. Acta Obstetricia et Gynecologica Scandinavica 2011; 90:540-542.

Le Ray, Camille et al. Lateral asymmetric decubitus position for the rotation of occipito-posterior positions: multicenter randomized controlled trial EVADELA. Am J Obstet Gynecol October 2016. Volume 215, Issue 4, Pages 511.e1–511.e7

Malvasi A, Tinelli A, Barbera A et al. Occiput posterior position diagnosis: vaginal examination or intrapartum sonography? A clinical review. J Matern Fetal Neonatal Med 2014; 37:520-526.

Tempest N, Hart A, Walkinshaw S, Hapangama D. A re-evaluation of the role of rotational forceps: retrospective comparison of maternal and perinatal outcomes following different methods of birth for malposition in the second stage of labour. BJOG 2013; 120:1277-84.

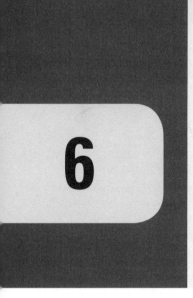

Parto Pélvico

INTRODUÇÃO

A apresentação pélvica (isto é, quando o polo pélvico está situado na área do estreito superior) ocorre em cerca de 3% a 4% dos partos a termo, sendo mais frequente em idade gestacional mais precoce (30% com menos de 32 semanas).

São reconhecidas quatro modalidades, as quais são consideradas fundamentais:

- **Apresentação pélvica completa:** as pernas estão fletidas sobre as coxas e os pés estão perto da genitália. Pés e nádegas são palpáveis ao toque bimanual.
- **Apresentação pélvica incompleta:** ocorre a extensão dos membros inferiores e eles ficam em contato com a face anterior do tronco fetal, evidenciando-se apenas a nádega ao toque (também conhecida como modo de nádegas).

Ocorrendo a dilatação cervical, podem surgir as variedades secundárias:

- **Pélvica incompleta (modo de pés):** ocorre a exteriorização de um ou de dois pés através do colo.
- **Pélvica incompleta (modo de joelhos):** a perna fletida desce sobre a coxa.

A linha de orientação é o sulco interglúteo e o ponto de referência fetal, o sacro, configurando-se as seguintes variedades de posição: sacro esquerda anterior (SEA), sacro esquerda posterior (SEP), sacro direita anterior (SDA), sacro direita posterior (SDP), sacro púbica (SP), sacro sacra (SS), sacro esquerda transversa (SET) e sacro direita transversa (SDT). São mais frequentes a posição esquerda e as variedades anteriores. A modalidade mais encontrada é a apresentação incompleta (modo de nádegas – em torno de 60%).

DIAGNÓSTICO

O exame obstétrico é imperioso, mesmo que haja diagnóstico ultrassonográfico recente, pois a rotação fetal pode acontecer a qualquer momento.

Palpação uterina (manobras de Leopold)

Palpa-se a nádega fetal no nível da escava como formação irregular, redutível, diferente do polo cefálico (rijo e irredutível). O polo cefálico é palpado na região do fundo uterino.

Ausculta fetal

Em geral, o foco é encontrado nos quadrantes superiores do abdome materno.

Toque bimanual

Quando o colo está dilatado, as estruturas da apresentação tornam-se palpáveis, isto é, nádegas, genitália externa, sulco interglúteo, orifício anal, pés e região sacrococcígea. É importante o diagnóstico diferencial da nádega fetal com a bolsa das águas protrusa e com a bossa serossanguínea, que têm consistência menos rija e podem confundir o examinador. Realiza-se o toque exploratório, percorrendo toda a circunferência da apresentação e buscando identificar as estruturas ósseas do polo cefálico. A amniotomia pode ser necessária quando uma bolsa muito protrusa dificulta o diagnóstico. Os pés devem ser distinguidos das mãos (situações transversas), reconhecendo-se o calcanhar e o hálux (diferente do polegar), o reflexo de preensão (mão) e a linha que reúne as extremidades dos dedos (reta no pé e curva na mão).

Ultrassonografia

A ultrassonografia possibilita o diagnóstico anteparto, sendo útil quando ainda não há dilatação cervical. Contudo, não substitui o exame obstétrico. Como a apresentação fetal pode mudar de um momento para outro, o diagnóstico ecográfico não é definitivo, exceto quando já instalado o trabalho de parto.

DIAGNÓSTICO DIFERENCIAL

- Apresentação cefálica com bossa volumosa.
- Apresentação de face (reconhecer a boca, a pirâmide nasal e as tuberosidades isquiáticas).
- Apresentação córmica: reconhecer a axila e o gradeado costal.
- Bolsa das águas íntegra e protrusa com qualquer apresentação.

PREVENÇÃO DO PARTO PÉLVICO

Em revisão sistemática da Biblioteca Cochrane (atualizada em 2015), que envolveu oito estudos com um total de 1.308 mulheres randomizadas, os autores concluíram que a realização de uma versão cefálica externa (VCE) ao termo reduz a chance de apresentações não cefálicas a termo e o número de cesarianas. De acordo com grandes estudos observacionais, as complicações do procedimento são raras e as taxas de sucesso são maiores em multíparas. O American College of Obstetricians and Gynecologists e o Royal College of Obstetricians and Gynaecologist (ACOG, 2016; RCOG, 2017) recomendam que o procedimento seja oferecido sempre que possível após apropriada seleção das pacientes e detalhado aconselhamento materno sobre benefícios e riscos (deverá ser registrado no prontuário).

São consideradas contraindicações:
- Indicação de cesariana por outras causas (por exemplo, desproporção ou placenta prévia).
- Frequência cardíaca fetal não tranquilizadora.
- Hiperextensão da cabeça fetal (avaliação ultrassonográfica prévia).
- Malformações fetais ou uterinas.
- Descolamento de placenta identificado na ultrassonografia.
- Gestação múltipla.
- Outras (consideradas relativas): hipertensão materna, cesariana anterior, obesidade materna, restrição do crescimento intrauterino e oligoâmnio.

Caso não existam contraindicações, a VCE é realizada em ambiente hospitalar, com infusão de uterolíticos e monitoramento da frequência cardíaca fetal com cardiotocografia (Figura 6.1). Os principais riscos são de traçados cardiotocográficos anormais, sangramento, descolamento prematuro da placenta, amniorrexe, rotura do cordão, trauma vertebral e óbito fetal. Estima-se que após o procedimento possa haver reversão com retorno à apresentação inicial em 5% dos casos.

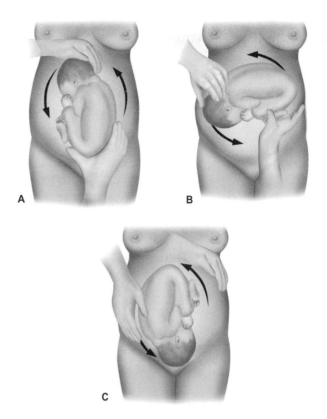

Figura 6.1 Versão cefálica externa. **A** Posição inicial. **B** Posição intermediária durante a manobra. **C** Posição final.

A época de realização do procedimento, antes do termo ou após 37 semanas, foi alvo de outra revisão da Biblioteca Cochrane (também atualizada em 2015). Quando a VCE foi realizada entre 34 e 35 semanas, houve diminuição do risco de apresentação não cefálica no parto, porém ocorreu aumento do risco de parto pré-termo. A morbidade neonatal decorrente da prematuridade deve ser considerada na discussão sobre a melhor época de indicação do procedimento.

Nas pacientes submetidas com sucesso a uma VCE, o risco de uma cesariana por distocia ou frequência cardíaca fetal não tranquilizadora é duas vezes maior que na população em geral. Também há aumento do risco de parto vaginal instrumental. Acredita-se que isso não esteja ligado ao procedimento em si, mas aos fatores de risco que originalmente levaram à manutenção da apresentação pélvica e à paridade. Portanto, trata-se de fatores não modificáveis.

Outras técnicas, como orientação postural da gestante, acupuntura (ponto BL67) e moxaterapia (técnica da medicina chinesa – combustão de erva específica perto da pele), têm sido estudadas como auxiliares no aumento do número de apresentações cefálicas a termo em todo o mundo. De acordo com uma revisão da Biblioteca Cochrane, publicada em 2012 e que envolveu oito estudos com 1.346 mulheres, isoladamente nenhuma das técnicas mostrou resultados significativamente melhores quando comparadas com o "não tratamento". No entanto, as evidências mostraram diminuição do número de apresentações não cefálicas a termo e cesarianas com a combinação de técnicas (por exemplo, acupuntura e moxaterapia, moxaterapia e terapia postural). Apesar disso, não existe recomendação formal para seu uso, uma vez que os dados sobre efeitos colaterais e complicações ainda são escassos.

Infelizmente, o número limitado de partos pélvicos realizados atualmente, mesmo em ambientes hospitalares com residência médica, tem reduzido a experiência e a segurança dos profissionais em relação à realização desse procedimento, limitando consequentemente o oferecimento dos procedimentos para sua prevenção.

CONDUTA

Via de parto

A via de parto na apresentação pélvica é motivo de importantes discussões em obstetrícia. Embora o parto pélvico em muitos casos ocorra facilmente, a possibilidade de cabeça derradeira é temida mesmo pelos tocólogos mais experientes em virtude do grande potencial de tocotraumatismos fetais.

Um grande estudo multicêntrico, randomizado, foi publicado em 2000 na revista *Lancet*. Os pesquisadores compararam os desfechos após a cesariana planejada e o parto vaginal planejado para a apresentação pélvica a termo (TBT – *Term Breech Trial*). Os resultados mostraram que a morbidade neonatal grave, a mortalidade neonatal e a mortalidade perinatal foram significativamente menores nos grupos submetidos à cesariana quando comparados com os grupos de parto vaginal (1,6% × 5%), sem diferenças significativas na mortalidade ou morbidade materna. Esses resultados foram mais expressivos nos centros dos países industrializados, com taxas baixas de mortalidade neonatal, e influenciaram as taxas de cesariana em todo o mundo nos anos que se seguiram.

As conclusões originais desse estudo foram modificadas por publicações subsequentes dos mesmos autores nos anos seguintes. Três estudos de acompanhamento foram publicados com avaliações das condições maternas e das crianças que envolveram uma parte dos centros participantes do TBT. Após um período de 2 anos, não foram encontradas diferenças significativas entre os grupos relacionadas com a morbidade materna (incontinência urinária,

dor, alterações menstruais, depressão ou lembranças estressantes do momento do parto etc.). Quanto às crianças, em relação àquelas que apresentaram morbidade grave no parto, a maioria (17/18) estava com desenvolvimento normal aos 2 anos e o risco de morte e o atraso no desenvolvimento não apresentaram diferenças significativas. Apesar das limitações dos estudos de acompanhamento (não avaliaram todos os centros, uso de questionários respondidos pelos pais etc.), esses resultados foram importantes para as discussões que se seguiram. Outros estudos observacionais realizados nos países que participaram do TBT foram publicados e mostraram aumento das taxas de cesariana e taxas semelhantes de morbidade neonatal (provavelmente por causa do aprimoramento da seleção das pacientes de parto vaginal com protocolos e critérios definidos inclusive para indução e uso de ocitocina).

Com base nas publicações mais recentes, o ACOG recomenda que a escolha da via de parto em gestação única com apresentação pélvica a termo deve ser feita levando em consideração a experiência da equipe para o parto vaginal pélvico (diminuída atualmente em vários centros devido ao número reduzido de casos), protocolos locais específicos para elegibilidade e manejo durante o trabalho de parto e a vontade e valores maternos após consentimento informado sobre riscos perinatais da cesariana programada e do parto vaginal planejado.

O RCOG, por sua vez, recentemente atualizou seu protocolo para o manejo do parto pélvico (em março de 2017 – veja https://www.rcog.org.uk/en/guidelines-research-services/guidelines/gtg20b/) e recomenda atualmente que as mulheres sejam informadas de que a redução da mortalidade perinatal relacionada com a cesariana programada se deve à redução do número de óbitos intraútero após as 39 semanas e à redução dos riscos do parto vaginal pélvico. No entanto, a seleção apropriada das pacientes e a qualidade do cuidado recebido durante o parto podem permitir um parto vaginal pélvico planejado tão seguro quanto um parto vaginal cefálico planejado. Orienta ainda que o aconselhamento das mulheres seja fundamentado na compreensão dos riscos relativos e absolutos das diferentes opções e não em opiniões enviesadas dos profissionais. Assim, diante do diagnóstico antenatal de apresentação pélvica persistente, a gestante deve ser avaliada quanto aos fatores de risco de desfechos desfavoráveis para um parto vaginal programado. Quais sejam:

- Hiperextensão da cabeça fetal (avaliação ultrassonográfica).
- Peso fetal estimado > 3,8kg.
- Peso fetal abaixo do 10º percentil.
- Apresentação pélvica incompleta (modo de pés).
- Evidências de comprometimento fetal.

Se qualquer um desses fatores de risco for identificado ou existirem outras indicações independentes para cesariana, esta deve ser a via de parto preferencial. Ainda segundo o RCOG, a segurança do parto vaginal pélvico planejado está relacionada com a experiência dos profissionais; logo, mulheres que desejem o procedimento devem ser transferidas para centros com profissionais habilitados e mais experientes.

Por outro lado, não existe consenso na literatura sobre a via de parto nas gestações pré-termo com apresentação pélvica em que o parto é iminente, seja por indicação materna, seja fetal. Os riscos maternos relacionados com a cesariana pré-termo incluem aumento do risco de hemorragias, lesão vesical, necessidade de histerotomia vertical (comprometendo o futuro gestacional por causa do risco de rotura uterina e placenta acreta em gestações futuras). Como a circunferência cefálica é proporcionalmente maior nos fetos pré-termo e o parto pode ocorrer mesmo com dilatação incompleta (favorecendo a compressão de cordão e os tocotraumatismos), a maioria dos serviços adota a cesariana como via de parto preferencial. Trabalhos recentemente publicados reforçaram esse posicionamento. Em 2014 foi publicada uma revisão sistemática holandesa que envolveu sete estudos (3.557 mulheres) que compararam a cesariana com o parto vaginal em gestações pré-termo com fetos em apresentação pélvica (Bergenhenegouwen e cols., 2014): a mortalidade neonatal foi menor no grupo da cesariana (3,8% × 11,5%), o risco de encravamento da cabeça foi maior no grupo de 26 a 29 semanas, e 50% dos partos vaginais planejados foram resolvidos por cesariana. Em 2015, o mesmo grupo publicou os resultados de uma coorte com mais de 8.300 mulheres que pariram fetos entre 26 e 36 semanas e, dessas, 6.421 tinham intenção de realizar parto vaginal. Na análise de subgrupo, a cesariana reduziu o risco de morbidade e mortalidade perinatal quando analisada em conjunto com os valores do índice de Apgar < 7 (8,7% × 10,4%) e também reduziu significativamente o risco de mortalidade e morbidade grave na idade gestacional de 28 a 32 semanas.

O RCOG (2017) recomenda que as mulheres com gestação única em apresentação pélvica e trabalho de parto prematuro espontâneo sejam informadas de que a cesariana de rotina não é recomendada e que devem ser considerados o período do trabalho de parto, o tipo de apresentação pélvica, o bem-estar fetal e a disponibilidade de profissional experiente para a escolha da via de parto, mesmo no limite da viabilidade (22 a 25 semanas e 6 dias). De acordo com esse protocolo recente, a cesariana planejada é recomendada apenas nos casos de interrupção pré-termo da gestação indicada por comprometimento materno ou fetal e o trabalho de parto deve ser acompanhado como nos fetos a termo.

Protocolo IMIP

No Centro de Atenção à Mulher-IMIP, a VCE não é oferecida de rotina e são respeitadas as seguintes indicações para escolha da via de parto.

Cesariana

- Feto vivo e viável (idade gestacional ≥ 28 semanas).
- Diagnóstico prévio de gemelidade com um dos conceptos em apresentação pélvica.
- Presença de outras indicações obstétricas.

Em nosso serviço, a cesariana *não* é eletiva na apresentação pélvica, aguardando-se o início do trabalho de parto, exceto se vigentes outras indicações maternas ou fetais (sofrimento fetal, pré-eclâmpsia, diabetes etc.), com o objetivo de facilitar a extração fetal e diminuir a possibilidade de hemorragia materna.

Parto transpelvino

- Idade gestacional < 28 semanas.
- Morte fetal comprovada.
- Paciente admitida em período expulsivo.

ASSISTÊNCIA AO PARTO PÉLVICO

"Parto das dificuldades crescentes."

(Fernando Magalhães)

É muito importante que o obstetra seja treinado para a realização de parto pélvico mesmo que o serviço onde trabalha não adote como rotina o parto vaginal. Simuladores e vídeos podem ser utilizados como ferramentas de ensino e discussão de casos.

O parto pélvico exige a presença de um obstetra, pelo menos um auxiliar, um anestesista na sala de parto e o neonatologista com todo o material necessário para reanimação do recém-nascido. Deve idealmente ser realizado pelo obstetra com maior experiência em parto pélvico e auxiliado ou observado pelos demais.

Material necessário

- Cateter para esvaziamento prévio da bexiga.
- Fórceps de Piper devidamente preparado na sala.
- Valva ampla de Doyen.
- Material para revisão do canal de parto.
- Material anestésico previamente preparado para indução anestésica (narcose) ou outras intervenções que se façam necessárias.

Analgesia

- **Anestesia peridural ou bloqueio bilateral dos pudendos ou local:** pode aumentar o risco de intervenções (RCOG, 2017).
- **Raquianestesia "em sela":** pode excepcionalmente ser indicada, mas interfere na condução do parto pélvico.
- **Anestesia geral** (com tionembutal ou, se indicado maior relaxamento, com halotano): reservada para os casos em que há indicação de manobras sobre a cabeça derradeira (quando não se ultima o desprendimento).

Posição materna

- Laborie-Duncan, com flexão e abdução generosas dos membros inferiores, é a mais utilizada. Mais recentemente, tem sido sugerido que a assistência ao parto pélvico em posições verticais (posição inglesa, de mãos-joelho ou de Gaskin) poderia facilitar o desprendimento das espáduas e do polo cefálico e favorecer a proteção perineal, fatos já amplamente comprovados na assistência ao parto cefálico (veja o Capítulo 3).

Assistência ao período expulsivo

- Monitoramento dos batimentos cardíacos fetais durante o período expulsivo, segundo protocolo (veja o Capítulo 3).
- Evitar quaisquer manobras extrativas, bem como esforços exagerados da parturiente, antes da insinuação e dilatação cervical completa. O manejo expectante é preferível durante a descida da apresentação. Após o início dos puxos maternos espontâneos, a morbidade neonatal aumenta somente após cerca de 60 minutos (TBT, 2000), quando estaria indicada cesariana por progressão lenta.
- As membranas devem permanecer íntegras o maior tempo possível. Evitar exames vaginais frequentes a fim de não provocar amniotomia acidental e risco de prolapso de cordão (veja o Capítulo 9).

Assistência ao desprendimento do polo pélvico e das pernas

Evitar tração e aguardar que o tronco e as pernas se liberem espontaneamente. No caso da apresentação pélvica incompleta, as pernas encontram-se estendidas na porção anterior do tronco. Nessa situação, pode ser necessária uma leve pressão na região posterior do joelho, favorecendo a flexão da perna e a saída/retirada do pé fetal (manobra de Pinard). Cabe lembrar que a manipulação fetal precoce estimula a extensão do polo cefálico e deve ser evitada.

Praticar suavemente alça pequena do cordão, prevenindo sua compressão durante a saída fetal.

Sustentar delicadamente as partes exteriorizadas, evitando sua queda. No caso de a paciente estar nas posições verticais, esse passo é desnecessário e a gravidade favorece a saída do feto.

Manter pressão sobre o fundo uterino (pelo auxiliar), firme e constante, tentando evitar a deflexão da cabeça. Não realizada em posições verticais maternas.

> **Observação 1:** a maioria dos autores recomenda o uso rotineiro de ampla episiotomia nos partos pélvicos logo após a visualização do ânus fetal na vulva. Ensaios clínicos são necessários para avaliar essa prática diante da recente tendência de verticalização da assistência aos partos pélvicos.
>
> **Observação 2:** a saída de mecônio é frequente e não caracteriza sofrimento fetal agudo, apenas compressão fisiológica do abdome fetal durante a passagem pelo canal de parto.

Assistência ao desprendimento das espáduas

- A conduta expectante deverá ser mantida e o obstetra deve aguardar a saída espontânea de um ombro após o outro, com orientação dos puxos maternos. Os braços fetais, que normalmente estão cruzados adiante do peito, seguem logo após.
- A extensão dos braços fetais ou sua localização anormal favorece a distocia de ombro na apresentação pélvica e normalmente ocorre após a manipulação precoce do feto. São utilizadas as seguintes manobras nos casos em que não ocorre o desprendimento espontâneo:

Manobra de Bracht

Deve ser a primeira a ser tentada (Figura 6.2), pois é a menos traumática, sendo bem-sucedida na maioria dos casos. Segurando-se o feto pelo segmento pélvico, eleva-se progressivamente o tronco, aguardando a liberação das espáduas. O dorso fetal é projetado ao encontro da parede abdominal anterior da mãe, facilitando o desprendimento do diâmetro biacromial.

> Jamais utilizar a manobra de Kristeller em qualquer etapa da assistência ao parto pélvico: sua prática favorece não apenas a deflexão dos membros, como também da cabeça, complicando o prognóstico fetal e materno (risco de rotura de vísceras).

Manobra de Pajot

Essa manobra é utilizada em caso de fracasso da manobra de Bracht. Com o polegar na axila fetal e o indicador

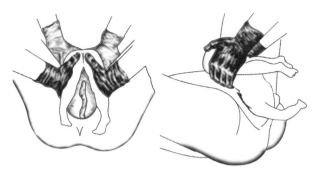

Figura 6.2 Manobra de Bracht.

ao longo do úmero, dedo médio na prega do cotovelo, desliza-se o membro sobre a face anterior do tronco (Figura 6.3), liberando sucessivamente o braço anterior e o posterior. Pode ser utilizada quando há discreta deflexão dos membros superiores.

Manobra de Rojas

Consiste na rotação do tronco fetal, para um lado e para outro, visando transformar o ombro anterior em posterior, sucessivamente, buscando liberar os braços defletidos (Figura 6.4).

Manobra de Deventer-Müller

Procura-se desvencilhar as espáduas por meio de movimentos pendulares de elevação e descida do tronco (primeiro para baixo e a seguir para cima), depois de rodar o biacromial para o diâmetro anteroposterior da bacia (Figura 6.5). Mantém-se a prensa transabdominal pelo auxiliar. Tanto a manobra de Rojas como a de Deventer-Müller são traumáticas e perigosas para o concepto, podendo ocasionar fraturas e lesões de ombro e, portanto, tocotraumatismos de menor gravidade quando comparados à asfixia e hipoxia neonatais.

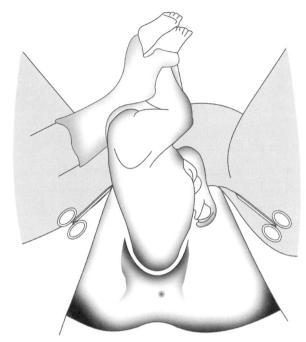

Figura 6.4 Manobra de Rojas – rotação do tronco fetal para liberação dos braços.

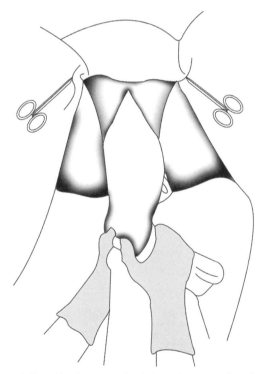

Figura 6.5 Descida do tronco fetal durante a manobra de Deventer-Müller.

Desprendimento da cabeça derradeira

Após a saída espontânea dos braços e das espáduas, normalmente já se visualiza a cabeça fetal e na maioria dos casos ocorre a saída sem necessidade de manobras. Caso isso não aconteça, ou se já foram utilizadas manobras para o desprendimento das espáduas, é necessária nova intervenção. Seguem as possíveis manobras:

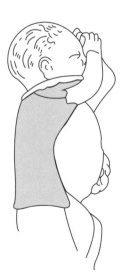

Figura 6.3 Posição da mão do obstetra na manobra de Pajot.

Manobra de Bracht

Continuando a manobra após o desprendimento das espáduas, obtém-se na maioria dos casos a liberação do polo cefálico. Se o desprendimento não ocorrer, convém tentar realizar a manobra de Mauriceau ou, preferentemente, aplicar o fórceps de Piper.

Pressão do fundo uterino

Não ocorrendo o desprendimento do polo cefálico com a manobra de Bracht, com a mão espalmada sobre o fundo uterino o auxiliar continua exercendo a pressão que, voltamos a ressaltar, é firme e constante, procurando manter a cabeça fletida e forçando sua insinuação, enquanto realiza as demais manobras.

Durante os procedimentos para extração da cabeça derradeira, convém manter a valva de Doyen na parede posterior da vagina (Figura 6.6), permitindo melhor oxigenação fetal, enquanto se providencia o fórceps ou se avalia a adoção de outra conduta.

Fórceps de Piper

A aplicação é extremamente fácil, pois as colheres são colocadas em cada lado do diâmetro transverso da cabeça (sobre as orelhas), sendo, portanto, uma pega direta. Durante a aplicação, o auxiliar sustenta o corpo do concepto, elevando-o ligeiramente. Introduz-se primeiro a colher esquerda (para evitar o descruzamento dos cabos). Com a apresentação em MS (mais frequente), aplicadas as colheres, traciona-se no sentido do eixo da bacia e para baixo (seguindo a linha de direção de Selheim), logrando-se obter a flexão e o ulterior desprendimento (Figura 6.7A e B), após o que as colheres são retiradas. A apresentação em MP é raríssima: nesse caso, exerce-se a tração para cima. Oportunamente aplicado, o fórceps em cabeça derradeira em geral é bem-sucedido. Caso o fórceps de Piper não esteja disponível, pode-se utilizar o fórceps de Simpson ou o de Kielland para a mesma função.

Manobra de Mauriceau

A manobra de Mauriceau (Figura 6.8) deve ser tentada quando falha a aplicação do Piper, antes de se indicar cesariana (se o feto estiver vivo). O tronco fetal repousa sobre a mão e o braço ventrais, enquanto os dedos dessa mão, introduzidos na boca do concepto, tentam forçar a flexão cefálica. Já os dedos da mão dorsal são colocados

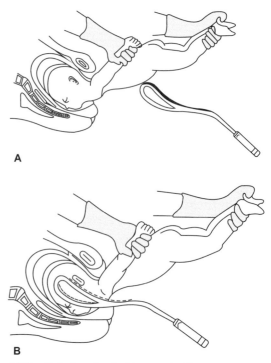

Figura 6.7A e B Aplicação do fórceps de Piper na apresentação pélvica com cabeça derradeira.

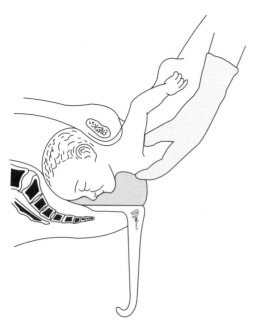

Figura 6.6 Manobra para extração da cabeça derradeira com valva de Doyen posicionada na parede posterior da vagina.

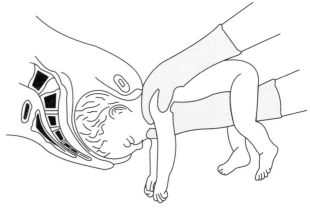

Figura 6.8 Manobra de Mauriceau.

em fúrcula sobre o pescoço fetal e tracionam o polo cefálico para baixo, tentando realizar o hipomóclio (locar o suboccipital no subpúbis). Além do risco de lesão dos plexos braquial e cervical, pode ocorrer luxação da articulação temporomandibular (para diminuir esse risco, os dedos devem se apoiar na base da língua e não superficialmente na mandíbula).

Manobra de Trelat

Tenta-se facilitar a retropulsão do cóccige durante o desprendimento da cabeça, pressionando-o com os dedos indicador e médio, enquanto a outra mão continua soerguendo o tronco fetal.

Sinfisiotomia

A Society of Obstetricians and Gynaecologists of Canada (SOGC) recomenda a realização do procedimento no caso de cabeça derradeira. Trata-se de um procedimento raro, realizado com anestesia local e com um cateter resistente afastando a uretra lateralmente à incisão. A sínfise é separada apenas o suficiente para a passagem da cabeça fetal. Estima-se que haverá recuperação materna em 2 dias, e a estabilidade da pelve após esse período deve ser feita pelo ortopedista.

Manobra de Zavanelli

O feto é reposicionado dentro do útero e retirado posteriormente por cesariana. Essa manobra provoca grande morbidade fetal e materna e tem uso muito limitado na prática atual.

Incisões de Dürhssen

Incisões cervicais nas posições de 2, 10 e 16 horas com tesoura reta podem ser realizadas quando o parto pélvico ocorre sem dilatação cervical completa (ocorre com relativa frequência com conceptos prematuros, sobretudo quando chegam ao hospital já em período expulsivo [RCOG, 2017]). Podem ocorrer extensões das incisões, atingindo as artérias uterinas e causando grande hemorragia materna, além de lesões na bexiga e uretra.

Outras manobras

Após a falha dos procedimentos anteriormente citados para a extração da cabeça derradeira, são referidas diversas manobras nos tratados mais antigos de obstetrícia, como Champetier de Ribes, Praga, Wigand-Martin-Winckel, de interesse apenas histórico. Atualmente, em caso de persistência da cabeça derradeira, se o concepto estiver vivo, a conduta deve ser a cesariana.

Embriotomia

A embriotomia é o procedimento de escolha quando ocorre o *óbito fetal* e a cabeça permanece encravada.

> A revisão do canal de parto é obrigatória, pois é grande a possibilidade de lesões vaginais, cervicais ou do segmento inferior do útero diante de parto instrumental.

CESARIANA NO PARTO PÉLVICO

A simples indicação da cesariana não melhora em si o prognóstico perinatal, se não for utilizada a técnica correta ou não forem levadas em consideração as dificuldades próprias do parto pélvico, mesmo na via alta.

Recomendações em caso de cesariana por apresentação pélvica

- Checar a apresentação imediatamente antes da realização do procedimento. Pode ocorrer versão fetal espontânea.
- Evitar realizá-la antes de 38 semanas de gestação para não provocar desconforto respiratório neonatal e de preferência em trabalho de parto inicial. A contratilidade uterina possibilita a formação do segmento inferior adequado, bem distendido, reduzindo assim os riscos de propagação da incisão e facilitando o desprendimento fetal.
- Incisões abdominal e uterina amplas para facilitar extração fetal. Histerotomia com incisão segmentar arciforme.
- Aspiração rigorosa do líquido amniótico antes de iniciar as manobras sobre o concepto (ele pode aspirar reflexamente, sendo habitual a presença de líquido meconizado em apresentações pélvicas).
- Extração manual do polo pélvico.
- Seguir as manobras recomendadas anteriormente para o parto transpelvino, iniciando com a de Bracht, que geralmente resolve o caso. Na deflexão do polo cefálico, pode ser utilizada a manobra de Mauriceau.
- Deve ser mantida a compressão do fundo uterino durante o procedimento.
- Realizar alça de cordão.
- Manter o fórceps preparado em sala e, caso seja necessário, utilizá-lo para desprendimento do polo cefálico.

LEITURA RECOMENDADA

Bergenhenegouwen LA, Meertens LJ, Schaaf J et al. Vaginal delivery versus caesarean section in preterm breech delivery: a systematic review. Eur J Obstet Gynecol Reprod Biol 2014; 172:1.

Bergenhenegouwen L, Vlemmix F, Ensing S et al. Preterm breech presentation: A comparison of intended vaginal and intended cesarean delivery. Obstet Gynecol 2015; 126:1223.

Hofmeyr GJ, Hannah M, Lawrie TA. Planned caesarean section for term breech delivery. Cochrane Database of Systematic Reviews 2015, Issue 7. Art. No.: CD000166.

Hofmeyr GJ, Kulier R, West HM. External cephalic version for breech presentation at term. Cochrane Database of Systematic Reviews 2015, Issue 4. Art. No.: CD000083.

Hutton EK, Hofmeyr GJ, Dowswell T. External cephalic version for breech presentation before term. Cochrane Database of Systematic Reviews 2015, Issue 7. Art. No.: CD000084.

Impey LWM, Murphy DJ, Griffiths M, Penna LK on behalf of the Royal College of Obstetricians and Gynaecologists. Management of Breech Presentation. BJOG 2017; DOI: 10.1111/1471-0528.14465

WHO. Vaginal breech delivery and symphysiotomy. Disponível em: https://www.youtube.com/watch?v=G5c4GAxmEgE&feature=share&list=PL68EE6D503647EA2F. Acesso em: 31 de março de 2017.

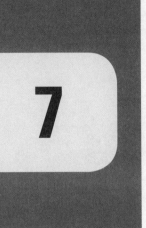

7 Distocias, Desproporção Cefalopélvica e Discinesias

DISTOCIAS

Literalmente, distocia significa "parto difícil", laborioso. Representa um desvio do padrão de trabalho de parto observado na maioria das mulheres, determinado por alterações de seu mecanismo, das relações feto/trajeto ou da dinâmica uterina. Estima-se que apenas 20% dos partos de nascidos vivos apresentem algum tipo de distocia, ou seja, a grande maioria dos partos é eutócica.

Classificação

Em um trabalho de parto prolongado, podem se apresentar isoladamente ou em associação:
- **Anormalidades mecânicas:**
  - **Distocias de trajeto:** do trajeto mole ou vícios pélvicos.
  - **Distocias de objeto:** posturas viciosas do feto ou desproporção de tamanho em relação à pelve materna.
- **Anormalidades dinâmicas:** discinesias ou distocias funcionais (distocias motoras).

Distocias de trajeto

Distocias das partes moles

As distocias de partes moles raramente interferem no mecanismo do parto. Podem ser representadas por anormalidades do colo uterino, vagina e vulva, geralmente associadas a tumores prévios (que se localizam diante da apresentação fetal, dificultando ou impedindo a sua progressão) ou malformações:

1. **Colo:** distocia de colo verdadeira é raríssima; frequentemente, a falta de progressão da dilatação se deve a distúrbios da contratilidade uterina ou mau posicionamento da cabeça fetal (assinclitismo). A presença de *miomas* cervicais de grande tamanho e de *carcinoma invasor* da cérvice constitui indicação de cesariana.
2. **Vagina:** as obstruções vaginais podem ser decorrentes de atresias parciais (causadas por inflamações, substâncias cáusticas ou trauma), septos (longitudinais ou transversais), estenoses (decorrentes de processos inflamatórios, cura de fístula etc.) e tumorações (condilomatosas, císticas etc.). Quando diagnosticadas previamente, durante o pré-natal, podem ser realizados procedimentos cirúrgicos para correção. Em geral, não são indicações de cesariana.
3. **Vulva:** cistos e varizes não proporcionam obstrução ao desprendimento e não são indicações de cesariana. Em caso de condilomatose extensa, obstruindo a saída do canal, em geral indica-se cesariana.

Vícios pélvicos

Por definição, trata-se de uma alteração acentuada da forma ou redução intensa de um ou mais dos diâmetros da pelve, de modo que dificulta ou impede a progressão do feto. Podem também ser decorrentes de fraturas anteriores ou tumorações. Representam uma causa rara de cesariana. Podem ocasionar prolongamento do trabalho de parto por discinesia secundária ou assinclitismo e mau posicionamento fetal.

DIAGNÓSTICO
- **Avaliação pélvica:** a forma e a proporcionalidade da bacia são avaliadas por meio do toque em que a abertura

do ângulo subpúbico, a saliência das espinhas ciáticas e a medida da *conjugata diagonalis* são etapas fundamentais. Contudo, é importante considerar a proporção fetopélvica: fetos pequenos em bacias com vício relativo podem nascer pela via transpelvina, enquanto fetos grandes ou mal fletidos podem não se insinuar em bacias eutócicas.

> **Mensurar a *conjugata diagonalis*:** artifício utilizado para a obtenção da medida da *conjugata vera* obstétrica. No toque vaginal bidigital, a extremidade do dedo médio posta-se sobre o promontório (Figura 7.1). Sendo este inatingível, considera-se adequada a *conjugata diagonalis* e, portanto, a *conjugata vera*. Quando acessível, exige a medida do diâmetro, a qual é realizada colocando-se a borda radial do indicador sob o ligamento arqueado, enquanto o indicador da outra mão marca o ponto de encontro da face anterior do púbis com a mão que toca. A distância da polpa do indicador até esse ponto é a medida da *conjugata diagonalis*. Dessa medida, retira-se 1,5cm para a determinação da *conjugata vera* obstétrica.

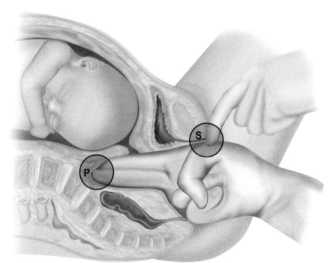

Figura 7.1 Exame vaginal para determinar a *conjugata diagonalis*. (S: sínfise púbica; P: promontório sacral.)

- **Exames de imagem:** não são realizados de rotina com a finalidade de efetuar pelvimetria, mas auxiliam o diagnóstico diferencial das tumorações encontradas durante o exame físico, além de fornecer diâmetros e estimativas das circunferências fetais. Atualmente, pode ser utilizada a ultrassonografia ou a ressonância magnética. Esta última tem a vantagem de fornecer imagens pélvicas e fetais mais precisas, sem radiação ionizante para o feto, além de avaliar também as distocias de partes moles.

> **Tipos de bacia:** classicamente, a pelve é classificada como ginecoide, antropoide, androide e platipeloide com base em seu maior diâmetro transverso e na forma do segmento posterior. Atualmente, com a grande miscigenação da população mundial, acredita-se que as pelves "puras", isto é, com características de um único tipo, sejam raras (Figura 7.2).

CONDUTA

Nos vícios pélvicos prováveis ou relativos (por exemplo, pacientes com deformidade de coluna ou de bacia), pode ser realizada prova de trabalho de parto com avaliação da progressão durante o segundo período.

Em pacientes com história anterior de fratura de bacia, recomendam-se a avaliação cuidadosa dos exames radiológicos anteriores, para determinar possíveis vícios de consolidação, e a pelvimetria da gestação (não são indicações absolutas de cesarianas).

DESPROPORÇÃO CEFALOPÉLVICA

"A cabeça fetal representa o melhor pelvímetro."
(Barbour)

A desproporção cefalopélvica consiste na falta de proporção entre o polo cefálico do feto (objeto) e o trajeto (canal de parto) decorrente da falta de permeabilidade da bacia ou do excessivo volume da cabeça e de atitudes viciosas desta última (defletidas, transversas persistentes, occipitoposteriores).

Diagnóstico

1. Avaliação pélvica (forma e dimensões da bacia): toque vaginal.
2. Avaliação do volume da apresentação: exame físico e ultrassonografia.
3. Avaliação da proporção cefalopélvica.

Além das manobras para avaliação da *conjugata diagonalis* que já foram descritas anteriormente, a abertura do ângulo subpúbico e das espinhas ciáticas deve igualmente ser levada em conta. Considera-se a rigor boa permeabilidade do trajeto duro quando o promontório é inacessível ao toque digital. Nessas condições, a *conjugata diagonalis* é de 12cm ou mais, o que torna possível estimar uma *conjugata vera* obstétrica ≥ 10,5cm e, portanto, compatível com uma bacia de boas proporções. Podem ser considerados sinais de mau prognóstico: promontório acessível durante o toque vaginal, ângulo subpúbico estreitado e protuberância excessiva das espinhas ciáticas.

Na nulípara de termo, a insinuação do polo cefálico deve ocorrer antes de iniciado o trabalho de parto. Assim, a persistência de cabeça alta e móvel em trabalho de parto ativo deve levantar a suspeita de desproporção cefalopélvica.

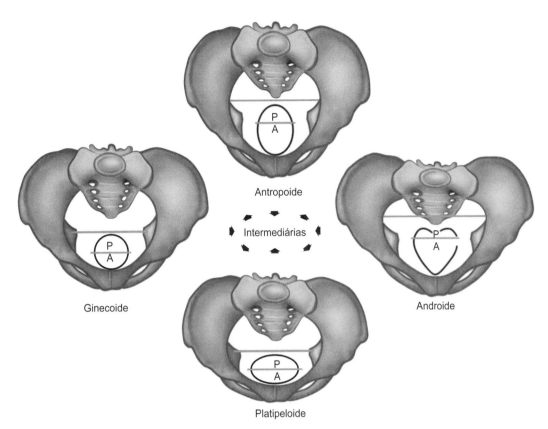

Figura 7.2 Classificação dos tipos de pelve (Caldwell-Moloy 1933, 1934). (A: segmento anterior; P: segmento posterior.) (Adaptada de Cunningham FG, Leveno KJ, Bloom SL et al. Maternal anatomy. In: Williams Obstetrics. 24. ed. McGraw-Hill Education, 2014: 16-35.)

Manobra mensuratória de Pinard: a investigação da proporção cefalopélvica é realizada empurrando-se com uma das mãos o fundo uterino de modo a baixar a cabeça na direção da escavação pélvica, enquanto a outra mão palpa (por via abdominal) a sínfise púbica e o parietal anterior. A desproporção é presumível quando estes se encontram no mesmo plano e, principalmente, quando o parietal ultrapassa o púbis (ressalto suprapúbico).

Toque palpatório de Müller: semelhante à manobra de Pinard, com a diferença de que a possibilidade de descida do polo cefálico é avaliada pelo toque vaginal, aquilatando-se suas relações com as estruturas pélvicas.

Avaliação fetal: desproporção *versus* macrossomia

Isoladamente, o tamanho fetal não é um bom preditor de desproporção cefalopélvica. A maioria dos casos de desproporção é diagnosticada em fetos com estimativa de peso dentro da normalidade que evoluíram com assinclitismo, variedades occipitoposteriores e apresentações cefálicas anômalas (veja o Capítulo 5).

As preocupações em relação à macrossomia estão relacionadas com o aumento da morbidade materna e fetal (principalmente paralisia de Erb e distocia de ombro), e não especificamente com a ocorrência de desproporção cefalopélvica no trabalho de parto. Para o American College of Obstetricians and Gynecologists (ACOG, 2016), a estimativa de peso fetal isolada somente deve indicar cesariana nos casos de: fetos > 4.500 gramas em mulheres diabéticas e fetos > 5.000 gramas em mulheres sem diabetes (incidência muito rara). Alguns estudos sugerem que seriam necessárias cerca de 1.000 cesarianas para que uma paralisia de Erb fosse evitada; portanto, o suposto benefício não supera os riscos do procedimento.

Além disso, as pacientes devem ser alertadas sobre as desvantagens das estimativas de peso por ultrassonografia. Elas apresentam margens de erro consideráveis, especialmente no terceiro trimestre, e várias cesarianas desnecessárias podem ser realizadas se esse parâmetro for utilizado de modo isolado.

Prova de trabalho de parto

A desproporção absoluta é rara. Logo, a prova de trabalho de parto é imprescindível em algumas situações em que a desproporção cefalopélvica é *suspeita* ou *relativa*, uma vez que o amoldamento do polo cefálico durante o trabalho de parto frequentemente possibilita a adaptação fetal e a resolução espontânea pela via transpelvina. Deve ser oferecida à mulher após explicação pormenorizada dos riscos e benefícios do procedimento.

Recomendam-se monitoramento fetal rigoroso, alta suspeição quanto ao diagnóstico de discinesias e observação das boas práticas de assistência (veja o Capítulo 3).

DISCINESIAS

As discinesias constituem as distocias dinâmicas ou funcionais, caracterizadas por alterações na contratilidade uterina, que pode se apresentar exagerada, ineficiente ou insuficiente para fazer dilatar o colo e progredir o trabalho de parto.

Discutiremos a seguir a progressão normal do trabalho de parto e alguns conceitos importantes a fim de caracterizar posteriormente os desvios da normalidade.

Progressão normal do trabalho de parto

Fase latente e primeiro período

Os critérios estabelecidos por Friedman (1950) para a progressão normal do trabalho de parto definem a passagem da fase latente para a fase ativa por volta de 3 a 4cm de dilatação, estimando a velocidade normal de progressão em 1,2cm/h para nulíparas e 1,5cm/h para multíparas (Figura 7.3).

Apesar de utilizados em todo o mundo, são frequentes nos dias de hoje os relatos de que grande parte das mulheres não obedece ao padrão descrito nas curvas clássicas. O perfil da mulher que engravida mudou nesses quase 70 anos e, consequentemente, seu trabalho de parto se tornou mais longo que o padrão descrito por Friedman. As práticas obstétricas devem acompanhar essas mudanças e esses critérios foram revisados recentemente.

Dados mais recentes do *Consortium on Safe Labor* (2010) foram utilizados para criação de curvas mais adequadas à realidade contemporânea. Esse grande estudo multicêntrico retrospectivo avaliou 62.415 mulheres que tiveram parto vaginal espontâneo, único, de vértix e a termo com desfechos perinatais normais em 19 hospitais norte-americanos.

Segundo os autores:

- Nulíparas e multíparas apresentam velocidade de dilatação semelhante antes de 6cm de dilatação – a progressão de 4 para 5cm pode durar mais de 6 horas e a de 5 para 6cm pode durar mais de 3 horas.
- Após 6cm, o trabalho de parto é mais acelerado em multíparas do que em nulíparas (percentil 95 no segundo estágio para nulíparas: 2,8 horas sem anestesia e 3,6 horas com epidural) (Figura 7.4).

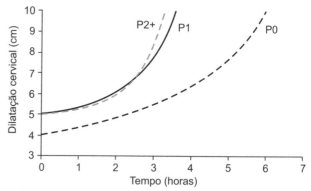

Figura 7.4 Média das curvas de dilatação por paridade em trabalho de parto espontâneo, gestações únicas e parto vaginal com desfechos neonatais normais. (P0: nulípara; P1: mulher com paridade de um; P2+: mulher com paridade de dois ou mais.) (Adaptada de Zhang. Contemporary Labor Patterns. Obstet Gynecol, 2010.)

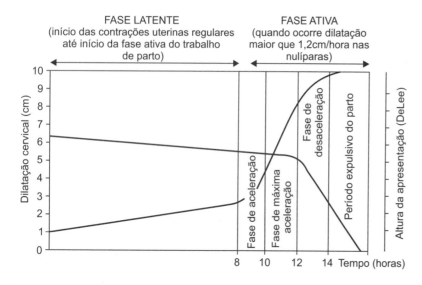

Figura 7.3 Avaliação da progressão do trabalho de parto. (Friedman EA. The graphic analysis of labor. Am J Obstet Gynecol 1954; 68:1568-75.)

Esses achados foram utilizados pelo *I Obstetric Care Consensus Guideline – Safe Prevention of the Primary Cesarean Delivery* (2014, *reaffirmed* 2016), elaborado em conjunto pelo ACOG e a Society for Maternal-Fetal Medicine (SMFM) com o objetivo de definir novos critérios de duração da fase latente e da primeira fase do trabalho de parto, visando diminuir o número das primeiras indicações de cesarianas.

Segundo esse consenso, podemos definir os seguintes conceitos para o trabalho de parto espontâneo:

- **Fase latente prolongada:** considerada após 20 horas para nulíparas e 14 horas para multíparas. Pode receber conduta expectante, sem internação, ou, com raras exceções, amniotomia e/ou ocitocina. Não é indicação isolada de cesariana.
- **Parada de progressão do trabalho de parto (no primeiro período):** em trabalho de parto espontâneo com ≥ 6cm de dilatação, membranas rotas, quando presente uma das situações a seguir: ≥ 4 horas de contrações adequadas (> 200 unidades de Montevidéu) ou pelo menos ≥ 6 horas de contrações inadequadas e sem modificação cervical (com administração de ocitocina).

> **Atenção!**
> A fase latente e a duração do primeiro período são significativamente maiores em trabalhos de parto induzidos do que nos trabalhos de parto de início espontâneo.

Segundo período

O segundo período do parto se estende da dilatação cervical completa até o nascimento fetal e pode ser classificado em:

- **Passivo:** período entre a dilatação completa e o início dos puxos maternos espontâneos.
- **Ativo:** estende-se do início dos puxos maternos espontâneos até a expulsão fetal.

Com relação à descida da apresentação, esta tende a ser mais rápida em multíparas do que em nulíparas.

A duração do segundo período pode ser influenciada por alguns fatores, como paridade, peso materno, presença de infecções (corioamnionite), peso fetal, apresentações em occípito posterior, altura da apresentação (quando ocorre dilatação completa), retardo no início espontâneo dos puxos e analgesia epidural. Existem evidências de que um segundo período prolongado está relacionado com o aumento do risco de morbidades e a diminuição da probabilidade de parto vaginal espontâneo em nulíparas e multíparas. Por sua vez, esses desfechos são influenciados pela eficácia do monitoramento fetal realizado e pela qualidade da assistência prestada diante de anormalidades.

No entanto, até o momento não existe consenso na literatura sobre os limites de tempo absolutos para que o segundo período seja considerado prolongado e que sejam imperativas medidas para abreviá-lo (parto instrumental).

O ACOG (2016) recomenda que, se as condições fetais forem satisfatórias, o segundo período somente deva ser considerado *prolongado* após pelo menos 3 horas de puxos ativos para nulíparas e 2 horas de puxos ativos para multíparas.

Uma revisão sistemática da Biblioteca Cochrane, publicada em 2015 e atualizada em 2017, comparou diversas técnicas de assistência ao segundo período em relação aos puxos maternos. Foram incluídos ensaios clínicos que comparavam:

- **Puxos espontâneos:** a paciente é livre para seguir seus instintos, sendo geralmente realizados três a cinco puxos por contração.
- **Puxos dirigidos:** os profissionais orientam a paciente a realizar a manobra de Valsalva – respiração profunda e aumento da pressão intra-abdominal por bloqueio da expiração e contração de abdominais. A orientação pode ser para início dos puxos imediatamente após o início da contração, mantendo a pressão abdominal por toda a duração da contração, ou para aguardar até que a urgência de efetuar os puxos seja máxima ou a apresentação fetal mostre sinais de descida (*delayed pushing*).

Foram incluídos oito ensaios clínicos (total de 884 mulheres) que compararam puxos espontâneos *versus* puxos dirigidos (pacientes sem e com epidural – procedimento que sabidamente diminui o desejo de realizar os puxos) e 13 ensaios clínicos (total de 2.879 mulheres) que compararam puxos dirigidos imediatos *versus* com atraso em pacientes que receberam analgesia epidural.

Os revisores concluíram que o tipo de puxo (espontâneo ou dirigido) não acarretou diferença na duração do segundo período, tipo de parto (vaginal, instrumental ou cesariana), incidência de lacerações perineais ou episiotomia, Apgar < 7 com 5 minutos e admissões em unidade intensiva neonatal.

Na comparação entre os puxos dirigidos imediatos ou com atraso, não foram encontradas diferenças quanto à incidência de lacerações perineais ou episiotomia, Apgar < 7 com 5 minutos e admissões em unidade intensiva neonatal. No entanto, o período expulsivo aumentou cerca de 56 minutos (MD: 56,40 minutos; IC 95%: 42,05 a 70,76; 11 estudos com 3.049 mulheres), quando a orientação era para realizar o puxo com atraso (*delayed pushing*), e a duração do segundo período ativo foi 19 minutos menor (MD: –19,05; IC 95%: –32,27 a 5,83; 11 estudos com 2.932 mulheres). Houve ainda aumento do número de partos vaginais espontâneos (RR: 1,07; IC 95%: 1,02 a 1,11; 12 estudos com 3.114 mulheres), aumento da incidência de acidose em cordão umbilical (RR: 2,24; IC 95%: 1,37 a 3,68) e aumento dos custos com a assistência quando o puxo dirigido era realizado com atraso (*delayed pushing*). Assim, os revisores concluíram que não existem evidências para promover ou contraindicar qualquer tipo específico de puxo ou momento da realização e recomendam que o contexto clínico, o conforto e a preferência da mulher sejam considerados na decisão clínica.

Outros aspectos da assistência materna, incluindo monitoramento fetal no segundo período, foram discutidos em detalhes no Capítulo 3. O manejo das apresentações cefálicas anômalas, que podem prolongar ou parar a evolução do segundo período, foi discutido no Capítulo 5.

Tríplice gradiente descendente

O padrão contrátil normal obedece ao tríplice gradiente descendente: as contrações se iniciam, são mais fortes e têm maior duração nas partes superiores do útero, progredindo de cima para baixo. Os estímulos se iniciam em um dos cornos e alguns milissegundos após o outro corno uterino também começa a se contrair. Essas "ondas" contráteis se propagam em direção às outras regiões do órgão. Uma contração espontânea normal exerce pressão de 60mmHg, sendo estimado que para ocasionar dilatação uterina o mínimo necessário seria de 15mmHg.

A atividade uterina normalmente é expressa em unidades de Montevidéu (UM) e pode ser calculada quantitativamente com a inserção de cateteres intrauterinos para a avaliação das pressões. As evidências são insuficientes para recomendar esse procedimento de rotina para todas as pacientes, mas ele pode ser particularmente útil em pacientes obesas. A avaliação realizada durante a tocografia (externa) é apenas qualitativa.

> **Como calcular unidades de Montevidéu (UM)**
>
> Em uma janela de 10 minutos de observação com cateteres intrauterinos, subtrai-se o valor encontrado para a pressão na linha de base de cada contração do valor da pressão de pico em mmHg. Repete-se o procedimento para todas as contrações do período de observação. A soma final de todos os valores é expressa em unidades de Montevidéu e representa a atividade uterina.
>
> A atividade adequada situa-se entre 200 e 250UM.

Classificação das discinesias

O ACOG (2017) recomenda que a atividade uterina normal seja definida como até cinco contrações em 10 minutos em uma janela de observação de 30 minutos. A taquissistolia, por sua vez, consiste na presença de mais de cinco contrações no mesmo período, acompanhada ou não de alterações na frequência cardíaca fetal. Os termos hiperestimulação e hipercontratilidade devem ser abolidos da prática clínica.

Trataremos neste capítulo da hipoatividade uterina, refletida no prolongamento do primeiro ou do segundo período do trabalho de parto, e da taquissistolia decorrente do trabalho de parto normal ou induzido. As alterações da frequência cardíaca fetal em decorrência de anormalidades da contratilidade uterina são discutidas no Capítulo 8.

Hipoatividade

Esse é o tipo mais comum de discinesia. Pode ser causada pela diminuição da frequência ou da intensidade das contrações. As contrações obedecem ao tríplice gradiente, porém a dilatação cervical não progride.

A hipoatividade uterina é fator de risco importante para um primeiro período prolongado e parada de progressão do trabalho de parto. Está relacionada com um grande número de intervenções no acompanhamento do trabalho de parto, mas essas intervenções somente devem ser iniciadas após a comprovação do diagnóstico de parada de progressão, para evitar complicações maternas e fetais iatrogênicas.

> **Parada de progressão do trabalho de parto:** em trabalho de parto espontâneo com ≥ 6cm de dilatação, membranas rotas, quando presente uma das situações a seguir:
>
> ≥ 4 horas de contrações adequadas (> 200UM)
>
> OU
>
> ≥ 6 horas de contrações inadequadas e sem modificação cervical
>
> (ACOG e SMFM, 2016)

Conduta

OCITOCINA

A infusão intravenosa de ocitocina é utilizada há mais de 40 anos com o objetivo de induzir contrações uterinas e é a única medicação aprovada pelo FDA (US Food and Drug Administration) para estimulação do trabalho de parto diante de primeiro período prolongado. Considerada medicação de risco, deve ser utilizada sempre em bomba de infusão contínua (BIC) para melhor controle das doses.

As contrações causadas por doses baixas de ocitocina são indistinguíveis em frequência, duração e intensidade daquelas originadas espontaneamente. No entanto, quando as doses são altas e inadequadas, podem ocorrer hipersistolias e comprometimento do bem-estar fetal, ocasionando óbito.

A Biblioteca Cochrane publicou em 2013 uma revisão sistemática com metanálise em que comparou o uso de ocitocina com placebo ou não tratamento para a redução na incidência de cesarianas e da morbimortalidade materna e fetal em pacientes com primeiro período prolongado. Os revisores incluíram oito estudos, com o total de 1.338 mulheres com gestações únicas a termo, sendo a grande maioria de nulíparas (1.299). Os resultados evidenciaram que, quando comparada com placebo ou não tratamento, ou ainda com a administração com atraso de 1 hora em relação ao diagnóstico, a ocitocina foi eficaz em reduzir a duração do trabalho de parto (média de 2,2 horas a menos; três estudos com 1.083 mulheres; IC 95%: 3,29-1,10). No entanto, a incidência de parto instrumental ou cesariana não foi significativamente diferente entre os grupos analisados.

Com relação às doses de ocitocina a serem recomendadas, outra revisão da Cochrane de 2013 (quatro ensaios clínicos e 644 mulheres) comparou esquemas com altas doses de ocitocina (velocidade de infusão inicial ≥ 4mUI/minuto com aumentos em igual ou maior valor realizados entre 15 e 40 minutos) com esquemas de baixa dose (velocidade de infusão inicial < 4mUI/minuto com aumentos de doses menores que esse valor). Os revisores concluíram que, mesmo quando se utilizam esquemas de baixas doses de ocitocina, podem ocorrer taquissistolia, aumento da incidência de partos instrumentais e hemorragia pós-parto com frequência igual à encontrada nos esquemas de altas doses (ausência de diferença estatística importante entre os grupos). Esse achado reforça a necessidade de extrema vigilância clínica durante a utilização de ocitocina no acompanhamento do trabalho de parto.

São situações de risco que podem levar a complicações quando da infusão de ocitocina, mas que não contraindicam de maneira absoluta sua utilização:

- Presença de cicatrizes uterinas (cesarianas ou miomectomia).
- Diabetes.
- Sobredistensão uterina.
- Restrição de crescimento fetal.
- Oligoâmnio.
- Líquido amniótico meconial.

O Quadro 7.1 reproduz as doses recomendadas para a utilização de ocitocina adotadas no CAM-IMIP. Destacamos que a solução deve ser obrigatoriamente administrada em BIC e que 1mUI equivale a duas gotas em uma solução contendo uma ampola de ocitocina (5UI) em 500mL de soro fisiológico, glicosado ou Ringer lactato. Os incrementos, quando necessários, deverão ser pequenos e criteriosos, realizados apenas 30 a 40 minutos após o início da infusão. Todos os horários (de início da infusão e modificações de doses) devem ser registrados cuidadosamente no prontuário médico para acompanhamento adequado da evolução do trabalho de parto.

Quadro 7.1 Doses recomendadas de ocitocina em BIC no CAM-IMIP

Preparo da solução 1 ampola de ocitocina – 5UI + 500mL de soro fisiológico/Ringer lactato		
Dose	Velocidade em BIC	Gotejamento
1mUI/min	6mL/h	2 gotas/min
2mUI/min	12mL/h	4 gotas/min
3mUI/min	18mL/h	6 gotas/min
4mUI/min	24mL/h	8 gotas/min
5mUI/min	30mL/h	10 gotas/min
6mUI/min*	36mL/h	12 gotas/min
7mUI/min*	42mL/h	14 gotas/min
8mUI/min*	48mL/h	16 gotas/min
16mUI/min*	96mL/h	32 gotas/min
32mUI/min*	192mL/h	64 gotas/min

*Doses altas.

Recomenda-se ainda que as doses de ocitocina utilizadas sejam as *mínimas necessárias* para manter a dinâmica uterina adequada, especialmente nas situações de risco descritas anteriormente. Nos casos em que for necessário realizar indução de trabalho de parto, a ocitocina somente poderá ser iniciada 6 horas após a última dose de misoprostol para evitar sobreposição de efeitos e hipersistolia (veja o Capítulo 2).

Deve ser dispensada atenção especial ao monitoramento de pacientes que recebem doses altas de ocitocina (a partir de 6mUI/min). Na presença de alterações da frequência cardíaca fetal, a infusão deve ser IMEDIATAMENTE suspensa. As avaliações a serem realizadas a seguir são descritas em detalhes no Capítulo 8.

AMNIOTOMIA

A amniotomia é um dos procedimentos mais comuns na prática da obstetrícia e corresponde à ruptura artificial das membranas durante o trabalho de parto. Acredita-se que estimule a produção e a liberação de prostaglandinas e ocitocina endógena, aumentando a contratilidade uterina e promovendo a dilatação cervical.

Técnica: deve-se solicitar que a paciente eleve as nádegas (usar apoio) enquanto se realiza toque vaginal. Com os dedos (médio e indicador) de uma das mãos no canal cervical, apoiando o polo cefálico, a outra mão introduz um amniótomo, o qual, em contato com as membranas, é girado cuidadosamente até seu rompimento. O controle da descida do polo cefálico possibilita que o escoamento de líquido amniótico seja lento. Preferencialmente, deve ser realizada com a apresentação fixa e o apoio dos dedos na cabeça fetal deverá ser interrompido apenas quando essa condição for atingida. Recomenda-se ausculta fetal cuidadosa antes e após o procedimento. As características do líquido amniótico devem ser anotadas no prontuário.

São possíveis as seguintes complicações: prolapso do cordão umbilical, compressão do polo cefálico com desacelerações da frequência cardíaca fetal, sangramento fetal ou placentário, embolia amniótica, infecções e desconforto materno.

Atualmente, existem evidências de que esse procedimento não deve ser realizado de rotina durante a assistência ao trabalho de parto. Uma revisão sistemática publicada na Biblioteca Cochrane em 2013 analisou 15 ensaios clínicos (total de 5.583 mulheres) comparando a amniotomia isolada, para diminuir a duração do trabalho de parto espontâneo, e o não tratamento. Não foram encontradas diferenças significativas entre os grupos quanto à duração do primeiro período, à incidência de cesarianas, à satisfação materna ou a escores de Apgar < 7 no quinto minuto. Na mesma análise, para os trabalhos de parto considerados prolongados, a realização do procedimento também não alterou significativamente nem a incidência de cesariana nem os escores de Apgar, quando comparado com os controles.

Na prática diária, para o manejo da parada de progressão do trabalho de parto, a amniotomia frequentemente é associada a outros métodos, como a ocitocina. Avaliar a eficácia dessa associação foi objetivo de outra revisão da Biblioteca Cochrane, também publicada em 2013. Os revisores incluíram 14 ensaios clínicos (total de 8.033 mulheres) e concluíram que a prática diminuiu a duração do trabalho de parto (MD: 1,28 horas; IC 95%: 1,97 a 0,59; oito estudos com 4.816 mulheres) e parece estar associada a uma modesta redução dos índices de cesariana (RR: 0,87; IC 95%: 0,73 a 1,05; 10 estudos com 5.165 mulheres; como o intervalo de confiança engloba a unidade, o efeito não é obrigatoriamente significativo; no entanto, caso a amostra seja aumentada, poderá ser observada significância estatística).

OUTRAS MEDIDAS

Uma metanálise publicada pela Cochrane em 2013 evidenciou que a restrição da dieta e/ou hidratação está relacionada com duração maior do trabalho de parto (MD: 106 minutos; IC 95%: 53 a 158 minutos) e com maiores índices de cesarianas (RR: 1,56; IC 95%: 1,10 a 2,21). Assim, promover a hidratação e a ingestão de pequenas quantidades de alimentos, preferencialmente carboidratos, pode ser útil para melhorar o desempenho da musculatura uterina no trabalho de parto sem causar maiores complicações ao binômio mãe-feto.

Taquissistolia

A taquissistolia se caracteriza por frequência acima de cinco contrações em 10 minutos, com 30 minutos de observação, associada ou não a alterações da frequência cardíaca fetal. Pode ser *idiopática* ou *secundária* (causada por uso de ocitocina, presença de outras distocias ou ainda por ansiedade materna).

O uso concomitante de ocitocina e misoprostol é um fator de risco para o desenvolvimento de taquissistolia em nosso meio. Quando for necessário, recomenda-se um intervalo de segurança de pelo menos 6 horas entre a última dose administrada de misoprostol e o início da infusão de ocitocina. Além disso, deve-se evitar o uso do análogo das prostaglandinas em pacientes que já apresentem dinâmica uterina.

O comprometimento fetal pode ocorrer mais frequentemente do que nos casos de hipoatividade, pois a contração interrompe temporariamente o fluxo sanguíneo no espaço interviloso de modo fisiológico. Se as contrações forem muito frequentes, podem ocorrer hipoxia fetal, alteração da frequência cardíaca e acidose. A presença de comorbidades associadas, como restrição de crescimento e oligoâmnio, pode agravar o quadro clínico.

Conduta

Diante de um episódio de taquissistolia, recomenda-se:

1. Monitorar cuidadosamente a frequência cardíaca fetal com sonar ou cardiotocógrafo em busca de alterações sugestivas de sofrimento fetal agudo (veja o Capítulo 8). Caso a paciente esteja usando ocitocina:
   - **Alterações na frequência cardíaca fetal:** interromper IMEDIATAMENTE a infusão de ocitocina.
   - **Frequência cardíaca fetal tranquilizadora:** reduzir em pelo menos 3mUI/min a infusão e manter vigilância rigorosa da frequência cardíaca fetal, preferencialmente com cardiotocografia. Caso ocorra nova taquissistolia, suspender medicação.
2. Hidratação materna vigorosa em *bolus* (inicial 500mL de Ringer lactato).
3. Decúbito lateral esquerdo.
4. Ofertar oxigênio por máscara (10 litros/min).
5. Se as medidas mencionadas não obtiverem resposta, considerar a possibilidade de usar uterolíticos (por exemplo, terbutalina 0,25mg subcutânea).

A resolução do quadro não contraindica o uso de ocitocina e não é indicação absoluta de cesariana: a infusão de ocitócitos poderá ser reiniciada a critério clínico, com observância das doses recomendadas, caso a frequência cardíaca fetal esteja satisfatória e a vigilância adequada puder ser mantida. O bom senso deve imperar, e a gestação deve ser interrompida pela via mais rápida caso os episódios sejam recorrentes. Se porventura a taquissistolia estiver relacionada com desproporção cefalopélvica ou outros fatores mecânicos, indica-se cesariana após a realização das medidas de 1 a 5.

LEITURA RECOMENDADA

Bugg GJ, Siddiqui F, Thornton JG. Oxytocin versus no treatment or delayed treatment for slow progress in the first stage of spontaneous labour. Cochrane Database of Systematic Reviews 2013, Issue 6. Art. No.: CD007123.

Lemos A, Amorim MMR, Dornelas de Andrade A, de Souza AI, Cabral Filho JE, Correia JB. Pushing/bearing down methods for the second stage of labour. Cochrane Database of Systematic Reviews 2017, Issue 3. Art. No.: CD009124. DOI: 10.1002/14651858.CD009124.pub3.

Obstetric Care Consensus No. 1. Safe Prevention of the Primary Cesarean Delivery. American College of Obstetricians and Gynecologists and the Society for Maternal-Fetal Medicine with the assistance of Aaron B. Caughey, MD, PhD; Alison G. Cahill, MD, MSCI; Jeanne-Marie Guise, MD, MPH; and Dwight J. Rouse, MD, MSPH. March 2014. Reaffirmed 2016. Disponível em: https://www.acog.org/Resources-And-Publications/Obstetric-Care-Consensus-Series/Safe-Prevention-of-the-Primary-Cesarean-Delivery. Acesso em: 21 de agosto de 2017.

Zhang J et al. for the Consortium on Safe Labor. Contemporary Patterns of Spontaneous Labor With Normal Neonatal Outcomes. Obstetrics & Gynecology: December 2010; 116(6):281-1287. doi: 10.1097/AOG.0b013e3181fdef6e. Disponível em: http://journals.lww.com/greenjournal/Fulltext/2010/12000/Contemporary_Patterns_of_Spontaneous_Labor_With.8.aspx. Acesso em: 21 de agosto de 2017.

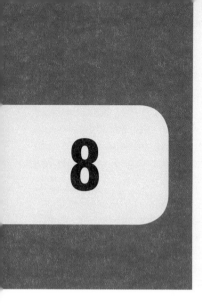

8 Sofrimento Fetal Agudo

INTRODUÇÃO

O sofrimento fetal agudo (*fetal distress*) é caracterizado por hipoxia, hipercapnia e acidemia, desencadeadas durante o trabalho de parto, e decorre de uma redução aguda das trocas materno-fetais com diminuição transitória ou permanente do aporte de oxigênio necessário ao concepto.

O American College of Obstetricians and Gynecologists (ACOG) considera impreciso o uso da expressão *sofrimento fetal agudo* com base apenas na avaliação da frequência cardíaca fetal (FCF) e pouco específico das condições clínicas do concepto. Sugere, então, a expressão *frequência cardíaca fetal não tranquilizadora (nonreassuring fetal status)* na ausência da certeza de hipoxia, hipercapnia e acidemia fetal. O padrão "não tranquilizador" da FCF é um achado dinâmico e pode ser modificado pela assistência prestada, não indicando necessariamente interrupção por via alta e, muitas vezes, resulta em nascimento de criança saudável. Portanto, essa nomenclatura ajuda a reduzir a ansiedade dos pais e dos obstetras e evita intervenções desnecessárias e intempestivas.

A expressão *estresse fetal* também é descrita como um padrão anormal da FCF ainda sem hipoxia, hipercapnia e acidose detectáveis. Desse modo, as expressões estresse fetal e FCF não tranquilizadora são semelhantes, devendo o uso da expressão sofrimento fetal ser reservado a critérios rígidos de diagnóstico que descrevem um feto em acidemia comprovada.

FISIOPATOLOGIA

A regulação fisiológica da FCF é realizada pelo sistema nervoso autônomo (simpático e parassimpático). Os estímulos que determinam suas variações são captados pelos quimiorreceptores, barorreceptores e centros medulares da respiração e refletem mudanças na pressão arterial, oxigenação sanguínea e *status* acidobásico do concepto.

- **Inervação parassimpática:** representada pelo nervo vago, nó sinoatrial e atrioventricular. A estimulação parassimpática causa a desaceleração da FCF.
- **Inervação simpática:** é constituída pelos nervos distribuídos no miocárdio. A liberação de norepinefrina após um estímulo causa cronotropismo e inotropismo.

A variabilidade da FCF, isto é, a oscilação da linha de base a cada batimento, raramente é vista antes de 24 semanas. Essa característica é adquirida progressivamente com o evoluir da gestação e costuma estar presente já no início do terceiro trimestre, coincidindo com o aumento da influência do sistema parassimpático no controle da FCF. Uma vez adquirida a variabilidade, sua ausência é considerada achado anormal, independentemente da idade gestacional. Quando normal, é considerada isoladamente um marcador fidedigno da capacidade cardiovascular fetal.

No terceiro trimestre, por ação parassimpática, ocorre diminuição dos valores de base considerados normais (110 a 160bpm) e, por ação simpática, ocorrem acelerações mais frequentes e amplas da FCF causadas, por exemplo, pela movimentação. Após 30 semanas, 95% dos fetos normais apresentam acelerações de 15 batimentos, mantidas pelo menos durante 15 segundos, após movimentação intraútero.

A oxigenação fetal depende da respiração e circulação maternas, perfusão e trocas gasosas placentárias e da circulação fetal. Quando ocorre comprometimento de qualquer uma dessas etapas, a concentração de oxigênio no sangue arterial diminui (hipoxemia) e, consequentemente, o mesmo processo ocorre nos tecidos (hipoxia).

As dificuldades para eliminar o gás carbônico (CO_2) através da placenta aumentam sua concentração no sangue. Quando combinado com a água, ocorre formação de ácido carbônico (H_2CO_3), processo conhecido como *acidemia respiratória*. Se a troca de gases na placenta é restabelecida, a reação química é desviada rapidamente para o sentido oposto e o CO_2 é eliminado sem ocasionar repercussões clínicas.

Durante a hipoxia continuada, a produção de energia é feita pelo metabolismo anaeróbio (produtividade 19 vezes menor). Ocorre acúmulo de ácido lático como produto final da reação e ele se difunde das células para o fluido extracelular e, a partir daí, para a circulação fetal. O excesso de íons H^+ na circulação fetal acarreta *acidemia* ou *acidose metabólica*. A neutralização desses íons é realizada pelos sistemas tampões do organismo fetal (bicarbonato, hemoglobina e proteínas plasmáticas), mas sua eliminação definitiva através da placenta é lenta. Quando os sistemas tampões e a eliminação placentária não são suficientes para neutralizar a contínua produção de íons H^+, ocorre lesão tecidual.

Assim, a presença de hipoxia estimula os quimiorreceptores presentes nas artérias carótidas e no arco aórtico. Por sua vez, o tronco cerebral é estimulado pelos quimiorreceptores, promovendo a redistribuição do fluxo sanguíneo com o objetivo de preservar as áreas nobres (cérebro, coração, adrenais e placenta) contra o dano tecidual. O sistema simpático entra em ação e, mais diretamente, as adrenais liberam catecolaminas, com a aceleração inicial da FCF e da variabilidade como tentativa de acelerar o fluxo sanguíneo e as trocas na placenta. Em sequência, ocorrem vasoconstrição sistêmica periférica e hipertensão, que são estímulos à ação vagal parassimpática, reduzindo, em consequência, a FCF.

A manutenção ou piora do grau de hipoxia tissular causa perda da reatividade do sistema simpático, desaparecimento das acelerações transitórias e desacelerações na FCF com perda da variabilidade fisiológica.

Pelo tipo de desaceleração apresentada pelo feto é possível supor os mecanismos envolvidos no delicado equilíbrio autonômico:

- **Desacelerações precoces:** relacionadas com a compressão da cabeça fetal durante as contrações, aumento da pressão intracraniana e consequente estímulo vagal. Não representam diminuição da oxigenação.
- **Desacelerações tardias e prolongadas:** representam a redução aguda do fluxo placentário. Podem ser resultado de hipoxia materna, excesso de contrações, rotura uterina, descolamento placentário ou prolapso de cordão.
- **Desacelerações variáveis:** relacionadas com compressões transitórias do cordão umbilical, causando

redução aguda do fluxo sanguíneo nas artérias e veias umbilicais, o qual se restabelece após. Não se pode excluir comprometimento fetal.

Como se pode inferir, durante o trabalho de parto fisiológico algum grau de hipoxemia vai ocorrer na maioria dos fetos. No entanto, os mecanismos de controle e compensação fetal, que se refletem na FCF, dependem do estado prévio de oxigenação fetal, da duração, intensidade, persistência ou repetitividade da privação de oxigênio. Em outras palavras, a presença de insuficiência placentária crônica pode diminuir a capacidade de adaptação fetal às mudanças de oxigenação.

CONDIÇÕES CLÍNICAS DE RISCO

Como explicado anteriormente, a diminuição do fluxo sanguíneo e, consequentemente, de oxigênio para o concepto pode ser causada por fatores maternos, placentários ou fetais. O Quadro 8.1 apresenta as condições clínicas de risco que podem provocar hipoxia fetal e acidemia. Essas condições podem estar presentes durante a gestação ou se manifestar durante o trabalho de parto. Convém lembrar que em mais de 60% dos casos de encefalopatia hipóxico-isquêmica neonatal não são identificados fatores de risco, reforçando o valor da qualidade da assistência ao trabalho de parto.

MÉTODOS PARA AVALIAÇÃO FETAL INTRAPARTO

Ausculta fetal intermitente

A ausculta fetal intermitente durante o trabalho de parto é o método mais utilizado para o monitoramento da FCF.

Quadro 8.1 Condições clínicas de risco para hipoxia e acidemia fetais

Diabetes
Distúrbios hipertensivos
Restrição de crescimento intrauterino
Gestação gemelar
Oligoâmnio e polidrâmnio
Rotura prematura de membranas
Hipotensão materna
Cardiopatia materna cianótica
Hidropisia fetal não imune
Lúpus eritematoso sistêmico e SAAF
Corioamnionite
Anormalidades do cordão umbilical – nós, prolapsos e procidências
Taquissistolia
Distocias de ombro

SAAF: síndrome de anticorpos antifosfolípides.

Segundo o National Institute for Health and Care Excellence (NICE, 2017) e a Diretriz Nacional de Assistência ao Parto Normal do Ministério da Saúde (DNAPN, 2016), este é o método de escolha que deve ser oferecido às gestantes de baixo risco em trabalho de parto. A técnica e as recomendações de registro foram discutidas no Capítulo 3.

Quanto aos intervalos entre as avaliações, em seu consenso de 2015 sobre monitoramento fetal intraparto, a International Federation of Gynecology and Obstetrics (FIGO) recomenda que em todas as gestações a ausculta seja realizada a cada 15 minutos no primeiro período e a cada 5 minutos no segundo período. Caso a frequência de base não esteja entre 110 e 160bpm, ou se houver dúvidas na caracterização do padrão, a avaliação deve ser mantida pelo menos durante três contrações.

Achados anormais

São considerados achados anormais na ausculta intermitente:

- Frequência basal < 110 ou > 160bpm.
- Desacelerações: presença repetida ou prolongada (> 3 minutos) de desacelerações da FCF.

Diante das desacelerações, a posição materna deverá ser imediatamente alterada. A compressão aortocava pelo útero gravídico é causa de hipotensão supina materna e bradicardia fetal. Nos casos em que não houver rápida normalização do padrão, indica-se cardiotocografia (CTG), se disponível no serviço. O achado de FCF > 160bpm é sugestivo de taquicardia e também deve ser avaliado por CTG contínua.

As acelerações da FCF que não coincidam com a movimentação do concepto e que ocorram logo após a contração uterina também chamam a atenção. Deve-se aumentar o período de observação pelo menos durante três contrações para esclarecimento.

A realização da ausculta intermitente é uma ótima oportunidade diagnóstica de taquissistolia (> 5 contrações em 10 minutos). Caso o intervalo entre duas contrações seja inferior a 2 minutos, durante a ausculta sugerindo aumento da frequência das contrações, o período de observação deverá ser aumentado até 10 minutos. Se confirmada taquissistolia, a CTG contínua está indicada. Os detalhes sobre o tratamento da taquissistolia são discutidos no Capítulo 7.

Conduta diante de achados anormais em locais sem disponibilidade de CTG

- **Se FCF < 110bpm:** deve-se excluir hipotensão materna (mudar decúbito – preferir posição de quatro apoios, pois diminui a compressão aortocava), retirar a ocitocina, caso esteja em uso (inclusive esvaziando o transfuso), e, a seguir, infundir solução de Ringer lactato de modo rápido. Recomenda-se excluir hipotermia, bloqueio cardíaco fetal ou uso de betabloqueadores. Caso o padrão se mantenha por cerca de 5 minutos, após todas as medidas disponíveis tomadas, e não exista disponibilidade de CTG contínua, a gestação deverá ser interrompida pela via mais rápida – parto vaginal instrumental (fórceps ou vácuo) ou cesariana, de acordo com a indicação obstétrica e/ou condições locais.
- **Se FCF > 160bpm:** deve-se excluir febre materna, possibilidade de infecções, uso de atropina ou beta-agonistas. As avaliações da FCF devem ser mais frequentes e, caso esteja presente febre/infecção, recomenda-se o uso de antitérmicos e antibióticos.
- Se presentes desacelerações repetidas no segundo período, pensar em compressão do polo cefálico, compressão de cordão ou hipotensão supina. Recomenda-se mudança de posição materna.
- Se presentes desacelerações prolongadas ou tardias (início pelo menos 20 segundos após o pico da contração e retorno à linha de base somente após cerca de 30 segundos), provavelmente são decorrentes de hipoxia fetal. Deve ser solicitada à gestante a interrupção dos puxos, podendo ser iniciada hidratação vigorosa e considerada a terbutalina, se associada à taquissistolia. Caso não ocorra reversão rápida do padrão da FCF, indica-se a interrupção da gestação pela via mais rápida (parto vaginal instrumental ou cesariana), de acordo com indicação obstétrica e/ou condições locais.

Cardiotocografia intraparto

A CTG é um método que mensura simultaneamente a FCF e as contrações uterinas, avaliando o bem-estar fetal. Também conhecida como monitoramento eletrônico fetal, pode ser realizada de maneira contínua ou intermitente (alternando-se com a ausculta fetal intermitente). O método tem a vantagem de oferecer registro do traçado, que pode ser revisto posteriormente e comparado em auditorias clínicas e conflitos médico-legais. As desvantagens estão relacionadas com a limitação da movimentação da gestante e o uso de estratégias não farmacológicas para alívio da dor (massagens, imersão em água), com a interpretação difícil (com longa curva de aprendizado) e com a falsa convicção de obstetras e genitores de que toda a mortalidade perinatal e danos neurológicos podem ser prevenidos pelo método. Recomenda-se a adoção de protocolos para interpretação dos resultados, evitando as diferenças de interpretação entre operadores e, até mesmo, interpretações diferentes pelo mesmo observador.

Existem evidências de que o monitoramento contínuo durante o trabalho de parto deve ser reservado para casos selecionados, pois o número de falso-positivos é elevado, ocasionando aumento da incidência de cesarianas. A Biblioteca Cochrane publicou em 2013 uma revisão sistemática que avaliou a efetividade da CTG para o monitoramento contínuo do trabalho de parto. Foram incluídos 13 ensaios clínicos e mais de 37 mil mulheres. Essa revisão foi atualizada em 2017 e nenhum outro ensaio clínico foi selecionado para análise. Os revisores concluíram que, quando comparada com a ausculta intermitente, a CTG contínua reduziu pela metade o risco de convulsões (RR: 0,50; IC 95%: 0,31 a 0,80; nove estudos com 32.386 neonatos). No entanto, não foram encontradas diferenças significativas entre os dois métodos quanto ao risco de morte (RR: 0,86; IC 95%: 0,59 a 1,23; 11 estudos com 33.513 neonatos) e paralisia cerebral (RR: 1,75; IC 95%: 0,84 a 3,63; dois ensaios com 13.252 neonatos). Foi observado aumento significativo do número de cesarianas (RR: 1,63; IC 95%: 1,29 a 2,07; 11 ensaios com 18.861 mulheres) e dos partos instrumentais, esse último dado sem significância estatística (RR: 1,15; IC 95%: 1,01 a 1,33; 10 ensaios com 18.615 mulheres).

> **Ausculta intermitente *versus* cardiotocografia**
> - **Argumentos dos defensores da CTG:** ausência de evidência de que a ausculta intermitente seja mais segura e dificuldade de realização da ausculta em rigorosos intervalos, particularmente nas maternidades lotadas.
> - **Argumentos dos defensores da ausculta intermitente:** a cardiotocografia não reduz a incidência de paralisia cerebral, não modifica o prognóstico do recém-nascido, dificulta a deambulação materna durante o trabalho de parto e ocasiona aumento significativo da incidência de cesarianas.
> - **Evidências:** segundo Alfirevic e cols. (2007), seriam necessárias 664 CTG para prevenir um caso de convulsão neonatal (NNT – número necessário para tratar e obter um benefício), enquanto haveria a necessidade da realização de apenas 63 CTG para obter um malefício, a cesariana (NNH – número necessário para tratar e obter um malefício).

Segundo o NICE (2017), esse método não deve ser realizado de rotina em pacientes de baixo risco durante o trabalho de parto.

Indicações

A CTG está indicada em situações em que exista risco de hipoxia/acidose fetal. Pode ser indicada por causa das condições maternas (hemorragias, febre durante trabalho de parto, hipertensão, diabetes), restrição do crescimento intrauterino, analgesia epidural, líquido amniótico meconial, durante induções ou conduções de trabalho de parto com ocitocina ou na presença de alterações da FCF durante ausculta intermitente.

Equipamentos e realização

A posição clássica para a obtenção dos traçados é com a gestante deitada em decúbito dorsal. Na gestação a termo, a permanência prolongada nessa posição está associada a hipotensão supina e bradicardia fetal, devendo, portanto, ser evitada. Normalmente, recomenda-se que a gestante permaneça em decúbito lateral esquerdo, semissentada a 45 graus (posição de Fowler) ou de pé.

Os equipamentos podem ser calibrados para registrar os resultados em velocidades diferentes: 1cm/min, 2cm/min ou 3cm/min. Vários países que utilizam a CTG como padrão adotam velocidades de registro diferentes (EUA: 3cm/min; Holanda: 2cm/min). Recomenda-se a adoção de velocidade à qual está habituado o profissional que realizará a análise e ainda que esta (a velocidade) seja registrada no prontuário ou no próprio papel do exame para futuras análises. Os mesmos traçados podem ser interpretados de modo diferentes quando registrados em velocidades diversas.

Em alguns países é adotada a prática de realizar uma CTG de rastreio por aproximadamente 20 minutos, logo após a admissão da paciente, com o objetivo de selecionar aquelas para CTG contínua ou ausculta intermitente durante o trabalho de parto. Essa prática foi alvo de uma revisão sistemática da Cochrane publicada em 2012 e atualizada em 2017 (sem inclusão de novos estudos ou modificação dos resultados anteriores). Foram incluídos quatro ensaios clínicos e mais de 13 mil mulheres em trabalho de parto. Não foram encontradas diferenças significativas entre mulheres alocadas para CTG contínua ou ausculta intermitente quanto ao risco de cesariana (RR: 1,20; IC 95%: 1 a 1,44; quatro ensaios com 11.338 mulheres) ou de parto instrumental (RR: 1,10; IC 95%: 0,95 a 1,27; quatro ensaios com 11.338 mulheres) nem de mortes fetais ou neonatais (RR: 1,01; IC 95%: 0,30 a 3,47; quatro ensaios com 11.339 neonatos). No entanto, as mulheres que realizam a CTG de rastreio apresentam aumento do número de CTG contínua durante o trabalho de parto (RR: 1,30; IC 95%: 1,14 a 1,48; três ensaios com 10.753 mulheres) e aumento do número de intervenções no concepto – amostra de sangue fetal (RR: 1,28; IC 95%: 1,13 a 1,45; três ensaios com 10.757 mulheres) em relação àquelas avaliadas inicialmente apenas com ausculta intermitente. Segundo os autores, não existem evidências suficientes de benefícios que possam levar à recomendação dessa prática como rotina.

Tipos de monitoramento da FCF

■ **Externo:** usa um transdutor Doppler no abdome materno. Utiliza a tecnologia de "autocorrelação" (média dos intervalos consecutivos onda a onda). Na verdade, não representa o batimento cardíaco fetal, mas um som processado de baixa variação. Assemelha-se a um eletrocardiograma (ECG), porém com variabilidade de base mais evidente. Existem monitores que utilizam redes sem fio e permitem a movimentação da gestante por distâncias limitadas perto do aparelho. É recomendado como método de rotina no início do monitoramento fetal por mostrar traçados precisos, com relativo conforto materno, sem lançar mão de procedimentos invasivos. As desvantagens do monitoramento externo estão relacionadas com as perdas de sinal e o registro inadvertido da frequência materna e de artefatos (contagem dupla ou pela metade), principalmente durante o segundo período.

■ **Interno:** um eletrodo bipolar é posicionado no escalpo fetal através do colo dilatado (nas apresentações pélvicas, pode ser colocado na nádega fetal). O segundo eletrodo (referência) é posicionado na coxa materna para evitar interferência da frequência cardíaca materna. Os artefatos são mínimos, uma vez que o traçado é calculado por computador, identificando as ondas R no ECG fetal (complexo QRS – ciclo de despolarização ventricular), sem utilizar a técnica de "autocorrelação". Tem um custo mais elevado e exige membranas rotas. É contraindicado em gestantes soropositivas para hepatite (B, C, D e E) e HIV, em fetos com suspeita de trombofilia, em prematuros < 32 semanas e se não houver certeza quanto à apresentação fetal.

Em dezembro de 2015 a Biblioteca Cochrane publicou uma revisão sistemática com metanálise sobre a análise do ECG fetal durante o trabalho de parto. Os revisores incluíram sete ensaios clínicos (total: 27.403 mulheres). A maioria dos estudos avaliou a análise do segmento ST (24.446 mulheres) e apenas um estudo, o segmento PR (957 mulheres). Os resultados não mostraram diferenças significativas entre a avaliação do ECG fetal e o monitoramento contínuo e isolado da FCF com relação ao risco de cesariana (RR: 1,02; IC 95%: 0,96 a 1,08; seis ensaios clínicos com 26.446 mulheres; alta qualidade de evidência), acidose metabólica fetal ao nascimento (RR: 0,72; IC 95%: 0,43 a 1,20; seis estudos com 25.682 neonatos; moderada qualidade de evidência), encefalopatia neonatal (RR: 0,61; IC 95%: 0,30 a 1,22; seis ensaios clínicos com 26.410 neonatos; alta qualidade de evidência) ou admissões em unidades de terapia intensiva neonatais (RR 0,96; IC 95%: 0,89 a 1,04; seis ensaios com 26.410 neonatos; alta qualidade de evidência). No entanto, foi estatisticamente significativa a redução dos partos instrumentais (RR: 0,92; IC 95%: 0,86 a 0,99; seis ensaios com 26.446

mulheres). Os revisores concluíram que os modestos benefícios do monitoramento interno do ECG fetal (redução de partos instrumentais) devem ser considerados em relação às desvantagens da colocação do eletrodo no escalpo fetal, quando comparados com o monitoramento externo.

Tipos de monitoramento das contrações uterinas

■ **Externo:** utiliza tocodinamômetro. A localização do dispositivo e a tensão das fitas elásticas podem influenciar os resultados. Não avalia a intensidade das contrações ou o tônus de repouso, mas apenas a frequência das contrações.

■ **Interno:** é inserido um cateter para avaliar o tônus de repouso e a intensidade das membranas. Exige membranas rotas e tem custo maior. Não é indicado de rotina, pois não existem evidências de melhora nos desfechos. Contraindicado em hemorragias de causa desconhecida e placenta prévia.

Avaliação de gemelares

Não existe consenso sobre o melhor método de monitoramento da FCF (interno ou externo). Recomendam-se monitores adequados com a possibilidade de dois canais para observação simultânea dos gêmeos. Quando os traçados forem muito semelhantes, deve-se suspeitar de que apenas um gemelar está sendo monitorado.

Resultados – Traçados

O resultado do exame deve ser expresso como padrão tranquilizador ou normal e não tranquilizador ou alterado. O método apresenta boa sensibilidade, porém baixa especificidade, com elevadas taxas de falso-positivos. Desse modo, na presença de CTG normal, provavelmente o feto se encontra saudável. Entretanto, diante de CTG com traçado não tranquilizador, deve-se ter em mente que não se está necessariamente diante de um feto com "sofrimento fetal" (hipoxia/acidemia).

O ACOG reafirmou em 2017 as definições para a avaliação dos traçados durante o monitoramento contínuo do National Institute of Child Health and Human Development (NHICD). As definições são descritas a seguir e o sistema de interpretação desses traçados é apresentado no Quadro 8.2:

■ **Linha de base:** é a média aproximada da FCF, considerando os primeiros 10 minutos de observação – geralmente varia em torno de 5bpm – ou aquela que se mantém por pelo menos 2 minutos (devem ser excluídos: períodos de mudança ocasionais da FCF, períodos de grande variabilidade e segmentos que sejam diferentes [acima de 25bpm]). A linha de base

Quadro 8.2 Sistema de interpretação de traçados cardiotocográficos

Categoria I
Linha de base: 110 a 160bpm
Variabilidade da linha de base: moderada
Desacelerações tardias ou variáveis: ausentes
Desacelerações precoces: presentes ou ausentes
Acelerações: presentes ou ausentes
Categoria II
Linha de base
Bradicardia não acompanhada de ausência da variabilidade da linha de base
Taquicardia
Variabilidade da linha de base
Mínima variabilidade
Variabilidade ausente, com ausência de desacelerações recorrentes
Máxima variabilidade
Acelerações
Ausentes ou presentes apenas quando induzidas por estimulação
Desacelerações episódicas ou recorrentes
Desacelerações variáveis recorrentes acompanhadas de mínima ou moderada variabilidade
Desacelerações prolongadas por ≥ 2 minutos e < 10minutos
Desacelerações tardias recorrentes com moderada variabilidade da linha de base
Desacelerações variáveis com outras características, como lento retorno à linha de base, presença de taquicardia após desaceleração (*overshoot*), aceleração precedendo a desaceleração (*shoulders*)
Categoria III
Ausência de variabilidade da linha de base e qualquer um dos seguintes:
Desacelerações tardias recorrentes
Desacelerações variáveis recorrentes
Bradicardia
Padrão sinusoidal

Fonte: adaptado de Management of intrapartum fetal heart rate tracings. Practice Bulletin No.116. American College of Obstetricians and Gynecologists. Obstet Gynecol 2010; 116:1232-40. Reaffirmed 2017.

< 110bpm é definida como bradicardia e quando > 160bpm, como taquicardia.

- **Variabilidade da linha de base:** é a flutuação da linha de base em amplitude e frequência. É representada pela variação entre o pico e a base em bpm. Classifica-se em ausente (variação de amplitude indetectável), mínima (variação de amplitude ≤ 5bpm), moderada ou normal (variação de amplitude de 6 a 25bpm) e máxima (variação de amplitude > 25bpm).

- **Acelerações:** são aumentos súbitos e visualmente aparentes da FCF sobre a linha de base (do início ao pico máximo superior em menos de 30 segundos). A aceleração é calculada a partir da mais recente linha de base determinada. A partir de 32 semanas, o pico máximo deve ser ≥ 15bpm em relação à linha de base, com duração mínima de 15 segundos e máxima de 2 minutos até o retorno. Antes de 32 semanas, o pico máximo pode ser ≥ 10bpm, a duração ≥ 10 segundos, máxima de 2 minutos até o retorno. Aceleração prolongada é definida com a duração de 2 a 10 minutos. Uma aceleração ≥ 10 minutos é considerada uma mudança da linha de base.

- **Desaceleração precoce:** redução visual, gradual e simétrica da FCF com início e resolução coincidentes com a contração uterina (o nadir da desaceleração ocorre no mesmo momento do pico da contração). Do início ao nadir a duração é ≥ 30 segundos. A magnitude é calculada do início ao nadir.

- **Desaceleração tardia:** diminuição da FCF visualmente aparente e simétrica associada à contração uterina. Duração do início ao nadir ≥ 30 segundos. É atrasada em relação à contração: o nadir da desaceleração ocorre após o pico da contração. Na maioria dos casos, o início, o nadir e a recuperação da FCF ocorrem após o início, o pico e o final da contração, respectivamente.

- **Desaceleração variável:** queda visualmente aparente e brusca da FCF. Duração do início ao nadir: < 30 segundos. Amplitude calculada em bpm do início ao nadir. A redução da FCF geralmente é ≥ 15bpm, durando ≥ 15 segundos e < 2 minutos. Quando associada a contrações uterinas, o padrão de início, o nadir e a duração geralmente variam entre contrações sucessivas.

- **Desaceleração prolongada:** redução visualmente aparente da FCF em relação à linha de base, sendo ≥ 15bpm, duração ≥ 2 minutos, porém < 10 minutos. Se > 10 minutos, é considerada mudança da linha de base.

- **Padrão sinusoidal:** padrão visual da FCF em ondas suaves. A linha de base tem frequência de ciclo de 3 a 5 por minuto, que persiste por ≥ 20 minutos.

> Segundo o **NICE (2017)**:
> - A linha de base é *tranquilizadora* quando está entre 110 e 160bpm, *não tranquilizadora* de 100 a 109bpm e de 161 a 180bpm e *anormal* quando <100bpm ou >180bpm.
> - Linha de base entre 100 e 109bpm, apesar de considerada não tranquilizadora, pode receber assistência habitual se a variabilidade estiver normal e não existirem desacelerações (variáveis ou tardias).
> - São características preocupantes das desacelerações variáveis: duração >60 segundos, variabilidade da linha de base reduzida durante a desaceleração, não retorno à linha de base inicial, forma bifásica (W), ausência de acelerações precedendo a desaceleração (*shouldering*).
> - A conduta não deve ser baseada nos achados anormais dos traçados isoladamente. Devem ser considerados: preferências maternas, fatores de risco antenatais e intraparto, progressão do trabalho de parto e bem-estar materno-fetal.

Conduta

- **Categoria I**: considerada normal e não associada à acidemia. Manter monitoramento de rotina: CTG contínua ou ausculta intermitente. Reavaliar periodicamente os traçados em busca de características das categorias II ou III.
- **Categoria II**: manter avaliação, vigilância e iniciar manobras de reanimação intrauterina (Quadro 8.5) e reavaliação. Se não houver melhora do padrão ou ocorrer progressão para a categoria III, considerar interrupção da gestação pela via mais rápida (cesariana ou parto vaginal instrumental) de acordo com as condições obstétricas.

Observações:

- A taquicardia isolada tem baixo valor preditivo para hipoxia e acidemia. Investigar infecções maternas, uso de medicações, hipertireoidismo materno descompensado, DPPNI ou sangramentos fetais e taquiarritmias fetais (geralmente FCF ≥ 200bpm). Rever traçado em busca de outras alterações, especialmente na variabilidade e presença/ausência de desacelerações.
- Apesar de as bradicardias e as desacelerações apresentarem causas diferentes, o manejo inicial é o mesmo: reanimação intrauterina.
- Raramente, os fetos de mães com doenças do colágeno (lúpus eritematoso sistêmico) apresentam bloqueios de condução que se manifestam por bradicardia. Quando isso ocorre, a linha de base já está alterada desde o início da avaliação.
- A administração de medicações, como opioides e $MgSO_4$, pode reduzir a variabilidade da FCF, assim como ocorre redução durante o sono fetal. Se a estimulação (acústica ou por escalpo fetal – veja adiante) e as medidas de reanimação intrauterina não ocasionarem modificações da variabilidade, não poderá ser excluída a acidemia.

Atenção!

Diante de desacelerações variáveis recorrentes ou prolongadas e/ou bradicardia, deve-se realizar exame cervical para afastar a possibilidade de procidência ou prolapso de cordão. Caso o diagnóstico seja confirmado, seguir protocolo discutido no Capítulo 9.

- **Categoria III**: os traçados pertencentes a essa categoria estão associados ao aumento do risco de acidose neonatal, paralisia cerebral e encefalopatia neonatal. Realizar medidas de reanimação (Quadro 8.3) e preparar para o parto pela via mais rápida (cesariana ou parto vaginal instrumental).

Quadro 8.3 Reanimação intrauterina e objetivos

Medidas a serem tomadas	Objetivo
Mudar posicionamento materno: decúbito lateral direito ou esquerdo	Melhorar perfusão placentária Promover oxigenação fetal
Administração intravenosa de líquidos	
Administração de oxigênio	
Suspender ocitocina ou prostaglandinas (retirar da vagina)	Reduzir atividade uterina
Administrar uterolíticos (terbutalina subcutânea)	

Fonte: adaptado de Management of intrapartum fetal heart rate tracings. Practice Bulletin No.116. American College of Obstetricians and Gynecologists. Obstet Gynecol 2010; 116:1232-40. Reaffirmed 2017.

Medidas auxiliares diante de padrão não tranquilizador

Teste de estimulação vibroacústica

Alguns estudos sugerem que o sono fetal pode induzir o diagnóstico de FCF não tranquilizadora, aumentando desnecessariamente as taxas de cesariana. Assim, foram propostos métodos para despertar os fetos, diminuindo os resultados falso-positivos.

A estimulação vibroacústica, o método mais utilizado, foi descrito por Bernard e Sontag em 1947. Trata-se de uma técnica não invasiva, de baixo custo e fácil realização. A estimulação sonora pode ser realizada com uma buzina da marca Kobo®, a qual é comprimida sobre o abdome materno na região do polo cefálico por um período de estímulo de 3 a 5 segundos.

O teste é considerado satisfatório quando ocorrem, como resposta reflexa do feto, movimentos ativos e consequente aceleração da FCF (pelo menos 15bpm durante 15 segundos). Outra classificação pode ser: ativo, quando a resposta é satisfatória; hipoativo, quando a aceleração da FCF dura menos de 15 segundos e/ou a amplitude é < 15bpm; e inativo, quando há ausência de acelerações. Cabe ressaltar que o feto hipoativo ou inativo não implica diagnóstico de "sofrimento fetal" (hipoxia/acidemia).

A Biblioteca Cochrane dispõe de duas revisões sobre estimulação vibroacústica, ambas publicadas em 2013: a primeira avalia o procedimento para auxiliar a realização do monitoramento fetal e a segunda avalia a estimulação em fetos já com FCF não tranquilizadora durante o trabalho de parto. A primeira revisão analisou 12 ensaios clínicos (6.822 participantes) e concluiu que a estimulação vibroacústica reduziu a incidência de CTG não reativa antes do trabalho de parto (RR: 0,62; IC 95%: 0,48 a 0,81) e diminuiu a duração do exame. No entanto, a revisão sistemática que tentou avaliar a efetividade e a segurança da estimulação vibroacústica em fetos com padrão não tranquilizador durante o trabalho de parto não encontrou ensaios clínicos que preenchessem os critérios de inclusão. Os autores reforçam que não existem evidências suficientes para recomendar a prática em fetos com FCF não tranquilizadora.

Estimulação do escalpo fetal

Indicada na ausência de acelerações espontâneas. Durante o toque vaginal, o profissional estimula o vértix fetal com os dedos ou utilizando instrumento (por exemplo, pinça de Allis). A manobra não apresenta custo, é rápida e de fácil execução. O resultado é considerado satisfatório quando o feto apresenta aceleração da FCF (pelo menos 15bpm durante 15 segundos) e tem o mesmo valor das acelerações espontâneas para afastar possível hipoxia/acidemia fetal. Deverá ser realizada quando a FCF se encontrar na linha de base. Não deve ser utilizada para tentar reverter desacelerações, pois, nessas condições, o estímulo no polo cefálico pode provocar reação parassimpática e bradicardia.

Como os estudos mostram resultados semelhantes com o uso da estimulação vibroacústica, a técnica menos invasiva deve ser a preferida.

Administração de glicose à gestante

Teoricamente, esta seria uma estratégia para despertar o feto durante a CTG e causar a normalização dos traçados. Essa prática foi objeto de uma revisão sistemática da Biblioteca Cochrane em 2012: os revisores avaliaram dois ensaios clínicos (total de 708 participantes). Concluíram que a administração de glicose não diminuiu a incidência de CTG não reativa. Assim, não existem vantagens em sua utilização rotineira.

Amnioinfusão

A indicação de amnioinfusão diante de padrão não tranquilizador da FCF é controversa. Enquanto o NICE (2017) recomenda não oferecer o procedimento durante a reanimação intrauterina, o ACOG (2017) considera o procedimento para diminuir a frequência de desacelerações variáveis relacionadas com a compressão de cordão e diminuir número de cesarianas. Com essa indicação, a amnioinfusão deveria ser transcervical (técnica descrita no Capítulo 53).

Na Biblioteca Cochrane estão disponíveis algumas revisões sistemáticas sobre o tema. Uma delas, publicada em 2012, avalia os benefícios materno-fetais do procedimento para compressões de cordão potenciais ou suspeitas: foram incluídos 19 estudos e foram observadas redução do risco de cesarianas (RR: 0,62; IC 95%: 0,46 a 0,83; 13 ensaios com 1.493 mulheres), redução das desacelerações da FCF (RR: 0,53; IC 95%: 0,38 a 0,74; sete ensaios com 1.006 participantes), redução de Apgar < 7 no quinto minuto (RR: 0,47; IC 95%: 0,30 a 0,72), redução da presença de mecônio abaixo das cordas vocais (RR: 0,53; IC 95%: 0,31 a 0,92; três ensaios com 674 neonatos), redução da endometrite (RR: 0,45; IC 95%: 0,25 a 0,81; seis ensaios, 767 participantes) e redução da quantidade de internações com mais de 3 dias (RR: 0,45; IC 95%: 0,25 a 0,78; quatro ensaios com 767 participantes). Os revisores advertiram que a quantidade de pacientes em cada trabalho foi pequena para detectar complicações maternas graves ou comparar a amnioinfusão com a cesariana quando o diagnóstico de "sofrimento fetal" era inequívoco.

Outra revisão sistemática da Cochrane, publicada também em 2012, avaliou a eficácia de amnioinfusão profilática em pacientes com oligoâmnio em trabalho de parto e a realização do procedimento diante de desacelerações ou líquido amniótico meconial. Apenas um ensaio clínico preencheu os critérios de inclusão (total de 116 mulheres). Não foram encontradas diferenças entre risco de cesariana, pH do cordão umbilical, uso de ocitocina, pneumonia neonatal e endometrite. No entanto, foi observado aumento do risco de febre durante o trabalho de parto (RR: 3,48; IC 95%: 1,21 a 10,05). Assim, segundo os revisores, esse procedimento não deve ser realizado de modo profilático, mas apenas quando necessário por suspeita de comprometimento fetal.

Microanálise do sangue fetal: pH e lactato

Trata-se de um procedimento invasivo para obtenção de amostras de sangue periférico fetal. Muito usado na Europa, mas raramente nos EUA, faz parte dos atuais protocolos do NICE, do Canadá (Society of Obstetricians and Gynaecologists of Canada), da Austrália e da Nova Zelândia para o manejo de FCF não tranquilizadoras com o objetivo de diminuir a realização de procedimentos invasivos.

Exige membranas rotas e dilatação de pelo menos 2 a 3cm. Com o auxílio de um amnioscópio, o local de punção é seco e iluminado. Parafina, ou gel de silicone, é espalhada por todo o escalpo fetal e uma incisão não maior que 2mm é realizada. Observa-se então pequena bolha de sangue no local da punção, contida pela parafina (que não permite a difusão do CO_2). O material é então coletado em tubos heparinizados, e o local é pressionado para evitar sangramentos maiores. Para a avaliação de lactato, são necessárias quantidades menores de sangue, e ocorre um número menor de falhas ocasionadas pela técnica em comparação com a avaliação do pH.

A sensibilidade e a especificidade das dosagens para identificar encefalopatia hipóxico-isquêmica é de 67% e 93%, respectivamente, para o lactato, e de 49% e 93%, respectivamente, para o pH. Assim, o lactato tem sido defendido como preditor mais adequado de baixos escores de Apgar e encefalopatia hipóxico-isquêmica do que a dosagem de pH fetal ou o déficit de bases (Royal College of Obstetricians and Gynaecologists [RCOG], 2015).

Uma revisão da Cochrane, publicada em meados de 2015, comparou a análise de lactato com a avaliação do pH fetal durante o trabalho de parto com FCF não tranquilizadora. Foram incluídos apenas dois ensaios clínicos (total de 3.348 pares de mãe e neonatos), e a maioria dos resultados emergiu de apenas um deles. Não foram encontradas diferenças significativas entre os grupos de lactato e pH com relação à encefalopatia neonatal (RR: 1; IC 95%: 0,32 a 3,09; um estudo com 2.992 neonatos) ou à morte, escores de Apgar no quinto minuto (RR: 1,13; IC 95%: 0,76 a 1,68; dois estudos com 3.319 neonatos), admissão em unidade intensiva neonatal (RR: 1,02; IC 95%: 0,83 a 1,25; um estudo com 2.992 neonatos) ou acidose metabólica (RR: 0,91; IC 95%: 0,60 a 1,36; um estudo com 2.675 neonatos). Não foram relatadas convulsões, lacerações do escalpo ou ansiedade materna em nenhum dos estudos. Não foram descritas diferenças entre os grupos também no que diz respeito ao modo de parto. Os revisores concluíram que o lactato teve mais sucesso na identificação do comprometimento fetal (RR: 1,10; IC 95%: 1,08 a 1,12), mas que estudos comparando a dosagem de lactato com a não dosagem e análises de subgrupo (idade gestacional, duração do segundo período etc.) devem ser realizados no futuro.

Indicação

O RCOG (2015) reforça que a microanálise do sangue fetal deve ser realizada apenas em situações de progressiva deterioração do padrão da CTG, quando persiste a dúvida quanto ao bem-estar fetal. Quando a bradicardia já está instalada e a acidemia é muito provável, não se deve aguardar pelos resultados laboratoriais para a tomada de decisão.

Contraindicações

As contraindicações da microanálise de sangue fetal (pH e/ou lactato) são as mesmas do monitoramento invasivo da FCF: contraindicada em gestantes soropositivas para hepatite B, C, D e E e HIV, em fetos com suspeita de trombofilia, em prematuros < 32 semanas e na incerteza sobre a apresentação fetal. Não deve ser realizada na vigência de emergências obstétricas, como DPPNI, rotura uterina ou prolapso de cordão.

Desvantagens

Estima-se o tempo médio de 18 minutos entre a decisão de realização e os resultados (o qual é muito menor quando se usa apenas lactato) e há a necessidade de dosagens repetidas (a redistribuição de fluxo fetal diminui a correlação entre os resultados e a clínica do neonato, quando realizado distante do parto), além da necessidade de suporte de laboratório.

Outros métodos

- **Espectroscopia de luz próxima ao infravermelho:** técnica não invasiva desenvolvida para aferição da oxigenação cerebral por meio de um dispositivo de fibra óptica posicionado ao lado da cabeça fetal, explora as diferenças na absorção de luz entre a molécula de hemoglobina reduzida e a molécula oxigenada. Teoricamente, possibilita o cálculo da saturação de oxigênio fetal. Atualmente, seu uso é reservado apenas para pesquisas em razão das inúmeras limitações técnicas. Uma revisão sistemática da Cochrane atualizada em 2009 não encontrou nenhum ensaio clínico randomizado na literatura sobre o uso desse método no trabalho de parto.
- **Avaliação da oximetria fetal:** apesar de a Biblioteca Cochrane ter publicado recentemente (2014) uma revisão sobre o método, os eletrodos para sua realização não estão sendo mais comercializados e a prática foi abandonada.

CONDUTA ADOTADA NO CAM-IMIP PARA MONITORAMENTO INTRAPARTO

O CAM-IMIP utiliza a ausculta fetal intermitente como método de escolha inicial para o monitoramento fetal intraparto e a CTG em caso de anormalidades.

A Figura 8.1 representa o protocolo atualmente utilizado na instituição.

PROFILAXIA

As principais recomendações baseiam-se em boas práticas durante a assistência ao trabalho de parto (veja o Capítulo 3):

- Uso judicioso de ocitócitos.
- Monitoramento rigoroso da ausculta fetal em todos os partos.
- Respeitar o desejo da paciente quanto ao seu posicionamento.
- Prevenir a hipotensão materna.
- Combater a angústia e o estresse materno durante o trabalho de parto. Apoio profissional e acompanhante de escolha materna.
- Evitar jejum prolongado durante o trabalho de parto.

8 | Sofrimento Fetal Agudo

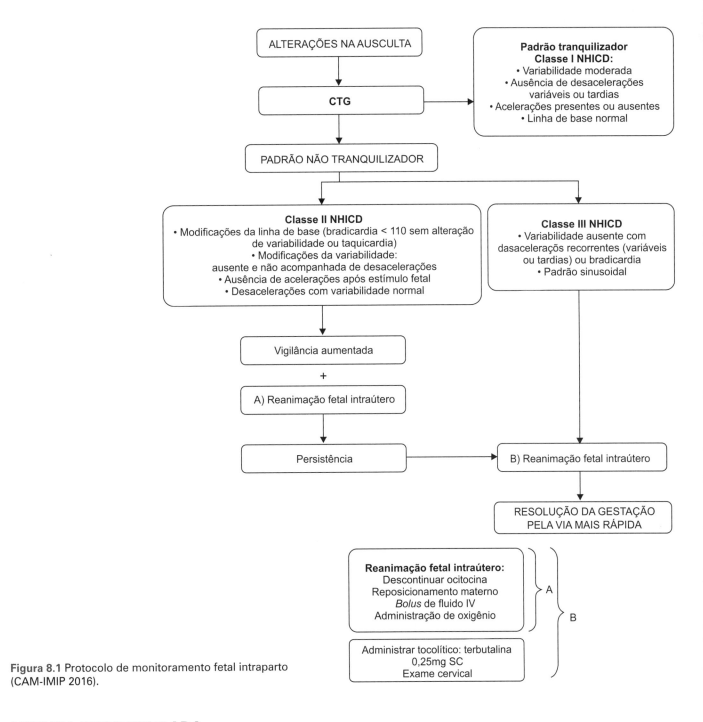

Figura 8.1 Protocolo de monitoramento fetal intraparto (CAM-IMIP 2016).

LEITURA RECOMENDADA

American College of Obstetricians and Gynecologists. Intrapartum fetal heart rate monitoring: nomenclature, interpretation and general management principles. Practice Bulletin No. 106. Obstet Gynecol 2009; 114:192-202. Reaffirmed 2017.

American College of Obstetricians and Gynecologists. Management of intrapartum fetal heart rate tracings. Practice Bulletin No. 116. Obstet Gynecol 2010; 116:1232-40. Reaffirmed 2017.

Ayres-de-Campos D, Arulkumaran S, for the FIGO Intrapartum Fetal Monitoring Expert Consensus Panel. FIGO consensus guidelines on intrapartum fetal monitoring: Physiology of fetal oxygenation and the main goals of intrapartum fetal monitoring. International Journal of Gynecology and Obstetrics 2015; 131:5-8.

Lewis D, Downe S, for the FIGO Intrapartum Fetal Monitoring Expert Consensus Panel. FIGO consensus guidelines on intrapartum fetal monitoring: Intermittent auscultation. International Journal of Gynecology and Obstetrics 2015; 131:9-12.

NICE Pathways. Fetal monitoring during labour. Disponível em: http://pathways.nice.org.uk/pathways/intrapartum-care. Última atualização realizada em: 6 de junho de 2017. Acesso em: 22 de agosto de 2017.

Royal College of Obstetricians and Gynaecologists (2015). Scientific Impact Paper No. 47. Is it Time for UK Obstetricians to Accept Fetal Scalp Lactate as an Alternative to Scalp pH? Disponível em: https://www.rcog.org.uk/en/guidelines-research-services/guidelines/sip47/. Acesso em: 22 de agosto de 2017.

Visser GH, Ayres-de-Campos D, for the FIGO Intrapartum Fetal Monitoring Expert Consensus Panel. FIGO consensus guidelines on intrapartum fetal monitoring: Adjunctive Technologies. International Journal of Gynecology and Obstetrics 2015; 131:25-29.

9 Procidência e Prolapso de Cordão

INTRODUÇÃO

O cordão umbilical é a estrutura responsável pela ligação do feto à placenta. Em geral, tem comprimento de 40 a 70cm e uma veia (transporta sangue oxigenado e nutrientes ao feto) e duas artérias (saída de sangue com resíduos metabólicos do feto em direção à placenta/mãe). Sua inserção na maioria dos casos se localiza centralmente na placenta, mas podem ocorrer variantes mais raras (excêntrica, marginal, velamentosa).

A posição do cordão é variável durante a gestação em função de seu comprimento, quantidade de líquido amniótico e movimentação fetal. As procidências de cordão constituem distocias anexiais ou distocias de cordão, representando complicações intercorrentes no trabalho de parto. A terminologia por vezes é confusa, relacionando-se principalmente com a posição do cordão em relação à apresentação e a integridade ou não das membranas ovulares. De modo geral, as procidências constituem a descida do cordão umbilical para o segmento inferior, podendo vir a se localizar adjacente à apresentação fetal ou abaixo desta com as membranas íntegras. Normalmente, não há alteração da frequência cardíaca fetal (FCF). O prolapso de cordão, por sua vez, é uma emergência obstétrica na qual o cordão umbilical se apresenta abaixo ou ao lado da apresentação com bolsa das águas rota. A compressão dessa estrutura contra a pelve materna ou as partes moles é responsável pela rápida instalação de hipoxia e desfechos fetais desfavoráveis.

O prolapso de cordão pode se apresentar clinicamente sob duas formas:
- **Prolapso evidente:** cordão palpável na vagina ou ainda se exteriorizando através da fenda vulvar, com ou sem batimentos. Caso os batimentos não sejam palpáveis, presume-se já ter ocorrido o óbito fetal. Trata-se da forma clínica mais comum.
- **Prolapso oculto:** cordão localizado ao lado da apresentação e não visível ou palpável durante exame bidigital. Deve ser suspeitado em casos de alteração da FCF persistente logo após amniotomia.

> O toque vaginal é obrigatório nos casos em que ocorre bradicardia fetal persistente após amniotomia. É realizado mesmo nos casos de exteriorização do cordão para avaliação das condições cervicais e do grau de descida da apresentação.

INCIDÊNCIA

A incidência das procidências pode variar de acordo com o tipo de apresentação, sendo mais frequente nas apresentações córmicas (10% a 15%). O prolapso de cordão, por sua vez, ocorre em 0,1% a 0,6% dos partos.

ETIOLOGIA

Os principais fatores de risco estão expostos no Quadro 9.1. Na maior parte dos casos, estão relacionados com a má adaptação da apresentação fetal ao estreito superior da bacia, o que propicia a descida do cordão, fazendo com que esses fatores não possam ser prevenidos.

No entanto, deve-se dar atenção especial aos fatores iatrogênicos, que são responsáveis pela ocorrência de aproximadamente 47% dos casos de prolapsos. As roturas intempestivas das membranas com apresentações altas, as versões externas ou outras manipulações fetais por via vaginal, a amnioinfusão, a colocação de cateteres, para avaliar a oxigenação fetal em pacientes com membranas

Quadro 9.1 Fatores predisponentes das procidências e do prolapso de cordão

Gemelaridade
Prematuridade
Peso fetal < 2.500 gramas
Multiparidade
Vício pélvico
Polidrâmnio
Amniorrexe prematura pré-termo
Cordão longo
Apresentações anômalas (pélvica, defletidas, córmicas)
Placenta prévia
Desproporção cefalopélvica
Iatrogênicos: por causa das intervenções durante o trabalho de parto

rotas e o uso de balões para dilatação cervical têm sido citados na literatura como intervenções de risco elevado.

DIAGNÓSTICO ANTENATAL

Procidências e apresentação de cordão

Não se recomenda de rotina o monitoramento ultrassonográfico para a identificação de apresentação de cordão. O valor preditivo positivo é baixo para o diagnóstico dessa condição, e mudanças da posição do cordão são frequentes. Se uma ultrassonografia, realizada por outra indicação, identificar a presença de cordão anterior à apresentação, o exame deverá ser repetido e outras medidas não deverão ser tomadas de modo intempestivo.

Circulares de cordão

As circulares são definidas como voltas do cordão em torno de qualquer segmento do corpo fetal, sendo mais frequentes na região cervical (90%). Ocorrem em 25% de todos os partos, não podendo, a rigor, ser consideradas patológicas em razão de sua elevada frequência. Embora ocasionalmente possam determinar hipoxia fetal (diminuição do fluxo sanguíneo para o feto), em virtude da compressão das alças nas circulares apertadas, geralmente a hipoxia só ocorre nas fases finais do período expulsivo, e os índices de morbimortalidade perinatal não aumentam significativamente. A etiologia relaciona-se com o comprimento exagerado do cordão (> 80cm) e com o excesso de líquido amniótico.

O diagnóstico anteparto das circulares por meio da ultrassonografia e da dopplerfluxometria tornou-se frequente em nossos dias e, ao contrário do que pensam muitas pacientes (e muitos obstetras), não se constitui de maneira nenhuma em indicação de cesariana em virtude das seguintes razões:

1. Pode haver cordão longo sem circular durante a gestação, só detectado (ou não detectado) durante o trabalho de parto ou mais comumente logo após o nascimento.
2. As circulares podem deixar de existir por mudanças na posição fetal, que são extremamente frequentes.
3. Em geral, a presença de circulares não constitui fator de risco para morbimortalidade perinatal.
4. As circulares excessivamente apertadas, determinando redução do fluxo sanguíneo para o concepto, podem ser diagnosticadas durante o trabalho de parto pelas alterações correspondentes da FCF (desacelerações umbilicais ou DIP tipo III), podendo a cesariana ser indicada precocemente.
5. Após o desprendimento do polo cefálico, confirmada a presença de circulares, estas podem ser desfeitas, se frouxas, ou seccionadas (entre duas pinças), se apertadas, para profilaxia de desinserção ou ruptura.

Em geral, o prognóstico é excelente nesses casos.

CONDUTA

Prolapso de cordão

O diagnóstico deve ser suspeitado na presença de início súbito de bradicardia grave, prolongada ou desacelerações variáveis graves em um feto com FCF prévia normal, principalmente se o padrão anormal se estabeleceu após a ruptura de membranas (espontaneamente ou por profissional de saúde habilitado).

Recomenda-se o diagnóstico diferencial com outras causas de bradicardia súbita. Melhora após hidratação, mudança de decúbito e uso de epinefrina sugere hipotensão materna após anestesia epidural, e a presença de sangramento e dor sugere descolamento prematuro de placenta normalmente inserida, rotura uterina ou vasa prévia. Para isso, o exame clínico com toque bidigital e a avaliação materna rigorosa devem ser realizados sem demora. O intervalo entre o diagnóstico e o parto influencia fortemente os resultados perinatais, mas são também importantes para o prognóstico a prematuridade e as anormalidades congênitas fetais (Obeidat e cols., 2010), além do treinamento da equipe para emergências.

Uma vez estabelecido o diagnóstico, executam-se os seguintes passos:

- Chamar por ajuda. Como emergência obstétrica, as ações a seguir serão mais bem desempenhadas por uma equipe multidisciplinar integrada e treinada (obstetra, enfermagem, anestesista e neonatologista).
- Durante o toque:
  - Avaliar a presença ou não de batimentos do cordão (um auxiliar pode tentar a ausculta transabdominal concomitantemente).

- Avaliar condições cervicais (dilatação, apagamento, grau de descida da apresentação).
- Colocar a paciente em posição genupeitoral (prece maometana) ou, caso não seja possível, em posição de Sims exagerada (paciente em decúbito lateral esquerdo com apoio elevando os membros inferiores) ou ainda em Trendenlenburg acentuado (cefalodeclive), enquanto se recalca para cima a apresentação, afastando-a do cordão prolabado e possibilitando melhora da oxigenação fetal. Como a manutenção dessas manobras por tempo prolongado pode ser difícil e cansativa para a equipe, recomenda-se o revezamento entre os profissionais para que o posicionamento correto seja mantido mesmo durante o transporte da paciente.
- Suspender a ocitocina, administrar oxigênio sob cânula à mãe e expansão volêmica. O uso de tocolíticos para diminuir as contrações uterinas (por exemplo, terbutalina por via subcutânea) foi associado a bons resultados perinatais.
- Conduzir imediatamente a paciente à sala de parto ou de cesariana, consoante o estado de dilatação cervical e de descida da apresentação.

Não existem evidências de que manobras como a redução do cordão umbilical, o enchimento da bexiga materna com cateter, para elevar a apresentação, e a manutenção do cordão em solução salina aquecida melhorem os resultados perinatais; portanto, essas medidas não são recomendadas como rotina.

Com relação à via de parto, a cesariana de urgência com anestesia geral inalatória é a opção preferível quando o concepto está vivo, buscando a pronta retirada fetal do ambiente de hipoxia. O parto transvaginal pode ser realizado em multíparas com dilatação completa e sem vício pélvico (pode ser ultimado a fórceps ou vácuo-extrator), desde que ocorra rapidamente. Nos casos em que o cordão umbilical jaz por muitas horas na vagina e a morte fetal é certa, a via transpelvina é a de escolha.

COMPLICAÇÕES

Maternas

- Índices elevados de cesariana.
- Altos índices de traumatismos de canal de parto por causa da rapidez com que se procede para ultimar o desprendimento nos casos em que a opção é pela via transpelvina (dilatação avançada).

Fetais

- Hipoxia fetal intraparto, com acidose e depressão neonatal.
- Óbito fetal.
- Elevada morbimortalidade perinatal determinada pela hipoxia.

PREVENÇÃO

- Monitoramento intraparto da FCF (as desacelerações podem estar associadas a procidência ou laterocidência não detectadas).
- Evitar amniotomia com apresentação móvel ainda não encaixada.
- Quando indicada corretamente, realizar amniotomia cuidadosa, permitindo o escoamento lento do líquido amniótico, mantendo os dedos sobre o local da rotura.

LEITURA RECOMENDADA

Clinical Practice Guideline Cord Prolapse. Institute of Obstetricians and Gynaecologists, Royal College of Physicians of Ireland and the Clinical Strategy and Programmes Division, Health Service Executive. Guideline No: 35. Publication date: March 2015.

Holbrook BD, Phelan ST. Umbilical cord prolapse. Obstet Gynecol Clin N Am 2013; 40:1-14.

Siassakos D, Hasafa Z, Sibanda T et al. Retrospective cohort study of diagnosis–delivery interval with umbilical cord prolapse: the effect of team training. BJOG 2009; 116:1089-96.

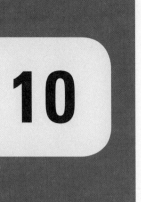

10 Rotura Uterina e Lacerações do Trajeto

INTRODUÇÃO

Durante o parto, podem ocorrer traumas maternos que acometem mais frequentemente as partes moles da genitália, vulva, colo, útero e bexiga, ocasionando morbidade em graus variáveis. Em geral, são eventos evitáveis, cuja incidência e gravidade podem ser utilizadas como indicadores da qualidade da assistência recebida.

O Quadro 10.1 contém uma lista dos possíveis tocotraumatismos maternos. Discutiremos neste capítulo a rotura uterina e as lacerações de trajeto, incluindo as cervicais, pela frequência e importância epidemiológica.

ROTURA UTERINA

A rotura uterina constitui uma complicação obstétrica de extrema gravidade, ainda representando causa importante de mortalidade materna em países com poucos recursos. Reflete na maioria dos casos assistência obstétrica inadequada. A rotura uterina pode ser quase sempre prevenida e se caracteriza pela solução de continuidade da espessura total da parede uterina e do peritônio adjacente, determinando passagem de partes fetais e/ou da placenta para a cavidade abdominal. Quando o rompimento ocorre em pacientes com cicatrizes uterinas prévias e o peritônio permanece intacto, alguns autores o denominam *deiscência de cicatriz uterina*. Condição clínica muitas vezes oculta, com hemorragia escassa ou ausente, é de difícil diagnóstico quando o parto ocorre pela via vaginal.

Nos úteros previamente intactos, a rotura é um evento raro e incide em 1:5.700 a 1:20.000 gestações. De modo geral, a maioria desses eventos ocorre em países com populações de baixa renda, onde imperam as dificuldades de acesso e limitações à assistência obstétrica de qualidade, e frequentemente resultam em morbidade materna grave ou óbito.

Quadro 10.1 Tocotraumatismos maternos

Rotura uterina
Lesões do canal de parto
Colo
Roturas dos lábios
Necrose isquêmica
Exérese traumática
Vagina
Lesões de paredes e fundos de saco
Períneo e vulva
Rotura central
Hematomas
Lacerações
Lesões de clitóris
Lesões extragenitais
Viscerais
Reto
Fígado
Vias urinárias
Musculares
Músculo elevador do ânus
Músculo esfíncter do ânus
Músculo reto abdominal
Neurológicas
Plexo lombossacro
Osteoarticulares
Disjunção da sínfise púbica
Luxação sacrococcígea

Fatores predisponentes

- Associados a deficiência ou má qualidade do miométrio:
  - Multiparidade.
  - Intervalo curto entre as gestações.
  - Cicatriz de cesariana anterior.
  - Cirurgias anteriores sobre o útero (miomectomia, metroplastia).
  - Rotura uterina prévia.
  - Anomalias uterinas congênitas.
  - Endometriose.
  - Acretismo placentário.
- Associados à desproporção cefalopélvica (parto obstruído):
  - Vício pélvico.
  - Macrossomia fetal.
  - Hidrocefalia.
- Outras condições:
  - Apresentações anômalas.
  - Distocia de partes moles.
  - Tumores prévios.
  - Hiperdistensão uterina: polidrâmnio, gravidez múltipla.

Fatores desencadeantes

- Hipercontratilidade uterina espontânea.
- Hiperestimulação uterina (misoprostol, ocitócitos).
- Intervenções cirúrgicas: fórceps alto, versões externas e internas, embriotomia, descolamento manual da placenta, extração pélvica e curetagens.
- Traumas (sobretudo por manobra de Kristeller, que é proscrita da prática obstétrica moderna).

> **Rotura de útero com cicatriz de cesariana prévia**
> A incisão uterina mais realizada atualmente é a segmentar transversa, sendo associada a < 1% de roturas em provas de trabalho de parto em pacientes com cesariana anterior (PTPCA). Entretanto, nas situações em que a incisão anterior tenha sido corporal ou segmentocorporal (vertical), a rotura é mais comum e apresenta características clínicas mais exuberantes, com hemorragia apreciável e morte fetal – risco de 1% a 12% nas tentativas de PTPCA. As condutas no parto de gestantes com cesariana anterior serão discutidas no Capítulo 12.

Alguns autores tentaram formular modelos clínicos que possam prever a ocorrência de roturas uterinas, atribuindo pontos e somatórios a determinadas condições e fatores de risco. No entanto, até o presente momento não existem evidências de que esses modelos poderiam ser usados com segurança na prática clínica.

Classificação

1. **Quanto à etiologia:**
   - Espontâneas.
   - Provocadas ou traumáticas.
2. **Quanto à localização:**
   - Corporais.
   - Segmentares.
   - Segmentocorporais.
   - Fúndicas.
3. **Quanto à direção:**
   - Longitudinais.
   - Transversas.
   - Oblíquas.
4. **Quanto à extensão:**
   - Completas.
   - Incompletas (ou deiscência da cicatriz).
5. **Quanto às complicações:**
   - Simples: restritas à parede uterina.
   - Complicadas: propagação para outros órgãos (bexiga, vagina, reto) associada à infecção puerperal.

Diagnóstico

A alta suspeição clínica e o diagnóstico precoce melhoram muito o prognóstico materno-fetal.

Iminência de rotura uterina (síndrome de distensão segmentar ou de Bandl-Frommel)

Quadro que prenuncia a rotura uterina, em geral associado à taquissistolia, com ou sem desproporção cefalopélvica, é mais frequente em pacientes sem cicatriz uterina prévia.

Quadro clínico

- Dor e sinais de sofrimento materno.
- Taquissistolia.
- Hipertonia: consequente à taquissistolia.
- Distensão do segmento inferior e elevação do anel de Bandl (*sinal de Bandl*), que se aproxima da região umbilical.
- Retesamento dos ligamentos redondos, sobretudo o esquerdo (*sinal de Frommel*).

Os sinais e sintomas podem estar modificados nas pacientes com analgesia de parto, o que dificulta o diagnóstico diferencial com outras intercorrências.

Rotura uterina

A rotura uterina pode ocorrer durante o trabalho de parto ou, mais raramente, antes de seu início (< 5% dos casos de rotura uterina).

Durante a gestação

Nessa eventualidade, em geral, ocorre em útero com cicatriz anterior (sobretudo cesarianas corporais ou segmentocorporais), no período pré-parto (com o início das contrações que solicitam o segmento uterino), mas também pode estar associada a trauma (acidentes automobilísticos) ou tentativa de versão externa. Outras condições associadas são a placenta percreta, o coriocarcinoma e a gestação cornual. Em geral, o processo é assintomático ou oligossintomático, sendo frequente a rotura incompleta. Quando a extensão é maior, os achados são semelhantes às roturas durante o trabalho de parto.

Durante o trabalho de parto

- **Alterações da frequência cardíaca fetal:** desacelerações e bradicardia. Podem ocorrer mesmo em roturas pouco extensas, em consequência do descolamento parcial ou completo da placenta. Em geral, as manifestações fetais iniciam-se antes das manifestações maternas. O óbito fetal em poucos minutos é a regra, e a ausência de batimentos fetais na presença dos achados descritos a seguir é patognomônica de rotura uterina.
- **Dor:** localização suprapúbica, abrupta e intensa. Surge geralmente após a dor desencadeada durante a fase de distensão segmentar (pode haver um período transitório de acalmia).
- **Exame abdominal:** sensibilidade extrema à palpação uterina, desaparecimento das contrações uterinas e dos sinais de distensão segmentar. Sinais: subida da apresentação fetal (*sinal de Recasens*): se a extensão for grande, o feto poderá deixar o útero e invadir a cavidade abdominal. Assim, é possível a palpação das partes fetais superficializadas ou de duas massas abdominais, representadas uma pelo corpo uterino e a outra pelo concepto. Presença do *sinal de Clark:* crepitação subcutânea.
- **Hemorragia:** o sangramento vaginal em geral é discreto ou moderado, mas a hemorragia peritoneal é mais intensa, podendo determinar hemoperitônio e sinais de choque hipovolêmico. Pode ocorrer hematúria se houver propagação para a bexiga. Presença do *sinal de Freund:* o sangramento vaginal aumenta com a mobilização da apresentação.
- **Toque intraútero:** comprova a rotura, avalia sua extensão e verifica a elevação da apresentação.

> **Observação:** as pacientes com hemorragia pós-parto grave que não respondem aos protocolos habituais com uterotônicos devem ser investigadas para verificar se há rotura uterina (veja o Capítulo 11).

Exames laboratoriais

Não fazem parte do diagnóstico, que é eminentemente clínico. No entanto, devem ser solicitados para estimar as perdas sanguíneas e identificar coagulopatias associadas. Recomenda-se ainda providenciar prova cruzada e reserva sanguínea.

Tratamento

Tratamento da síndrome de distensão segmentar

Confirmado o diagnóstico de iminência de rotura, impõem-se rapidamente duas medidas:

1. Diminuir a contratilidade uterina por meio da interrupção da infusão de ocitócitos e hidratação materna vigorosa. O decúbito lateral esquerdo é recomendado com oferta de oxigênio por máscara (10 litros/min). Considerar a possibilidade de uterolíticos (terbutalina 0,25mg subcutânea) e manter vigilância rigorosa dos sinais de rotura (o quadro clínico pode mudar em poucos minutos) enquanto se providencia o item 2.
2. Interrupção da gestação: indicar com urgência a cesariana, salvo se já se configura o período expulsivo avançado, que deverá ser abreviado com fórceps de alívio. Não há consenso sobre a necessidade obrigatória de revisão manual da cavidade uterina pós-parto; no entanto, o procedimento é recomendado por alguns autores para o diagnóstico de roturas incompletas.

Tratamento da rotura uterina

A situação constitui uma emergência obstétrica e o tratamento será sempre cirúrgico. São impositivas as seguintes medidas para estabilização materna enquanto se providencia a laparotomia:

- **ABC de reanimação (chamar ajuda e iniciar as ações):**
  A – assegurar permeabilidade de vias aéreas.
  B – oxigenação: O_2 sob máscara (10 a 15 litros/min) – intubar se necessário.
  C – circulação: acessos venosos calibrosos – jelco 16 ou 14 (ideal). De preferência, mais de um acesso. Iniciar administração de solutos (Ringer ou soro fisiológico aquecidos: 1.000mL abertos). Mais detalhes sobre a reanimação e a reposição de líquidos e hemoderivados podem ser encontrados no Capítulo 31.
- **Instalar sonda vesical de demora (SVD) e monitorar diurese (manter > 30mL/h).**
- **Laparotomia na rotura uterina:** a incisão deverá ser preferencialmente mediana, infraumbilical, de modo a possibilitar a rápida e adequada exploração da cavi-

Quadro 10.2 Opções cirúrgicas diante de roturas uterinas

Sutura uterina	Histerectomia
Baixa paridade e desejo de engravidar	Roturas extensas com hemorragia não controlada
Roturas de pequena extensão, recentes e não complicadas	Rotura tardia, associada a infecção peritoneal
Estabilidade hemodinâmica	Choque ou instabilidade hemodinâmica

dade, sendo passível de ampliação, se necessário (as roturas complicadas podem ser acompanhadas de lesões em outros órgãos, incluindo as vias urinárias).

A remoção do concepto deve ser realizada com as manobras usuais. Caso a apresentação esteja alta e móvel, pode ser necessário utilizar fórceps ou vácuo-extrator. Todos os cuidados devem ser tomados a fim de não prolongar a rotura já instalada ao realizar a extração fetal, pois ela pode se estender e atingir vasos importantes. Em seguida, devem ser examinadas as condições da lesão uterina.

As considerações em relação à idade, paridade, extensão da lesão e estabilidade hemodinâmica da paciente determinarão a decisão pelo tratamento conservador (*sutura uterina*) ou radical (*histerectomia*). A histerectomia é a escolha em até 70% dos casos.

Se a decisão cirúrgica for pela sutura uterina, reduzindo a extensão/duração da cirurgia, e por conseguinte a morbidade materna, o objetivo seguinte será minimizar os riscos em futuras gestações. Em pacientes com prole definida, pode-se realizar a laqueadura tubária em razão do elevado risco de recorrência (que chega a 100% em algumas séries de casos, principalmente quando ocorreu em região fúndica).

Com relação à técnica de sutura, não existe consenso na literatura em virtude da raridade do evento. No entanto, o bom senso deve imperar, e a rotura normalmente é corrigida como as histerotomias usuais após a regularização dos bordos. Os casos de roturas complicadas com lesões associadas de bexiga podem merecer parecer intraoperatório de um cirurgião geral ou urologista. Quanto à histerectomia, realiza-se em geral a histerectomia subtotal, que apresenta menos dificuldades técnicas e menos perdas sanguíneas.

Prognóstico

Embora seja grave tanto para a mãe como para o concepto, o prognóstico depende de vários fatores, como localização e extensão da rotura, rapidez no diagnóstico e na conduta. Em geral, é pior em pacientes sem cicatriz prévia de cesariana e quando a rotura decorre de manobras intempestivas, ou ainda quando ocorre atraso no tratamento sem os devidos cuidados de reposição sanguínea. A mortalidade materna nos países com poucos recursos alcança 20% a 30%. Em serviços de referência e em países com mais recursos, a mortalidade é inferior a 1%. Já o prognóstico perinatal é sombrio, mesmo nas melhores instituições, em torno de 50% a 75% de óbito, com inúmeras sequelas nos sobreviventes. Os melhores resultados foram descritos quando a retirada fetal foi realizada em até 20 minutos. No entanto, não existe intervalo de tempo seguro.

O prognóstico da iminência de rotura uterina, ou síndrome de Bandl-Frommel, costuma ser muito bom se o tratamento tiver início antes do surgimento da rotura propriamente dita.

Profilaxia

São recomendáveis as seguintes medidas:

1. Acompanhamento criterioso da evolução do trabalho de parto, prevenindo o trabalho de parto obstruído.
2. Monitoramento materno-fetal intensivo em pacientes submetidas à prova de trabalho de parto em caso de suspeita de desproporção cefalopélvica ou cesariana anterior.
3. Atenção aos fatores predisponentes, que incluem pacientes na categoria de risco de rotura uterina.
4. Uso judicioso de ocitocina e misoprostol, prevenindo a taquissistolia e a hipertonia.
5. Não realizar manobra de Kristeller.
6. Proscrever as aplicações altas do fórceps.
7. Atentar para os sinais de iminência de rotura uterina (síndrome de Bandl-Frommel), indicando precocemente a via alta e prevenindo assim a instalação da rotura uterina e seus desfechos.
8. Cuidados durante a realização de cesariana, visando garantir futura cicatriz de boa qualidade: incisão segmentar e arciforme, realizada de preferência após a instalação do trabalho de parto; sutura em pontos separados com fio de absorção lenta, evitando pontos muito apertados que isquemiam o miométrio; limitar a indicação de cesarianas eletivas aos casos realmente necessários, principalmente se primeira cesariana; uso criterioso da antibioticoterapia profilática e cuidados gerais para evitar infecção.
9. Treinamento sistemático das equipes em emergências obstétricas, reforçando a identificação dos sinais suspeitos e otimizando o tempo até o tratamento.

LACERAÇÕES DO TRAJETO

As lacerações do canal de parto podem ocorrer espontaneamente ou estar relacionadas com prolongamentos de episiotomias. Normalmente, são mais frequentes em primíparas do que em multíparas (6% *versus* 1%, aproximadamente) e a grande maioria não causa maiores sequelas.

Quadro 10.3 Classificação das lesões do assoalho pélvico

1º grau	Lesão de pele do períneo ou mucosa vaginal
2º grau	Lesão de músculos perineais, mas não do esfíncter anal
3º grau	Lesão envolvendo o esfíncter anal 3a < 50% do esfíncter anal externo (EAE) 3b > 50% do EAE 3c lesão de EAE e esfíncter anal interno (EAI)
4º grau	Lesão envolvendo esfíncter anal (externo e interno) e mucosa anorretal

Fonte: RCOG Green-top Guideline No. 29. The management of third- and fourth-degree perineal tears. June 2015.

A classificação de Sultan (1999) para os traumas perineais é adotada pela Organização Mundial de Saúde (OMS) e por várias organizações internacionais, como Royal College of Obstetricians and Gynaecologists (RCOG), (2015), International Consultation on Incontinence e Society of Obstetricians and Gynaecologists of Canada (SOGC, 2015) (Quadro 10.3).

As lacerações de terceiro e quarto graus, apesar de incomuns, são mais graves por envolver a mucosa anal e os esfíncteres. Estão relacionadas com a disfunção do assoalho pélvico a médio e longo prazo e são conhecidas na literatura pela sigla em inglês OASIS (*obstetric anal sphincter injuries*), que será usada neste capítulo. A qualidade da assistência prestada ao parto, especialmente durante o período expulsivo, tem sido implicada como um dos fatores determinantes para sua ocorrência.

Fisiologicamente, a integridade anatômica do esfíncter anal interno (EAI) é um dos principais fatores relacionados com a continência anal, sendo responsável pela continência em repouso (contribuição de 70% a 80%) e, em menor proporção, pela resposta à distensão retal (contribuição de 40% a 65%).

No entanto, em vários estudos prospectivos, as lesões classificadas como 3a ou 3b, que teoricamente não afetariam o EAI, apresentam prognóstico muito semelhante ao das lesões de quarto grau no que diz respeito à incontinência anal (perda involuntária de flatos ou fezes, o que compromete a qualidade de vida). Isso provavelmente está relacionado com as dificuldades de diferenciação das lesões no momento do parto por parte dos cuidadores. De modo geral, recomenda-se fortemente que todas as lesões perineais sejam classificadas e adequadamente descritas no prontuário e que, em caso de dúvida quanto à sua extensão, a lesão receba a classificação superior (maior) quanto à gravidade.

Caso a lesão da mucosa retal seja em "botoeira" e não esteja associada à lesão dos esfíncteres, essa classificação não poderá ser usada, ou seja, não é considerada de quarto grau. Nessa situação, as principais complicações a longo prazo são as fístulas retovaginais, e não a incontinência anal.

Fatores de risco para OASIS

Várias características maternas, fetais e da assistência ao parto estão relacionadas com o aumento da incidência de OASIS. Os fatores relacionados com o parto e o feto são considerados independentes:

- **Fatores maternos:**
  - Primiparidade.
  - Raça asiática.
  - Idade materna > 27 anos.
- **Fatores relacionados com o parto:**
  - Segundo período prolongado.
  - Parto instrumental: fórceps ou vácuo-extrator.
  - Episiotomia isolada ou associada ao parto instrumental.
  - Distocias de ombro.
  - Indução do trabalho de parto.
- **Fatores fetais:**
  - Peso de nascimento > 4kg.
  - Apresentação cefálica occipitossacra persistente (OS).

Diagnóstico

Em geral, é realizada inspeção da vulva e do períneo por profissional experiente com a mulher em posição de litotomia para uma melhor visualização. A SOGC (2015) recomenda que o toque retal seja sistemático na suspeita de OASIS para identificar corretamente as lesões do esfíncter interno e promover sutura adequada, reduzindo as complicações. Recomenda-se que a paciente seja cuidadosamente informada sobre a necessidade do toque antes de sua realização. Por ser um procedimento desconfortável e doloroso, é recomendada analgesia.

Cerca de 35% das lesões de esfíncter podem ser "ocultas" e não visíveis à inspeção. Uma revisão sistemática publicada pela Biblioteca Cochrane em outubro de 2015 avaliou a utilidade da ultrassonografia endoanal para aumentar os diagnósticos de OASIS antes dos reparos em sala de parto. Esse exame poderia teoricamente ser utilizado também após a sutura para identificar lesões residuais e evitar as complicações a longo prazo. Os autores encontraram apenas um ensaio clínico pequeno (com o total de 752 primíparas), que comparou o uso da ultrassonografia endoanal após diagnóstico clínico de lacerações de segundo grau antes da sutura com o cuidado padrão do serviço. Sugere-se que a realização do exame antes da sutura esteja associada a menores taxas de incontinência anal grave durante o acompanhamento. No entanto, essas evidências não bastaram para avaliar adequadamente a eficácia do exame para o diagnóstico de OASIS, uma vez que as pacientes com lesões clínicas de terceiro e quarto graus foram excluídas previamente. Ocorreu ainda aumento significativo de dor perineal 3 meses após o parto nas pacientes que realizaram ultrassonografia endoanal.

A aplicação clínica dos resultados é restrita em razão da dificuldade de disponibilizar o exame fora de centros terciários de assistência ao parto, do alto custo e da dificuldade de treinamento de profissionais, além da aceitação baixa por parte das pacientes.

Prevenção de lesões perineais (OASIS)

Basicamente, a prevenção de OASIS consiste na assistência de qualidade ao trabalho de parto. A seguir, são descritas algumas práticas para as quais já existem evidências.

Episiotomia

A episiotomia não deve ser utilizada de rotina e não deve ser recomendada, uma vez que já representa uma lesão perineal de segundo grau e existem inúmeras evidências dos benefícios de uma prática seletiva ("somente se necessária"): menor trauma vaginal e perineal grave, diminuição do número de suturas, pequena ou ausência de diferença nos escores de Apgar < 7 no quinto minuto, níveis de dispareunia a longo prazo (6 meses ou mais), dor intensa e incontinência urinária a longo prazo (6 meses ou mais). Esses dados foram publicados em fevereiro de 2017 em uma revisão da Biblioteca Cochrane envolvendo 12 ensaios clínicos, com o total de 6.177 mulheres, comparando a episiotomia seletiva à episiotomia de rotina.

A OMS (2016) considera ainda que evitar a episiotomia de rotina tem um papel importante na prevenção da transmissão vertical do HIV em países de baixa e média renda, além de diminuir os riscos de acidentes durante as suturas, protegendo os profissionais. As taxas de episiotomia não devem ultrapassar os 10%.

Hands on versus hands off

Uma revisão sistemática publicada pela Biblioteca Cochrane em 2011, comparando técnicas de proteção perineal durante o segundo período, não encontrou diferenças na incidência de OASIS entre *hands on* (a mão esquerda impede a descida rápida da cabeça fetal e a mão direita protege o períneo) *versus hands off* (não tocar na paciente durante o segundo período). No entanto, quando foi utilizada a técnica *hands off*, o número de episiotomias foi menor (RR: 0,69; IC 95%: 0,50 a 0,96; dois ensaios clínicos com 6.547 mulheres). O que reforça a orientação da adoção da conduta *hands off* na rotina de assistência aos partos.

Não existem evidências de que o controle da expulsão rápida da cabeça fetal *isolado* previna as OASIS, uma vez que essa prática na maioria dos estudos é realizada em conjunto com *hands on* e pode ser permitida quando a expulsão é rápida mesmo em *hands off*, o que enviesa os resultados das revisões.

Compressas mornas

O uso de compressas mornas no períneo durante a assistência ao segundo período pode reduzir significativamente o número de OASIS, além de representar uma prática de baixo custo. Uma revisão da Biblioteca Cochrane publicada em 2011, envolvendo oito ensaios clínicos randomizados com o total de 11.651 mulheres, confirmou essa prática como protetora para o períneo (RR: 0,48; IC 95%: 0,28 a 0,84).

Massagem perineal

Existem evidências de que a realização de massagens digitais no períneo no último mês de gestação reduz a incidência de lacerações com necessidade de sutura, incluindo a necessidade de episiotomias em gestantes com parto vaginal anterior. O procedimento pode ser realizado pela mulher ou por terceiros com o objetivo de favorecer uma expansão maior dos tecidos durante a passagem fetal. Uma revisão da Biblioteca Cochrane publicada em 2013, envolvendo quatro ensaios clínicos com 2.480 mulheres, demonstrou diminuição significativa do risco de lacerações com sutura (RR: 0,91; IC 95%: 0,86 a 0,96) com um NNT (*number needed to treat*) de 15, ou seja, a cada 15 pacientes que realizam a técnica, uma se beneficia.

Com relação à massagem com lubrificantes, que pode ser realizada cuidadosamente pelos profissionais durante a assistência no segundo período, a mesma revisão da Cochrane (2011) que avaliou as técnicas de proteção perineal (*hands on versus hands off*) encontrou evidências de que a massagem diminui significativamente as OASIS quando comparada com *hands off* (RR: 0,52; IC 95%: 0,29 a 0,94; dois ensaios clínicos com 2.147 mulheres). Essa técnica é recomendada pelas diretrizes da SOGC publicadas em 2015 para prevenir as OASIS.

Parto instrumental

Na presença de indicações, o uso de vácuo-extrator está associado a um número menor de OASIS do que o fórceps; portanto, deve ser preferido (veja o Capítulo 4). Durante a aplicação, outras estratégias também podem ser benéficas, como retirar rapidamente o instrumental antes que o diâmetro maior da cabeça seja delivrado, executar rotações de apresentações occipitossacras persistentes para occipitopúbica antes da retirada ou ainda solicitar que a mãe diminua os esforços expulsivos durante a aplicação.

Suturas das OASIS

Devem ser realizadas por profissionais adequadamente treinados e em ambiente cirúrgico com suficientes iluminação e instrumental. A anestesia regional e geral é recomendada pelo RCOG (2015) para facilitar a identificação da extensão completa das lesões e possibilitar a sutura adequada. No entanto, segundo a SOGC (2015), podem ser utilizadas técnicas anestésicas locais (infiltração local ou bloqueio pudendo) quando, após diagnóstico seguro, apenas as fibras do esfíncter anal externo (EAE) estiverem comprometidas.

O uso de antibióticos profiláticos (geralmente cefalosporinas), em dose única, é recomendado para evitar a formação de abscessos ou outras complicações. Não existem evidências de que esquemas com várias doses sejam superiores a esquemas com dose única, e sua utilização deve ser individualizada e fundamentada em protocolos locais (veja o Capítulo 13).

O material e as técnicas utilizadas já foram objeto de vários ensaios clínicos e revisões sistemáticas.

Material

Uma revisão sistemática com metanálise da Biblioteca Cochrane, publicada em 2010, analisou o uso de materiais absorvíveis para as suturas perineais (18 ensaios clínicos envolvendo 10.171 mulheres). Segundo os revisores, o uso de material sintético foi relacionado com redução da dor a curto prazo, diminuição da necessidade de analgesia (RR: 0,63; IC 95%: 0,52 a 0,77) e menor incidência de deiscência das suturas em 10 dias (RR: 0,45; IC 95%: 0,29 a 0,70), quando comparado com categute. Não foram encontradas diferenças em relação à dor 3 meses após o parto ou incidência de dispareunia com 3, 6 ou 12 meses entre os grupos.

A prática corrente entre os cirurgiões colorretais consiste na utilização de fios não absorvíveis para a sutura secundária dos esfíncteres anais. Existe a preocupação no meio obstétrico de que o desconforto e o risco de abscessos provoquem a necessidade de retirada dos fios. Desse modo, recomendam-se fios sintéticos de absorção normal (ácido poliglicólico – Dexon®, poliglactina – Vicryl®), uma vez que não existem revisões sistemáticas comparando os diversos materiais, e a proteção dos nós nas camadas musculares para evitar maior desconforto.

Técnica

Se os profissionais responsáveis pela assistência ao parto não tiverem experiência com técnicas de sutura das OASIS, o procedimento poderá ser postergado por até 8 a 12 horas, até a chegada de profissional habilitado, sem prejuízo para a continência futura da paciente ou disfunções do assoalho pélvico (SOGC, 2015), obviamente na ausência de sangramentos que ameacem a vida da paciente.

São descritas duas possibilidades de correção:

- **Término-terminal:** aproximação dos bordos com pontos simples interrompidos com o cuidado de não exercer demasiada tração e causar isquemia. Historicamente, é a técnica mais utilizada pelos obstetras.

- **Sobreposição dos tecidos:** descrita originalmente por Parks e McPartlin, é a técnica mais utilizada pelos cirurgiões colorretais para as correções de incontinências fecais ou lesões > 50% do EAE. Consiste na sobreposição direta dos bordos musculares antes da sutura com dissecção.

Uma revisão sistemática com metanálise publicada pela Biblioteca Cochrane em 2013, composta de seis ensaios clínicos envolvendo 588 mulheres, avaliou a técnica término-terminal e a técnica de sobreposição dos tecidos para o reparo primário do EAE. Os resultados mostraram que os desfechos são significativamente melhores com a sobreposição para urgência fecal e incontinência em 12 meses. No entanto, com 36 meses, sugere-se que não existam diferenças entre os dois grupos de mulheres, incluindo aí critérios de qualidade de vida. No entanto, esses achados foram observados analisando-se apenas dois ensaios incluídos na revisão. Assim, a OMS (2015), com base na insuficiência de evidências fortes para uma ou outra técnica, recomenda que os profissionais escolham a técnica para sutura do EAE de acordo com os critérios clínicos individuais e a experiência.

O EAI pode ter dificultada sua identificação anatômica: consiste em uma fina camada, como uma fáscia estreita com coloração rosa-pálida, localizada entre o EAE e a mucosa anal, em estreita proximidade com esta última. Quando a identificação é realizada, recomenda-se a sutura separada do EAI para melhorar o prognóstico em relação à incontinência. Pode ser utilizada a técnica término-terminal com pontos separados ou contínuos.

As lesões da mucosa anorretal, em lesões de quarto grau, por sua vez, podem ser suturadas por várias técnicas, incluindo pontos simples separados com nós direcionados para o interior do canal anal ou direcionados para fora (usando 3-0 Vicryl®) ou ainda sutura contínua da região submucosa. Não existem estudos que tenham comparado a incidência das fístulas retovaginais com as diferentes técnicas. No entanto, deve-se prevenir a isquemia, evitando a utilização de pontos em oito ou suturas excessivamente apertadas.

Cuidados no pós-parto

- Recomenda-se o uso de laxantes (por exemplo, lactulose) por alguns dias para evitar deiscências ocasionadas pelas evacuações, sendo contraindicados os constipantes.
- As evidências disponíveis não indicam o uso rotineiro de compressas de gelo no períneo de pacientes no pós-parto. No entanto, em uma revisão sistemática da Cochrane (2012), essa prática foi associada à diminuição do edema e da dor subsequente às lacerações no prazo de 24 a 72 horas. Os estudos não foram desenhados para avaliar o efeito após a realização de suturas de OASIS, mas a extrapolação dos resultados não parece favorecer efeitos colaterais significativos.

- Vigiar retenção urinária.
- Oferecer analgesia adequada com anti-inflamatórios por via oral como primeira linha. Evitar opioides por causa do risco de constipação.
- Fornecer toda a documentação sobre a classificação das lesões e os reparos efetuados por ocasião da alta hospitalar.
- Encaminhar para serviços de fisioterapia do assoalho pélvico e agendar reavaliação com 6 a 12 semanas.

LESÕES DE COLO

Podem ocorrer lacerações, necrose isquêmica (geralmente no lábio anterior) ou exérese traumática dos lábios (excepcional), com extensão da lesão para o terço superior da vagina ou do útero. A maioria dos eventos está relacionada com a assistência recebida durante o trabalho de parto, especialmente no segundo período, e se manifesta clinicamente por hemorragias ou hematomas.

Etiologia

1. Tentativa de dilatação forçada do colo uterino.
2. Manobras de redução do lábio anterior do colo.
3. Esforços expulsivos sem dilatação completa.
4. Utilização de fórceps ou vácuo-extrator sem dilatação completa.
5. Trabalho de parto prolongado com descida progressiva da apresentação, mas sem dilatação cervical completa, comprimindo o lábio anterior.

Diagnóstico

Em geral, as lacerações cervicais, sobretudo as de pequena extensão (muito frequentes após o parto normal), são *assintomáticas*, provocando discreto sangramento, que se confunde com a loquiação, sem repercussões clínicas. As lesões extensas ou múltiplas, por outro lado, podem ocasionar hemorragia pós-parto de grande monta e instabilidade hemodinâmica.

Durante o protocolo de avaliação e tratamento das hemorragias pós-parto (veja o Capítulo 11), a suspeita de lacerações de trajeto ou de colo é levantada quando a paciente continua sangrando apesar de o útero estar contraído. Essa hipótese também deve ser prontamente excluída antes de possíveis procedimentos invasivos, como laparotomias, em pacientes que não respondem ao tratamento medicamentoso da atonia.

O toque bidigital habitualmente é insatisfatório para o diagnóstico das lesões cervicais, mesmo quando realizado por profissionais experientes. Nessas condições, recomenda-se a revisão cuidadosa do canal de parto em ambiente cirúrgico com ajuda de um ou dois auxiliares. Utilizando duas valvas de Doyen, para fornecer campo, e pinças de De Lee, percorre-se toda a circunferência cervical em busca de lacerações, que podem ser *uni* ou *bicomissurais*, ou ainda *estreladas* (múltiplas). A presença de lacerações sangrantes impõe a necessidade de tratamento rápido.

Profilaxia

Consiste basicamente em evitar as causas mais frequentes de laceração, representadas pelas manobras sobre o colo, e usar criteriosamente o fórceps e o vácuo-extrator, proscrevendo as aplicações sem dilatação completa.

Tratamento

1. Lesões de 1 a 2cm, sem sangramento, normalmente não necessitam de reparo.
2. Reparação das lesões sangrantes com fio de categute simples ou cromado, "0" ou "00", excluindo a mucosa, em pontos separados. Incluir em torno de 0,5cm de tecido sadio em cada lado da sutura. Iniciar pelo ângulo superior. Evitar suturar exaustivamente o colo na tentativa de restabelecer a aparência fisiológica – podem ocorrer estenoses posteriores.
3. Em caso de esgarçamento frequente, que piora com a tentativa de sutura, cabe limitar-se à hemostasia dos pontos sangrantes. Se necessário, tamponamento vaginal com compressas.
4. Em lacerações cervicais com extensão para o útero podem ser necessários procedimentos mais complexos: ligaduras de artérias uterinas ou procedimentos com radiologia intervencionista (embolizações) (veja o Capítulo 11). Além disso, convém investigar a formação de hematomas retroperitoneais.
5. Na presença de necrose ou perda tissular, considerar antibioticoterapia curativa.

LEITURA RECOMENDADA

Aasheim V, Nilsen ABV, Lukasse M, Reinar LM. Perineal techniques during the second stage of labour for reducing perineal trauma. Cochrane Database of Systematic Reviews 2011, Issue 12. Art. No.: CD006672.

Jiang H, Qian X, Carroli G, Garner P. Selective versus routine use of episiotomy for vaginal birth. Cochrane Database of Systematic Reviews 2017, Issue 2. Art. No.: CD000081. DOI: 10.1002/14651858.CD000081.pub3.

Mendes N, Torres R, Campos A, Serrano F. Uterine rupture in vaginal birth after cesarean section. Acta Obstet Ginecol Port 2014; 8(4):377-84.

Okido MM, Quintana SM, Berezowski AT, Duarte G, Cavalli RC, Marcolin AC. Rotura e deiscência de cicatriz uterina: estudo de casos em uma maternidade de baixo risco do sudeste brasileiro. Rev Bras Ginecol Obstet 2014; 36(9):387-92.

RCOG Green-top Guideline No. 29. The management of third- and fourth-degree perineal tears. June 2015.

SOGC Clinical Practice Guideline. Obstetrical Anal Sphincter Injuries (OASIS): Prevention, recognition, and repair. J Obstet Gynaecol Can 2015; 37(12):1131-48.

11 Patologia do Terceiro e Quarto Períodos

INTRODUÇÃO

O terceiro período do parto corresponde à dequitação (ou delivramento), isto é, ao período de descolamento, descida e expulsão da placenta e das membranas que se segue ao nascimento do concepto. O quarto período (ou período de Greenberg), por outro lado, refere-se à primeira hora após a saída da placenta, caracterizando-se fundamentalmente pelos fenômenos de miotamponagem e trombotamponagem, que objetivam reduzir as perdas sanguíneas maternas.

No presente capítulo serão abordadas as complicações que podem ocorrer nesses dois períodos, com exceção das lacerações do trajeto, já discutidas anteriormente (veja o Capítulo 10).

PATOLOGIA DO TERCEIRO PERÍODO

Basicamente, a patologia do terceiro período é constituída pela retenção placentária, que será discutida a seguir.

Retenção placentária

Considera-se terceiro período prolongado aquele que não se completar com 30 minutos, quando se adota um manejo ativo, e com 60 minutos, com manejo expectante e fisiológico. A partir daí, o diagnóstico é de placenta *retida*, condição que afeta 0,5% a 3% das mulheres no pós-parto, sendo responsável por considerável morbimortalidade materna em todo o mundo.

Imediatamente após o parto, iniciam-se as contrações do miométrio, as quais, auxiliadas pelas forças gravitacionais, culminam com a clivagem e a expulsão da placenta e de suas membranas. Acredita-se que a retenção ocorra quando a região retroplacentária não se contrai adequadamente (fase latente do terceiro período) ou quando existe anormalidade estrutural na implantação com penetração em graus variados (por exemplo, acretismo). Os sinais de descolamento placentário e o manejo ativo do terceiro período foram revistos no Capítulo 3.

Tipos de retenção placentária

- **Encarceramento placentário:** ocorre espasmo do anel de Bandl imediatamente após o segundo período do parto, fechando o orifício cervical. Assim, a placenta fica aprisionada (embora descolada) no interior da cavidade uterina. O diagnóstico é feito pelo toque vaginal, quando se palpa o anel cervical espessado e tenso. O corpo uterino é globoso e apresenta contrações irregulares, com sangramento em jatos intermitentes, oscilando o cordão em movimentos de subida e descida.

- **Retenção de fragmentos placentários:** diagnosticada pelo exame macroscópico da placenta após sua expulsão (inspeção da face materna e fetal, integridade das membranas). Pode ocorrer *retenção das membranas*, que pode ser facilmente resolvida mediante extração manual ou digital (dedos envoltos em gaze), ou *retenção de cotilédones* (desprendimento incompleto da placenta ou cotilédones aberrantes). A placenta acreta se diferencia clinicamente desse tipo por não poder ser facilmente separada do miométrio.

- **Placenta acreta:** a placenta adere parcial ou completamente à parede uterina, podendo nela penetrar em grau variável. Essa entidade está associada à má qualidade do miométrio (multiparidade, cicatriz uterina prévia, miomatose uterina, sinéquias) e, frequentemente, à inserção baixa da placenta. O diagnóstico e os cuidados no pré-natal são discutidos em outro capítulo deste livro (veja o Capítulo 30).

Fatores de risco

- Parto prematuro (risco inversamente proporcional à idade gestacional).
- Óbito fetal.
- Idade materna ≥ 30 anos.
- Uso de ergometrina no manejo ativo do terceiro período.
- Anormalidades uterinas (defeitos müllerianos).
- Inserção velamentosa de cordão (possibilidade de rompimento durante o manejo ativo).
- Episódio anterior de retenção placentária (recorrência de 6% a 12%).

Tratamento

Quando ocorre sangramento importante associado à retenção placentária, a intervenção deve ser rápida de modo a proteger a vida da paciente. Nessa condição, está indicada a remoção manual da placenta, que será descrita posteriormente. A expulsão da placenta promove a redução do sangramento mediante o estímulo à contração global do útero.

Não existem evidências fortes sobre o intervalo de tempo ideal antes da intervenção quando *não* ocorre sangramento importante. O profissional deve analisar os fatores de risco relativos à retenção placentária e pesar o risco de hemorragia pós-parto (HPP) em contraposição aos riscos associados à retirada manual (trauma, infecção etc.). Normalmente, a conduta expectante é contraindicada após 60 minutos, pois os índices de morbimortalidade materna são mais elevados.

Uma revisão sistemática publicada pela Biblioteca Cochrane em 2015 avaliou a utilização da tração controlada do cordão umbilical (TCCU) no manejo do terceiro período após o parto vaginal. O procedimento, também conhecido como *manobra de Brandt-Andrews*, faz parte do manejo ativo do terceiro período juntamente com outras intervenções. Atualmente, a manobra completa, além da TCCU, inclui a pressão contrária no fundo uterino em direção ao umbigo de modo a promover a separação da placenta do miométrio. O procedimento não é isento de riscos, e a inversão uterina pode ocorrer se a técnica não for desempenhada de modo adequado. Os autores analisaram ensaios clínicos que envolveram mais de 20 mil mulheres e concluíram que a TCCU diminuiu o risco de remoção manual da placenta e deve ser oferecida rotineiramente às mulheres quando puder ser realizada por profissional habilitado.

Diante da retenção placentária, o tônus uterino deve ser avaliado e, no caso de atonia, são recomendados ocitócitos (veja *Atonia uterina*, adiante). Não existem evidências suficientes para recomendar a injeção de ocitócitos no cordão umbilical ou o uso de prostaglandinas com o objetivo de reduzir a necessidade de extração manual da placenta. A manobra de Credé (compressão manual vigorosa do fundo uterino para promover o delivramento) está proscrita da prática obstétrica moderna, pois pode ocasionar inversão uterina aguda.

Extração manual da placenta

Deve ser realizada sob analgesia, por ser um procedimento muito doloroso para a mulher, e em ambiente de centro cirúrgico obstétrico preparado para as possíveis complicações, exceção permitida apenas em emergências.

Recomenda-se normalmente a profilaxia antibiótica em virtude da probabilidade de contaminação bacteriana da cavidade uterina. Uma revisão sistemática publicada pela Biblioteca Cochrane em 2014 não encontrou ensaios clínicos randomizados que pudessem ser comparados para definir o melhor esquema antibiótico prévio à remoção manual da placenta, e portanto devem ser utilizados os esquemas habituais (veja o Capítulo 13). Se possível, também deve ser realizado esvaziamento vesical prévio (a bexiga repleta pode impedir mecanicamente a saída da placenta).

A técnica consiste em posicionar uma das mãos no abdome materno, exercendo apoio no fundo uterino, enquanto se introduz a outra mão no útero, usando o cordão umbilical como guia até a placenta e procurando o plano de clivagem da placenta com o miométrio (superfície esponjosa e irregular). A ausência de plano de clivagem deve levar à suspeita diagnóstica de acretismo placentário. Uma vez localizado, procede-se à dissecção com os dedos até a completa separação e retirada placentária. Não é necessário realizar curetagem uterina, aspiração ou ultrassonografia de rotina após a extração manual.

Nos casos de encarceramento, em que a mão do obstetra não consegue alcançar o plano de clivagem, alguns autores sugerem que o uso de uterolíticos pode ser útil para propiciar o relaxamento uterino e facilitar o procedimento, especialmente se o profissional for experiente. No entanto, uma revisão sistemática recente da Biblioteca Cochrane (2015) evidenciou que o uso isolado de nitroglicerina não reduziu significativamente a necessidade de extração manual da placenta em 175 mulheres hemodinamicamente estáveis (apenas três ensaios randomizados foram analisados). Como ponto positivo, a intervenção não aumentou a incidência de HPP nessas pacientes nem a necessidade de hemotransfusão.

Apesar de ser prática clínica corrente, a infusão contínua de ocitócitos durante a extração manual da placenta não encontra apoio na literatura. Recomenda-se que apenas as doses habitualmente usadas no manejo ativo do terceiro período sejam administradas, sob risco de aumentar os índices de encarceramento por contração excessiva do segmento inferior.

Curetagem uterina

A curetagem uterina é necessária quando restos placentários permanecem na cavidade uterina, inacessíveis ao descolamento manual, ou na vigência de sangramento excessivo. Deve ser realizada com cautela no pós-parto por causa do aumento do risco de perfuração e formação de aderências intrauterinas (síndrome de Asherman).

Conduta no acretismo placentário inesperado

A hemorragia materna depende do grau de aderência placentária, podendo estar ausente nos casos de acretismo total (retenção completa da placenta). Quando o acretismo é parcial ou focal (apenas alguns cotilédones ou áreas), a placenta pode não se desprender completamente e ocorrer sangramento abundante. Nos casos duvidosos, com estabilidade hemodinâmica da paciente e ausência de sangramento, a realização de ultrassonografia na sala de parto pode auxiliar a identificação diagnóstica.

Em pacientes com prole definida, a histerectomia é a melhor opção para evitar hemorragias vultosas durante as tentativas de extração manual após um parto vaginal. A técnica subtotal pode ser realizada em razão das maiores facilidade e velocidade, com o cuidado de verificar se a implantação placentária não se estende até as porções inferiores do útero, o que manteria o sangramento e o risco de infecção. A ligadura das artérias hipogástricas pode ser necessária nos casos de percretismo (placenta atingindo a serosa ou outros órgãos pélvicos) em que persiste o sangramento após a histerectomia (veja os Capítulos 30 e 31).

As condutas conservadoras uterinas são raras e reservadas aos casos em que a paciente se encontra hemodinamicamente estável e deseja fortemente preservar a fertilidade, mesmo após expostos os riscos de hemorragia, infecção, possibilidade de histerectomia de urgência e desfechos desfavoráveis em futuras gestações. Os melhores resultados ocorrem com os acretismos focais. A terapia com metotrexato não tem resultados animadores, além de apresentar os conhecidos efeitos colaterais (pancitopenia e nefrotoxicidade). Estudos recentes têm utilizado várias abordagens em conjunto: uterotônicos, tamponamento com balões intrauterinos, embolização das artérias uterinas e histeroscopia tardia, para retirada dos cotilédones remanescentes sob visão direta. A casuística pequena e a morbidade alta desencorajam sua recomendação como rotina.

Complicações

As principais complicações da retenção placentária são HPP e endometrite. A incidência dessas complicações depende do tratamento utilizado para favorecer o delivramento e do acesso aos serviços de saúde (especialmente frequentes em países com poucos recursos).

PATOLOGIA DO QUARTO PERÍODO

Serão discutidas aqui a inversão uterina aguda e as hemorragias. As lacerações de trajeto já foram abordadas detalhadamente no Capítulo 10.

Inversão uterina aguda

Consiste na invaginação em forma de dedo de luva do fundo uterino para dentro da cavidade uterina, o que ocorre em até 24 horas após o parto. Sua ocorrência é rara, com incidência variando de 1:2.000 nos EUA a 1:20.000 partos vaginais na Europa. Com frequência, está associada a alta mortalidade materna, especialmente relacionada com atrasos na instituição do tratamento adequado.

Pode ser classificada em (Figura 11.1):

- **Incompleta ou de primeiro grau:** fundo uterino dentro da cavidade.
- **Completa ou de segundo grau:** fundo atinge o orifício cervical interno.
- **Prolapso uterino ou de terceiro grau:** fundo ultrapassa o introito vaginal.
- **Prolapso total uterino e vaginal:** tanto o útero como a vagina estão invertidos.

A inversão causa o estiramento dos ligamentos de sustentação uterinos com significativa estimulação vagal subsequente e choque neurogênico. Se não for rapidamente corrigida, surgem edema progressivo e congestão do segmento prolapsado por causa da interrupção da drenagem sanguínea e linfática. A redução se torna progressivamente mais difícil e o sangramento intenso, especialmente se a placenta ainda não estiver completamente delivrada (75% dos casos).

Fatores predisponentes

- Hipotonia uterina.
- Manobra de Credé (tentativa de descolamento da placenta com expressão do fundo uterino, estando ainda aderida a placenta – proscrita atualmente).
- Sobredistensão uterina (polidrâmnio, macrossomia, gestações múltiplas), sobretudo se o esvaziamento foi súbito (parto em avalanche).

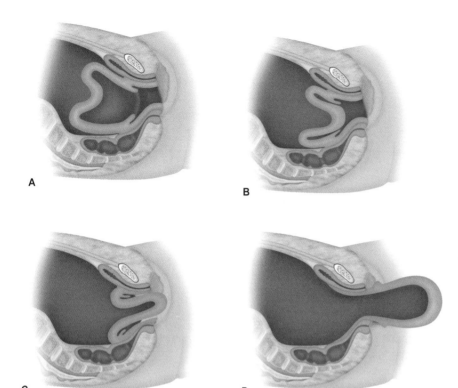

Figura 11.1 Classificação da inversão uterina puerperal. **A** Primeiro grau. **B** Segundo grau. **C** Terceiro grau. **D** Quarto grau.

- Tumorações uterinas (miomas).
- Cordão umbilical curto.
- Placenta retida ou acreta.

Diagnóstico

O diagnóstico é eminentemente clínico. A rapidez é essencial para o sucesso da terapêutica. Por isso, os profissionais devem manter alto grau de suspeição, especialmente nos casos em que há dificuldade de delivramento placentário. São observados:

- Dor aguda mantida (mascarada se o parto tiver ocorrido com analgesia).
- Hemorragia.
- *Fuga da matriz*: desaparecimento do fundo uterino à palpação abdominal.
- Palpação do corpo uterino próximo do orifício cervical interno, no canal ou no interior da vagina.
- Sensação materna de distensão vaginal e vesical associada ou não a tenesmo.
- Choque (neurogênico ou hipovolêmico).

Tratamento

Deve ser iniciado no local do diagnóstico, mesmo que este não disponha de estrutura para tratamento de emergências. As bases do tratamento consistem em reposicionamento uterino, analgesia, correção agressiva da hemorragia/choque e prevenção de recorrência. Não se deve tentar o delivramento placentário imediato sob risco de piora do quadro. Não existem ensaios clínicos que tenham avaliado a eficácia das diversas abordagens, e as recomendações baseiam-se em relatos e série de casos, além de consensos entre especialistas.

O tratamento e outros aspectos do choque hemorrágico são discutidos no Capítulo 31, mas deve ser assegurado acesso venoso calibroso durante a realização das etapas descritas a seguir.

Para o reposicionamento, utilizam-se imediatamente as manobras manuais que devem ser executadas por profissionais experientes.

Manobra de Taxe ou manobra de Johnson

Essa manobra consiste na introdução da mão do operador na vagina da paciente a fim de deslocar o fundo uterino no eixo axial em direção ao umbigo (pode ser necessário inserir até dois terços do braço). Caso seja identificado anel de constrição no segmento inferior, a pressão deve ser iniciada lentamente na porção invertida mais próxima ao anel, progressivamente atingindo a porção fúndica ou central do útero. Uma vez que o útero esteja reposicionado, a mão do operador deve manter-se "em punho" por alguns minutos para assegurar uma ampla área de apoio e evitar recorrências.

Recomenda-se que o uso de uterotônicos seja suspenso durante a realização da manobra para facilitar a técnica. No entanto, assim que o útero estiver na posição normal desejada, com a mão do operador ainda no interior da cavidade, pode ser administrada ergometrina (dose: 0,25mg IV) OU ocitocina (dose: 5 a 10UI IV), seguida da infusão contínua de ocitocina em bomba de infusão (10UI/h). O misoprostol retal (dose: 800µg) também poderá ser utilizado de modo concomitante, mas o início da ação pode ser mais lento. Apenas quando as paredes uterinas estão adequadamente contraídas é que se recomenda a retirada cuidadosa da mão do operador.

Caso ocorra falha na primeira tentativa de reposicionamento manual, recomenda-se a repetição da técnica com anestesia geral em centro cirúrgico – realizar transferência caso o parto tenha ocorrido em ambiente não cirúrgico – e com o uso de medicações. Os anestésicos inalatórios (fluotano ou halotano) auxiliam o relaxamento, podendo ser aventado o uso de uterolíticos. Na literatura, alguns autores recomendam nitroglicerina (meia-vida rápida), terbutalina ou sulfato de magnésio. Deve ser realizada profilaxia antibiótica.

Redução hidrostática

A redução hidrostática foi inicialmente descrita por O'Sullivan em 1945. Com a paciente em posição de Trendelenburg, introduz-se uma grande quantidade de líquidos aquecidos no interior do útero (estima-se que sejam necessários de 2 a 5 litros), forçando-se o restabelecimento da posição normal. Mais recentemente, a técnica foi adaptada com o advento dos balões intrauterinos habitualmente usados para o manejo conservador da HPP. Esses dispositivos são de fácil inserção e podem permanecer por mais tempo no interior do útero. Existem relatos de sua utilização com sucesso no tratamento de inversões uterinas recorrentes. O custo alto limita seu uso em países com poucos recursos, mas têm sido usadas adaptações artesanais de preservativos masculinos a cateteres de borracha ou a sondas de Foley com grande sucesso no tratamento da HPP (veja os Capítulos 19 e 31).

Atualmente, o tamponamento uterino e vaginal com compressas e gazes raramente é utilizado de modo isolado na inversão uterina. No entanto, pode complementar a técnica com balão, ajudando no posicionamento adequado dos dispositivos, principalmente quando artesanais.

Correção cirúrgica

Alternativa adotada após a falha das manobras anteriores. A via preferencial é a laparotômica (abordagens vaginais podem cursar com complicações adicionais, como lesão vesical).

Técnica de Huntington

Os ligamentos de sustentação uterinos perto da inversão são identificados e, utilizando pinças de Allis ou Babcock ou Museux, de cima para baixo, são tracionados cuidadosamente de modo bilateral. O procedimento é repetido até a completa redução da inversão. De modo complementar, um auxiliar pode exercer pressão no fundo uterino por via vaginal.

Procedimento de Haultain

Realiza-se uma incisão posterior no anel de constrição uterino para possibilitar a redução manual por via vaginal ou possibilitar a técnica de Huntington. As incisões anteriores são desaconselhadas por causa do risco de lesão vesical. Após a redução da inversão, procede-se à sutura uterina.

Procedimentos após a redução

Recomenda-se aguardar o delivramento espontâneo da placenta sob risco de recorrência da inversão ou aumento do sangramento. Caso a placenta seja retida, seguir orientações já descritas neste capítulo. Considerar a possibilidade de placenta acreta inesperada.

A promoção de contração uterina continuada e eficaz é a base da prevenção de recorrências. Sugere-se o uso de ocitocina (dose = 10UI/h) e/ou misoprostol (dose = 800µg intravaginal ou via retal). Em unidades onde esses medicamentos não estejam disponíveis, pode ser usada ergometrina, salvo em caso de contraindicações específicas (por exemplo, hipertensão materna).

O tratamento de uma nova inversão após o sucesso da primeira correção segue o mesmo protocolo já descrito.

Hemorragias

A HPP é definida pela OMS como perda de 500mL de sangue ou mais no período de 24 horas após o parto. São consideradas graves as perdas > 1.000mL no mesmo período de tempo. A incidência pode chegar a 6% dos partos, variando em função da qualidade dos cuidados recebidos e da região geográfica. As hemorragias são a principal causa de morbimortalidade materna em países com poucos recursos (25% em todo o mundo) e na maioria dos casos são evitáveis.

Subestimar a magnitude do sangramento ainda constitui um grande problema para o diagnóstico das HPP. Os clínicos consideram o volume da hemorragia, em média, 100 a 150mL menor do que aquele efetivamente perdido. Além disso, durante a cesariana as perdas consideradas normais são substancialmente maiores que as evidenciadas após o parto vaginal e por si sós superam a definição da OMS. Por essa razão, outras definições foram propostas. Por exemplo, segundo a International Federation of Gynecology and Obstetrics (FIGO), a hemorragia pós-parto pode ser definida e diagnosticada clinicamente como sangramento excessivo que torna a paciente sintomática (visão turva, vertigem, síncope) e/ou resulta em sinais de hipovolemia (hipotensão, taquicardia ou oligúria). Outros autores, por sua vez, utilizam as reduções no hematócrito materno como critério diagnóstico. A divergência entre as definições dificulta o reconhecimento adequado da condição pelos profissionais envolvidos no atendimento e retarda o tratamento apropriado e a avaliação das complicações.

Fatores de risco

A grande maioria das pacientes (dois terços) não apresenta fatores de risco identificáveis. Na literatura, são citados frequentemente:

- História prévia de HPP.
- Nuliparidade.
- Sobredistensão uterina (polidrâmnio, macrossomia, gestações múltiplas).
- Placenta prévia ou acreta.
- Anormalidade da coagulação.
- Anemia.
- Obesidade materna.
- Corioamnionite.
- Indução de trabalho de parto.
- Uso de ocitócitos durante o trabalho de parto.
- Trabalho de parto prolongado.
- Analgesia epidural.

Causas

As causas mais comuns são atonia uterina, traumatismos do trato genital (lacerações do trajeto), retenção de fragmentos placentários e distúrbios da coagulação materna. Mais de uma causa pode estar presente na mesma paciente. A seguir, discutiremos com mais profundidade a atonia uterina, por ser a causa mais comum (80%), e os distúrbios de coagulação maternos (como consequência de HPP). As lacerações de trajeto já foram discutidas anteriormente (veja o Capítulo 10).

Teoria dos **4 Ts**: divisão didática das principais causas de hemorragia pós-parto em ordem de frequência para otimizar as condutas:

Tônus = atonia (70%)
Tecido = retenção placentária (20%)
Trauma = lacerações de trajeto (10%)
Trombo = coagulopatias (1%)

Atonia uterina

A atonia uterina consiste na falha do útero difusa ou localizada ao se contrair após o parto, sendo a causa mais comum de HPP (80% dos casos) e a primeira possibilidade

diagnóstica a ser aventada. Complica um a cada 20 partos, e os fatores de risco identificáveis podem não estar presentes. A ocitocina (10UI IM ou IV) é o padrão-ouro na profilaxia da atonia uterina e faz parte das intervenções utilizadas no manejo ativo do terceiro período com o objetivo de reduzir as perdas sanguíneas (veja o Capítulo 3).

Indiretamente, a atonia contribui para o encarceramento placentário: a placenta não se desprende porque o útero não se contraiu adequadamente. O descolamento parcial faz com que os vasos continuem sangrando. As condutas diante do encarceramento placentário foram discutidas previamente.

DIAGNÓSTICO

A avaliação do tônus uterino abdominal pós-parto para a identificação precoce da atonia uterina é recomendada para todas as mulheres. À palpação, encontra-se o útero amolecido, de consistência pastosa, demonstrando ausência do globo de segurança de Pinard. O fundo do útero se encontra anormalmente elevado acima da cicatriz umbilical. Concomitantemente, observam-se comprometimento do estado geral da paciente e hemorragia genital profusa.

Em alguns casos, a hemorragia pode não se exteriorizar completamente pela vagina, e grandes quantidades de sangue ficam retidas dentro do útero amolecido. É necessário esvaziar a bexiga e realizar o toque vaginal combinado para a retirada dos coágulos e a estimativa correta das perdas sanguíneas. Os demais sintomas associados à HPP (palpitações, vertigem, dispneia, taquicardia, fraqueza, sudorese, agitação, palidez e oligúria) podem ser tardios, pois dependem de fatores individuais de compensação diante do volume perdido (Quadro 11.1). Os exames laboratoriais não são essenciais para o diagnóstico, mas importantes para o acompanhamento das pacientes.

Devem ser excluídas outras causas de HPP, como lacerações do trajeto, retenção parcial ou completa da placenta, coagulopatias e mais raramente rotura uterina, que podem se manifestar concomitantemente.

TRATAMENTO

A OMS (2014) recomenda que os serviços de saúde elaborem protocolos formais a partir das diretrizes internacionais, adaptados ao contexto do local, para prevenção e tratamento da atonia uterina e das demais causas de HPP. Esses documentos devem estabelecer critérios claros para referência e contrarreferência das pacientes em caso de necessidade de outro nível de cuidado. A participação das equipes na elaboração e o treinamento adequado favorecem a utilização prática dos protocolos em situações de emergência.

Quadro 11.1 Classificação das hemorragias de acordo com a gravidade das perdas volêmicas

Classe da hemorragia	Perdas	Sinais e sintomas
1	< 15%	Ausentes ou palpitações, tonturas e taquicardia leve, PA inalterada
2	15% a 30%	FC = 100 a 120bpm; FR = 20 a 24irpm Mínima alteração da PA sistólica Diaforese e fraqueza Enchimento capilar pode estar lento
3	30% a 40%	Taquicardia (FC > 120bpm) PA sistólica < 90mmHg Enchimento capilar lento Inquietação, palidez, oligúria
4	> 40%	Choque hipovolêmico

PA: pressão arterial; FC: frequência cardíaca; FR: frequência respiratória.

As diversas etapas do tratamento têm como objetivo manter a perfusão adequada dos órgãos vitais, eliminar as causas de HPP e prevenir e tratar possíveis coagulopatias. Uma equipe multidisciplinar (obstetras, enfermeiros obstétricos, anestesiologistas e radiologistas intervencionistas) deve ser envolvida no atendimento, e a comunicação adequada entre os membros da equipe e a paciente adquire importância fundamental para o sucesso das ações. Normalmente, os fluxogramas são elaborados de modo que uma ação seja adotada logo após a falha da anterior.

Na verdade, a abordagem ideal engloba um *continuum* de medidas que se sobrepõem e se repetem durante o atendimento (Figura 11.2). As ações a serem desenvolvidas imediatamente após o diagnóstico de HPP estão listadas a seguir. Elas são divididas entre medidas gerais e manobras mecânicas, medicamentos utilizados e conduta cirúrgica.

MEDIDAS GERAIS E MANOBRAS MECÂNICAS

- Solicitar ajuda ao restante da equipe.
- Avaliar o nível de consciência da paciente, perguntar sobre os sintomas e alergias e proceder à aferição dos sinais vitais. Outro membro da equipe deve manter os dados registrados em prontuário e verificar quais medicações foram administradas anteriormente à paciente. Horizontalizar a paciente e se possível manter a posição de Trendelenburg para aumentar o retorno venoso. Avaliar a necessidade de medidas de reanimação (fornecer oxigênio, 10 a 15 litros/min, por máscara) – intubar caso necessário.
- Convém se comunicar com os demais membros da equipe e com a paciente em voz alta durante todo o processo.
- Massagem uterina manual: deve ser iniciada de imediato sobre o fundo uterino. A paciente pode se queixar de algum desconforto durante sua realização, mas o procedimento é considerado seguro. Essa massagem costuma ser feita até que a hemorragia pare ou o útero se contraia ou enquanto se aguarda a equipe para a execução de outras ações.
- Compressão bimanual do útero (manobra de Hamilton): também indicada como procedimento inicial a ser realizado apenas por profissional habilitado. Consiste na compressão por via vaginal da parede uterina anterior com a mão esquerda (punho fechado) enquanto a mão direita, externa, massageia o útero contra a interna. Pode ser continuada após o início da infusão de medicamentos, mas é considerada temporária, uma vez que deve ser realizada enquanto se aguardam os procedimentos adequados.
- Pode ainda ser realizada compressão externa da aorta abdominal com a mesma finalidade (por profissional habilitado).
- Acesso venoso: jelco 16 ou 14 (ideal) em veia calibrosa; de preferência mais de um acesso. Iniciar a administração de solutos (Ringer ou soro fisiológico aquecidos – 1.000mL abertos) concomitantemente à infusão de ocitocina. Coletar material para exames laboratoriais (hematócrito, hemoglobina, coagulograma, ionograma, função renal e hepática) e solicitar reserva de sangue com prova cruzada. Os exames devem ser repetidos a cada hora (ideal) para avaliar a progressão do quadro. Recomenda-se sondagem vesical para manter a diurese sob vigilância e garantir o esvaziamento vesical.
- A reposição de líquidos deve ser agressiva, e a reavaliação da paciente deve ser contínua para identificar rapidamente se há necessidade de hemotransfusão e sinais de choque hipovolêmico. A conduta detalhada do manejo do choque em pacientes obstétricas está descrita no Capítulo 31.

MEDICAMENTOS UTILIZADOS

A ocitocina é o uterotônico de primeira escolha segundo a OMS (2014). A Biblioteca Cochrane publicou uma revisão sistemática em 2014 em que comparou as intervenções medicamentosas no tratamento da HPP primária. Foram incluídos 10 ensaios clínicos (total de 4.052 mulheres). Os autores concluíram que a ocitocina é a medicação mais efetiva e com menos efeitos colaterais para o tratamento da HPP.

Os efeitos da medicação devem ser avaliados obrigatoriamente dentro de 30 minutos. Caso haja resposta, a infusão contínua de ocitocina deve ser mantida em doses menores até a parada completa do sangramento. Se não houver resposta em 30 minutos e o sangramento continuar, a ergometrina isolada ou associada à ocitocina e o misoprostol podem ser usados. Não se recomenda associar o misoprostol à ocitocina logo como primeira opção, e os ergotamínicos são contraindicados nas síndromes hipertensivas ou asma por causa de seu importante efeito vasomotor. O Quadro 11.2 mostra as doses das principais medicações.

A OMS (2014) considerava o uso de ácido tranexâmico uma opção medicamentosa válida somente para os casos refratários quando o sangramento estivesse parcialmente associado a um traumatismo (evidências extrapoladas de estudos sobre tratamento de hemorragias pós-trauma). No entanto, no final de 2017 houve uma importante alteração de suas recomendações em razão dos resultados, recentemente publicados (*Lancet*, abril de 2017), de um grande ensaio clínico controlado com placebo, randomizado, duplo-cego, chamado *The World Maternal Antifibrinolytic (WOMAN) Trial*. Esse estudo envolveu cerca de 200 hospitais em 21 países e incluiu mais de 20 mil mulheres. Em pacientes com diagnóstico clínico de HPP, o uso de 1g de ácido tranexâmico IV (associado ao cuidado padrão) reduziu significativamente o número de mortes (1,5% vs 1,9%, RR: 0,81; IC 95%: 0,65 a 1,00; p = 0,045). Segundo os autores, o tratamento nas fases iniciais do sangramento, até 3 horas do parto, tem resultados ainda melhores. As taxas de histerectomia não foram reduzidas pelo uso da medicação. Assim, segundo o novo protocolo OMS (2017), nas pacientes com diagnóstico de HPP, o ácido tranexâmico faz parte do cuidado padrão e deve ser administrado dentro de 3 horas do parto (vaginal ou cesariana) em dose fixa de 1g (100mg/mL), IV, durante 10 minutos (1mL por minuto), e uma segunda dose deverá ser administrada se após 30 minutos o sangramento continuar ou reiniciar dentro de 24 horas.

CONDUTA CIRÚRGICA

Caso a infusão de uterotônicos não apresente a resposta desejada em 30 minutos, recomenda-se o tamponamento intrauterino com balão para evitar procedimentos cirúrgicos mais invasivos nos casos de atonia. Esses podem ser inseridos tanto após o parto vaginal (diretamente pela vagina) como após a cesariana (pela histerotomia). Se a suspeita da persistência hemorragia recair sobre a presença de restos placentários (associados ou não à atonia), recomenda-se a realização de curetagem uterina – convém ter cautela com o útero puerperal em virtude de ser maior o risco de perfuração e formação de aderências intrauterinas (síndrome de Asherman).

Vários modelos de balões intrauterinos se encontram disponíveis no mercado, porém com alto custo, principalmente para os serviços públicos – modelos Sengstaken-Blakemore, balão de Rusch, de Bakri e o BT-cath. Adaptações artesanais de preservativos masculinos a cateteres de borracha ou a sondas de Foley produzem bons resultados nas séries de casos publicadas e são opções viáveis em locais com poucos recursos. Alguns desses modelos contam inclusive com sistemas de drenagem que possibilitam quantificar a perda sanguínea. Esses balões podem ser úteis durante o transporte de pacientes para os centros com mais recursos terapêuticos e seu uso deve ser estimulado.

O tamponamento uterino com compressas ou gazes tem sido abandonado na maioria dos hospitais em razão das maiores eficácia e facilidade de utilização dos balões. Alves e cols., em publicação de 2014, recomendam apenas o tamponamento vaginal para auxiliar o posicionamento adequado dos balões, principalmente quando estes forem artesanais.

Em centros terciários, com disponibilidade de laboratório de hemodinâmica e equipes disponíveis durante 24 horas, a embolização das artérias uterinas pode ser outra opção para pacientes hemodinamicamente estáveis diante da falha medicamentosa (> 90% de sucesso). A técnica é semelhante aos procedimentos realizados por outras indicações, sendo o Gelfoam® o material preferencial (apesar de durar apenas algumas semanas, é eficaz no controle da hemorragia). Foi evidenciado que, após a embolização, a circulação colateral se desenvolve lentamente no território das artérias hipogástricas e não ocorre isquemia uterina.

Se os procedimentos descritos anteriormente falharem ou não for possível realizá-los, a opção é a laparotomia. Não se deve postergar demasiadamente essa indicação sob risco de realizar o procedimento com a paciente em condições hemodinâmicas bastante comprometidas, o que pode interferir no prognóstico. Recomenda-se que no prazo de 1 hora após o diagnóstico, se não houver melhora do quadro clínico, a decisão cirúrgica deva ser tomada (*golden hour* – hora dourada).

Durante a laparotomia, a experiência e a habilidade do operador devem influenciar a ordem de escolha dos procedimentos descritos a seguir:

- **Ligaduras vasculares:** podem ser das artérias uterinas ou das artérias hipogástricas; virtualmente, não controlam completamente os sangramentos por atonia ou decorrentes de placenta acreta, mas reduzem o volume da perda sanguínea enquanto outras medidas são tomadas.
- **Suturas compressivas:** método preferencial para o tratamento da atonia. Previnem histerectomias e não afetam a fertilidade nem o futuro reprodutivo da paciente. A técnica de B-Lynch e suas variações são comumente utilizadas (Figura 11.3). A utilização conjunta do

Quadro 11.2 Controle medicamentoso da hemorragia pós-parto

Medicamentos	Dose/Via	Frequência
Ocitocina	10 a 40UI IV 10UI IM	Preparar 20UI – quatro ampolas em 500mL de SF 0,9% e repetir apenas uma vez – correr abertos
Metilergonovina (Methergin®)	0,2mg/mL IM lentamente	Repetir a cada 2 ou 4 horas somente se houver efeito já na primeira dose
Misoprostol (Prostokos®)	800µg VR	Dose única

IV: intravenoso; IM: intramuscular; VR: via retal; SF: soro fisiológico.
Fonte: adaptado de ACOG 2015.

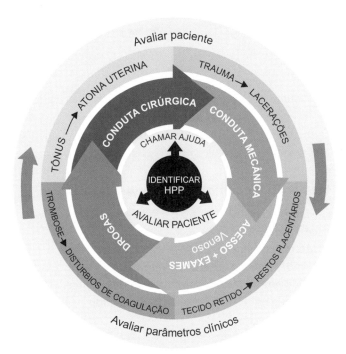

Figura 11.2 Protocolo sugerido para o tratamento da HPP. (Reproduzida com a permissão da Dra. Brena Melo, preceptora da enfermaria de alto risco do IMIP – International Journal of Gynecology & Obstetrics.)

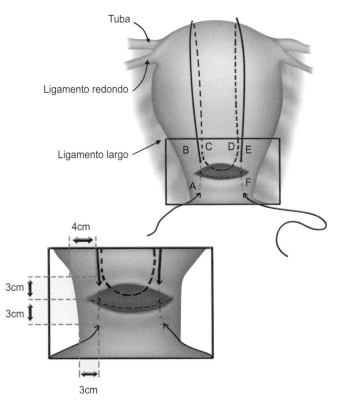

Figura 11.3 Técnica da sutura de B-Lynch. **A** e **B** Entrada e saída na parede anterior com categute cromado. **C** Ponto de reentrada na cavidade a partir da parede posterior. **D** Ponto de saída da cavidade circunda o fundo uterino pela segunda vez. **E** Entrada pela parede anterior. **F** Saída da cavidade. O nó (duplo seguido de dois nós simples) é formado entre as extremidades livres de **A** e **F**.

balão intrauterino e das suturas compressivas é conhecida como técnica do "sanduíche uterino".

- **Histerectomia:** medida de exceção indicada nos casos de atonia rebelde com hemorragia de vulto. Caso o sangramento persista após a histerectomia, os procedimentos radiológicos intervencionistas podem ser indicados.

Distúrbios de coagulação – coagulopatia de consumo

Em situações patológicas, a coagulação pode ser ativada através da via extrínseca (pela destruição da tromboplastina tissular) e/ou da via intrínseca (pelo colágeno e outros componentes tissulares, consequente à lesão endotelial). Inicia-se o consumo de plaquetas e fatores de coagulação em quantidades variáveis, com estímulo da fibrinólise e depósito de fibrina em vários órgãos (oclusão de vasos e hipoxia com disfunção grave). O sangramento persiste, criando um ciclo vicioso que ameaça a vida da paciente.

No contexto da HPP grave, raramente a coagulação intravascular disseminada (CIVD) é o evento inicial. Em geral, ocorre como consequência de grandes lacerações (cervicais, vaginais e uterinas), placenta acreta ou em virtude da excessiva diluição ocasionada pela reposição excessiva de cristaloides e concentrados de hemácias sem administração de plasma (que contém fatores de coagulação).

Deve-se suspeitar de um quadro clínico de CIVD diante da combinação de achados laboratoriais com a clínica (sangramento de longa duração e persistente que não responde às medidas usuais de controle). A existência de comorbidades, como infecções, reforça a suspeita diagnóstica.

ACHADOS LABORATORIAIS

Os protocolos de tratamento da HPP recomendam a realização de exames laboratoriais a cada hora para acompanhamento do quadro clínico da paciente.

- Hipofibrinogenemia: fibrinogênio < 100mg%.
- Plaquetopenia: plaquetas < 100.000/mm^3.
- Tempo de protrombina: prolongado.
- Tempo de tromboplastina: prolongado.
- Aumento dos produtos de degradação do fibrinogênio (PDF): D-dímero.
- Depleção da antitrombina III (AT III).

Enquanto os resultados não ficarem prontos, pode ser utilizado o teste de Weiner ou o teste de observação do coágulo. Apesar de positivo apenas nas fases tardias do processo, pode ser útil em locais com poucos recursos e sem laboratório. O Quadro 11.3 contém as instruções para sua realização.

DIAGNÓSTICO

A International Society of Thrombosis and Haemostasis (ISTH) desenvolveu um sistema de pontuação para o diagnóstico de CIVD, uma vez que os exames isoladamente

Quadro 11.3 Técnica para realização do teste de Weiner

Colocar 5 a 10mL do sangue da paciente em um tubo de ensaio a 37°C (temperatura corporal – o tubo pode ser colocado, por exemplo, no bolso do profissional)
O tubo é invertido a cada 30 segundos até se observar a formação do gel (coágulo)
A incapacidade de formar o coágulo estável em 10 minutos sugere hipofibrinogenemia
Admite-se que o teste alterado reflita fibrinogênio < 100mg%
Se o coágulo se formar antes de 10 minutos, deverá ser observado ainda durante 30 minutos pelo menos, para avaliar se o coágulo é bem formado, se não se desfaz, se tem retratibilidade etc.

não são conclusivos. Apesar de esse sistema não ter sido adequadamente validado para gestantes, é considerado confiável nos demais indivíduos adultos (sensibilidade e especificidade de 93% e 98%, respectivamente) e a opinião dos especialistas ressalta que sua utilização pode ser útil no manejo desse tipo de paciente.

O sistema vai de 0 a 8 pontos e um escore ≥ 5 é considerado diagnóstico se a paciente tem clínica compatível com causas de CIVD, como é o caso da HPP prolongada. Um escore < 5 não exclui CIVD. O Quadro 11.4 contém as pontuações e os critérios da ISTH.

TRATAMENTO

As pacientes com CIVD têm indicação de acompanhamento em unidades de cuidados intensivos obstétricos. Além da resolução da causa inicial do distúrbio, é necessário repor os fatores de coagulação e corrigir a hipofibrinogenemia, a plaquetopenia e a anemia. Os hemocomponentes que podem ser utilizados são:

- **Concentrado de hemácias:** correção da anemia. Cada bolsa aumenta em média o hematócrito em 3% e a concentração de hemoglobina em 1g/dL.
- **Plasma fresco congelado:** reposição de fatores de coagulação (contêm fibrinogênio, antitrombina III e fatores V e VIII). Cada bolsa aumenta o fibrinogênio em 10mg/dL.
- **Crioprecipitado:** contém mais fibrinogênio que o plasma, mas não AT III, que é rapidamente consumida na hemorragia obstétrica associada à CIVD. Cada unidade aumenta o fibrinogênio em 5 a 10mg/dL.
- **Concentrado de plaquetas:** cada unidade de plaquetas aumenta em 5.000 a 10.000 a contagem.

Vários protocolos recomendam transfusões maciças para o *tratamento* da CIVD:

Quadro 11.4 Escore diagnóstico das coagulopatias de consumo

1 ponto	2 pontos
Plaquetas < 100.000/mm³	Plaquetas < 50.000/mm³
Fibrinogênio < 100	D-dímero aumentado
Tempo de protrombina > 3s	Tempo de protrombina ≥ 6s
3 pontos	
D-dímero > 5	

Fonte: The International Society of Thrombosis and Haemostasis (ISTH), 2001.

> **1** concentrado de hemácias : **1** plasma fresco : **1** concentrado de plaquetas

No entanto, para o tratamento agressivo da HPP e a *prevenção* da coagulopatia de consumo, as proporções podem ser menores (6:4:1 ou ainda 4:4:1), segundo o American College of Obstetricians and Gynecologists (2015).

Prevenção da hemorragia pós-parto (OMS, 2014)

- Manejo ativo do terceiro período após parto vaginal ou cesariana.
- Monitoramento do uso de uterotônicos após o parto como item de avaliação de qualidade dos processos de saúde em maternidades (número de mulheres que recebem uterotônicos profiláticos dividido pelo número total de partos).
- Otimizar o diagnóstico precoce da HPP mediante a implementação de rotinas de avaliação cotidiana e frequente do tônus uterino.
- Implementação de protocolos formais para o tratamento da HPP com adaptação local para as diretrizes.
- Programas de treinamento pré-serviço e em serviço utilizando simulações de tratamento da HPP que incluam o aprimoramento na comunicação entre provedores de assistência à saúde e pacientes e seus familiares como uma prioridade.

LEITURA RECOMENDADA

Alves ALL, Silva LB, Melo VH. Uso de balões intrauterinos em pacientes com hemorragia pós-parto. FEMINA jul/ago 2014; 42(4):193-202.

Begley CM, Gyte GML, Devane D, McGuire W, Weeks A. Active versus expectant management for women in the third stage of labour. Cochrane Database of Systematic Review, 2015, Issue 3. Art. No.: CD007412.

Elósegui JJH, et al. Conservative management of a recurrent puerperal uterine inversion with bakri® balloon tamponade. Open Journal of Obstetrics and Gynecology 2011; 1:197-201.

Eskild A, Vatten L. Placental weight and excess postpartum haemorrhage: a population study of 308717 pregnancies. BJOG: An International Journal of Obstetrics & Gynaecology 2011; 118:1120-1125.

Mousa HA, Blum J, Abou El, Senoun G, Shakur H, Alfirevic Z. Treatment for primary postpartum haemorrhage. Cochrane Database of Systematic Reviews 2014, Issue 2. Art. No.: CD003249.

Recomendações da OMS para a prevenção e tratamento da hemorragia pós-parto. Organização Mundial da Saúde, 2014. Disponível em: http://www.who.int/reproductivehealth/publications/maternal_perinatal_health/9789241548502/en/. Acesso em: 20 de julho de 2017.

WOMAN Trial collaborators. Effect of early tranexamic acid administration on mortality, hysterectomy, and other morbidities in women with post-partum haemorrhage (WOMAN): an international, randomised, double-blind, placebo-controlled trial. Lancet 2017.

World Health Organization 2017. Recommendation on tranexamic acid for the treatment of postpartum heamorrhage. Disponível em: http://www.who.int/reproductivehealth/publications/tranexamic-acid-pph-treatment/en/. Acesso em 14 de janeiro de 2018.

12 Conduta no Parto da Gestante com Cesariana Prévia

INTRODUÇÃO

O antigo axioma de Craigin, "uma vez cesárea, sempre cesárea", preceito posto em prática durante muitos anos, especialmente quando as incisões corporais sobre o útero eram mais frequentes, tem sido extremamente discutido na atualidade, uma vez que levou ao aumento considerável dos índices de cesariana. Na realidade, muitas vezes a condição de cesariana prévia constitui a única indicação de parto abdominal em gestantes perfeitamente hígidas, com conceptos de excelente vitalidade e adequada proporção fetopélvica.

Desde os anos 1980, o National Institutes of Health (NIH), com apoio do American College of Obstetricians and Gynecologists (ACOG), tem questionado a necessidade de cesariana eletiva de repetição (CER) e incentivado as provas de trabalho de parto nas pacientes com cesariana anterior (PTPCA) nos serviços com possibilidade de intervenção cirúrgica/anestésica imediata. Atualmente, existe consenso entre o National Institute for Health and Care Excellence (NICE), o Royal College of Obstetricians and Gynaecologists (RCOG) e o ACOG/NIH de que o planejamento de um parto normal após cesariana (PNAC) é a opção mais segura para a maioria das mulheres com uma cesariana anterior, além de ser economicamente recomendável, tendo em vista a morbidade materna associada às cesarianas sucessivas.

Neste capítulo discutiremos as indicações e o planejamento de uma ou outra via de parto em gestantes com uma ou mais cesarianas anteriores e os cuidados necessários na assistência a todos os períodos do parto nessas circunstâncias.

CONDUTA PRÉ-NATAL

A discussão sobre a via de parto para as pacientes com cesariana anterior deverá ser iniciada precocemente no pré-natal e registrada no prontuário. A decisão das mulheres sobre a via de parto é fortemente influenciada pela postura do obstetra; por isso, ele deverá informar com clareza a disponibilidade dos procedimentos e as taxas de sucesso. O RCOG recomenda que os obstetras considerem o uso de listas de checagem como um modo de guiar o aconselhamento para a decisão informada das mulheres e documentar os pontos que foram discutidos. As decisões deverão ser tomadas em conjunto, levando em conta os riscos e os benefícios (Quadro 12.1). Em caso de discordância, a opinião da mulher deve ser respeitada. O desejo da experiência de um parto natural, o rápido retorno às atividades diárias normais, os planos de futuras gestações e a possibilidade de envolvimento do parceiro no trabalho de parto e no parto são frequentemente citados pelas mulheres como razões para tentar um PNAC. Os profissionais devem, utilizando as informações descritas no Quadro 12.1, ressaltar que o risco de complicações com as duas opções é baixo, e a magnitude desses riscos deve ser exposta. Deve ser ressaltado o risco maior de transfusões e morte para a mulher em caso de uma CER, assim como de encefalopatia hipóxico-isquêmica e morte neonatal no caso de PNAC. É importante ainda discutir e levar em consideração a prole que se deseja, pois complicações em futuras gestações, como placenta prévia e acreta, são mais comuns com cesarianas de repetição.

Logo na primeira consulta, deverá ser realizada uma anamnese rigorosa a fim de elucidar fatores individuais que contraindiquem o planejamento do PNAC, incluindo, por exemplo, histerotomia anterior clássica, ou em T ou J, ressecções anteriores de miomas na região fúndica ou com extensão ao miométrio, rotura ou deiscência uterina anterior. A discussão sobre a via de parto é dinâmica e deverá ser retomada em outros momentos durante o pré-natal, uma vez que os fatores relacionados com a atual gestação também deverão ser considerados (por exemplo, contraindicam a tentativa de PNAC a apresentação pélvica e a placenta prévia, além da estrutura hospitalar inapropriada para emergências).

Não é recomendada a realização rotineira de ultrassonografia para a medição da espessura do segmento inferior como forma de prever a ocorrência de rotura uterina. Além de os dados quantitativos sobre a espessura "ideal" em termos de proteção serem discordantes, a ocorrência de rotura está relacionada com os cuidados durante a assistência ao trabalho de parto (uma vez que pode ocorrer em mulheres com espessura "normal"). Uma revisão sistemática recente (2013), envolvendo 21 estudos e 2.776 pacientes, não definiu o ponto de corte ideal. Os autores sugerem que um segmento entre 2,1 e 4mm assegura que a cicatriz uterina permaneça intacta durante o trabalho de parto (valor preditivo negativo forte). Apesar disso, estudos prospectivos observacionais são necessários para assegurar a real aplicabilidade clínica e a padronização dessas medidas.

Admissão da gestante com história de cesariana prévia

Anamnese

Coletar e anotar minuciosamente os seguintes dados:
1. Número de cesarianas anteriores.
2. Data de cada cesariana, indicação (materna ou fetal) e local de realização do procedimento.
3. Complicações pós-operatórias imediatas e tardias (hemorragia, infecção).

4. Condições fetais (incluindo peso).
5. *Status* atual da prole (filhos vivos e mortos).
6. História pré-natal atual: informações que constam do cartão pré-natal.

> O objetivo principal é determinar a causa que motivou a via alta anteriormente e a qualidade da cicatriz uterina, assim como avaliar a possibilidade de via baixa no presente (persistência ou não das indicações obstétricas etc.).

Exame obstétrico

1. Mensuração da altura do fundo uterino e avaliação da proporção cefalopélvica (manobras de Pinard-Müller).
2. Estimativa do peso fetal (ultrassonografia, regra de Johnson).
3. Avaliação do padrão contrátil e da vitalidade fetal.
4. Pesquisar sinais de distensão uterina (síndrome de Bandl-Frommel): é rara em mulheres com cesarianas prévias; a rotura em geral é silenciosa (veja o Capítulo 10).
5. Toque vaginal: avaliar condições cervicais (favoráveis *versus* desfavoráveis), proporção cefalopélvica, apresentação e variedade de posição, *status* da bolsa das águas, presença de fenômenos plásticos etc.

Via de parto

A opção pela via alta ou a indicação de prova de trabalho de parto irá depender da avaliação obstétrica inicial e do monitoramento rigoroso durante o primeiro e segundo períodos do parto.

De acordo com os consensos mais atuais (ACOG e RCOG), são candidatas em potencial à prova de trabalho de parto (PTP) mesmo as pacientes com duas ou mais cesarianas anteriores. No momento da admissão devem ser

Quadro 12.1 Riscos e benefícios da escolha de um parto normal após cesariana (PNAC) ou uma cesariana eletiva de rotina (CER) para mulheres com cesariana anterior e 39 semanas de gestação

	PNAC	CER 39 semanas
Desfechos maternos	72% a 75% de sucesso – aumenta com a existência de parto vaginal anterior Menos tempo de hospitalização 0,5% de risco de rotura uterina Possibilidade de futuro parto natural 39% de risco de parto instrumental 0,9% de risco de transfusão 4/100.000 mortes maternas	Mais tempo de hospitalização Recuperação mais longa Ausência de risco de rotura (< 0,02%) Aumento do risco de placenta prévia/acreta em futuras gestações 1,2% de risco de transfusão 13/100.000 mortes maternas
Desfechos neonatais	2% a 3% de risco de taquipneia transitória do recém-nascido Riscos semelhantes aos da nulípara: morte intraútero após 39 semanas (0,1%), encefalopatia hipóxico-isquêmica (0,08%), risco de morte relacionado com o parto (0,04%)	4% a 5% de risco de taquipneia transitória do recém-nascido (quanto menor a idade gestacional, maior o risco) Encefalopatia hipóxico-isquêmica ou risco de morte relacionado com o parto < 0,01%

Fonte: modificado de RCOG Green-top Guideline No.45. Birth After Previous Caesarean Birth. 2th ed. October 2015.

avaliadas a existência de trabalho de parto, as condições do colo uterino e a existência de outras indicações possíveis de cesariana; além disso, a paciente deve ser consultada. Se a paciente chegar em trabalho de parto espontâneo, com colo favorável, sem outras indicações para a via abdominal e desejando uma PTP, é recomendável tentar o parto vaginal. A PTP deve ser feita com acompanhamento médico cuidadoso em um hospital onde se possa realizar cesariana de urgência, caso necessário.

A repetição da via abdominal é recomendada na persistência das indicações obstétricas que motivaram o(s) procedimento(s) anterior(es) ou na presença de novas intercorrências (maternas ou fetais). Na suspeita de cicatriz uterina de má qualidade (evolução com endometrite), uma nova cesariana pode ser a melhor opção, mas não existem evidências fortes que documentem essa escolha. Também indicam formalmente uma nova cesariana as cicatrizes não segmentares (de incisão corporal, em J ou em T invertido), as cirurgias prévias sobre o útero (miometrectomia, metroplastia) e a história de rotura ou deiscência uterina prévia.

O Ministério da Saúde, por meio das novas "Diretrizes de Atenção à Gestante: a operação cesariana" (2016), recomenda que a decisão sobre a via de parto e o modo de nascimento em pacientes com cesariana prévia leve em consideração o desejo e a autonomia feminina, obtendo-se um termo de consentimento informado tanto para um parto vaginal como para uma operação cesariana programada. O mesmo documento considera mais apropriada a individualização da decisão sobre o modo de nascimento nos casos de mulheres com duas cesarianas prévias e mais adequada a operação cesariana nos casos de mulheres com três cesarianas prévias. É assegurada a autonomia de profissionais e instituições de saúde em relação à aceitação ou não da assistência ao parto vaginal após duas operações cesarianas.

Muito se discute sobre o intervalo entre os partos e a adequada cicatrização uterina após a cesariana. Os intervalos inferiores a 18 meses foram considerados de risco para rotura uterina durante a prova de trabalho em PNAC em um estudo que analisou secundariamente 1.768 partos, comparando intervalos < 18 meses com intervalos entre 18 e 24 meses (Bujold e Gauthier, 2010). O ACOG (2010) recomenda cautela no acompanhamento dessas pacientes e a individualização dos cuidados. Por outro lado, após analisar um estudo retrospectivo que incluiu 3.176 mulheres e não encontrou aumento do risco de complicações mais graves, como rotura uterina ou morte materna, no qual o intervalo entre os partos era inferior a 12 meses (Kessous e cols., 2013), o RCOG considerou que não existem dados suficientes para avaliar a segurança nesses casos. Nenhum dos dois consensos desaconselha a PTP nessas circunstâncias nem estabelece limites para tal. O Ministério da Saúde (2016) recomenda que a conduta seja individualizada quando o intervalo entre os partos for inferior a 15 meses (ou intergestacional inferior a 6 meses).

> Devem ser individualizadas e discutidas com a mulher as situações de PTP diante de gemelaridade e intervalo curto.

CONDUTA NO ACOMPANHAMENTO DO TRABALHO DE PARTO

A assistência ao trabalho de parto em mulheres com cesarianas prévias exige cuidados redobrados, tendo em vista o risco potencial de rotura uterina e a probabilidade

Quadro 12.2 Principais indicações e requisitos para uma ou outra via de parto

Via de parto em gestantes com cesarianas prévias	
Parto transpelvino	**Cesariana**
1. Boa vitalidade fetal	1. Persistência das indicações que motivaram o primeiro procedimento
2. Ausência de macrossomia fetal*	2. Vício pélvico ou desproporção cefalopélvica
3. Boa proporção fetopélvica	3. Apresentações anômalas
4. Apresentação cefálica fletida	4. Macrossomia fetal*
5. Incisão segmentar e de boa qualidade na cesariana anterior	5. Incisão uterina anterior corporal em J ou T ou infectada
6. Ausência de sinais e sintomas de distensão uterina	6. Outras cirurgias sobre o útero, como miometrectomias, metroplastias etc.
7. Colo uterino favorável	7. Síndrome de distensão segmentar
8. Boa evolução do trabalho de parto	8. Distocias e discinesias persistentes
9. Ausência das condições que motivaram a primeira cesariana	9. Vitalidade fetal comprometida
10. Parto vaginal já ocorrido depois ou antes da cesariana	10. Outras:
11. Outras: Dilatação avançada ou período expulsivo Feto inviável ou morto, mesmo em pacientes com cesariana de repetição	Associação com outras condições obstétricas: placenta prévia, DPPNI, indicações de urgência em geral Rotura ou deiscência uterina prévia Associação com outras indicações *relativas* de cesariana

* Para o ACOG (2014), a estimativa de peso fetal isolada somente deve indicar cesariana nos casos de fetos > 4.500 gramas em mulheres diabéticas e fetos > 5.000 gramas em mulheres sem diabetes (incidência muito rara).

(mais elevada do que na população geral) de ser necessária uma nova cesariana. É altamente recomendável que o acompanhamento do trabalho de parto seja feito em serviço com estrutura disponível de monitoramento intraparto, equipe treinada para realização imediata de cesariana e reanimação neonatal, se necessária.

Segue um sumário das principais recomendações:

- Não utilizar misoprostol para indução ou condução do trabalho de parto. Considerar a utilização de cateter de Foley para dilatação mecânica do colo uterino, caso haja necessidade (veja o Capítulo 9 para riscos de prolapso de cordão).
- Vigiar dinâmica uterina para hiper ou taquissistolia, fatores que sabidamente aumentam o risco de rotura uterina.
- Vigiar ainda mais rigorosamente a ausculta cardíaca fetal, já que as alterações da frequência cardíaca fetal muitas vezes são os primeiros sinais de rotura uterina (veja os Capítulos 3 e 8).
- Vigiar sintomas e sinais de distensão segmentar, incluindo a queixa dolorosa e a formação do *anel de Bandl* e do *sinal de Frommel* (retesamento dos ligamentos redondos). Esses sinais são raros em pacientes com cicatriz segmentar, mas podem ocorrer, indicando a necessidade de intervenção por via abdominal. Convém atentar para sinais como a parada de progressão do trabalho de parto e as alterações do ritmo cardíaco fetal, hemorragia e dor discreta, que podem refletir rotura já instalada.
- Não há contraindicações para a realização de analgesia epidural. Atenção para a necessidade de repetição das doses além do esperado para o alívio da dor (alerta para rotura não diagnosticada).
- Considerar amniotomia caso a cérvice esteja dilatada e haja hipocontratilidade ou necessidade de indução. O uso de ocitocina, caso seja necessário, deverá ser judicioso e com velocidade controlada em bomba de infusão contínua (veja o Capítulo 3). Alguns autores recomendam a dose *máxima* de 20mUI/min em pacientes que estejam realizando prova de trabalho de parto para PNAC.

Foi publicado em 2015 um estudo sobre a experiência de 12 centros localizados nos EUA em relação à duração de um PNAC de sucesso, isto é, aquele que evoluiu para parto vaginal. A progressão do trabalho de parto em pacientes com PNAC sem parto vaginal anterior foi mais lenta do que em nulíparas, especialmente entre 4 e 7cm de dilatação. Desse modo, as curvas de progressão do trabalho de parto dessas pacientes devem ser interpretadas com cautela, especialmente em situações de indução, para evitar intervenções precoces e/ou desnecessárias.

CONDUTA NO PERÍODO EXPULSIVO

Transcorrendo o trabalho de parto sem anormalidades, é preciso considerar a assistência no período expulsivo, no qual as contrações são mais amiúdes e intensas e os esforços expulsivos exagerados podem promover a rotura da cicatriz prévia (18% dos casos de rotura ocorrem no período expulsivo). Devem ser adotadas as recomendações universais sobre profilaxia da hemorragia pós-parto com ocitocina IM.

Após o parto, costuma ser realizada uma revisão da cavidade uterina (introduzindo a mão na cavidade, o obstetra percorre a parede anterior do útero e avalia a cicatriz da histerorrafia) com o objetivo de identificar roturas assintomáticas. Não existem evidências que apoiem essa conduta. Por outro lado, a revisão de canal de parto é importante, sobretudo se for aplicado fórceps de alívio. Lacerações e outras lesões devem ser identificadas e corrigidas.

Cuidados durante a cesariana para profilaxia da rotura em gravidez subsequente

1. Evitar cesariana eletiva antes de 39 semanas, salvo em condições de urgência. Existe aumento significativo do risco de taquipneia transitória do recém-nascido.
2. Realizar antibioticoprofilaxia adequada (veja o Capítulo 13).
3. Preferir incisão segmentar arciforme de cavo superior sobre o miométrio. Documentar no prontuário caso haja necessidade de extensão da incisão ou realização de incisões em J ou T.
4. Evitar a sutura miometrial contínua, em "chuleio", que pode provocar maior isquemia e má cicatrização.

Oportunidade da laqueadura tubária

No Brasil, a esterilização cirúrgica está regulamentada pela Lei 9.263/96, que estabelece os critérios para sua realização. É imprescindível a expressa manifestação da vontade em documento escrito e assinado, após a informação a respeito dos riscos da cirurgia, possíveis efeitos colaterais, dificuldades de sua reversão e opções de contracepção reversíveis existentes. A mulher deve ter capacidade civil plena e ser maior de 25 anos ou, pelo menos, ter dois filhos vivos.

A esterilização não deve jamais ser sugerida à gestante, sobretudo quando ela se encontra em trabalho de parto e, portanto, muito suscetível às sugestões nesse sentido. Recomenda-se que, durante o pré-natal, a paciente e seu companheiro frequentem as atividades do serviço de planejamento familiar, preenchendo os formulários próprios caso optem pela laqueadura tubária. Desse modo, o procedimento poderá ser realizado durante o parto nos casos em que a legislação permite – cesarianas sucessivas.

LEITURA RECOMENDADA

ACOG Practice Bulletin No. 115: Vaginal birth after previous cesarean delivery. Obstet Gynecol 2010; 116:450.

Caesarean section surgical techniques: 3 year follow-up of the CORONIS fractional, factorial, unmasked, randomised controlled trial. The CORONIS collaborative group. The Lancet. Published online May 4, 2016. Disponível em: http://dx.doi.org/10.1016/S0140-6736(16)-00204-X. Acesso em 18 de julho de 2017.

Dodd JM, Crowther CA, Huertas E, Guise JM, Horey D. Planned elective repeat caesarean section versus planned vaginal birth for women with a previous caesarean birth. Cochrane Database of Systematic Reviews 2013, Issue 12. Art. No.: CD004224.

Kessous R, Sheiner E. Is there an association between short interval from previous cesarean section and adverse obstetric and perinatal outcome? J Matern Fetal Neonatal Med 2013; 26(10):1003-6. Epub 2013 Feb 14.

Ministério da Saúde do Brasil. Diretrizes de Atenção à Gestante: a operação cesariana. Nº 179. Março/2016. Disponível em: http://www.ibes.med.br/artigos/ Acesso em 19 de julho de 2017.

RCOG Green-top Guideline No. 45 Birth after previous caesarean birth. 2. ed. October 2015.

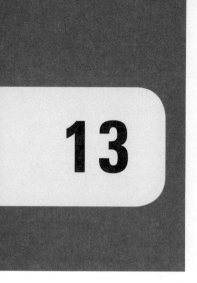

Antibioticoterapia Profilática

INTRODUÇÃO

A prevenção da infecção puerperal deve ser uma preocupação fundamental de todo obstetra. Essa infecção ainda é uma causa importante de mortalidade relacionada com a gravidez em todo o mundo, além de contribuir para a elevada morbidade associada às intervenções cirúrgicas.

A cesariana é o fator de risco isolado mais importante relacionado com a infecção pós-parto, e a importância do uso racional dos antibióticos, quando se decide pelo procedimento, está no fato de que a antibioticoterapia profilática reduz significativamente a incidência de morbidade febril puerperal, endometrite, infecção de sítio cirúrgico, infecção urinária e complicações maternas graves. A título de exemplo, podemos dizer que, na ausência de antibioticoterapia profilática, uma mulher submetida à cesariana tem uma chance de cinco a 20 vezes maior de ser acometida por uma infecção do que uma mulher que teve parto vaginal, além de o aumento da mortalidade materna ser de aproximadamente nove vezes.

CONCEITO E GENERALIDADES

A antibioticoterapia profilática consiste na administração de antibióticos com a finalidade de prevenir a instalação de uma infecção por um agente conhecido em um indivíduo em risco de vir a adquiri-la. Em cirurgia, justifica-se sua indicação nos casos em que há risco importante de ocorrência de infecção, levando em conta a frequência e a gravidade dessa infecção.

Mesmo que a técnica cirúrgica seja adequada, deve ser lembrado que a principal fonte de infecção é a própria microbiota endógena da paciente; assim, a escolha da medicação depende do conhecimento dos germes responsáveis mais frequentes, estatisticamente, de acordo com o local e o tipo de cirurgia, e é contra esses que deve ser dirigida a antibioticoterapia profilática.

Os antimicrobianos devem ser empregados em dosagem adequada (considerar o peso da paciente), por pouco tempo, mas suficiente para prevenir a instalação de uma infecção, sem, no entanto, alterar a microbiota normal ou induzir o surgimento de superinfecções ou efeitos tóxicos.

Quanto a seu potencial de contaminação, as cirurgias são classificadas em:
- Limpas (realizadas de modo eletivo sem invasão das mucosas ou outro trato colonizado).
- Limpas contaminadas (atingem as mucosas, o trato digestivo ou genital feminino em situações controladas).
- Contaminadas (envolvimento de tecidos altamente contaminados ou ocorrência de falhas graves na técnica com a contaminação do material utilizado ou das mãos do cirurgião).
- Infectadas (procedimentos em tecidos já com infecção e pus).

Em geral, não se realiza profilaxia antimicrobiana nas cirurgias limpas (risco baixo de infecção), exceto para a colocação de próteses. Habitualmente, a profilaxia é indicada apenas para cirurgias limpas contaminadas ou contaminadas (nas cirurgias infectadas, o uso de antibiótico é considerado terapêutico e segue outros padrões previamente determinados).

Em obstetrícia, a cesariana constitui, por definição, uma cirurgia limpa contaminada por causa da penetração no trato genital. No parto vaginal, apesar de o risco ser menor, podem estar presentes fatores de risco para infecções facilmente identificáveis: trabalho de parto prolongado, toques vaginais repetidos, amniorrexe prolongada, parto instrumental (fórceps, vácuo-extrator) e manipulação intracavitária (curagem ou curetagem).

A etiologia da infecção puerperal é polimicrobiana, envolvendo germes gram-positivos (estreptococos, estafilococos), gram-negativos (*E. coli, Klebsiella, Haemophilus*) e, em suas fases mais avançadas, anaeróbios (bacteroides, peptoestreptococos). Portanto, a indicação de antibioticoterapia profilática exige medicamentos de amplo espectro, sendo os mais largamente utilizados em nosso meio as cefalosporinas de primeira geração.

INDICAÇÕES NO CICLO GRAVÍDICO-PUERPERAL

Parto e puerpério

- Parto instrumental (fórceps, vácuo-extrator).
- Cesariana eletiva ou intraparto.
- Manipulação excessiva durante o trabalho de parto (seis ou mais toques).
- Lacerações extensas do canal de parto com correções demoradas.
- Extração manual da placenta.
- Curagem ou curetagem pós-parto.
- Complicações hemorrágicas com manipulação uterina: placenta prévia (na interrupção) e descolamento prematuro de placenta normalmente inserida.
- Inversão uterina aguda (em virtude de manobras para reversão do quadro).

Antibiótico terapêutico

- Nas cesarianas, quando houver contaminação significativa, deslocando a categoria da cirurgia quanto ao potencial de infecção (por exemplo, quando há contaminação do material cirúrgico ou do campo cirúrgico, mãos do cirurgião ou equipe cirúrgica e quando a paciente evacua na mesa de cirurgia).
- Nos abortamentos com história de manipulação uterina prévia.

Situações clínicas especiais

- Cardiopatias valvares (veja o Capítulo 37).
- Amniorrexe (veja o Capítulo 25).

ESQUEMAS RECOMENDADOS

Atualmente, as cefalosporinas constituem os medicamentos de escolha para a antibioticoterapia profilática nas cesarianas em virtude de seu largo espectro de ação e meia-vida mais longa em relação às ampicilinas. É consenso entre os especialistas que o peso da paciente deverá ser considerado na tomada de decisão em relação à dose. Recomenda-se: cefazolina 2 gramas IV para pacientes com < 120kg e 3 gramas IV para pacientes >120kg em dose única. Para pacientes com alergia documentada às cefalosporinas ou à penicilina (evento raro, anafilaxia estimada em 1 a cada 2.500 a 25.000 pacientes com reações menos graves em 10% das pacientes), é sugerida uma combinação intravenosa de clindamicina (900mg) e gentamicina (5mg/kg) também em dose única. No caso de pacientes que estejam recebendo outra profilaxia antibiótica (por exemplo, penicilina cristalina para amniorrexe), a antibioticoterapia profilática para cesariana com cefazolina será acrescentada e seguirá os mesmos esquemas apresentados anteriormente.

O momento ideal para a administração do antimicrobiano tem sido bastante pesquisado. O objetivo principal do procedimento é alcançar níveis adequados nos tecidos no momento da incisão ou no momento em que a contaminação pode ocorrer. Atrasar a administração poderia diminuir ou eliminar os benefícios.

Em obstetrícia, é clássica sua realização logo após a ligadura do cordão por causa da passagem transplacentária para o concepto (para as cefalosporinas, as concentrações fetais podem atingir de 30% a 90% da dose materna). Uma revisão da Biblioteca Cochrane publicada em dezembro de 2014, envolvendo 10 estudos de boa qualidade (5.041 mulheres), comparou a administração de antibióticos antes da cesariana e somente após o clampeamento do cordão. Os riscos de infecções combinadas, endometrite e infecções do sítio cirúrgico praticamente diminuíram pela metade com a administração prévia, sem efeitos colaterais consideráveis e sem diferenças nos relatos de complicações neonatais.

Desse modo, a recomendação atual é que a profilaxia seja administrada no período de 60 minutos antes do início da cesariana (considerar a incisão da pele), porém, quando não for possível (por exemplo, em situações de emergência), que seja realizada o mais breve possível. Essa recomendação também é compartilhada pelo American College of Obstetricians and Gynecologists (ACOG) desde 2011.

Cabe salientar que a antibioticoterapia será profilática, não havendo motivo para a utilização de esquemas terapêuticos de várias doses quando não houver infecção documentada. Se a finalidade for meramente preventiva, os esquemas com várias doses, além de não apresentarem fundamentação científica e aumentarem os custos, ainda são deletérios, podendo acarretar a seleção de microrganismos resistentes.

Por fim, vale lembrar que, além do uso de antibióticos, a prevenção da morbidade febril puerperal depende da adoção de outras medidas igualmente importantes:

1. Evitar trabalhos de parto e períodos de amniorrexe excessivamente prolongados.
2. Restringir a prática de toques durante o acompanhamento do trabalho de parto.
3. Antissepsia e hemostasia rigorosas na cesariana.

LEITURA RECOMENDADA

American College of Obstetricians and Gynecologists. Use of prophylactic antibiotics in labor and delivery. Practice Bulletin No. 120. Obstetrics & Gynecology 2011; 117:1472-83.

Filho EDM, Santos AC, Rodrigues Júnior RST, Adeodato L, Coutinho I, Katz L. Perfil epidemiológico e clínico de pacientes admitidas com diagnóstico de sepse puerperal de origem pélvica em uma UTI obstétrica no Nordeste do Brasil. Revista Brasileira de Saúde Materno-infantil (IMIP) out/dez 2010; 10(4):469-75.

Mackeen AD, Packard RE, Ota E, Berghella V, Baxter JK. Timing of intravenous prophylactic antibiotics for preventing postpartum infectious morbidity in women undergoing cesarean delivery. Cochrane Database of Systematic Reviews 2014, Issue 12. Art. No.: CD009516.

Smaill FM, Grivell RM. Antibiotic prophylaxis versus no prophylaxis for preventing infection after cesarean section. Cochrane Database of Systematic Reviews 2014, Issue 10. Art. No.: CD007482.

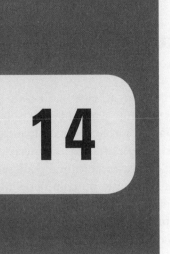

Analgesia e Anestesia em Obstetrícia

INTRODUÇÃO

A mortalidade materna relacionada com a anestesia varia de 3% a 12%. A maioria dessas mortes ocorre por falha na ventilação e/ou na oxigenação ou decorre da aspiração pulmonar durante a indução da anestesia geral. Conhecer as repercussões que a anestesia produz em um organismo sob ação das alterações fisiológicas da gestação é fundamental para a redução desse risco, assim como para assegurar o bem-estar do binômio mãe-feto.

Este capítulo abordará os principais pontos da analgesia e anestesia em gestantes que são fundamentais para o sucesso do trabalho em conjunto de obstetras, neonatologistas e anestesiologistas.

VISITA PRÉ-ANESTÉSICA

Recomenda-se a realização de uma avaliação prévia ao procedimento anestésico, tanto para o parto normal como para a cesariana. A visita pré-anestésica poderá ser realizada no ambulatório (quando o procedimento cirúrgico já estiver programado) ou no hospital, durante a internação, imediatamente antes do procedimento cirúrgico. A avaliação deve obedecer a uma metodologia sistemática com a finalidade de acessar todos os focos de alterações orgânicas, funcionais ou anatômicas que possam influenciar e indicar risco potencial para o procedimento anestésico-cirúrgico. Os objetivos são corrigir as inadequações e reduzir o risco associado ao procedimento. Todos os sistemas devem ser avaliados, mesmo que de maneira sucinta, e deve ser dada atenção especial à avaliação das vias aéreas e das condições médicas que comprometam a saúde da mãe e do concepto.

A consulta pré-anestésica é um direito da paciente e um dever do médico anestesiologista. Existem evidências científicas de que a visita pré-anestésica reduz a ansiedade das pacientes em relação à anestesia, pois esclarece dúvidas comuns, além de tornar possível o estabelecimento de uma relação médico-paciente antes da cirurgia.

ANESTESIA PARA O PARTO NORMAL

A dor do trabalho de parto pode ser considerada a experiência dolorosa mais forte experimentada pelas mulheres durante a vida se um suporte adequado não for oferecido. Por apresentar um caráter multidimensional, sendo influenciada por fatores sociais, emocionais e psicológicos, a dor pode variar entre as mulheres ou mesmo de um parto a outro. Assim, a satisfação das mulheres em relação ao parto não parece se relacionar diretamente com a intensidade da dor percebida, mas com sua participação na tomada de decisão e senso de controle em relação ao manejo da dor.

Quando a anestesia para o manejo da dor do parto vaginal surgiu, havia muita resistência a seu uso rotineiro sob o pretexto de que dificultaria a descida e a rotação do polo fetal, prolongando o trabalho de parto e alterando negativamente os resultados perinatais. Todavia, estudos bem conduzidos não evidenciaram influência negativa da analgesia sobre o trabalho de parto, sobretudo se realizada de maneira adequada, utilizando as doses recomendadas. Desde 2002, o American College of Obstetricians and Gynecologists (ACOG) passou a defender a disponibilidade da analgesia de parto em todos os hospitais e a recomendar que a solicitação da mulher já é suficiente para a execução da técnica na ausência de contraindicações, uma vez que em nenhuma outra circunstância da assistência médica um paciente é obrigado a sofrer dor. Essa posição foi reafirmada em sua diretriz mais recente sobre analgesia e anestesia em obstetrícia, publicada em abril de 2017.

Assim, na última década, a analgesia de parto passou a ser amplamente utilizada, inclusive como rotina em protocolos de assistência ao trabalho de parto, principalmente em regiões mais desenvolvidas e com mais recursos, como EUA e alguns países da Europa. Vale ressaltar que recentemente a Organização Mundial de Saúde (OMS) afirmou que as técnicas farmacológicas para alívio da dor não devem ser indicadas de rotina, mas devem estar disponíveis para todas as pacientes que as solicitarem.

Mecanismo da dor

O mecanismo da dor no primeiro período do trabalho de parto tem a participação principal do sistema nervoso simpático, que conduz estímulos dolorosos de características viscerais com aferência no nível de T10-T11-T12-L1. A dor é produzida pela distensão de receptores mecânicos no útero e no colo e pela isquemia dos tecidos durante a contração. Pode ser referida tanto na parede abdominal como nas regiões lombossacra, espinhas ilíacas, glúteo e coxas. Aproximadamente a partir de 7cm de dilatação, iniciam-se os estímulos provenientes da distensão vaginal e a intensidade dolorosa aumenta.

No segundo período do trabalho de parto, a dor assume características somáticas com aferência no nível de S2-S3-S4 pela distensão da vagina, assoalho pélvico e ligamentos. A intensidade aumenta progressivamente e a paciente sente "pressão" retal e "urgência" para expelir o feto à medida que a apresentação fetal progride no canal de parto.

Técnica

Atualmente, várias técnicas estão disponíveis para o controle da dor do trabalho de parto, entre as quais podem ser citadas as não farmacológicas, que se propõem a aliviar a dor da paciente sem a utilização de medicamentos (veja o Capítulo 3), e os métodos farmacológicos. Neste capítulo serão descritos os métodos farmacológicos mais comumente utilizados e descritos na literatura.

Anestesia peridural e técnica combinada

Entre as técnicas farmacológicas, a *anestesia peridural* e a *anestesia combinada* (raquianestesia associada à anestesia peridural) são os métodos mais utilizados na atualidade para alívio da dor do parto. Diversos trabalhos já demonstraram que essas técnicas não apresentam impacto significativo no risco de cesariana e escores de Apgar.

Durante muitos anos, a *anestesia peridural* foi a técnica mais difundida, pois, além de se mostrar segura para a mãe e o concepto, tornava possível a titulação da dose do anestésico local e do opioide, facilitando a livre deambulação da paciente durante o parto. Todavia, nas últimas décadas, a *anestesia combinada* surgiu como alternativa eficaz com resultados positivos e possivelmente melhores que os da anestesia peridural.

A anestesia combinada consiste na associação entre o bloqueio subaracnóideo, geralmente com opioides isolados ou acompanhados de anestésicos locais, e o bloqueio peridural contínuo via cateter peridural com anestésicos locais. Nesse procedimento, a infusão peridural pode ser realizada através de bomba de infusão ou com doses intermitentes em intervalos regulares. Essa técnica está associada à dilatação mais rápida do colo uterino e à maior possibilidade de movimentação materna, sem interferência nos resultados perinatais, o que vem estimulando sua utilização em vários países.

O anestésico mais utilizado na atualidade por via intratecal é a bupivacaína, na dose de 2,5 a 5mg, associada ao sufentanil, 3 a 5µg, que produz analgesia efetiva por aproximadamente 2 horas. Entretanto, este tempo pode ser aumentado se o anestésico local e o sufentanil por via peridural forem iniciados concomitantemente. Uma pesquisa recente utilizou bupivacaína, 2,5mg, associada a sufentanil, 5µg, por via intratecal, juntamente com a administração de 5mL de uma solução contendo bupivacaína a 0,05% e sufentanil a 0,5µg por mililitro em intervalos fixos de 30 minutos. Essa combinação produziu analgesia de excelente qualidade, com alívio completo da dor em cerca de 5 minutos e diminuição do primeiro período do trabalho de parto, sem aumento da incidência de parto instrumental, cesariana ou alterações da frequência cardíaca fetal.

Nos últimos anos, muitos estudos examinaram a associação entre a analgesia de parto e a técnica peridural contínua e o aumento da temperatura corporal materna. As causas do aumento da temperatura corporal permanecem desconhecidas. Um dos mecanismos teóricos propostos é o de que a anestesia peridural aumentaria o limiar da sudorese com consequente acúmulo corporal de calor. Em relação à técnica combinada, um estudo recente descobriu que ela também está associada ao aumento da temperatura corporal materna e da incidência de febre, mas sem efeitos deletérios para a mãe e o concepto.

Anestesia inalatória – Óxido nitroso

Essa técnica é muito difundida em países como Inglaterra, Austrália, Nova Zelândia e Canadá, entre outros, apesar de ter sua eficácia discutida na literatura. Consiste na autoadministração de uma mistura de 50% de oxigênio com 50% de óxido nitroso, através de máscara, conforme a demanda da paciente. Estima-se que a ação do gás se inicie 50 segundos após a inalação, e a inspiração controlada da paciente deve ser realizada antes do início da contração para que o efeito seja adequado. A mulher deve permanecer com monitoramento da saturação de oxigênio, a qual não poderá ser menor que 95% (indica descontinuação da técnica), e a equipe de apoio deverá ser adequadamente treinada. A eliminação da medicação é feita através dos pulmões e não ocorre acúmulo no organismo a ponto de causar depressão fetal, quando as condições ideais de administração são observadas. A medicação geralmente é considerada segura. Entretanto, algumas pacientes não relatam melhora da dor, e os efeitos colaterais mais frequentes são náuseas e vômitos. Segundo algumas revisões sistemáticas já realizadas, os resultados dos estudos disponíveis são escassos e discordantes quanto à eficácia da técnica.

Bloqueio do nervo pudendo

O bloqueio do nervo pudendo é realizado durante o segundo período do trabalho de parto, geralmente em unidades onde as técnicas peridural e combinada não estão disponíveis. Apresenta a vantagem de ser realizado pelo próprio obstetra, é simples e não interfere na progressão do trabalho de parto, além de necessitar de quantidades pequenas de medicamentos, sendo seguro tanto para a mãe como para o feto.

Com a paciente em posição de litotomia, é realizada infiltração com anestésico local (lidocaína sem epinefrina) na altura das espinhas ciáticas, próximo ao tronco do nervo pudendo, ocasionando anestesia da parte inferior da vagina, períneo e vulva. É necessário que seja utilizada agulha de tamanho adequado para que a região-alvo seja alcançada, e a abordagem pode ser feita por via transvaginal (mais utilizada) ou transperineal bilateralmente.

Como desvantagens podem ser citadas a necessidade de outras doses de anestésicos locais, caso ocorram lacerações na parte anterior do períneo ou na região superior da vagina (inervação diferente – nervos genitofemorais), a possibilidade de hematoma/abscesso no local da administração e a eventualidade de administração intravascular inadvertida.

O bloqueio paracervical não é recomendado para o manejo da dor durante o segundo período do trabalho de parto.

Opioides venosos

Os opioides por via parenteral (mais especificamente a meperidina) foram utilizados durante muitos anos com resultados variados, e mais recentemente o remifentanil foi avaliado em alguns estudos com resultados satisfatórios. Os motivos teóricos para o uso do remifentanil têm como base o fato de se tratar de um opioide que, apesar de ser altamente lipossolúvel, e portanto atravessar a barreira hematoencefálica, é rapidamente degradado pelas esterases plasmáticas, inclusive as fetais, evitando o surgimento de depressão respiratória fetal e materna.

Todavia, uma revisão sistemática da Cochrane, publicada em abril de 2017, que incluiu 20 ensaios clínicos comparando remifentanil IV com analgesia epidural (10 estudos), com outros opioides ou com outros regimes da medicação (total de 3.569 mulheres), não encontrou evidências fortes sobre a segurança do uso da medicação para mulheres e fetos, apesar do maior alívio da dor na primeira hora de administração (SMD: −1,58; IC 95%: −2,69 a −0,48, três estudos; qualidade da evidência muito baixa) e maior satisfação materna quando comparada com outros opioides (IV ou IM) (SMD: 2,11, IC 95%: 0,72 a 3,49, quatro estudos; qualidade da evidência muito baixa). Os revisores concluíram que novas pesquisas são necessárias antes de definir os regimes de administração ideais considerando eficácia e efeitos colaterais aceitáveis para a mãe e concepto. Desse modo, o uso de opioides venosos ainda fica restrito a situações especiais, nas quais as técnicas regionais são contraindicadas.

ANESTESIA PARA CESARIANA

Técnicas

A anestesia regional (raquianestesia ou peridural) tem sido preferida na cirurgia cesariana em virtude da facilidade da técnica e da menor transferência de medicamentos através da placenta para o feto. A *raquianestesia* é considerada mais vantajosa por sua simplicidade técnica, administração e início rápido e risco reduzido de toxicidade sistêmica. Entretanto, uma revisão sistemática da Cochrane, comparando a raquianestesia à anestesia peridural, não encontrou diferença quanto à taxa de falha (RR: 0,98; IC 95%: 0,23 a 4,24), necessidade de anestesia adicional intraoperatória (RR: 0,88; IC 95%: 0,59 a 1,32), necessidade de conversão para anestesia geral intraoperatória, satisfação materna, necessidade de alívio da dor no pós-operatório e assistência neonatal. Em relação às pacientes que receberam raquianestesia para cesariana, o tempo entre o início da anestesia e o início da cirurgia foi menor; entretanto, a necessidade de tratar da hipotensão foi maior (RR: 1,23; IC 95%: 1 a 1,51). Os autores concluíram que as duas técnicas (raquianestesia e epidural) foram capazes de proporcionar anestesia eficaz para a cirurgia cesariana.

Entretanto, ocasionalmente, ocorrem situações em que a anestesia regional é contraindicada, tornando-se inevitável o uso de anestesia geral. Nessas circunstâncias, o anestesiologista não pode deixar de considerar que os agentes habitualmente utilizados cruzam a placenta e, em maior ou menor grau, interferem na atividade uterina e na vitalidade do recém-nascido. O etomidato e o propofol são os agentes hipnóticos que apresentam propriedades farmacocinéticas e farmacodinâmicas mais apropriadas para a indução da paciente obstétrica. Os relaxantes musculares despolarizantes e não despolarizantes são amplamente utilizados e, quando administrados à mãe em doses clínicas, cruzam a placenta, porém em quantidade insuficiente para produzir qualquer efeito clínico no recém-nascido. A pequena passagem placentária ocorre por serem compostos que apresentam baixa lipossolubilidade e alta ionização em pH fisiológico. Da mesma maneira, os agentes inalatórios também cruzam a placenta, e o grau de depressão do recém-nascido está diretamente relacionado com a concentração sanguínea materna.

Em relação aos opiáceos, em virtude da possibilidade de promoverem depressão respiratória fetal, devem ser utilizados com cautela e sempre levando em consideração suas características farmacocinéticas, a dose, a via de administração e o tempo transcorrido entre a injeção e o clampeamento do cordão umbilical. Mais recentemente, o remifentanil passou a ser utilizado com mínimos efeitos para o concepto, visto que, apesar de atravessar a barreira hematoencefálica, é rapidamente metabolizado pelas esterases plasmáticas do recém-nascido.

Assim, é essencial para a segurança da mãe e do feto, durante a anestesia geral, que os profissionais conheçam as características farmacodinâmicas e farmacocinéticas de cada medicação e respeitem um intervalo curto de tempo entre o início da anestesia e a retirada do concepto.

Manejo da dor pós-operatória

Recomenda-se a terapia multimodal, que consiste na combinação de medicamentos com diferentes locais de ação com a finalidade de usar a menor dose eficaz de cada uma delas, diminuindo a incidência de efeitos colaterais. Dessa maneira, recomenda-se a utilização da associação dipirona-morfina intratecal. A administração de dose única de morfina intratecal durante a realização de raquianestesia ou anestesia peridural para cesariana promove analgesia por mais de 24 horas. Uma vantagem é a mínima transferência de medicações para o neonato através do leite materno. A depressão respiratória é rara porque atualmente são recomendadas doses baixas, mas podem ocorrer prurido, náuseas, vômitos e ocasionalmente hipotermia de origem central.

Existem recomendações na literatura para a associação rotineira dos anti-inflamatórios não esteroides aos esquemas multimodais descritos anteriormente. Essas medicações não fazem parte da rotina de pós-operatório de cesariana do CAM-IMIP e devem ser utilizadas com cautela em pacientes com risco de lesão renal aguda.

SITUAÇÕES ESPECIAIS

Anestesia na pré-eclâmpsia e eclâmpsia

Ao contrário de uma gestação normal, as pacientes com pré-eclâmpsia apresentam aumento da resistência vascular sistêmica, débito cardíaco normal ou elevado e diminuição do volume plasmático. Assim, apesar de frequentemente se apresentarem edemaciadas, encontram-se desidratadas, sendo necessária a hidratação vigorosa para a manutenção do volume plasmático. Outra alteração importante nessas pacientes é a presença comum de plaquetopenia, que raramente é inferior a $100.000/mm^3$, exceto em caso de síndrome HELLP.

Tanto a raquianestesia como a anestesia peridural podem ser realizadas com segurança nessa população, deixando a anestesia geral para os casos específicos. Uma revisão sistemática constatou que a raquianestesia estava associada ao aumento do grau de acidose metabólica fetal, quando comparada com a anestesia geral ou a anestesia peridural nessa população. Embora a diferença tenha sido moderada, os autores acreditam que esses resultados possam ser mais significativos em fetos já comprometidos. No entanto, uma crítica importante foi feita a esse estudo: os próprios autores acreditam que a efedrina usada em grandes doses tenha contribuído para os efeitos adversos da raquianestesia em comparação com a anestesia peridural. Por isso, postula-se que o grau da repercussão hemodinâmica produzida pelo bloqueio e o vasopressor utilizado para tratar a hipotensão sejam mais importantes do que a técnica anestésica utilizada.

Em relação à eclâmpsia, é importante deixar claro que a resolução da gravidez não deve ser imediata nem intempestiva (veja o Capítulo 32). Deve-se evitar retirar o feto imediatamente depois da crise convulsiva por causa do risco de produzir acidose fetal, sendo importante a estabilização materna. A anestesia geral não é mandatória, só devendo ser realizada em caso de convulsões reentrantes. Após o tratamento dessas convulsões e realizada a profilaxia de novas convulsões com o sulfato de magnésio, os bloqueios regionais podem ser realizados com segurança.

Anestesia em caso de descolamento prematuro de placenta normalmente inserida (DPPNI)

Durante a cesariana, recomendam-se o deslocamento do útero para a esquerda, a administração de oxigênio suplementar, a cateterização de veia de grosso calibre e o monitoramento contínuo do eletrocardiograma, da pressão arterial, da saturação de oxigênio e da diurese. Recomenda-se ainda a solicitação de tipagem sanguínea com prova cruzada e de reserva de sangue, caso seja necessária a administração durante o procedimento (veja o Capítulo 31).

As dúvidas recaem sobre a técnica anestésica a ser utilizada. Se houver estabilidade hemodinâmica e ausência de coagulopatia, os bloqueios regionais podem ser realizados com segurança. Entretanto, em virtude da urgência da situação, a avaliação da coagulopatia pode ser prejudicada por não haver tempo hábil. Nessas condições, alguns estudos demonstraram que, quando o feto está vivo, a probabilidade de coagulopatia cai a níveis semelhantes aos da população em geral, tornando segura a realização do bloqueio.

Anestesia na gestante cardiopata

A associação entre gravidez e cardiopatia constitui um grande desafio para o anestesiologista e, a fim de evitar complicações, deve-se conhecer a evolução da doença durante a gestação. Em nosso meio, a doença cardíaca reumática é a mais frequente cardiopatia da gestante e o edema agudo de pulmão, a principal complicação. A gestante com doença cardíaca geralmente apresenta bom prognóstico, com exceção das pacientes com síndrome de Eisenmenger e hipertensão pulmonar primária.

Durante o parto e a anestesia, o monitoramento eletrocardiográfico e a oximetria devem ser contínuos, e o controle da pressão arterial deve ser realizado a cada 3 minutos. Até alguns anos atrás, em casos mais graves, o monitoramento da pressão capilar pulmonar e da saturação de oxigênio no sangue venoso misto por cateter de Swan-Ganz era mandatório; todavia, pesquisas recentes demonstraram que, mesmo em casos de hipertensão pulmonar, o monitoramento pode ser descartado, visto que não foram verificados melhores resultados maternos e neonatais com esse procedimento. Nesse caso, pode ser realizada apenas a medida da pressão venosa central.

De modo geral, o parto vaginal deve ser preferido e não existe contraindicação à indução (veja o Capítulo 37). Os cuidados devem ser os mesmos destinados às gestantes sem cardiopatias, incluindo cuidados adicionais para evitar hipotensão e sobrecarga hídrica. A paciente deve ser mantida em posição que evite a compressão aortocava e monitorada de acordo com a gravidade. Os métodos farmacológicos para alívio da dor não são mandatórios, mas devem estar disponíveis, pois, em caso de partos mais laboriosos, a realização de anestesia peridural contínua ou

anestesia combinada pode diminuir a resposta endocrino-metabólica ao estresse.

Com relação à técnica anestésica, a raquianestesia em dose única não é recomendada em nenhum tipo de cardiopatia e apresenta contraindicação absoluta nos casos de doença de Eisenmenger (DE), hipertensão pulmonar primária (HPP), tetralogia de Fallot (TF) e miocardiopatia hipertrófica (MH). A anestesia peridural em dose única pode ser realizada com cautela em caso de insuficiência e estenose mitral e não é recomendada para as outras cardiopatias. A peridural contínua pode ser realizada em praticamente todas as cardiopatias, mas permanece controversa no que se refere à DE e à HPP. Nesses casos, até recentemente era mandatória a realização de anestesia geral; todavia, novas evidências científicas têm sugerido a realização de anestesia combinada nessa população. Primeiro, recomenda-se a punção peridural, depois realizam-se a punção do espaço subaracnóideo e a administração de uma solução contendo pequenas doses de anestésicos locais (3 a 5mg de bupivacaína pesada) associada ou não a opioides (sufentanil 5µg ou fentanil 10µg). Após esses procedimentos, inicia-se a administração de anestésico local lentamente (2mL de lidocaína a 2% a cada 3 minutos) até a obtenção de um nível cirúrgico adequado, utilizando-se a menor dose possível.

LEITURA RECOMENDADA

Afolabi BB, Lesi FE. Regional versus general anaesthesia for caesarean section. Cochrane Database Syst Rev 2012; 10:CD004350.

Mercier FJ, Augè M, Hoffmann C, Fischer C, Le Gouez A. Maternal hypotension during spinal anesthesia for caesarean delivery. Minerva Anestesiol 2013; 79(1):62-73. Epub 2012 Nov 18.

Orange FA, Passini Júnior R, Amorim MMR, Ameida T, Barros A. Combined spinal and epidural anesthesia and maternal intrapartum temperature during vaginal delivery: a randomized clinical trial. Br J Anaesth 2011.

Practice Guidelines for Obstetric Anesthesia: An Updated Report by the American Society of Anesthesiologists Task Force on Obstetric Anesthesia and the Society for Obstetric Anesthesia and Perinatology. Anesthesiology 2016; 124(2):270-300.

Staikou C, Paraskeva A, Karmaniolou I, Mani A, Chondrogiannis K. Current practice in obstetric anesthesia: a 2012 European survey. Minerva Anestesiol 2014; 80(3):347-54. Epub 2013 Oct 31.

Singh SK, Yahya N, Misiran K, Masdar A, Nor NM, Yee LC. Combined spinal-epidural analgesia in labour: its effects on delivery outcome. Braz J Anesthesiol 2016; 66(3):259-64. Epub 2014 Nov 2.

Weibel S, Jelting Y, Afshari A et al. Patient-controlled analgesia with remifentanil versus alternative parenteral methods for pain management in labour. Cochrane Database of Systematic Reviews 2017, Issue 4. Art. No.: CD011989.

SEÇÃO III

PUERPÉRIO

15 Assistência ao puerpério normal, 143

16 Aleitamento materno, 147

17 Patologias da lactação, 157

18 Inibição da lactação, 160

19 Puerpério patológico, 162

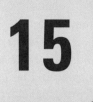

Assistência ao Puerpério Normal

INTRODUÇÃO

Período que se inicia com o término da gestação, imediatamente após o parto e o delivramento placentário, o puerpério tem duração média de 6 a 8 semanas e compreende grandes alterações físicas e psicológicas que objetivam o retorno do organismo materno às condições pré-gestacionais.

FASES DO PUERPÉRIO

O puerpério é subdividido em três fases:
- **Puerpério imediato:** do primeiro ao décimo dia pós-parto.
- **Puerpério tardio:** do décimo ao 45º dia pós-parto.
- **Puerpério remoto:** além do 45º dia pós-parto.

Alterações anatômicas e fisiológicas do puerpério

As diversas alterações que ocorrem no período puerperal, especialmente nas primeiras 2 semanas pós-parto, envolvem todos os sistemas orgânicos, e não apenas o aparelho reprodutor.

Sistema cardiovascular

Imediatamente após o parto ocorre aumento de cerca de 10% do débito cardíaco e do volume plasmático, permanecendo dessa maneira ao longo da primeira semana. Em decorrência desse fenômeno, observa-se discreta elevação da pressão arterial (PA) e da frequência cardíaca.

A pressão venosa nos membros inferiores diminui logo após o parto e, assim, ocorre diminuição de edemas e da congestão em varizes porventura existentes.

Sistema urinário

Pode ocorrer retenção urinária, principalmente no primeiro dia pós-parto, em virtude de edema e/ou traumatismos na região uretral decorrentes do parto.

A dilatação fisiológica dos ureteres e da pelve renal observada durante a gestação permanece por cerca de 2 a 8 semanas. A capacidade vesical também permanece aumentada nos primeiros dias pós-parto e isso favorece o esvaziamento incompleto e o maior resíduo vesical, o que predispõe ao aumento do risco de infecções urinárias.

Observa-se aumento fisiológico da diurese, especialmente entre o segundo e o quinto dia pós-parto, o que possibilita a eliminação do excedente líquido acumulado durante a gestação e a perda de peso estimada entre 2 e 3kg.

Sistema hematológico

Após o parto, há aumento dos leucócitos, principalmente à custa dos granulócitos neutrófilos. Pode ser observada leucocitose de até 25.000 glóbulos, mesmo na ausência de processo infeccioso. Normalmente ocorrem flutuações dos valores da hemoglobina e do hematócrito decorrentes das perdas sanguíneas durante o parto.

Ocorre aumento da tendência a fenômenos trombóticos em virtude das alterações dos fatores de coagulação, que se iniciam durante a gestação e permanecem nas primeiras semanas do puerpério (especialmente nas primeiras 6 semanas), determinando uma condição de hipercoagulabilidade.

Sistema digestivo

A diminuição da motilidade intestinal, que está presente desde a gestação por influência da progesterona, tende a desaparecer ao longo dos primeiros dias, sobretudo à medida que se estimula a deambulação precoce.

Alterações psicológicas

Nos primeiros dias do puerpério observam-se labilidade do humor, fragilidade, hiperemotividade e sentimentos de incapacidade com tendência à depressão, os quais são descritos como *blues puerperal*. Trata-se de um estado transitório e geralmente brando que acomete 50% a 70% das mulheres, sendo as puérperas adolescentes as mais vulneráveis. Pode ser decorrente de diversos fatores, como modificações hormonais, ansiedade com o não retorno do corpo às condições pré-gestacionais e adaptação ao recém-nascido e à nova realidade familiar e social.

O *blues puerperal* tem duração aproximada de 2 semanas. Em casos selecionados, pode evoluir para estados depressivos graves ou mesmo surto psicótico (psicose puerperal) em pacientes que apresentam fatores de risco.

Sistema reprodutor

- **Involução uterina:** imediatamente após o parto, o corpo uterino encontra-se no nível da cicatriz umbilical. Ao longo da primeira semana reduz gradativamente de volume (cerca de 1cm por dia), de maneira que por volta do quinto ao sétimo dia será palpável a meio caminho entre a cicatriz umbilical e a sínfise púbica. Ao final das primeiras 2 semanas encontra-se intrapélvico e ao final de 6 semanas tem dimensões geralmente um pouco maiores que as pré-gestacionais. Em mulheres submetidas à cesariana, a involução uterina costuma ocorrer de modo mais lento.
- **Colo uterino:** a reconstituição do colo uterino é rápida e, nas primeiras 24 horas, este já readquire seu formato, permanecendo pérvio durante 2 a 3 dias. Ao final da primeira semana, o colo é pérvio apenas à polpa digital. O orifício externo não retorna à aparência pré-gestacional, sendo um pouco mais largo e demonstrando a paridade da mulher.
- **Loquiação:** o conteúdo uterino eliminado no puerpério é constituído, sobretudo, por decídua remanescente, eritrócitos, células epiteliais e bactérias. É denominado lóquio e seu aspecto muda ao longo dos dias:
  - Lóquios sanguíneos (*lochia rubra*): duram de 3 a 4 dias.
  - Lóquios serossanguíneos (*lochia fusca*): prolongam-se por 2 a 3 semanas.
  - Lóquios serosos (*lochia flava*): permanecem de maneira variável por 45 a 60 dias.
- **Vagina e vulva:** no puerpério imediato, ocorre a cicatrização de lacerações e eventuais suturas, de modo

que em 5 a 7 dias se tornam praticamente imperceptíveis. No puerpério tardio, ocorre o adelgaçamento da mucosa vaginal em virtude do hipoestrogenismo, sendo comum o encontro de vaginite subatrófica, especialmente durante o período da amamentação.
- **Atividade ovariana:** o retorno à função ovariana é bastante variável (em torno de 30 a 40 dias) e está estreitamente relacionado com a amamentação. Em mulheres que não amamentam, a função ovariana retorna em aproximadamente 4 a 6 semanas. Nas mulheres que amamentam exclusivamente e de modo regular, a inibição do eixo hipotálamo-hipófise-ovário permanece por período mais prolongado com consequente amenorreia. Apesar de se caracterizar por um período de baixa fertilidade, pode ocorrer ovulação ainda durante a lactação.
- **Alterações mamárias:** por volta do terceiro ao quarto dia pós-parto ocorre a apojadura, conhecida popularmente por "descida do leite". Nessa fase, as mamas apresentam-se túrgidas e dolorosas, podendo ocorrer aumento da temperatura corporal e dificuldades de pega e amamentação. Outras causas de febre devem ser investigadas a fim de excluir qualquer processo infeccioso associado. A amamentação é discutida com mais detalhes no Capítulo 16.

Assistência ao puerpério

Pós-parto imediato

Na primeira hora após parto, a paciente deve permanecer sob observação, devendo ter PA e pulso reavaliados a curtos intervalos de tempo (15 minutos) com o objetivo de diagnosticar e tratar precocemente fenômenos hemorrágicos que são mais comuns nesse período.

Além da avaliação do volume do sangramento, deve-se palpar o corpo uterino a fim de observar seu tamanho e consistência, pois eventualmente o sangramento pode ocorrer sem que haja exteriorização imediata. A adoção de medidas rápidas e adequadas para conter o sangramento é imprescindível, pois as hemorragias puerperais estão entre as principais causas de morte materna. Detalhes da assistência às hemorragias puerperais são discutidos nos Capítulos 11 e 31.

A temperatura corporal deverá ser registrada em intervalos regulares nas primeiras 24 horas, e a ocorrência de diurese espontânea é esperada nas primeiras 6 horas após o parto.

Evolução diária

O principal objetivo é diagnosticar precocemente as complicações clínicas e obstétricas que podem ocorrer no puerpério.

Realizam-se anamnese sucinta, abordando questões subjetivas, hábitos intestinais e urinários, além de eventuais queixas relacionadas com a amamentação. Recomenda-se que os profissionais de saúde questionem a mulher e os familiares sobre as mudanças de humor e o estado emocional demonstrados nesse período.

O recém-nascido permanece em alojamento conjunto desde o nascimento, excetuando-se os casos em que apresente necessidade de assistência neonatal intensiva.

No exame clínico, os seguintes aspectos devem ser observados:

- Avaliação do estado geral e aferição de sinais vitais.
- Ausculta cardiorrespiratória.
- Exame das mamas: flácidas ou túrgidas, características das papilas (protrusas, invertidas ou planas), presença ou não de fissuras, intensidade da descarga papilar.
- Palpação e ausculta abdominal.
- Palpação uterina: observar a consistência e a altura do fundo uterino, bem como a presença (ou não) de dor quando de sua mobilização.
- Inspeção da incisão cirúrgica (cesariana).
- Inspeção do períneo e de eventuais lacerações e suturas (parto vaginal).
- Característica e quantidade dos lóquios (aspecto, coloração e odor).
- Exame dos membros inferiores: avaliar edema e pesquisar sinais de trombose venosa profunda (palpar panturrilhas, sinal de Homans).

Prescrições de rotinas sugeridas no CAM-IMIP

Pós-parto vaginal sem intercorrências

- Liberar dieta 2 horas após o parto.
- Estimular deambulação precoce (inicialmente sob supervisão para evitar quedas).
- Prescrever ocitocina para uso intramuscular em dose única (10UI), caso ainda não tenha sido administrada imediatamente após o parto como parte do pacote de medidas do manejo ativo do terceiro período.
- Prescrever analgésicos para uso, se necessário. Medicações de escolha: dipirona (500 mg VO a cada 6 horas) ou paracetamol (500mg VO a cada 6 horas) – não usar anti-inflamatórios ou antibióticos de rotina.
- Prescrever sulfato ferroso 40mg/dia (manter durante a amamentação).
- Estimular a amamentação.
- Orientar a paciente sobre questões de higiene pessoal e cuidados com o recém-nascido.
- Aferição e registro de sinais vitais a cada 6 horas (PA, pulso, temperatura e frequência respiratória).

Pós-operatório imediato (cesariana)

- Dieta zero por 6 horas e, a seguir, dieta livre conforme a aceitação.
- Repouso por 6 horas e posterior deambulação, inicialmente sob supervisão para evitar quedas. Alternativamente, a paciente poderá deambular a partir do momento em que sentir as pernas suficientemente firmes.
- Hidratação venosa:
  - Soro fisiológico a 0,9% ou Ringer lactato (1.000 a 1.500mL) e soro glicosado a 5% (1.000mL) – 60 gotas/min.
  - Individualizar a hidratação e a velocidade de infusão de acordo com as perdas descritas na cesariana, peso corporal da paciente, existência ou não de morbidades associadas (por exemplo, cardiopatias, pré-eclâmpsia).
- Medicação antiemética:
  - Metroclopramida (10mg/2mL): diluir com ampola de água destilada para uso intravenoso a cada 8 horas) ou
  - Cloridrato de ondansetrona (8mg/2mL: diluir com ampola de água destilada para uso intravenoso a cada 8 horas), em caso de náuseas e/ou vômitos.
- Medicação analgésica:
  - Dipirona (1g/2mL): diluir com ampola de água destilada para uso intravenoso a cada 6 horas. Após liberação da dieta, usar dipirona por via oral (dois comprimidos de 500mg a cada 6 horas).
  - Em pacientes com menor limiar de dor ou alérgicas à dipirona, pode ser usado o tramadol (50 a 100mg diluídos em 100mL de soro glicosado a 5%).
- Profilaxia da trombose venosa profunda deverá ser realizada seguindo indicações (veja o Anexo I no Capítulo 19).
- Crioterapia em ferida operatória (FO) durante 4 horas.
- Retirar curativo da FO ao deambular (após 6 horas) e manter a ferida descoberta e limpa.
- Observar rigorosamente sangramento genital.
- Aferir e registrar sinais vitais a cada 6 horas (PA, pulso, temperatura e frequência respiratória) ou a intervalos menores, dependendo da condição clínica da paciente.
- Cuidados gerais.

Pós-operatório tardio (24 a 48 horas)

- Dieta livre.
- Estimular a deambulação.
- Medicação analgésica:
  - Dipirona (500mg): dois comprimidos VO a cada 6 horas ou
  - Paracetamol (500mg) + codeína (30mg): um comprimido a cada 8 horas em caso de pacientes alérgicas à dipirona.

- Dimeticona (40mg): dois comprimidos VO a cada 8 horas (em caso de excesso de gases).
- Sulfato ferroso (40mg): um comprimido VO/dia (manter durante a amamentação).
- Manter FO descoberta e limpa.
- Aferir e registrar sinais vitais a cada 6 horas (PA, pulso, temperatura e frequência respiratória).
- Cuidados gerais.

Alta hospitalar

Em condições de normalidade, a paciente receberá alta 24 horas após o parto normal e 48 horas após a cirurgia cesariana.

As orientações na alta hospitalar devem incluir:

- Instruções claras sobre higiene corporal e perineal, alimentação, reinício de atividades laborais e sinais de alerta para retorno à unidade de saúde (febre, aumento de sangramento, lóquios com odor fétido, dor em membros inferiores, falta de ar etc.)
- Marcação de retorno ao ambulatório de pós-natal entre 7 e 10 dias para reavaliação e acompanhamento.
- Orientações sobre contracepção e agendamento de consulta no ambulatório de planejamento familiar o mais breve possível para definição do método escolhido.
- Instruções sobre cuidados com as mamas e orientação de retorno ao banco de leite do serviço em caso de dificuldades relacionadas com a amamentação.
- Retorno ao ambulatório de puericultura.
- Uso regular de suplementação de ferro por período mínimo de 3 meses ou enquanto durar a amamentação.

Pós-parto tardio

Deverão ser agendados dois retornos ao ambulatório de pós-natal: o primeiro entre 7 e 10 dias e o segundo por volta do 30º dia pós-parto.

No primeiro retorno serão avaliadas questões subjetivas e relativas à amamentação, além de avaliação clínica e da FO, com atenção especial aos sinais de infecção. Esse também é um momento para a avaliação dos distúrbios do humor e do vínculo da mãe com o recém-nascido.

No segundo retorno serão novamente avaliadas questões subjetivas e relativas à amamentação, além de realizado exame clínico e ginecológico completo.

Esses encontros são momentos oportunos para reforçar diversas orientações recebidas na alta e tirar as dúvidas das mulheres em relação a medidas contraceptivas, reinício de atividade sexual e realização da próxima citologia oncótica.

Imunizações

A imunoglobulina anti-D deve ser administrada idealmente nas primeiras 72 horas após o parto a todas as puérperas Rh-negativas que apresentem Du negativo com Coombs indireto negativo e recém-nascido Rh-positivo, ou àquelas puérperas nas quais não foi possível o resgate da classificação do recém-nascido (com o feto morto, abortamentos, gravidez ectópica) (veja o Capítulo 36).

O puerpério é também a época ideal para a vacinação contra a rubéola em pacientes suscetíveis, além da vacinação com dTpa para as mulheres que não a realizaram durante o pré-natal (com o objetivo de evitar a transmissão da coqueluche ao recém-nascido).

LEITURA RECOMENDADA

Cunningham FG, Leveno KJ, Bloom SL et al. The puerperium. In: Williams Obstetrics. 24. ed. McGraw-Hill Education, 2014: 668-81.

Manual Técnico do Ministério da Saúde, Pré-natal e Puerpério – Atenção Qualificada e Humanizada, Série A. Normas e Manuais Técnicos, Série Direitos Sexuais e Direitos Reprodutivos – Caderno nº 5, Brasília, 2006.

NICE clinical guideline 37. Postnatal care up to 8 weeks after birth. Issued: July 2006. Last updated: February 2015. Disponível em: https://www.nice.org.uk/guidance/cg37. Acesso em: 30 de julho de 2017.

WHO Recommendations on postnatal care of the mother and newborn, October 2013. Disponível em: http://www.who.int/maternal_child_adolescent/documents/postnatal-care-recommendations/en/. Acesso em: 30 de julho de 2017.

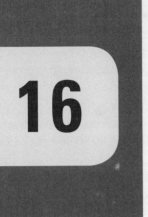

Aleitamento Materno

INTRODUÇÃO

A infância é um dos períodos vulneráveis na vida do ser humano, e a alimentação é um dos fatores responsáveis pelo crescimento e desenvolvimento em seus potenciais máximos. O que uma criança come poderá determinar seu futuro, o que ajuda a explicar a importância do aleitamento materno.

Para a maioria das crianças dos países com poucos recursos o aleitamento materno é vital e necessário à sobrevida. Mesmo em países ricos, as crianças amamentadas estão menos sujeitas a gastroenterites e infecções respiratórias, reduzindo o número de internações em virtude dessas afecções. Além disso, a obesidade, com todas as suas repercussões futuras, está cada vez mais associada ao uso dos substitutos do leite materno.

No início do século 20 observou-se um declínio da amamentação em países ricos e pobres, incluindo o Brasil. As causas desse fenômeno, conforme apontam vários autores, foram a crescente urbanização com mudança do estilo de vida da população, a falta de treinamento dos profissionais de saúde com o uso frequente de substitutos do leite materno nos primeiros dias do pós-parto, as práticas hospitalares inadequadas com grande número de intervenções no parto e separação do binômio mãe/filho, as pressões comerciais das grandes indústrias produtoras de leite artificial e o conceito disseminado pelos meios de comunicação das glândulas mamárias apenas como objeto sexual, deixando de lado sua função primordial.

Pernambuco foi o primeiro estado brasileiro a elaborar um dispositivo legal para promover, proteger e apoiar o aleitamento materno. O professor Fernando Figueira, presidente de honra e fundador do IMIP, então secretário estadual de Saúde, baixou a Portaria 99 (Diário Oficial de 3 de dezembro de 1974), proibindo a propaganda realizada diretamente pelos fabricantes ou distribuidoras através da doação de leite em pó e mamadeiras às mulheres nas maternidades e demais unidades da Secretaria de Saúde de Pernambuco.

Em 1990, organizações internacionais como o Fundo das Nações Unidas para a Infância (UNICEF) e a Organização Mundial da Saúde (OMS), com o apoio de Ministérios da Saúde de vários países, inclusive do Brasil, adotaram a Iniciativa Hospital Amigo da Criança (IHAC) no intuito de fortalecer o aleitamento materno no âmbito hospitalar. No Brasil, a IHAC foi introduzida em 1991 e, já em 1992, após avaliação global, o IMIP recebeu o título de Hospital Amigo da Criança, o primeiro outorgado no Brasil. A IHAC é considerada hoje uma estratégia de promoção, proteção e apoio ao aleitamento materno e à saúde integral da criança e da mulher no âmbito do Sistema Único de Saúde (SUS).

Atualmente, o Ministério da Saúde estabelece diretrizes para a obtenção do título, além de avaliar e monitorar a estratégia permanentemente no país com um sistema de coleta e gerenciamento dos dados. Para que uma unidade que oferece serviços obstétricos e cuidados a recém-nascidos seja considerada apta a receber o título de Hospital Amigo da Criança, segundo a Portaria 1.153, de 22 de maio de 2014, deverá cumprir rigorosamente os *Dez Passos para o Sucesso do Aleitamento Materno,* descritos a seguir:

1. Ter uma norma escrita sobre aleitamento que deve ser rotineiramente transmitida a toda a equipe de cuidados de saúde.
2. Treinar toda a equipe de cuidados de saúde, capacitando-a a implementar essa norma.

3. Informar todas as gestantes sobre as vantagens e o manejo do aleitamento.
4. Ajudar as mães a iniciarem o aleitamento materno na primeira meia hora após o nascimento; conforme nova interpretação: colocar os bebês em contato pele a pele com suas mães, imediatamente após o parto, por pelo menos 1 hora, e orientar a mãe a identificar se o bebê mostra sinais de que está querendo ser amamentado, oferecendo ajuda se necessário.
5. Mostrar às mães como amamentar e como manter a lactação, mesmo se vierem a ser separadas de seus filhos.
6. Não dar ao recém-nascido nenhum outro alimento ou bebida além do leite materno, a não ser com indicação clínica.
7. Praticar alojamento conjunto: permitir que mães e bebês permaneçam juntos 24 horas por dia.
8. Encorajar o aleitamento sob livre demanda.
9. Não dar bicos artificiais ou chupetas a recém-nascidos e lactentes.
10. Promover a formação de grupos de apoio à amamentação e encaminhar as mães a esses grupos, quando da alta da maternidade; conforme nova interpretação: encaminhar as mães a grupos ou outros serviços de apoio à amamentação após a alta.

É exigido ainda que os hospitais que façam parte da IHAC cumpram integralmente a Lei 11.265/2006 e a Norma Brasileira de Comercialização de Alimentos para Lactentes e Crianças na Primeira Infância (NBCAL), que estabelecem a proibição da propaganda, doação ou uso de amostras grátis de fórmulas infantis, mamadeiras, bicos e chupetas dentro das unidades. Além disso, deve ser garantido que a mãe e/ou o pai tenham livre acesso ao recém-nascido 24 horas por dia e que o estabelecimento de saúde tenha normas e rotinas escritas a respeito, que sejam rotineiramente transmitidas a toda a equipe de cuidados de saúde. Nessa mesma Portaria ministerial de 2014, foram incluídas exigências de cumprimento do critério global Cuidado Amigo da Mulher, que exige boas práticas durante a assistência ao trabalho de parto e ao parto na unidade, com garantia de privacidade e presença do acompanhante de livre escolha da mulher, ambiente tranquilo e acolhedor, redução de procedimentos invasivos durante o trabalho de parto e disponibilização de métodos não farmacológicos para o alívio da dor, incluindo a assistência por doulas voluntárias, quando disponíveis no serviço.

Os Bancos de Leite Humano (BLH) surgiram como uma estratégia de qualificação da assistência neonatal com foco na segurança alimentar e nutricional. Atualmente constituem uma política de saúde pública brasileira que alinha baixo custo e alta tecnologia, a qual foi transferida a 24 países. Suas ações têm como objetivo a redução da mortalidade infantil em instituições hospitalares, especialmente entre prematuros e neonatos de baixo peso, além da promoção, proteção e apoio ao aleitamento materno exclusivo até os 6 meses e a continuidade da amamentação por 2 anos ou mais. O Brasil conta com a maior e mais complexa rede de BHL do mundo: existem no país 221 BLH, em todos os estados e no Distrito Federal, e 186 Postos de Coleta, além da coleta domiciliar. Segundo o Ministério da Saúde, entre os anos de 2009 e 2016, mais de 1,8 milhão de recém-nascidos foram beneficiados e mais de 1,4 milhão de litros de leite coletados. Apesar disso, as doações de leite humano atendem apenas a aproximadamente 60% da demanda das UTI (unidades de terapia intensiva) neonatais do país e as campanhas anuais de incentivo à doação são muito importantes. O BLH e o Centro de Incentivo ao Aleitamento Materno do IMIP (BLH/CIAMA) foram pioneiros em Pernambuco (30 anos de funcionamento em 2017) e são considerados de referência para o Ministério da Saúde e a OMS.

LEITE MATERNO E SUAS VANTAGENS

O leite humano é ideal para suprir as necessidades dos recém-nascidos e lactentes da espécie humana.

São algumas das vantagens do aleitamento materno:

- **Para a mulher:** estimula o maior vínculo mãe/filho; diminui o tempo de sangramento no pós-parto, reduzindo o risco de anemias; auxilia o retorno do volume uterino a valores pré-gestacionais mais precocemente; promove economia para a família; diminui as chances de infecção infantil por contaminação secundária; é um método de espaçamento entre as gestações, se o lactente tiver menos de 6 meses, se o aleitamento for exclusivo e a mulher se encontrar em amenorreia; pode diminuir a chance de câncer de mama e ovário.
- **Para a criança:** protege o recém-nascido e o lactente contra várias doenças e infecções, principalmente diarreias, otites e outras infecções respiratórias, em razão da ausência de risco de contaminação e da presença de anticorpos e fatores anti-infecciosos; promove um ótimo desenvolvimento neuropsicomotor; é o alimento ideal sob os pontos de vista nutricional e digestivo, incluindo a biodisponibilidade de vários elementos nutricionais; facilita a eliminação de mecônio, diminuindo o risco de icterícia; é fator de proteção contra os problemas fonoaudiológicos, ortopédicos e ortodônticos do aparelho motor oral; reduz o risco de alergias; promove benefício a longo prazo, protegendo contra o aparecimento de algumas doenças, como hipertensão arterial, dislipidemias, sobrepeso e obesidade, diabetes, câncer infantil, doença inflamatória intestinal e osteoporose.

- **Para a comunidade:** um fator de proteção ao ambiente, sendo um alimento ecologicamente correto; diminui a prevalência de internação hospitalar com redução dos gastos das unidades hospitalares, dos municípios e da União, redirecionando-os para a melhoria global da saúde.

ANATOMIA DAS MAMAS

As glândulas mamárias contêm dois tipos de tecido: tecido glandular e tecido de suporte (gordura e ligamentos, além de veias e artérias). Trata-se de um órgão derivado do tecido epidérmico e considerado anexo cutâneo. O tamanho das mamas está ligado à quantidade de gordura e não tem relação com sua capacidade funcional (produção de leite).

Cada mama lactante contém aproximadamente de 4 a 19 segmentos de tecido glandular (em média 9 a 10), os lobos mamários, que são separados entre si por projeções de tecido fibroso que envolve a mama, por gordura e por onde passam vasos sanguíneos, linfáticos e nervos. Um segmento é muito semelhante a uma árvore com raiz, tronco, ramos e folhas. As raízes e o tronco são os ductos lactíferos, em número correspondente ao de lobos mamários e com orifícios independentes. Os ductos irradiam-se a partir da base do mamilo e seguem em direção à parede torácica, ramificando-se em ductos menores (ramos) até terminarem em formações pequenas e saculares, os alvéolos ou ácinos, onde o leite é produzido (as folhas).

Os alvéolos são constituídos por uma membrana basal, uma camada de células achatadas, as células mioepiteliais, com função contrátil, e uma a duas camadas de células cilíndricas, que são secretoras.

> Estudos recentes não confirmam a presença anatômica de dilatações dos ductos lactíferos, na literatura mais antiga chamados de seios lactíferos, onde o leite seria armazenado. Métodos diagnósticos mais precisos demonstraram que tanto os ductos (com função apenas de transporte do leite) como o tecido glandular se localizam mais próximos da aréola e que nesse local a quantidade de tecido adiposo é menor, tornando as estruturas mais superficiais.

O complexo areolopapilar consiste no segmento localizado na porção central da mama, onde a pele se torna mais espessa, enrugada e pigmentada. A esse complexo correspondem duas estruturas: aréola e papila. A aréola contém glândulas sebáceas, sudoríparas e areolares. Essas glândulas são chamadas de glândulas de Montgomery, cujos orifícios – os tubérculos de Montgomery – são pequenas elevações na superfície areolar que aumentam de volume durante a gestação como parte de modificações fisiológicas.

A secreção dessas glândulas serve para lubrificar e proteger a pele areolar. No centro da aréola encontra-se a papila, ou mamilo, cuja pele é semelhante à da aréola, não apresentando, porém, pelos ou glândulas sudoríparas, apenas glândulas sebáceas. Seu vértice contém os orifícios correspondentes à desembocadura dos ductos lactíferos.

No complexo areolopapilar existem nervos responsáveis pela transmissão da informação sensorial da sucção à hipófise, regulando a secreção dos hormônios ocitocina e prolactina, responsáveis pela ejeção e secreção do leite, respectivamente.

A Figura 16.1 detalha alguns aspectos da anatomia mamária.

FISIOLOGIA DA LACTAÇÃO

A amamentação é controlada por muitos reflexos, alguns da mãe e outros da criança:

- **Na mãe:** reflexos de produção, de ejeção e de ereção do mamilo.
- **No recém-nascido:** existem vários reflexos inatos envolvidos na amamentação, além dos mais conhecidos: reflexos dos pontos cardeais, da extrusão, da sucção, da preensão reflexa e da deglutição. O contato pele a pele após o nascimento favorece a expressão desses reflexos.

Reflexos da mãe

Reflexo da produção de leite – Reflexo da prolactina

Quando a criança suga, estimula as terminações nervosas existentes na aréola e no mamilo, as quais enviam mensagens para a liberação da prolactina pela hipófise anterior.

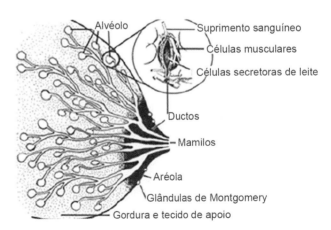

Figura 16.1 Estruturas anatômicas da mama que estão envolvidas na lactação. (Iniciativa Hospital Amigo da Criança: revista, atualizada e ampliada para o cuidado integrado: módulo 3: promovendo e incentivando a amamentação em um Hospital Amigo da Criança: curso de 20 horas para equipes de maternidade/Fundo das Nações Unidas para a Infância, Organização Mundial da Saúde. Brasília. Ministério da Saúde, 2009.)

A corrente sanguínea carrega a prolactina que, na mama, age nas células secretoras, estimulando-as a produzir leite. O pico máximo da prolactina sanguínea ocorre cerca de 20 a 30 minutos após a mamada, demonstrando que a mama está produzindo leite para a mamada seguinte. É muito importante compreender o efeito da sucção na produção láctea. Quanto mais a criança suga, mais prolactina é secretada e maior é a produção láctea. Desse modo, as mamas produzem a quantidade que a criança necessita. Se a mãe pretende aumentar sua produção de leite, a melhor, mais simples e mais natural maneira de fazê-lo é encorajar a criança a sugar mais e com maior frequência.

Outro efeito da prolactina é a supressão das funções ovarianas, o que leva à extensão do período de amenorreia e do período anovulatório quando o aleitamento é exclusivo, incluindo mamadas noturnas, e os lactentes têm menos de 6 meses (método LAM de contracepção). No entanto, caso a escolha do casal recaia sobre métodos hormonais de contracepção, deve ser dada preferência aos que não contêm estrógenos em sua fórmula, as minipílulas (apenas com progesterona), para não comprometer a produção láctea.

Reflexo da ejeção do leite – Reflexo da ocitocina

Os impulsos nervosos sensoriais, que começam quando a criança suga, fazem com que a parte posterior da hipófise promova a descarga de ocitocina na corrente sanguínea. Esse hormônio provoca a contração das células mioepiteliais e a ejeção do leite já produzido nos alvéolos na direção do mamilo. A ocitocina é produzida mais rapidamente que a prolactina e, portanto, faz com que o leite já produzido flua para a mamada atual.

A criança não consegue retirar o leite eficazmente apenas pela sucção, sendo necessária a existência do reflexo da ocitocina, forçando o leite na direção do mamilo. A ocitocina também age na musculatura uterina, auxiliando no controle do sangramento pós-parto e a involução uterina. Em algumas mulheres, essas contrações podem ser dolorosas, especialmente em multíparas, mas normalmente não necessitam de analgésicos.

Esse reflexo pode ser afetado por cansaço excessivo, estresse ou dor, no caso da presença associada de fissuras. O conhecimento desses fatores ajuda os profissionais de saúde a orientarem de maneira mais adequada as mães com dificuldades na amamentação.

A amamentação é um processo instintivo nos mamíferos. No entanto, algumas mulheres podem apresentar dificuldades durante a amamentação relacionadas a inúmeras causas. Por isso, é necessário um sistema de apoio comunitário e dos profissionais de saúde para o início e a manutenção da amamentação, mantendo o protagonismo da mulher (veja o Capítulo 17 para mais informações sobre dificuldades e patologias da lactação).

Reflexos do recém-nascido

Assim como outros mamíferos recém-nascidos, as crianças a termo e os prematuros tardios já apresentam desde o nascimento cerca de 20 reflexos primitivos. Essas respostas instintivas foram sempre utilizadas apenas para avaliar o desenvolvimento neurológico do neonato e estimar a idade gestacional, uma vez que alguns dos sinais podem ser vistos ao ultrassom durante a vida intrauterina. No entanto, estudos mais recentes demonstram uma forte associação entre a manifestação livre desse conjunto de respostas, chamadas coletivamente de *reflexos neonatais primitivos*, e o sucesso do início e manutenção da amamentação (veja adiante as vantagens do contato pele a pele logo após o nascimento). A seguir, descreveremos os reflexos mais conhecidos: reflexo de busca-procura ou dos pontos cardeais, reflexo de extrusão da língua, de preensão reflexa e de deglutição.

O reflexo dos pontos cardeais faz com que a criança siga com a cabeça a direção de estímulos táteis aplicados na região perioral no sentido dos quatros pontos cardeais, abrindo a boca.

O reflexo da extrusão consiste no movimento de colocação da língua sobre a gengiva inferior para pegar o complexo areolopapilar. A colocação correta da língua possibilita que a criança faça um bico efetivo de tecido mamário, prevenindo lesões do mamilo. O tecido mamário toca a junção dos palatos duro e mole, estimulando o reflexo da sucção.

O reflexo da sucção começa quando o mamilo toca a junção dos palatos duro e mole. Para que esse toque ocorra é necessário que a maior parte possível da aréola esteja na boca da criança. Esse reflexo é particularmente forte logo após o nascimento, sendo importante, por isso, o início da amamentação imediatamente após o parto (dentro da primeira meia hora).

A sucção adequada compreende duas etapas:

1. **Tração do tecido mamário para formar um bico:** a criança pega não só o mamilo, mas a maior parte possível da aréola e do tecido subjacente. Essa tração forma um bico comprido, do qual o mamilo constitui apenas um terço. Se a criança abocanhar apenas o mamilo, não se formará o "bico longo" para tocar o palato, e o leite pode não fluir eficazmente porque os ductos não estarão sendo pressionados pela língua contra o palato.

2. **Pressão com a língua do tecido tracionado contra o palato:** a língua encontra-se por baixo desse "bico" e realiza, da ponta para a base, movimentos em onda (do tipo peristáltico), pressionando o leite para fora dos ductos até a boca do neonato, na altura da garganta, para que haja a deglutição.

O *reflexo da preensão reflexa ou mordida básica* consiste na abertura e no fechamento rítmicos da mandíbula em resposta ao estímulo das gengivas. Um gradiente de pressão é então criado.

O *reflexo de deglutição* consiste no movimento do leite da faringe para o esôfago, exigindo uma coordenação entre sucção, deglutição e respiração.

CONTATO PELE A PELE – VANTAGENS E EVIDÊNCIAS

Consiste na colocação do recém-nascido despido em contato com o corpo na mãe, na região do tórax. O contato pele a pele deve ser iniciado imediatamente após o nascimento (ideal), podendo ocorrer mesmo antes do clampeamento do cordão e continuar até o final da primeira mamada. Não devem existir obstáculos ao contato, isto é, sutiãs e lençóis devem ser retirados do tórax materno e o recém-nascido não deve estar enrolado em mantas. Ambos, mãe e recém-nascido, podem ser cobertos juntos e protegidos de barulho excessivo e interrupções, enquanto experimentam esse momento sensível e único para a nova família. Os primeiros cuidados da equipe de saúde, incluindo secagem, exame inicial e avaliação de Apgar, podem ser prestados ao neonato sem interromper o contato pele a pele, caso o recém-nascido apresente bons sinais de vitalidade. Caso o recém-nascido ou a mãe não se apresentem estáveis imediatamente após o parto, o contato pele a pele pode ser realizado mais tarde, quando ambos estiverem estáveis, de preferência na primeira meia hora de vida. Outro membro da família (por exemplo, o pai) pode realizar o contato pele a pele caso a mãe não apresente condições clínicas para isso.

Estudos de neurociência em mamíferos referem o tórax materno como o ambiente natural para o recém-nascido, pois evoca comportamentos inatos que asseguram sua sobrevivência biológica (proteção e alimentação) e condicionam o indivíduo do ponto de vista físico e comportamental. Foram evidenciados nove estágios instintivos sequenciais do recém-nascido humano durante o pele a pele que levam e promovem a amamentação: (1) choro ao nascimento; (2) relaxamento; (3) despertar; (4) atividade; (5) descanso; (6) engatinhar; (7) familiarização; (8) sugar, e (9) dormir (Widström et al.). Outras vantagens descritas são: aumento do vínculo mãe-bebê, formação de microbioma intestinal e cutâneo (conjunto de bactérias que vivem em simbiose com o organismo) "familiar" e não "hospitalar", diminuição dos hormônios do estresse, favorecendo o ciclo do sono, além da promoção de adequado desenvolvimento neuronal.

A Biblioteca Cochrane publicou em novembro de 2016 a atualização de uma revisão sistemática com metanálise sobre o tema com o objetivo de avaliar os efeitos do contato pele a pele imediato em neonatos saudáveis sobre o estabelecimento e a manutenção da amamentação e fisiologia infantil comparado com o "cuidado padrão" (separação para secagem e primeiros cuidados em berço aquecido). Foram incluídos 46 ensaios clínicos de 21 países e 38 deles (total de 3.472 mulheres e recém-nascidos) contribuíram com dados para a metanálise. Oito desses ensaios incluíram mulheres que realizaram o pele a pele após cesariana. Os autores encontraram várias evidências de benefícios para o grupo que realizou pele a pele:

- **Para as mulheres**: maior probabilidade de continuar amamentando nos primeiros 4 meses após o parto (RR: 1,24; IC 95%: 1,07 a 1,43; 887 participantes, 14 estudos de moderada qualidade). As taxas de amamentação exclusiva na alta, após 1 mês e de 6 semanas a 6 meses após o parto também foram maiores, apesar da heterogeneidade dos estudos (com 6 semanas: RR: 1,5; IC 95%: 1,18 a 1,90; 640 participantes, sete estudos de moderada qualidade). Para mulheres submetidas à cesariana que realizaram pele a pele, a probabilidade de amamentar nos primeiros 4 meses é maior, assim como de continuar amamentando, apesar de terem sido usados para a análise apenas dois ensaios com um pequeno número de participantes.
- **Para os recém-nascidos**: maior estabilidade cardiorrespiratória (três parâmetros) e maiores valores de glicose sérica (MD: 10,49; IC 95%; 8,39 a 12,59; 144 neonatos, três estudos, baixa qualidade) do que os neonatos que receberam "cuidado padrão", e temperatura corporal similar (MD: 0,30°C; IC 95%; 0,30°C a 0,47°C; 558 neonatos, seis estudos, baixa qualidade).

Não foram encontradas diferenças nos desfechos comparando o momento do início do pele a pele ou a duração do contato (60 minutos ou menos *versus* mais de 60 minutos). Os revisores concluíram que existem evidências de que o contato pele a pele promova a amamentação em neonatos saudáveis e recomendam que novos estudos sejam realizados para confirmar os benefícios físicos durante a transição da vida intra para a extrauterina e para estabelecer efeito de dose e resposta, além do tempo ideal de início.

O contato pele a pele é recomendado pelo Ministério da Saúde e pelo IHAC através do passo 4 para o sucesso da amamentação e por várias outras organizações em todo o mundo, como a Organização Mundial da Saúde (OMS), a Sociedade Brasileira de Pediatria (SBP), a American Academy of Pediatrics (AAP), a Academy of Breastfeeding Medicine (ABM), a American Heart Association (AHA) e o Neonatal Resuscitation Program (NRP). Essa prática não precisa ser alterada para mulheres HIV-positivas (somente a amamentação é contraindicada nesse caso; realizar pele a pele não implica a transmissão do HIV).

AVALIAÇÃO DA MAMADA

Alguns sinais podem ajudar a observar e posteriormente avaliar a mamada:

Posicionamento

- A mãe deve tentar relaxar e escolher a posição em que se sinta mais confortável.
- A criança deve estar voltada para o corpo da mãe com sua barriga encostada à da mãe.
- A cabeça, o pescoço e o tronco da criança devem estar apoiados e alinhados para que não seja necessário que ela vire a cabeça para pegar a mama.
- A mãe deve apoiar também o tronco e as nádegas ao amamentar uma criança pequena.
- O queixo da criança deve tocar a mama.

Pega

- A boca deve estar bem aberta (os músculos orbiculares dos lábios relaxados), para abocanhar a maior parte possível da aréola. Deve-se orientar a mãe para a utilização do reflexo dos pontos cardeais para facilitar a abertura da boca.
- Mais aréola pode ser vista na parte superior da mama.
- Os lábios devem estar voltados para fora, evertidos, principalmente o lábio inferior.
- Não deve haver queixa materna de desconforto ou dor.
- A sucção da criança é ritmada e regular com pausas para a deglutição.

Utilizando como referência as práticas hospitalares recomendadas pela IHAC, as causas mais comuns de dificuldades precoces da amamentação são pega e posição incorretas. Atualmente, na literatura internacional também tem recebido atenção a interrupção do processo natural durante o contato pele a pele, ocasionando obstáculos à manifestação dos reflexos primitivos dos neonatos.

É muito importante que a equipe de saúde esteja treinada e apta a encorajar o contato pele a pele, oferecendo à mulher opções de posicionamento confortáveis e seguras para a amamentação, valorizando sua autonomia.

VOLUME DE LEITE PRODUZIDO

Durante os últimos meses de gestação pode haver a secreção de pequenas quantidades de colostro. Após o nascimento, quando a criança começa a sugar, a produção láctea aumenta rapidamente. Em condições normais, aproximadamente 100mL de colostro são produzidos no segundo dia, havendo um aumento progressivo até atingir 500mL na segunda semana. A produção láctea atinge sua normalização entre 10 e 14 dias após o nascimento.

Durante os meses seguintes, haverá em média o consumo de 700 a 800mL em 24 horas. Entretanto, há variações, e uma criança pode consumir 600mL ou menos e outra, 1.000mL ou mais em 24 horas, e mesmo assim ambas manterem o mesmo canal e o mesmo nível de crescimento. O consumo varia de uma mamada para a outra, e o volume das mamas, como já citado, não se relaciona com o volume de leite produzido.

A regulação do volume de leite está diretamente relacionada com a estimulação areolar; entretanto, há ainda um mecanismo de regulação do volume de leite no nível alveolar, formado por peptídeos supressores presentes no leite. Trata-se de um mecanismo de defesa da própria mama contra os problemas que podem surgir quando seu enchimento é excessivo. Os peptídeos supressores agem bloqueando a ação da prolactina no nível do alvéolo. Se muito leite for deixado na mama, haverá acúmulo desses peptídeos, e a produção diminuirá ou até cessará. Se o leite for removido por sucção ou ordenha, os peptídeos supressores serão retirados e a mama voltará a produzir leite.

COMPOSIÇÃO DO LEITE MATERNO

O leite de todos os mamíferos contém gordura, principal fonte de energia, proteínas para o crescimento e açúcares, estes últimos também fornecedores de energia. Desse modo, o leite é adaptado às necessidades especiais de cada espécie com diferenças importantes em todas as espécies de mamíferos quanto às características físico-químicas, à quantidade, à qualidade e à biodisponibilidade dos vários elementos.

A seguir serão feitas algumas considerações sobre as diferenças existentes entre o leite humano e o leite de vaca, que indubitavelmente é o mais usado como substituto do leite humano em todo o mundo.

Proteínas

O leite de vaca tem aproximadamente três vezes mais proteínas que o leite humano. A maior parte dessa proteína é a caseína (cerca de 80%), o que forma um coágulo espesso. O leite humano apresenta uma quantidade de proteína total muito inferior à do leite bovino, mas uma grande proporção de proteína solúvel, lactoalbumina, e cerca de 35% de caseína, formando um coágulo macio e facilmente digerido.

As proteínas do soro do leite de diferentes mamíferos são distintas. Assim, as crianças alimentadas com leite de outros mamíferos, como o leite derivado da vaca, podem desenvolver intolerância a essas proteínas, que se manifesta como diarreia, cólicas e erupções cutâneas. Há ainda a possibilidade de absorção de moléculas intactas de proteínas, por causa da permeabilidade das mucosas dos recém-nascidos e lactentes, e de desenvolvimento de reações alérgicas ao leite de vaca, manifestando-se como eczema e asma, por exemplo.

A proporção de aminoácidos existentes no leite dos vários animais é diferente e, muitas vezes, não é o ideal para a criança. No leite de vaca, por exemplo, não existem cistina e taurina, sendo esta última importante para o crescimento cerebral.

Existem outras proteínas cuja função primordial não é a de nutrir, como a lisozima (que tem papel bactericida), o fator *bifidus*, os fatores de crescimento e a lactoferrina (que se liga ao ferro e impede o crescimento de bactérias que necessitam de ferro para crescer). A maior parte dessas proteínas é formada a partir de células do leite idênticas às células brancas do sangue. Algumas são fagócitos e outras linfócitos, que produzem principalmente imunoglobulina. Esta, apesar de não ser absorvida, age nos intestinos contra certas bactérias e vírus.

Muitos outros fatores antivirais, antibacterianos e antiparasitários são encontrados no leite humano, como pode ser visto nos Quadros 16.1 a 16.3.

Gorduras

Aproximadamente metade da energia do leite humano vem da gordura. A gordura é absorvida muito mais facilmente pela criança do que a gordura do leite de vaca, pois há no leite humano a presença de lipase. Esta enzima só inicia o processo de digestão da gordura na presença de sais biliares (lipase estimulada por sal biliar). O leite humano contém ácidos graxos essenciais que não estão presentes no leite de vaca e são importantes para o crescimento do cérebro e o desenvolvimento da visão, assim como para a saúde dos vasos sanguíneos.

O conteúdo total de gordura varia consideravelmente de uma mulher para outra, de uma fase de lactação para outra, durante o dia e, particularmente, durante uma alimentação.

Quadro 16.1 Fatores antibacterianos do leite humano

Fatores	Ativos *in vitro*	Efeitos do calor
IgA secretora	*E. coli*, *C. tetani*, *C. diphtheriae*, *S. pneumoniae*, *Salmonella* (6 grupos), *Shigella* (2 grupos), *Streptococcus S. mutans*, *S. sanguis*, *S. mitis*, *S. salivarius*, *S. pneumoniae*, *C. burnetti*, *H. influenzae*, enterotoxina do *E. coli*, *V. cholerae*, toxinas do *C. difficile*, cápsula do *H. influenzae*	Estável a 56°C (30 minutos); até 30% de perda a 62,5°C (30 minutos); destruída por fervura
IgM, IgG	Polissacarídeos do *V. cholerae*, *E. coli*	IgM destruída e IgG cai 1/3 a 62,5°C (30 minutos)
Fator de crescimento Z do *Bifidobacterium bifidum*	Enterobactérias e patógenos entéricos	Estável à fervura
Fatores de ligação de proteínas (zinco, vitamina B_{12}, folato)	*E. coli*-dependente	Destruídos pela fervura
Complemento C1-C9 (especialmente C3 e C4)	Efeito desconhecido	Destruído a 56°C (30 minutos)
Lactoferrina	*E. coli*	Dois terços destruídos a 62,5°C (30 minutos)
Lactoperoxidase	Estreptococos, *Pseudomonas*, *E. coli*, *S. typhimurium*	Destruída por fervura
Lisozima	*E. coli*, *Salmonella*, *Micrococcus lysodeikticus*	Até 23% de perda a 62,5°C (30 minutos); destruída por fervura (15 minutos)
Fatores não identificados	*S. aureus*, toxina B de *C. difficile*	Estáveis na autoclavagem Estáveis a 56°C (30 minutos)
Carboidratos	Enterotoxinas de *E. coli*	Estáveis a 85°C (30 minutos)
Lipídios	*S. aureus*	Estáveis à fervura
Gangliosídios (tipo GMI)	Enterotoxinas de *E. coli* e *V. cholerae*	Estáveis à fervura
Glicoproteínas (tipo receptor) + oligossacarídeos	*V. cholerae*	Estáveis à fervura por 15 minutos
Análogos do receptor das células epiteliais (oligossacarídeos)	*S. pneumoniae*, *H. influenzae*	Estáveis à fervura
Células do leite (macrófagos, neutrófilos e linfócitos B e T)	Por fagocitose e destruindo: *E. coli*, *S. aureus*, *S. enteritidis* Por estimulação de linfócitos: *E. coli*, antígeno K, PPD, tuberculina Por produção de fator quimiotático dos monócitos: PPD	Destruídas a 62,5°C (30 minutos)

Fonte: adaptado de May JT, 1988.

Quadro 16.2 Fatores antivirais do leite humano

Fatores	Ativos *in vitro* contra	Efeitos do calor
IgA	Poliovírus 1, 2, 3, coxsáckie tipos A9, B3, B5, echovírus tipos 6, 9, vírus Semliki Forest, Ross River, rotavírus, citomegalovírus, reovírus 3, rubéola, herpes simples, caxumba, influenza e vírus sincicial respiratório	Estável a 56°C (30 minutos); até 30% de perda a 62,5°C (30 minutos); destruída por fervura
IgM, IgG	Rubéola, citomegalovírus, vírus sincicial respiratório	IgM destruída e IgG cai 1/3 a 62,5°C (30 minutos)
Lipídios (ácidos graxos insaturados e monoglicerídeos)	Vírus Semliki Forest, herpes simples, influenza, dengue, Ross River, vírus da encefalite japonesa B, sindbis, vírus do Nilo Ocidental	Estáveis à fervura por 30 minutos
Macromoléculas não imunoglobulínicas	Vírus Semliki Forest, estomatite vesicular, coxsáckie B4, reovírus 3, pólio tipo 2, citomegalovírus, vírus sincicial respiratório, rotavírus	Maior parte estável a 56°C (30 minutos); destruídas por fervura
Macromoléculas tipo **α2	Hemaglutinina dos vírus influenza e parainfluenza	Estáveis à fervura (15 minutos)
Ribonuclease	Vírus da leucemia murina	Estável a 62,5°C (30 minutos)
Inibidores da hemaglutinina	Vírus da caxumba e influenza	Destruídos pela fervura
Células do leite	Interferon-induzido: vírus ou PHA Linfocina-induzido (LDCF): fito-hemaglutinina (PHA) citocina-induzido; herpes simples Estimulação de linfócitos: citomegalovírus, rubéola, herpes, sarampo, caxumba, vírus sincicial respiratório	Destruídas a 62,5°C (30 minutos)

Fonte: adaptado de May JT, 1988.

Quadro 16.3 Fatores antiparasitários do leite humano

Fatores	Ativos *in vitro* contra	Efeitos do calor
IgA	*G. lamblia, E. histolytica, S. mansoni, Cryptosporidium*	Estável a 56°C (30 minutos); até 30% de perda a 62,5°C (30 minutos); destruído por fervura
Lipídios (livres)	*G. lamblia, E. histolytica, T. vaginalis*	Estável à fervura
Não identificado	*T. rhodesiense*	Estável à fervura

Fonte: adaptado de May JT, 1988.

O leite anterior (o primeiro a fluir durante a mamada) é produzido em volume maior e fornece grande quantidade de proteína, lactose e outros nutrientes, como sais minerais e vitaminas. Entretanto, é pobre em gordura (apenas 1% a 2%), parece "aquoso" e serve para satisfazer a sede da criança no início da mamada. Por isso, recomenda-se que as crianças não sejam retiradas do peito, mas que soltem espontaneamente a mama. Dessa maneira, não deixarão de receber a maior parte da energia presente no leite posterior, que contém quatro a cinco vezes mais gordura que o anterior. Entretanto, não há mudança súbita do "leite anterior" para o "leite posterior": o conteúdo de gordura aumenta gradualmente.

Carboidratos

A lactose é o principal carboidrato do leite humano, embora haja pequena quantidade de frutose e outros oligossacarídeos. O leite humano apresenta maior concentração de lactose quando comparado com o leite de cabra e o de vaca.

A lactose facilita a absorção de cálcio e ferro e promove a colonização intestinal pelo *Lactobacillus bifidus*, que inibe o crescimento de bactérias patogênicas, fungos e parasitas.

Nenhum leite contém amido. Cabe salientar que o amido é um carboidrato necessário, sendo a base alimentar tanto da dieta do adulto como da alimentação complementar do lactente a partir do sexto mês. Entretanto, a amilase pancreática não é secretada antes dos 3 meses de idade e existe em níveis mínimos antes dos 6 meses. Por isso, não é apropriado oferecer dietas com amido a lactentes jovens. Sua digestão, se o amido for introduzido precocemente, é feita pela ação da glicoamilase, ativada pela presença de amido, oligossacarídeos e dissacarídeos. Há, então, um processo adaptativo de dias ou até semanas, e a criança pode apresentar distúrbios gastrointestinais durante esse período e até prejuízo na absorção de outros nutrientes.

Minerais

O leite humano contém menos cálcio do que o leite de vaca, mas é eficientemente absorvido em virtude da alta relação cálcio/fósforo (2:1), e as necessidades da criança são perfeitamente atendidas.

Tanto o leite humano como o de vaca contêm uma pequena quantidade de ferro, em torno de 50 a 70µg/100mL. Entretanto, cerca de 50% a 70% do ferro no leite humano é absorvido, comparado com apenas 10% da absorção do ferro do leite de vaca e de outros alimentos. A absorção maior se deve à alta biodisponibilidade do ferro no leite humano em virtude da acidez maior do trato gastrointestinal e da presença de quantidades adequadas de zinco, cobre e lactoferrina (fator de transferência que impede a disponibilidade do ferro às bactérias intestinais).

O leite humano também contém menos sódio, potássio, fósforo e cloro que o leite de vaca, porém em quantidades suficientes para suprir as necessidades da criança.

Vitaminas

A concentração de vitaminas no leite humano, embora varie com a ingestão materna, na maioria dos casos é adequada às necessidades das crianças.

A vitamina A está presente em maior concentração no leite humano do que no leite de vaca. Entretanto, sua quantidade no colostro é o dobro da encontrada no leite maduro. Vale lembrar que a deficiência de vitamina A está associada ao desmame precoce.

A concentração de vitamina K também é maior no colostro e no leite anterior. As crianças amamentadas correm menos risco de desenvolver doença hemorrágica.

A vitamina E do leite humano atende às necessidades dos bebês amamentados e a vitamina D, embora em baixa concentração, impede que os lactentes desenvolvam a deficiência dessa vitamina, quando há exposição da pele à luz solar.

As vitaminas hidrossolúveis encontram-se em concentração adequada às necessidades dos lactentes. Relatos de deficiências em crianças amamentadas são muito raros, mesmo entre crianças cujas mães estão gravemente desnutridas ou são vegetarianas estritas, cujo maior risco é a hipovitaminose B.

A biodisponibilidade da vitamina B_{12}, embora em baixas concentrações no leite humano, aumenta com a presença do fator de transferência. As concentrações de niacina, ácido fólico e ácido ascórbico são maiores que as encontradas no leite de vaca.

Mesmo no segundo ano de vida, a ingestão de 500mL de leite humano por dia é capaz de satisfazer cerca de 45% das necessidades diárias de vitamina A e praticamente toda a necessidade diária de vitamina C.

COLOSTRO

O colostro, leite produzido por aproximadamente 7 dias após o parto, difere do leite materno maduro por apresentar: maior quantidade de proteína, pois contém mais anticorpos e outras proteínas anti-infecciosas; quantidade muito maior de IgA secretória, lactoferrina e leucócitos, importantes para a defesa contra infecções; maior quantidade de fatores de crescimento, que são mediadores de funções biológicas, modulando o crescimento e o desenvolvimento de órgãos e sistemas, principalmente o gastrointestinal e o respiratório, e aumentando a eficiência da utilização dos nutrientes, principalmente após doença (proteínas de baixo valor molecular); menos gordura e lactose; maior quantidade de vitamina A; mais sódio e zinco; efeito laxante, que favorece a eliminação do mecônio e assim previne a icterícia.

CONSIDERAÇÕES PRÁTICAS
Informações importantes para o pré-natal

Durante o pré-natal, importantes informações podem ser fornecidas aos pais para evitar mal-entendidos em relação à amamentação:

- O tamanho e a forma das mamas não estão relacionados com a quantidade ou a qualidade do leite produzido.
- O sutiã deve ser adequado ao tamanho das mamas para ajudar na sustentação, uma vez que elas aumentam fisiologicamente durante a gestação e o puerpério.
- Recomenda-se a exposição diária das mamas ao sol no puerpério (cerca de 15 a 20 minutos durante o início da manhã ou no final da tarde). Esse procedimento auxilia a cicatrização de fissuras e previne mastites. Não existem contraindicações para o início dessa rotina na gestação, a qual é recomendada pela maioria dos profissionais.
- Deve ser evitado o uso de sabões, cremes ou pomadas no mamilo.
- Anormalidades nos mamilos poderão ser corrigidas ou superadas no pós-parto com a ajuda de profissionais de saúde habilitados. Não são recomendados exercícios durante a gestação.
- Mamas que já passaram por intervenções cirúrgicas (mastoplastia, implantes de silicones etc.) poderão ter a produção láctea alterada, principalmente se as incisões foram feitas próximo ou ao redor da aréola. No entanto, uma correta avaliação do caso somente poderá ser feita no pós-parto, e a amamentação deverá ser encorajada.
- Uma nutriz que engravida pode continuar amamentando seu filho até o nascimento de outro. Considerando que a prioridade no momento do nascimento é do recém-nascido, é uma decisão da mãe continuar

amamentando os dois filhos, e ela deve ser apoiada pelos profissionais de saúde. A produção do leite costuma ser suficiente para os dois filhos. Entretanto, a mãe que amamenta os dois filhos ao mesmo tempo apresenta mais cansaço e fadiga e, portanto, necessita ter mais cuidados na alimentação, com a ingestão adequada de líquidos, como também ter mais períodos de repouso.

Excreção de medicamentos no leite materno

As mães que amamentam devem evitar o uso de quaisquer medicamentos. O princípio fundamental da prescrição baseia-se, sobretudo, no risco *versus* benefício. Caso seja imperativo, devem ser levados em consideração a dose, o intervalo de administração e a idade do lactente, entre outros fatores. De qualquer modo, a amamentação deverá ser interrompida ou desencorajada apenas se existir evidência substancial de que a medicação usada pela mãe é nociva para o lactente ou quando não existirem informações a respeito e a medicação não puder ser substituída por outra inócua.

Em geral, a indicação criteriosa do tratamento materno e a seleção cuidadosa dos medicamentos costumam possibilitar que a amamentação continue sem interrupções e com segurança.

A seguir, encontram-se alguns aspectos práticos para tomada de decisão recomendados pelo Ministério da Saúde em seu *Manual técnico sobre o uso de medicamentos e outras substâncias durante a amamentação* (2010):

1. A consulta entre o pediatra e o obstetra ou clínico é muito útil para avaliar a necessidade da terapia medicamentosa. A medicação prescrita deve ter benefício reconhecido para a condição que está sendo indicada.
2. Preferir uma medicação já estudada e sabidamente segura para a criança, que seja pouco excretada no leite humano. Preferir medicações que já são liberadas para o uso de recém-nascidos e lactentes.
3. Preferir a terapia tópica ou local do que a oral e a parenteral, quando possível e indicado.
4. Programar o horário de administração da medicação à mãe, evitando que o pico do medicamento no sangue e no leite materno coincida com o horário da mamada. Em geral, a exposição do lactente à medicação pode ser diminuída quando administrada imediatamente antes ou logo após a amamentação.
5. Considerar a possibilidade de dosar a medicação na corrente sanguínea do lactente quando houver risco para a criança, como nos tratamentos maternos prolongados de alguns anticonvulsivantes.
6. Orientar a mãe para observar a criança no que se refere a possíveis efeitos colaterais, como alteração do padrão alimentar, hábitos de sono, agitação, tônus muscular e distúrbios gastrointestinais.
7. Evitar medicações de ação prolongada, quando possível, por causa da dificuldade maior de excreção pelo lactente.
8. Orientar a mãe para que ordenhe com antecedência e estoque seu o leite no congelador para alimentar o bebê no caso de interrupção temporária da amamentação. Sugerir ordenhas periódicas para manter a lactação.

CONTRAINDICAÇÕES À AMAMENTAÇÃO

As contraindicações à amamentação são raras e estão resumidas no Quadro 16.4.

Quadro 16.4 Contraindicações à amamentação

Maternas
Abuso de álcool e drogas (cocaína, maconha, *crack*, entre outras)
Infecção materna pelo vírus da imunodeficiência humana
Infecção materna pelo HTLV I e II (vírus linfotrópico de células T)
Tuberculose materna não tratada (a amamentação poderá ser iniciada aproximadamente 2 semanas após o início do tratamento)
Quimioterapia e radioterapia materna
Lesões herpéticas ativas na mama
Recém-nascido
Galactosemia

Fonte: American Academy of Pediatrics. Pediatric Nutrition Handbook. 7. ed., 2014. Policy statement on Breastfeeding and the use of Human Milk. Pediatrics 2012; 129:e827.

LEITURA RECOMENDADA

Colson SD, Meek JH, Hawdon JM. "Optimal positions for the release of primitive neonatal reflexes stimulating breastfeeding". Early Human Development 2008; 84:441-9.

Horta BL, Victora CG. Long-term effects of breastfeeding: a systematic review. World Health Organization, 2013.

Ministério da Saúde. Aleitamento Materno, Distribuição de Leites e Fórmulas Infantis em Estabelecimentos de Saúde e a Legislação. Brasília 2014. Disponível em: http://www.saude.gov.br/bvs. Acesso em: 1º de agosto de 2017.

Ministério da Saúde. Amamentação e uso de medicamentos e outras substâncias. Série A. Normas e Manuais Técnicos. 2. ed., 2010.

Ministério da Saúde – Brasil. Portaria 1.153, de 22 de maio de 2014. Disponível em: http://bvsms.saude.gov.br/bvs/saudelegis/gm/2014/prt1153_22_05_2014.html. Acesso em: 1º de agosto de 2017.

Moore ER, Bergman N, Anderson GC, Medley N. Early skin-to-skin contact for mothers and their healthy newborn infants. Cochrane Database of Systematic Reviews 2016, Issue 11. Art. No.: CD003519.

Muller M. O matador de bebês. Tradução livre. Recife: IMIP, 1995: 85.

Patologias da Lactação

INTRODUÇÃO

As mulheres que apresentam dificuldade para amamentar podem interromper a amamentação antes do período recomendado. Com orientação adequada, muitas dessas dificuldades podem ser superadas sem maiores consequências. Durante ou depois da internação, quaisquer problemas relacionados com a lactação indicam a necessidade de encaminhamento da mãe e do bebê para avaliação clínica por profissional capacitado. É imprescindível que os profissionais apoiem a mãe e reconheçam precocemente os sinais e sintomas das patologias que serão descritas a seguir.

INGURGITAMENTO MAMÁRIO

O ingurgitamento mamário pode ocorrer na primeira semana pós-parto ("descida do leite" do terceiro ao quinto dia) ou posteriormente, em situações em que a produção de leite excede a sua retirada pela criança (períodos de doença, uso de medicações etc.). É mais comum quando existem limitações nos horários da amamentação, quando ocorrem dificuldades na pega ou separação mãe-neonato.

O excesso de leite pode fazer com que as mamas fiquem muito cheias, endurecidas e desconfortáveis ou mesmo dolorosas. Esses sintomas são vivenciados por muitas mulheres e resultam não somente do excesso de leite produzido em relação às necessidades do recém-nascido, mas também do aumento de sangue e líquidos no tecido de sustentação das mamas. Pode ocorrer inclusive o surgimento de febre por um período não superior a 48 horas. Se a febre persistir, é necessário investigar a possibilidade de alguma infecção.

O ingurgitamento pode contribuir para a falha do aleitamento materno porque a criança não suga efetivamente com a aréola endurecida, tornando difícil a pega correta. Consequentemente, a produção láctea diminui em virtude da falta de estimulação frequente e pode haver, a partir daí, o início de obstrução dos ductos lactíferos e posterior mastite ou até mesmo abscessos mamários.

Em resposta ao ingurgitamento mamário, deve-se realizar a expressão do excesso de leite, provocando um alívio rápido da dor e dos outros sintomas, proporcionando, assim, condições ao recém-nascido de sugar mais efetivamente em mama e aréola mais flácidas.

Antes do início da expressão do excedente lácteo, a mãe deverá massagear cuidadosamente as mamas no sentido aréola-tórax, realizando movimentos circulares com as mãos espalmadas, de modo a melhorar a mobilização do leite. Posteriormente, massageará em direção ao mamilo. Depois, deve tocar levemente o mamilo para desencadear o reflexo de ereção do mamilo, facilitando assim o reflexo de ejeção. Curva-se o tórax sobre o abdome e balançam-se as mamas lentamente para, em seguida, ser iniciado o processo de ordenha. O uso de bombas elétricas ou manuais para a extração do leite deve ser limitado a casos selecionados e somente após o final da ordenha manual, pois pode haver grande estímulo ao aumento da produção láctea e piora do quadro de ingurgitamento.

As evidências disponíveis sobre outras medidas para tratamento do ingurgitamento mamário são limitadas. Em países com muitos recursos, o tratamento padrão utiliza ocitocina *spray* associada a aconselhamento. No Brasil, esse medicamento não é disponibilizado pelo Sistema Único de Saúde (SUS). A Biblioteca Cochrane publicou sua última revisão sistemática sobre o tema em 2016, incluindo 13 estudos randomizados sobre diversas intervenções médicas e não médicas e envolvendo um total de 919 mulheres. Não foi possível agrupar todos os resultados em uma metanálise, e apenas sete estudos contribuíram com os dados. Com relação ao uso de acupuntura associada ao cuidado padrão (aconselhamento e ocitocina *spray*), não foram encontradas diferenças para a interrupção da amamentação. No entanto, o risco de desenvolver abscesso e febre e a gravidade dos sintomas no quinto dia foram menores no grupo de mulheres que realizou o procedimento. Em outro estudo, o uso de compressas frias resultou em diminuição da dor em relação ao cuidado padrão, porém falhas na randomização trouxeram grande risco de vieses (*bias*) aos resultados. Assim, diante de sua importância, os revisores recomendam que o tema seja alvo urgentemente de novas pesquisas.

Na prática clínica, em casos de grande desconforto, analgésicos como ibuprofeno e acetaminofeno também podem ser utilizados e especial cuidado deve ser dado à possibilidade de queimaduras nas mamas com o uso de compressas quentes ou frias.

DOR AO AMAMENTAR

A dor ao amamentar é uma das principais causas de abandono prematuro da amamentação. As lesões e os traumas devem ser diferenciados da sensibilidade normal dos mamilos, que é maior durante a gestação e nos primeiros dias do puerpério. O desconforto vivenciado por algumas mulheres no início das mamadas é causado pela pressão negativa nos ductos que ainda não estão repletos de leite. Em geral, é de curta duração (30 segundos a 1 minuto, logo que se inicia a sucção) e diminui com a progressão da mamada, atingindo inteira resolução após algumas semanas de amamentação.

A dor à amamentação pode ser causada por muitos fatores que atuam em conjunto, sendo o mais comum a sucção mal posicionada. Se a criança não coloca a maior parte da aréola na cavidade oral, irá sugar apenas no mamilo e terá início o ciclo de dor e posteriores fissuras. A mãe amamenta por menos tempo e com menos frequência. Sem o estímulo constante, há diminuição da produção e prejuízos para a amamentação.

É recomendável observar atentamente uma mamada e realizar exame das mamas, para identificação de mamilos invertidos, e do recém-nascido, para detecção de possíveis anormalidades, como frênulo lingual curto, problemas no palato ou possibilidade de infecção por cândida na cavidade oral da criança (atualmente considerada causa rara de dor durante a amamentação). Nesse caso, o tratamento antifúngico deverá ser administrado à mãe e ao recém--nascido.

A prevenção da dor ao amamentar é muito importante e consiste em orientar adequadamente a mãe sobre as possíveis posições para a amamentação e características de uma mamada adequada, além de orientações sobre a higiene das mamas, como, por exemplo, não lavar a mama com água antes e depois das mamadas e, principalmente, nunca lavá-las com sabão, sendo necessária apenas a higienização diária durante o banho com água corrente. O recém-nascido deverá soltar o mamilo espontaneamente. Caso haja necessidade de interromper a mamada, o dedo da genitora deverá ser introduzido cuidadosamente na boca da criança, interrompendo desse modo a força da sucção e não traumatizando o mamilo.

Com relação ao uso de pomadas ou cremes hidratantes nos mamilos após a amamentação, em 2014 uma revisão sistemática da Biblioteca Cochrane abordou o tema, incluindo quatro estudos de boa qualidade com 656 mulheres. Os resultados sugerem que o uso do leite materno nos mamilos ou a não aplicação de cremes podem ser igualmente benéficos sem a possibilidade de absorção de nenhuma substância pela mucosa oral da criança. Do mesmo modo, não existem evidências de que exercícios ou manipulação dos mamilos durante a gestação previnam a ocorrência de dor ao amamentar.

FISSURAS

Se a criança continuar a sucção em má posição, pode se formar uma fissura ou abrasão do mamilo. O correto manejo dessa condição pode prevenir a contaminação e a progressão para um processo infeccioso. Seguem algumas orientações:

- Avaliação da lesão e da mamada por profissional capacitado, alterações da posição ao amamentar (se necessário) e continuação do aleitamento materno. A mamada deverá ser iniciada pelo seio menos afetado para que a criança já esteja mais saciada ao mamar na mama afetada.
- Dar mamadas frequentes, porém de curta duração, que comprovadamente aceleram o processo de cicatrização.
- Deixar algumas gotas de leite nos mamilos afetados após a mamada e expor as mamas ao ar e ao sol entre as mamadas, deixando a pele seca.
- Evitar contato do mamilo fissurado com vestimentas e sutiãs. Evitar curativos oclusivos adesivos para que não haja maior traumatismo após sua retirada.

A avaliação de infecções no local poderá ser feita por profissional de saúde qualificado e confirmada por meio de culturas realizadas diretamente nas fissuras (o custo desse procedimento pode ser um fator limitante). Caso seja necessário o uso tópico de antibióticos (geralmente, mupirocina ou bacitracina), os resíduos da medicação deverão ser cuidadosamente retirados antes de cada mamada e reaplicados logo após. Atenção especial deve ser dada ao surgimento de mastites em decorrência dessas infecções locais (veja *Mastites*). O uso de protetores de silicone nos mamilos é controverso mesmo em pacientes com mamilos invertidos e não é recomendado de rotina.

OBSTRUÇÃO DOS DUCTOS E MASTITES

A obstrução de ductos lactíferos caracteriza-se pelo aparecimento súbito de uma área endurecida, dolorosa e vermelha na mama, que deve ser manejada imediatamente com massagem, uso de sucção da criança como meio de desobstrução, retirada do excedente lácteo, manualmente ou com ordenhadeira, e calor local (atenção para o risco de queimaduras). Com essa técnica, a obstrução resolve-se usualmente em 24 a 48 horas. Caso isso não ocorra, haverá extravasamento da secreção láctea para os tecidos vizinhos, causando inflamação e posterior proliferação de bactérias patógenas. Dessa maneira, o processo de mastite se inicia.

No caso de mastites, o quadro clínico pode variar de leve, com hiperemia e hipertermia locais e dor na mama acometida, até quadros mais graves, com mialgia, febre (> 38,5°C), abscessos e progressão para sepse (raro). Podem ocorrer em qualquer fase do puerpério, porém são mais comuns nas primeiras 6 semanas. As fissuras podem ou não preceder o quadro. O agente infeccioso mais frequente é o *Staphylococcus aureus*, e esse processo infeccioso pode acometer até 33% das mulheres que amamentam.

O diagnóstico é clínico, e os exames de imagem não são essenciais, a menos que haja suspeita de abscessos ou resposta inadequada ao tratamento após 48 a 72 horas. Além do tratamento semelhante ao da obstrução de ductos, está indicado o uso de antibióticos. Não existem evidências na literatura sobre o melhor esquema a ser adotado, e a escolha empírica dos medicamentos leva em consideração os microrganismos mais frequentes e a disponibilidade local. Em geral, as cefalosporinas são escolhidas como antibióticos de primeira linha.

O tratamento consiste em:

- Encorajar a mãe a continuar amamentando a criança em ambas as mamas. Caso haja suspensão da lactação no seio afetado, deverá haver expressão do leite manualmente ou com ordenhadeira manual ou elétrica, várias vezes ao dia (no mínimo oito vezes).
- Oferecer curso de antibióticos: cefalosporina de primeira geração (cefalexina: 500mg VO a cada 6 horas durante 10 a 14 dias). Pacientes sabidamente alérgicas podem fazer uso de clindamicina (300mg a cada 6 horas).
- Redução da dor: uso de compressas frias e analgésicos – acetaminofeno.
- Se houver sinais de flutuação com formação de abscesso, encaminhar a paciente imediatamente para a emergência a fim de realizar drenagem. O curso de antibióticos deverá ser mantido.

O diagnóstico diferencial com câncer de mama inflamatório também poderá ser considerado nos casos de resposta inadequada ou inesperada ao tratamento, uma vez que as mastites geralmente apresentam rápida resolução.

TÉCNICAS DE RELACTAÇÃO

Atualmente, a lactação é reconhecida como um processo fisiológico que pode ser induzido em qualquer mamífero do sexo feminino, até mesmo na ausência de gestação. Na vigência de algumas das patologias descritas anteriormente, pode haver interrupção da amamentação. O resumo a seguir poderá ser utilizado para o restabelecimento da secreção láctea após a resolução da condição clínica. Entretanto, o mais importante é convencer a mãe de que ela poderá alimentar a criança, apoiando-a diariamente.

São requisitos básicos:

- O estímulo frequente da sucção. Deve-se colocar a criança para sugar no mínimo 10 vezes ao dia em cada mama, por aproximadamente 5 minutos.
- A criança necessitará de alimentação suplementar até o início da produção láctea, que deverá ser oferecida com uma colher, copo ou seringa, retirando totalmente o uso da mamadeira, que seria a causa de confusão quanto à técnica de sucção.
- Deve-se sempre oferecer as mamas antes do suplemento. Calculam-se as necessidades diárias da criança, dividindo-se o total em quantidades pequenas, para que a criança tenha o estímulo da fome para sugar no mínimo 10 vezes ao dia.
- A produção do leite começa aproximadamente em 1 semana, algumas vezes mais cedo, outras mais tarde. A partir do início da secreção láctea, deve-se iniciar a redução dos suplementos. A produção máxima é atingida em torno de 10 a 14 dias.
- Durante o processo, a paciente deverá ser encorajada a descansar mais e relaxar. Há autores que defendem a necessidade de aumentar a ingestão hídrica e calórica da mãe, principalmente nas primeiras 2 semanas. Poderão ser usados alimentos regionais considerados estimulantes da produção láctea, que aumentam a confiança da mulher.

LEITURA RECOMENDADA

Dennis CL, Jackson K, Watson J. Interventions for treating painful nipples among breastfeeding women. Cochrane Database of Systematic Reviews 2014, Issue 12. Art. No.: CD007366.

Irusen H, Rohwer AC, Steyn DW, Young T. Treatments for breast abscesses in breastfeeding women. Cochrane Database of Systematic Reviews 2015, Issue 8. Art. No.: CD010490.

Mangesi L, Zakarija-Grkovic I. Treatments for breast engorgement during lactation. Cochrane Database of Systematic Reviews 2016, Issue 6. Art. No.: CD006946. DOI: 10.1002/14651858.CD006946.pub3.

Ministério da Saúde. Amamentação e uso de medicamentos e outras substâncias. Série A. Normas e Manuais Técnicos. 2. ed., 2010.

18 Inibição da Lactação

INTRODUÇÃO

A inibição da lactação pode ser necessária em diversas situações clínicas, dependendo das condições maternas ou neonatais. Em obstetrícia, é frequente sua indicação em casos de abortamentos tardios, partos de fetos mortos ou óbito neonatal. No entanto, essa prática não é recomendada durante o desmame, que deverá ocorrer naturalmente com o espaçamento das mamadas.

INDICAÇÕES MATERNAS

- Condição clínica grave.
- Mulheres em tratamento oncológico com quimioterapia e radiofármacos.
- Câncer de mama.
- Mulheres soropositivas para o HIV.
- Mulheres portadoras do vírus HTLV.
- Mulheres portadoras de hepatite C quando apresentam sangramentos nas mamas (suspensão temporária).
- Usuárias de drogas.
- Lesão mamária por herpes simples ou zóster (suspensão temporária).
- Doenças infecciosas ainda em fase de transmissão (tuberculose, hanseníase).
- Pacientes em uso crônico de alguns medicamentos em doses elevadas, como hormônios tireoidianos, corticoides etc.
- Pacientes com patologias psiquiátricas que apresentem distúrbios de comportamento e surtos psicóticos (aqui se incluem a depressão pós-parto grave e a psicose puerperal).
- Abortamentos tardios.

INDICAÇÕES NEONATAIS

- Comprometimento neurológico da criança (avaliar risco de aspiração).
- Algumas alterações do metabolismo (por exemplo, galactosemia).
- Natimortos.
- Neomortos.

MÉTODOS UTILIZADOS

Podem ser utilizados meios físicos e medicamentosos para inibir a lactação. A associação e o início precoce aumentam a eficácia do tratamento.

Medidas clínicas

A compressão das mamas com ataduras deverá ser realizada o mais rápido possível após o parto com o cuidado de não limitar a expansão torácica para a respiração. O uso de sutiãs apertados também poderá ser recomendado como substituto das ataduras em casos de grande desconforto materno. A associação de crioterapia produz resultados melhores, a qual deve ser feita diversas vezes ao dia em pequenos períodos de tempo. O procedimento deverá ser mantido por cerca de 10 dias, e as mamas não devem ser manipuladas ou esvaziadas, pois isso perpetua o estímulo à lactação e retarda a supressão.

Apesar de haver relatos de que a eficácia isolada dessas medidas é de aproximadamente 80%, o Ministério da Saúde recomenda seu uso apenas como medida de exceção em casos de impossibilidade da terapia medicamentosa.

Tratamento medicamentoso

Diversos medicamentos têm sido utilizados com a finalidade de inibir a lactação. A seguir, são apresentados os mais comuns:

- **Bromocriptina:** medicamento de baixo custo. Efeitos colaterais: principalmente hipotensão supina. Contraindicações: distúrbios hipertensivos. Segundo as evidências mais recentes com base no risco/benefício, outros tratamentos devem ser considerados para a supressão da lactação.
- **Cabergolina:** principal medicação utilizada para esse fim em virtude de apresentar menos efeitos colaterais. Tem custo mais elevado que a bromocriptina, mas é fornecida pelo Sistema Único de Saúde (SUS). Trata-se de um potente agonista dos receptores de alta afinidade da dopamina (D2). É contraindicada em casos de conhecida hipersensibilidade aos derivados do *ergot*, hipertensão arterial não controlada, síndromes hipertensivas da gestação, história de valvulopatias, história de distúrbios fibróticos pulmonares, pericárdicos ou retroperitoneais, insuficiência hepática ou renal grave, úlcera péptica e distúrbios psicóticos. Dose recomendada: dois comprimidos de 0,5mg administrados por via oral em dose única, o mais precocemente possível (preferencialmente antes que ocorra a apojadura). Em um pequeno número de pacientes, pode ser necessária a repetição da medicação após 1 semana, caso os efeitos não sejam adequados.

> Os estrogênios não são mais utilizados em razão da grande incidência de efeitos colaterais indesejados, como as tromboses.

LEITURA RECOMENDADA

Ministério da Saúde. Pré-natal e puerpério: atenção qualificada e humanizada (manual técnico). Série A. Normas e Manuais Técnicos. Série Direitos Sexuais e Direitos Reprodutivos. Caderno nº 5, Brasília, 2006.

Ministério da Saúde. Secretaria de Vigilância em Saúde. Departamento de DST, Aids e Hepatites Virais. Protocolo clínico e diretrizes terapêuticas para prevenção da transmissão vertical de HIV, sífilis e hepatites virais. Brasília, 2015. Disponível em: http://www.aids.gov.br/pagina/publicacoes. Acesso em: 30 de março de 2017.

Oladapo OT, Fawole B. Treatments for suppression of lactation. Cochrane Database of Systematic Reviews 2012, Issue 9. Art. No.: CD005937.

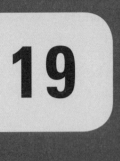

Puerpério Patológico

INTRODUÇÃO

Na maioria das mulheres, o período puerperal transcorre sem complicações. No entanto, quando há complicações, elas podem ameaçar a vida e provocar sequelas importantes.

Neste capítulo discutiremos as infecções, hemorragias e síndromes tromboembólicas que acometem a mulher no puerpério e as mais recentes evidências para seu tratamento.

INFECÇÃO PUERPERAL
Conceito

Infecção puerperal é uma expressão genérica usada para descrever qualquer infecção bacteriana do trato genital após o parto. *Febre puerperal* é definida como a presença de temperatura ≥ 38°C, durante 2 dias quaisquer dos primeiros 10 dias pós-parto, excluindo as primeiras 24 horas.

Embora algumas infecções possam ocorrer na ausência de febre, esta constitui o marco fundamental de sua presença. Assim, deve-se presumir que qualquer paciente evoluindo com febre durante esse período apresenta infecção. As causas extragenitais da febre puerperal incluem infecção urinária, mamária e respiratória, tromboflebite e apendicites, as quais devem ser excluídas.

Vários termos são usados para localizar a infecção uterina pós-parto, como endometrite (envolve a decídua), endomiometrite (atinge o miométrio) e parametrite (infecção dos paramétrios), embora essa diferenciação seja difícil na prática. Neste capítulo, para fins didáticos, será utilizado o termo endometrite.

Importância e incidência

A infecção no ciclo grávido-puerperal representa causa frequente de morbimortalidade materna em todo o mundo. Sua incidência varia na literatura de 1% a 10% na dependência do uso de antibióticos profiláticos. Quando não tratada adequadamente, pode evoluir com complicações graves, entre elas a sepse (veja o Capítulo 31). Esta, por sua vez, pode evoluir para óbito em até 60% dos casos.

Fatores de risco

Os principais fatores de risco para a ocorrência de endometrite são apresentados no Quadro 19.1.

A cesariana representa o fator de risco independente mais importante para endometrite, especialmente quando o procedimento é realizado após o início do trabalho de parto, com bolsa rota e vários exames vaginais (Quadro 19.2). Estima-se que a infecção ocorra após o parto

Quadro 19.1 Fatores de risco para a ocorrência de endometrite

Cesariana
Trabalho de parto prolongado
Parto vaginal operatório (fórceps, vácuo)
Rotura prematura de membranas e corioamnionite
Vários toques vaginais
Diabetes
Anemia materna
Monitoramento fetal intrauterino
Delivramento manual da placenta
Colonização por estreptococo do grupo B
Infecção por HIV
Baixas condições socioeconômicas

vaginal em menos de 3% dos casos, alcançando até 11% após a cesariana (pode chegar a 28%, caso não seja efetuada profilaxia antibiótica adequada). No Brasil, por causa da epidemia de cesarianas, esse dado assume importância especial. O Ministério da Saúde (2016) estima que sejam realizadas a cada ano 1,6 milhão de cirurgias cesarianas (56,7% de todos os nascimentos).

Vários fatores estão relacionados com o aumento da incidência de infecção pós-cesariana: manipulação intrauterina, exposição de vasos e linfáticos intramiometriais à invasão bacteriana, reação ao material de sutura (corpo estranho), contaminação peritoneal pelos microrganismos da cavidade amniótica, necrose tecidual, formação de seromas e hematomas. Contribuem ainda a maior perda sanguínea e a diminuição da resposta imunológica, ambas consequentes ao ato cirúrgico, e a eventual presença de vaginose bacteriana.

Etiologia e etiopatogenia

A maioria dos microrganismos envolvidos na infecção puerperal faz parte da microbiota normal do trato genital da gestante. A ascensão para o útero pode ocorrer durante o trabalho de parto, principalmente após a rotura da bolsa das águas. No pós-parto, os lóquios constituem um excelente meio de cultura e, sobretudo, a área da implantação placentária representa uma zona com grande potencial para infecções. A Figura 19.1 contém uma representação esquemática da patogenia da infecção após a cesariana.

Estudos de microbiologia já demonstraram que 70% dos casos de infecção puerperal têm etiologia polimicrobiana, aeróbia e anaeróbia. Na endometrite pós-parto normal predominam os germes aeróbios e menos de 10% de anaeróbios, relação que se inverte na endomiometrite pós-cesariana (90% desses casos são consequência da progressão anaeróbia).

Em pacientes portadoras de HIV podem ser encontrados patógenos atípicos, como herpes e citomegalovírus.

Quadro 19.2 Classificação pelo risco potencial de infecção puerperal

Grupos de risco para infecção puerperal	Características clínicas
Muito alto	Cirurgia cesariana após trabalho de parto e amniorrexe prolongada, com vários exames vaginais
Alto	Cirurgia cesariana após o início do trabalho de parto e amniorrexe prolongada
Moderado	Cirurgia cesariana eletiva
	Parto vaginal com amniorrexe prolongada ou com grande traumatismo
Baixo	Parto vaginal não complicado

Fonte: adaptado de Rezende e Montenegro, 1999.

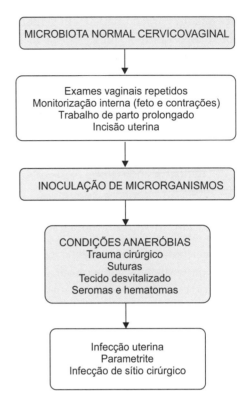

Figura 19.1 Patogenia da infecção puerperal após cesariana. (Adaptada de Cunningham FG, Leveno KJ, Bloom SL et al. Puerperal complications. In: Williams Obstetrics. 24. ed. McGraw-Hill Education, 2014: 682-94.)

Casos graves, de evolução rápida e potencialmente letais, são atribuídos a *Clostridium sordellii* e *Clostridium perfringens*, além de estreptococos e estafilococos (associados à síndrome do choque tóxico).

Formas clínicas

Podem ser identificadas várias formas clínicas da infecção puerperal:
- Endometrite/endomiometrite.
- Anexite.
- Peritonite.
- Abscessos intracavitários.
- Tromboflebite pélvica séptica.
- Infecções de períneo e vagina.
- Infecções de parede (cesariana).
- Fasceíte necrosante.
- Síndrome de choque tóxico.

Neste capítulo não serão discutidos a sepse e o choque séptico, que serão abordados em outro capítulo deste livro (veja o Capítulo 31).

Endometrite/endomiometrite

- **Endometrite:** é a forma mais frequente de infecção puerperal, surgindo no local de implantação da placenta. O quadro clínico inicia-se em geral do terceiro ao quinto dia pós-parto. O prognóstico é melhor quando surge após o parto transpelvino.

- **Endomiometrite:** o acometimento do miométrio muitas vezes acompanha a endometrite com quadro clínico semelhante ou um pouco mais intenso.

Achados clínicos

A maioria das mulheres apresenta:

- Febre (≥ 38ºC).
- Taquicardia (pulso > 120).
- Útero amolecido e doloroso à mobilização.

Algumas pacientes podem apresentar também lóquios de odor fétido ou purulentos, sangramento aumentado, cefaleia, anorexia e colo pérvio em relação ao esperado para o período do pós-parto. À medida que a infecção progride, ocorre piora dos sintomas anteriores com comprometimento do estado geral, calafrios e hipotensão. Trata-se de causa frequente de íleo paralítico em pós-operatório de cesarianas.

A intensidade e a velocidade da progressão do quadro clínico dependem do tipo de microrganismo envolvido e do momento da inoculação bacteriana (anteparto, intraparto ou pós-parto). Por exemplo, os estreptococos do grupo A estão mais relacionados com quadros com febre alta e início precoce (já no primeiro dia).

Achados laboratoriais

- Presença de leucocitose > 20.000/mm³. Em virtude da leucocitose fisiológica do puerpério, esse se torna um achado de difícil interpretação quando isolado. Analisar em conjunto:
  - Presença de desvio à esquerda (aumento da contagem diferencial de bastonetes; a proporção normal de neutrófilos bastonetes e segmentados – B/S – é de 1/16).
  - Presença de granulações tóxicas grosseiras nos neutrófilos.
- Outros exames: sumário de urina e urocultura (afastar a possibilidade de infecção urinária – cuidados especiais com os lóquios durante a coleta) e lactato (aumentado precocemente em pacientes graves); hemocultura raramente é solicitada em quadros iniciais e apresenta baixa sensibilidade (positividade em apenas 5% a 30% dos casos). As culturas de secreção cervical e vaginal não devem fazer parte da rotina, pois são pouco esclarecedoras e não interferem na terapêutica.

> Todos os profissionais devem manter alto grau de suspeição em relação à sepse, que pode estar presente desde o início do quadro clínico (veja o Capítulo 31).

Exames de imagem

Em geral, a ultrassonografia não faz parte do protocolo inicial, sendo utilizada para afastar a presença de abscessos e formas complicadas em pacientes que não respondem bem ao tratamento. Além disso, não existem achados ultrassonográficos específicos que possam ser associados à infecção. Para a interpretação deve ser levada em consideração a clínica da paciente.

Tratamento

O tratamento consiste na instituição oportuna de regime antibiótico de amplo espectro. A Biblioteca Cochrane recentemente revisou a metanálise sobre a escolha antibiótica nos casos de endometrite (2015). Foram incluídos 40 ensaios clínicos, envolvendo 4.240 mulheres. A combinação de clindamicina com gentamicina intravenosa permaneceu como primeira linha antibiótica. O esquema duplo é adotado no CAM-IMIP e é descrito a seguir:

> Clindamicina 1.200mg IV a cada 12 horas
> +
> Gentamicina 120mg IV a cada 12 horas

Vários autores demonstraram que os esquemas com intervalos maiores de administração de clindamicina + gentamicina são tão seguros e eficazes quanto os esquemas clássicos a cada 8 horas, além de melhorar a relação custo-benefício do tratamento. A administração da dose de gentamicina a cada 24 horas deve ser considerada de acordo com a rotina dos serviços. De acordo com as evidências, é desnecessária a complementação com antibióticos por via oral após o término do tratamento intravenoso.

O tratamento é considerado satisfatório quando a paciente permanece afebril por 24 a 48 horas. Observa-se que quase 90% das pacientes apresentam melhora considerável do quadro clínico em 48 a 72 horas. A alta hospitalar é considerada em paciente afebril, com melhora dos sinais e sintomas clínicos e com regressão dos parâmetros leucométricos (monitoramento opcional).

No entanto, se não ocorrer melhora clínica e a febre não regredir em 24 a 48 horas, deve-se reexaminar cuidadosamente a paciente e pesquisar a presença de restos placentários, abscessos de parede ou intracavitários, hematoma e outros locais de infecção não pélvicos. A ultrassonografia endovaginal deve ser solicitada e, diante da suspeita de restos placentários, recomenda-se curetagem uterina. Deve-se prolongar ou mudar o esquema terapêutico de acordo com os achados.

Se a febre ainda persistir e os exames de imagem permanecerem inespecíficos, é grande a possibilidade de trombloflebite pélvica. Recomenda-se acrescentar heparina intravenosa ou subcutânea ao esquema antibiótico em curso e manter vigilância. Se não ocorrerem melhora clínica e desaparecimento da febre em 48 horas após o início da heparina, deve ser aventada a possibilidade de intervenção cirúrgica (laparotomia exploradora).

Anexite

A salpingite é mais frequente do que a ooforite. Pode ocorrer uma simples endossalpingite ou formação de abscesso tubovariano associada a peritonite. Deve ser suspeitada em todas as pacientes que não respondem ao tratamento inicial contra endometrite. Nessa condição, as vias de disseminação podem ser venosas, linfáticas e por contiguidade. As sequelas mais frequentes são a hidrossalpinge e a obstrução tubária, que podem comprometer o futuro reprodutivo da paciente.

O quadro clínico característico consiste em febre elevada (> 39ºC), dor abdominal aguda, principalmente em fossas ilíacas, e discreta defesa abdominal. Ao toque, há sensibilidade importante em anexos, podendo ser palpada uma tumoração anexial. A ultrassonografia é útil para o diagnóstico. Em geral, o tratamento é conservador com antibioticoterapia de amplo espectro (esquema semelhante ao da endometrite por 10 a 14 dias), ficando a cirurgia reservada para os casos de abscesso tubovariano roto. O controle ultrassonográfico é recomendado, mas é a melhora clínica da paciente que define a alta hospitalar, e não o desaparecimento da imagem.

Peritonite

Com frequência, a pelviperitonite é precedida de cesariana e endomiometrite. O quadro clínico é de febre alta (40ºC), dor intensa em baixo ventre e defesa abdominal. O sinal de Blumberg é positivo (dor à descompressão súbita). Em geral, o íleo paralítico é um dos primeiros sinais observados associado à distensão abdominal. Ao toque, verifica-se, além dos sinais clássicos de endometrite, dor intensa à palpação do fundo de saco posterior (pode estar abaulado na presença de coleção purulenta).

Os exames de imagem são fundamentais para a identificação de abscessos. As imagens múltiplas geralmente são associadas a patógenos de alta virulência, como o estreptococo beta-hemolítico. O tratamento da pelviperitonite envolve antibioticoterapia de amplo espectro (esquema duplo) por via intravenosa.

Abscessos intracavitários

A formação de lojas purulentas pode complicar a infecção puerperal. O quadro clínico é de febre, que não cede mesmo com a instituição da antibioticoterapia, dor intensa em baixo ventre e sinais de pelviperitonite ou peritonite generalizada. À ultrassonografia, podem ser visualizadas as coleções em pelve e/ou abdome.

Abscesso de fundo de saco de Douglas

Devem ser efetuadas colpotomia e drenagem, sob analgesia, desde que a paciente apresente bom estado geral, abdome flácido e ruídos hidroaéreos presentes, com loja purulenta isolada e circunscrita à região pélvica.

Abscessos abdominais

A laparotomia está indicada com incisão mediana ampla, identificação e drenagem das lojas purulentas, lavagem e aspiração exaustiva da cavidade abdominal com solução fisiológica. Quando a secreção purulenta é encontrada livre na cavidade, provavelmente ocorreu rotura do abscesso e costuma ser necessário novo momento cirúrgico para nova limpeza. A histerectomia deve ser considerada para melhorar o prognóstico da paciente e a resposta aos antibióticos.

Trombloflebite pélvica séptica

Há dois tipos clínicos geralmente coexistentes:

- Trombose de veia ovariana.
- Trombloflebite pélvica séptica profunda.

Verifica-se febre persistente, apesar de antibioticoterapia adequada e, eventualmente, dor pélvica difusa e mal localizada. A clínica inicialmente é indistinguível da endometrite, porém não há resposta à administração de antibióticos e são frequentes os calafrios, apesar da manutenção de bom estado geral. Em geral, trata-se de um diagnóstico de exclusão. Na maioria das vezes, as manifestações clínicas não se correlacionam com trombos nos exames de imagem (em apenas 20% das pacientes com trombose de veia ovariana, a lesão poderá ser identificada radiograficamente).

Os patógenos mais frequentes são os anaeróbios (*Peptococcus, Peptostreptococcus* e *Bacteroides*). Os principais fatores de risco são o parto cirúrgico e o parto vaginal traumático. As maiores complicações são o envio de êmbolos sépticos e a formação de abscessos à distância (renais, pulmonares etc.).

Tratamento

- Manter esquema antibiótico.
- Acrescentar heparina não fracionada em doses terapêuticas: 10.000UI ou mais, SC, a cada 12 horas; ajustar dose até atingir tempo de tromboplastina parcial ativada (TTPa) entre 1,5 e duas vezes o valor basal

ou 5.000 a 10.000UI IV em *bolus*, seguidas de infusão contínua inicial de 1.000UI/h IV, ajustada até atingir TTPa entre 1,5 e duas vezes o valor basal.

Não existem evidências de que a heparina de baixo peso molecular seja superior à heparina não fracionada no tratamento da tromboflebite pélvica. A escolha deve ser baseada na disponibilidade e na comodidade. Dose sugerida: enoxaparina 1mg/kg SC a cada 12 horas.

Em geral, ocorre rápida melhora clínica. O tratamento deve ser mantido por até 48 horas após o desaparecimento da febre. Se existir comprovação dos trombos em exames de imagem, confirmando o envolvimento extenso dos vasos pélvicos, recomenda-se a manutenção da terapêutica por até 6 semanas (considerar troca para anticoagulante oral – varfarina).

Infecções de períneo e vagina

Fatores de risco

- Episiotomia: procedimento em desuso na obstetrícia atual.
- Deiscência de episiotomia.
- Lacerações extensas.
- Partos traumáticos.

Achados clínicos

- Dor na episiotomia (sintoma mais comum e achado mais precoce).
- Drenagem espontânea é frequente.
- Deiscência da ferida.

Exames complementares

Normalmente não são necessários.

Tratamento

- Hospitalização pode ser necessária nos casos mais graves, quando é grande a extensão da infecção.
- Exploração da ferida: abrir, drenar e lavar exaustivamente com soro fisiológico.
- Realizar exame vaginorretal para excluir a possibilidade de formação de fístula retovaginal e avaliar a integridade do esfíncter.
- Curativo diário.
- Antibioticoterapia: avaliar a necessidade em infecções extensas.
- Aguardar a cicatrização por segunda intenção.
- Alta hospitalar com tecido de granulação presente.

Infecção de parede (cesariana)

Normalmente, manifesta-se do quarto ao sétimo dia de pós-operatório e os agentes etiológicos comuns são da microbiota cervicovaginal ou ainda *Staphylococcus epidermidis* ou *aureus*, *Escherichia coli* e *Proteus mirabilis*.

Fatores de risco

- Obesidade.
- Diabetes.
- Hospitalização prolongada antes da cesariana.
- Amniorrexe prolongada.
- Corioamnionite.
- Endomiometrite.
- Trabalho de parto prolongado.
- Cesariana de emergência.
- Imunossupressão.

Achados clínicos

- Eritema e hipertermia da ferida operatória (podem ser achados tardios).
- Drenagem de conteúdo purulento (tardia).
- Febre sem causa aparente (quarto ao quinto dia de pós-operatório).

Tratamento

- Hospitalização.
- Abertura, exploração, limpeza e drenagem da ferida operatória. Deverá ser realizada sempre em ambiente cirúrgico em virtude da possibilidade de comprometimento da fáscia aponeurótica.
- Inicialmente, abrir a incisão cutânea e explorar o tecido subcutâneo e possíveis lojas purulentas. Determinar se a aponeurose está aberta e se há drenagem através da aponeurose ou outras evidências de abscesso subaponeurótico. Nesse caso, prosseguir com a dissecção até a fáscia, debridando o tecido necrosado, reavivando os bordos da ferida e lavando continuamente com solução salina.
- Anestesia geralmente não é necessária nos casos de lojas pequenas, em que a fáscia está intacta e não há abscesso subaponeurótico; explorações extensas e mais profundas exigem sedação (anestesia geral intravenosa).
- No CAM-IMIP preconiza-se a cicatrização por segunda intenção, mas existem alguns estudos que relatam bons resultados com a sutura tardia, principalmente quando a área aberta é extensa e a infecção foi completamente debelada (tecido de granulação presente em toda a extensão da ferida).
- Não é necessária antibioticoterapia sistêmica, salvo em casos selecionados: celulite extensa coexistente ou ausência de melhora clínica 24 horas depois da drenagem ou coexistência com endometrite.
- Avaliação clínica: depois da drenagem, a febre costuma desaparecer no período de 12 a 24 horas.

Curativos

- Podem ser realizados com compressas ou gazes embebidas em solução salina, preenchendo a abertura da ferida, e cobertas por gazes secas. A troca frequente do curativo é benéfica, pois promove uma espécie de debridamento de material necrótico (que fica aderido às gazes ou compressas). A quantidade de secreção e a presença de tecido de granulação definem a frequência de troca do curativo e a necessidade de descontinuação da terapêutica.
- Não existem contraindicações ao uso de curativos contendo alginato de prata, hidrocoloides, hidrogel e carvão ativado, que são indicados segundo as características específicas de cada ferida. Em nosso meio, o fator limitante é o custo desses *kits*.

Alta hospitalar

Considerar alta hospitalar quando a ferida apresentar aspecto limpo, com tecido de granulação, já se iniciando a aproximação dos bordos.

Fasceíte necrosante

Forma rara, frequentemente fatal, de infecção de parede que causa destruição fulminante dos tecidos associada a sinais de toxicidade sistêmica, a fasceíte necrosante complica cesarianas e, mais raramente, lacerações extensas após o parto vaginal.

Classificação

- **Tipo I – infecção polimicrobiana:** em geral, são identificados fatores de risco, como diabetes, doença vascular periférica e imunossupressão.
- **Tipo II – causada por estreptococo do grupo A ou outros beta-hemolíticos isolados ou associados (frequentemente *S. aureus*):** normalmente não são identificados fatores de risco ou predisponentes, exceto trauma ou cirurgia recente; pode ocorrer em qualquer indivíduo.

Clínica

A infecção ocorre em tecidos profundos (tecido subcutâneo, fáscia muscular). A pele pode apresentar superficialmente aspecto inicial normal e os músculos geralmente são poupados por causa da grande vascularização (ambiente rico em oxigênio). A crepitação dos tecidos sugere etiologia polimicrobiana.

A área afetada pode estar extremamente dolorosa à palpação e apresentar eritema brilhante sem margens, hipertermia e edema mole, apesar do tecido subcutâneo aparentemente firme. Ocorre progressão do quadro em poucos dias com mudanças na coloração da pele, formação de bolhas e gangrena franca – área já anestesiada pela destruição nervosa periférica. Alguns autores sugerem que a anestesia da pele precede a alteração de coloração e levanta a suspeita de fasceíte.

Em fases avançadas, pode ocorrer síndrome compartimental (indicação de fasciotomia), febre alta, taquicardia e hipotensão. A sepse é frequente.

Tratamento

A abordagem cirúrgica define o diagnóstico e é obrigatória para o tratamento, além da antibioticoterapia ampla e agressiva. São necessários cuidados em unidade intensiva e frequentes reabordagens para retirada de tecido necrótico e extenso debridamento.

Síndrome de choque tóxico

Trata-se de uma manifestação clínica rara associada a estreptococos, estafilococos e *Clostridium* com mortalidade em torno de 10% a 15%. Muitas vezes, a infecção não é aparente e as manifestações sistêmicas são decorrentes da presença de exotoxinas no organismo, o que dificulta o diagnóstico.

De acordo com o microrganismo envolvido, a síndrome deve ser suspeitada na presença dos seguintes achados:

- **Estreptococos do grupo A:** febre alta de início precoce, hipotensão e envolvimento sistêmico (pelo menos um sistema: renal, pulmonar, coagulopatia, *rash* eritematoso com descamação).
- **Estafilococos:** febre alta, hipotensão, descamação (geralmente envolvendo as palmas das mãos e as solas dos pés) e envolvimento sistêmico (pelo menos três sistemas por critérios do Centers for Disease Control and Prevention – CDC). Início precoce – primeiras 24 horas pós-parto.
- *Clostridium*: choque progressivo refratário, hemoconcentração, leucocitose acentuada (> 60.000) e ausência de febre e/ou *rash*. O óbito costuma ocorrer rapidamente. Pode estar relacionado com abortamentos.

Tratamento

O tratamento principal é de suporte, realizado em unidade de terapia intensiva. Se existirem evidências de infecção, iniciar cobertura antibiótica de amplo espectro.

HEMORRAGIAS DO PUERPÉRIO

Ainda hoje, a hemorragia puerperal constitui importante causa de mortalidade materna, formando, ao lado da hipertensão e da infecção, o tripé responsável pela maioria dessas mortes. Exige atenção especial e assistência imediata, uma vez que o tratamento oportuno resolve a grande maioria dos casos, salvando inúmeras vidas.

Classificação

As hemorragias puerperais podem ser classificadas de modo didático, para melhor avaliação da etiologia e individualização do tratamento, em *precoces* e *tardias*. Neste capítulo discutiremos apenas as hemorragias de início tardio:

- **Precoces:** ocorrem nas primeiras 24 horas pós-parto – principalmente causadas por hipotonia uterina, lacerações de trajeto e retenção de fragmentos placentários. Foram objeto de discussão de outros capítulos deste livro (veja os Capítulos 10 e 11).
- **Tardias:** ocorrem após as primeiras 24 horas do parto ou decorridos alguns dias.

Hemorragia puerperal tardia

Pode ser causada por persistência de restos ovulares, infecção puerperal (forma hemorrágica), subinvolução uterina, malformações vasculares, hemorragia uterina disfuncional (puerpério tardio), hematoma puerperal e deiscência de histerorrafia.

Cuidados iniciais

Diante de paciente com hemorragia puerperal tardia de grande intensidade deve-se:

- Solicitar ajuda ao restante da equipe.
- Avaliar o nível de consciência da paciente, perguntar sobre sintomas e alergias e proceder à aferição dos sinais vitais. Outro membro da equipe deve manter os dados registrados em prontuário e verificar quais medicações foram administradas anteriormente à paciente. Colocar a paciente em debúbito dorsal e, se possível, manter a posição de Trendelenburg para aumentar o retorno venoso. Avaliar a necessidade de medidas de reanimação (fornecer oxigênio, 10 a 15 litros/min, por máscara); intubar caso necessário.
- Comunicar-se com os demais membros da equipe e com a paciente em voz alta durante todo o processo.
- Realizar toque vaginal para estimar a perda sanguínea e investigar as condições de contração uterina e dilatação do colo. Avaliar a presença de restos no canal cervical.
- Acesso venoso: jelco 16 ou 14 (ideal) em veia calibrosa. De preferência, mais de um acesso. Iniciar administração de solutos (Ringer ou soro fisiológico aquecidos – 1.000mL abertos). A reposição de líquidos deve ser agressiva, e a reavaliação da paciente deve ser contínua para identificar rapidamente a necessidade de hemotransfusão e sinais de choque hipovolêmico. A conduta detalhada do manejo do choque em pacientes obstétricas encontra-se descrita no Capítulo 31.

- Coletar material para exames laboratoriais (hematócrito, hemoglobina, coagulograma, ionograma, função renal e hepática) e solicitar reserva de sangue com prova cruzada. Os exames devem ser repetidos a cada hora (ideal) para avaliação da progressão do quadro. Sondagem vesical é recomendada para manter a diurese sob vigilância.

Considerações de acordo com a etiologia

Persistência de restos ovulares

Constitui a causa mais comum de hemorragia puerperal tardia. Ao exame, constatam-se subinvolução uterina, dilatação do canal cervical e, ocasionalmente, eliminação de restos de membranas ou cotilédones através do canal cervical. Pode ocasionar infecção puerperal.

Em caso de dúvida diagnóstica e estabilidade hemodinâmica da paciente, pode-se lançar mão de exames de imagem, como a ultrassonografia. No entanto, não existem achados específicos, e os coágulos podem ser confundidos com restos, devendo o resultado ser analisado com muita cautela.

O tratamento consiste na curetagem uterina (usar cureta *romba*), após infusão generosa de ocitócitos (20UI em 500mL de soro, 20 gotas/min) e antibioticoterapia profilática ou, se instalada a infecção, curativa. Recomenda-se estudo histopatológico do material curetado com a finalidade de excluir doença trofoblástica gestacional.

Infecção puerperal

A forma hemorrágica, sem associação com restos placentares, ocorre habitualmente a partir do oitavo dia pós-parto. O tratamento deve ser realizado com ocitocina e antibióticos nos esquemas habituais. A curetagem deve ser realizada em caso de dúvida quanto à presença de restos.

Subinvolução uterina

Com frequência, é associada à presença de restos ovulares. Pode ocorrer sem causa aparente, mantendo-se a loquiação sanguínea abundante. É mais comum após o parto de gestantes com sobredistensão uterina. Ao exame, o volume uterino é maior que o esperado e o canal cervical continua dilatado. O tratamento é realizado com ocitocina (20UI em soro glicosado, 20 gotas/min) e, para garantir a involução a longo prazo, podem ser usados derivados do *ergot* (observar contraindicações) e misoprostol.

Malformações vasculares

Existem relatos de rotura de pseudoaneurismas vasculares como causa de hemorragia tardia no puerpério. Os casos mais graves estão relacionados com as artérias uterinas, e o diagnóstico pode ser confirmado por ultrassonografia ou idealmente por arteriografia. Podem ser tratadas inicialmente com balões intrauterinos e ligaduras vasculares e definitivamente com procedimentos de embolização por radiologia intervencionista ou histerectomia.

Hemorragia uterina disfuncional

Ocorre após o décimo dia do parto (puerpério *tardio*); ao exame, constata-se involução uterina satisfatória (útero intrapélvico, bem contraído). Exames de imagem não evidenciam restos ou outras causas de sangramento (miomas, pólipos etc.). Em geral, o tratamento é realizado com hormônios, mas a curetagem uterina pode ser necessária nos casos mais graves com instabilidade hemodinâmica.

Hematoma puerperal

Pode ocorrer em várias localizações: vulva, vagina, períneo (em decorrência de episiotomias ou lacerações) ou ainda na ferida operatória (após cesariana). A hemorragia pode ser importante, comprometendo o estado geral. Os hematomas pequenos podem ser reabsorvidos, recomendando-se apenas termoterapia e observação. Em hematomas maiores, com risco de infecção ou associados à instabilidade hemodinâmica, a indicação é de drenagem cirúrgica com hemostasia dos vasos sangrantes. Convém avaliar o hematócrito e a hemoglobina com o objetivo de diagnosticar anemia e necessidade de hemotransfusão. Não são recomendados antibióticos de rotina, a menos que se comprove infecção do material drenado.

Deiscência da histerorrafia

Comprovada pelo toque profundo intrauterino ou durante a laparotomia exploradora, a deiscência de histerorrafia é mais comum quando se realiza a sutura uterina com fios inadequados e na presença de infecção. O choque hemorrágico é frequente. O tratamento é cirúrgico com ressecção dos bordos da ferida cirúrgica e nova sutura (idealmente com Vicryl® "0").

DOENÇA TROMBOEMBÓLICA – TROMBOEMBOLISMO VENOSO

A incidência desses eventos aumenta durante a gestação em comparação com populações de mulheres da mesma idade não gestantes. As alterações dos fatores de coagulação (resistência à proteína C a partir do segundo trimestre, diminuição da atividade da proteína S, aumento dos fatores procoagulantes: fibrinogênio, fatores II, VII, VIII, X, XII e XIII), que acontecem a fim de garantir melhor coagulação no parto e diminuição das perdas sanguíneas, e a estase venosa nas extremidades inferiores, causada pela compressão da cava inferior e das veias pélvicas pelo útero em crescimento, proporcionam as condições fisiopatológicas propícias para sua ocorrência.

Estima-se que essa condição complique de 0,5 a 2,2 a cada 1.000 partos. Apesar de esses números representarem um risco absoluto baixo, o tromboembolismo venoso associado à gestação é responsável pelo aumento da morbidade e por um grande percentual de óbitos maternos, especialmente em países com grandes recursos. No puerpério, esse risco é consideravelmente maior (até 22 vezes maior do que fora da gestação), principalmente nas primeiras 3 a 6 semanas.

A prevenção e o manejo desses eventos constituem um desafio para o obstetra, uma vez que a maioria das diretrizes internacionais é fundamentada em estudos observacionais realizados em não gestantes, cujos resultados são extrapolados para uso no período da gravidez e puerpério.

Neste capítulo discutiremos suas formas clínicas mais frequentes: a tromboflebite superficial, a trombose venosa profunda (TVP) e a embolia pulmonar (EP).

Fatores de risco

Segundo o Royal College of Obstetricians and Gynaecologists (RCOG, 2015), todas as gestantes devem passar por uma avaliação de risco para tromboembolismo no início da gestação, e esse procedimento deve ser refeito em caso de internações durante a gestação, periparto e no pós-parto (Quadro 19.3). Recomenda-se ainda discutir abertamente com as gestantes e familiares os riscos e as abordagens individualmente escolhidas em cada momento do ciclo grávido-puerperal (veja o Anexo).

Entre os fatores de risco, a cesariana e a obesidade assumem importância especial em nosso meio por causa da alta prevalência, e a idade materna acima de 35 anos tem se tornado cada vez mais frequente.

Formas clínicas

Tromboflebite superficial – Trombose venosa superficial

Caracterizada pela presença de trombos obstruindo veias superficiais, com presença de reação inflamatória na parede dos vasos e nos tecidos adjacentes. A tromboflebite superficial é mais comum em mulheres com varicosidades importantes em membros inferiores, pois esses vasos podem apresentar alterações morfológicas em sua parede que predispõem à estase e ao desenvolvimento do trombo. Na maioria dos casos, a veia afetada é a safena, mas pode haver adicionalmente tromboflebite dos locais de acesso venoso (membros superiores). Ocorre acometimento do sistema venoso profundo com TVP em até 20% dos casos, e a embolia é uma complicação temida (3% a 33% de associação).

Quadro 19.3 Fatores de risco para tromboembolismo venoso na gestação

Preexistentes
TEV prévio
Trombofilias: hereditárias e adquiridas
Comorbidades: câncer, falência cardíaca, lúpus eritematoso sistêmico ativo, poliartropatia inflamatória ou doença inflamatória intestinal, síndrome nefrótica, diabetes tipo 1 com nefropatia, anemia falciforme, usuários de drogas intravenosas
Idade > 35 anos
Obesidade
Paridade ≥ 3
Tabagismo
Varicosidade (sintomática ou acima do joelho, com flebite associada ou edema ou alterações de pele)
Obstétricos
Pré-eclâmpsia na gestação atual
Gestação múltipla
Cesariana durante o trabalho de parto ou eletiva
Parto vaginal instrumental (versões)
Trabalho de parto prolongado (> 24 horas)
Hemorragia pós-parto (volume calculado > 1 litro ou necessidade de hemotransfusão)
Parto prematuro (gestação atual)
Óbito fetal intrauterino (gestação atual)
Transitórios
Procedimentos cirúrgicos na gestação ou puerpério: apendicectomia, laqueadura tubária pós-parto
Hiperêmese com desidratação
Síndrome de hiperestimulação ovariana (considerar no primeiro trimestre)
Infecção sistêmica com necessidade de antibióticos venosos (pneumonias, pielonefrite, corioamnionite)
Imobilidade (considerar quaisquer admissões hospitalares pré-parto ou pós-natais superiores a 3 dias, quando associadas a outros fatores de risco)
Viagens de longa distância (> 4 horas – avião ou outro meio de transporte)

Fonte: adaptado de RCOG Green-top Guideline No. 37a (2015).
TEV: tromboembolismo venoso.

Quadro clínico

Ao exame físico, apresenta-se como um cordão palpável, quente, doloroso e hiperemiado no curso de uma veia superficial. Pode ocorrer edema apenas local e de tecido subcutâneo. O edema das extremidades e a dor na panturrilha geralmente estão ausentes, exceto se há associação com TVP.

Diagnóstico

Alguns autores defendem o uso sistemático de exames de imagem não invasivos para excluir TVP diante de tromboflebite superficial. O mapeamento dúplex venoso (MD) é a escolha: esse exame associa a imagem ultrassônica em tempo real à análise espectral do ultrassom Doppler e da cor, possibilitando a visualização de vasos, trombos, tecidos vizinhos e a verificação do fluxo sanguíneo em seu interior. No entanto, a visualização do trombo não é obrigatória para o diagnóstico (não existe consenso sobre o custo-benefício de exames seriados nessas condições).

Quando o sistema venoso profundo é acometido, não é possível, através da imagem, definir a cronologia do acometimento (superficial para profundo ou profundo para superficial). Os achados de insuficiência venosa associada são frequentes. O MD possibilita ainda o diagnóstico diferencial com celulite, eritema nodoso, paniculite e linfangite.

Tratamento

O tratamento depende da etiologia, da extensão, da gravidade dos sintomas e de sua associação com outros fenômenos tromboembólicos. Não se utilizam antibióticos como rotina. Recomendam-se as seguintes medidas:

- **Medidas para reduzir a estase e aumentar o fluxo venoso:**
  - **Repouso no leito:** apenas até o início da melhora clínica, que geralmente ocorre em 48 horas. O repouso prolongado predispõe à TVP. Segundo vários autores, durante a deambulação ocorre ativação das bombas da panturrilha e plantar, favorecendo o aumento da velocidade de fluxo e possivelmente o aumento da atividade do sistema fibrinolítico.
  - **Elevação das extremidades:** a posição de Trendelenburg favorece o retorno venoso e a drenagem gravitacional dos membros inferiores, aumentando a atividade fibrinolítica.
  - **Uso de meias elásticas ou compressão:** apesar do baixo custo, não existe consenso sobre os benefícios e riscos. Na fase aguda, pode aumentar a dor e promover mobilização do trombo e embolia.
- **Analgésicos e anti-inflamatórios:**
  - **Termoterapia local:** uso de compressas e bolsas térmicas no trajeto vascular acometido.
  - **Analgésicos:** para alívio da dor.
  - **Diclofenaco gel ou por via oral:** 75mg a cada 12 horas.
- **Anticoagulação:** a decisão deve ser individualizada com base na extensão do acometimento vascular superficial (pior prognóstico quando ≥ 5cm), na localização (pior prognóstico quando acomete a junção safenofemoral independentemente da extensão) e na presença associada de outros fatores de risco para TVP (Quadro 19.3). Segundo alguns autores, a anticoagulação preveniria as recorrências, por causa da ação anti-inflamatória das heparinas, e também as embolias, porém este último benefício não foi demonstrado claramente nos ensaios clínicos realizados até o momento.

Podem ser usadas heparinas não fracionadas (HNF) ou heparinas de baixo peso molecular (HBPM). Não existe consenso sobre as doses; entretanto, doses altas têm sido associadas a melhores respostas.

- **Tratamento cirúrgico:** existe muita discussão sobre os benefícios isolados dos procedimentos cirúrgicos dos vasos acometidos (ligadura da croça, safenectomia e retirada de trajetos trombosados) em virtude da desvantagem de não prevenirem as complicações (embolias). Deverão ser considerados apenas em pacientes complicados com contraindicação à terapia anticoagulante, cuja localização do acometimento seja tecnicamente favorável (para vários autores, o acometimento da junção safenofemoral é uma indicação absoluta).

Trombose venosa profunda (TVP)

A forma clínica mais frequente de TVP é o comprometimento dos membros inferiores. Em cerca de 70% dos casos, o processo se localiza no território ilíaco-femoral. A principal complicação é a embolia pulmonar (EP), mas a longo prazo pode ocorrer insuficiência venosa profunda.

Os sintomas dependem do grau de oclusão vascular e da intensidade do processo inflamatório. Ocasionalmente, o trombo primário passa despercebido e a primeira evidência da doença é a EP. Sem tratamento, a possibilidade de evolução para EP chega a 25%.

Quadro clínico

Como o puerpério é sabidamente um período de elevada incidência, todos os profissionais devem manter alto grau de suspeição clínica.

Anamnese

- Dor na panturrilha que se exacerba com a deambulação.
- Dificuldade ou impossibilidade de deambular. Nas fases mais avançadas, sem tratamento, surgem os pródromos de EP com sensação de receio ou de morte iminente (*impending disaster*).
- Deve-se investigar a existência de episódios anteriores da TEV e a história familiar.

Exame físico

- **Inspeção:**
  - Aumento uniforme do volume da perna.
  - Presença das "veias-sentinela" de Pratt.
  - Comparação da circunferência mínima no nível das panturrilhas e das coxas: a diferença de 3cm ou mais em locais idênticos é significativa.

- **Palpação:**
  - **Sinal de Denek:** dor à palpação profunda da planta do pé.
  - **Sinal de Homans:** dor à dorsoflexão passiva e ativa do pé (é altamente específica, mas pouco sensível).
  - **Sinal de Payr:** dor à palpação profunda da panturrilha.
  - **Palpação da musculatura mais consistente, empastada e dolorosa.**
  - **Sinal de Lowemberg:** dor à insuflação do manguito entre 60 e 150mmHg.
- **Sinais tardios:** edema subcutâneo até o joelho, frio, mole, depressível, indolor, cianose difusa e aumento da temperatura cutânea.

> **Flegmasia cerúlea dolens:** é evento raro. Consiste na trombose extensa illofemoral com colapso circulatório do membro acometido. Apresenta dor de início súbito na coxa, deambulação difícil, edema, cianose, aumento da temperatura e diminuição dos pulsos em todo o membro atingido, gangrena venosa e síndrome compartimental. Associada a alta morbimortalidade quando o diagnóstico é tardio.

Diagnóstico

Impõe-se a confirmação diagnóstica por testes não invasivos (de escolha para a investigação inicial) ou invasivos, uma vez que os achados clínicos podem ser confundidos com o puerpério normal.

Exames de imagem

O primeiro exame a ser realizado é a ultrassonografia dúplex (MD) com compressão (ACOG, 2012; RCOG, 2015):

- **Positivo:** continuar terapêutica.
- **Negativo:** se os achados clínicos forem significativos, a terapêutica deverá ser suspensa, mas o exame repetido com 3 e 7 dias. A técnica seriada de ultrassonografia tem sensibilidade de 94,1% e valor preditivo negativo de 99,5%. Caso o exame seja positivo em qualquer dos dois momentos, a terapêutica deverá ser reiniciada e mantida. Essa estratégia é recomendada pelo RCOG (2015).

> O teste do D-dímero não deve ser solicitado – valor limitado dos resultados para diagnóstico na gestação e puerpério (RCOG, 2015).

> Não devem ser solicitados exames de rastreio para trombofilias antes do tratamento (RCOG, 2015).

Tratamento

Diante da suspeita clínica de TVP, o tratamento com heparina (HNF ou HBPM) deve ser iniciado imediatamente, até que sejam realizados os exames de imagem. Os objetivos são a prevenção de EP e evitar a progressão do trombo, reduzindo, portanto, as sequelas secundárias. As doses e os esquemas recomendados podem ser encontrados no Quadro 19.4. Os dois tipos de heparina são seguros durante a amamentação.

A duração total do tratamento baseia-se em consenso de especialistas e depende do momento do diagnóstico, se na gestação ou no puerpério. Segundo as diretrizes de 2015 do RCOG:

- **Se TVP na gestação:** continuar anticoagulação durante toda a gestação e até 6 semanas pós-parto e até o mínimo de 3 meses no total.
- **Se TVP diagnosticada no puerpério:** no mínimo 3 meses de tratamento.

Recomenda-se reavaliação do risco após esse período e, quando presentes outros fatores além da gestação, o tratamento poderá ser mantido por mais tempo.

Heparina não fracionada (HNF)

- **Mecanismo de ação:** potencialização da atividade da antitrombina III, inibindo assim a atividade da trombina e de outros fatores ativados da coagulação (IXa, Xa, XIa e XIIa).

> O tratamento não afeta o trombo já formado, mas previne sua progressão e torna possível a ocorrência da fibrinólise.

- **Vantagens na gestação e no puerpério:** não atravessa a placenta por causa de seu alto peso molecular (4 a 40.000 dáltons). Altamente eficaz. Efeito de curta duração, podendo ser controlado rapidamente em caso de complicações.
- **Efeitos colaterais:** manifestações hemorrágicas (5% a 10% – podem ser prevenidas com o uso cuidadoso e monitoramento dos parâmetros da coagulação), trombocitopenia, hipersensibilidade e osteoporose (uso prolongado).
- **Complicações neonatais:** estudos bem controlados evidenciam que as complicações previamente descritas (natimortos e partos prematuros) dependem não do uso da heparina, mas das complicações tromboembólicas.
- **Monitoramento:**
  - **TTPa:** deve ser mantido entre 1,5 e 2,5 vezes o valor normal.

- **Contagem de plaquetas:** deve ser realizada a cada 2 ou 3 dias quando a administração ocorrer em puerpério de cesariana.
- **Antagonista:** indicado em sangramentos – sulfato de protamina (cada 1mg antagoniza 100UI de heparina circulante).

Heparina de baixo peso molecular (HBPM)

Cursa com risco menor de complicações hemorrágicas no pós-parto, não exigindo monitoramento intensivo do TTPa, e risco significativamente menor de trombocitopenia. Seu custo mais elevado tem limitado sua utilização em nosso meio. Estudos recentes têm comprovado que a administração em dose única diária também é efetiva no tratamento da TVP, aumentando a comodidade das pacientes.

As pacientes com extremos de peso (< 50 ou > 90kg) devem ter as doses ajustadas (avaliar pico do fator Xa). Como a eliminação da HBPM é realizada por via renal, os pacientes com comprometimento da função renal (taxa de filtração glomerular < 30mL/min) apresentam contraindicação ao uso da medicação.

Terapia anticoagulante oral

Baseia-se no uso de antagonistas da vitamina K (a qual funciona como cofator na síntese dos fatores VII, IX, X e protamina), que atravessam a barreira placentária no primeiro trimestre e provocam malformações (teratogênese entre 6 e 9 semanas): síndrome varfarínica (hipoplasia nasal, condrodisplasia e deficiência intelectual); no segundo e terceiro trimestres, os efeitos colaterais são decorrentes de fenômenos hemorrágicos no concepto. Desse modo, seu uso na gestação é restrito a pacientes com válvulas

Quadro 19.4 Regimes e doses de anticoagulação

HNF	10.000UI ou mais, SC, a cada 12 horas, ajustadas até atingir TTPa entre 1,5 e 2,5 vezes o valor normal 6 horas após a injeção 5.000 a 10.000UI, IV em *bolus*, seguidas de infusão contínua inicial de 1.000 U/h, IV, ajustada até atingir TTPa entre 1,5 e 2,5 vezes o valor normal
HBPM	Enoxaparina: 1mg/kg, SC, a cada 12 horas* Dalteparina: 200UI/kg, SC, a cada 12 horas*
Anticoagulantes pós-parto	Antagonistas da vitamina K, VO, por 4 a 6 semanas, com INR-alvo entre 2 e 3, com sobreposição com HBPM ou HNF enquanto INR < 2 ou mais por 2 dias

*As doses podem precisar de modificações em pacientes com extremos de peso.

SC: injeção subcutânea; VO: via oral; IV: via intravenosa; HNF: heparina não fracionada; HBPM: heparina de baixo peso molecular; TTPa: tempo de tromboplastina parcial ativada; INR: razão normalizada internacional para coagulação.

cardíacas mecânicas e não está indicado para tratamento de TVP (veja o Capítulo 37).

Entretanto, no puerpério, quando a programação terapêutica é a anticoagulação prolongada, esses medicamentos apresentam um perfil posológico mais cômodo para as pacientes e podem substituir as heparinas com segurança. Não interferem na amamentação.

A varfarina deve ser iniciada cerca de 3 dias antes da data proposta para a suspensão da heparina e evitada enquanto houver risco de hemorragia pós-parto. A dosagem inicial é de 10mg/dia durante 2 dias e, a seguir, 5mg/dia. Monitora-se o INR, que deve ser mantido entre 2 e 3 para reajuste da dose. Até o "INR terapêutico" ser atingido, a paciente deverá fazer uso associado de heparina para manter a anticoagulação segura. Deve-se evitar o uso concomitante de ácido acetilsalicílico, anti-inflamatórios e antibióticos, que podem potencializar o efeito anticoagulante, e a dieta deve ser pobre em vitamina K. O antagonista da varfarina é a vitamina K intravenosa.

Medidas adjuvantes

- Repouso no leito com os membros elevados entre 15 e 20 graus, com o tronco em posição horizontal e a cabeça e os ombros apoiados em travesseiros. As pernas devem estar ligeiramente fletidas sobre as coxas.
- Evitar o exercício do membro afetado enquanto durarem os sintomas (dor, edema e febre) da fase aguda (aproximadamente 1 semana), quando então o trombo se torna aderente à parede do vaso. A seguir, insistir na mobilização.
- Estimular a deambulação precoce (com a mobilização e a deambulação, favorece-se o desenvolvimento da circulação venosa colateral).
- Recomendar o uso de meias elásticas de compressão, que reduzem o edema e auxiliam o controle da dor.
- Uso de analgésicos (anti-inflamatórios não hormonais).

> Segundo o RCOG (2015), o uso de filtros de veia cava temporários deve ser considerado em casos de TVP em veia ilíaca (periparto) ou em pacientes com TVP complicada com embolias recorrentes apesar do tratamento anticoagulante.
>
> *Novos anticoagulantes*: devem ser considerados apenas para pacientes alérgicas à heparina ou que desenvolveram trombocitopenia após o uso. Incluem fondaparinux (inibidor seletivo do fator Xa), argatroban (inibidor da trombina) e r-hirudin.

Complicações tardias

A principal complicação é a insuficiência venosa crônica, chamada síndrome pós-trombótica, que causa hipertensão venosa crônica, acentua as varicosidades e ocasiona edema distal, hiperpigmentação e, em casos graves, ulceração da pele. Em geral, a paciente apresenta claudicação intermitente. São fatores de risco independentes: tabagismo, TVP proximal no puerpério, episódio ipsilateral de TVP, obesidade e idade > 33 anos.

As evidências mostram que o uso prolongado de HBPM (> 12 semanas) no pós-parto reduz o risco de síndrome pós-trombótica. Não existem evidências de que o uso de meias compressivas exerça o mesmo efeito.

Embolia pulmonar (EP)

A EP se caracteriza pelo desprendimento do trombo de sua origem vascular e entrada na circulação sanguínea materna, chegando aos pulmões. O evento é fatal em cerca de 50% dos pacientes, com a maioria desses (66%) indo a óbito em 30 minutos. Nos países com grandes recursos, a EP responde por cerca de 30% dos óbitos maternos (um terço das mortes ocorre no período antenatal e dois terços no pós-parto).

Quadro clínico

- **Sintomas e sinais mais frequentes**: dispneia de início abrupto (sintoma mais comum), taquipneia, taquicardia, dor torácica, cianose, tosse e hemoptise, febre e sudorese, fadiga e síncope, sensação de morte iminente.

> A tríade clássica *dispneia, dor torácica* e *hemoptise* só está presente em 25% dos casos de EP.

- **Ausculta cardiopulmonar**: ritmo de galope, hiperfonese da segunda bulha pulmonar e taquicardia sinusal. Ocasionalmente, percebem-se estertores e sibilos à ausculta pulmonar. O atrito pleural é sinal positivo de embolia, mas raramente está presente. Na embolia pulmonar maciça (50% de obstrução da circulação pulmonar) encontram-se sinais de insuficiência cardíaca congestiva: estase jugular, hepatomegalia, proeminência esternal esquerda e desdobramento fino da segunda bulha.

Diagnóstico

Em caso de suspeita de EP, deve-se iniciar de imediato a anticoagulação, que deve ser mantida enquanto se realizam os exames complementares. Convém iniciar pelos exames menos invasivos. Atrasos no diagnóstico são responsáveis pela piora prognóstica e a elevada mortalidade. A Figura 19.2 resume as ações recomendadas.

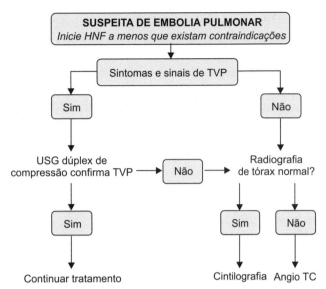

Figura 19.2 Fluxograma diagnóstico diante da suspeita de embolia pulmonar na gestação e no puerpério. (HNF: heparina não fracionada; TVP: trombose venosa profunda; USG: ultrassonografia; Angio TC: angiotomografia.) (Adaptada de RCOG Green-top Guideline No. 37b. Thromboembolic Disease in Pregnancy and the Puerperium: Acute Management. April, 2015.)

De acordo com os sinais clínicos, devem ser solicitados:
- **Eletrocardiograma (ECG):** sinais clínicos, sinais de sobrecarga ventricular direita, depressão do segmento ST, disritmias atriais, desvio do eixo elétrico para a direita, ondas P proeminentes, inversão da onda T e alterações do QRS. O ECG está alterado em 40% dos casos de EP na gestação e no puerpério.
- **Radiografia pulmonar:** elevação do diafragma, derrame pleural, condensações pulmonares, atelectasias de base e alterações vasculares. Pode ser normal em 25% dos casos. O sinal de Hampton é altamente sugestivo de infarto pulmonar, mas é incomum – área de infarto com forma grosseiramente triangular, sem o ápice (cone truncado), o que lhe confere configuração grosseiramente nodular, com base pleural e superfície interna convexa, atribuindo-lhe o aspecto de "corcova". Deve ser realizada antes dos exames de perfusão, pois auxilia a interpretação desses exames.

> Segundo o RCOG (2015), se a paciente com suspeita de EP apresentar também sinais e sintomas para TVP, deve-se realizar ultrassonografia dúplex de compressão bilateralmente nos membros inferiores. Caso positiva para TVP, os exames invasivos se tornam desnecessários e a terapêutica deve ser continuada.

- **Cintilografia pulmonar (ventilação/perfusão):** pode confirmar o diagnóstico, indicar a extensão do processo e auxiliar o monitoramento terapêutico: teste normal/baixa probabilidade exclui o diagnóstico, enquanto teste com alta probabilidade é confirmatório (sensibilidade de 56% a 96%). Na gravidez, deve ser realizada com os devidos cuidados de proteção fetal (existe relato de risco absoluto baixo de neoplasia na infância).
- **Angiotomografia computadorizada:** teste muito sensível e específico que envolve menor quantidade de radiação. Deve ser realizada nos casos em que a cintilografia não está disponível ou apresentou resultado indeterminado. Se a radiografia de tórax apresentou resultado alterado, esse exame é preferível à cintilografia. Não há consenso sobre o aumento do risco de câncer de mama nas pacientes submetidas ao exame.

Tratamento

O tratamento da EP se fundamenta nas terapias anticoagulante e trombolítica/cirúrgica. Recomenda-se que os serviços desenvolvam protocolos locais e treinamentos dos profissionais com o intuito de acelerar as ações diante da emergência. Inicia-se pelas manobras habituais de reanimação: ABC (chamar ajuda e assegurar vias aéreas, respiração e circulação).

Terapia anticoagulante

A terapia anticoagulante deve ser sempre iniciada quando há suspeita diagnóstica e interrompida se a EP for excluída. Nos casos de colapso circulatório, comprometimento cardíaco e choque, a escolha é pela HNF em razão do início rápido de ação (veja o Quadro 19.4 para doses). Convém continuar com o controle do TTPa a cada 4 a 6 horas, visando mantê-lo entre 1,5 e 2,5 vezes o valor normal. As demais medidas são semelhantes às adotadas para o tratamento da TVP, já discutido neste capítulo.

Terapia trombolítica e cirúrgica

Mais efetiva que a terapia anticoagulante em restaurar a estabilidade hemodinâmica da paciente, apesar de os estudos não comprovarem melhora na sobrevida a longo prazo, a terapia trombolítica e cirúrgica está reservada para os casos graves em virtude do risco de complicações hemorrágicas. O custo é alto.

Ações:
- Lise do trombo na circulação pulmonar e sistêmica.
- Efeito anticoagulante secundário.
- Acelera a resolução do êmbolo pulmonar.
- Diminui a pressão arterial pulmonar e a pressão no coração direito.
- Melhora a função ventricular direita e esquerda.

Em casos de embolias recorrentes ou TVP refratária ao tratamento anticoagulante, recomenda-se a colocação de filtro temporário de veia cava. A trombectomia é uma medida salvadora de exceção quando os demais tratamentos falharam.

Prevenção da doença tromboembólica na gestação e no puerpério

Medidas gerais

- Avaliar fatores de risco no início da gestação e em caso de internação durante a gestação, periparto e no pós--parto e realizar profilaxia de acordo com indicações (veja o Anexo).
- Nas gestantes de risco, recomendar a adoção do decúbito lateral esquerdo, evitando o decúbito dorsal, que favorece a estase venosa.
- Em pacientes com imobilização prolongada, movimentar ativa e passivamente os membros inferiores.
- Elevar membros inferiores.
- Evitar o traumatismo obstétrico e o trabalho de parto prolongado.
- Prevenir a hemorragia pós-parto (que favorece a hemoconcentração).
- Deambulação precoce no puerpério.

LEITURA RECOMENDADA

Bates SM, Middeldorp S, Rodger M, James AH, Greer I. Guidance for the treatment and prevention of obstetric-associated venous thromboembolism. Journal of Thrombosis and Thrombolysis 2016; 41:92-128.

Mackeen AD, Packard RE, Ota E, Speer L. Antibiotic regimens for postpartum endometritis. Cochrane Database of Systematic Reviews 2015, Issue 2. Art. No.: CD001067.

Martins Filho ED et al. Perfil epidemiológico e clínico de pacientes admitidas com diagnóstico de sepse puerperal de origem pélvica em uma UTI obstétrica no Nordeste do Brasil. Revista Brasileira de Saúde Materno-infantil IMIP 2010; 10(4):469-475.

RCOG Green-top Guideline No. 37a. Reducing the Risk of Venous Thromboembolism during Pregnancy and the Puerperium. April 2015. Disponível em: https://www.rcog.org.uk/en/guidelines-research-services/guidelines/gtg37a/. Acesso em: 6 de agosto de 2017.

RCOG Green-top Guideline No. 64b. Bacterial Sepsis following Pregnancy. Abril 2012. Disponível em: https://www.rcog.org.uk/en/guidelines-research-services/guidelines/gtg64b/. Acesso em: 6 de agosto de 2017.

RCOG Green-top Guideline No. 37b. Thromboembolic Disease in Pregnancy and the Puerperium: Acute Management. April 2015. Disponível em: https://www.rcog.org.uk/en/guidelines-research-services/guidelines/gtg37b/. Acesso em: 6 de agosto de 2017.

ANEXO

Avaliação de risco para tromboembolismo (Adaptado de RCOG-2015)

- Se escore total ≥ 4 antes do parto, considerar tromboprofilaxia a partir do primeiro trimestre.
- Se escore total 3 antes do parto, considerar tromboprofilaxia a partir de 28 semanas.
- Se escore total ≥ 2 pós-natal, considerar tromboprofilaxia por pelo menos 10 dias.

- Se internamento em hospital antes do parto, considerar tromboprofilaxia.
- Se internamento prolongado (≥ 3 dias) ou readmissões no puerpério, considerar tromboprofilaxia.

Para as pacientes com risco de sangramento identificado, a avaliação dos riscos e benefícios deve ser realizada com o auxílio de um hematologista especialista em trombose e sangramento na gestação.

Fatores de risco para tromboembolismo	
Preexistentes	**Escore**
Tromboembolismo venoso prévio (exceto evento único relacionado com cirurgia de grande porte)	4
Tromboembolismo venoso prévio (evento único relacionado com cirugia de grande porte)	3
Diagnóstico de trombofilia de alto risco	3
Comorbidades: câncer, falência cardíaca, lúpus eritematoso sistêmico ativo, poliartropatia inflamatória ou doença inflamatória intestinal, síndrome nefrótica, diabetes tipo 1 com nefropatia, anemia falciforme, usuário de drogas intravenosas	3
História familiar de tromboembolismo venoso idiopático ou relacionado com estrogênio em parente de primeiro grau	1
Diagnóstico de trombofilia de baixo risco sem tromboembolismo venoso	1a
Idade > 35 anos	1
Obesidade	1 ou 2b
Paridade ≥ 3	1
Tabagismo	1
Grandes veias varicosas	1
Obstétricos	
Pré-eclâmpsia na gestação atual	1
Procedimentos de reprodução assistida/fertilização *in vitro* (somente antenatal)	1
Gestação múltipla	1
Cesariana durante o trabalho de parto	2
Cesariana eletiva	1
Parto vaginal cirúrgico ou rotações	1
Trabalho de parto prolongado (> 24 horas)	1
Hemorragia pós-parto (> 1 litro ou transfusão)	1
Parto prematuro < 37 semanas – atual gestação	1
Feto morto – atual gestação	1
Transitórios	
Qualquer procedimento cirúrgico na gestação ou no puerpério, exceto reparo imediato do períneo (por exemplo, apendicectomia, esterilização pós-parto)	3
Hiperêmese	3
Síndrome de hiperestimulação ovariana (somente no primeiro trimestre)	4
Infecção sistêmica atual	1
Imobilização, desidratação	1

a: se a trombofilia de baixo risco houver sido diagnosticada em uma mulher com história familiar de tromboembolismo venoso em parente de primeiro grau, a tromboprofilaxia pós-parto deve ser continuada durante 6 semanas; b: IMC ≥ 30 = 1; IMC ≥ 40 = 2.

SEÇÃO IV

PATOLOGIAS DA GESTAÇÃO

20 Abortamento, 179

21 Gravidez ectópica, 189

22 Doenças trofoblásticas gestacionais, 195

23 Hiperêmese gravídica, 203

24 Distúrbios do líquido amniótico, 206

25 Amniorrexe prematura, 216

26 Trabalho de parto prematuro e prematuridade, 225

27 Gravidez gemelar, 237

28 Gestação pós-termo, 247

29 Restrição do crescimento intrauterino, 252

30 Hemorragias do terceiro trimestre, 261

31 Choque em obstetrícia, 272

32 Distúrbios hipertensivos e gestação, 285

33 Diabetes e gestação, 302

34 Trombofilias, 317

35 Infecção do trato urinário, 327

36 Doença hemolítica perinatal, 333

37 Cardiopatias e gestação, 341

38 Anemias, 358

20 Abortamento

INTRODUÇÃO

As definições de abortamento variam. Para a Organização Mundial da Saúde (OMS), e também para o National Center for Health Statistics e o Centers for Disease Control and Prevention (CDC), aborto consiste na interrupção da gravidez antes de 20 semanas *ou* peso fetal de nascimento < 500 gramas. Em seu último manual para o preenchimento de Declarações de Óbito (DO) de 2011, o Ministério da Saúde define abortamento como a expulsão ou a extração de um produto da concepção sem sinais de vida, com < 500 gramas *e/ou* estatura ≤ 25cm *ou* < 22 semanas de gestação. Nessas condições, a emissão de DO é facultativa e somente deve ser feita pelo médico para atender a solicitação da família.

A incidência de abortamentos clínicos oscila entre 10% e 15% das gestações, enquanto os subclínicos, antes do diagnóstico de gestação, correspondem a 8% (possivelmente subestimados). Costuma-se classificar o aborto como precoce quando ocorre antes de 13 semanas da gravidez (cerca de 80% dos casos) e tardio quando se dá entre 13 e 22 semanas.

Serão consideradas neste capítulo as seguintes entidades clínicas: ameaça de abortamento, abortamento inevitável, abortamento incompleto, abortamento completo, abortamento retido, abortamento infectado, abortamento terapêutico e abortamento habitual (com ênfase para a insuficiência cervical).

FATORES DE RISCO PARA O ABORTAMENTO

- Anomalias cromossômicas fetais.
- Idade materna.
- História prévia de abortamento espontâneo.
- Infecções durante a gestação.
- Doenças maternas crônicas descompensadas: *diabetes mellitus*, doença celíaca e tireoidopatias.
- Desnutrição materna.
- Obesidade mórbida.
- Consumo de cocaína durante a gestação.
- Consumo "pesado" de algumas substâncias legais durante a gestação: café e álcool.
- Anormalidades estruturais uterinas.
- Trombofilias hereditárias – síndrome de anticorpos antifosfolípides.
- Procedimentos invasivos – biópsia de vilo.

AMEAÇA DE ABORTAMENTO

A dor e o sangramento são queixas muito comuns em emergências obstétricas, mesmo em pacientes que desconhecem a gestação. Presume-se a ameaça de abortamento quando antes de 20 semanas de gestação a mulher apresenta sangramento uterino, acompanhado ou não de cólicas, e colo fechado. A duração do sangramento é variável, podendo persistir por vários dias. Ocorre em cerca de 40% de todas as gestações e acredita-se que o risco de progressão para abortamento é de 50% (risco menor se a atividade cardíaca fetal já tiver sido identificada). Para as gestações que evoluem, existem evidências de uma incidência maior de algumas complicações: placenta prévia, rotura prematura de membranas, parto prematuro, baixo peso ao nascer, cesariana e morte fetal e neonatal. Convém realizar diagnóstico diferencial com o sangramento fisiológico da implantação (evidenciado geralmente no período esperado para a menstruação subsequente).

179

Diagnóstico clínico

- **Hemorragia:** de pequena a moderada intensidade, sangramento tipo "borra de café" ou vermelho-vivo, com ou sem cólicas.
- **Dor (cólicas):** de intensidade variável, normalmente pouco intensa, podendo preceder ou suceder o sangramento.
- **Exame especular:** necessário para afastar as causas *ginecológicas* do sangramento (tumores, pólipos, cervicite etc.) coincidentes com a gestação. Observar principalmente se o sangramento flui ou não pelo orifício cervical externo (OCE) e registrar sua intensidade.
- **Toque vaginal:** o colo do útero encontra-se fechado, com o orifício cervical interno (OCI) impérvio e o útero de dimensões compatíveis com a idade gestacional estimada pela amenorreia.
- **Exames complementares**
- **Dosagem de β-HCG:** deve ser solicitada para confirmar a gestação em pacientes que ainda não iniciaram o pré-natal. Uma única dosagem não pode ser utilizada como fator preditivo do prognóstico.
- **Dosagem de progesterona:** não deve ser solicitada de rotina na avaliação de ameaça de abortamento (valores < 5ng/mL indicam gestação inviável).
- **Ultrassonografia (USG) obstétrica:** para ameaças de abortamento, não é um procedimento de urgência, mas deverá ser solicitada em todos os casos com a finalidade de atestar a presença do embrião com batimentos cardíacos positivos no interior da cavidade uterina (ou outros achados de acordo com a idade gestacional), além de afastar a possibilidade de ovo cego e de gestação extrauterina, bem como de abortamento incompleto (restos ovulares).

A via endovaginal é preferível porque apresenta maior sensibilidade. Normalmente, por essa via o saco gestacional é visível entre 4 semanas e meia e 5 semanas, a vesícula vitelínica, entre 5 e 6 semanas, e embrião com atividade cardíaca por volta de 6 semanas de atraso menstrual. Pela via abdominal, as estruturas são visualizadas com alguns dias de atraso.

> **Importante!**
> Lembrar da "zona discriminatória": dosagem do β-HCG acima da qual deve ser visualizado o saco gestacional intrauterino para o diagnóstico diferencial com gravidez ectópica (veja o Capítulo 21). No Centro de Atenção à Mulher (CAM) do IMIP, utilizamos o seguinte padrão:
> - **USG endovaginal:** 1.500 a 2.000mUI/mL.
> - **USG abdominal:** 6.000 a 6.500mUI/mL (alguns autores podem utilizar valores menores – em torno de 3.600mUI/mL).

São considerados achados ultrassonográficos preditivos de mau prognóstico: saco gestacional irregular, batimentos cardíacos fetais < 100bpm (com 6 a 7 semanas), presença de hematoma subcoriônico (pior prognóstico: retroplacentário e > 25% do tamanho do saco gestacional). Nessas condições, recomenda-se a repetição dos exames com 7 a 10 dias para acompanhamento.

Conduta

Não é necessária a hospitalização da paciente, a menos que sejam constatados achados ecográficos anormais que indiquem procedimento cirúrgico subsequente. Quando se tratar de hemorragia de vulto com comprometimento hemodinâmico, ainda que a cérvice permaneça fechada, deve ser conduzido como *abortamento inevitável* (veja adiante).

Estão indicadas as seguintes medidas:

1. Avaliação geral da paciente e de suas condições hemodinâmicas, solicitando, se necessário, hematócrito e hemoglobina. Convém solicitar tipagem sanguínea e fator Rh das pacientes que desconhecem sua classificação (possibilidade de isoimunização Rh – dados controversos na literatura sobre o uso de imunoglobulina anti-D quando se trata apenas de ameaça de abortamento) (veja o Capítulo 36).
2. Repouso relativo: enquanto persistirem as cólicas e o sangramento; geralmente é recomendado, mas não há evidências de influência no desfecho.
3. Proscrição do coito: durante o mesmo período.
4. Antiespasmódicos e analgésicos: se vigentes cólicas uterinas.
5. Progesterona via vaginal: maiores concentrações no útero com menores efeitos colaterais. Geralmente na apresentação micronizada, pode ser utilizada até 600 mg/dia. Não existe consenso na literatura sobre a idade gestacional para a interrupção da administração uma vez iniciada.
6. Orientar retorno caso aumente o sangramento ou apareçam novos sintomas, ou ainda se o sangramento persistir após 14 dias.
7. Se o sangramento cessar, a paciente deverá ser encaminhada ao ambulatório de pré-natal para melhor propedêutica e acompanhamento da gestação.

Uma revisão sistemática da Biblioteca Cochrane publicada em 2011 analisou a eficácia e a segurança do uso de progesterona no tratamento das ameaças de abortamento. A metanálise envolveu quatro estudos com 421 participantes e concluiu que o uso de progesterona é efetivo sem aumento do risco de hipertensão, anormalidades do concepto ou hemorragia materna. Os autores advertem que o número de participantes foi pequeno e o poder da conclusão é limitado. Na Biblioteca Cochrane existem ainda três revisões sistemáticas que avaliaram o uso de ervas medicinais chinesas, gonadotrofina coriônica e suplementos vitamínicos no tratamento da ameaça de abortamento. Nenhuma delas apresentou resultados conclusivos até o momento; portanto, essas medidas não são recomendadas.

ABORTAMENTO INEVITÁVEL

Considerada uma condição clínica temporária, o quadro progride para abortamento completo ou incompleto/infectado, dependendo da idade gestacional e das condições clínicas maternas.

Diagnóstico clínico

- **Hemorragia:** moderada ou de vulto, com coágulos, comumente precede a interrupção (costuma ser mais abundante que o sangramento da ameaça de abortamento). Cabe avaliar e manter o registro regular dos sinais vitais e da estabilidade hemodinâmica da paciente.
- **Dor (cólicas):** rítmicas, intermitentes, mais intensas que no quadro de ameaça.
- **Exame especular:** observa-se OCE dilatado, ainda sem exteriorização de material ovular. Registrar em prontuário a intensidade do sangramento.
- **Toque vaginal:** colo aberto (OCI *pérvio*) com presença de material ovular na cavidade uterina. O volume uterino corresponde à data da amenorreia.

Exames complementares

Os exames complementares não são obrigatoriamente necessários para a elucidação diagnóstica. Em caso de hemorragia de grande vulto, convém solicitar hemoglobina e hematócrito e prova cruzada com reserva sanguínea (dois concentrados de hemácias). Seguir as mesmas recomendações sobre a tipagem sanguínea e fator Rh fornecidas para os casos de ameaça de abortamento. Em caso de suspeita de infecção, realizar propedêutica adequada (leucograma) (veja *Abortamento infectado*).

A ultrassonografia poderá ser solicitada nos casos de dúvida entre ameaça de abortamento e abortamento inevitável (por exemplo, dilatação cervical sem sangramento, abertura do OCE sem abertura do OCI etc.). Nos casos de amniorrexe prematura antes de 20 semanas de gestação pode não haver sangramento de grande monta, e uma investigação cuidadosa de sinais e sintomas de infecção deve ser realizada.

Conduta

Segundo as diretrizes do National Institute for Health and Care Excellence (NICE 2012 – CG 154), a conduta deverá ser centrada na mulher, e uma *abordagem expectante* deverá ser oferecida como primeira linha no acompanhamento. Essa abordagem consiste em aguardar de 7 a 14 dias pela definição do quadro clínico, se subsequente abortamento completo ou incompleto, com orientações orais e por escrito de como proceder caso ocorram alterações. A paciente e os familiares devem estar cientes de que a abordagem expectante pode exigir complementação intervencionista em cerca de 45% dos casos.

O *manejo ativo* (medicamentoso ou cirúrgico) deverá ser a escolha imediata na presença de:

- Risco de hemorragia com ameaça à vida (principalmente abortamentos tardios e pacientes com história prévia de coagulopatias).
- Evidências de infecção.
- Paciente sem condições psicológicas de aguardar a progressão espontânea do quadro clínico: história prévia de abortamentos, passado obstétrico ruim etc.

Em um ensaio clínico realizado com 1.200 mulheres (MIST Trial, 2006) com menos de 13 semanas de gravidez e diagnóstico de abortamento, randomizadas para conduta expectante, medicamentosa ou cirúrgica, a incidência de infecção foi baixa (2% a 3%) e a diferença não foi significativa entre os grupos, exceto em relação à necessidade de intervenção posterior (maior no grupo expectante). Em nosso meio, a hospitalização muitas vezes se faz necessária para que o acompanhamento da paciente seja adequado, mesmo durante a conduta expectante. Entretanto, existem relatos de países com mais recursos onde as pacientes com elevado nível de escolaridade são acompanhadas ambulatorialmente com sucesso.

Manejo ativo medicamentoso

O mifepristone, presente em vários protocolos internacionais, isolado ou em associação ao misoprostol, não está disponível para venda no Brasil. Neste capítulo, nos concentraremos nos esquemas medicamentosos que incluem apenas o misoprostol.

O misoprostol é um análogo da prostaglandina E1 que atua no colágeno cervical, causando modificações físico-químicas (amolecimento, apagamento e dilatação). Tem baixo custo, é estável à temperatura ambiente e de fácil administração. Segundo a bula do Prostokos®, único composto autorizado pela Agência Nacional de Vigilância Sanitária (ANVISA) para administração vaginal, a absorção do misoprostol por essa via é mais lenta do que pela via oral, atingindo nível plasmático máximo em torno de 2 horas após a administração. O comprimido deverá ser colocado no fórnice vaginal (fundos de saco laterais da vagina), e a mulher deve ficar deitada durante 30 minutos. A concentração plasmática cai muito lentamente, atingindo níveis equivalentes a 50% da concentração máxima em 4 a 6 horas após a administração vaginal do medicamento. Os efeitos colaterais dependem da dose: náuseas, vômitos, dor abdominal e diarreia ocorrem em 10% a 30% dos casos. Podem ocorrer aumento da temperatura e, em algumas situações, febre (importante assegurar que não é devida à infecção concomitante).

Segundo a FIGO (2012), a presença de cicatriz uterina anterior (cesariana ou outra) não é contraindicação ao uso da medicação no primeiro trimestre para interrupção da gestação. Caso a morte fetal ocorra no segundo ou no terceiro trimestre, a organização ainda recomenda o uso, porém com cautela, reduzindo as doses recomendadas à metade e com vigilância clínica rigorosa.

No Quadro 20.1 encontram-se as doses de misoprostol que devem ser utilizadas para a interrupção da gestação, de acordo com a idade gestacional, recomendadas mais recentemente por entidades como o Ministério da Saúde (2012), a International Federation of Gynecology and Obstetrics (FIGO, 2012) e a OMS (2013).

Manejo ativo cirúrgico

Com base em ensaios randonizados controlados, a OMS e a FIGO recomendam que a aspiração a vácuo intrauterina (manual ou elétrica) seja a técnica de escolha para a interrupção da gravidez que tenha idade gestacional máxima de 12 a 14 semanas. O procedimento pode ser realizado com anestesia geral, sedação com analgesia ou ainda bloqueio paracervical em sistema de *dayclinic* (escolha

fundamentada na disponibilidade e experiência do profissional). Não é necessária a complementação de rotina com curetagem. É obrigatório o uso de profilaxia antibiótica independentemente do risco de doença inflamatória pélvica (veja o Capítulo 13). Apesar dos estímulos governamentais a essa prática, no Brasil a utilização rotineira da aspiração a vácuo nessas condições ainda se encontra limitada aos grandes centros.

Após 14 semanas, recomenda-se a realização de curetagem uterina com esvaziamento da cavidade em ambiente hospitalar com anestesia geral. A OMS (2013) recomenda a preparação prévia do colo para todas as mulheres com idade gestacional acima de 14 semanas que serão submetidas a um esvaziamento cirúrgico. Em nosso meio, o método mais utilizado para preparação do colo é o misoprostol, mas também poderiam ser utilizados dilatadores osmóticos como as laminárias (OMS, 2013). No Quadro 20.2 podem ser vistas as doses recomendadas para o preparo do colo antes do esvaziamento (por aspiração ou curetagem). Atualmente são raras as indicações de dilatação mecânica isolada com velas de Hegar, responsáveis por complicações como perfurações e incompetência istmocervical. Seu uso atualmente está reservado a pacientes com contraindicação ao uso de misoprostol, como na suspeita de neoplasia trofoblástica gestacional ou para a complementação, caso seja necessário, da preparação prévia do colo uterino (nesse caso o trauma é minimizado).

O material ovular retirado deve ser cuidadosamente avaliado quanto ao odor, à quantidade e às características

Quadro 20.1 Doses recomendadas de misoprostol, segundo a idade gestacional, para interrupção medicamentosa da gestação

Idade gestacional	Ministério da Saúde (2012)	FIGO (2012)	OMS (2013)
Até 12 semanas (84 dias)	1ª opção*: 800µg, via vaginal, a cada 12 horas Máximo: 3 doses 2ª opção: 400µg, via vaginal a cada 8 horas Máximo: 3 doses	800µg, via vaginal ou sublingual, a cada 3 horas Máximo: 3 doses	800µg, via vaginal ou sublingual, a cada 3 horas Máximo: 3 doses
> 12 semanas	200µg**, via vaginal, a cada 6 horas Máximo: 4 doses 100µg***, via vaginal, a cada 6 horas Máximo: 4 doses	400µg¶, via vaginal ou sublingual, a cada 3 horas Máximo: 5 doses 200µg**¶, via vaginal, a cada 6 horas Máximo: 4 doses 100µg***¶, via vaginal, a cada 6 horas Máximo: 4 doses	400µg, via vaginal ou sublingual, a cada 3 horas Máximo: 5 doses

*Maior eficácia com expulsão do produto da concepção nas primeiras 24 horas, podendo, em alguns casos, demorar 48 ou 72 horas, sem aumento dos efeitos colaterais.

**Até 17 semanas. Se necessário, repetir 24 horas após a última dose (recomendação presente apenas no protocolo do Ministério da Saúde).

***Esse esquema pode ser utilizado de 18 até 26 semanas. Se necessário, repetir 24 horas após a última dose (recomendação presente apenas no protocolo do Ministério da Saúde).

¶Usar metade da dose em caso de cesariana ou cicatriz uterina anterior.

Quadro 20.2 Doses recomendadas de misoprostol para preparo medicamentoso do colo uterino antes do esvaziamento por aspiração ou curetagem

Ministério da Saúde (2012)	400µg, via vaginal, 3 a 4 horas antes do procedimento
FIGO (2012) e OMS (2013)	400µg, via vaginal, 3 horas antes do procedimento OU sublingual, 2 a 3 horas antes do procedimento

macroscópicas (anotar no prontuário). Logo após, deve ser enviado para exame histopatológico de modo a evidenciar possíveis alterações ou degeneração (hidrópica) e auxiliar o acompanhamento do futuro reprodutivo da paciente (especialmente recomendado para abortamentos de repetição).

Entre as complicações possíveis do manejo ativo cirúrgico, a mais temida pelos obstetras é a perfuração uterina. No entanto, sua ocorrência é rara em condições habituais (< 1% nos procedimentos realizados no segundo trimestre). São considerados fatores de risco para perfuração: presença de infecção, idade gestacional mais avançada e inexperiência do profissional. Outras complicações relatadas são lacerações cervicais, hemorragia, infecção, retenção de restos ovulares e aderências ou sinéquias uterinas (síndrome de Asherman).

Antes da alta hospitalar, que geralmente ocorre em 12 a 24 horas, cabe verificar se há sangramento genital e obrigatoriamente o resultado da classificação sanguínea e do fator Rh. Para fins contraceptivos, o dia do esvaziamento uterino é considerado o primeiro dia do ciclo menstrual. Não há contraindicação ao uso de anticoncepcionais hormonais orais (ACHO), iniciando-se nesse dia. A paciente deve ser orientada a manter repouso por 1 ou 2 semanas, reforçar a higiene pessoal e não introduzir objetos na vagina, como tampões, absorventes internos, gazes ou algodões, retornando ao serviço de saúde caso perceba alterações.

O Royal College of Obstetricians and Gynaecologists (RCOG) desde 2010 recomenda que todas as pacientes assinem termo de consentimento informado antes do esvaziamento uterino cirúrgico. O documento deve conter os benefícios pretendidos com o procedimento, a técnica anestésica a ser utilizada, os riscos frequentes com determinação da gravidade e os procedimentos complementares possíveis em caso de complicações (laparoscopia e laparotomia). O modelo encontra-se disponível gratuitamente em https://www.rcog.org.uk/en/guidelines-research-services/guidelines/consent-advice-10/.

ABORTAMENTO COMPLETO

Os casos de abortamento completo são frequentes quando a interrupção da gestação ocorre antes de 10 semanas. Só a evolução do caso torna possível a confirmação diagnóstica.

Diagnóstico clínico

- **Hemorragia:** comumente cede ou diminui após a expulsão do ovo (saco gestacional completo).
- **Cólicas:** geralmente cessam uma vez expulso o produto conceptual.
- **Toque vaginal:** colo entreaberto logo após a expulsão e a seguir fechado. O volume uterino é menor que o esperado para a idade gestacional.

Exames complementares

- **Ultrassonografia:** geralmente solicitada para confirmação diagnóstica. Os achados são útero "vazio" (ausente o saco gestacional) ou com ecos esparsos, escassos ou moderados (coágulos). Na presença de sangramento persistente, esses ecos devem ser interpretados como sugestivos de restos ovulares.

> **Observação:**
> Se uma gestação intrauterina não havia sido documentada antes, um abortamento completo não poderá ser a única opção diagnóstica. Deverá ser feito diagnóstico diferencial com gravidez ectópica (veja o Capítulo 21) e dosagens seriadas de β-HCG podem ser necessárias (ocorre queda rápida no abortamento completo).

- **Exames laboratoriais:** seguir as mesmas recomendações sobre a tipagem sanguínea e o fator Rh fornecidas para os casos de ameaça de abortamento. Caso a paciente tenha apresentado sangramento por várias horas antes da eliminação, convém solicitar hemoglobina e hematócrito.

Conduta

A evolução costuma ser satisfatória, não exigindo internamento ou esvaziamento cirúrgico (sobretudo em abortamentos precoces com menos de 10 semanas). Na dúvida quanto à persistência de restos ovulares (importante o diagnóstico diferencial com coágulos), convém fazer reavaliação ecográfica. Se houver persistência do sangramento genital, deve-se proceder ao esvaziamento cirúrgico conforme descrito para o abortamento inevitável.

ABORTAMENTO INCOMPLETO

O abortamento incompleto consiste na expulsão parcial do ovo com persistência da hemorragia, sendo mais frequente após a décima semana de gestação (em razão da aderência das vilosidades coriais), constituindo fator predisponente à infecção.

Diagnóstico clínico

- **Hemorragia:** é abundante, intermitente, podendo o sangramento mesclar-se com fragmentos do ovo. Na anamnese, é comum a referência à expulsão de "massa" ou "pedaço de carne". Nos abortamentos tardios, a paciente pode informar a eliminação do concepto.
- **Dor (cólicas):** de moderada a forte intensidade, persistente.
- **Toque vaginal:** colo entreaberto, por vezes possibilitando a identificação de massa intracavitária ou restos no canal. O útero apresenta aumento menor de volume que o correspondente à idade gestacional, porém maior que no abortamento completo.

Exames complementares

- **Ultrassonografia:** não é necessária, exceto quando persistem dúvidas se o abortamento foi completo ou não (por exemplo, colo fechado após eliminação do embrião ou do saco gestacional). Quando se tratar de abortamento *incompleto*, podem ser observados ecos intrauterinos agrupados (restos ovulares).
- **Exames laboratoriais:** seguir as mesmas recomendações sobre a tipagem sanguínea e o fator Rh adotadas nos casos de ameaça de abortamento. Em casos de sangramento abundante, recomenda-se solicitar hemoglobina e hematócrito, prova cruzada e reserva de 2UI de concentrado de hemácias.

Conduta

Podem ser utilizadas as mesmas abordagens já descritas para o abortamento inevitável (abordagem expectante, manejo ativo medicamentoso ou ativo cirúrgico) com eficácia semelhante. A decisão deve ser fundamentada nas condições clínicas da mulher e em suas preferências pessoais (a abordagem expectante pode ser mais demorada).

Se o tamanho do útero no momento do tratamento for equivalente a uma gravidez de 13 semanas ou menos e a escolha recair sobre o manejo ativo, recomenda-se:

- Misoprostol em dose única:
  - 600μg VO ou 400μg SL (FIGO, 2012; OMS, 2013)
  - 800 ou 600μg VO ou via vaginal (NICE, 2012)
    OU
- Aspiração a vácuo (veja descrição em *Abortamento inevitável*).

A Biblioteca Cochrane publicou em 2010 uma revisão sistemática que comparava a segurança e a efetividade dos métodos cirúrgicos disponíveis para o tratamento do abortamento incompleto (aspiração *versus* curetagem). Foram incluídos dois ensaios clínicos, envolvendo 550 mulheres. A aspiração a vácuo teve significativamente menores sangramento, tempo de realização e dor associada ao procedimento, com raras complicações. Os autores ressaltam que um número maior de pacientes na revisão poderia levar à detecção de outras diferenças entre os dois métodos.

ABORTAMENTO RETIDO

O aborto retido pode ou não ser precedido por quadro de ameaça de abortamento. Costuma ser um achado ultrassonográfico. Ocorre regressão dos sinais e sintomas gravídicos, não prosseguindo, ou mesmo diminuindo, o aumento do abdome. Os distúrbios da coagulação (hipofibrinogenemia) associados a essa condição são raros.

Diagnóstico clínico

- **Hemorragia:** inexistente ou é escassa. Não se verificam cólicas uterinas.
- **Toque vaginal:** colo fechado, volume uterino correspondente à idade gestacional esperada ou menor.

Exames complementares

- **Ultrassonografia:** podem ser encontrados: eco fetal, mas ausência de batimentos cardíacos (morte fetal); o útero ainda pode conter o ovo, às vezes com sinais de degeneração, assim como a ecografia pode revelar gravidez anembrionada (*ovo cego*). Recentemente, um estudo prospectivo observacional multicêntrico validou e atualizou as diretrizes existentes sobre os pontos de corte ultrassonográficos (Preislere e cols., 2015). Em uma única ultrassonografia, um saco gestacional vazio ≥ 25mm é 100% específico de gravidez anembrionada, do mesmo modo que, se na avaliação inicial o embrião não apresenta batimentos cardíacos e assim permanece em ultrassonografias repetidas após ≥ 7 dias, é 100% específico de abortamento.
- **Exames laboratoriais:** seguir as mesmas recomendações sobre a tipagem sanguínea e o fator Rh adotadas nos casos de ameaça de abortamento.

Conduta

Como descrito anteriormente, a escolha do tratamento deve ser centrada na mulher. A abordagem expectante e o manejo ativo medicamentoso ou cirúrgico podem ser sugeridos pelos assistentes (convém lembrar dos riscos da conduta cirúrgica e do tempo provavelmente maior que vai ser empregado na abordagem expectante). Segundo vários autores, a maioria das pacientes escolhe o manejo ativo após o diagnóstico.

Com relação ao manejo medicamentoso, a OMS, a FIGO e o Ministério da Saúde não apresentam recomendações especiais em relação às doses de misoprostol; portanto, devem ser usadas as mesmas doses descritas para os casos de abortamento inevitável (Quadro 20.1). Entretanto, o NICE (2012) recomenda que sejam usados 800µg de misoprostol em dose única (se a paciente não aceitar a via vaginal, optar por sublingual). O manejo ativo cirúrgico já foi descrito em *Abortamento inevitável*.

ABORTAMENTO INFECTADO

Raramente ocorre abortamento infectado em países onde o abortamento é legalizado e realizado de maneira segura de acordo com protocolos definidos (OMS, 2013). Desse modo, na maioria das vezes, é consequente à interrupção provocada da gestação, quando realizada em más condições técnicas pela manipulação instrumental intracavitária (sondas, curetagem sem cuidados de antissepsia etc.). Tem grande importância epidemiológica, uma vez que gera altos custos aos sistemas de saúde e contribui substancialmente para o incremento das taxas de mortalidade materna. Estima-se que uma em cada oito mortes maternas esteja relacionada com abortamentos inseguros. Esses dados provavelmente são subnotificados em razão do grande estigma que envolve essa prática em países onde o procedimento não é legalizado.

Com frequência, a etiologia da infecção é polimicrobiana (associação a anaeróbios), tendo em vista a microbiota bacteriana existente nos sistemas genital e intestinal: cocos anaeróbios, *E. coli* e *Clostridium perfringens* ou *welchii*. A utilização de profilaxia antibiótica antes de intervenções cirúrgicas para esvaziamento uterino reduz sua incidência pela metade.

Diagnóstico clínico

Os profissionais envolvidos no atendimento de pacientes em condições de abortamento devem estar alertas aos sinais precoces de sepse (discutidos com mais detalhes no Capítulo 31) em geral decorrentes da infecção por gram-negativos (*Escherichia coli*) ou, menos comumente, por *Clostridium perfringens* e *Bacteroides*.

Os achados clínicos são semelhantes aos encontrados em pacientes com endometrite por outras causas. São comuns:

- **Hemorragia:** geralmente discreta, de odor fétido, mesclada a fragmentos de ovo, podendo associar-se a corrimento sanioso amarelo-esverdeado.

- **Dor (tipo cólica, intermitente ou contínua):** de moderada ou grande intensidade.
- **Hipertermia (temperatura ≥ 38°C):** atenção para os casos de infecção por *Clostridium* (pacientes geralmente afebris).
- **Taquicardia e aumento da frequência respiratória.**
- **Exame especular:** podem ser visualizados restos ovulares se exteriorizando pelo canal cervical ou mesmo secreção purulenta. É importante o registro detalhado em prontuário.
- **Toque vaginal:** vagina com aumento de temperatura, colo pérvio, útero aumentado e amolecido, doloroso à mobilização; presença ou não de restos ovulares no interior da cavidade uterina; fundos de saco e regiões anexiais dolorosos à palpação. Coleções pélvicas podem ser identificadas nos casos avançados (abscessos).
- **Lóquios fétidos:** associação a anaeróbios.
- **Toque retal:** avaliação do comprometimento parametrial (paramétrios empastados, dolorosos).
- **Sinais de peritonite (mais frequentes com a progressão da infecção):** sinais de defesa abdominal.

Exames complementares

- **Laboratoriais:** tipagem sanguínea e VDRL (rotina), hemograma completo, dosagem de lactato (sepse), função renal e dosagem de eletrólitos.
- **Ultrassonografia:** avaliar persistência de restos ovulares, rastrear abscessos.
- **Cultura do canal cervical:** coleta do material que flui através do OCE. Não é realizada de rotina. A terapêutica não deve ser postergada à espera desse resultado.
- **Outros exames:** sugere-se a solicitação de sumário de urina com urocultura para afastar outros possíveis focos de infecção. Hemoculturas: seguir protocolos diante da suspeita de sepse.

Conduta

A internação é mandatória. Diante da suspeita clínica, a terapêutica deve ser instituída rapidamente e não se devem aguardar resultados de exames complementares. Os pontos principais são discutidos a seguir:

1. **Antibioticoterapia:** deve ser de amplo espectro, geralmente semelhante aos esquemas propostos para endometrite de outras causas (veja o Capítulo 19). O esquema utilizado no Centro de Atenção à Mulher do IMIP (CAM-IMIP) é o seguinte: clindamicina 1.200mg IV a cada 12 horas + gentamicina 120mg IV a cada 12 horas durante 72 horas.

   Vários autores demonstraram que os esquemas com intervalos maiores de administração de clindamicina

+ gentamicina são tão seguros e eficazes quanto os esquemas de 8 horas, além de melhorar o custo-benefício do tratamento. A Biblioteca Cochrane recentemente revisou a metanálise sobre a escolha antibiótica nos casos de endometrite (2015). Quarenta ensaios clínicos foram incluídos (envolvendo 4.240 mulheres). A combinação de clindamicina com gentamicina intravenosa permaneceu como primeira linha antibiótica, e o uso de complementação por via oral não foi recomendado (ausência de evidências de benefícios).

Normalmente, as pacientes estão afebris em 24 a 48 horas após o início do antibiótico e o esquema é suspenso após 72 horas. A persistência da febre ou o agravamento de outros sintomas deve alertar a equipe para a possível presença de coleções ou abscessos: o antibiótico deve ser mantido (considerar troca de esquema) e providenciada a avaliação ultrassonográfica.

2. **Esvaziamento uterino:** indicado caso sejam visualizados restos no canal cervical e/ou sangramento persistente ou conforme sugerido por exame ultrassonográfico. Não deve ser realizado na fase aguda do processo, exceto se constatada instabilidade hemodinâmica da paciente. Recomenda-se que seja precedido pela antibioticoterapia (geralmente 2 a 4 horas após o início). Caso o colo esteja fechado, utilizar misoprostol segundo esquema preconizado no Quadro 20.2. O uso de ocitócitos em bomba de infusão contínua durante o esvaziamento uterino é recomendado como profilaxia de perfurações, uma vez que o útero se encontra mais amolecido. O Quadro 20.3 contém a regra de Sica-Blanco, que orienta as dosagens a serem utilizadas de acordo com a idade gestacional.

A presença de abscessos pélvicos ou abdominais geralmente indica a necessidade de abordagem exploradora: laparoscopia ou laparotomia, na dependência de sua sede e extensão e/ou presença de quadro de abdome agudo. Casos mais graves podem culminar em histerectomia (cabe lembrar que postergar esse procedimento diante da piora clínica da paciente pode comprometer o prognóstico final).

Quadro 20.3 Regra de Sica-Blanco para infusão de ocitocina

Regra de Sica-Blanco (de acordo com a idade gestacional determinada pela regra de MacDonald)		
16 a 22 semanas	16 ampolas	
22 a 28 semanas	8 ampolas	
28 a 32 semanas	4 ampolas	Iniciar 8 gotas/min
32 a 36 semanas	2 ampolas	
> 36 semanas	1 ampola	

Observação: regra de MacDonald para cálculo da idade gestacional (em semanas) = AFU $\times$ 8/7.

ABORTAMENTO TERAPÊUTICO

No Brasil, o aborto é proibido, constituindo crime previsto nos artigos 124 e 126 do Código Penal, sendo permitido em duas situações: gestação que apresente risco de morte da gestante e gravidez resultante de estupro (chamado aborto sentimental). Na década de 1990 iniciou-se a prática, partindo da família, de solicitar autorização judicial para o abortamento nos casos de anomalia fetal incompatível com a vida, particularmente anencefalia. Milhares de autorizações extraordinárias foram emitidas por juízes e por membros do Ministério Público. Diante disso, em 2004, a Confederação Nacional dos Trabalhadores na Saúde (CNTS) e o Instituto de Bioética, Direitos Humanos e Gêneros (Anis), entre outras organizações, solicitaram ao Supremo Tribunal Federal (STF) a descriminalização do ato diante de anencefalia com base nos preceitos fundamentais da dignidade da pessoa humana, no princípio da legalidade, liberdade e autonomia da vontade e no direito à saúde. A decisão positiva do STF, tomada em abril de 2012 e detalhada no mês seguinte em resolução do Conselho Federal de Medicina (CFM), autoriza a realização de abortamento terapêutico diante do diagnóstico confirmado de anencefalia e decisão materna. Não há dados oficiais sobre os abortos legais de anencéfalos no Brasil nem sobre o impacto da decisão do Supremo.

O aborto sentimental, previsto em lei para os casos de violência sexual, e suas particularidades serão discutidos no Capítulo 57. Com relação ao abortamento por risco de morte materna, recomenda-se que deve haver a convicção, amparada cientificamente, de que:

- Existe risco de morte materna.
- O risco de morte depende diretamente do curso da gravidez.
- O abortamento faz cessar esse risco iminente.
- O abortamento é um procedimento essencial para salvar a vida da gestante ou é necessário para que se prossiga com o tratamento (por exemplo, radioterapia pélvica).
- O procedimento respeita o artigo 28 do Código de Ética Médica ("Art. 28. Desrespeitar o interesse e a integridade do paciente em qualquer instituição na qual esteja recolhido, independentemente da própria vontade.")

No CAM-IMIP exige-se a prévia definição por Junta Médica, após discussão em reunião geral da Clínica Obstétrica. Os procedimentos dependem da idade gestacional e das condições clínicas da paciente. Em geral, os procedimentos são realizados até 20 semanas de gestação sem acrescentar maiores riscos. Em caso de dúvida quanto à idade gestacional, deve-se recorrer às USG, de preferência realizadas no primeiro trimestre.

O Quadro 20.1 contém as doses de misoprostol que podem ser utilizadas de acordo com a idade gestacional. De modo geral, o procedimento é complementado por aspiração a vácuo (< 12 semanas) ou curetagem. As recomendações sobre o pós-operatório e a alta hospitalar são semelhantes às adotadas nos casos de abortamento espontâneo, respeitando as particularidades da intercorrência clínica materna que motivou o procedimento.

ABORTAMENTO HABITUAL

Também chamado perda gestacional recorrente, o abortamento habitual consiste em três ou mais interrupções sucessivas da gestação, podendo ser primário ou secundário (quando as interrupções são precedidas por gestação normal). Ocorre em aproximadamente 0,5% de todas as gestações. Em geral, a propedêutica do diagnóstico é realizada fora do período gestacional. Alguns autores afirmam que mais de 50% dos casos permanecem sem diagnóstico esclarecido à luz dos recursos atuais e que por essa razão esse é um dos temas mais debatidos entre os especialistas em fertilidade. O risco de perda após dois abortamentos consecutivos é estimado em 17% a 25%, e o risco de perda após três abortamentos consecutivos é de 25% a 46% (maior com o aumento da idade materna).

Diagnóstico

Além de história detalhada e do exame físico, a investigação deve abordar as principais causas:

- **Genéticas:** não se recomenda cariótipo de rotina dos genitores, e sim a avaliação citogenética dos produtos de concepção obtidos após o esvaziamento.
- **Anormalidades uterinas:** o rastreio inicial geralmente é feito com ultrassonografia endovaginal. Histerossonografia, histerossalpingografia, histeroscopia e laparoscopia podem ser recursos adicionais.
- **Infecções:** exame ginecológico para detectar corrimentos (vaginose), além de pesquisa de clamídia e micoplasmas.
- **Trombofilias:** a síndrome de anticorpos antifosfolípides (SAAF) é uma alteração autoimune identificada em 8% a 42% das pacientes com perdas fetais recorrentes. As trombofilias hereditárias (mutação do fator V de Leiden, mutação do gene da protrombina [PT 20210A] e as deficiências de proteína C, proteína S e antitrombina) também são relacionadas com perdas recorrentes. As evidências atuais não apoiam a solicitação rotineira de exames diagnósticos dessas entidades durante o pré-natal. Essa solicitação deve apenas ser motivada por forte história clínica pessoal de abortamento habitual ou familiar.

- **Fatores endócrinos:** devem ser investigados: síndrome de anovulação crônica hiperandrogênica (SACH), antigamente denominada síndrome de ovários policísticos, *diabetes mellitus* e resistência à insulina, tireoidopatias e insuficiências lúteas.
- **Fatores imunológicos:** a fisiopatologia associa a anormalidade da função das células *natural killer* (NK) periféricas e uterinas às perdas gestacionais recorrentes. Alguns autores sugerem ainda uma baixa tolerância materna aos antígenos fetais (sem consenso na literatura sobre a necessidade de rastreio).
- **Fatores masculinos:** inicialmente, convém solicitar espermograma paterno. Existem relatos de que as anormalidades cromossômicas estão presentes em aproximadamente 15% dos homens azoospérmicos contra cerca de 2% daqueles com espermograma normal.

Conduta

A conduta a ser adotada depende da etiologia encontrada durante a investigação.

Insuficiência cervical (IC)

O American College of Obstetricians and Gynecologists (ACOG) define a IC como a incapacidade do colo uterino de reter a gestação no segundo trimestre, na ausência de contrações ou trabalho de parto. Trata-se da causa mais importante e frequente de abortamento tardio e parto prematuro habitual. Incide em 1:1.000 gestações.

Fatores de risco

- História prévia de traumatismo cervical.
- Dilatação com velas de Hegar.
- Tratamento de neoplasia cervical.
- Anormalidades congênitas do colágeno – síndrome de Ehlers-Danlos.
- Anomalias uterinas.
- Exposição intrauterina ao dietilestilbestrol (DES).

Diagnóstico

A história clássica é constituída de perdas sucessivas de conceptos vivos com trabalho de parto geralmente rápido e relativamente indolor; a frequência é maior em multigestas; tendência à interrupção em idade gestacional progressivamente menor com quadro de abortamentos ou partos prematuros (a partir do segundo trimestre).

Atualmente, acredita-se que o diagnóstico de IC não pode ser confirmado (ou excluído) fora da gestação. A avaliação com velas de Hegar, histeroscopia, USG e ressonância magnética seriam apenas diagnósticos de alterações uterinas, que são fatores de risco, e não de insuficiência cervical.

Durante a gestação, o exame físico e os achados ultrassonográficos anormais fecham o diagnóstico. São exemplos: dilatações precoces do colo uterino (2 a 3cm a partir de 14 a 16 semanas), herniação da bolsa das águas através do OCE durante exame especular e comprimento de colo menor que o percentil 10 (25mm) ou imagem "em ponta de lápis" representando a herniação das membranas através do canal endocervical em USG endovaginal. Não existem evidências fortes (metanálises) recomendando que a medida do comprimento do colo deva ser realizada como rastreio em pacientes sem história clínica ou de baixo risco. No entanto, algumas sociedades (ACOG, 2012; FEBRASGO, 2014) recomendam o procedimento de modo oportunístico durante a realização de ultrassonografias no pré-natal.

A presença da bolsa em contato íntimo com a microbiota vaginal é um fator de risco para infecção e rotura (veja o Capítulo 25). A dosagem de fibronectina fetal (fFN) pode ser positiva, mas não está disponível de rotina na maioria dos serviços e não é essencial ao diagnóstico. Os demais exames laboratoriais não costumam estar alterados na presença de IC.

Conduta

A conduta pode ser cirúrgica, quando se utiliza a técnica de MacDonald. O período ideal vai da 12ª à 14ª semana (podendo ser realizada até o final do segundo trimestre, desde que presentes as condições de praticabilidade) (Quadro 20.4).

Durante o procedimento, recomenda-se o uso de bloqueadores dos canais de cálcio para inibição das contrações uterinas (mantendo-os por até 48 horas no pós-operatório) e antibioticoterapia profilática. A paciente deve ser acompanhada em pré-natal de alto risco e orientada a adotar repouso relativo. Normalmente, os fios são seccionados com 37 semanas ou se a paciente retornar em franco trabalho de parto depois de 35 semanas.

Atualmente, o uso de progesterona (vaginal ou intramuscular) tem sido preconizado para complementar o procedimento cirúrgico, ou mesmo para substituí-lo, nas gestações em que a idade gestacional já era avançada no momento do diagnóstico e estavam ausentes as condições de praticabilidade da cerclagem. Uma revisão sistemática publicada em 2013 realizou uma metanálise indireta sobre o uso de progesterona vaginal *versus* cerclagem cervical em mulheres com gestação única e história de parto prematuro anterior para verificar a redução do risco de parto com 32 semanas. Nove estudos foram incluídos (progesterona *versus* placebo [quatro estudos]: total de 158 pacientes; cerclagem *versus* não cerclagem [cinco estudos]: total de 504 pacientes). Os autores concluíram que ambas as condutas reduziram significativamente os partos prematuros < 32 semanas quando comparados com placebo ou com não cerclagem. Não foram encontradas diferenças estatisticamente significativas entre progesterona e cerclagem nos estudos analisados pela metanálise.

Normalmente, recomendam-se também abstinência sexual, repouso relativo com restrição de esforço e limitação de exercícios para as pacientes com diagnóstico de IC. Essas medidas não foram comprovadas por estudos controlados, mas são sacramentadas pela prática clínica.

LEITURA RECOMENDADA

Jeve YB, Davies W. Evidence-based management of recurrent miscarriages. J Hum ReprodSci 2014; 7(3):159-69.

Organização Mundial de Saúde. Abortamento seguro: Orientação técnica e de políticas para sistemas de saúde. 2. ed. 2013.

Preisler J et al. Defining safe criteria to diagnose miscarriage: prospective observational multicentre study. BMJ 2015; 351:h4579.

RCOG. Surgical evacuation of the uterus for early pregnancy loss (Consent Advice No. 10). Disponível em: https://www.rcog.org.uk/en/guide-lines-research-services/guide-lines/consent-advice-10/. Acesso em: 22 de julho de 2017.

Wahabi HA, Fayed AA, Esmaeil SA, Al Zeidan RA. Progestogen for treating threatened miscarriage. Cochrane Database of Systematic Reviews 2011, Issue 12. Art. No.: CD005943.

Quadro 20.4 Condições de praticabilidade para cerclagem cervical – técnica de MacDonald

Dilatação cervical < 4cm
Apagamento < 60%
Ausência de protrusão avançada da bolsa das águas
Bolsa íntegra
Tratamento prévio das infecções vaginais

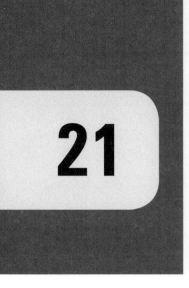

21 Gravidez Ectópica

INTRODUÇÃO

A gravidez ectópica consiste na gestação caracterizada pela implantação do blastocisto fora do endométrio da cavidade uterina. Em geral, decorre do atraso na passagem do oócito fertilizado para a cavidade uterina ou de fatores inerentes ao próprio embrião. Os autores estimam em 1% a 2% sua incidência entre todas as gestações no primeiro trimestre nos EUA, sendo responsável por cerca de 6% das mortes maternas naquele país.

A possibilidade de intervenção precoce melhora o desfecho materno e pode ser atribuída diretamente aos avanços diagnósticos alcançados nos últimos anos: alta sensibilidade e especificidade da dosagem de β-HCG e melhor resolução da ultrassonografia (abdominal, endovaginal e Doppler). Atualmente, a intervenção médica ocorre, na grande maioria dos casos, antes da rotura tubária. No entanto, acredita-se que dois terços das mortes maternas relacionadas com a gravidez ectópica estejam associados à assistência abaixo dos padrões de qualidade internacionalmente recomendados.

LOCALIZAÇÃO

Indiscutivelmente, a localização mais frequente é a trompa (chegando a 98% dos casos), seguida pelas localizações ovariana e abdominal. Além disso, podem ser observados casos de implantação na cérvice ou na cicatriz de cesariana anterior com pior prognóstico, além de casos raros de dois embriões na mesma trompa ou em trompas diferentes. Na trompa, os locais mais frequentes são a região ampular e, em segundo lugar, o istmo (Quadro 21.1).

Independentemente da localização, ocorre resposta endometrial à produção de hormônios e pode ser identificada reação decidual associada ou ainda endométrio proliferativo ou secretor.

A ocorrência espontânea de uma gravidez intrauterina simultaneamente a uma gravidez ectópica é muito rara (1 a cada 30 mil gestações) e é conhecida como *gravidez heterotópica*. Essa associação apresenta aumento de incidência na vigência de estimulação da ovulação para reprodução assistida, podendo atingir uma a cada 7.000 gestações.

EPIDEMIOLOGIA

Em um serviço de emergência, a prevalência de gravidez ectópica entre pacientes com dor e sangramento de primeiro trimestre pode variar de 6% a 16%. Por sua vez, a incidência de gravidez ectópica aumentou consideravelmente no século 20. Esse aumento está consistentemente relacionado com o aumento das infecções sexualmente transmissíveis (IST) e da doença inflamatória pélvica, que ocasiona sequelas funcionais e anatômicas nas tubas. Alguns autores postulam a ocorrência de sazonalidade em países de clima temperado (maior incidência nos meses de junho e dezembro), mas observações semelhantes não foram confirmadas em outros países.

Quadro 21.1 Localizações mais frequentes da gravidez ectópica

Trompa	Incidência
Ampola	70,0%
Istmo	12,0%
Fímbrias	11,0%
Ovário	3,2%
Cornual e intersticial	2,0%
Abdominal	1,3%
Cervical	< 1%

Fonte: adaptado de Bouyer e cols. Sites of ectopic pregnancy: a 10 year population-based study of 1800 cases. Hum Reprod 2002; 17(12):3224230.

FATORES DE RISCO

Os principais fatores relacionados com a gravidez ectópica (tubária) estão listados no Quadro 21.2. Acredita-se que as condições citadas são interdependentes e não devem ser consideradas de modo isolado no aconselhamento das pacientes.

DIAGNÓSTICO

Diagnóstico clínico

Os sinais e os sintomas clássicos de gestação podem estar diminuídos em virtude das baixas concentrações de progesterona, estradiol e gonadotrofina coriônica geralmente verificadas na gravidez ectópica.

Normalmente, os sintomas se iniciam por volta da sexta semana de atraso, mas esse período pode variar e ser mais longo se o saco gestacional estiver em outra localização que não a tuba (abdome, por exemplo). Os sintomas tendem a ser mais exuberantes após a rotura e em decorrência de sangramento.

A precocidade do diagnóstico possibilita resultados melhores quando se adota o tratamento conservador, determinando a diminuição da morbidade e da mortalidade materna.

Quadro 21.2 Fatores de risco da gravidez ectópica

Doença inflamatória pélvica (DIP): salpingite não específica e infecções por clamídia e gonococo aumentam a incidência (especialmente se recorrentes). Após um episódio único, o risco é estimado em até 9% em algumas publicações

Cirurgia tubária prévia (reconstrução e laqueadura tubária): relacionada não só com a técnica cirúrgica utilizada, mas também com as condições funcionais prévias das trompas

Infertilidade: grande número de anormalidades tubárias em mulheres inférteis e uso de medicamentos estimuladores da ovulação (citrato de clomifeno e gonadotrofinas). Quando ocorre após procedimentos de reprodução assistida, são comuns as implantações atípicas (abdominal, cervical, ovariana, heterotópica)

Métodos contraceptivos: relato de aumento da ocorrência após falha de anticoncepcionais somente com progesterona. O DIU não aumenta a incidência de gestações ectópicas, porém em usuárias de DIU que engravidam (falha do método) é maior a probabilidade de a gestação ser ectópica (ou seja, com o uso de DIU com levonorgestrel, uma a cada duas gestações que ocorrem por falha do método é ectópica; com o uso de DIU de cobre, uma a cada 16 gestações que ocorrem por falha do método é ectópica)

Gravidez ectópica anterior: algumas publicações estimam o risco de até 10% relacionado com a anormalidade tubária que ocasionou o primeiro episódio e o tratamento realizado (conservador: 15% de risco de recorrência)

Fumo: aumento do risco quando usado no período pré-concepcional, provavelmente por alterar a mobilidade tubária (dependente da dose) e/ou alterar a imunidade (favorecendo a doença inflamatória pélvica)

DIU: dispositivo intrauterino.

Anamnese

Os sintomas clássicos são dor abdominal, atraso menstrual e sangramento irregular. Cabe lembrar que pode não existir o atraso menstrual. O sangramento genital, por outro lado, tem sensibilidade de 69% e especificidade de menos de 30%, podendo também estar presente em gestações viáveis.

Exame físico

Podem ser encontrados:
- Dor à palpação abdominal e pélvica: não há um padrão patognomônico para a dor, podendo variar quanto à localização e à intensidade.
- Útero de volume menor que o esperado para a idade gestacional na presença de atraso menstrual.
- Palpação de massa anexial ou abaulamento do fundo de saco de Douglas.
- Sangramento genital de intensidade variável.

Outros sinais e sintomas:
- Lipotimia e anemia.
- Dor lombar e escapulalgia: irritação do nervo frênico em virtude da presença de sangue em contato com o diafragma quando a paciente assume decúbito dorsal.
- Abdome agudo: sinais de irritação peritoneal (Blumberg positivo, abdome "em tábua") e choque hipovolêmico – correspondendo ao quadro de gravidez ectópica rota.

A hipótese diagnóstica de gravidez ectópica deve ser aventada em todas as pacientes que apresentem os sinais e sintomas supramencionados, especialmente, mas não obrigatoriamente, se apresentarem fatores de risco (história prévia de DIP ou ectópica, antecedentes de cirurgia tubária, antecedentes de indução da ovulação ou procedimentos de reprodução assistida).

Diante desses achados, os objetivos propedêuticos são:
1. Confirmar gestação.
2. Definir localização e integridade da estrutura que aloja o saco gestacional: geralmente a trompa.
3. Definir estabilidade hemodinâmica da paciente: avaliação rigorosa dos sinais vitais, incluindo avaliação com modificações posturais, o que define a escolha do tratamento.

Diagnóstico complementar

Pode ser realizado por meio de exames laboratoriais, de imagem ou ainda por procedimentos cirúrgicos.

Dosagem de β-HCG

- O hormônio β-HCG é produzido pelo sinciciotrofoblasto, sendo o marcador mais estudado e comumente utilizado para o diagnóstico de gravidez ectópica. Nesses casos, a dosagem é realizada de modo seriado e comparativo.

- Dentro de uma população clinicamente saudável, sem doenças tumorais, os seguintes valores são encontrados por meio de técnicas de radioimunoensaio:
  - **Homem:** 3mUI/mL.
  - **Menacme:** 5mUI/mL.
  - **Menopausa:** 10mUI/mL.
  - **Gestante:** apesar de possíveis variações de cada laboratório, os valores normais esperados estão listados no Quadro 21.3.
- Na gestação normal, a concentração de β-HCG dobra a cada 2 dias (esse aumento deve corresponder pelo menos a 53% em uma gestação viável).
- Diminuições dos valores de β-HCG durante a dosagem seriada são indicativas de gestação em resolução por abortamento completo ou incompleto (ectópico ou tópico).

Dosagem de progesterona

Baixas dosagens de progesterona não devem ser utilizadas como marcadores da gravidez ectópica, apesar de serem preditoras de baixa viabilidade de uma gestação em curso. Seu uso é aceito apenas em combinação com outros testes, e não deve ser rotina.

Ultrassonografia

A ultrassonografia (USG) deve ser realizada precocemente diante da suspeita diagnóstica e repetida caso necessário. A via endovaginal é preferível em razão da maior sensibilidade. Normalmente por essa via, o saco gestacional torna-se visível entre 4 semanas e meia e 5 semanas, a vesícula vitelínica, entre 5 e 6 semanas, e embrião com atividade cardíaca por volta de 6 semanas. Pela via abdominal, as estruturas são visualizadas com alguns dias de atraso.

Os seguintes achados são sugestivos do diagnóstico de gravidez ectópica e devem ser valorizados:

- Endométrio ecogênico com padrão trilaminar e ausência de saco gestacional em gestação confirmada

laboratorialmente (sensibilidade de 38% e especificidade de 94%).

- Visualização do saco gestacional ectópico com presença de embrião ou vesícula vitelina. Nesse caso, deve ser aferido o tamanho (que tem implicações terapêuticas), pois o diagnóstico está confirmado. Convém salientar que um saco gestacional isolado não confirma o diagnóstico, pois podem ocorrer *pseudossacos* em localizações ectópicas mesmo em gestações intrauterinas confirmadas. Os batimentos cardíacos podem ou não estar presentes.
- Visualização de massa mista anexial: achado muito comum e que deve ser associado à dosagem de β-HCG – considerar a repetição do exame em caso de valores abaixo da zona discriminatória.
- Presença de líquido ecogênico na cavidade abdominal (pode indicar sangramento intracavitário): cabe lembrar que uma pequena quantidade de líquido na cavidade abdominal ou no fundo de saco posterior, mesmo que seja sangue, pode ser normal em outras condições, como abortamentos e rotura de cistos ovarianos. Associar sempre esse achado à dosagem de β-HCG e à clínica da paciente (estabilidade hemodinâmica).

Relação entre β-HCG e ultrassonografia

A *zona discriminatória* é uma expressão muito usada para indicar a dosagem do β-HCG acima da qual deve ser visualizado o saco gestacional intrauterino. Apesar de os pontos de corte poderem diferir entre os serviços e serem controversos na literatura, no Centro de Atenção à Mulher (CAM) do IMIP utiliza-se o seguinte padrão:

- **USG endovaginal:** 1.500 a 2.000mUI/mL.
- **USG abdominal:** 6.000 a 6.500mUI/mL (alguns profissionais podem utilizar valores menores, em torno de 3.600mUI/mL).

Em gestações múltiplas, a zona discriminatória será um pouco maior em virtude das concentrações mais altas de gonadotrofina coriônica que normalmente são encontradas, tornando necessário aguardar 2 ou 3 dias extras para visualização do saco gestacional.

Variações na época de visualização do saco gestacional podem ser decorrentes da experiência do examinador e da qualidade do equipamento de USG, além de outros fatores, como a presença de miomas.

Laparoscopia

Esse método invasivo só deve ser usado como recurso diagnóstico de maneira excepcional quando a complementação da dosagem de β-HCG com a USG endovaginal não estabelece o diagnóstico definitivo. Possibilita a

Quadro 21.3 Valores normais de β-HCG esperados para gestação viável

Idade gestacional (semanas)	Média (mUI/mL)	Limites (mUI/mL)
4 a 5	7.400	1.500 a 23.000
5 a 6	32.800	2.400 a 135.500
6 a 7	52.000	10.500 a 161.000
7 a 8	74.000	18.000 a 209.000
8 a 9	100.000	37.500 a 218.000
9 a 10	105.000	42.500 a 219.000
10 a 11	96.000	33.700 a 218.700

visualização direta da trompa, o diagnóstico diferencial com outros distúrbios e também a terapêutica imediata da gravidez ectópica.

Outros métodos e exames auxiliares

- **Culdocentese:** positiva em 90% dos casos de gravidez ectópica rota. O sangue aspirado da cavidade é incoagulável. A punção *negativa* é aquela em que se aspira líquido peritoneal (límpido). A ausência de líquido caracteriza a punção *inconclusiva* (não possibilita nenhuma conclusão diagnóstica). Atualmente, reservada a locais sem possibilidade de realização imediata da USG.
- **Tipagem sanguínea com Rh e prova cruzada:** indicar ou não a necessidade de uso posterior de imunoglobulina humana anti-D como medida de prevenção de isoimunização Rh (veja o Capítulo 36). A prova cruzada deverá ser sempre solicitada, uma vez que, diante de instabilidade hemodinâmica, há a possibilidade de hemotransfusão de urgência. No CAM-IMIP, reserva de sangue (02UI de concentrado de hemácias) é solicitada de rotina para pacientes com diagnóstico suspeito ou confirmado de gravidez ectópica.
- **Hemograma ou dosagem de hemoglobina + hematócrito:** avaliação seriada de anemia.
- **Função renal e hepática:** está indicada quando há possibilidade de tratamento com metotrexato (veja *Tratamento* adiante).
- **Teste luético:** faz parte da rotina do CAM-IMIP em virtude da alta prevalência de sífilis (veja o Capítulo 39).

DIAGNÓSTICO DIFERENCIAL

- Doença inflamatória pélvica.
- Apendicite.
- Torção de tumor ovariano.
- Cisto hemorrágico.
- Abortamento.
- Doenças do trato urinário (infecção do trato urinário, cólica nefrética).
- Neoplasia trofoblástica gestacional.

CONDUTA

As opções de tratamento existentes incluem tratamento expectante, tratamento clínico medicamentoso e cirurgia (laparoscópica ou aberta). O diagnóstico precoce possibilita a utilização de métodos menos invasivos para o tratamento da gravidez ectópica que visam à menor morbidade materna e à preservação do futuro reprodutivo da mulher. A internação é mandatória para manutenção da vigilância

e acompanhamento adequado da paciente. Descreveremos a seguir os principais pontos do protocolo para prenhez tubária utilizado no CAM-IMIP desde 2014 (Figura 21.1)

Tratamento expectante

Recomendado para pacientes com imagem suspeita de gravidez ectópica e níveis baixos de β-HCG (≤ 200mUI/mL) ou decrescentes, o acompanhamento em ambiente hospitalar exige vigilância rigorosa dos sinais vitais, níveis hematimétricos e dosagens seriadas de β-HCG (48 a 72 horas). Em alguns casos pode ter ocorrido abortamento tubário. O quadro clínico é de dor súbita e intensa que tem resolução espontânea e coincide com os níveis decrescentes de β-HCG. A paciente deve ser alertada de que qualquer alteração em sua condição clínica poderá modificar o direcionamento das ações da equipe de saúde. Caso se confirme o abortamento tubário, poderá receber alta para acompanhamento ambulatorial.

Tratamento clínico-medicamentoso

O tratamento clínico-medicamentoso está indicado para as pacientes que desejem preservar a fertilidade e que obrigatoriamente estejam estáveis hemodinamicamente, apresentem gravidez ectópica íntegra e saco gestacional ≤ 3,5cm (ausência de batimentos cardíacos fetais) e com dosagem de β-HCG ≤ 5.000mUI/mL. Deve ser administrado com a anuência da paciente após informação sobre as várias formas de tratamento disponíveis. No caso de pacientes soropositivas para HIV, a utilização da medicação deve ser avaliada por infectologista.

Na literatura, a taxa de sucesso global descrita em mulheres adequadamente selecionadas para o tratamento medicamentoso é de quase 90%.

Metotrexato (MTX)

- Antagonista do ácido fólico, o MTX inibe a síntese espontânea de purinas e pirimidinas, interferindo na síntese de DNA e na multiplicação das células.
- Em doses altas, pode causar supressão medular, hepatotoxicidade aguda e crônica, estomatite, fibrose pulmonar, alopecia e fotossensibilidade.
- Esses efeitos não são comuns em tratamentos muito curtos e podem ser minimizados pela administração de ácido folínico.
- A administração local não é realizada de rotina para gravidez tubária, mas pode ser utilizada para gravidez cervical com resultados melhores do que pela via sistêmica.
- Contraindicado para pacientes com doenças crônicas renais e hepáticas, imunodeficiências, doença pul-

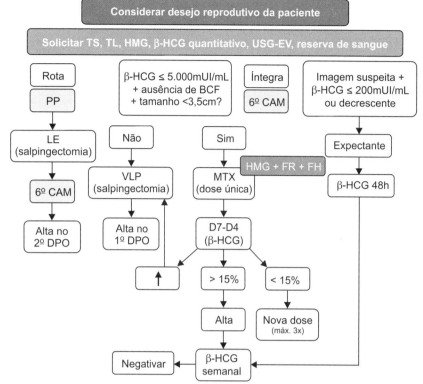

Figura 21.1 Protocolo de conduta em caso de gravidez ectópica tubária (CAM-IMIP, 2014). (TS: tipagem sanguínea, β-HCG: gonadotrofina coriônica; BCF: batimentos cardíacos fetais; TL: teste luético; 6º CAM: unidade de internamento em ginecologia; HGM: hemograma; USG-EV: ultrassonografia endovaginal; FR: função renal; FH: função hepática; PP: bloco cirúrgico; VLP: videolaparoscopia; LE: laparotomia exploradora; MTX: metotrexato; DPO: dia pós-operatório.)

monar ativa, úlcera péptica, gravidez heterotópica, hipersensibilidade conhecida ao agente e durante a amamentação.

- Não há relatos na literatura de efeitos adversos do tratamento medicamentoso com MTX nos casos de gravidez ectópica para as futuras gestações da paciente. No entanto, recomendam-se 4 a 6 meses de contracepção após o final da terapêutica.

Regime terapêutico

O tratamento pode ser realizado em múltiplas doses (administração em dias alternados em conjunto com ácido folínico) ou em dose única. No CAM-IMIP, o protocolo utilizado estabelece o regime de dose única: MTX 50mg/m² de superfície corporal IM. Nessa dosagem, não é necessário o uso de ácido folínico. Antes da administração, convém solicitar hemograma completo, função hepática e função renal para posterior controle de possíveis efeitos tóxicos.

A paciente deve ser alertada de que cólicas abdominais são comuns nos primeiros 2 a 3 dias do tratamento com MTX e de que, em caso de qualquer alteração em sua estabilidade hemodinâmica ou falha de tratamento, a opção cirúrgica será a escolha da equipe de saúde.

Monitorização

- Dosagem de β-HCG quantitativa no quarto (D4) e no sétimo dia (D7) após administração.

- Redução > 15% sem alteração das condições clínicas da paciente possibilita alta hospitalar para acompanhamento ambulatorial (β-HCG semanal até negativação, geralmente em 5 a 7 semanas). Se, ao contrário, houver aumento dos valores de β-HCG, demonstrando progressão da gestação em curso e falha do tratamento, a videolaparoscopia estará indicada. Percentuais de redução dos níveis de β-HCG < 15% indicam a necessidade de repetição da dose de MTX até o máximo de três doses. No CAM-IMIP é obrigatória a presença de duas dosagens decrescentes de β-HCG para a alta hospitalar (Figura 21.1).

Dor pélvica transitória

- Ocorre geralmente em 3 a 7 dias depois de iniciado o tratamento com MTX.
- Decorre do abortamento tubário e normalmente dura de 4 a 12 horas.
- Os critérios objetivos que auxiliam o diagnóstico diferencial com hemorragia ameaçadora à vida são: ausência de taquicardia, hipotensão ou queda significativa do hematócrito.

Tratamento cirúrgico

Laparoscopia

Indicada para pacientes que não preenchem inicialmente os critérios para ou que apresentaram falha no tratamento medicamentoso (β-HCG ascendente e exacerbação dos sintomas clínicos). A presença de líquido livre em fundo de saco em quantidade mínima não contraindica o procedimento.

Técnicas cirúrgicas indicadas:

- **Salpingectomia:** indicada para as pacientes com prole constituída, nos casos de lesão tubária irreparável com impossibilidade de preservação do órgão, quando os títulos de β-HCG estão muito elevados, sugerindo invasão trofoblástica na serosa da tuba, nas tentativas de salpingostomia com sangramento persistente e em casos de recidiva de gravidez ectópica na mesma tuba.
- **Salpingostomia linear:** a incisão longitudinal é feita por eletrocautério ou tesoura. O produto da concepção é removido por fórceps ou sucção. Em seguida, é realizada hemostasia. A cicatrização pode ser por segunda intenção ou por sutura. É indicada quando se pretende preservar a fertilidade da paciente. A persistência de tecido trofoblástico deve ser avaliada a partir da evolução dos títulos de β-HCG no pós-operatório, e uma possível ascensão torna necessário o uso de MTX. Apresenta risco de recidiva de gravidez ectópica da ordem de 15%.

A paciente deve ser informada a respeito dos riscos e benefícios dessas duas técnicas para que seja tomada uma decisão conjunta com a equipe. A possibilidade de realização de fertilização *in vitro* posterior (pacientes em tratamento de infertilidade) torna desnecessária a preservação da trompa. Em dois ensaios clínicos que compararam as duas técnicas cirúrgicas, foram relatados índices similares de morbidade e de fertilidade espontânea pós-cirúrgica.

No entanto, os trabalhos são pequenos e novos estudos são necessários para definir essa questão.

Laparotomia

A laparotomia é o tratamento de escolha quando a paciente está hemodinamicamente instável e há suspeita de rotura ou quando laparoscopia não está disponível ou é de difícil realização (cirurgias prévias, aderências). Assim como com a laparoscopia, pode ser realizada salpingectomia ou salpingostomia. A ordenha tubária está relacionada com taxas altas de persistência de material trofoblástico, não sendo recomendada com frequência.

Profilaxia da isoimunização Rh

Deve ser realizada de rotina, independentemente da conduta adotada, com a dose padrão da imunoglobulina anti-D (veja o Capítulo 36) caso a paciente seja Rh-negativa e na impossibilidade de verificar a tipagem sanguínea do parceiro.

LEITURA RECOMENDADA

Barnhart K et al. Pregnancy of unknown location: A consensus statement of nomenclature, definitions and outcome. Fertil Steril 2011; 95(3):857-66.

Elson CJ, Salim R, Potdar N, Chetty M, Ross JA, Kirk EJ on behalf of the Royal College of Obstetricians and Gynaecologists. Diagnosis and management of ectopic pregnancy. BJOG 2016;.123:e15–e55.

NICE Clinical guideline. Ectopic pregnancy and miscarriage: diagnosis and initial management. Published: 12 December 2012. Disponível em: https://www.nice.org.uk/guidance/cg154. Acesso em: 30 de junho de 2017.

Senapati S, Barnhart KT. Biomarkers for ectopic pregnancy and pregnancy of unknown location. Fertil Steril 2013 March 15; 99(4):1107-16.

22 Doenças Trofoblásticas Gestacionais

INTRODUÇÃO

As doenças trofoblásticas gestacionais (DTG) representam um espectro de distúrbios derivados da proliferação das células trofoblásticas da placenta humana que constituem tumores ou condições que predispõem a tumores, abrangendo desde as formas localizadas, sem conotação invasiva, até as formas metastáticas e/ou de caráter maligno.

A DTG clássica decorre da fertilização de um óvulo cuja carga genética se perde ou se inativa (mola *completa*) ou da fecundação de um óvulo normal por dois espermatozoides (mola *parcial*). A partir desse fenômeno básico, originam-se as diversas formas evolutivas com comportamento maligno, agrupadas sob a denominação de neoplasias trofoblásticas gestacionais (mola invasora, coriocarcinoma, tumor de sítio trofoblástico e tumor epitelioide).

O diagnóstico e a conduta obstétrica revestem-se de grande importância. Nos últimos anos, os índices de cura vêm se tornando cada vez mais elevados (> 90%) em decorrência tanto das novas técnicas diagnósticas, com rastreamento preciso das metástases, maiores sensibilidade e especificidade dos radioimunoensaios para dosagem da gonadotrofina coriônica humana (β-HCG), como, principalmente, do desenvolvimento de regimes de quimioterapia menos tóxicos, mas que mantêm altas taxas de remissão.

O IMIP é um serviço de referência para a doença na região por contar com serviço de Oncologia Clínica, além de toda a estrutura da Ginecologia do Centro de Atenção à Mulher (CAM).

EPIDEMIOLOGIA – INCIDÊNCIA E FATORES DE RISCO

Existem grandes variações regionais na incidência da DTG. Nas últimas décadas, as taxas vêm caindo em todo o mundo. EUA, Europa, Austrália e Nova Zelândia têm incidência que varia de 0,57 a 1,1 a cada 600 a 1.000 gestações (sendo um coriocarcinoma a cada 40 casos de mola). O Japão e o sudeste da Ásia apresentam incidências mais elevadas, chegando a dois casos a cada 1.000 gestações. No Brasil, a ausência de um cadastro nacional que una os registros dos centros de referência dificulta a confiabilidade dos dados. Apesar disso, estima-se que a DTG seja cerca de cinco a 10 vezes mais frequente aqui do que nos países com mais recursos, atingindo incidência de 1 a cada 200 a 400 gestações.

São fatores de risco da DTG estabelecidos na literatura:

- Extremos de idade materna.
- Mola hidatiforme prévia.
- História de abortamentos.

Mulheres com mais de 40 anos têm risco 7,5 vezes maior; no entanto, como as mulheres mais jovens engravidam mais, a ocorrência de DTG é mais frequente dos 20 aos 30 anos. A ocorrência de um episódio prévio de mola hidatiforme aumenta 10 a 20 vezes o risco comparado ao da população em geral. Esse fato tem estimulado a pesquisa sobre a predisposição genética à doença, já tendo sido relatadas mutações em dois genes (NLRP7 e KHDC3L), apesar da pequena aplicabilidade prática. Para o coriocarcinoma, por sua vez, além da ocorrência prévia de mola, são fatores de risco o grupo sanguíneo A e o uso de anticoncepcionais orais por tempo prolongado.

FORMAS CLÍNICAS

O Quadro 22.1 apresenta uma lista das formas clínicas mais frequentemente encontradas.

Mola hidatiforme

A mola hidatiforme constitui a forma mais frequente da doença e tem caráter benigno, com grande parte ou todas as vilosidades apresentando *proliferação trofoblástica e degeneração hidrópica*. Essas vilosidades são avasculares, e o trofoblasto adquire o aspecto conhecido como *cachos de uva*: vesículas translúcidas e cheias de líquido seroso transparente. Ocasionalmente, a mola hidatiforme pode estar associada à gestação gemelar e coexistir com feto normal. Cerca de 2% a 3% dos casos evoluem para coriocarcinoma.

Distinguem-se duas formas com base na formação genética e nas características histopatológicas (Figura 22.1):

- **Mola completa:** de cariótipo diploide exclusivamente paterno, 46XX (em mais de 90% dos casos) ou, mais raramente, 46XY. Apesar de haver formação do embrião, este morre precocemente (antes de atingir 1mm de comprimento) e não é encontrado por ocasião do diagnóstico. Em até 80% dos casos se deve à duplicação de um espermatozoide que fecundou um óvulo "vazio". Os cerca de 20% restantes derivam da fertilização de um óvulo "vazio" por dois espermatozoides. A hiperplasia trofoblástica é difusa, e inexistem hemácias fetais e vasos nas vilosidades.
- **Mola parcial:** é mais frequente e, em geral, embrionada, com cariótipo triploide (69XXY, 69XXX ou 69XYY – origem paterna e materna em 90% dos casos). A hiperplasia é focal, afetando mais o sincício do que o citotrofoblasto, e a evolução é lenta, sendo rara a progressão para invasão local ou metástases. Podem existir vilosidades normais e vascularizadas entre as vilosidades edemaciadas. O embrião geralmente morre entre 8 e 10 semanas, mas raramente pode atingir o termo, carregando estigmas triploides, como deficiência intelectual, microcefalia, microftalmia etc. A progressão para malignidade é inferior a 10%, e não foram descritos casos de coriocarcinoma após mola parcial.

Quadro 22.1 Formas clínicas da doença trofoblástica gestacional

Mola hidatiforme
Parcial
Completa
Mola invasora (corioadenoma *destruens*)
Coriocarcinoma
Tumor trofoblástico de sítio placentário (TTSP)
Tumor trofoblástico epitelioide (TTE)

Mola invasora (corioadenoma *destruens*)

Tumor benigno que geralmente resulta da invasão local da mola completa. A mola invasora atinge a parede uterina, os paramétrios e, eventualmente, os vasos pélvicos por extensão direta, ocorrendo em 10% a 17% dos casos. A metastização é possível e ocorre por via hematogênica. Os locais mais frequentes são pelve, vagina e pulmões. A característica histológica básica consiste em hiperplasia trofoblástica com presença de vilosidades nas lesões uterinas e metastáticas (diferenciando-a do coriocarcinoma). O diagnóstico basicamente é clínico com a persistência dos níveis de β-HCG após esvaziamento. A cura alcança 100% quando o tratamento é adequado e oportuno.

Coriocarcinoma

O coriocarcinoma se caracteriza como a forma maligna da DTG. Em até 50% dos casos está relacionado com abortamento, gravidez ectópica e gestação normal ou pré-termo. Além da hiperplasia do cito e do sinciciotrofoblasto, verifica-se *atipia*, e o estroma está ausente com possíveis áreas de necrose. A lesão residual uterina geralmente é hemorrágica, decorrente da destruição do miométrio. São extremamente frequentes as lesões metastáticas, sendo as mais comuns as pulmonares (80%) e as vaginais (50%). Ocasionalmente, podem determinar metástases cerebrais (10%) e hepáticas (10%). O diagnóstico precoce e a quimioterapia alcançam êxito em quase 100% dos casos.

Tumor trofoblástico do sítio placentário (TTSP)

Essa entidade é extremamente rara (cerca de 300 casos descritos na literatura). Consiste no desenvolvimento de tecido trofoblástico anômalo, geralmente diploide, comumente alguns anos após uma gestação normal. O tumor é constituído basicamente de células citotrofoblásticas intermediárias no local de implantação da placenta. Não existe sinciciotrofoblasto, como no coriocarcinoma, a dosagem de β-HCG é baixa e a invasão vascular, a hemorragia e a necrose são menores. A propensão é para metástase linfática, e o marcador hormonal é o lactogênio placentário. Quando se comporta de modo maligno, é muito resistente ao tratamento.

Tumor trofoblástico epitelioide (TTE)

Variante rara do TTSP (apenas 52 casos relatados na literatura), o TTE simula carcinoma escamoso. Desenvolve-se a partir da transformação neoplásica de trofoblastos intermediários que proliferam circundados por matriz hialina e áreas de necrose. A lesão normalmente se apresenta em fundo uterino, segmento inferior, endocérvice

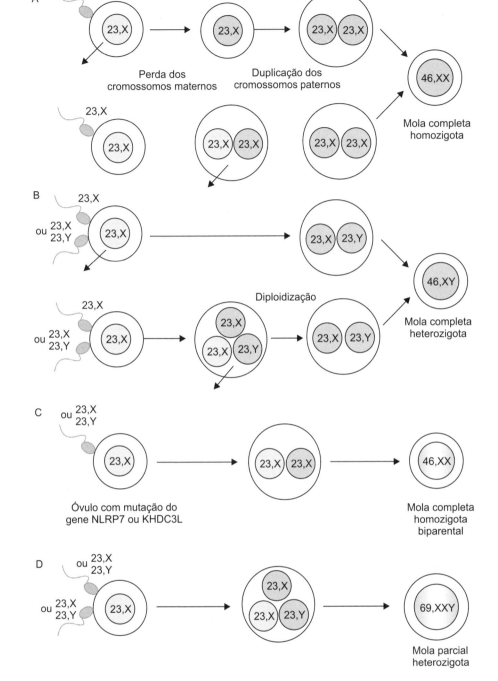

Figura 22.1 Formação genética da mola hidatiforme. **A** Origem da mola completa homozigota. **B** Origem da mola completa heterozigota. **C** Origem da mola completa na presença de mutações. **D** Mola parcial 69 XXX, 69 XXY ou 69 XYY. (Adaptada de Seckl MJ et al., on behalf of the ESMO Guidelines Working Group. Gestational trophoblastic disease: ESMO Clinical Practice Guidelines for diagnosis, treatment and follow-up. Annals of Oncology 2013; 24 [Supplement 6]:vi39-vi50.)

ou nos ligamentos uterinos como a massa sólida ou cística (hemorrágica). Os níveis de β-HCG estão elevados, mas < 2.500mUI/mL. A diferenciação entre TTE e TTSP é estabelecida a partir de exames de imuno-histoquímica (TTE é positivo para p63). Pode ocorrer vários anos após o parto de uma gestação normal.

DIAGNÓSTICO
Diagnóstico clínico

Os achados clínicos não são suficientes para o diagnóstico de DTG, necessitando de propedêutica subsidiária complementar. Seguem os principais achados na anamnese e no exame físico obstétrico.

Anamnese

- **Atraso menstrual:** geralmente atribuído erroneamente a gestação normal.

> **Observação:** nos casos de TTSP e TTE a história traz uma gestação normal há vários anos.

- **Hemorragia:** geralmente de pequena intensidade, indolor, intermitente, podendo eventualmente suceder uma curetagem uterina realizada por abortamento e alternar-se entre a coloração vermelho-vivo e "borra de café". O sangramento ocorre em mais de 80% dos casos de mola hidatiforme, em geral a partir do terceiro mês de gestação. É resultado da separação entre as vilosidades e a decídua uterina.

- **Êmese gravídica:** os vômitos habitualmente são mais intensos em portadoras de mola hidatiforme. A hiperêmese gravídica, frequentemente vista no passado, é rara atualmente devido ao diagnóstico precoce (veja o Capítulo 23).
- **Ausência de movimentos fetais:** ultrapassa-se a 20ª semana sem relato de movimentos fetais, exceto em alguns casos de mola parcial ou gestação gemelar, em que um dos conceptos é normal e o outro sofre degeneração molar.

Exame obstétrico

- **Exame especular:** geralmente as pacientes apresentam sangramento de pequena ou moderada intensidade, exteriorizando-se pelo orifício cervical externo (OCE) – o sangramento pode ser mais intenso nos casos de mola completa. Nos casos de evolução prolongada, pode ser acompanhada de anemia e sinais de choque hipovolêmico. As metástases vaginais apresentam-se como massas vinhosas de tamanho variável, friáveis, sangrando facilmente em decorrência do trauma. Muitas vezes, é necessário retirar lentamente o espéculo, mantendo certo grau de abertura, para uma adequada visualização das paredes vaginais anterior e posterior.
- **Eliminação de vesículas:** sinal patognomônico. Contudo, é achado tardio e inconstante (em apenas 25% dos casos).
- **Alteração do volume uterino:** o útero frequentemente está maior que o esperado para a idade gestacional (50%). Um achado tardio consiste na alternância de diminuição e aumento do órgão, o chamado *útero em sanfona*. Esse achado, mais raro atualmente, é causado pelo sangramento, que elimina vesículas, e pela proliferação rápida do material trofoblástico remanescente. Deve ser feito diagnóstico diferencial com presença de leiomiomas, gemelaridade e erros nos cálculos da idade gestacional.
- **Ausência de batimentos cardíacos fetais:** pelo menos nos casos de mola completa.
- **Inexistência de segmentos fetais à palpação uterina:** nos raros casos em que o diagnóstico é muito tardio.
- **Toque vaginal:** o encontro de ovários muito aumentados bilateralmente é bastante significativo em caso de suspeita diagnóstica de mola hidatiforme, associado à presença dos outros sinais clínicos. Trata-se de grandes cistos tecaluteínicos ovarianos bilaterais, cuja presença é decorrente da hiperestimulação por β-HCG.

Normalmente tem resolução espontânea após esvaziamento uterino, mas existe o risco de torção ou rotura (dependendo das dimensões).

- **Síndromes clínicas associadas:** o diagnóstico de pré-eclâmpsia antes da 20ª semana de gestação sugere a presença de DTG. A eclâmpsia, no entanto, é muito rara. Quadro clínico de hipertireoidismo também pode estar associado em razão de similaridades bioquímicas entre β-HCG e hormônio tireotrófico (sendo necessários valores > 100.000mUI/mL por algumas semanas). Atualmente, essas associações são mais raras porque o diagnóstico em geral é estabelecido precocemente.

> O principal diagnóstico diferencial do quadro clínico é com o abortamento clássico, embora também devam ser incluídas como hipóteses diagnósticas a gestação gemelar e, ocasionalmente, a gravidez ectópica (veja os Capítulos 20 e 21).

Diagnóstico laboratorial

- **Dosagem de β-HCG:** o marcador biológico da maioria das DTG é identificado por técnicas de radioimunoensaio (RIE). Sua positividade, ao lado dos achados ultrassonográficos característicos, praticamente sela o diagnóstico. A dosagem deve ser quantitativa para se obter uma estimativa adequada do risco e posterior seguimento. Na menacme, o valor normal esperado encontra-se < 5mUI/mL. Valores elevados em relação ao esperado para a idade gestacional (Quadro 22.2) sugerem DTG (o principal diagnóstico diferencial é com a gestação gemelar). Além disso, a produção na gestação molar não cai após a 10ª semana, como acontece na gestação normal, que alcança seu valor máximo por volta do 60º dia, em torno de 60.000 a 100.000mUI/mL.

A dosagem *negativa* de β-HCG traduz a ausência de tecido trofoblástico viável; do mesmo modo, quanto maiores os valores, maior será o volume total de células sinciotrofoblásticas existentes.

Quadro 22.2 Valores esperados de β-HCG de acordo com a idade gestacional em gestação normal

Idade gestacional (semanas)	Média (mUI/mL)	Limites (mUI/mL)
4 a 5	7.400	1.500 a 23.000
5 a 6	32.800	2.400 a 135.500
6 a 7	52.000	10.500 a 161.000
7 a 8	74.000	18.000 a 209.000
8 a 9	100.000	37.500 a 218.000
9 a 10	105.000	42.500 a 219.000
10 a 11	96.000	33.700 a 218.700

Outros marcadores, como o hPL (hormônio lactogênio placentário), podem ser úteis em casos de TTSP em que a produção de β-HCG é pequena.

Diagnóstico por imagem

Ultrassonografia endovaginal

A ultrassonografia endovaginal permanece como melhor opção diagnóstica no primeiro trimestre. As imagens sugestivas (embora não patognomônicas) de DTG são:

- Hiperecogenicidade intrauterina (imagens císticas ecogênicas preenchendo a cavidade uterina e conferindo o aspecto característico de *flocos de neve*). Com a progressão da idade gestacional, os espaços anecoicos correspondentes às vesículas se tornam mais numerosos e, mesmo por via abdominal, o diagnóstico se torna mais fácil.
- Inexistência de partes fetais e de pulsação cardíaca (molas completas).
- Cistos tecaluteínicos bilaterais de aspecto multilocular.
- Imagem *em olho de coruja* (sugestiva de coriocarcinoma).

A ultrassonografia assume um papel especial no acompanhamento pós-molar, seguindo-se à evacuação uterina e monitorando a presença de tecido trofoblástico intra e extrauterino (metástases hepáticas), sinais de invasão e a regressão da cistose ovariana.

O coriocarcinoma, o TTSP e a mola invasora podem se tornar indistinguíveis um do outro somente por ultrassom, sendo encontrada massa ecogênica complexa com espaços anecoicos sugestivos de hemorragia ou necrose. Em estágios avançados, a massa pode englobar outros órgãos pélvicos. O diagnóstico diferencial ultrassonográfico deve ser realizado com miomas ou adenomiose (convém buscar dados da história clínica da paciente e exames anteriores para comparação).

Dopplerfluxometria

A dopplerfluxometria pode ser utilizada com a ultrassonografia, auxiliando a detecção de tecido trofoblástico viável (presença de fluxo trofoblástico) dentro ou fora da cavidade uterina, incluindo a própria parede uterina e o fígado. A gestação molar normalmente apresenta alta velocidade e baixa impedância de ondas. Podem ser calculados o índice de pulsatilidade (IP) e os índices de resistência (IR), mas não existe consenso na literatura quanto aos valores para DTG (sendo normalmente aceitos: IP < 1,5 e IR < 0,4). A invasão miometrial pode ser sugerida pela presença de *shunts* arteriovenosos associados à neovascularização próximo à região da massa.

Ressonância magnética

A ressonância magnética não é usada de rotina. Tem importância nos casos duvidosos de invasão, suspeita de recorrência e para suspeita de TTSP. No primeiro trimestre, os achados podem ser inespecíficos. No segundo, as imagens de mola hidatiforme revelam tumores hiperintensos, distorcendo a arquitetura normal em T2 com presença de espaços císticos. Em T1, as imagens são isointensas ou mostram sinais focais de hiperintensidade. A ressonância se mostra superior ao ultrassom para definir o comprometimento parametrial, representado por massas heterogêneas, hiperintensas em T2, além dos limites uterinos lateralmente.

Diagnóstico histopatológico

Imprescindível, o diagnóstico histopatológico firma o diagnóstico de *certeza*, possibilitando ainda a gradação histológica e o diagnóstico diferencial das DTG. Idealmente, todo material abortado deveria ser submetido a um exame histopatológico, uma vez que em muitos casos de mola (sobretudo parcial) com pequena intensidade e extensão da degeneração molar o laudo ultrassonográfico pode sugerir apenas *aborto retido*.

Investigação das metástases

Os métodos já citados são suficientes para o diagnóstico da DTG e parte do estadiamento. No entanto, para o diagnóstico diferencial das formas clínicas outros métodos propedêuticos adicionais devem ser usados, quais sejam:

- **Radiografia de tórax:** exame básico para rastreio das metástases pulmonares, deve ser solicitado rotineiramente a todas as pacientes. As micrometástases podem eventualmente passar despercebidas, necessitando métodos mais sofisticados, como a tomografia computadorizada.
- **Tomografia computadorizada:** mais sensível do que a radiografia de tórax para identificação de metástases pulmonares com achado de imagens arredondadas com densidade de tecido mole, as quais podem ser solitárias, ter aspecto miliar e raramente mostrar cavitação. A embolização de tecido trofoblástico pode ocasionar imagens sugestivas de hipertensão arterial pulmonar ou presença de trombos intravasculares e áreas de infarto com possível comprometimento pleural. A tomografia está indicada em circunstâncias especiais, como em caso de persistência de β-HCG elevado sem evidência de invasão local ou a distância, pacientes com metástases pulmonares e vaginais (pacientes de risco para metástases cerebrais) ou pacientes com sintomatologia do SNC. Os achados de metástase cerebral são geralmente

lesões múltiplas hiperdensas, localizadas na junção das substâncias branca e cinzenta, associadas a edema e hemorragia. Nos casos de metástases hepáticas, as imagens são indistinguíveis daquelas causadas por outras neoplasias e não devem ser biopsiadas. Deve ainda ser solicitada em todos os casos de coriocarcinoma com tempo de evolução superior a 4 meses.

- **PET/CT:** potencialmente útil no mapeamento de metástases e na avaliação da resposta à quimioterapia, deve ser utilizada em combinação com outros métodos de diagnóstico para reduzir os riscos de falso-positivos. Encontra-se disponível no serviço de Oncologia do IMIP.
- **Histeroscopia:** possibilita a visualização da cavidade uterina e a pesquisa de restos intracavitários do material molar, guiando a curetagem. Por se tratar de procedimento invasivo, é indicada nos casos de persistência dos valores de β-HCG quando os exames complementares não encontram sinais de doença invasora ou metastática.

CONDUTA

Uma vez estabelecido o diagnóstico de DTG, o primeiro e mais importante passo consiste em se proceder ao esvaziamento da cavidade uterina, o que torna possível a comprovação histológica e, a seguir, o estadiamento clínico. Atrasos no esvaziamento uterino, além de comprometerem o prognóstico da paciente, podem tornar o acesso ao tratamento mais demorado no Sistema Único de Saúde (SUS), onde se atende ainda a um pormenor burocrático: o preenchimento adequado da Autorização para Procedimentos de Alta Complexidade (APAC). Esse documento é obrigatório para liberação da quimioterapia e, segundo portarias do Ministério da Saúde, deverá constar no prontuário da paciente, além do laudo do exame histopatológico.

O protocolo usado para DTG no CAM-IMIP encontra-se esquematizado na Figura 22.2.

Esvaziamento uterino

- Deverão ser solicitados β-HCG quantitativo (D0 = coleta antes do procedimento), classificação sanguínea com fator Rh, teste luético e reserva de sangue. Caso a paciente apresente sangramento de longa data ou de grande intensidade, é prudente solicitar hemoglobina e hematócrito para guiar a necessidade de hemotransfusão.
- Os exames ultrassonográficos deverão estar disponíveis no prontuário.
- Não deverá ser usado misoprostol para o preparo do colo (risco de embolização do material trofoblástico), sendo preferível dilatar mecanicamente o colo usando velas de Hegar (até 9 ou 10).

- O tamanho do útero guia a escolha da técnica de esvaziamento: caso compatível com gestação < 12 semanas, a aspiração a vácuo é a escolha. Em geral, realiza-se curetagem uterina complementar nos casos de mola. Caso o tamanho uterino seja maior, recomenda-se aspiração a vácuo elétrica (a aspiração manual pode ser extremamente exaustiva em razão da grande quantidade de material e favorecer a permanência de restos) guiada pela ultrassonografia (FIGO, 2015).
- Recomenda-se a administração de ocitocina 20UI IV durante a dilatação e durante todo o procedimento, para diminuir o risco de perfuração uterina.
- O material deverá ser examinado, descrito detalhadamente no prontuário (quantidade de vesículas, aspecto, presença de partes fetais etc.) e enviado para exame histopatológico.

> **Observações:**
> 1. Uma vez que a cistose ovariana regride espontaneamente na DTG, a laparotomia está formalmente contraindicada para sua remoção cirúrgica. Raramente pode estar indicada a descompressão por punção.
> 2. Histerectomia profilática com útero cheio em multíparas com mais de 40 anos, preservando-se os ovários, é um procedimento raro nos dias de hoje. Segundo a FIGO (2015), o procedimento somente deverá ser realizado para mola hidatiforme se existirem outras indicações associadas. Como a cirurgia não evita o desenvolvimento de metástases, o monitoramento é obrigatório mesmo nos casos em que é ela realizada e segue o mesmo protocolo adotado para as demais pacientes. Caso a suspeita seja de TTSP e TTE, a histerectomia é a primeira linha do tratamento, pois esses tumores são menos sensíveis à quimioterapia do que o coriocarcinoma.
> 3. Embolização das artérias uterinas é indicada na presença de sangramento de difícil controle pós-esvaziamento. Nos locais onde não está disponível, considerar a histerectomia.

ACOMPANHAMENTO PÓS-ESVAZIAMENTO UTERINO

- Realizar radiografia de tórax e dosagem quantitativa de β-HCG (D1). Após coleta de exames, dar alta se as condições clínicas estiverem adequadas. No CAM-IMIP, a manutenção da internação é considerada apenas para as pacientes que residem fora da cidade de Recife ou se encontram em situação de risco. Agenda-se o retorno para o sétimo dia pós-procedimento (D7) para repetição da dosagem quantitativa de β-HCG, ultrassonografia endovaginal/abdominal e exame ginecológico detalhado.

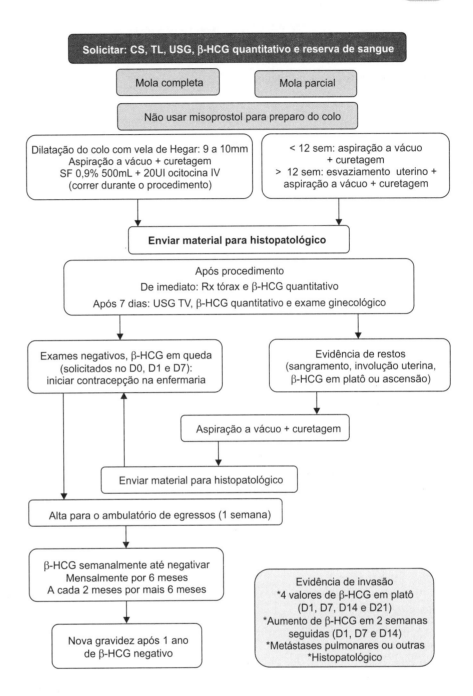

Figura 22.2 Protocolo para doença trofoblástica gestacional (CAM-IMIP). (CS: classificação sanguínea; TL: teste luético; USG: ultrassonografia; D: dia da internação.)

Critérios de alta do acompanhamento:
- β-HCG em queda (três dosagens – D0 × D1 × D7)
- Ausência de metástases vaginais, pulmonares e hepáticas identificáveis
- Contracepção de baixa dosagem iniciada

- Caso os valores não estejam em queda ou existam evidências de restos trofoblásticos, a aspiração com curetagem deverá ser repetida (veja a Figura 22.2).
- É muito importante que o resultado do exame histopatológico esteja disponível o mais rápido possível, porque a conduta pode ser modificada se for encontrada tumoração de comportamento maligno (mola invasora, coriocarcinoma, TTSP e TTE) ou apenas restos ovulares.
- A paciente permanece em acompanhamento ambulatorial, devendo ser submetida a exame ginecológico detalhado em busca de metástases vaginais a cada consulta e repetir as dosagens quantitativas de β-HCG semanalmente até a completa negativação. A partir daí, as dosagens passam a ser mensais durante 6 meses e, após esse período, a cada 2 meses por mais 6 meses. Poderão ser solicitadas radiografias de tórax e ultrassonografias endovaginais e abdominais, se os níveis hormonais estiverem estáveis (platô) ou ascendentes. O acompanhamento tem a duração de 1 ano após a

negativação dos valores de β-HCG, caso não ocorram alterações. Somente após esse período a paciente estará liberada para tentar uma nova gestação.

> **Critérios de invasão**
> - Dosagens de β-HCG em platô: quatro valores sem queda significativa
> - Aumento da dosagem de β-HCG em 2 semanas consecutivas
> - Presença de metástases ou histopatológico sugestivo de invasão
> - Ausência de negativação dos valores de β-HCG após 6 meses ou mais

- A ocorrência de gestação acidental no período de acompanhamento pós-esvaziamento não é indicativa de abortamento terapêutico. A gestação deverá ser acompanhada rigorosamente, e ultrassonografia de primeiro trimestre deverá ser realizada por avaliador experiente (a fim de detectar DTG de repetição). Após o parto, enviar placenta para exame histopatológico e realizar dosagem quantitativa de β-HCG após 42 dias.

ESTADIAMENTO E ESCORE PROGNÓSTICO – NEOPLASIAS TROFOBLÁSTICAS GESTACIONAIS

Encontram-se disponíveis vários sistemas para o estadiamento das neoplasias trofoblásticas. O mais aceito é o da International Federation of Gynecology and Obstetrics (FIGO, 2000), endossado pela International Society for the Study of Trophoblastic Diseases e pela International Gynecologic Cancer Society (Quadro 22.3).

A OMS elaborou um escore prognóstico para as neoplasias trofoblásticas gestacionais (Quadro 22.4), o qual é usado com frequência em associação ao estadiamento da FIGO (usa-se o estágio FIGO em número romano seguido do numeral arábico que representa a contagem de pontos prognósticos da OMS – por exemplo, estágio II:4 ou estágio IV:9).

Quadro 22.3 Estadiamento da neoplasia trofoblástica gestacional (FIGO, 2000)

Estágio I	Tumores trofoblásticos confinados ao corpo do útero
Estágio II	Tumores trofoblásticos com extensão aos anexos ou à vagina, mas limitados a estruturas genitais
Estágio III	Tumores trofoblásticos se estendendo aos pulmões (radiografia de tórax) com ou sem envolvimento do trato genital
Estágio IV	Doença metastática em qualquer outra localização que não a pelve ou os pulmões

Quadro 22.4 Escore prognóstico para neoplasia trofoblástica gestacional pela OMS

Fatores de risco	Escore			
	0	1	2	4
Idade	< 40	> 40	–	–
Gestação prévia	Mola	Aborto	Termo	
Intervalo* entre a gestação índice	< 4	4 a 6	7 a 12	> 12
Valores de β-HCG pré-tratamento	$< 10^3$	10^3 a 10^4	10^4 a 10^5	$> 10^5$
Tamanho do tumor, incluindo o útero**	< 3	3 a 4	≥ 5	–
Local das metástases	Pulmão	Baço, rins	TGI	Cérebro, fígado
Número de metástases	–	1 a 4	5 a 8	> 8
Falha prévia de quimioterapia	–	–	Única droga	Duas ou mais drogas

*Em meses; **em cm; TGI: trato gastrointestinal.

Esse escore está relacionado com o potencial de resistência aos quimioterápicos habitualmente utilizados (metotrexato e actinomicina D) e é considerado preditor dos desfechos do tratamento. Infelizmente, não pode ser utilizado para TTSP e TTE. As pacientes são classificadas em:
- **Baixo risco (escore 0 a 6):** recomendação de tratamento com droga única (metotrexato ou actinomicina D).
- **Alto risco (escore > 6):** esquemas quimioterápicos recomendados com múltiplas drogas (etoposide, metotrexato, actinomicina D, ciclofosfamida, vincristina).

Normalmente, as pacientes com estágio I e baixo risco (estágios II e III, com escore < 7) alcançam índices de sobrevida próximos de 100%. As pacientes com alto risco podem necessitar de radioterapia ou cirurgia adjuvantes aos esquemas quimioterápicos e têm índices de sobrevida de 80% a 90%.

No IMIP, as pacientes com diagnóstico de neoplasia trofoblástica gestacional (seja por exame histopatológico, seja por preencherem os critérios de invasão no seguimento ambulatorial) são transferidas para o setor de Oncologia, onde recebem acompanhamento multidisciplinar.

LEITURA RECOMENDADA

Dhanda S, Ramani S, Thakur M. Gestational trophoblastic disease: A multimodality imaging approach with impact on diagnosis and management. Radiology Research and Practice 2014; ID 842751, p. 1-12. Disponível em: http://dx. Acesso em: 29 de junho 2017.

Ngan HYS, Seckl MJ, Berkowitz RS, Xiang Y, Golfier F, Sekharan PK, Lurain JR. FIGO CANCER REPORT 2015 Update on the diagnosis and management of gestational trophoblastic disease. International Journal of Gynecology and Obstetrics 2015; 131:S123-S126.

Seckl MJ et al, on behalf of the ESMO Guidelines Working Group. Gestational trophoblastic disease: ESMO Clinical Practice Guidelines for diagnosis, treatment and follow-up. Annals of Oncology 2013; 24 (Supplement 6):vi39-vi50.

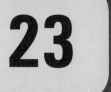

23 Hiperêmese Gravídica

INTRODUÇÃO

Cerca de 70% das mulheres, especialmente até a 12ª semana, experimentam episódios de náuseas e vômitos de maneira leve a moderada. No entanto, os sintomas podem persistir e afetar a saúde e a qualidade de vida da gestante. Apesar de não haver consenso entre os autores em relação ao conceito, o quadro de vômitos incoercíveis, determinando perda de peso > 5%, desidratação, alcalose ou acidose, desnutrição e hipotassemia é chamado de hiperêmese gravídica e pode necessitar de hospitalização.

A incidência pode variar de 0,3% a 3% nas diversas populações estudadas, sendo mais comum em gestações com índices elevados de gonadotrofina coriônica humana – HCG (doença trofoblástica gestacional, gestação múltipla), porém fatores sociais, psicológicos e culturais têm sido também estudados. Nas gestações planejadas, evidências recentes (nível A) mostram que a recomendação de ingesta de vitaminas (incluindo ácido fólico) 3 meses antes da concepção pode diminuir a incidência e a intensidade das náuseas e dos vômitos. A recorrência do quadro clínico em gestações sucessivas é rara, embora alguns autores considerem que possa ocorrer em até 25% dos casos.

FORMAS CLÍNICAS

Várias escalas validadas são utilizadas para quantificar a intensidade das náuseas e dos vômitos durante a gestação, sendo usadas principalmente em pesquisas sobre o tema com base no número de horas do dia em que a mulher se sente nauseada e na quantidade de episódios de vômitos e mal-estar (índice Motherisk-PUQE e índice Rhodes).

Na prática clínica, os casos podem ser divididos em:

Casos leves
- Confunde-se com a êmese fisiológica da gestação.
- Náuseas e vômitos de moderada intensidade.
- Qualidade de vida afetada, porém sem repercussão sobre o estado clínico geral.

Casos moderados
- Náuseas e vômitos mais intensos e frequentes.
- Vômitos podem ocorrer em jejum, após a alimentação ou após estímulo visual ou olfativo (alimentos, cigarros, perfumes).
- Associação a sialorreia e pirose.
- Tonturas.
- Perda de peso limitada a no máximo 5% do peso corporal.
- Manutenção do pulso abaixo de 100bpm.

Casos graves
- Vômitos persistentes que obrigam ao jejum forçado.
- Desidratação: pulso rápido e fino (>100bpm), pele e mucosas ressequidas, face e olhos encovados.
- Alteração da temperatura.
- Pressão arterial: hipotensão ortostática, podendo chegar ao quadro de choque (veja o Capítulo 31).
- Oligúria e elevação da densidade urinária.
- Perda ponderal acentuada (6% a 8% do total).
- Adinamia e fraqueza muscular.
- Presença de complicações: cetoacidose, lesão renal aguda, alteração da função hepática, icterícia, deficiência de vitamina K, polineurites, encefalopatia de Wernicke (deficiência de tiamina), síndrome de Mallory-Weiss, pneumotórax, lesões esofagianas e diafragmáticas etc.

DIAGNÓSTICO DIFERENCIAL

Na maioria das vezes, a hiperêmese gravídica consiste em um diagnóstico de exclusão. Outras causas não relacionadas com a gestação deverão ser investigadas durante o acompanhamento, principalmente se o início dos sintomas for tardio (após 10 semanas). Fazem parte do diagnóstico diferencial: úlceras, colecistite, hipertireoidismo descompensado, gastroenterite, pielonefrite, apendicite etc.

TRATAMENTO

O início precoce das medidas reduz a progressão para formas mais graves e de difícil controle. Considerar diminuir o intervalo das consultas pré-natais para possibilitar um acompanhamento melhor e individualizar as intervenções.

Casos leves

Geralmente, não é necessária a internação.

1. **Apoio psicológico:**
   - Esclarecimento sobre as alterações fisiológicas da gestação e a resolução normal da êmese gravídica após o primeiro trimestre.
   - Identificação de possíveis problemas psicossomáticos relacionados com a gravidez.
2. **Orientação dietética:**
   - Refeições pequenas e frequentes (dieta fracionada), em torno de seis vezes por dia.
   - Eliminar frituras, alimentos gordurosos ou condimentados e qualquer alimento que possa causar repugnância à mulher (odor forte).
   - Primeira refeição diária à base de sólidos (alimentos secos e frutas). Uma hora depois, a gestante pode ingerir líquidos (suco de frutas, leite, chá).
   - Preferir alimentos secos (pão, torradas e bolachas) e ricos em carboidratos.
   - Encorajar a ingestão frequente de água e outros líquidos para evitar desidratação e acidose (condições que predispõem à náusea).
3. **Tratamento medicamentoso:** preferência pelo início do tratamento medicamentoso por via oral.
   - **Possibilidades terapêuticas:**
     - Doxilamina + piridoxina: considerada a medicação de primeira escolha (Diclegis® – após longas pesquisas foi aprovado especificamente para náuseas e vômitos matinais na gestação [FDA, 2013] – ainda não está disponível no Brasil). Via oral: 10mg uma ou duas vezes ao dia.
     - Dimenidrato + piridoxina (Dramin B$_6$®): um comprimido a cada 4 a 6 horas (categoria B – FDA). Injetável: uma ampola IM a cada 4 a 6

horas ou meia ampola IV (diluída em 10mL de água destilada)
ou
   - Meclizina (Meclin®): um comprimido de 25mg VO a cada 4 ou 6 horas (categoria B – FDA)
ou
   - Ondansetrona (Zofran®, Vonau®) – 4mg VO ou IV a cada 8 horas. Pacientes com histórico de arritmias devem ser monitoradas em virtude da possibilidade de prolongamento do segmento QT. O uso dessa medicação no início da gestação não está associado a um risco considerável de malformações congênitas, mas pode existir pequeno aumento da incidência de defeitos de septo cardíaco (categoria B – FDA).

> **Observação:** a avaliação clínica é muito importante. Se houver desidratação ou impossibilidade de ingerir líquidos durante um período maior do que 12 horas, a reposição de fluidos (cristaloides) e tiamina (vitamina B$_1$) deverá ser iniciada imediatamente, associada à medicação IV.

4. **Terapias alternativas:**
   - Gengibre (cápsulas ou chá) – 250mg no máximo a cada 6 horas
   - Acupressão: variedade não invasiva de acupuntura, envolve aplicação constante em P6 (ponto de Neiguan), localizado na região do antebraço, perto do punho.

Casos moderados

Manter orientação dietética e apoio psicológico. Os medicamentos podem ser acrescentados ou pode-se substituir o esquema proposto para os casos leves de acordo com a resposta e a aceitação das pacientes:

1. **Terapia medicamentosa:**
   - Metoclopramida (Plasil®) – um comprimido VO a cada 8 horas, antes das refeições. Injetável: 10mg IM ou IV (diluídos em água destilada) a cada 8 horas (categoria B – FDA), antes das refeições. Convém lembrar da possibilidade de síndrome extrapiramidal como complicação
ou
   - Proclorperazina – 5 a 10mg VO ou IV a cada 6 ou 8 horas (foram relatados casos de malformação em crianças expostas, mas os grandes estudos não mostraram risco aumentado de defeitos fetais; os efeitos em animais variaram com a espécie estudada)
ou
   - Prometazina – 12,5 a 25mg VO ou via retal a cada 4 horas. Os riscos de sedação e as reações distônicas

são dose-dependentes e aumentados com o tempo de uso (categoria C – FDA).

2. **Terapias adjuvantes:** o tratamento do refluxo gastroesofágico associado aos antieméticos tem promovido melhora do estado geral das pacientes poucos dias após o início da administração. Ranitidina ou cimetidina são normalmente as drogas de escolha.

Casos graves

A presença de complicações torna mandatória a internação. Considerar transferência para unidade intensiva caso a paciente apresente sinais de choque hipovolêmico:

1. **Suspensão da alimentação oral** (por 24 horas, podendo se estender na dependência de persistência dos sintomas).

2. **Instituição imediata de balanço hídrico** (para o cálculo da hidratação total), **controle da diurese e da densidade urinária e peso diário.**

3. **Administração de fluidos IV, eletrólitos e suplementação vitamínica:** não existe consenso em relação à reposição de líquidos. Preferencialmente são utilizadas soluções de cristaloides (Ringer lactato) para a reposição rápida (sendo recomendados mais de 2 litros em 3 a 5 horas). A associação precoce com tiamina (vitamina B_1 – 100mg IV, mantendo após medicação oral durante 3 dias) é recomendada para a prevenção da encefalopatia de Wernicke. Soluções glicosadas só poderão ser introduzidas após essa suplementação. Considerar a suplementação de vitamina C.

   Para a reposição em 24 horas devem ser consideradas as perdas preexistentes (de acordo com o peso perdido), as perdas fisiológicas diárias (perdas insensíveis + diurese) e as perdas anormais (vômitos, diarreia) para manter a diurese em torno de 100mL/h.

   Recomenda-se o acompanhamento do ionograma para prescrição das possíveis correções necessárias. A dosagem de magnésio é essencial, pois a hipomagnesemia pode ser responsável pela manutenção da hipocalcemia.

4. **Oferta calórica:**
   - Acrescentar 50 a 100mL (5 a 10 ampolas) de glicose hipertônica (50%) ao soro glicosado após a administração de tiamina.
   - Considerar nutrição por via nasogástrica ou nasoenteral para manter o suporte nutricional nas pacientes refratárias ao tratamento medicamentoso e que continuam a perder peso. É necessária a avaliação de um nutricionista.

5. **Antieméticos:** as medicações a seguir devem ser consideradas para os casos graves e refratários:
   - Metilprednisolona: mecanismo de ação desconhecido para redução das náuseas e vômitos (categoria C – FDA). Usar após 10 semanas de gestação para evitar malformações no palato. Dose: 16mg a cada 8 horas, no máximo, por 48 a 72 horas e suspender o uso. A terapia de manutenção com prednisona é recomendada com diminuição gradual da dose até a suspensão.
   - Clorpromazina (categoria C – FDA): 25 a 50mg IV ou IM ou 10 a 25mg VO a cada 4 ou 6 horas. Os efeitos colaterais incluem reação extrapiramidal, hipotensão ortostática, efeitos anticolinérgicos e alterações da condução cardíaca. Pode ocasionar leve sedação.

6. **Propedêutica laboratorial:**
   - Hemograma.
   - Ionograma.
   - Gasometria.
   - Avaliação da função renal.
   - Avaliação da função hepática.

7. **Propedêutica obstétrica:** ultrassonografia obstétrica com intuito de excluir neoplasia trofoblástica gestacional e diagnosticar gestação gemelar.

8. **Psicoterapia:** para casos mais graves, recomendam-se acompanhamento com psicólogo durante a internação hospitalar e possível acompanhamento durante o pré-natal.

9. **Reinstituição da alimentação oral:** a alimentação por via oral deve ser reiniciada gradativamente e apenas após a cessação dos vômitos por 24 a 48 horas. Recomenda-se dieta branda e fracionada, conforme exposto anteriormente. A associação de antieméticos orais deverá ser considerada nessa fase.

10. **Critérios de alta:**
    - Perfeito equilíbrio hidroeletrolítico e ácido-básico.
    - Melhora do estado geral e nutricional.
    - Cessação ou pelo menos grande atenuação dos sintomas (náuseas e vômitos).
    - Medicação de manutenção instituída e bem tolerada (antieméticos).
    - Orientação ao ambulatório pré-natal: a medicação poderá ser diminuída ou suprimida de acordo com a resposta terapêutica.

LEITURA RECOMENDADA

American College of Obstetricians and Gynecologists. Nausea and vomiting of pregnancy. Practice Bulletin No. 153. Obstet Gynecol 2015; 126:e12-24.

Cunningham FG, Leveno KJ, Bloom SL, et al. Gastrointestinal disorders. In: Williams obstetrics. 24. ed. McGraw-Hill Education, 2014:1069-83.

Matthews A, Haas DM, O'Mathúna DP, Dowswell T. Interventions for nausea and vomiting in early pregnancy. Cochrane Database of Systematic Reviews 2015, Issue 9. Art. No.: CD007575.

24 Distúrbios do Líquido Amniótico

INTRODUÇÃO

O líquido amniótico (LA) torna possíveis a movimentação e o crescimento fetal, além de servir como proteção para o concepto. Composto basicamente por água (aproximadamente 98% composição), suas fontes de produção e os mecanismos de *clearance* variam com o decorrer da gestação. No início, por volta de 10 semanas, as principais fontes são a placenta, o transporte transmembrana e a secreção através da superfície corporal embrionária. Com o tempo ocorre a epitelização da superfície corporal (entre 22 e 25 semanas), e o feto começa a deglutir o LA e a produzir urina (hipotônica em relação ao plasma materno e fetal, mas semelhante em osmolaridade ao LA). Próximo ao termo a produção depende principalmente da urina fetal e dos líquidos pulmonares, enquanto o *clearance* é realizado especialmente por meio da deglutição e de mecanismos homeostáticos com a transferência de líquido para a circulação fetal, limitando o excesso de LA. Acredita-se que o volume total do LA possa circular totalmente em um intervalo de 24 horas.

OLIGOÂMNIO

O oligoâmnio (ou oligoidrâmnio) consiste na redução do volume de líquido amniótico (VLA), a qual varia em função da idade gestacional.

A partir da 20ª semana, o volume médio de líquido amniótico é de aproximadamente 500mL. No início do terceiro trimestre, o volume médio atinge 700mL, aumentando progressivamente para 1.000mL na metade do trimestre e, em seguida, diminui até que, ao termo, o volume total oscile entre 800 e 900mL.

Como na prática clínica diária a medição do volume amniótico total não é factível (técnicas laboratoriais, como a *dye-dilution* [diluição a seco], possibilitam sua avaliação quantitativa), os parâmetros para definição de oligoâmnio são essencialmente ultrassonográficos, como veremos adiante. Nos casos de amniorrexe prematura, a visualização da quantidade de líquido que se exteriorizou pela vagina pode servir para estimar o volume residual.

Incidência e importância

O oligoâmnio representa uma complicação importante da gravidez, acarretando expressivo aumento da morbimortalidade perinatal. Ocorre em 0,5% a 5% das gestações. As variações na incidência encontradas na literatura estão relacionadas com a não uniformidade dos critérios diagnósticos utilizados entre as diversas populações (alto risco ou baixo risco).

Etiologia

Em geral, o oligoâmnio é secundário a uma série de complicações obstétricas, incluindo malformações, doenças maternas e insuficiência uteroplacentária, mas pode ser idiopático e constituir a única alteração durante a evolução da gestação. As causas podem variar em função da idade gestacional, conforme exposto no Quadro 24.1.

A amniorrexe prematura constitui também um importante diagnóstico diferencial de oligoâmnio, devendo ser afastada em todas as pacientes, sobretudo se há história sugestiva (veja o Capítulo 25).

Em condições de hipoxia fetal ocorrem a redistribuição da volemia, diminuindo o fluxo sanguíneo para rins e pulmões, e o aumento da perfusão para os órgãos nobres. Com a diminuição do fluxo sanguíneo renal (FSR), reduz-se a diurese fetal, principal fonte de produção na segunda

Quadro 24.1 Causas de oligoâmnio divididas pelos trimestres da gestação

2º trimestre
Anomalias congênitas
Agenesia renal bilateral (síndrome de Potter)
Displasias renais (doenças policísticas)
Uropatias obstrutivas (válvula de uretra posterior e outras)
Doenças genéticas: síndrome de Down, síndrome de Turner, trissomia do 18 e outras triploidias
Síndrome de regressão caudal
Holoprosencefalia
Hipotireoidismo
Gestação gemelar: síndrome transfusor-transfundido
Lesões placentárias: corioangioma
Infecções maternas ou congênitas
Causas uterinas: miomas, hipoplasia, malformações
Uso de medicações
Inibidores da síntese das prostaglandinas
Inibidores da enzima conversora de angiotensina
Amniorrexe prematura
Insuficiência placentária precoce
Síndrome de anticorpos antifosfolípides
Hipertensão arterial crônica
Pré-eclâmpsia
Idiopático
3º trimestre
Restrição de crescimento intrauterino
Hipertensão arterial crônica
Diabetes com vasculopatias
Doenças do colágeno
Pré-eclâmpsia
Amniorrexe prematura
Pós-termo
Gestações gemelares
Óbito fetal recente

metade da gestação. Os defeitos do sistema urinário fetal, principalmente as displasias policísticas renais e as uropatias obstrutivas, também causam redução da diurese e devem ser investigadas na ausência de amniorrexe.

Após 40 semanas, a redução do líquido amniótico atinge 30% a cada semana, possivelmente por causa da diminuição da função placentária (senescência placentária), o que determina a diminuição da diurese fetal. A presença de oligoâmnio nas gestações prolongadas está relacionada com a síndrome de pós-maturidade (refletindo desnutrição intrauterina), a presença de mecônio no líquido amniótico e, em geral, a frequência maior de complicações perinatais.

Alguns medicamentos podem alterar a fisiologia do LA. Os inibidores das prostaglandinas, por exemplo, diminuem o FSR, promovendo oligúria fetal quando utilizados durante período prolongado. O efeito depende da dose e geralmente é reversível com a suspensão da medicação. Os inibidores da enzima de conversão (captopril, enalapril) também podem provocar oligoâmnio, provavelmente por interferência no desenvolvimento renal fetal.

Diagnóstico

Diagnóstico clínico

A suspeita de oligoâmnio pode surgir durante o pré-natal, quando não há aumento da altura do fundo uterino ou quando a altura se encontra abaixo do esperado para a idade gestacional. À palpação, percebe-se aumento da sensibilidade uterina e as partes fetais são facilmente reconhecíveis. A ausculta fetal é fácil e podem ocorrer desacelerações variáveis causadas por compressões de cordão.

O diagnóstico clínico é apenas de suspeição, sendo necessário complementá-lo com a ultrassonografia.

Diagnóstico ultrassonográfico

Com o advento da ultrassonografia tornou-se possível o reconhecimento de oligoâmnio mesmo em casos sem suspeita clínica. O exame ultrassonográfico para rastreio de oligoâmnio deve fazer parte da propedêutica das gestações de alto risco.

Critérios ecográficos

O volume do líquido amniótico (VLA) é um dos parâmetros do perfil biofísico fetal e deve ser rotineiramente avaliado na ultrassonografia obstétrica.

AVALIAÇÃO SUBJETIVA

A sensibilidade diagnóstica depende fundamentalmente da experiência do ultrassonografista. O oligoâmnio caracteriza-se pelos seguintes achados: diminuição evidente do volume de líquido amniótico, pequena quantidade de LA na interface feto-parede uterina-líquido amniótico e "amontoamento" das pequenas partes fetais.

CRITÉRIOS OBJETIVOS

Esses critérios são preferíveis por possibilitarem a comparação dos exames:

1. **Medida do maior bolsão:** identifica-se o maior bolsão livre de LA, mensurando-se seus diâmetros. A medida do maior diâmetro (longitudinal ou transverso) < 2cm (Manning, 1984) caracteriza o oligoâmnio.

> Embora muito popular, a medida do maior bolsão é falha, podendo existir oligoâmnio com bolsão normal e VLA normal com diâmetro do maior bolsão < 2cm.

2. Índice do líquido amniótico (ILA)

2. **Índice do líquido amniótico (ILA):** também conhecido como "técnica dos quatro quadrantes", tenta diminuir a subjetividade da avaliação e, ao mesmo tempo, evitar as falhas da medida isolada do maior bolsão (Phelan, 1987). Consiste na divisão vertical do abdome à altura da linha *nigra*, cortada perpendicularmente por uma linha imaginária no nível da cicatriz umbilical. Identifica-se o maior bolsão em cada quadrante (que não contenha cordão umbilical ou partes fetais), medindo-se os diâmetros verticais correspondentes. O ILA é determinado pela soma dos valores dos quatro bolsões. Valores ≤ 5cm correspondem a mais de dois desvios padrões abaixo da média nas diversas idades gestacionais e estão associados a morbidade fetal significativa em diversos estudos. O Quadro 24.2 resume o consenso sobre os valores do ILA estabelecido em 2014 por diversas sociedades (Eunice Kennedy Shriver National Institute of Child Health and Human Development, Society for Maternal-Fetal Medicine, American Institute of Ultrasound in Medicine, American College of Obstetricians and Gynecologists, American College of Radiology, Society for Pediatric Radiology e Society of Radiologists in Ultrasound Fetal Imaging).

Valores entre 5 e 8cm são considerados intermediários e devem ser confirmados e interpretados à luz de outros achados clínicos. No extremo oposto, valores > 18cm e < 24cm são considerados aumentados, mas não indicativos de polidrâmnio, como será visto adiante.

Quadro 24.2 Interpretação clínica do ILA

Medida (cm)	Diagnóstico
≤ 5cm	Oligoâmnio
> 5cm e < 24cm	Normoâmnio
≥ 24cm	Polidrâmnio

> Anidrâmnio é a ausência de bolsões livres mensuráveis com presença ou não de imagens ecográficas dos rins. Pode ser indicada amnioinfusão com a finalidade de criar uma "janela acústica" que possibilite a visualização adequada da anatomia fetal (veja o Capítulo 53).

> Em gestações múltiplas, é tecnicamente difícil a avaliação separada do ILA para cada saco gestacional. Usa-se o maior bolsão vertical: valores ≤ 2 cm sugerem oligoâmnio, como nas gestações únicas (abaixo do percentil 2,5).

3. **Determinação do volume do maior bolsão:** proposta em 1992 por Magann, consiste no cálculo do volume do maior bolsão que não contenha cordão umbilical ou partes fetais a partir da multiplicação de seus diâmetros vertical e horizontal. Seu uso não é muito comum. Pode ser utilizada na avaliação do perfil biofísico fetal. Servem como valores de referência:

- **Oligoâmnio:** 0 a 15cm^2.
- **Normal:** 15,1 a 50cm^2.
- **Polidrâmnio:** > 50cm^2.

Patologias perinatais associadas ao oligoâmnio

- Restrição de crescimento intrauterino (RCIU).
- Parto prematuro.
- Consequências do oligoâmnio em gestações durante o segundo trimestre com evolução prolongada:
  - Hipoplasia pulmonar.
  - Deformidades de face e de extremidades.
- Anomalias congênitas.
- Malformações renais incompatíveis com a vida.
- Sofrimento fetal crônico.
- Sofrimento fetal agudo.
- Maior frequência de apresentação pélvica.
- Maior incidência de cesariana.
- Hipoxia neonatal.
- Patologia neonatal: os distúrbios metabólicos e a icterícia promovem aumento da morbimortalidade perinatal.

Conduta

Uma vez diagnosticado o oligoâmnio, a conduta depende essencialmente de três fatores: idade gestacional no momento do diagnóstico, etiologia do oligoâmnio e associação a complicações obstétricas ou anomalias fetais.

Oligoâmnio no segundo trimestre (até 28 semanas)

1. Afastar amniorrexe prematura, infecções maternas ou uso de medicações.
2. Descartar a possibilidade de anomalias congênitas associadas (veja o Capítulo 53):
   - Ultrassonografia morfológica: a amnioinfusão pode ser necessária para que se possa proceder a uma melhor avaliação ecográfica. Convém rastrear principalmente patologias do trato urinário.
   - Estudo genético fetal: por meio de cordocentese obtém-se sangue fetal para determinação do cariótipo.
   - Detecção de infecções congênitas associadas: sorologias maternas para rubéola, toxoplasmose, citomegalovírus e herpesvírus (TORCH) e avaliação de PCR

por amniocentese. Caso seja realizada cordocentese, as sorologias podem ser feitas no sangue fetal.

- Ecocardiografia fetal.

3. Pesquisar circulação uteroplacentária:
   - Dopplerfluxometria das artérias uterinas.
   - Estudo dopplerfluxométrico da circulação fetal (artérias umbilicais e cerebral média).
4. Tratamento específico da etiologia do oligoâmnio (se possível):
   - Avaliação da função renal fetal e terapia fetal intraútero nos casos de uropatias obstrutivas e síndrome transfusor-transfundido (*laser*).
   - Tratamento da patologia cardíaca fetal (medicamentoso).
5. Prevenção da hipoplasia pulmonar (é muito discutida):
   - A amnioinfusão tem indicação precisa para o estudo morfológico fetal, mas seu valor na prevenção da hipoplasia ainda é controverso. Seriam necessárias várias infusões para evitar a manutenção do oligoâmnio a longo prazo, o que aumentaria o risco de infecção e de outras complicações associadas ao procedimento.
   - Hidratação materna: a ingestão oral de 2 litros de água diariamente pode ser benéfica por aumentar a perfusão uteroplacentária e agir positivamente no ILA.

   Em 2009, a revisão sistemática da Biblioteca Cochrane sobre hidratação materna foi atualizada. A revisão sistemática conta com um total de 122 mulheres distribuídas em quatro ensaios clínicos. Os revisores concluíram que a hidratação com 2 litros de água, por via oral, aumentou o ILA de mulheres com e sem oligoâmnio prévio. Nessa oportunidade, os benefícios clínicos não haviam sido avaliados. No entanto, em 2015 foi publicada uma revisão sistemática com metanálise por Gizzo e cols. que evidenciou também resultados melhores com soluções hipotônicas. Apesar da heterogeneidade dos critérios e dos protocolos utilizados nos estudos, ficou evidente uma redução significativa nos índices de cesariana nas gestações analisadas que se prolongaram até o termo (taxas iguais àquelas sem oligoâmnio), sem registros de efeitos adversos com o procedimento.
6. Oligoâmnio idiopático: a conduta é semelhante à adotada em caso de oligoâmnio diagnosticado no terceiro trimestre, caracterizando-se pelo monitoramento até a obtenção da maturidade pulmonar ou intercorrência de sofrimento fetal.

Oligoâmnio no terceiro trimestre (gestações a termo)

A causa mais provável é a insuficiência uteroplacentária. Pode ocasionar compressões funiculares no acompanhamento do trabalho de parto que se manifestam por frequência cardíaca fetal não tranquilizadora. Recomendam-se:

- Avaliação morfológica fetal por ultrassonografia (incluindo estudo das quatro câmaras cardíacas e ecocardiografia, se necessário).
- Provas de vitalidade fetal (rastrear sofrimento fetal crônico): perfil biofísico fetal, cardiotocografia, dopplerfluxometria (veja o Capítulo 2).
- Interrupção da gestação pela via que for considerada conveniente de acordo com as condições cervicais e a vitalidade fetal (Quadro 24.3).

O momento do parto deve levar em consideração a associação ou não com RCIU, pré-eclâmpsia, trombofilias, diabetes, anormalidades fetais ou outras patologias. Nos casos de oligoâmnio idiopático com resultados satisfatórios em testes de vitalidade, a maioria das evidências é decorrente de estudos observacionais e não há consenso: a gestação pode atingir 37 a 38 semanas ou ser interrompida após comprovada maturidade fetal (idade gestacional confiável > 36 semanas e/ou uso prévio de corticoide).

O prognóstico dessas gestações é influenciado também pela duração do oligoâmnio: quando diagnosticados desde o segundo trimestre, apresentam resultados piores que os diagnosticados ocasionalmente no terceiro (sobrevida de 10% vs 85% em alguns trabalhos). Cabe lembrar que a indução aumenta os riscos de cesariana nessa população e que a dopplerfluxometria pode identificar pacientes de risco para desfechos desfavoráveis somente quando existe RCIU associada. Seu uso em outras circunstâncias clínicas merece mais estudos. Assim, a família deve ser informada sobre os riscos e os benefícios das várias condutas e participar da decisão clínica em conjunto com os profissionais.

Quadro 24.3 Via de parto em pacientes com oligoâmnio

Cesariana	Parto normal
ILA < 3cm (oligoâmnio grave)	Condições que devem estar presentes:
Sofrimento fetal (alteração das provas de vitalidade fetal anteparto): PBF insatisfatório, CTG alterada ou dopplerfluxometria com aumento da resistência, diástole zero ou reversa	ILA entre 3 e 5cm
	Vitalidade fetal satisfatória
	Colo favorável ou Bishop favorável após preparo cervical
Bishop desfavorável mesmo após o preparo cervical	Monitoramento fetal cuidadoso durante o trabalho de parto (pode-se realizar monitoramento contínuo e amnioinfusão transcervical na presença de frequência cardíaca fetal não tranquilizadora)
Impossibilidade de monitorar adequadamente a frequência cardíaca fetal durante o trabalho de parto	

PBF: perfil biofísico fetal; CTG: cardiotocografia.

Em caso de associação com LA meconizado, pode ser realizada amnioinfusão durante o trabalho de parto para diluir o mecônio e prevenir a síndrome de aspiração meconial (SAM). Não realizamos esse procedimento de rotina no CAM-IMIP.

Idade gestacional entre 32 e 36 semanas

- Excluir amniorrexe prematura.
- Ultrassonografia morfológica: a amnioinfusão pode ser necessária para uma avaliação ecográfica satisfatória. Além de malformações do trato urinário, convém rastrear anomalias cardíacas e holoprosencefalia.
- Ecocardiografia fetal.
- Monitoramento do crescimento fetal (biometria seriada).
- Avaliação da vitalidade fetal:
  - Cardiotocografia.
  - Dopplerfluxometria.
  - Perfil biofísico fetal.
- Tratamento específico das complicações maternas associadas (pré-eclâmpsia, diabetes, infecções maternas).
- Maturidade pulmonar: administrar corticoides para prevenir as complicações da prematuridade iatrogênica.

Idade gestacional abaixo de 32 semanas

- Acompanhamento semelhante ao do oligoâmnio em gestações no segundo trimestre (risco elevado de malformações e infecções congênitas).
- Maturidade pulmonar e prematuridade: administrar corticoides a partir da 24ª semana em doses usuais. Considerar dose de resgate caso a gestação progrida (veja o Capítulo 26).
- Nos casos relacionados com insuficiência placentária:
  - Avaliação da vitalidade fetal (veja o Capítulo 29).
  - Tratamento específico das complicações maternas associadas.

Oligoâmnio em gestações pós-termo

- Há indicação de imediata interrupção da gestação, pois o prognóstico fetal é pior nas gestações pós-termo complicadas pelo oligoâmnio.
- As provas de vitalidade fetal são indicadas para a definição da via de parto de acordo com a resposta fetal, e não para acompanhamento. A amnioinfusão durante o trabalho de parto (após a rotura das membranas) é indicada na presença de mecônio, acaso existente, ou em caso de frequência cardíaca fetal não tranquilizadora. Não realizamos esse procedimento de rotina no CAM-IMIP.
- A via de parto depende dos parâmetros apresentados no Quadro 24.3.

POLIDRÂMNIO

O polidrâmnio consiste no aumento da quantidade do LA, classicamente definido como mais de 2.000mL, embora a quantidade normal varie em função da idade gestacional.

No final da gestação, mesmo pequenos aumentos no volume urinário fetal ou diminuição discreta na frequência de deglutição podem ocasionar polidrâmnio. As repercussões clínicas geralmente surgem quando o volume de LA ultrapassa 3.000mL. Na prática clínica, a delimitação rigorosa do volume não pode ser realizada, sendo utilizados os parâmetros clínicos e ultrassonográficos para caracterização do polidrâmnio.

Incidência e importância

A incidência varia de acordo com os critérios diagnósticos utilizados, representando em torno de 0,5% a 2% de todas as gestações. Além das complicações determinadas pelo excesso de LA em si, o polidrâmnio frequentemente está associado a outras condições clínicas que comprometem os desfechos da gestação, como diabetes (*mellitus* ou gestacional) e macrossomia fetal, anomalias fetais (atresias do trato gastrointestinal e malformações neurais) e infecções congênitas.

Etiologia

As principais causas de polidrâmnio estão listadas no Quadro 24.4.

O polidrâmnio pode ser uma complicação tanto do diabetes clínico como do gestacional, possivelmente por causa do aumento da diurese osmótica do feto (decorrente da

Quadro 24.4 Causas de polidrâmnio

Causas
Idiopáticas
Diabetes mellitus
Anomalias congênitas estruturais
SNC: anencefalia, defeitos abertos do tubo neural, espinha bífida, hidrocefalia, microcefalia
Trato gastrointestinal: atresias de esôfago, estômago, duodeno e de jejuno-íleo, onfalocele, hérnia diafragmática
Sistema cardiovascular: arritmias cardíacas, insuficiência cardíaca fetal
Trato geniturinário: anomalias unilaterais com poliúria, displasias policísticas, tumores renais
Aparelho respiratório: malformações pulmonares, hipoplasia pulmonar
Trissomias: síndrome de Down, trissomias do 13 e 18
Síndrome transfusor-transfundido
Infecções congênitas: sífilis, rubéola, toxoplasmose, citomegalovírus, parvoviroses
Doença hemolítica perinatal

hiperglicemia) e frequentemente se associa à macrossomia. Trata-se de um apanágio do diabetes descontrolado: a normalização glicêmica reduz consideravelmente sua incidência. Pode estar relacionado também com malformações congênitas associadas ao diabetes clínico (veja o Capítulo 33).

As anomalias fetais que interferem no processo de deglutição e absorção de líquidos frequentemente estão associadas ao polidrâmnio. Devem ser investigadas as obstruções altas, envolvendo esôfago, estômago e duodeno (atresias) ou, mais raramente, outras condições, como hérnia diafragmática, volvo de intestino, pâncreas anular e onfalocele. As alterações do SNC, além de comprometerem a deglutição, geralmente estão relacionadas com a diminuição da secreção do hormônio antidiurético (arginina-vasopressina) pela hipófise. Na presença de alterações cardíacas fetais, o polidrâmnio é um achado tardio, característico do feto hidrópico por insuficiência cardíaca congestiva.

O comprometimento fetal causado por doenças genéticas ou infecções congênitas está associado ao polidrâmnio, mas, em geral, esse não é um achado isolado. Deve-se dar atenção à alta prevalência de sífilis em nosso meio. A síndrome transfusor-transfundido será discutida com mais detalhes no Capítulo 27.

São causas mais raras: cisto ovariano (por compressão do trato urinário unilateral), tumores cervicais, deficiência congênita de hormônio antidiurético e osteogênese imperfeita.

Quando não existem causas identificáveis, o polidrâmnio é chamado idiopático. Sua incidência varia em função da capacidade de investigação do serviço analisado (30% a 70%).

Diagnóstico

Diagnóstico clínico

Sintomas maternos subjetivos

Geralmente, as gestantes são assintomáticas. Os sintomas são consequentes ao aumento exagerado do volume uterino e podem surgir de forma aguda. Nessas condições são relatados desconforto respiratório e dispneia. Nos casos mais graves podem ocorrer taquicardia, cianose e edema acentuado de membros inferiores, dificuldade de deambular e dores difusas nas regiões lombar e abdominal, além de alterações do ritmo intestinal e urinário causadas pela compressão (polaciúria, constipação intestinal).

Exame obstétrico

- **Inspeção:** distensão abdominal importante, pele lisa, brilhante e com estrias.
- **Palpação:** consistência cística, dificuldade de palpação fetal, piparote positivo, hipertonia uterina.

- **Medida da altura de fundo uterino:** aumentada para a idade gestacional ou crescimento exagerado (> 4cm por mês).
- **Ausculta fetal:** comumente é difícil, às vezes abafada ao sonar.
- **Toque:** o colo pode estar dilatado e a bolsa das águas formada e protrusa.

> Clinicamente, há que se lembrar do diagnóstico diferencial com gemelaridade e macrossomia fetal, ascite materna, cisto ovariano e leiomioma uterino. O diagnóstico de certeza é firmado pela ultrassonografia.

Diagnóstico ultrassonográfico

- **Avaliação subjetiva:** feto imerso em grande quantidade de líquido, mantendo distância da parede uterina geralmente > 1cm. A avaliação da anatomia fetal é fácil nos casos leves/moderados, mas pode tornar-se difícil nos casos graves em razão do distanciamento entre a parede abdominal anterior e o feto. A placenta torna-se delgada em virtude da sobredistensão uterina com grandes volumes.
- **Avaliação objetiva:** deve ser realizada sempre que houver suspeita subjetiva uma vez que possibilita comparações. Em 2014, o Eunice Kennedy Shriver National Institute of Child Health and Human Development, a Society for Maternal-Fetal Medicine, o American Institute of Ultrasound in Medicine, o American College of Obstetricians and Gynecologists, o American College of Radiology, a Society for Pediatric Radiology e a Society of Radiologists in Ultrasound Fetal Imaging estabeleceram que o diagnóstico de polidrâmnio ocorre quando:
  - Medida do maior bolsão ≥ 8cm.
  - Índice do líquido amniótico ≥ 24cm.

Classificação

Algumas subdivisões são comumente utilizadas na prática clínica diária, como, por exemplo:

- **De acordo com a intensidade, utilizando a técnica do maior bolsão:**
  - **Polidrâmnio LEVE:** diâmetro do maior bolsão entre 8 e 12cm.
  - **Polidrâmnio MODERADO:** diâmetro de 12 a 16cm.
  - **Polidrâmnio GRAVE:** diâmetro > 16cm.
- **Quanto à evolução:**
  - **Polidrâmnio AGUDO:** surge em poucos dias, formando-se às vezes em 24 horas. Embora raro, é mais comum no segundo trimestre da gestação. Provoca sintomatologia materna importante.

Seção IV | Patologias da Gestação

- **Polidrâmnio CRÔNICO:** desenvolve-se lentamente, em geral durante o terceiro trimestre de gestação, podendo levar semanas até sugerir o diagnóstico clínico por aumento excessivo da altura de fundo uterino e desconforto respiratório.

Complicações

As complicações maternas e fetais encontram-se listadas no Quadro 24.5.

Conduta

Propedêutica complementar

A propedêutica complementar tem por objetivo estabelecer a etiologia e orientar o tratamento. Recomenda-se partir de exames mais simples, menos invasivos e de menor custo, para os mais invasivos e caros:

- **Exames iniciais (caso não tenham sido realizados):** tipagem sanguínea e teste de Coombs indireto, glicemia de jejum e curva glicêmica, VDRL e sorologias para TORCHS (toxoplasmose, rubéola, citomegalovírus e herpesvírus), estudo ultrassonográfico, dosagem de proteínas totais e frações no soro materno. Observação: apesar da epidemia recente, o Ministério da Saúde (2017) não recomenda a solicitação de sorologia para Zika vírus em caso de polidrâmnio isolado (veja o Capítulo 52).
- **Ultrassonografia morfológica:** é imprescindível ao diagnóstico etiológico. Deve incluir obrigatoriamente: biometria fetal e pesquisa de macrossomia, ILA, rastreamento de malformações associadas (principalmente gastrointestinais e do SNC), avaliação das quatro câmaras cardíacas e diagnóstico de anormalidades placentárias. O estudo dopplerfluxométrico não é obrigatório para a avaliação do polidrâmnio isolado, mas tem papel importante quando o polidrâmnio se associa a outras patologias, como pré-eclâmpsia e diabetes com comprometimento vascular.
- **Ecocardiografia fetal.**
- **Amniocentese e cordocentese:** PCR do LA para infecções, avaliação cromossômica fetal e dosagens bioquímicas:
  - Alfafetoproteína e acetilcolinesterase no LA.
  - Dosagem de lipase no LA: elevada na obstrução gastrointestinal.
  - Dosagem de ácidos biliares no LA: concentração elevada na obstrução gastrointestinal e obstrução da ampola de Vater.
  - Dosagem de bilirrubinas e hemograma fetal: em casos de doença hemolítica perinatal, através da cordocentese.

Tratamento

O tratamento do polidrâmnio depende basicamente da etiologia, da idade gestacional e da presença de sintomatologia materna. De modo geral, se o diabetes for a causa do polidrâmnio, a normalização do ILA é comum após controle metabólico adequado. Nas alterações cardíacas fetais ou arritmias, pode ser necessária a administração de medicamentos antiarrítmicos à mãe para a obtenção de resultados fetais.

O acompanhamento dos casos de isoimunização Rh será discutido no Capítulo 36 e as malformações fetais no Capítulo 54.

Gestante assintomática – Conduta conservadora

- Acompanhamento ambulatorial com ultrassonografias regulares (avaliação do PBF) a cada 2 semanas, exceto se houver complicações associadas com indicação de internação.
- Orientação de repouso relativo, abstenção da prática de esportes
- Considerar corticoide para amadurecimento pulmonar fetal. Pacientes com diabetes podem ter descompensação metabólica alguns dias após a utilização da medicação, sendo necessários indicação criteriosa e monitoramento.
- Monitorar contratilidade uterina.
- Inibição do trabalho de parto prematuro se não existirem malformações fetais associadas incompatíveis com a vida.
- Aguardar o trabalho de parto espontâneo a termo, se as condições maternas estiverem estáveis.

Gestante sintomática – polidrâmnio de grande volume – conduta ativa

A hospitalização é necessária quando a paciente apresenta dor abdominal e desconforto respiratório importante.

Quadro 24.5 Complicações relacionadas com o polidrâmnio

Maternas
Complicações relacionadas com o esvaziamento: infecção, parto prematuro, descolamento prematuro da placenta (DPPNI)
Parto prematuro
Amniorrexe prematura
Rotura uterina (em casos com cicatriz uterina anterior)
Prolapso do cordão após rotura espontânea ou artificial das membranas
Hipotonia uterina no quarto período do parto

Fetais
Associação com malformações fetais
Prematuridade
Morbidade neonatal: desconforto respiratório, hemorragias
Tocotraumatismos
Hipoxia neonatal relacionada com o prolapso do cordão, DPPNI
Mortalidade perinatal em torno de 50%, sobretudo em casos graves e de início precoce ou instalação súbita

Pode ser realizada amniocentese transabdominal evacuadora ou usada indometacina para diminuição do volume e redução da sintomatologia materna.

Amniocentese evacuadora ou descompressiva

A técnica e os procedimentos de rotina para a amniocentese são discutidos com detalhes no Capítulo 53. Diferentemente do procedimento com indicação diagnóstica, a amniocentese evacuadora visa retirar grande quantidade de LA da cavidade uterina. Recomenda-se velocidade de retirada lenta, 200 a 500mL/h, de não mais do que 3 litros a cada punção, para evitar síndrome de descompressão; o acompanhamento ultrassonográfico concomitante assegura o ILA final adequado (próximo ao normal). De maneira geral, indica-se o uso prévio de corticosteroides para aceleração da maturidade pulmonar em virtude do risco de o procedimento desencadear trabalho de parto prematuro. Caso a paciente apresente contrações uterinas durante ou após o procedimento, tocolíticos devem ser utilizados. Podem ser necessárias punções repetidas nos casos mais graves, pois em poucos dias o polidrâmnio tende a se refazer.

> **Complicações:** desencadeamento do parto prematuro, infecção ovular, DPPNI, amniorrexe prematura e lesão fetal.

Indometacina

Como anti-inflamatório, a indometacina atua inibindo a síntese de prostaglandinas: diminui a diurese fetal, aumenta a reabsorção de líquido pulmonar fetal e facilita o transporte de água através das membranas fetais.

INDICAÇÕES

- Polidrâmnio sintomático antes de 32 semanas: a medicação pode ser utilizada após a amniocentese evacuadora, como tratamento complementar, com o objetivo de manter o volume do LA dentro da normalidade (evitando amniocenteses repetidas).

ESQUEMA TERAPÊUTICO

- **Doses baixas:** 25 a 50mg a cada 6 horas (iniciar com a menor dose).
- **Duração:** manter no máximo durante 5 dias (evitar o uso prolongado). A repetição pode ser feita, se necessário (monitorar com ultrassonografia).
- **Controle com dopplerfluxometria do ducto arterioso:** iniciar com 2 dias de tratamento e repetir regularmente.

COMPLICAÇÕES

- Fechamento precoce do ducto arterioso, podendo acarretar morte fetal ou quadro de hipertensão pulmonar e morte neonatal. Durante as avaliações eco-cardiográficas, constatados espasmo, regurgitação tricúspide ou insuficiência de ventrículo direito, convém interromper o uso. O risco de fechamento do ducto arterioso é de 50% com 32 semanas e aumenta com a idade gestacional. Em geral, resolve-se espontaneamente 24 horas após a interrupção da medicação.
- Enterocolite necrosante do recém-nascido.
- Hematológicas: disfunção plaquetária e fenômenos hemorrágicos.

Assistência ao parto nos casos de polidrâmnio

Via de parto

A via de parto é obstétrica. A apresentação fetal deve ser sempre conferida, pois as apresentações anômalas (córmicas, pélvicas) são frequentes. O trabalho de parto pode ser desencadeado espontaneamente ou induzido de acordo com as condições cervicais e clínicas maternas.

Parto normal

- **Polidrâmnio grave:** pode-se proceder ao esvaziamento abdominal antes da indução do trabalho de parto (a amniotomia implica esvaziamento muito rápido e aumento da chance de DPPNI ou prolapso de cordão).
- **Casos leves a moderados:** amniotomia após encaixamento do polo cefálico, mantendo os dedos em contato com o local de rotura a fim de tentar controlar a velocidade de escoamento do líquido.
- **Vigilância da vitalidade fetal intraparto.**
- **Correção dos distúrbios da contratilidade:** uso judicioso de ocitocina – atentar para o risco de embolia e hipotonia pós-parto.

Cesariana

- Aguardar o escoamento lento do líquido amniótico antes de divulsão dos bordos da histerotomia (aspirar se necessário).

LÍQUIDO AMNIÓTICO MECONIAL

Poucos assuntos em obstetrícia e medicina fetal despertam tantas controvérsias quanto a presença de mecônio no LA. Embora classicamente apontada como um dos indicadores de hipoxia fetal, a eliminação de mecônio reflete na realidade a maturidade fisiológica do trato intestinal do concepto, de modo que sua frequência vai aumentando com a idade gestacional.

No entanto, seu achado não deve ser desvalorizado, pois o mecônio pode, de fato, ser eliminado em resposta à hipoxia, e a morbimortalidade perinatal se eleva especialmente nos casos em que ocorre aspiração intraútero (2% a 10% dos casos).

A composição do mecônio é descrita no Quadro 24.6.

Quadro 24.6 Composição do mecônio

Água
Mucopolissacarídeos
Colesterol e precursores esteroides
Proteínas
Lipídios
Ácidos e sais biliares
Enzimas
Substâncias dos grupos sanguíneos
Células escamosas
Verniz caseoso

O mecônio é estéril. Quando sua eliminação é recente, o líquido é esverdeado e assume a forma de grumos; se o mecônio permanecer muito tempo no LA, os grumos desaparecerão e o líquido se tornará verde-escuro e com aspecto de "água de mate". A concentração depende da quantidade de LA prévia: o líquido pode estar apenas *tinto* de mecônio, quando a quantidade de LA é normal ou aumentada, ou tornar-se *espesso*, apresentando o aspecto comumente chamado de "papa de ervilhas", quando associado a oligoâmnio.

Incidência

O LA meconizado pode ser encontrado em 16,5% dos partos a termo e em até 27,1% das gestações pós-termo. O evento é relativamente raro na prematuridade em razão da imaturidade fisiológica do trato gastrointestinal (abaixo de 31 semanas raramente ocorre passagem de mecônio) e o sofrimento fetal, quando presente, geralmente coexiste com líquido claro.

Fisiopatologia

As principais teorias que explicam a passagem do mecônio estão descritas no Quadro 24.7.

A aspiração pode ocorrer durante as primeiras incursões respiratórias após o parto, mas já foram encontradas evidências de mecônio nos pulmões de natimortos ou neomortos sem história de aspiração. Acredita-se, então, que o processo patológico já possa ser iniciado intraútero. Uma vez no sistema respiratório, o mecônio causa obstrução completa ou parcial das vias aéreas, irritação química e inflamação de vários graus e promove infecção

Quadro 24.7 Teorias que explicam a passagem do mecônio para o líquido amniótico

Teoria da maturação
Teoria do sofrimento fetal: compressão do cordão ou hipoxia → estimulação vagal → ↑ peristaltismo intestinal e relaxamento esfincteriano
Papel dos hormônios intestinais: ↑ motilina e ↑ tônus parassimpático em virtude da hipoxia

(especialmente por *E. coli*) e inativação do surfactante com consequente diminuição da ventilação-perfusão. O quadro clínico resultante é de aumento da resistência vascular pulmonar, pneumonite e hipoxia grave no recém-nascido que não pode ser explicada por outras causas.

Diagnóstico

O diagnóstico do LA meconizado pode ser feito durante a gestação por meio de procedimentos que analisam o LA ou após a rotura de membranas durante o trabalho de parto (mais frequente).

Durante a gestação, o diagnóstico é possível por meio de dois métodos:

- **Amniocentese:** procedimento considerado seguro, possibilita a obtenção do LA diretamente do saco ovular. Utilizada para pesquisa de alterações genéticas, infecções ou tratamentos (drenagem de polidrâmnios). O achado de mecônio é ocasional.
- **Amnioscopia:** método endoscópico que torna possível a visualização do LA pelo canal cervical, através das membranas, quando o colo se apresenta suficientemente dilatado. Apresenta sensibilidade em torno de 50% e é pouco utilizada na prática clínica atual.

Durante o trabalho de parto, a detecção do LA meconizado costuma ocorrer após a rotura espontânea ou provocada da bolsa das águas (amniotomia). Ocasionalmente, a transudação do mecônio pode tingir o muco cervical (tampão mucoso).

Complicações

Embora a eliminação de mecônio seja um evento relativamente frequente em gestações a termo e pós-termo, o impacto perinatal desse evento tem variado enormemente nas séries descritas por vários autores. Em fetos hígidos e com escores de Apgar satisfatórios, a incidência de aspiração meconial é bem mais baixa e, quando ocorre, os mecanismos de *clearance* pulmonar são capazes de eliminar o mecônio sem maiores sequelas neonatais. No entanto, em fetos comprometidos podem falhar as medidas convencionais utilizadas após o nascimento para prevenir a aspiração. Nesses casos, acredita-se inclusive que a aspiração possa já ter ocorrido intraútero (por movimentos de *gasping*). Além disso, esses fetos asfixiados apresentam os mecanismos de clareamento pulmonar prejudicados e desenvolvem a SAM, que complica o quadro já deletério da hipoxia.

A SAM é um diagnóstico pós-natal de desconforto respiratório com taquipneia, cianose e redução da complacência pulmonar, apanágio geralmente dos casos de mecônio *espesso*, sobretudo em associação com o oligoâmnio.

O sofrimento respiratório decorre tanto da obstrução *mecânica* das vias aéreas como da pneumonite aspirativa. Exige atenção especializada e indica a necessidade de internação em unidade de cuidados neonatais intensivos. Ocorre em 2% a 10% dos recém-nascidos que tiveram parto com líquido meconial, e as variações de incidência nas pesquisas provavelmente decorrem de critérios não uniformes de diagnóstico. De modo geral, a SAM aumenta regularmente de incidência e prevalência a partir da 38ª semana, sendo duas a três vezes mais frequente no curso da 42ª semana. Práticas como amnioinfusão e aspiração sistemática vigorosa de orofaringe e narinas logo após o parto têm demonstrado pouca influência na incidência da SAM e não são recomendadas de rotina como forma de prevenção em recém-nascidos sem sinais de comprometimento.

Conduta

Durante a gestação

Diante do achado ocasional de mecônio durante a gestação, vale considerar a idade gestacional e as patologias de base que provavelmente motivaram a realização dos exames diagnósticos. Diante da presença de comprometimento da vitalidade fetal, convém considerar a interrupção da gestação.

Parto transpelvino

- Bishop favorável.
- Boa vitalidade fetal.

Cesariana

- Bishop desfavorável.
- Comprometimento da vitalidade fetal.

Durante o trabalho de parto

A presença de mecônio desacompanhada de desacelerações e outras alterações da frequência cardíaca fetal não significa sofrimento fetal agudo e, portanto, não é obrigatória a interrupção imediata da gestação (veja o Capítulo 8).

No entanto, a associação entre asfixia fetal (caracterizada por alterações da frequência cardíaca ou por evidências de acidose pela microanálise de sangue fetal) e líquido meconial representa importante agravo do prognóstico por causa do aumento da possibilidade da SAM.

Portanto, na conduta obstétrica devem ser avaliados outros aspectos além da coloração e do aspecto do LA para a decisão quanto à via de parto. Convém considerar:

- Patologias associadas: pré-eclâmpsia, RCIU, oligoâmnio, anomalias fetais.
- Oportunidade do diagnóstico: no início do período de dilatação ou com trabalho de parto avançado.

- Aspecto do LA: "tinto" ou mecônio espesso, caracterizando o volume efetivo de LA presente na câmara amniótica.
- Padrão contrátil uterino: necessidade de ocitocina por períodos prolongados.
- Vitalidade fetal (monitoramento contínuo).
- Possibilidade de realização da amnioinfusão (via transcervical) diante de frequência cardíaca fetal não tranquilizadora.

Prevenção da SAM em sala de parto

- Não existem evidências de que a aspiração das vias aéreas superiores, realizada pelo obstetra antes do desprendimento das espáduas, diminua a incidência da SAM. Portanto, não deve ser realizada independentemente da via de parto.
- Mesmo na presença de mecônio no LA, se o neonato estiver vigoroso e sem sinais de hipoxia, não deverá ser realizada aspiração das vias aéreas: são recomendações do International Liaison Committee on Resuscitation (ILCOR), da American Academy of Pediatrics (AAP) e da American Heart Association (AHA) – Guideline 2015.
- Para os neonatos não vigorosos os cuidados devem seguir o mesmo protocolo utilizado na ausência de LA meconial, ou seja, indicação de intubação endotraqueal na presença de bradicardia (< 100bpm) e critérios de baixa oxigenação, presença de *gaspings* e dificuldade respiratória. As diretrizes atuais se fundamentaram em estudos que demonstraram que as tentativas de aspiração de mecônio nessas condições podem atrasar a ventilação do recém-nascido, o que acarreta consequências piores ao prognóstico. Além disso, não existem evidências de que a retirada de uma parte do mecônio evite toda a cascata de eventos fisiopatológicos que podem ter sido iniciados intraútero e promova melhora do prognóstico clínico do neonato.

LEITURA RECOMENDADA

Dickinson JE, Tjioe YY, Jude E et al. Amnioreduction in the management of polyhydramnios complicating singleton pregnancies. Am J Obstet Gynecol 2014; 211:434.e1-7.

Gizzo S, Noventa M, Vitagliano A et al. An update on maternal hydration strategies for amniotic fluid improvement in isolated oligohydramnios and normohydramnios: Evidence from a systematic review of literature and meta-analysis. PLoS ONE 2015; 10(12):e0144334.

Reddy UM, Abuhamad AZ, Levine D et al. Fetal imaging: executive summary of a joint Eunice Kennedy Shriver National Institute of Child Health and Human Development, Society for Maternal-Fetal Medicine, American Institute of Ultrasound in Medicine, American College of Obstetricians and Gynecologists, American College of Radiology, Society for Pediatric Radiology, and Society of Radiologists in Ultrasound Fetal Imaging workshop. Obstet Gynecol 2014; 123:1070.

Yefet E, Daniel-Spiegel E. Outcomes from polyhydramnios with normal ultrasound. Pediatrics 2016; 137(2):1-10.

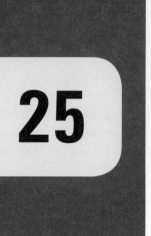

Amniorrexe Prematura

INTRODUÇÃO

A amniorrexe prematura consiste na rotura das membranas ovulares antes do início do trabalho de parto. Essa condição complica cerca de 10% de todas as gestações e, quando ocorre antes de 37 semanas, é definida como amniorrexe prematura pré-termo. A amniorrexe é responsável por um terço dos partos prematuros em todo o mundo.

O período transcorrido entre a rotura das membranas e o parto é denominado *período de latência*. Esse período é inversamente proporcional à idade gestacional. Quando a gestação se encontra a termo, o parto é desencadeado espontaneamente dentro de 24 horas em 80% dos casos. Quanto mais longe do termo, maior o período de latência. A rotura é dita prolongada quando o período de latência é superior a 24 horas.

Ao lado da prematuridade, o aumento do risco de infecção constitui a principal complicação associada à amniorrexe prematura.

FATORES DE RISCO

- Amniorrexe prematura em gestação anterior: recorrência de 13% a 30%.
- Infecção genital: fator isolado mais comum.
- Tabagismo: risco duas a quatro vezes maior.
- Sangramento no segundo e no terceiro trimestres.
- Colo curto.
- Baixo índice de massa corporal (IMC).
- Baixo padrão socioeconômico.
- Uso de drogas ilícitas.

> Na maioria das gestantes com amniorrexe prematura não são identificados fatores de risco.

DIAGNÓSTICO

Anamnese

História de perda de líquido em quantidade variável. Na história característica, a paciente se refere inicialmente a um fluxo abundante que "escorre pelas pernas" e depois prossegue em quantidade intermitente. Recomenda-se investigar:
- Quantidade.
- Aspecto: fluido, viscoso, aquoso.
- Cor: clara ou transparente, amarelada, branca.
- Odor: o cheiro característico do líquido amniótico lembra o da água sanitária.

Com frequência, a amniorrexe é confundida com corrimento vaginal, especialmente por cândida, ou com perda insensível de urina.

Exame físico

O exame físico é mandatório mesmo quando a história é muito característica e deve cumprir as seguintes etapas:
- **Inspeção vulvar:** o líquido amniótico pode ser visualizado escoando pela rima vulvar; pode haver também presença de grumos ou traços de mecônio quando a termo.
- **Exame especular:** não devem ser utilizados lubrificantes. É diagnóstico quando é visualizado líquido amniótico escoando espontaneamente através do orifício cervical (os demais testes são dispensáveis nessa condição). Caso necessário, a paciente deve ser solicitada a tossir ou realizar voluntariamente manobra de Valsalva (teste de esforço). Pode-se ainda elevar suavemente a apresentação e observar se ocorre a saída de líquido pela cérvice.

Os achados mencionados são mais frequentes nas primeiras horas após a rotura. A ausência de líquido não exclui o diagnóstico.

Em casos duvidosos, podem ser realizados os seguintes testes com a secreção vaginal coletada:

- **Análise do pH vaginal:** o pH normal da vagina durante a gravidez oscila entre 4,5 e 6. O líquido amniótico apresenta pH entre 7,1 e 7,3. Esse teste pode ser falso-positivo na presença de sangue, sêmen, vaginose bacteriana ou em caso de uso de alguns antissépticos. Os falso-negativos geralmente aparecem quando existe pequena quantidade de líquido ou quando a rotura ocorreu há várias horas.
- **Teste de cristalização do conteúdo vaginal:** o líquido amniótico se cristaliza durante toda a gestação, ao contrário do conteúdo vaginal e do muco cervical, que não se cristalizam na gestação. A secreção vaginal deve ser coletada e espalhada sobre uma lâmina (não cobrir com lamínula), esperando secar (a secagem é mais rápida com o calor de uma lâmpada). Observar ao microscópio óptico se há cristalização (formação de arborescências que, quando exuberantes, assumem o típico aspecto "em samambaia").
- **Teste do azul do Nilo (teste de Kittrich):** pesquisa microscópica de elementos citológicos do líquido amniótico. Avaliação ao microscópio óptico e pesquisa de células fetais (orangiófilas), usando sulfato de azul do Nilo como corante; essas células se coram e adquirem tonalidades que variam do amarelo ao laranja (encontradas em gestações a partir de 32 semanas).
- **Teste de Ianneta:** aquecimento de lâmina contendo secreção vaginal com isqueiro. Pode assumir coloração amarronzada (o que exclui a presença de líquido amniótico) ou persistir incolor (na presença de líquido amniótico).
- **Teste de fibronectina fetal:** constitui um teste rápido, do tipo qualitativo, é sensível, mas pouco específico: o teste negativo exclui a amniorrexe, mas o teste positivo não confirma o diagnóstico (veja o Capítulo 26). De alto custo, não se encontra disponível em serviços públicos.

> Durante o exame especular, também podem ser observados dilatação cervical e prolapso de cordão e/ou de partes fetais.

- **Testes comerciais para o diagnóstico de amniorrexe prematura:** não substituem os passos tradicionais do diagnóstico, sendo realizados apenas em casos duvidosos, uma vez que têm alto custo:
  - **AmniSure®:** *kit* de teste rápido para pesquisa de alfa-microglobulina-1. Não é afetado pelo sêmen ou pelo sangue. Resultado em 5 a 10 minutos. A sensibilidade varia de 94,4% a 98,9% e a especificidade de 87,5% a 100%.
  - **Actim PROM®:** *kit* para identificação do fator de crescimento semelhante à insulina 1 (IGFBP-1), também chamado de proteína placentária 12 (PP12), que apresenta alta concentração no líquido amniótico. Não é afetado pela urina ou pelo sangue. A sensibilidade varia de 95% a 100% e a especificidade é de 93% a 98%. O valor preditivo positivo encontra-se próximo a 98%.
  - **ROM Plus®:** *kit* para detecção de PP12 e alfafetoproteína. Sensibilidade de 99% e especificidade de 91% (baixa).
- **Toque vaginal:** não deve ser realizado na ausência de trabalho de parto, uma vez que diminui o período de latência e aumenta o risco de infecções.

Ultrassonografia

Trata-se de um exame complementar, mas não diagnóstico. Seus resultados devem ser analisados em conjunto com a história, o exame físico e os demais testes realizados.

O índice de líquido amniótico pode estar normal, mesmo na presença de amniorrexe, se já existia polidrâmnio anterior.

Cinquenta a 70% das gestantes irão apresentar oligoâmnio ou anidrâmnio no primeiro exame após a rotura, o que confirma a história e o exame clínico. Quando a história de amniorrexe prematura não é típica e ocorre antes de 22 semanas, devem ser excluídas as malformações renais (rins policísticos ou mesmo agenesia renal). O ideal é que o médico enfatize ter visualizado os rins e a bexiga durante a realização da ultrassonografia obstétrica.

MANEJO DAS PACIENTES COM AMNIORREXE PREMATURA

As condutas são fundamentadas na idade gestacional, na coexistência de infecções, nas anormalidades materno-fetais ou na presença de trabalho de parto. A primeira e principal decisão clínica consiste em adotar conduta expectante ou induzir o trabalho de parto.

As complicações fetais estão diretamente relacionadas com a idade gestacional, sendo a prematuridade a principal causa de morbimortalidade entre os neonatos de mães com amniorrexe. Em todo o mundo, são bem estabelecidos os benefícios da conduta conservadora entre 24 e 34 semanas e novas evidências apontam benefícios também entre os prematuros tardios (34 e 37 semanas). A manutenção da gestação com protocolos adequados para uso de antibióticos e corticoides, associada à vigilância de infecções, está relacionada com aumento das taxas de sobrevivência fetal e diminuição da morbidade.

Recentemente a revisão sistemática sobre o tema foi atualizada pela Biblioteca Cochrane. Os revisores consideraram que, na ausência de contraindicações para a manutenção da gestação, a conduta expectante com vigilância adequada é associada a melhores resultados para as mães e recém-nascidos antes de 37 semanas em gestações complicadas por amniorrexe (Bond e cols., 2017).

A seguir serão discutidos os principais pilares da conduta expectante diante da rotura prematura de membranas e enfatizadas as particularidades relacionadas com cada idade gestacional e os cuidados durante o parto.

Conduta expectante

Rastreio de infecções

O rastreio deve ser cuidadoso e regular, normalmente intra-hospitalar, para facilitar o acesso aos exames e cuidados. Não existem evidências sobre o melhor protocolo de rastreio, e cada instituição costuma estabelecer uma rotina própria a ser seguida.

Recomendam-se:

- **Monitoramento de sinais vitais e temperatura corporal:** realizado a cada 6 horas. Registrar em prontuário. Comunicar temperatura corporal $\geq 37,8°C$ e pulso materno $\geq 100bpm$; podem ser sinais de corioamnionite incipiente.
- **Exame obstétrico:** realizar diariamente. Avaliar bem-estar fetal (ausculta e movimentação espontânea) e buscar sinais de corioamnionite (tônus e aumento da sensibilidade uterina).
- **Exame especular:** realizado para confirmar o diagnóstico e, a partir da internação, convém repeti-lo semanalmente. Registrar as características do líquido amniótico (quantidade, coloração, presença de odor). Pode ser necessária a repetição do exame especular antes de 7 dias se a paciente apresentar sinais clínicos de infecção. Após a perda inicial, o relato de perdas subsequentes leva à suposição de que a produção de líquido amniótico continua satisfatória.
- **Leucograma:** solicitado no momento da internação e, a seguir, a cada 3 dias. Deve ser interpretado em conjunto com os demais achados clínicos; no entanto, chamam atenção:
  - Leucometria $> 15.000/mm^3$.
  - Aumento da taxa de leucócitos de 20% ou mais em dois exames.
  - Desvio à esquerda (aumento da contagem diferencial de bastonetes. A proporção normal de neutrófilos bastonetes e segmentados [B/S] é de 1/16).
  - Presença de granulações tóxicas grosseiras nos neutrófilos.

> Os resultados das dosagens de proteína C reativa não têm valor isoladamente e poderão ser utilizados apenas em associação à avaliação da leucometria.

Uso de corticoides

O uso de corticoides apresenta inúmeros benefícios em relação à prematuridade (Quadro 25.1) e não aumenta os riscos de infecções maternas e neonatais diante de amniorrexe prematura.

> Podem ser utilizados os seguintes corticosteroides:
> - Betametasona 12mg IM – repetir após 24 horas – total de duas doses.
> - Dexametasona 6mg IM a cada 12 horas – total de quatro doses.

Os efeitos desse primeiro curso atingem benefício máximo quando o parto ocorre entre 24 horas e 7 dias após a última dose do medicamento, devendo ser realizado entre 24 semanas e 34 semanas e 6 dias segundo a maioria dos protocolos.

Em outubro de 2016, o American College of Obstetricians and Gynecologists (ACOG) publicou uma atualização de suas diretrizes recomendando que, nas gestações com rotura prematura de membranas em que houver risco de parto prematuro dentro de 7 dias, o corticoide já poderá ser indicado a partir de 23 semanas. Seguindo a mesma linha, o National Institute for Health and Care Excellence (NICE), em suas diretrizes de número 25 publicadas em 2015, recomenda que, no caso de rotura prematura de membranas e ausência de infecções maternas, o uso de corticoide deva ser discutido com os familiares nas gestações que estejam entre 23 e 24 semanas com amniorrexe prematura e considerado entre 34 e 35 semanas por causa dos riscos evidentes já comprovados.

Quadro 25.1 Benefícios do uso de corticoides em gestações prematuras

Redução do risco em geral de óbito neonatal
Redução dos índices da síndrome de desconforto respiratório
Redução de hemorragias cerebrovasculares
Redução de enterocolites necrosantes
Menor necessidade de suporte ventilatório
Menor número de admissões em unidades intensivas neonatais
Menor incidência de infecções sistêmicas em 48 horas de vida

Fonte: Roberts D, Brown J, Medley N, Dalziel SR. Antenatal corticosteroids for accelerating fetal lung maturation for women at risk of pretermbirth. Cochrane Database of Systematic Reviews 2017, Issue 3. Art. No.: CD004454. DOI: 10.1002/14651858.CD004454.pub3.

A utilização de corticoides em prematuros tardios foi alvo de um ensaio clínico multicêntrico publicado no início de 2016 (Gyamfi-Bannerman e cols., 2016) (veja também o Capítulo 26). Os autores encontraram benefícios significativos, como redução de complicações respiratórias sem aumento de corioamnionite e sepse neonatal, quando os corticoides foram administrados entre 34 e 36 semanas e 6 dias. Vale ressaltar que 20% das pacientes da amostra apresentavam amniorrexe prematura.

Apesar dos benefícios já estabelecidos a respeito do uso de doses de resgate de corticoides em pacientes que permanecem em risco de parto prematuro, cujo primeiro curso foi de 7 dias ou mais (revisão Cochrane 2015), especificamente em pacientes com amniorrexe prematura, as evidências são insuficientes para recomendar ou contraindicar essa prática. No CAM-IMIP, a dose de resgate é administrada às pacientes com amniorrexe prematura quando a primeira dose foi feita até 30 semanas de idade gestacional; portanto, poderá ser repetida até 32 semanas de gestação.

Convém atentar para a ocorrência de efeitos transitórios associados ao uso de corticoides que podem ser especialmente preocupantes em pacientes com amniorrexe:

- Leucocitose materna (em média 30% de aumento na contagem total, não superando 20.000 células/mL; normalização em 72 horas).
- Hiperglicemia materna (possibilidade de descontrole metabólico em pacientes diabéticas; avaliar a necessidade de ajuste de insulina).
- Diminuição ou aumento da frequência cardíaca fetal basal e diminuição ou aumento da variabilidade.
- Diminuição dos movimentos fetais e alterações transitórias nos parâmetros biofísicos fetais.

Uso de antibióticos

Existem evidências de que o uso profilático rotineiro de antibióticos de largo espectro aumenta o período de latência, reduz as infecções maternas e neonatais e diminui a morbidade neonatal dependente da idade gestacional. A revisão sistemática da Biblioteca Cochrane sobre o tema foi atualizada em 2013. Foram incluídos 22 ensaios clínicos com o total de 6.872 mulheres e neonatos. Os resultados evidenciaram significativa redução da corioamnionite (RR: 0,66; IC 95%: 0,46 a 0,96), redução de partos em 48 horas (RR: 0,71; IC 95%: 0,58 a 0,87) e em 7 dias (RR: 0,79; IC 95%: 0,71 a 0,89), redução de infecção neonatal (RR: 0,67; IC 95%: 0,52 a 0,85) e do uso de surfactantes (RR: 0,83; IC 95%: 0,72 a 0,96).

Não existe consenso sobre a escolha ideal, e vários esquemas antibióticos já se mostraram efetivos. Além disso, o conhecido estudo de coorte *ORACLE Children Study* não evidenciou consequências a longo prazo com o uso de antibióticos durante a gestação em crianças de 7 anos de idade que foram acompanhadas.

Com base nas evidências disponíveis, no CAM-IMIP, as pacientes selecionadas para conduta expectante de amniorrexe prematura se submetem ao seguinte esquema antibiótico:

> Ampicilina 2g IV a cada 6 horas por 48 horas, seguida por amoxicilina (500mg VO a cada 8 horas) por mais 5 dias (total de 7 de dias)
>
> +
>
> Azitromicina 1g VO na admissão e 5 dias depois.

Em pacientes comprovadamente alérgicas aos betalactâmicos, pode ser considerado o uso de eritromicina (estearato).

> O uso de amoxicilina com clavulanato é contraindicado em razão do elevado risco de enterocolite necrosante (RR: 4,72; IC 95%: 1,57 a 14,23).

> A profilaxia para transmissão vertical por estreptococo do grupo B deverá ser realizada durante o parto em pacientes com fatores de risco e que não realizaram cultura prévia INDEPENDENTEMENTE do esquema antibiótico utilizado para a rotura de membranas.

Tocólise

O uso de tocolíticos em caso de rotura prematura de membranas pré-termo permanece controverso. Em 2014, foi publicada uma revisão sistemática da Biblioteca Cochrane sobre o tema. Os autores analisaram oito ensaios clínicos com o total de 408 mulheres, dos quais sete compararam a tocólise com o não tratamento e um comparou o uso de nifedipina com o de terbutalina. A tocólise foi associada a período maior de latência (MD = 73,12 horas; IC 95%: 20,21 a 126,03; três ensaios com 198 mulheres) e número menor de partos ocorridos em 48 horas (RR: 0,55; IC 95%: 0,32 a 0,95: seis ensaios com 354 mulheres). Apesar disso, não houve efeito significativo na mortalidade perinatal (RR: 1,67; IC 95%: 0,85 a 3,29), ocorrendo ainda aumento do número de neonatos que necessitaram de ventilação (RR: 2,46; IC 95%: 1,14 a 5,34; um ensaio com 81 mulheres) e aumento do número de neonatos com Apgar < 7 no quinto minuto (RR: 6,05; IC 95%: 1,65 a 22,23; dois ensaios com 160 mulheres). O risco de corioamnionite foi maior nas mulheres que receberam tocólise antes de 34 semanas.

Assim, na ausência de infecções maternas, o ACOG (2016) recomenda que a tocólise seja considerada com o objetivo claro de propiciar o uso de corticoides e sulfato de magnésio (neuroproteção fetal), além de possibilitar, quando necessário, o transporte intraútero para serviços mais adequados ao nascimento naquela idade gestacional. A tocólise profilática não deverá ser realizada.

Monitoramento fetal

As avaliações da vitalidade fetal devem ser realizadas regularmente e consistem em:

- **Ultrassonografia:** auxilia o diagnóstico de amniorrexe, confirma a idade gestacional e avalia o ganho de peso, a morfologia fetal (não apenas hipoplasia pulmonar, mas também deformidades esqueléticas) e a magnitude do oligoâmnio. Gestantes admitidas com amniorrexe prematura com 24 semanas devem realizar uma ultrassonografia com 30 dias para avaliação do crescimento e do ganho de peso. A partir de 28 semanas, o exame pode ser realizado a cada 15 dias, ou antes, caso necessário. Existem recomendações para a repetição do perfil biofísico fetal mensalmente até a 32ª semana e, a seguir, a cada 15 dias; no entanto, não existem evidências sobre o protocolo ideal a ser seguido.
- **Cardiotocografia:** a partir da 32ª semana de gestação (pode ser realizada mais frequentemente, de acordo com a quantidade de líquido ao ultrassom e/ou com a percepção materna de diminuição da movimentação fetal).
- **Mobilograma:** realizar diariamente.
- **Amniocentese:** não é recomendada como rotina (Cochrane, 2014). Alguns estudos relatam sua utilização para pesquisa de infecções intrauterinas, sendo sugestivos o aumento de leucócitos e de lactato desidrogenase ou a redução da concentração de glicose no líquido amniótico. Pode-se ainda realizar bacterioscopia com Gram ou cultura de líquido. A amnioinfusão através da amniocentese, para melhorar a janela acústica e facilitar a realização de ultrassonografia em oligoâmnio grave, é discutida no Capítulo 53.

Outros exames complementares

Recomenda-se solicitar classificação sanguínea, VDRL, sumário de urina e urocultura, além de atualizar a rotina de exames do pré-natal (veja o Capítulo 1).

Idade gestacional < 24 semanas

Em aproximadamente 1% das gestações, a amniorrexe ocorre antes de 24 semanas. Na presença de idade gestacional precoce e pequena quantidade de líquido amniótico, são altos os índices de hipoplasia pulmonar, óbito intrauterino e óbito neonatal. Os oligoâmnios de longa duração também estão relacionados com deformidades faciais ou musculoesqueléticas (síndrome de Potter), e não existem evidências de que amnioinfusões repetidas possam modificar os desfechos. Existem ainda relatos de sepse materna relacionada com a corioamnionite (estimada em 1% dos casos).

Os riscos e os benefícios de uma conduta expectante nessa idade gestacional devem ser discutidos claramente com os genitores, especialmente nos limites da viabilidade (próximo a 24-25 semanas). Estima-se que 40% a 50% das pacientes com amniorrexe prematura pré-termo antes de 24 semanas terão o parto em 1 semana após a rotura e 70% a 80% terão parido em 28 dias. O período médio de latência é de 10 a 14 dias.

Além das consequências associadas à idade gestacional, outros fatores também influenciam os desfechos a curto e longo prazo, como sexo fetal, peso, local do parto, via de parto, administração de corticoides, neuroproteção com $MgSO_4$ e manejo específico na unidade neonatal. Assim, recomenda-se que a assistência a esses casos seja realizada em serviços com equipe especializada em acompanhamento de gestação de alto risco e unidade neonatal de cuidados intensivos.

De modo geral, recomendam-se as seguintes medidas:

- Aconselhamento dos genitores sobre os benefícios da conduta expectante ou indução, riscos de infecção materna e repercussões para o neonato (incluindo detalhes do tratamento em unidade de terapia intensiva).
- Avaliação cuidadosa no rastreio da maternidade para excluir infecção. A paciente é orientada a vigiar os sinais clínicos de infecção no domicílio e retornar semanalmente para nova avaliação clínica e laboratorial.
- A internação é programada a partir de 24 semanas de gestação, quando se iniciam as possibilidades de intervenção e aumenta a viabilidade fetal. No berçário do CAM-IMIP, a possibilidade de sobrevivência de mais de 50% dos neonatos ocorre a partir de 26 a 27 semanas de gestação. Esses dados são reavaliados periodicamente para guiar as decisões clínicas.
- Não utilizar corticoides, tocólise, neuroproteção com $MgSO_4$ ou profilaxia para transmissão vertical por estreptococo do grupo B antes de 24 semanas de gestação.*
- Considerar a utilização de antibióticos de acordo com a decisão dos genitores por conduta expectante para prolongar a gestação (ACOG, 2016).

Idade gestacional entre 24 e 34 semanas

A paciente deve ser internada e a conduta expectante está recomendada na ausência de infecções maternas.

---

*Considerar a utilização em gestações com 23 semanas completas ou mais em que haja risco de parto prematuro em 7 dias (ACOG, 2016; NICE, 2015).

Aconselhar os genitores sobre os benefícios da conduta expectante, os riscos de infecção materna e os de prematuridade com repercussões para o neonato (incluindo detalhes do tratamento em unidade de terapia intensiva, caso necessário).

Idade gestacional ≥ 34 e < 37 semanas

Em 2012 foram publicados os resultados do estudo *PPROM Expectant Management versus Induction of Labor (PPROMEXIL trial)*, um ensaio clínico multicêntrico realizado em 60 hospitais holandeses. Mulheres com amniorrexe entre 34 e 37 semanas foram randomizadas para conduta expectante ou indução do trabalho de parto (1:1) entre janeiro de 2007 e setembro de 2009. Como os procedimentos de indução foram consideradas a indução com prostaglandinas e ocitocina, e as pacientes com cesariana programada desse grupo tiveram o procedimento realizado logo após a randomização.

No grupo de conduta expectante, as pacientes estavam internadas ou faziam acompanhamento ambulatorial seguindo protocolos locais, e as cesarianas programadas foram realizadas apenas quando iniciado o trabalho de parto. Foram alocadas 266 mulheres (268 neonatos) para o grupo de indução e 266 mulheres (270 neonatos) para o grupo de conduta conservadora. Os resultados evidenciaram que não houve diferença estatística entre os grupos em relação à ocorrência de sepse neonatal (2,6% indução *versus* 4,1% expectante; RR: 0,64; IC 95%: 0,25 a 1,6), síndrome do desconforto respiratório (7,8% indução *versus* 6,3% expectante; RR: 1,3; IC 95%: 0,67 a 2,3) e realização de cesarianas (13% indução *versus* 14% expectante; RR: 0,98; IC 95%: 0,64 a 1,50). Não foram relatados eventos adversos graves nos grupos, e o risco de corioamnionite foi menor no grupo que realizou indução.

Mais recentemente, a revisão sistemática sobre o tema foi atualizada pela Biblioteca Cochrane. Cinco novos ensaios clínicos foram incluídos na metanálise e foi analisado um total de 12 estudos, comparando o parto precoce planejado com o manejo expectante antes de 37 semanas em gestações complicadas por amniorrexe (3.617 mulheres e 3.628 neonatos, entre 24 e 37 semanas de gestação) (Bond e cols., 2017). Os resultados evidenciaram que não houve diferença significativa na incidência de sepse neonatal entre as mulheres que receberam manejo expectante ou tiveram o parto planejado precocemente (RR: 0,93, IC 95%; 0,66 a 1,30, 12 ensaios, 3.628 neonatos, grau de evidência moderada). No entanto, o parto planejado precoce foi associado a aumento da incidência de síndrome de desconforto respiratório, admissão em unidade intensiva neonatal e necessidade de ventilação, morte neonatal, aumento

de induções maternas e cesarianas, com redução do número de corioamnionites e do número de dias de internamento materno. Os revisores consideraram que, na ausência de contraindicações para a manutenção da gestação, a conduta expectante com adequada vigilância e monitorização é associada a melhores resultados para a mãe e recém-nascidos.

Assim, atualmente, apesar das evidências disponíveis, não existe consenso quanto ao momento ideal para a interrupção em gestações com amniorrexe após 34 e antes de 37 semanas, e as condutas devem ser individualizadas.

Estudos recentes avaliaram a possibilidade de acompanhamento domiciliar de pacientes com rotura de membranas antes do termo que não estivessem em trabalho de parto e comprovadamente sem sinais de infecção. A Cochrane realizou uma revisão sistemática em 2014, e apenas dois ensaios clínicos preencheram os critérios de inclusão comparando acompanhamento hospitalar *versus* domiciliar. Foram analisadas 116 mulheres, as quais foram monitoradas por 48 a 72 horas antes da randomização. Não foram encontradas diferenças significativas em relação a mortalidade perinatal, morbidade neonatal, corioamnionite, idade gestacional no parto, peso ao nascimento e admissão em unidade de cuidados intensivos. As pacientes que realizaram acompanhamento domiciliar ficaram menos tempo internadas, com consequente redução de custos ao sistema de saúde, e mais satisfeitas com os cuidados.

No entanto, os revisores acreditam que esses dados devam ser interpretados com cautela e que são necessárias novas evidências, com trabalhos envolvendo um número maior de pacientes, antes que essa recomendação se torne rotina. Eles ressaltam que a seleção das pacientes deve ser cuidadosa, envolvendo o conhecimento sobre os possíveis sintomas e sinais relacionados com as infecções e a possibilidade de transporte rápido ao serviço de saúde caso ocorram anormalidades, além da garantia de acesso aos cuidados.

Idade gestacional > 37 semanas = termo

A decisão clínica pode tomar dois caminhos: aguardar o trabalho de parto espontâneo ou interromper a gestação por via obstétrica.

É importante lembrar que grande parte das pacientes com amniorrexe a termo desencadeia trabalho de parto em algumas horas após a rotura das membranas. Isso foi confirmado em um grande estudo com mais de 5.000 mulheres de gestação a termo chamado *TermPROM (Term Prelabor Rupture of the Membranes Study)*, publicado em 1996. Os autores concluíram que a rotura a termo das membranas afeta cerca de 8% das gestações e, se não forem induzidas, mais de 60% dessas gestantes vão iniciar o trabalho de parto espontaneamente em 24 horas e 95% em 72 horas.

Por sua vez, a interrupção da gestação não significa necessariamente via alta ou cesariana. Podem ser realizados procedimentos de indução com análogos da prostaglandina e com ocitocina conforme indicações específicas (veja no Capítulo 2, *Antecipação do parto – Métodos de indução*).

A Biblioteca Cochrane atualizou recentemente uma revisão sistemática sobre a conduta conservadora (aguardar trabalho de parto espontâneo) e a interrupção planejada da gestação (geralmente por indução realizada dentro de 24 horas com ocitocina ou prostaglandinas) na presença de amniorrexe com gestação a termo (Middleton e cols., 2017). Foram analisados 23 ensaios clínicos (total de 8.615 mulheres), e os resultados não mostraram diferenças significativas entre os grupos com relação a: risco de cesariana (RR: 0,84; IC 95%: 0,69 a 1,04; 23 ensaios, 8.576 mulheres), mortalidade ou morbidade materna grave (nenhum evento, três ensaios, 425 mulheres), sepse neonatal precoce definida (RR: 0,57; IC 95%: 0,24 a 1,33; seis ensaios, 1.303 neonatos) ou mortalidade perinatal (RR: 0,47; IC 95%: 0,13 a 1,66; oito ensaios, 6.392 neonatos). No entanto, a incidência de corioamnionite e/ou endometrite foi menor em mulheres que realizaram a interrupção planejada da gestação (RR: 0,49; IC 95%: 0,33 a 0,72; oito ensaios com 6.864 mulheres) e, quanto aos neonatos, foi menor o número de admissões (RR: 0,75; IC 95%: 0,66 a 0,85; oito ensaios, 6.179 neonatos) e a duração do internamento em unidades de cuidados intensivos (RR: 0,72; IC 95%: 0,61 a 0,85; quatro ensaios, 5.691 neonatos). Além disso, as mulheres avaliaram como positiva a experiência de planejar a interrupção em relação aos cuidados recebidos (dois ensaios, 5.134 mulheres).

Assim, recomendamos a interrupção de gestações a termo com rotura prematura das membranas que não tenham desencadeado trabalho de parto. Pode ser oferecido procedimento de indução ou realizada cesariana com indicação obstétrica. A conduta expectante é aceitável diante da recusa materna em se submeter à indução e se houver condições satisfatórias materno-fetais. As condutas recomendadas na assistência ao trabalho de parto serão discutidas a seguir.

ASSISTÊNCIA AO TRABALHO DE PARTO – ROTURA PREMATURA DAS MEMBRANAS
Considerações gerais

- **Toque vaginal:** pode ser realizado nas pacientes com dinâmica uterina para definir trabalho de parto ou naquelas que serão submetidas à interrupção da gestação para avaliação cervical (Bishop). Restringir ao mínimo necessário: quanto maior o número de toques, maiores os índices de infecção.

- Monitorar pulso e temperatura.
- Monitorar frequência cardíaca fetal: as compressões do polo cefálico e do cordão, ocasionando frequência cardíaca não tranquilizadora, são mais frequentes em pacientes com bolsa rota.

Profilaxia de infecções por estreptococos do grupo B

Os estreptococos do grupo B (*Streptococcus agalactiae*) colonizam o intestino, o reto e o trato genital em cerca de 10% a 30% das gestantes. As infecções causadas por esses microrganismos são responsáveis por sepse neonatal precoce grave (nos primeiros 7 dias de vida) e frequentemente estão relacionadas com óbitos em prematuros (20% a 30% dos óbitos em < 33 semanas contra 2% a 3% de óbito em neonatos a termo). A colonização materna também está associada a endometrite e infecções do sítio cirúrgico. Existem vários protocolos para rastreio durante a gestação ou administração de antibióticos com base em fatores de risco durante o trabalho de parto, uma vez que a transmissão vertical é o principal modo de contágio do neonato (muito raro através da placenta).

O Centers of Disease Control and Prevention (CDC, 2010) recomenda rastreio universal com cultura (vaginal e retal) entre 35 e 37 semanas. No entanto, essa prática não é uniforme entre os países, onerando os serviços de saúde, e muitas vezes não pode ser realizada diante de trabalho de parto prematuro e/ou amniorrexe.

Assim, durante o trabalho de parto devem receber profilaxia contra a transmissão vertical de estreptococos do grupo B:

- Gestantes com cultura positiva vaginal e/ou anal.
- Gestantes com antecedentes de neonato que apresentou infecção por estreptococo do grupo B.
- Gestantes com bacteriúria positiva para estreptococo do grupo B na gestação atual.
- Gestantes em trabalho de parto antes de 37 semanas com resultado desconhecido de cultura ou cultura não realizada.
- Gestantes que apresentem febre durante o trabalho de parto (≥ 38°C).
- Gestantes com rotura prematura de membranas ≥ 18 horas.

> A profilaxia não é indicada para pacientes que serão submetidas à cesariana na ausência de trabalho de parto e com membranas íntegras (CDC, 2010.)

A penicilina cristalina é o antibiótico de escolha para a profilaxia da transmissão vertical e deve ser mantida até o parto. Doses:

- **Primeira escolha (CDC, 2010):**
  - Ataque: penicilina cristalina 5 milhões UI diluídas em 100mL de soro IV.
  - Manutenção: 2,5 a 3 milhões UI diluídas em 50mL de soro IV a cada 4 horas.
- **Esquemas alternativos:**
  - RCOG, 2012: clindamicina 900mg IV a cada 8 horas.
  - CDC, 2010: ataque: cefazolina 2 gramas IV; manutenção: 1 grama IV a cada 8 horas.

Qualquer tratamento realizado antes do início do trabalho de parto, como, por exemplo, o tratamento de infecção urinária, não é efetivo na prevenção da transmissão vertical, pois a bactéria presente no intestino pode recolonizar o trato genital muito rapidamente. Evidências demonstram que o tempo de administração mínimo para reduzir a colonização e, consequentemente, o risco de transmissão vertical é de 2 a 4 horas. Portanto, estima-se que, quando o parto ocorre 4 horas após o início da medicação, a colonização foi reduzida a menos de 1% e a infecção neonatal é improvável.

Se existir história de anafilaxia, angioedema, comprometimento respiratório ou urticária após a administração de penicilinas ou cefalosporinas, as pacientes são consideradas de alto risco em relação à anafilaxia. A opção, de acordo com o CDC (2010), é administrar vancomicina (1 grama IV a cada 12 horas até o parto) ou clindamicina nas doses já citadas (de preferência com base no antibiograma).

> Gestantes com cultura negativa vaginal e retal para estreptococo do grupo B há menos de 5 semanas não precisam de profilaxia.

Neuroproteção – Uso de sulfato de magnésio ($MgSO_4$)

Existem evidências fortes de que o $MgSO_4$ exerce efeito neuroprotetor em prematuros. Não existe consenso na literatura com relação à dose ideal ou à idade gestacional-limite para a administração da medicação. Mais detalhes podem ser encontrados no Capítulo 26.

No CAM-IMIP, optou-se por utilizar as mesmas doses de $MgSO_4$ usadas para pré-eclâmpsia (Quadro 25.2).

Nos casos de interrupção da gestação por indicação médica (materna ou fetal), a administração deve ser iniciada idealmente 4 horas antes do nascimento, mas os procedimentos de urgência não deverão ser postergados com essa finalidade.

Atualmente, não existem evidências de que a repetição do curso de $MgSO_4$ seja benéfica caso o parto não tenha acontecido nos primeiros dias após a administração.

Quadro 25.2 Protocolo de utilização de $MgSO_4$ para neuroproteção (CAM-IMIP, 2017)

Pacientes elegíveis		
Gestantes com diagnóstico de trabalho de parto prematuro entre 24 e 32 semanas que não tenham utilizado $MgSO_4$ anteriormente nessa gestação		
Ataque		**Manutenção**
6 g de $MgSO_4$ + SG 5% ou SF 0,9% BIC durante 30 minutos		Infusão de solução 1g/h em BIC até o parto ou por 24 horas
Cuidados e monitoramento		
Manter antagonista (gluconato de cálcio 10%) à beira do leito		
Registrar volume de diurese espontânea		
Reavaliar a cada 6 horas: pulso, pressão arterial, frequência cardíaca, frequência respiratória e reflexos profundos		
Considerar diminuição da dose, caso surjam alterações dos parâmetros		
Suspender infusão se: frequência respiratória < 14, reflexos ausentes, diurese < 25 mL/h		

SG: soro glicosado; SF: soro fisiológico; BIC: bomba de infusão contínua.

São contraindicações gerais ao uso de $MgSO_4$: miastenia grave e cardiopatias com defeitos de condução.

CORIOAMNIONITE

A corioamnionite é a infecção intrauterina que envolve o líquido amniótico, a placenta e as membranas. Essa infecção causa febre durante o trabalho de parto e está associada a sepse, pneumonia e lesões cerebrais no feto (esta última relacionada com a resposta imune ao processo infeccioso).

Etiologia e fatores de risco

Comumente, a etiologia é polimicrobiana com germes da microbiota vaginal ou intestinal. Quando realizadas, as culturas podem revelar micoplasmas, anaeróbios (incluindo *Gardnerella vaginalis*), estreptococo do grupo B e gram-negativos.

A duração do trabalho de parto é um fator de risco independente. A rotura prematura das membranas pode ser a causa da corioamnionite ou ocorrer como consequência dessa condição. Existe ainda uma associação com o número de toques vaginais recebidos pela paciente – prática a ser evitada em pacientes com amniorrexe na ausência de trabalho de parto.

Achados clínicos

A corioamnionite pode ser subclínica e se manifestar por rotura prematura das membranas ou apresentar apenas alguns sintomas leves. Os principais achados clínicos estão descritos no Quadro 25.3, mas durante o trabalho de parto a febre pode ser usada isoladamente como critério para tratamento, particularmente em pacientes com rotura prolongada das membranas.

Diagnóstico diferencial

- Outras infecções: pielonefrite, pneumonia, apendicite etc.
- Descolamento prematuro de placenta normalmente inserida.
- Efeitos colaterais de anestesia epidural.

Conduta

Está indicada a interrupção imediata da gestação quando a corioamnionite é diagnosticada antes do início do trabalho de parto. A indução de trabalho de parto é recomendada como primeira opção. A cesariana não melhora o prognóstico materno nem fetal quando o trabalho de parto está evoluindo adequadamente, devendo ser reservada para os casos com indicações obstétricas.

O início do tratamento antes do parto melhora o prognóstico materno e neonatal. A antibioticoterapia deve ser de amplo espectro, mas não existem evidências sobre o melhor esquema a ser utilizado, e normalmente os serviços adotam protocolos locais. O CAM-IMIP adota para a corioamnionite o mesmo protocolo que é utilizado para endometrite e que será continuado após o nascimento (veja o Capítulo 19). Doses:

> Clindamicina 1.200mg IV a cada 12 horas
> +
> Gentamicina 120mg IV a cada 12 horas

Muitos autores demonstraram que os esquemas com intervalos maiores de administração de clindamicina + gentamicina são tão seguros e eficazes quanto os esquemas a cada 8 horas, além de melhorar o custo-benefício do tratamento. Não existem evidências de que os antibióticos orais tenham eficácia. A equipe de neonatologia deverá

Quadro 25.3 Achados clínicos da corioamnionite

Temperatura materna ≥ 38°C
Taquicardia materna (FC > 100bpm) e fetal (> 160bpm)
Sensibilidade uterina aumentada: dor intensa à palpação uterina
Líquido amniótico de odor fétido ou francamente purulento
Achados laboratoriais:
Leucograma infeccioso
PCR positiva
Cultura positiva ou Gram do líquido amniótico positivo

ser comunicada do diagnóstico e tratamento materno para iniciar os protocolos adequados ao neonato após o nascimento.

LEITURA RECOMENDADA

American College of Obstetricians and Gynecologists. Premature rupture of membranes. Practice Bulletin No. 172. Obstet Gynecol 2016; 128, No. 4:e165-77.

Bond DM, Middleton P, Levett KM, van der Ham DP, Crowther CA, Buchanan SL, Morris J. Planned early birth versus expectant management for women with preterm prelabour rupture of membranes prior to 37 weeks' gestation for improving pregnancy outcome. Cochrane Database of Systematic Reviews 2017, Issue 3. Art. No.: CD004735. DOI: 10.1002/14651858.CD004735.pub4.

Centers of Disease Control and Prevention – CDC. Prevention of Perinatal Group B Streptococcal Disease. November 19, 2010/Vol. 59/No. RR-10. Disponível em: http://www.cdc.gov/groupbstrep/guidelines/new-differences.html Acesso em: 8 de agosto de 2017.

Gyamfi-Bannerman C, et al. for the NICHD Maternal-Fetal Medicine Units Network. Antenatal betamethasone for women at risk for late preterm delivery. N Engl J Med (nejm.org) February 4, 2016.

Middleton P, Shepherd E, Flenady V, McBain RD, Crowther CA. Planned early birth versus expectant management (waiting) for prelabour rupture of membranes at term (37 weeks or more). Cochrane Database of Systematic Reviews 2017, Issue 1. Art. No.: CD005302. DOI: 10.1002/14651858.CD005302.pub3.

Preterm labour and birth (NG25). National Institute for Health and Care Excellence – NICE 2015. Disponível em: https://www.nice.org.uk/Guidance/NG25/evidence. Acesso em: 8 de agosto de 2017.

The Prevention of Early-onset Neonatal Group B Streptococcal Disease Royal College of Obstetricians and Gynaecologists – RCOG. Green-top Guideline No. 36. 2. ed. July 2012.

Van der Ham DP, Vijgen SMC, Nijhuis JG et al. Induction of labor versus expectant management in women with preterm prelabor rupture of membranes between 34 and 37 weeks: A randomized controlled trial. PLoS Med 2012; 9(4):e1001208.

26 Trabalho de Parto Prematuro e Prematuridade

INTRODUÇÃO

A Organização Mundial da Saúde (OMS) define como parto pré-termo ou prematuro aquele que resulta em nascimento vivo antes de 37 semanas completas. Estima-se a ocorrência de 15 milhões de partos prematuros a cada ano em todo o mundo, correspondendo a 11% de todos os nascimentos.

Esses partos podem ser classificados de acordo com a idade gestacional ou com o peso de nascimento (Quadro 26.1).

Apesar da redução mundial das taxas de mortalidade neonatal (até 4 semanas de vida) observada nas últimas décadas, o componente representado pela prematuridade não se alterou. É considerada a causa direta de 35% de todos os óbitos neonatais e a segunda causa mais frequente de óbitos de crianças com menos de 5 anos, perdendo apenas para a pneumonia. Além disso, nascer prematuro aumenta consideravelmente o risco de vida por outras causas e tem repercussões significativas na vida dos sobreviventes (Quadro 26.2).

Existem ainda evidências apontando a prematuridade como causa de doenças cardiovasculares em adultos, hipertensão arterial, asma, baixa estatura na infância e obesidade/sobrepeso na adolescência. Além disso, a prematuridade é responsável por impactos evidentes relacionados com o aumento dos custos financeiros dos sistemas de saúde e dos custos psicossociais para as famílias.

Quadro 26.1 Classificação dos partos prematuros

Idade gestacional		Peso ao nascer
OMS (2012)*	**CDC (2013)****	**OMS (2011)****
Prematuros extremos: < 28 semanas	Prematuros: < 37 semanas	Baixo peso ao nascer: < 2.500 gramas
Prematuros verdadeiros: 28 a < 32 semanas	Prematuros precoces: < 34 semanas	Muito baixo peso: < 1.500 gramas
Prematuros moderados a tardios: 32 a < 37 semanas	Prematuros tardios: 34 a 36 semanas	Extremo baixo peso: < 1.000 gramas

* Howson CP, Kinney MV, Lawn JE. March of Dimes, PMNCH, Save the Children, WHO. Born Too Soon: The Global Action Report on Preterm Birth. World Health Organization. Geneva, 2012.

**Centers for Disease Control and Prevention. [Health Disparities and Inequalities Report – United States, 2013]. MMWR 2013; 62(Suppl 3);136-8.

***WHO. Guidelines on optimal feeding of low birth-weight infants in low- and middle-income countries. 2011.

Quadro 26.2 Impactos a longo prazo da prematuridade

Desfechos	Frequência nos sobreviventes
Comprometimento visual: cegueira, miopia grave após retinopatia, aumento da incidência de hipermetropia e miopia	Cerca de 25% de todos os prematuros extremos
Comprometimento auditivo	5% a 10% dos prematuros extremos
Doença pulmonar crônica	40% dos prematuros extremos
Comprometimento do desenvolvimento neuropsicomotor: quando leve, inclui dificuldades de aprendizagem e dislexia, além de redução do rendimento escolar; quando moderado a grave, atraso global do desenvolvimento, comprometimento motor, paralisia cerebral	Dependentes da idade gestacional e da qualidade dos cuidados recebidos

Fonte: adaptado de Blencowe, et al. Born Too Soon: The global epidemiology of 15 million preterm births. Reproductive Health 2013; 10(Suppl. 1): S2. Disponível em: http://www.reproductive-health-journal.com/content/10/S1/S2.

CAUSAS

A prematuridade pode ser espontânea, relacionada com rotura prematura das membranas e trabalho de parto prematuro propriamente dito, ou por indicação médica (causas maternas ou fetais). Nos países com grandes recursos econômicos, os números têm aumentado principalmente por causa das gestações múltiplas decorrentes de procedimentos de reprodução assistida ou do manejo de complicações em gestações de alto risco. No entanto, a grande maioria dos partos prematuros ainda ocorre em países com poucos recursos e esses partos são espontâneos (cerca de 70%). Investimentos em qualidade da assistência materno-infantil poderiam reduzir milhões de óbitos nessas circunstâncias.

FATORES DE RISCO

- Trabalho de parto prematuro anterior.
- Gravidez múltipla.
- Insuficiência cervical.
- Infecções sexualmente transmissíveis, infecções sistêmicas, bacteriúria assintomática e doença periodontal.
- Polidrâmnio.
- Sangramento vaginal durante a gestação.
- Abortamento prévio.
- Desnutrição ou baixo índice de massa corporal.
- Anemia.
- Tabagismo e abuso de substâncias.
- Inadequada assistência pré-natal.

> **Observação 1:** em muitas pacientes com trabalho de parto prematuro não são identificados fatores de risco.
>
> **Observação 2:** pacientes com parto prematuro anterior têm risco estimado de 15% na gestação seguinte; em caso de dois partos prematuros anteriores, o risco estimado sobe para 32%.

RASTREAMENTO

O possível rastreamento do trabalho de parto prematuro é muito discutido na literatura em virtude dos benefícios evidentes que poderiam ser alcançados. A seguir, serão descritas as principais práticas e as evidências disponíveis até o momento sobre cada uma delas:

No Brasil, a prevalência dos partos prematuros vem aumentando. Em 2006, oficialmente, os partos prematuros correspondiam a 6,5% dos todos os partos; em 2011, a 10,7% e, mais recentemente, em 2014, um grande estudo multicêntrico realizado em 20 maternidades de referência estimou os partos prematuros em 12,3% (*Brazilian Multicentre Study on Preterm Birth* – EMIP). Atualmente, segundo a OMS, o Brasil está entre os 10 primeiros países no mundo em número de prematuros.

Avaliação do comprimento cervical

Várias intervenções visando à prevenção e de tratamento se fundamentam na história de parto prematuro anterior e no comprimento cervical durante a gestação. Apesar de ser rotina na prática clínica, não existem evidências de que os toques vaginais repetidos, realizados durante o pré-natal com o intuito de mensurar o comprimento cervical, funcionem como prática adequada de rastreio para o trabalho de parto prematuro ou nascimento com menos de 37 semanas. Uma revisão sistemática da Biblioteca Cochrane, publicada em 2010, avaliou dois ensaios clínicos com 7.163 mulheres e não encontrou evidências suficientes para recomendar a prática. Os revisores não encontraram diferenças entre os grupos em relação aos desfechos analisados (parto antes de 34 semanas, rotura prematura de membranas pré-termo, internamento antes de 37 semanas, cesarianas, tocólise, baixo peso, natimortos e neomortos e admissão em unidade de terapia intensiva neonatal). As preocupações com a realização repetida do procedimento também são atribuídas à possibilidade de infecções e desconforto/constrangimento das pacientes.

Atualmente, o comprimento cervical pode ser mensurado objetivamente por meio de ultrassonografia endovaginal, idealmente entre 16 e 18 semanas (FEBRASGO, 2014), podendo ainda ser medido até 28 semanas (a partir dessa idade, o esvaecimento pode ser fisiológico). "Colo curto" é aquele considerado preditivo de trabalho de parto prematuro, a saber:

> - **≤ 20mm em mulheres sem história de parto prematuro anterior:** percentil 5: sensibilidade de 35% a 45% em gestações únicas – valor preditivo positivo de 20% a 30%
> - **< 25mm em mulheres com história de parto prematuro anterior:** percentil 10: sensibilidade de 70% ou maior, dependendo do número de partos ou da idade gestacional

No entanto, não existem evidências de que ultrassonografias devam ser realizadas como rotina em pacientes de baixo risco (veja o Capítulo 53). Em 2013 foi publicada uma revisão sistemática da Biblioteca Cochrane, com o total de 507 mulheres e cinco ensaios clínicos elegíveis, em que foi comparada a utilização de ultrassonografia na gestação para medir o comprimento cervical e os desfechos perinatais relacionados com partos prematuros. Quanto às *gestações únicas*, não foi encontrada redução significativa do número de partos antes de 37 semanas nem antes de 34 semanas, porém o parto ocorreu mais tarde em pacientes que realizaram ultrassonografia (média da diferença de 0,64 semanas – IC 95%: 0,03 a 1,25 – não significativo).

Todos os outros desfechos analisados foram semelhantes entre os grupos (parto antes de 28 semanas, peso < 2.500 gramas, mortes perinatais, internação materna, tocólise, uso de corticoides). Entretanto, em relação às *gestações gemelares*, de maneira significativa, foram encontrados menos partos antes de 35 semanas no grupo que realizou a avaliação cervical com ultrassonografia (p = 0,02), e o procedimento está recomendado (veja o Capítulo 27). Acredita-se que os resultados da revisão sistemática foram limitados pela heterogeneidade das amostras e pela ausência de protocolos claros nos ensaios clínicos para seleção das pacientes com base em fatores de risco.

Várias sociedades recomendam a avaliação ultrassonográfica com base na premissa de que, se o diagnóstico de "colo curto" for realizado, a paciente se beneficiará das intervenções de baixo custo e não invasivas (por exemplo, uso de progesterona).

American College of Obstetricians and Gynecologists (ACOG, 2012 – confirmado em 2016): caso a paciente realize ultrassonografia no período, a medida do comprimento de colo deverá ser registrada.

FEBRASGO (2014): a ultrassonografia morfológica deve ser realizada entre a 20ª e a 24ª semana, preferencialmente na 22ª semana, e na ocasião deve ser realizada a medida do colo uterino.

Pesquisa de fibronectina fetal

A fibronectina é uma glicoproteína complexa responsável pela adesão do trofoblasto à decídua materna. Em gestações normais, ela está presente no conteúdo cervicovaginal somente até a 20ª semana. Após esse período, ela não é encontrada, retornando próximo ao parto com o advento das modificações cervicais. Trata-se de um dos melhores preditores do trabalho de parto prematuro espontâneo: valores ≥ 50ng/mL a partir de 22 semanas indicam alto risco de parto prematuro. No entanto, os falso-positivos são frequentes e comumente associados a infecções locais, sangramentos e exame digital prévio, devendo o resultado ser interpretado à luz de outros achados. Na prática clínica, o teste negativo é mais útil e tem alto valor preditivo negativo (> 90%). Nessa condição, a probabilidade de parto em 14 dias é muito baixa, o que reduz potencialmente as internações e as intervenções desnecessárias.

A revisão sistemática da Biblioteca Cochrane sobre o uso da fibronectina no manejo de trabalho de parto prematuro é de 2008 e não foi atualizada desde então. Na época, foram analisados cinco ensaios clínicos com o total de 474 mulheres: o risco de parto < 37 semanas foi significativamente menor quando o manejo foi fundamentado no conhecimento da dosagem de fibronectina (15,6% *versus* 28,6%; RR: 0,54; IC 95%: 0,34 a 0,87).

Atualmente, acredita-se que a pesquisa de fibronectina fetal tenha maior utilidade em gestantes de risco e quando associada à ultrassonografia; portanto, a prática não é recomendada como rastreio isolado de rotina durante o pré-natal. Seu uso diante de sintomas sugestivos de início do trabalho de parto é comum em emergências obstétricas de outros países com o intuito de diferenciar as pacientes que apresentam falso trabalho de parto daquelas que necessitam de internamento e tratamento.

No Brasil, após aprovação da ANVISA, está disponível o teste rápido (qualitativo) para detecção da fibronectina na secreção cervicovaginal de gestantes com resultado em 10 minutos (fitas semelhantes aos testes rápidos para gravidez e HIV). No entanto, a Comissão Nacional de Incorporação de Tecnologias no SUS (CONITEC), em seu relatório de recomendação divulgado pelo Ministério da Saúde em março de 2014, decidiu, por unanimidade, pela não incorporação do teste qualitativo (QuikCheck fFN®) no âmbito do SUS. As justificativas são baseadas em razões de custo-efetividade e impacto orçamentário (o custo fixo de R$ 95,00 por teste de fibronectina somado aos demais custos indiretos não superou, segundo os membros da comissão, os benefícios de seu uso, considerando que apenas o teste negativo limita as internações hospitalares).

Monitoramento domiciliar da atividade uterina

Alguns autores acreditam que o monitoramento domiciliar da atividade uterina detectaria o aumento da frequência das contrações precocemente, reduzindo a morbimortalidade. A efetividade dessa prática foi avaliada por uma revisão sistemática recente da Biblioteca Cochrane atualizada em 2017 (dados provenientes de 13 estudos com o total de 6.008 mulheres). Os revisores concluíram que houve menor risco de parto antes de 34 semanas nas pacientes que realizaram o monitoramento (RR: 0,78; IC 95%: 0,62 a 0,99; três ensaios, 1.596 mulheres) e também menor risco de admissão em unidade intensiva neonatal (RR: 0,77; IC 95%: 0,62 a 0,96; cinco estudos, 2.367 neonatos). Contudo, esses resultados *não se mantiveram* quando foram considerados apenas estudos com alta qualidade (baixo risco de vieses). Não foram identificadas diferenças nas taxas de mortalidade perinatal e no número de partos antes de 37 semanas, e as mulheres que participaram do monitoramento realizaram significativamente mais consultas de urgência.

De modo geral, a prática não é recomendada como rastreio e mais estudos são necessários, incluindo avaliações sobre a aceitabilidade e a ansiedade materna relacionada.

DIAGNÓSTICO

- **História e anamnese:** calcular a idade gestacional com base na data da última menstruação (DUM) ou nos exames ultrassonográficos trazidos pela paciente. Avaliar cartão pré-natal em busca de fatores de risco na gestação atual e investigar antecedentes obstétricos. Em geral, as queixas são de dores regulares em cólica no baixo ventre, de intensidade moderada, ou ainda de dor lombossacra ou pressão suprapúbica. Pode ou não haver referência à perda do tampão mucoso e queixas urinárias (disúria, polaciúria). Investigar a associação com sintomas de perda de líquido amniótico (veja o Capítulo 25).
- **Exame físico:** avaliar e registrar sinais vitais maternos (pressão arterial, pulso, temperatura axilar), altura do fundo uterino (AFU), frequência cardíaca fetal e estática fetal por meio das manobras de Leopold.
  - **Avaliação da dinâmica uterina:** contrações leves, irregulares e indolores podem estar presentes em qualquer idade gestacional sem ocasionar modificações cervicais. São as chamadas contrações de Braxton-Hicks. São consideradas normais para a idade gestacional:
    - **Até 32 semanas:** 2 a 3 contrações por hora
    - **> 32 semanas:** 3 a 4 contrações por hora

    Em geral, as contrações do trabalho de parto são dolorosas (no que diferem das de Braxton-Hicks) e facilmente perceptíveis tanto à palpação uterina como à tocografia. Ocasionalmente, podem ser indolores, porém são mais frequentes que o esperado.

    Não existe consenso na literatura sobre o número de contrações que seriam necessárias para o diagnóstico de trabalho de parto prematuro. O ACOG enfatiza a importância da persistência das contrações, ou seja, pelo menos quatro contrações em 20 minutos ou oito contrações em 60 minutos.

    Para que se determine que o padrão contrátil realmente aumentou, este deve ser observado com a paciente em repouso, inicialmente por 15 a 20 minutos. Em caso de dúvida, deixar a paciente em repouso (idealmente em decúbito lateral esquerdo) por 1 hora no mínimo (desde que não se verifiquem alterações).
  - **Exame especular:** tem como objetivo excluir a rotura prematura de membranas associada e estimar a dilatação cervical. Não deverão ser utilizados lubrificantes. A presença de sangramento de grande monta pode significar placenta prévia ou DPPNI (que devem ser excluídos; veja o Capítulo 30).
  - **Toque vaginal:** deverá ser realizado somente se forem detectadas contrações uterinas dolorosas e rítmicas e visualizada dilatação durante o exame especular com ou sem protrusão de membranas. Caso haja registro de toque anterior, as modificações cervicais (apagamento, dilatação, encurtamento, centralização) tornam-se importantes para o diagnóstico. Normalmente, dilatações $\geq$ 2cm são suficientes para o diagnóstico. Em toques sucessivos, podem ser encontradas formação da bolsa das águas, descida e/ou insinuação da apresentação e progressão da dilatação.
- **Propedêutica auxiliar sugerida:** sugere-se a solicitação de classificação sanguínea, VDRL, sumário de urina, urocultura e hemograma. A realização de ultrassonografia, além de avaliar o comprimento do colo, poderá confirmar ou refutar a idade gestacional calculada pela DUM, identificar malformações e restrições de crescimento, avaliar a vitalidade fetal e estimar a quantidade de líquido amniótico. A cardiotocografia pode ser utilizada a partir de 32 semanas.

CONDUTA

Uma vez diagnosticado trabalho de parto prematuro, o manejo deve ser fundamentado em um conjunto de estratégias combinadas para melhorar os desfechos neonatais:

- Tocólise.
- Uso de corticoides.
- Uso de sulfato de magnésio ($MgSO_4$) para profilaxia de paralisia cerebral.
- Profilaxia de infecções por estreptococos do grupo B.
- Transferência intraútero para centros especializados em cuidados intensivos neonatais, caso não estejam disponíveis no local do primeiro atendimento.

> O obstetra deve informar a mulher e a família sobre os sinais e sintomas do trabalho de parto prematuro e sobre os cuidados que deverão ser realizados daí em diante: taxas de sobrevivência estimadas para a idade gestacional, complicações agudas, sequelas a longo prazo e características da assistência neonatal prevista (unidade intensiva, cuidados intermediários etc.). A oportunidade de sanar possíveis dúvidas com a equipe de neonatologia é benéfica porque reduz a ansiedade dos genitores (NICE Guideline 2015 – NG25).

Tocólise

A tocólise consiste na inibição das contrações uterinas com o objetivo de adiar o nascimento. Não costuma evitar o parto prematuro em si, pois as causas desencadeantes persistem, mas possibilita a adoção de medidas que melhorem significativamente o prognóstico neonatal.

Normalmente, os limites para sua realização são também os limites para o uso de corticoides, e as pacientes mais beneficiadas são aquelas com idade gestacional mais precoce. As contraindicações absolutas e relativas estão descritas no Quadro 26.3, mas, em geral, qualquer contraindicação quanto ao prolongamento da gestação é considerada uma contraindicação à realização da tocólise.

Seu início não deve ser postergado caso seja necessário transferir a gestante para centros especializados. Existe consenso na literatura de que a melhor maneira de transporte de prematuros ainda é no interior do útero da mãe.

Quadro 26.3 Contraindicações à tocólise

Absolutas
Malformação ou cromossomopatia fetal não compatível com a vida
Infecção intrauterina
Pré-eclâmpsia grave ou eclâmpsia
Descolamento prematuro de placenta/hemorragia com instabilidade hemodinâmica
Evidências de comprometimento fetal/placentário
Condição clínica materna ameaçadora à vida: anemia falciforme em crise falcêmica, cardiopatias descompensadas, hipertireoidismo não compensado, diabetes não compensado (cetoacidose)
Dilatação avançada*
Relativas
Placenta prévia
Cardiotocografia de padrão não reativo
Restrição de crescimento intrauterino
Gemelaridade

*A ser discutida com genitores e obstetras especialistas.
Fonte: RCOG Green-top Guideline No. 1b (2011).

Escolha das medicações tocolíticas

Para a escolha das medicações tocolíticas devem ser levadas em consideração a efetividade e a segurança do uso para a mãe e o feto. Estão disponíveis e são utilizados em vários países: bloqueadores de canais de cálcio, agonistas β-adrenérgicos, antagonistas de receptores de ocitocina, sulfato de magnésio, inibidores da síntese de prostaglandinas e doadores de óxido nítrico.

Poucas medicações foram desenvolvidas especialmente para atuar como tocolíticas, sendo a maioria adaptada para esse fim ao longo dos anos. Os mecanismos de ação de cada uma delas são diferentes, mas por vezes estão interligados no interior das células do sistema miosina-quinase (Figura 26.1). Ao contrário de outras condições médicas em que existem várias possibilidades medicamentosas, deve-se evitar o uso combinado de medicações a fim de diminuir os efeitos colaterais tanto na mãe como no feto.

Bloqueadores de canais de cálcio (BCC)

- **Mecanismo de ação:** inibem a entrada do cálcio extracelular através da membrana citoplasmática, impedem a liberação do cálcio intracelular do retículo sarcoplasmático e aumentam a saída do cálcio da célula miometrial. Ocorre inibição da fosforilação do sistema miosina-quinase por falta de cálcio e consequente relaxamento muscular.
- **Medicações:** a nifedipina é a mais utilizada e a primeira opção em nosso meio. Em junho de 2014, a metanálise da Biblioteca Cochrane sobre o uso de BCC na

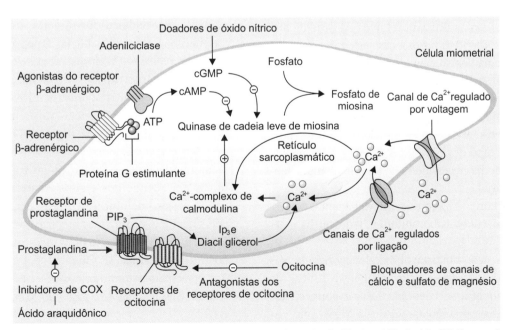

Figura 26.1 Mecanismos de ação das medicações tocolíticas. (Fonte: adaptada de Simhan HN, Caritis SN. Prevention of preterm delivery. N Engl J Med 2007; 357:477-87.)

inibição do trabalho de parto prematuro foi atualizada. Os revisores incluíram 26 ensaios clínicos ao cálculo original e no total foram analisados 38 ensaios (total de 3.550 mulheres). Em 35 desses estudos, a nifedipina foi o BCC utilizado e, nos três restantes, utilizou-se a nicardipina (medicação de custo mais alto). Concluiu-se que os BCC (representados principalmente pela nifedipina) apresentam benefícios em relação ao não tratamento, placebo ou uso de betamiméticos, prolongando a gestação e tornando possível o uso de corticoides e/ou a transferência sem efeitos colaterais maternos significativos ou morbidade neonatal grave. Mostraram-se ainda superiores ao sulfato de magnésio (usado apenas como tocolítico) e aos antagonistas de receptores de ocitocina, mesmo que estes últimos apresentem menos efeitos colaterais maternos, sem diferenças nas taxas de mortalidade perinatal. Os revisores sugerem que novos estudos sejam realizados para a identificação dos melhores regimes de administração, apresentações, custos e efeitos a longo prazo (na infância) dos BCC para inibição do trabalho de parto prematuro.

■ **Doses e duração:** o esquema ideal de administração da nifedipina ainda não foi encontrado, e os protocolos divergem entre os serviços. Sugere-se:

> **Dose de ataque:** 20 a 30mg VO.
> **Manutenção:** 10 a 20mg via oral a cada 4 a 6 horas.

O pico das concentrações plasmáticas ocorre em 30 a 60 minutos, e a duração dos efeitos de uma única dose é de 6 horas. A metabolização é hepática, e a excreção completa se dá por via renal.

Alguns protocolos utilizam reforços da dose de ataque (a cada 20 ou 30 minutos), caso as contrações persistam. Como não existem evidências de benefício dessa prática (ou evidências para contraindicá-la), aconselha-se observar o limite de dose máxima diária de 180mg. Normalmente, o tratamento é mantido por 48 horas e suspenso após (tempo suficiente para iniciar e completar o curso de corticoides e $MgSO_4$ para neuroproteção). Não há necessidade de terapia de manutenção ambulatorial.

■ **Efeitos colaterais:** hipotensão arterial (rara em gestantes normotensas), rubor cutâneo, taquicardia e cefaleia.

■ **Contraindicações:** hipersensibilidade conhecida aos BCC, pacientes hipotensas, cardiopatas (disfunção de ventrículo esquerdo e falência cardíaca congestiva). Manter vigilância quando associados a $MgSO_4$ em virtude do risco de depressão respiratória (ação sinérgica das duas medicações).

Agonistas β-adrenérgicos

■ **Mecanismo de ação:** ação em vasos sanguíneos, bronquíolos e miométrio. Neste último, promovem a ativação da enzima adenilciclase, que catalisa a conversão do ATP em AMP cíclico, diminuindo o cálcio livre intracelular e ocasionando relaxamento das células miometriais. O uso prolongado está relacionado com a dessensibilização das células e a diminuição dos efeitos.

■ **Medicações:** terbutalina, salbutamol, ritodrina.

A ritodrina é a única medicação liberada pelo Food and Drug Administration (FDA) para inibição do trabalho de parto prematuro, tendo os menores efeitos colaterais entre as medicações mencionadas.

Em 2014, a Biblioteca Cochrane publicou uma atualização da metanálise sobre o uso de betamiméticos na inibição do trabalho de parto prematuro. Os resultados da metanálise atual baseiam-se em 20 ensaios clínicos nos quais os betamiméticos foram administrados em várias doses e vias e comparados com placebo, ausência de tratamento ou com outros medicamentos da mesma classe (a maioria usando ritodrina como padrão-ouro).

A análise de 12 desses ensaios clínicos (total de 1.367 mulheres) evidenciou diminuição do número de partos em 48 horas (RR: 0,68; IC 95%; 0,53 a 0,88; 10 ensaios, 1.209 mulheres) e em 7 dias (RR: 0,80; IC 95%; 0,65 a 0,98; cinco ensaios, 911 mulheres). Isso, no entanto, não se traduziu em melhora dos resultados perinatais: não houve redução das mortes perinatais ou neonatais nem efeitos sobre a síndrome do desconforto respiratório do recém-nascido. Com relação aos efeitos colaterais, os betamiméticos foram significativamente associados a dor torácica materna, dispneia, palpitação, tremores, cefaleia, hipopotassemia, hiperglicemia, náuseas e vômitos, além de taquicardia fetal. O número de interrupções de tratamento por causa da gravidade dos efeitos colaterais foi significativo. Não foram encontradas evidências suficientes para afirmar que um betamimético seja superior a outro.

O *NICE Guideline 2015* (NG25) recomenda que os betamiméticos não sejam mais utilizados como tocolíticos em virtude dos efeitos colaterais. No entanto, vários países, incluindo EUA e Brasil, mantêm protocolos nacionais com essas medicações.

■ **Doses e duração:** no Brasil, o medicamento mais usado é a terbutalina. O Quadro 26.4 mostra as doses dos principais betamiméticos descritos no último *Manual de Gestação de Alto Risco* do Ministério da Saúde (2012).

Nos EUA, a terbutalina é utilizada comumente pela via subcutânea (SC). Doses: 0,25mg SC a cada 20 ou 30

Quadro 26.4 Doses de betamiméticos para inibição de trabalho de parto prematuro (Ministério da Saúde, 2012)

Medicamento	Dose	Manutenção
Terbutalina Solução de 5mg (ou 10 ampolas) + 500mL SG a 5% (0,01mg/mL)	Iniciar com 10µg/min (60mL/h em BIC ou 20 gotas/min) Aumentar 10µg/min a cada 20 minutos até a inibição das contrações ou efeitos colaterais maternos indesejáveis. Manter por 60 minutos	Diminuir 10µg/min a cada 30 minutos até encontrar a menor dosagem efetiva para inibição das contrações Manter por 12 horas
Salbutamol Solução de 5mg (ou 10 ampolas) + 500mL SG a 5% (0,01mg/mL)	Iniciar com 10µg/min (60mL/h em BIC ou 20 gotas/min) Aumentar 10µg/min a cada 20 minutos até a inibição das contrações ou efeitos colaterais maternos indesejáveis. Manter por 60 minutos	Diminuir 10µg/min a cada 30 minutos até encontrar a menor dosagem efetiva para inibição Manter por 12 horas
Ritodrina Solução de 50mg (ou 5 ampolas) + 500mL SG a 5% (0,1mg/mL)	Iniciar com 50µg/min (30mL/h em BIC ou 10 gotas/min) IV Aumentar 50µg/min a cada 20 minutos) até a inibição das contrações ou efeitos colaterais maternos indesejáveis. Manter por 60 minutos	Diminuir 50µg/min a cada 30 minutos até encontrar a menor dosagem que mantiver o útero inibido Manter por 12 horas

SG: soro glicosado; BIC: bomba de infusão contínua.

Fonte: Manual de Gestação de Alto Risco. Ministério da Saúde do Brasil (2012).

minutos até a parada das contrações (máximo quatro doses). Manutenção: 0,25 mg SC a cada 3 ou 4 horas por 24 horas.

O tratamento não deve ser prolongado por mais de 48 horas em razão do aumento do risco de complicações.

- **Efeitos colaterais:** taquicardia (mais frequente) e hipotensão; efeitos potenciais: edema agudo de pulmão, coronariopatia isquêmica, miocardite adrenérgica, arritmias cardíacas e morte súbita.
- **Contraindicações absolutas:** cardiopatia materna (arritmias, insuficiência cardíaca congestiva), hipertireoidismo, hipertensão moderada/grave, miotonia distrófica, glaucoma de ângulo agudo, história de edema agudo de pulmão e uso de inibidores da monoaminoxidase.
- **Contraindicações relativas:** diabetes em uso de insulina, sangramento ativo, gestação gemelar, polidrâmnio e anemia falciforme.
- **Monitoramento:** o registro dos sinais vitais deve ser rigoroso nas pacientes que estão usando betamiméticos, especialmente se for pela via intravenosa. Recomenda-se suspender o tratamento em caso de frequência cardíaca materna ≥120bpm e/ou taquicardia fetal ≥ 180bpm. Evitar infusão de grande quantidade de líquidos, realizar regularmente ausculta cardiorrespiratória e avaliar diurese. Nos casos de administração intravenosa, recomenda-se dosar glicemia e potássio sérico a cada 4 a 6 horas.

Antagonistas de receptores de ocitocina (ARO)

- **Mecanismo de ação:** durante o trabalho de parto, a ocitocina estimula a conversão do fosfatidilinositol trifosfato em inositol trifosfato. Esta molécula se liga a uma proteína no retículo sarcoplasmático, provocando a liberação de cálcio livre no citoplasma e a contração miometrial. Essas medicações atuam por competição com a ocitocina nos receptores das células miometriais.
- **Medicação:** atosiban (Tractocile®) e barusiban.

O atosiban está disponível para uso clínico no Brasil e na Europa, mas não foi aprovado pelo FDA nos EUA. Os elevados custos diretos e indiretos do tratamento podem inviabilizar sua utilização em centros médicos de países com médios ou poucos recursos. O RCOG (2011) estimou o tratamento de 48 horas com atosiban em aproximadamente £494,12 (700 USD), enquanto o tratamento padrão com nifedipina custaria £1 (1,4 USD) e com ritodrina £50 (71 USD).

A Biblioteca Cochrane atualizou a metanálise sobre o uso de ARO em 2014. Foram incluídos mais oito ensaios clínicos, totalizando 14 estudos que envolveram 2.485 mulheres, principalmente utilizando atosiban. Os resultados não demonstraram superioridade dos ARO quando comparados com placebo, betamiméticos ou BCC (a maioria dos trabalhos com nifedipina) no que diz respeito ao prolongamento da gestação e aos desfechos neonatais. Os efeitos adversos maternos foram menores com o uso de ARO. No entanto, em dois estudos, o uso de atosiban resultou na redução do peso de nascimento (média de 138 gramas), e em um estudo houve aumento significativo do número de nascimentos < 28 semanas (RR: 3,11; IC 95%: 1,02 a 9,51) e risco de morte até 12 meses (RR: 6,13; IC 95%: 1,38 a 27,13). Os revisores acreditam que esse achado preocupante seja decorrente do pequeno número de pacientes nas amostras e do maior número de gestações com menos de 26 semanas nos ensaios clínicos que utilizaram atosiban, mas recomendam cautela nas indicações da medicação. Novos estudos comparando ARO e BCC são necessários, especialmente para comparar os custos e os desfechos a curto e a longo prazo.

- **Doses e duração:** o atosiban é administrado IV em três fases sucessivas com duração de tratamento não superior a 48 horas. O Quadro 26.5 mostra as dosagens e concentrações recomendadas.
- **Efeitos colaterais:** a frequência geral de efeitos colaterais é significativamente menor em comparação com os demais tocolíticos. São citados: hipersensibilidade materna, reações nos locais de punção, náuseas, tonturas e cefaleia. A medicação atravessa a placenta (12% da dose materna foram detectados em análises fetais). Nos estudos que utilizaram atosiban, foram descritos óbitos infantis associados a infecção e prematuridade extrema, cuja associação à medicação não pôde ser excluída (apesar da composição e randomização inadequadas das amostras).
- **Contraindicações:** não foram descritas contraindicações absolutas ao medicamento.

Sulfato de magnésio (MgSO₄)

- **Mecanismo de ação:** hiperpolarização da membrana plasmática e inibição dos canais de miosina-quinase competindo pelo cálcio intracelular. Ocorrem diminuição das concentrações de cálcio e relaxamento muscular.

  Em 2014, a Biblioteca Cochrane publicou uma atualização da metanálise sobre o uso de $MgSO_4$ como tocolítico. Foram analisados 37 ensaios clínicos (3.571 mulheres e mais de 3.600 neonatos) que compararam a medicação com placebo, não tratamento ou outros tocolíticos em relação ao atraso do parto e aos desfechos maternos e neonatais. Os revisores concluíram que não existem evidências que sustentem o uso de sulfato de magnésio APENAS

como tocolítico no manejo de pacientes com trabalho de parto prematuro.

Seus efeitos inequívocos sobre a neuroproteção dos prematuros serão discutidos mais adiante neste capítulo.

Inibidores da síntese das prostaglandinas

- **Mecanismo de ação:** as prostaglandinas aumentam a formação de *gaps* transmembrana nas células miometriais, que aumentam a disponibilidade e o influxo de cálcio para o interior das células. A cicloxigenase (dois tipos: COX-1 e COX-2) é a enzima responsável pela síntese das prostaglandinas a partir do ácido araquidônico. Os inibidores atuam reduzindo a concentração geral de COX ou especificamente de COX-2 (que é maior nos trabalhos de parto a termo e pré-termo).
- **Medicações:** a indometacina (inibidor inespecífico da COX) é a medicação mais utilizada dessa classe.

  A Biblioteca Cochrane publicou uma atualização da metanálise sobre o uso de inibidores da COX como tocolíticos em meados de 2015. Foram acrescentados sete ensaios clínicos à revisão original, e a análise foi realizada com um total de 20 estudos (1.509 mulheres). A maioria dos estudos utilizou a indometacina (15 ensaios).

  Os revisores concluíram que não existem benefícios claros quanto ao uso de inibidores da COX em comparação com placebo ou outros tocolíticos. Quando comparados com betamiméticos, os inibidores da COX mostraram redução dos partos em 48 horas, menos efeitos colaterais e sem benefícios na morbimortalidade neonatal. Não foram encontradas diferenças entre os grupos que usaram inibidores de COX e $MgSO_4$ ou BCC quanto ao prolongamento da gravidez ou aos desfechos fetais. Não foram encontrados ensaios clínicos que tenham comparado essas medicações aos ARO.

  Os inibidores da síntese das prostaglandinas podem ser úteis nos trabalhos de parto prematuros associados a polidrâmnio; no entanto, as limitações às indicações dessas medicações estão relacionadas com os efeitos colaterais fetais, como veremos a seguir.
- **Doses e duração:** dose de ataque: 50mg VO (ou 100mg via retal); dose de manutenção: 25mg VO (1 comprimido) a cada 4 a 6 horas no máximo durante 48 a 72 horas *ou* 100mg/via retal a cada 24 horas (duas doses no máximo).
- **Efeitos colaterais:**
  - **Maternos:** náuseas, refluxo gastroesofágico, gastrite, vômitos e disfunção plaquetária; são mais frequentes com inibidores não seletivos. Foram

Quadro 26.5 Esquema sequencial proposto para administração de atosiban no tratamento do trabalho de parto prematuro

Fase 1	Dose de ataque: 1 ampola (7,5 mg/mL); solução injetável para *bolus* IV 6,75 mg (0,9 mL), em *bolus* lento, durante 1 minuto
Fase 2	Duas ampolas de 5 mL em 90mL de SG a 5% (solução de 100mL) IV durante 3 horas na velocidade de 24mL/h (300µg/min); posteriormente, infundem-se os 28mL restantes da solução anterior em 3 horas e meia na velocidade de 8mL/h, totalizando 6 horas e meia
Fase 3	Caso persistam as contrações, solução IV de 90mL de SG a 5% com duas ampolas de 5 mL de atosiban na velocidade de 8mL/h até que totalize 48 horas desde o início do tratamento

Fonte: Bittar RE, Zugaib M. Tratamento do trabalho de parto prematuro. Rev Bras Ginecol Obstet 2009; 31(8):415-422.

relatados casos de infarto do miocárdio com o uso de inibidores seletivos da COX-2.

- **Fetais:** risco de fechamento precoce do ducto arterioso, o que acarreta hipertensão pulmonar e morte do concepto ou do recém-nascido (50% com 32 semanas, aumentando o risco de acordo com a idade gestacional). Outros riscos descritos são oligoâmnio, inibição da agregação plaquetária, diminuição do peso fetal e hiperbilirrubinemia neonatal. Não há registro de fechamento do ducto arterioso quando se usa a indometacina por menos de 5 dias. No entanto, recomenda-se controle com dopplerfluxometria do ducto arterioso fetal; iniciar caso o tratamento se prolongue por mais de 2 dias. Durante as avaliações, se forem constatados espasmo, regurgitação tricúspide ou insuficiência de ventrículo direito, deve-se interromper o uso imediatamente.
- **Contraindicações:** disfunção plaquetária materna, disfunção hepática, doença ulcerativa gástrica, disfunção renal e asma.

Doadores de óxido nítrico

- **Mecanismo de ação:** o óxido nítrico (ON) é sintetizado durante a oxidação do aminoácido L-arginina em L-citrulina em várias células do organismo. As enzimas óxido nítrico sintetase dos tipos 1 e 2 estão presentes nas células miometriais. O ON interage com a guanilciclase solúvel do interior das células, sendo um estímulo para a formação de GMP cíclico. Este inativa o complexo miosina-quinase, levando ao relaxamento muscular.
- **Medicação:** nitroglicerina. A Biblioteca Cochrane publicou a atualização da metanálise sobre o uso de doadores de ON para o tratamento de trabalho de parto prematuro em 2014. Foram incluídos 12 ensaios clínicos (total de 1.227 mulheres) que compararam a medicação com placebo e com outros tocolíticos. Não foram encontradas evidências significativas de que os doadores de ON prolonguem a gestação por mais de 48 horas (RR: 1,19: IC 95%: 0,74 a 1,90) ou reduzam o risco de mortalidade neonatal ou morbidade grave. Quando comparados a outros tocolíticos, não houve registro de desempenho superior, sendo a cefaleia o efeito colateral mais frequente. Os revisores concluíram que não existem evidências suficientes para recomendar o uso rotineiro de doadores de ON como tocolíticos e que são necessárias novas pesquisas no futuro.
- **Doses e duração:** aplicar um adesivo no abdome contendo 10mg de nitroglicerina; avaliar após 1 hora e acrescentar outro adesivo, caso as contrações não tenham sido reduzidas. Manter os adesivos por 24 horas e remover após. Mais raramente, é utilizada solução IV de 20µg/min até a inibição completa das contrações.
- **Efeitos colaterais:** cefaleia, hipotensão materna, tonturas e palpitações. Até o momento não foram descritos efeitos colaterais fetais e neonatais.
- **Contraindicações:** os doadores de ON não devem ser utilizados em pacientes hipertensas e com insuficiência aórtica.

Uso de corticoides

O uso de corticoides é a principal estratégia para a redução da morbimortalidade neonatal no tratamento do trabalho de parto prematuro (Quadro 26.6). Na maioria dos protocolos, os corticoides geralmente são indicados entre 24 e 34 semanas completas de gestação (34 semanas e 6 dias).

Segundo o NICE 2015 (NG25), por causa dos benefícios conhecidos, os casos devem ser individualizados, e o uso de corticoides também deve ser considerado nas gestações que apresentem idade gestacional entre 23 e 24 semanas e entre 34 e 35 semanas, no caso de rotura prematura de membranas associada e/ou interrupção por indicação médica. Em outubro de 2016, o ACOG publicou uma atualização de suas diretrizes sobre parto prematuro, recomendando que, em gestações a partir de 23 semanas, o corticoide seja considerado e administrado se houver risco de parto prematuro dentro de 7 dias (espontâneo ou iatrogênico e independente da integridade das membranas). A utilização de corticoides em prematuros tardios foi alvo de um ensaio clínico multicêntrico publicado no início de 2016 no *The New England Journal of Medicine*: os autores encontraram benefícios significativos, como redução de complicações respiratórias sem aumento de corioamnionite e sepse neonatal quando os corticoides foram administrados entre 34 e 36 semanas e 6 dias (Gyamfi-Bannerman e cols., 2016).

Podem ser utilizados os seguintes corticoides:

- Betametasona 12mg IM: repetir após 24 horas (total de duas doses).
- Dexametasona 6mg IM a cada 12 horas (total de 4 doses).

Quadro 26.6 Benefícios do uso de corticoides em gestantes com trabalho de parto prematuro

Redução do risco geral de óbito neonatal
Redução dos índices de síndrome de desconforto respiratório
Redução das hemorragias cerebrovasculares
Redução das enterocolites necrosantes
Diminuição da necessidade de suporte ventilatório
Diminuição das admissões em unidades intensivas neonatais
Diminuição da incidência de infecções sistêmicas em 48 horas de vida

Fonte: Roberts D, Brown J, Medley N, Dalziel SR. Antenatal corticosteroids for accelerating fetal lung maturation for women at risk of preterm birth. Cochrane Database of Systematic Reviews 2017, Issue 3. Art. No.: CD004454. DOI: 10.1002/14651858.CD004454.pub3.

Os efeitos desse primeiro curso atingem benefício máximo se o parto ocorrer entre 24 horas e 7 dias após a última dose do medicamento. No entanto, em meados de 2015, foi publicada pela Biblioteca Cochrane a atualização da metanálise sobre o uso de doses repetidas de corticoides em gestações que permanecem em risco de parto prematuro, cujo primeiro curso foi há 7 dias ou mais. Foram incluídos 10 ensaios clínicos (total de 4.733 mulheres e 5.700 neonatos). Os revisores concluíram que os melhores resultados foram alcançados com a repetição do corticoide: redução da síndrome do desconforto respiratório (RR: 0,83; IC 95%: 0,75 a 0,91 – NNTB [number necessary to treat to benefit] 17) e de desfechos desfavoráveis graves nos recém-nascidos (RR: 0,84; IC 95%: 0,75 a 0,94 – NNTB 30). Apesar da aparente redução do peso ao nascer (média de 75,79 gramas) dos neonatos submetidos a doses repetidas, esses resultados não se confirmaram quando foram ajustados por idade gestacional (escore Z, múltiplos de mediana e pequenos para a idade gestacional). Não foram encontradas diferenças entre os grupos no que diz respeito ao total de óbitos, à sobrevivência livre de sequelas, às deficiências ou aos desfechos graves a curto prazo. Em relação aos desfechos maternos, também não foram encontradas diferenças entre os grupos quanto à probabilidade de cesariana e à ocorrência de corioamnionite/sepse puerperal. A repetição obedece às mesmas doses e à duração do curso inicial.

Efeitos colaterais transitórios

- Leucocitose materna (em média 30% de aumento na contagem total, não superando 20.000 células/mL); normalização em 72 horas.
- Hiperglicemia materna (possibilidade de descontrole metabólico em pacientes diabéticas); avaliar necessidade de ajuste de insulina.
- Diminuição ou aumento da frequência cardíaca fetal basal e diminuição ou aumento da variabilidade.
- Diminuição dos movimentos fetais e alterações transitórias nos parâmetros biofísicos fetais.

Uso de $MgSO_4$ para profilaxia de paralisia cerebral

Entre as sequelas a longo prazo, os comprometimentos neurológico e do desenvolvimento são muito frequentes entre os prematuros sobreviventes (Quadro 26.2). Alguns autores estimam que aproximadamente uma a cada quatro crianças (nascidas antes de 34 semanas) apresentará algum grau de comprometimento aos 2 anos de vida. O comprometimento geralmente é mais grave quanto menor for a idade gestacional de nascimento, chegando a ser 80 vezes mais frequente entre 23 e 27 semanas em comparação com o nascimento a termo.

A paralisia cerebral é a manifestação mais frequente em caso de comprometimento neurológico de prematuros. Caracteriza-se por um quadro clínico variado de atraso no desenvolvimento, geralmente associado a limitações motoras permanentes e não progressivas, que envolvem funções finas e grossas. Raramente é diagnosticada ao nascimento e pode também estar relacionada a outros fatores de risco e causas.

Já está bem estabelecido na literatura que o $MgSO_4$ exerce efeito neuroprotetor em prematuros. Acredita-se que os efeitos benéficos são decorrentes de ações antioxidantes, redução de citocinas pró-inflamatórias, bloqueio dos canais de cálcio ativados por glutamato, estabilização das membranas plasmáticas, aumento do fluxo sanguíneo cerebral e prevenção de variações de pressão. Desde 2009, encontra-se disponível na Biblioteca Cochrane uma revisão sistemática com metanálise contemplando o tema. Os autores analisaram cinco ensaios clínicos (total de 6.145 neonatos) e concluíram que, nas gestações que receberam $MgSO_4$ antenatal, os neonatos foram significativamente protegidos da paralisia cerebral (RR: 0,68; IC 95%: 0,54 a 0,87) e da disfunção motora grossa (RR: 0,61; IC 95%: 044 a 0,85). Não foram encontrados efeitos na mortalidade ou outras sequelas até os 5 anos de idade, e os efeitos colaterais maternos não suscitaram complicações graves. O NNTB para beneficiar um neonato é 63 (IC 95%: 43 a 155).

Não existe consenso na literatura com relação à dose ideal ou aos limites de idade gestacional para a administração do $MgSO_4$. Desde 2010, o ACOG sugere que os serviços desenvolvam protocolos locais para administração e monitoramento dos parâmetros maternos com base nas evidências disponíveis.

No CAM-IMIP, optou-se por utilizar as mesmas doses de $MgSO_4$ usadas para pré-eclâmpsia (Quadro 26.7).

Quadro 26.7 Protocolo de utilização de $MgSO_4$ para neuroproteção (CAM-IMIP, 2017)

Pacientes elegíveis	
Gestantes com diagnóstico de trabalho de parto prematuro entre 24 e 32 semanas que não tenham utilizado $MgSO_4$ anteriormente nessa gestação	
Ataque	**Manutenção**
6g de $MgSO_4$ + SG 5% ou SF 0,9% BIC durante 30 minutos	Infusão de solução 1g/h em BIC até o parto ou por 24 horas
Cuidados e monitoramento	
Manter antagonista (gluconato de cálcio a 10%) à beira do leito	
Registrar volume de diurese espontânea	
Reavaliar a cada 6 horas: pulso, pressão arterial, frequência cardíaca, frequência respiratória e reflexos profundos	
Considerar diminuição da dose, caso haja alterações dos parâmetros	
Suspender infusão se: frequência respiratória < 14, reflexos ausentes, diurese < 25mL/h	

SG: soro glicosado; SF: soro fisiológico; BIC: bomba de infusão contínua.

Nos casos de interrupção da gestação por indicação médica (materna ou fetal), de preferência a administração deve ser iniciada 4 horas antes do nascimento, mas os procedimentos de urgência não deverão ser postergados com essa finalidade. Atualmente, não existem evidências de que a repetição do curso de MgSO$_4$ traga benefícios caso o parto não tenha acontecido nos primeiros dias após a administração.

Constituem contraindicações gerais ao uso de MgSO$_4$: miastenia grave e cardiopatias com defeitos de condução.

Profilaxia de infecções por estreptococos do grupo B

Existem evidências de que os antibióticos não devem ser usados de rotina com o objetivo isolado de adiar o parto ou aumentar a eficácia dos tocolíticos no manejo do trabalho de parto prematuro com membranas íntegras, mesmo que eles possam diminuir possíveis infecções maternas (Cochrane, 2013).

A utilização de antibióticos durante os cuidados às gestantes em trabalho de parto prematuro baseia-se na profilaxia da sepse neonatal por estreptococos do grupo B (EGB). Eles estão indicados em pacientes com cultura positiva ou em pacientes com fatores de risco se a cultura não foi realizada durante o pré-natal.

Os protocolos, as doses e as opções terapêuticas foram discutidos no Capítulo 25.

> Gestantes com cultura negativa vaginal e retal para EGB há < 5 semanas não precisam de profilaxia.

OUTRAS MEDIDAS PARA AS QUAIS NÃO EXISTEM EVIDÊNCIAS

Hidratação

Teoricamente, o aumento do volume sanguíneo poderia reduzir a secreção de ocitocina e de hormônio antidiurético pela hipófise posterior (neuro-hipófise) e, assim, ocasionar a diminuição da contratilidade uterina. No entanto, em uma revisão sistemática com metanálise da Biblioteca Cochrane, atualizada em 2013, os resultados não mostraram diferenças no risco de parto < 37 semanas ou < 32 semanas ou ainda admissões em unidade intensiva neonatal com uso de hidratação venosa materna.

Além disso, a terapêutica implica custos financeiros e pode causar desconforto e estresse materno, não devendo ser recomendada de rotina, exceto em casos de desidratação.

Repouso

De modo geral, o repouso hospitalar ou domiciliar é recomendado frequentemente para o tratamento e a prevenção do trabalho de parto prematuro. A prática, no entanto, não é isenta de efeitos colaterais. Um estudo inglês de 2013 confirmou que o risco de um primeiro evento tromboembólico aumenta entre as gestantes hospitalizadas por outras causas e permanece elevado aproximadamente durante 28 dias após a alta hospitalar.

A Biblioteca Cochrane disponibilizou em 2015 uma atualização da revisão sistemática sobre trabalho de parto prematuro e repouso em gestações únicas. Os revisores mantiveram os resultados anteriores e concluíram que o número de partos < 37 semanas foi semelhante no grupo de controle e no grupo de intervenção (7,9% × 8,5%; RR: 0,92; IC 95%: 0,62 a 1,37).

Assim, as indicações devem ser individualizadas e fundamentadas na história clínica e social de cada paciente.

Via de parto

A realização de cesariana exclusivamente por causa da prematuridade não traz benefícios, devendo ser considerados também os riscos maternos relacionados com o procedimento. Da mesma maneira, não se justifica o uso rotineiro de fórceps ou episiotomia.

Devem ser seguidos de modo geral os mesmos princípios descritos para a assistência ao trabalho de parto a termo (veja o Capítulo 3).

Profilaxia do trabalho de parto prematuro

Progesterona antenatal

Em 2013, foi publicada uma revisão sistemática com metanálise pela Biblioteca Cochrane sobre o tema (Dodd e cols., 2013). Foram avaliados 36 ensaios clínicos randomizados (total de 8.523 mulheres e 12.515 recém-nascidos). Os revisores concluíram que as pacientes de alto risco para parto prematuro (história prévia ou "colo curto" na avaliação ultrassonográfica) se beneficiariam significativamente com a intervenção. Houve redução do número de partos com menos de 34 semanas e de 37 semanas, das mortes neonatais, das admissões em unidades intensivas e da necessidade de ventilação assistida, além da redução no número de enterocolites necrosantes no grupo que usou progesterona. Estão disponíveis atualmente na Biblioteca Cochrane os protocolos de duas novas revisões sobre o uso de progesterona para prevenir partos prematuros: uma analisará os resultados da intervenção em gestações únicas (Dodd e cols., 2017) e a outra em gestações múltiplas (Dodd e cols., 2016).

O ACOG (2012) sugere que o início da administração ocorra entre 16 e 24 semanas. Em geral, a medicação é mantida até 34 semanas, ou próximo ao termo, e suspensa em caso de rotura prematura de membranas. Não existe consenso na literatura sobre a melhor dose, via ou duração da administração, mas recomenda-se não administrar de modo combinado (por exemplo, não utilizar a via intramuscular associada à via vaginal) para evitar a sobreposição de efeitos colaterais maternos.

Os esquemas mais utilizados na prática clínica são:

- Caproato de 17α-hidroxiprogesterona: 250mg IM semanais.
- Progesterona cápsulas vaginais: 100 a 200mg diariamente.
- Progesterona gel: 90mg via vaginal diariamente.

> O uso de progesterona não é recomendado para o tratamento do trabalho de parto prematuro nem como terapia de manutenção em pacientes que receberam tocólise de qualquer tipo.

Cerclagem

A cerclagem é um procedimento invasivo durante o qual o colo uterino é suturado em "forma de bolsa", idealizado para impossibilitar anatomicamente a dilatação antes do final da gravidez.

Alguns autores acreditam que pacientes com história de parto prematuro anterior (< 34 semanas) e "colo curto" antes de 24 semanas ao ultrassom (< 25mm) possam se beneficiar da cerclagem. A Biblioteca Cochrane atualizou em meados de 2017 uma revisão sistemática com metanálise sobre o procedimento em gestações únicas. Foram incluídos mais três ensaios clínicos e no total foram analisados 15 estudos (total de 3.490 mulheres). Segundo os revisores, os estudos comparando cerclagem e progesterona são ainda pequenos para determinar conclusões confiáveis, como também são limitadas as evidências para definir se a indicação baseada na história obstétrica (cerclagem precoce) é superior à indicação ultrassonográfica (pacientes com "colo curto") com relação aos desfechos clínicos mais importantes (apenas dois ensaios com 344 mulheres). No entanto, quando comparadas com pacientes de controle, as mulheres de alto risco para parto prematuro que realizaram o procedimento apresentaram risco menor de parto antes de 28, 34 (média RR: 0,77, IC 95%; 0,66 a 0,89; 9 estudos, 2.415 mulheres; alta qualidade de evidência) e 37 semanas completas.

Assim, as pacientes e seus familiares deverão ser envolvidos na decisão clínica, uma vez que o procedimento não é isento de complicações, e novos estudos devem ser realizados com o intuito de comparar essa prática com a administração de progesterona antenatal isolada e avaliar se existem efeitos superiores quando as duas intervenções são realizadas em em conjunto.

A realização de cerclagem diante do diagnóstico de insuficiência cervical foi discutida no Capítulo 20.

Pessários

Apesar do número limitado de estudos, o uso de pessários vaginais parece ser uma alternativa não invasiva para as pacientes com risco de parto prematuro e gestação única.

Em 2013, a Biblioteca Cochrane publicou uma revisão sistemática sobre o tema e encontrou apenas um ensaio clínico que preenchesse seus critérios de seleção. O estudo incluiu 385 mulheres com diagnóstico de colo curto ultrassonográfico (≤ 25mm) entre 18 e 22 semanas. O grupo que fez uso dos dispositivos vaginais apresentou redução significativa do número de partos antes de 37 semanas em comparação com o não tratamento (manejo expectante) (RR: 0,36; IC 95%: 0,27 a 0,49). Foram relatadas ainda no grupo dos pessários: redução dos partos com menos de 34 semanas, diminuição do uso de tocolíticos e corticoides, e redução do número de admissões em unidades de terapia intensiva. Apesar dos relatos de corrimento vaginal e da necessidade de reposicionamento, 95% das mulheres que fizeram uso dos dispositivos recomendariam essa intervenção.

LEITURA RECOMENDADA

Baaren GJ et al. Cost-effectiveness analysis of cervical length measurement and fibronectin testing in women with threatened preterm labor. American Journal of Obstetrics and Gynecology 2013; 209 (5): 436. e1-436.e8.

Dodd JM, Jones L, Flenady V, Cincotta R, Crowther CA. Prenatal administration of progesterone for preventing preterm birth in women considered to be at risk of preterm birth. Cochrane Database of Systematic Reviews 2013, Issue 7. Art. No.: CD004947.

Doyle LW, Crowther CA, Middleton P, Marret S, Rouse D. Magnesium sulphate for women at risk of preterm birth for neuroprotection of the fetus. Cochrane Database of Systematic Reviews 2009, Issue 1. Art. No.: CD004661.

Flenady V, Wojcieszek AM, Papatsonis DNM et al. Calcium channel blockers for inhibiting preterm labour and birth. Cochrane Database of Systematic Reviews 2014, Issue 6. Art. No.: CD002255.

March of Dimes, PMNCH, Save the Children, WHOHo. Born Too Soon: The Global Action Report on Preterm Birth. Eds CP Howson, MV Kinney, JE Lawn. World Health Organization. Geneva, 2012.

Roberts D, Brown J, Medley N, Dalziel SR. Antenatal corticosteroids for accelerating fetal lung maturation for women at risk of pretermbirth. Cochrane Database of Systematic Reviews 2017, Issue 3. Art. No.: CD004454. DOI: 10.1002/14651858.CD004454.pub3.

Souza RT, Cecatti JG, Passini R, Jr. et al. The Burden of Provider-Initiated Preterm Birth and Associated Factors: Evidence from the Brazilian Multicenter Study on Preterm Birth (EMIP). PLoS ONE 2016; 11(2): e0148244.

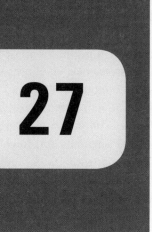

27 Gravidez Gemelar

INTRODUÇÃO

Gravidez gemelar ou múltipla é aquela caracterizada pela presença simultânea de mais de um concepto e é classificada, de acordo com seu número, em dupla, tripla, quádrupla e assim por diante. Cada um dos conceptos é denominado gêmeo. Determina maior morbimortalidade, tanto materna como perinatal, com risco proporcionalmente maior em função do número de gêmeos. Prematuridade, restrição de crescimento, malformações, pré-eclâmpsia e hemorragias são alguns dos desfechos mais frequentes em caso de gemelidade.

CLASSIFICAÇÃO

A avaliação ultrassonográfica precoce é muito importante nas gestações gemelares para determinação da idade gestacional e da corionicidade/amniocidade, ponto fundamental utilizado para sua classificação. No Quadro 27.1 estão descritos os diferentes tipos de gestação gemelar e de placentação.

INCIDÊNCIA

A incidência de gestações múltiplas no Brasil é de aproximadamente 29 a cada 1.000 nascimentos. De acordo com a regra clássica de Hellin, a frequência espontânea da gemelaridade obedece a uma distribuição matemática na população (Quadro 27.2).

Com o surgimento da ultrassonografia, constatou-se que essa frequência é na verdade maior, em torno de 3% a 5% das gestações no primeiro trimestre. No entanto, metade ou mais dessas gestações gemelares termina em abortamento precoce de um desses embriões, que pode ser eliminado ou reabsorvido, em um fenômeno denominado *vanishing twin* ou gêmeo desaparecido.

Quadro 27.1 Classificação das gestações gemelares

Tipo biológico	Placentação
Dizigóticos ou fraternos	Dicoriônica, diamniótica (sempre)
(Fertilização de dois óvulos distintos)	
Monozigóticos ou idênticos	(Divisão do óvulo após a fecundação)
Antes do 4º dia	Dicoriônica/diamniótica
Do 4º ao 8º dia	Monocoriônica/diamniótica
A partir do 9º dia	Monocoriônica/monoamniótica
A partir do 13º dia	Gemelaridade imperfeita

Quadro 27.2 Incidência da gestação gemelar segundo a regra de Hellin

Tipo de gestação	Incidência
Dupla	1:80
Tripla	$1:(80)^2 = 1:6.400$
Quádrupla	$1:(80)^3 = 1:512.000$

A incidência também tem aumentado nos últimos anos, principalmente por causa do sucesso das tentativas de indução da ovulação e fertilização *in vitro*. Um estudo recente sugeriu uma incidência de gestações gemelares espontâneas em torno de 1:50 e de trigemelares em torno de 1:1.250. Estima-se que os procedimentos de reprodução assistida aumentem quatro vezes o número de gemelares e 72 vezes o de trigemelares.

A incidência natural de gestações múltiplas dizigóticas depende de vários fatores (Quadro 27.3), porém as monozigóticas permanecem com incidência constante (aproximadamente 1:250 gestações). Os gêmeos dizigóticos respondem por dois terços dos casos de gemelidade, enquanto os monozigóticos respondem por um terço dos casos. Das gestações gemelares assistidas, uma em cada 20 gestações é monocoriônica (MC).

FATORES PREDISPONENTES

A frequência de gêmeos monozigóticos não parece depender dos fatores considerados predisponentes da gemelidade, como idade, paridade e distribuição geográfica (Quadro 27.3).

DIAGNÓSTICO

A suspeita clínica de uma gestação gemelar surge quando se encontram níveis elevados da gonadotrofina coriônica humana (β-HCG) no primeiro trimestre, aumento exagerado da altura de fundo uterino para a idade gestacional esperada (podendo variar entre 38 e 45cm a termo) e durante a palpação abdominal pelas manobras de Leopold: reconhecimento de dois ou mais polos homônimos, ou polos diferentes, em localização não esperada, ou ainda palpação de pequenas partes em vários pontos e a ausculta de dois ou mais focos cardíacos de ritmos distintos.

Entretanto, o diagnóstico de certeza somente é possível por meio de uma ultrassonografia, de preferência realizada entre a sétima e a décima semana de gestação e por via endovaginal. Desse modo, a margem de erro em relação à idade gestacional estimada será mínima. No Brasil, o diagnóstico antes da 14ª semana de gravidez ainda não é frequente.

Além do diagnóstico da gemelaridade, a definição da corionicidade deve ser realizada particularmente para avaliar o risco de complicações maternas e perinatais. Essa definição é importante para o planejamento das condutas nas gestações gemelares complicadas pela discordância de crescimento entre os fetos, por anomalias congênitas, no óbito fetal e na síndrome da transfusão feto-fetal (STT).

Estima-se que 80% das placentas dicoriônicas estejam associadas a gêmeos dizigóticos. Todas as placentas monocoriônicas estão associadas a gêmeos monozigóticos. Alguns critérios podem ser utilizados para essa diferenciação durante as ultrassonografias:

Quadro 27.3 Fatores predisponentes das gestações gemelares dizigóticas

Idade materna: pico dos 35 aos 39 anos
História familiar materna
Peso materno: IMC ≥ 30kg/m²
Altura materna ≥ 164cm
Maior paridade
Raça negra
Uso de medicações indutoras da ovulação
Fatores genéticos
Fatores nutricionais
Região geográfica: explicada por fatores climáticos e genéticos (1,3:1.000 nascimentos no Japão, 8:1.000 nascimentos nos EUA e na Europa e 50:1.000 nascimentos na Nigéria)

IMC: índice de massa corporal.

- No primeiro trimestre, quando há evidências de dois sacos gestacionais, estamos diante de uma gestação dicoriônica. Quando há evidências de um único saco gestacional com a presença de duas vesículas vitelínicas em seu interior, temos uma gestação monocoriônica.
- Idealmente entre 10 e 14 semanas é possível determinar a corionicidade ao se observar a implantação, junto à massa placentária, do septo que separa os dois folhetos nas gestações diamnióticas. Se a inserção do septo formar um triângulo, representando a projeção dos córions entre os âmnios, esse triângulo é chamado de "sinal do lambda" e caracteriza uma gestação dicoriônica. Se essa inserção formar um ângulo de 90 graus, esse ângulo é chamado de "sinal do T", e temos uma gestação monocoriônica. Esse sinal se torna menos evidente após 20 semanas, podendo inclusive desaparecer.
- A presença de placentas separadas e sexos diferentes também pode auxiliar o diagnóstico de corionicidade, porém mais tardiamente, a partir do segundo trimestre.

COMPLICAÇÕES

As gestações múltiplas estão associadas a maiores taxas de complicações gestacionais em relação às gestações de feto único, sendo superadas apenas pela macrossomia e pela gestação prolongada (Quadro 27.4). Nas gestações monocoriônicas ainda existem as complicações específicas dessa condição, como a síndrome transfusor-transfundido, a gestação acárdica, a restrição de crescimento seletivo e a gemelaridade imperfeita. Por tudo isso é considerada de alto risco, devendo ser criteriosa a rotina pré-natal, com maior frequência de consultas e de avaliações ultrassonográficas.

Estudos multicêntricos com uso de doses baixas de ácido acetilsalicílico (AAS) para prevenção de pré-eclâmpsia revelaram que as síndromes hipertensivas foram duas vezes mais comuns em gestações gemelares e mostraram a tendência de se manifestar de modo mais precoce e com maiores complicações (síndrome HELLP). A magnitude das alterações hemodinâmicas maternas também é maior na gemelaridade, o que favorece o edema agudo de pulmão. Além disso, também foi descrito aumento da incidência de abortamento nas gestações múltiplas induzidas quando comparadas com as gestações múltiplas espontâneas.

A prematuridade é um problema muito comum. Existem evidências de risco cerca de quatro vezes maior para a ocorrência de trabalho de parto prematuro e duas vezes maior para rotura prematura das membranas nas gestações múltiplas em comparação com as gestações únicas. Em outro estudo, a duração média da gestação foi de 39 semanas nas gestações únicas, 35,8 semanas nas gemelares e de 32,5 semanas nas trigemelares. Normalmente,

Quadro 27.4 Complicações frequentemente associadas às gestações gemelares

Complicações maternas
Anteparto
Abortamentos espontâneos
Hiperêmese gravídica
Síndromes hipertensivas: pré-eclâmpsia/eclâmpsia e hipertensão gestacional
Diabetes gestacional
Polidrâmnio
Anemia
Dispneia
Edema, varizes e estrias
Pielonefrite
Rotura prematura das membranas
Complicações hemorrágicas: placenta prévia e descolamento prematuro da placenta
Edema agudo de pulmão (principalmente associado ao uso de betamiméticos)
Tromboembolismo
Intraparto
Distocias
Colisão, sofrimento fetal, tocotraumatismo, óbito
Pós-parto
Hipotonia uterina
Hemorragia pós-parto e choque hipovolêmico
Complicações fetais
Aborto
Óbito de um dos gêmeos
Prematuridade
Malformações congênitas
Restrição de crescimento intrauterino seletivo
Síndrome de transfusão feto-fetal (STT)
Síndrome de anemia policitemia de gêmeos (TAPS)
Síndrome da transfusão arterial reversa (TRAP)
Patologia funicular: nós, torções e prolapso
Mortalidade perinatal

espera-se que a gestação tenha data provável antecipada em pelo menos 2 semanas em relação a uma gestação única por cada feto "extra".

A morbidade perinatal se deve principalmente às complicações da prematuridade extrema, como baixo peso ao nascer, fetos pequenos para a idade gestacional, doença respiratória do recém-nascido, malformações fetais e até morte neonatal, além da paralisia cerebral, distúrbios auditivos e visuais, dificuldades de leitura e fala e distúrbios de comportamento, incluindo déficit de atenção e hiperatividade. A mortalidade perinatal aumenta aproximadamente cinco vezes na gestação múltipla em relação à gestação única e está fortemente associada à corionicidade (nas monocoriônicas, o risco de morbimortalidade é duas a cinco vezes maior em relação às dicoriônicas).

CONDUTA PRÉ-NATAL
Rotina das consultas

As consultas pré-natais devem ser agendadas com intervalos reduzidos e em serviço de alto risco. A FEBRASGO recomenda 3 a 4 semanas de intervalo até a 30ª semana, 2 semanas de intervalo entre a 30ª e a 34ª semana e semanalmente após a 34ª semana em razão da grande quantidade de gestações que evoluem com trabalho de parto prematuro. De acordo com a necessidade, podem ser agendadas visitas extras ou o intervalo entre elas pode ser diminuído.

Suplementação de ferro e ácido fólico

A suplementação de ferro e ácido fólico assume papel importante em virtude da frequência elevada de anemia na gestação gemelar com aumento do risco de hemorragia pós-parto. Recomendam-se diariamente 1mg de ácido fólico + 30mg de ferro. A avaliação da hemoglobina e da ferritina materna deve ter frequência maior, e a FEBRASGO recomenda que seja solicitada a cada trimestre. O tratamento da anemia durante a gestação é discutido no Capítulo 38.

Nutrição e ganho de peso

Vários estudos confirmaram o impacto da boa nutrição materna sobre os resultados perinatais. A dieta deve ser balanceada, e deve ser dada atenção especial ao ganho de peso durante a gestação. Uma mulher com gestação gemelar deverá aumentar o consumo calórico em cerca de 600kcal/dia em relação a uma não gestante (300kcal a mais que na gestação única).

Um ótimo resultado perinatal para a gestação múltipla seria o nascimento entre a 35ª e a 38ª semana com peso do recém-nascido variando de 2.500 a 2.800 gramas. A seguir, pode-se visualizar a estimativa de ganho de peso recomendado em quilos (com base nos valores do IMC prévios à gestação; resultados entre o percentil 25 e o percentil 75) para as mulheres com gestações múltiplas, objetivando que cada gêmeo pese pelo menos 2.500 gramas (IOM – Institute of Medicine – USA):

- **IMC < 18,5 kg/m²**: dados são insuficientes para suscitar recomendações. Paciente com baixo peso: acompanhamento individualizado com nutricionista.
- **IMC entre 18,5 e 24,9kg/m² (peso normal)**: ganho de 16,8 a 24,5kg.
- **IMC entre 25 e 29,9kg/m² (sobrepeso)**: ganho de 14,1 a 22,7kg.
- **IMC ≥ 30kg/m² (obesidade)**: ganho de 11,4 a 19,1kg.

No entanto, em revisão publicada em 2015 a Biblioteca Cochrane alerta que não existem evidências fundamentadas em ensaios clínicos randomizados que apontem que dietas específicas seriam benéficas para as mulheres com gestação gemelar e chama a atenção para o desconforto provocado pelo aumento intencional da ingestão alimentar e os perigos da obesidade a longo prazo.

Avaliação do comprimento cervical

Apesar de rotineiro na prática clínica, não existem evidências de que toques vaginais repetidos, realizados durante o pré-natal com o intuito de mensurar o comprimento cervical, funcionem como prática adequada de rastreio para identificar o trabalho de parto prematuro ou o nascimento com menos de 37 semanas. Uma revisão sistemática da Biblioteca Cochrane, publicada em 2010, avaliou dois ensaios clínicos (7.163 mulheres) e não encontrou evidências suficientes para recomendar a prática. Os revisores não encontraram diferenças entre os grupos em relação aos desfechos analisados (parto antes de 34 semanas, rotura prematura das membranas pré-termo, internação antes de 37 semanas, cesarianas, tocólise, baixo peso, natimortos e neomortos e admissão em unidade de terapia intensiva neonatal). As preocupações com a realização repetida do procedimento também são atribuídas à possibilidade de infecções e desconforto/constrangimento das pacientes.

Atualmente, o comprimento cervical pode ser mensurado objetivamente por meio de ultrassonografia endovaginal, idealmente entre 18 e 24 semanas (International Society of Ultrasound in Obstetrics and Gynecology – ISUOG Guidelines 2016). A medida do colo uterino apresenta-se como o principal método de rastreio do parto prematuro em gestações gemelares, tendo como ponto de corte mais aceito no segundo trimestre a medida de 25mm.

Profilaxia do parto prematuro

Uma revisão sistemática publicada pela Biblioteca Cochrane em 2017, envolvendo 636 mulheres e 1.298 fetos, não encontrou evidências suficientes para recomendar o repouso hospitalar ou no domicílio como rotina no acompanhamento de gestações múltiplas. Além disso, um estudo inglês de 2013 confirmou que o risco de um primeiro evento tromboembólico aumenta entre as gestantes hospitalizadas por outras causas e permanece elevado durante aproximadamente 28 dias após a alta hospitalar. Desse modo, não recomendamos a hospitalização rotineira de gestantes gemelares como forma de prevenir a prematuridade. Não existe espaço também para o uso rotineiro de uterolíticos profiláticos na ausência de diagnóstico de trabalho de parto prematuro ou dosagens isoladas de fibronectina fetal para predizer o risco.

O uso de progesterona em gestações gemelares na ausência de colo curto (ultrassonográfico) também não está indicado de acordo com as evidências mais recentes. Uma grande metanálise com análise dos dados individuais das pacientes foi publicada em 2015 sobre o tema. Foram comparados ensaios randomizados que utilizaram caproato de 17-hidroxiprogesterona (17Pc) ou progesterona natural vaginal *versus* placebo ou não tratamento (total de 3.768 mulheres e 7.536 fetos): os autores não encontraram redução do risco de eventos perinatais adversos nas mulheres que fizeram uso de progesterona, apenas de modo profilático, independentemente da via de administração. No entanto, o subgrupo de mulheres com comprimento cervical ≤ 2,5cm foi beneficiada quando a progesterona vaginal foi iniciada antes de 24 semanas de gestação. A literatura é controversa quanto ao uso de progesterona em gestação gemelar atual, sem alteração de colo, que tenha antecedente de parto prematuro. Desde 2016 está disponível na Biblioteca Cochrane o protocolo de uma nova revisão sistemática sobre o uso de progesterona para prevenir partos prematuros em gestações múltiplas (Dodd e cols., 2016), ainda sem resultados.

Em 2014, a Biblioteca Cochrane publicou uma metanálise em que comparou o uso da cerclagem cervical profilática para a prevenção de parto prematuro e eventos adversos em gestações gemelares. Os resultados foram inconclusivos, provavelmente em razão do pequeno número de ensaios clínicos e gestações analisados. No entanto, um pequeno estudo retrospectivo de 2015 (com apenas 140 mulheres) que utilizou o critério ultrassonográfico de colo curto (≤ 2,5cm com 16 a 24 semanas) encontrou bons resultados para o subgrupo com comprimento de colo ≤ 1,5cm: o intervalo entre o diagnóstico e o parto foi maior no grupo da cerclagem profilática, e o número de partos antes de 34 semanas e internações em unidades de terapia intensiva neonatal foi reduzido significativamente. De qualquer modo, é importante que as pacientes e os familiares sejam envolvidos na decisão clínica, uma vez que o procedimento é invasivo, não é isento de complicações e não faz parte das recomendações de rotina.

Da mesma maneira, o uso de pessários vaginais parece beneficiar apenas as pacientes com gestação múltipla e comprimento de colo ≤ 2,5cm ao ultrassom. Os resultados do estudo espanhol *PECEP-Twins Trial Group* foram publicados em fevereiro de 2016 e evidenciaram redução significativa do número de partos antes de 34 semanas no grupo que fez uso do dispositivo vaginal (16,2% vs 39,4%), sem efeitos adversos relacionados com o uso.

Corticoterapia

A corticoterapia de rotina para aceleração da maturidade pulmonar fetal na gestação múltipla na ausência de diagnóstico de trabalho de parto prematuro é controversa. Sabe-se que o risco de prematuridade está relacionado diretamente com o número de fetos, a história obstétrica da paciente e o comprimento cervical. A decisão a respeito da utilização deve ser individualizada, tendo em vista o número de fetos, os possíveis efeitos colaterais (restrição de crescimento, elevação de glicemias) e os benefícios advindos da administração. No IMIP, para as gestações monocoriônicas monoamnióticas sem intercorrências, recomenda-se corticoterapia por volta da 32ª semana (2017). Nas gestações múltiplas, a dose recomendada é igual à utilizada nas gestações únicas, independentemente do número de fetos (veja o Capítulo 26).

Rastreamento de complicações associadas

A corionicidade determina o modo de acompanhamento das gestações múltiplas, porque, muitas vezes, os riscos específicos diferem entre gestações monocoriônicas e dicoriônicas. Seguem algumas condutas particulares para o rastreamento de algumas complicações mais frequentes:

- **Anomalias cromossômicas:** nas pacientes com gestação múltipla, o rastreio de aneuploidias por meio da translucência nucal (TN) deve ser realizado em todos os gêmeos entre 11 e 14 semanas. Para isso é importante o conhecimento da corionicidade, pois nas gestações dicoriônicas a taxa de detecção de falso-positivos é semelhante àquela encontrada nas gestações únicas. Nas gestações monocoriônicas, por sua vez, a taxa de falso-positivos do rastreamento pela TN chega a ser de 8% por feto. Nas dicoriônicas, os riscos específicos devem ser calculados *para cada feto* com base na idade materna e na medida da TN. Nas gestações monocoriônicas, para o cálculo do risco, deve-se utilizar a *média das TN de ambos os fetos*. O aumento da medida da TN em um ou em ambos os fetos também pode ser uma manifestação precoce de STT. A diferença das medidas da TN em mais de 20% apresenta sensibilidade de 52% a 64% e especificidade de 78% a 80%, um valor preditivo positivo de 50% e um valor preditivo negativo de 86% para esse desfecho. A verificação da presença do osso nasal e a dopplervelocimetria do ducto venoso também podem ser realizadas na mesma época, e os resultados devem ser analisados em conjunto com a TN. Podem ainda ser indicados marcadores bioquímicos, como o PAPP-A e a fração livre do β-HCG (utilizar valores corrigidos para gestação gemelar), além da amniocentese, biópsia do vilo corial ou cordocentese, para realização do cariótipo fetal (veja o Capítulo 53). As pacientes devem ser alertadas sobre as possíveis complicações decorrentes da utilização dos métodos invasivos.
- **Malformações congênitas:** a incidência é três a cinco vezes maior em gêmeos monozigóticos do que em dizigóticos ou em gestações únicas, e existe concordância entre os gêmeos em cerca de 20% dos casos. Entre os monozigóticos monocoriônicos, a incidência é maior do que entre os monozigóticos dicoriônicos. Ocorrem em cerca de 1:25 gestações dicoriônicas, 1:15 gestações monocoriônicas diamnióticas e 1:6 gestações monocoriônicas monoamnióticas. As anomalias congênitas devem ser rastreadas nessas pacientes, sendo necessária a realização de ultrassonografia morfológica entre a 18ª e a 22ª semana de gestação. Para as gestações monozigóticas recomenda-se ainda a realização de ecocardiografia fetal com Doppler de rotina nesse período por causa da prevalência maior de cardiopatias congênitas nessa população (especialmente quando presente STT).

- **Síndromes hipertensivas:** o monitoramento dos níveis tensionais e a pesquisa de proteinúria de fita, de 24 horas ou relação proteína/creatinina, devem ser realizados de rotina durante o pré-natal após 20 semanas. De acordo com as diretrizes do United Kingdom's National Institute for Health and Care Excellence (NICE, 2011) deverá ser iniciado AAS 75mg a partir de 12 semanas, caso a paciente apresente fatores de risco adicionais: idade ≥ 40 anos, primigesta, intervalo entre a atual gestação e a anterior > 10 anos, IMC ≥ 35kg/m² pré-gestacional ou história familiar de pré-eclâmpsia.
- **Diabetes gestacional:** rastreio semelhante ao das gestações únicas (veja o Capítulo 33).

Indicações de internação

A internação antenatal estará indicada apenas se a gestação múltipla transcorrer com alguma complicação. Em nosso meio, muitas vezes é uma maneira de facilitar a realização e a repetição de exames complementares especializados diante de complicações específicas. A saber:

- Modificação do colo uterino ou trabalho de parto prematuro antes da 34ª semana de gestação.
- Alterações do crescimento (incompatibilidade entre os fetos) ou da vitalidade fetal.
- Óbito de um dos gêmeos após a 24ª semana de gestação.

Avaliação da vitalidade

- **Mobilograma:** não tem valor na gestação gemelar, pois não possibilita a avaliação individual de cada concepto, exceto se houver diminuição importante do padrão dos movimentos ativos fetais.
- **Cardiotocografia:** embora apresente maior dificuldade técnica, a cardiotocografia pode ser realizada de maneira simultânea com monitores adequados (dois canais), o que possibilita observar os dois gêmeos simultaneamente. Quando os traçados forem muito semelhantes, convém suspeitar de que apenas um gemelar está sendo monitorado. É considerado tranquilizador o traçado reativo dos dois fetos.
- **Perfil biofísico fetal:** tem grande valor na avaliação da vitalidade em gemelares, devendo ser descritas as variáveis biofísicas de cada feto individualmente. Idealmente, a avaliação da vitalidade deve ser realizada a cada 15 dias após a 32ª semana (FEBRASGO, 2014).

- **Dopplervelocimetria:** representa o grande avanço na avaliação do bem-estar fetal em gemelares e deve incluir as artérias uterinas, ajudando na predição das síndromes de má adaptação placentária, e as artérias umbilicais e a artéria cerebral média (avaliação do pico sistólico) de cada concepto.

Avaliação do crescimento e desenvolvimento fetal

Como discutido anteriormente, as ultrassonografias do primeiro trimestre têm como objetivos principais definir a idade gestacional com menor margem de erro, identificar corionicidade/amniocidade e rastrear as aneuploidias. A ultrassonografia morfológica do segundo trimestre deve ser realizada entre 18 e 22 semanas de gestação, possibilitando o estudo morfológico de cada feto, avaliando a localização das placentas, determinando o volume do líquido amniótico e realizando a dopplervelocimetria das artérias uterinas. Nesse momento, também deve ser feita a avaliação do colo uterino por via endovaginal para predição de parto prematuro. Após esse período, as próximas ultrassonografias devem confirmar a idade gestacional e avaliar se os fetos estão simétricos, utilizando as medidas iniciais como parâmetro para avaliação do crescimento.

Habitualmente, o crescimento individual fetal na gestação gemelar é semelhante ao da gestação única até a 30ª ou 32ª semana, quando o ganho combinado do peso de ambos os conceptos equivale ao de um único concepto na gestação simples. Essa "diferença de crescimento" envolve basicamente as partes moles. Não há diferenças significativas das medidas do diâmetro biparietal e do comprimento do fêmur entre os gemelares e os controles da mesma idade gestacional, salvo em condições patológicas, como o crescimento discordante dos conceptos. A diferença de peso entre os fetos acima de 20% a 25% é um fator de risco que pode aumentar a morbimortalidade perinatal.

O *Manual de Assistência Pré-Natal* da FEBRASGO (2014) enfatiza que a corionicidade/amniocidade deve orientar o agendamento das avaliações ultrassonográficas subsequentes caso não ocorram complicações:

- **Dicoriônicas/diamnióticas:** intervalos de 3 a 4 semanas a partir da 24ª à 26ª semana.
- **Monocoriônicas/diamnióticas:** intervalos de 15 em 15 dias a partir de 16 semanas.
- **Monocoriônicas/monoamnióticas:** intervalos de 7 a 15 dias a partir de 16 semanas.

De acordo com a ISUOG (2016):

- **Gestações dicoriônicas não complicadas:** morfológico de primeiro trimestre (entre 11 e 14 semanas), após morfológico de segundo trimestre (18 a 22 semanas – avaliação da morfologia fetal, medida de colo uterino), acompanhamento a cada 4 semanas (avaliação de crescimento/medida do líquido amniótico/Doppler).
- **Gestações monocoriônicas não complicadas:** morfológico de primeiro trimestre (11 a 14 semanas), morfológico de segundo trimestre (18 a 22 semanas – avaliação da morfologia fetal, medida de colo uterino), acompanhamento a cada 15 dias a partir de 16 semanas (avaliação de crescimento/medida do maior bolsão de líquido amniótico, Doppler da artéria umbilical a partir de 16 semanas, pico sistólico da artéria cerebral média a partir de 20 semanas).

O protocolo pode ser modificado se houver alterações que possam ser encontradas durante as avaliações (restrição de crescimento fetal seletiva/STT/TAPS).

De modo geral, nas gestações trigemelares ou com mais de três gêmeos os protocolos são antecipados em razão do grande risco de prematuridade e complicações.

SITUAÇÕES PARTICULARES DA GESTAÇÃO GEMELAR

Restrição seletiva de crescimento

A restrição seletiva de crescimento é definida como uma condição em que a estimativa de peso de um dos fetos está abaixo do percentil 10 para a idade gestacional. O Royal College of Obstetricians and Gynaecologists (RCOG, 2016) e o American College of Obstetricians and Gynecologists (ACOG, 2016) recomendam que o cálculo para diagnosticar estimativas de peso fetal (EPF) discordantes entre gemelares seja realizado utilizando a seguinte fórmula: ([EPF do maior feto – EPF do menor feto] / EPF do maior feto) × 100. Discordâncias acima de 20% são associadas a aumento do risco perinatal e, mesmo que ambos os fetos apresentem estimativas de peso acima do percentil 10, o diagnóstico de restrição de crescimento é realizado nessa condição. A avaliação do líquido amniótico será fundamental para o diagnóstico diferencial com STT. Acredita-se que nas gestações monocoriônicas a restrição seletiva de crescimento ocorreria principalmente por causa de uma divisão desigual da massa placentar e da vascularização.

Uma vez feito o diagnóstico, a causa deve ser definida. A investigação deve incluir avaliação detalhada da anatomia dos fetos e pesquisa das infecções virais (citomegalovírus, rubéola, toxoplasmose). A amniocentese também pode ser realizada para o diagnóstico das cromossomopatias.

A classificação da restrição seletiva de crescimento é fundamentada no padrão dopplervelocimétrico das artérias umbilicais:

- **Tipo 1:** fluxo diastólico final positivo da artéria umbilical.

- **Tipo 2:** diástole zero ou reversa da artéria umbilical persistente.
- **Tipo 3:** diástole zero ou reversa da artéria umbilical intermitente. Esse tipo geralmente apresenta extensas anastomoses.

A taxa de sobrevida dos fetos do tipo 1 é > 90%. O tipo 2 está associado a risco maior de óbito fetal do gêmeo com restrição de crescimento (> 29%) e/ou prematuridade extrema com dano neurológico ao gêmeo sobrevivente (15% em caso de parto antes de 30 semanas). O tipo 3 está associado a 10% a 20% de chance de morte súbita do gêmeo com restrição de crescimento e aumento do risco de dano neurológico no gêmeo sobrevivente (> 20%).

Em gestações gemelares dicoriônicas que apresentam restrição seletiva de crescimento, o estudo Doppler deve ser realizado a cada 2 semanas, dependendo da gravidade de cada caso. Como existe separação entre a circulação dos fetos, a gestação pode ser acompanhada de modo semelhante a uma gestação única com restrição de crescimento (veja o Capítulo 29).

Em gestações gemelares monocoriônicas que apresentam restrição seletiva de crescimento, o estudo Doppler deve ser realizado a cada semana. Se houver grande risco de óbito de um dos gêmeos antes de 26 semanas, deverá ser considerada a separação da circulação placentária (ablação a *laser* das anastomoses placentárias). Em alguns países, os protocolos indicam a interrupção seletiva da gestação nessas condições (veja mais adiante as considerações sobre a realização desse procedimento no Brasil).

O momento do parto deve ser decidido com base no bem-estar fetal, no intervalo de crescimento, no perfil biofísico, no Doppler da artéria umbilical, Doppler do ducto venoso e na cardiotocografia computadorizada, quando possível.

Morte unifetal

A perda de um dos fetos na gestação gemelar é relativamente frequente, havendo risco maior na gemelaridade monocoriônica. Em um estudo que avaliou 3.621 gestações, a perda de um dos fetos antes de 22 semanas ocorreu em 0,7% das dicoriônicas e em 0,9% das monocoriônicas. Após 22 semanas, as taxas foram de 0,6% para as dicoriônicas e 1,7% para as monocoriônicas.

Nas gestações monocoriônicas, logo após a morte de um dos gêmeos forma-se um sistema com diferença de pressão entre os fetos, causado pelas anastomoses vasculares existentes. O gêmeo vivo, chamado cogêmeo, comporta-se como doador e passa por um processo de exsanguinamento em relação ao gêmeo que faleceu: ocorrem hipotensão aguda e anemia grave, que podem resultar também na morte do segundo gemelar. Nas gestações dicoriônicas, esse risco é menor, apesar de a morte de um dos fetos refletir um ambiente intrauterino adverso.

Em 2011 foi publicada uma revisão sistemática com metanálise sobre o prognóstico do cogêmeo. O risco de morte do cogêmeo foi de 15% nas gestações monocoriônicas e de 3% nas dicoriônicas com taxas altas de prematuridade e anormalidades em exames neurológicos de imagem no pós-natal. As taxas de alteração do desenvolvimento neurológico do cogêmeo foram de 26% e 2% para as gestações mono e dicoriônicas, respectivamente.

São necessários mais estudos para esclarecer o prognóstico do cogêmeo quando a perda de um dos gêmeos é precoce, ainda no primeiro trimestre. De modo geral, o prognóstico também é sombrio, e foi observado risco duas vezes maior de anomalias congênitas e alterações neurológicas, incluindo paralisia cerebral, provavelmente em razão de concordâncias genéticas entre os fetos.

Existe grande controvérsia em relação à conduta obstétrica após a morte de um dos gêmeos. No entanto, costumam ser recomendadas as seguintes medidas:

- **Dicoriônicos:** não há urgência em interromper a gestação, a menos que as condições clínicas que determinaram a morte do primeiro gemelar comprometam também a vitalidade do segundo (por exemplo, pré-eclâmpsia grave, infecção etc.). Recomenda-se corticoterapia para o amadurecimento pulmonar fetal na tentativa de minimizar as consequências da prematuridade.
- **Monocoriônicos:** o manejo conservador (manter a gestação) frequentemente é o mais indicado. Em geral, o parto imediato não está indicado como um modo de prevenir o dano neurológico, pois este já teria ocorrido no momento do óbito do cogêmeo secundariamente a uma hipotensão grave que pode provocar hipoperfusão cerebral e de outros órgãos.

Os relatos de distúrbios de coagulação maternos são raros após a morte de um gemelar, geralmente não exigindo terapêutica específica.

SITUAÇÕES ÚNICAS DAS GESTAÇÕES MONOCORIÔNICAS
Síndrome de transfusão feto-fetal

A síndrome da transfusão feto-fetal, também chamada de síndrome transfusor-transfundido (STT), ocorre em até 10% a 15% das gestações gemelares monocoriônicas diamnióticas. Caracteriza-se pela passagem desproporcional do fluxo sanguíneo de um feto (doador) para o outro (receptor) por meio de anastomoses vasculares placentárias profundas (sobretudo *shunts* arteriovenosos).

O diagnóstico da STT exige a presença de diferença significativa na quantidade de líquido amniótico dos fetos. O gêmeo "doador" tem o maior bolsão de líquido amniótico (MB) < 2 – oligoâmnio – e o "receptor" tem um MB > 8 (até 20 semanas) e > 10 (acima de 20 semanas) – polidrâmnio.

O crescimento fetal discordante é um achado comum, porém não faz parte dos critérios diagnósticos.

Quando se consideram os casos com dois fetos vivos no momento do diagnóstico, o risco de óbito de pelo menos um deles é de 70% a 100% se não houver tratamento. Nessas ocasiões, danos neurológicos ocorrem em 25% a 35% dos sobreviventes, resultantes de distúrbios hemodinâmicos e/ou da prematuridade.

De acordo com o grau de gravidade da síndrome, Quintero e cols. propuseram em 1999 uma classificação que é até hoje utilizada:

- **Estágio I (forma leve):** as duas bexigas podem ser observadas, mas há discrepância entre os tamanhos e entre a quantidade de líquido amniótico nas duas câmaras âmnicas (doador com MB < 2cm e receptor com MB > 8cm até a 20ª semana e > 10cm após essa idade gestacional).
- **Estágio II:** o feto doador fica com a bexiga permanentemente vazia e sem líquido amniótico (*stuck twin*), enquanto o receptor apresenta bexiga distendida e polidrâmnio.
- **Estágio III:** começam as alterações dopplervelocimétricas em um ou nos dois fetos (aumento de resistência, diástole zero ou reversa da artéria umbilical do doador e/ou aumento no índice de pulsatilidade/ausência ou inversão de fluxo durante a contração atrial no ducto venoso do receptor).
- **Estágio IV:** o receptor desenvolve hidropisia fetal.
- **Estágio V:** há óbito de um ou dos dois fetos.

O prognóstico fetal é pior nos estágios mais avançados, porém não é obrigatória a progressão entre os estágios (por exemplo, uma gestação em estágio I pode se apresentar como estágio III poucos dias após).

Quando o diagnóstico é realizado em fetos a termo ou próximo do termo, a interrupção da gestação é antecipada. Atualmente, o tratamento de escolha nas gestações pré-termo é a fotocoagulação a *laser* para interromper as anastomoses placentárias. Disponível em poucas unidades de assistência, esse procedimento tem sido indicado cada vez mais precocemente com o intuito de prevenir as complicações e melhorar o prognóstico fetal. A fotocoagulação a *laser* pode ser realizada entre 16 e 26 semanas nos estágios II, III e IV.

Na literatura, após a terapêutica com *laser*, estima-se que a sobrevivência de pelo menos um dos gêmeos seja de 88% a 92% e a dos dois gêmeos, de 59% a 79%. Uma revisão sistemática publicada em 2011 sobre os desfechos fetais após a terapêutica revelou que a incidência de alterações neurológicas atingia 6,1% dos gêmeos ao nascimento e 11,1% no acompanhamento de 6 a 48 meses (sem diferenças entre receptor e doador). A paralisia cerebral foi responsável por 39,7% das alterações neurológicas descritas a longo prazo. Segundo os autores, esses riscos não são decorrentes do procedimento em si, mas inerentes à prematuridade e às suas complicações. Esses achados foram confirmados por trabalhos observacionais subsequentes.

A amniodrenagem com septostomia constitui medida paliativa e tem com objetivo apenas reduzir o polidrâmnio e prolongar a gestação nos centros que não dispõem de *laser*. Uma revisão sistemática publicada em 2013 comparou o comprometimento neurológico dos recém-nascidos submetidos à amniodrenagem e à terapêutica com fotocoagulação a *laser*: o risco de lesão cerebral grave identificada ao nascimento foi sete vezes maior no grupo que realizou apenas amniodrenagem. Os dados não possibilitaram a análise do desenvolvimento dos recém-nascidos sobreviventes a longo prazo. Quando esse procedimento é realizado, recomenda-se acompanhamento com dopplervelocimetria e ultrassonografias seriadas até a viabilidade fetal, além de corticoterapia.

Sequência de anemia – Policitemia em gêmeos (TAPS)

O diagnóstico baseia-se nos achados discordantes da avaliação do pico sistólico da artéria cerebral média durante os exames de rotina. Sua incidência chega a cerca de 5% como evento espontâneo e a 13% após a realização de terapia a *laser*. A TAPS é causada pela presença de minúsculas anastomoses (< 1mm) que provocam uma transfusão lenta de sangue de um gêmeo "doador" para um "receptor", causando grande discordância na concentração de hemoglobina ao nascimento. O critério de diagnóstico pós-natal é estabelecido mediante o achado de anemia crônica no doador e policitemia no receptor (com diferença nos níveis de hemoglobina > 8g/dL).

Casos graves podem resultar em óbito de um dos gêmeos e aumento do risco de danos neurológicos.

Feto acárdico ou transfusão arterial reversa (TRAP)

Quando o coração está ausente em um dos gêmeos monozigóticos, desenvolve-se a síndrome de acardia fetal. O feto acometido pode ser um holoacárdico, quando há ausência completa de tecido cardíaco, ou um pseudoacárdico (ou hemiacárdico), quando existem vestígios de tecido cardíaco ou um coração rudimentar. Nos fetos acárdicos, a cabeça, a cintura escapular e os membros superiores geralmente estão ausentes, mas o feto sobrevive à custa das anastomoses vasculares com o outro concepto, sendo incompatível com a vida extrauterina.

Essa síndrome foi descrita pela primeira vez em 1533. Um trabalho holandês publicado em 2015 estima que sua incidência esteja aumentando em decorrência de técnicas de reprodução assistida e que no momento corresponda a 2,6% das gestações monocoriônicas (1 a cada 9.500 a 11.000 gestações). A taxa de mortalidade do feto normal, chamado doador, varia de 50% a 75% dos casos. Os principais distúrbios causadores de óbito do doador são a insuficiência cardíaca congestiva, a hidropisia com polidrâmnio e a prematuridade. Em razão da ocorrência constante de anastomoses placentárias associadas a essa anomalia, Van Allen definiu a síndrome como consequência de uma perfusão arterial invertida no gêmeo malformado, conhecida como *twin reversed arterial perfusion* (TRAP).

A etiopatogenia não está esclarecida. Uma das hipóteses é que as anastomoses arterioarteriais e venovenosas entre as circulações dos fetos na placenta monozigótica causariam atrofia do coração e de órgãos dependentes no feto receptor. Outros autores preferem acreditar que a síndrome é consequência de um defeito primário do desenvolvimento cardíaco e que secundariamente ocorre uma anastomose vascular, a qual manterá o feto acárdico intraútero.

Em virtude da alta taxa de mortalidade, o uso de técnicas minimamente invasivas (coagulação do cordão do gêmeo acárdico, ligação do cordão e fotocoagulação a *laser* das anastomoses) também está sendo indicado nesses casos, preferencialmente antes de 16 semanas.

Gemelaridade imperfeita

Além das malformações congênitas que são mais frequentes nas gestações múltiplas, com incidência três vezes maior do que na gestação única, podem existir ainda casos de gemelaridade imperfeita.

Esses casos variam da simples união dos gêmeos (xifópagos, pigópagos, cefalópagos e isquiópagos), em que cada componente é completo ou quase completo, aos casos de duplicação, em que cada um dos conceptos não chega a ser um indivíduo completo, surgindo as monstruosidades, geralmente incompatíveis com a vida extrauterina. São os gêmeos com duplicação anterior (dicéfalos ou com vários braços) ou posterior (três ou quatro pernas, uma cabeça).

Os gêmeos coligados são sempre monozigóticos, e sua incidência varia de 1:50.000 a 1:200.000 gestações. Os toracópagos e os xifópagos constituem a apresentação mais comum (aproximadamente 75% dos casos), seguidos dos pigópagos (16%), isquiópagos (6%) e craniópagos (2%). Setenta a 90% dos gêmeos imperfeitos são do sexo feminino. Essa condição pode estar associada a diversas outras malformações, como gastrointestinais (33%) e cardíacas (25%), por exemplo, o que piora o prognóstico fetal, além da associação com o polidrâmnio em 50% dos casos.

Durante o acompanhamento pré-natal pode ser necessária a realização de ressonância nuclear magnética para definir o compartilhamento dos órgãos entre os fetos. A interrupção programada da gestação previne o dilema da via de parto nessas aberrações e torna possível a discussão prévia sobre eventuais correções cirúrgicas pós-natais.

Interrupção seletiva na gestação múltipla

A incidência de gestação com três ou mais fetos tem aumentado nos últimos anos, principalmente por causa das técnicas de reprodução assistida, o que tem preocupado os pesquisadores em razão da elevada morbimortalidade. A interrupção seletiva da gestação, ou redução fetal, tem sido indicada em alguns países nas gestações múltiplas em que o número de conceptos é superior a três, uma vez que o prognóstico fetal é reservado nessa situação com elevado percentual de perdas gestacionais, sobretudo em virtude da prematuridade extrema.

Vários procedimentos são descritos na literatura, porém não estão isentos de riscos, podendo levar a abortamento, parto prematuro, rotura prematura das membranas e restrição do crescimento fetal. Quando se conhece o cariótipo fetal ou a anomalia morfológica vigente é identificada ecograficamente, a redução fetal suprime os fetos anormais. Não havendo anomalias congênitas, suprime-se qualquer concepto.

No Brasil, esse procedimento não é autorizado legalmente, exceto quando ocorre anencefalia de um dos gemelares ou outras malformações incompatíveis com a vida, por intermédio de decisões judiciais extraordinárias, nesse último caso.

INTERRUPÇÃO DA GESTAÇÃO

O melhor momento para o parto de gestações gemelares depende da corionicidade e da amnicidade. Considerando que aproximadamente 60% das gestações gemelares têm parto espontâneo antes de 37 semanas e que após 38 semanas existe aumento do risco perinatal, em 2014 a Biblioteca Cochrane publicou uma revisão sistemática para avaliar o melhor momento da interrupção de gestações gemelares sem outras complicações (Dodd e cols., 2014). Foram incluídos dois ensaios clínicos (271 mulheres e 542 neonatos), comparando o parto eletivo com 37 semanas com a conduta expectante (aguardar trabalho de parto espontâneo). Os revisores não encontraram diferenças significativas entre os grupos em relação a taxas de cesariana, morte ou morbidade perinatal grave e morte materna ou morbidade materna grave. Esses dados estão em linha com algumas das principais recomendações internacionais para interrupção de gestações dicoriônicas (ver adiante). Quanto às gestações monoamnióticas sem complicações, em 2015, outra revisão Cochrane (Shub e Walker, 2015) não encontrou ensaios clínicos elegíveis sobre o tempo ideal de interrupção. Os revisores chegaram a considerar questionável eticamente a realização desses estudos e que não haveria voluntários disponíveis diante da raridade da condição. Assim, normalmente a decisão é fundamentada em consenso de especialistas e deve levar em consideração as condições da unidade neonatal local.

A seguir, encontram-se alguns consensos relativos às gestações gemelares sem complicações:

- **Eunice Kennedy Shriver National Institute of Child Health and Human Development (NICHD) e Society for Maternal-Fetal Medicine (SMFM)**: interrupção com 38 semanas para dicoriônicas e 34 a 37 semanas para monocoriônicas diamnióticas.
- **United Kingdom's National Institute for Health and Care Excellence (NICE, 2011)**: interrupção de dicoriônicas com 37 semanas e monocoriônicas com 36 semanas (após comprovação da maturidade pulmonar – uso de corticoide).
- **American College of Obstetricians and Gynecologists (ACOG, 2016)**: dicoriônicas/diamnióticas: interrupção com 38 semanas; monocoriônicas diamnióticas: interrupção entre 34 e 37 semanas e 6 dias; monocoriônicas monoamnióticas entre 32 e 34 semanas de gestação.
- **UpToDate (2017)**: interrupção das gestações dicoriônicas/diamnióticas na 38ª semana, monocoriônicas/diamnióticas aproximadamente com 36 semanas e monocoriônicas/monoamnióticas entre 32 e 34 semanas após o uso de corticoides.
- **IMIP (2017)**: interrupção de dicoriônicas com 39 semanas, monocoriônicas diamnióticas com 38 semanas e monocoriônicas monoamnióticas com 34 semanas.

Na presença de complicações, o momento da interrupção segue os protocolos específicos de cada condição (por exemplo, pré-eclâmpsia, corioamnionite, STT etc.).

VIA DE PARTO

Em 2013 foram publicados os resultados do *Twin Birth Study*. Esse trabalho randomizou 1.398 gestantes entre 32 e 38 semanas (2.795 fetos) com primeiro gemelar cefálico para cesariana eletiva com 37 a 38 semanas e 1.406 gestantes nas mesmas condições (2.812 fetos) para parto vaginal planejado (a menos que houvesse indicação de cesariana). Os resultados não mostraram diferenças entre os desfechos de morte fetal ou neonatal e morbidade neonatal grave entre as duas vias de parto. A maioria dos nascimentos durante a pesquisa ocorreu por cesariana (90,7% no grupo previamente randomizado e 43,8% no grupo randomizado para parto vaginal).

Em nosso meio, a taxa de cesarianas é elevada nas gestações gemelares, variando de 58% a 70% quando resulta de ciclos espontâneos e atingindo cifras superiores a 90% quando a gestação resulta de reprodução assistida. A preocupação da equipe geralmente se concentra no nascimento do segundo gemelar, embora, como descrito, os estudos não tenham encontrado diferença de vitalidade entre os gêmeos. Caso a escolha seja o parto transpelvino e a paciente não esteja em trabalho de parto, pode ser realizada indução sob vigilância rigorosa com uso judicioso de ocitocina e monitoramento da vitalidade fetal, desde que não haja sobredistensão uterina excessiva (veja, no Capítulo 2, *Antecipação do parto – Métodos de indução*). Um resumo esquemático das recomendações da via de parto em gemelares encontra-se no Quadro 27.5.

> Em gestações monoamnióticas, a via de parto preferencial é a cesariana, para evitar complicações durante o trabalho de parto, principalmente entrelaçamento de cordão (RCOG, 2016; UpToDate, 2017)

Quadro 27.5 Via de parto nas gestações gemelares (IMIP)

1º gemelar	2º gemelar	Via de parto
Cefálico	Cefálico	TRANSPELVINA
Cefálico	Pélvico	Diagnóstico prévio ao parto: CESARIANA Diagnóstico após o parto do primeiro gemelar: VIA BAIXA
Cefálico	Córmico	Diagnóstico prévio ao parto: CESARIANA Diagnóstico após o parto do primeiro gemelar: VERSÃO + GRANDE EXTRAÇÃO*
Não cefálico (pélvico ou córmico)	Cefálico ou não cefálico	CESARIANA
Gestação com três ou mais conceptos		Independentemente da apresentação, a via alta é preferível, sobretudo em prematuros

*A técnica desse procedimento se encontra descrita no Capítulo 4.

LEITURA RECOMENDADA

Conde-Agudelo A, Romero R, Hassan SS, Yeo L. Transvaginal sonographic cervical length for the prediction of preterm birth in twin pregnancies: a systematic review and metaanalysis. Am J Obstet Gynecol. 2010; 203(2):128.e1-12.

International Society of Ultrasound in Obstetrics and Gynecology – ISUOG. Practice Guidelines: role of ultrasound in twin pregnancy. Ultrasound Obstet Gynecol 2016; 47:247-263.

Kilby MD, Bricker L on behalf of the Royal College of Obstetricians and Gynaecologists. Management of monochorionic twin pregnancy. BJOG 2016; 124:e1–e45.

Peralta C, F, A, Molina F, S, Gómez L, F, Bennini J, R, Gomes Neto O, Barini R., Endoscopic laser dichorionization of the placenta in the treatment of severe twin-twin transfusion syndrome. Fetal Diagn Ther 2013; 34:206-210.

Schuit E, Stock S, Rode L et al., a Global Obstetrics Network (GONet) collaboration. Effectiveness of progestogens to improve perinatal outcome in twin pregnancies: an individual participant data meta-analysis. BJOG 2015; 122:27-37.

Souza ASR, Medeiros CC, Noronha Neto C, Lima MMS, Lins GVQ. Diagnóstico pré-natal de gêmeos unidos com uso da ressonância nuclear magnética: relato de dois casos Rev Bras Ginecol Obstet 2006; 28(7):416-23.

28 Gestação Pós-Termo

INTRODUÇÃO

As expressões *gestação pós-termo*, *gravidez prolongada*, *pós-data* e *pós-datismo* costumam ser usadas indevidamente na literatura como sinônimos para descrever gestações que excedem à duração considerada normal. De modo geral, representam as gestações cujo parto ocorreu após a 42ª semana completa, ou 294 dias, contados a partir da data da última menstruação (DUM). No entanto, como o problema principal da definição é o estabelecimento da datação correta da gestação, recomenda-se atualmente que pós-data e pós-datismo não sejam mais utilizados.

As gestações pós-termo estão associadas a aumento da morbidade materna, da morbimortalidade perinatal e das taxas de indução e de cesarianas em todo o mundo. Constituem um problema de saúde pública comparável à prematuridade porque também influenciam as taxas de mortalidade perinatal e infantil com elevados custos diretos e indiretos.

DEFINIÇÕES

A Classificação Internacional das Doenças (CID) define gestações a termo como aquelas em que o parto ocorreu entre 37 semanas completas (0/7 dias) e 41 semanas e 6 dias de idade gestacional. No entanto, nesse longo período de 6 semanas ocorrem grandes diferenças nos desfechos perinatais dos recém-nascidos, comprovando que a maturidade fetal se expressa como um *continuum* de características.

Em 2012 foi criado um grupo de trabalho com representantes da American Academy of Pediatrics (AAP), American College of Obstetricians and Gynecologists (ACOG), Society of Maternal-Fetal Medicine, March of Dimes e Organização Mundial da Saúde (OMS) com o intuito de chegar a um consenso sobre a definição de parto a termo. Desse modo, desde 2013, após a divulgação dos resultados desse grupo de trabalho, recomenda-se que os partos ocorridos na 37ª semana ou após essa data sejam classificados como termo precoce, termo, termo tardio e pós-termo (Quadro 28.1). Essa divisão levou em consideração principalmente os desfechos perinatais relacionados com a morbidade respiratória dos recém-nascidos e tem como objetivo uniformizar os resultados, tornando-os comparáveis para efeitos de pesquisa clínica e programações de saúde pública. A decisão do grupo de trabalho foi revista e reafirmada em 2015.

PREVALÊNCIA

A prevalência das gestações pós-termo em uma população é influenciada pelas rotinas pré-natais (número e data de ultrassonografias, protocolos de indução e cesarianas), número de primigrávidas e taxas de partos prematuros espontâneos e outras complicações durante a gestação.

Caso a idade gestacional tenha sido calculada a partir da DUM, a gestação pós-termo ocorre em cerca de 10% das gestações. Se for datada pela ultrassonografia (USG), essa incidência pode cair para cerca de 2%, principalmente se a USG for de primeiro trimestre.

Quadro 28.1 Classificação das gestações a partir de 37 semanas

Termo precoce	37 semanas (0/7 dias) até 38 semanas (6/7 dias)
Termo	39 semanas (0/7 dias) até 40 semanas (6/7 dias)
Termo tardio	41 semanas (0/7 dias) até 41 semanas (6/7 dias)
Pós-termo	A partir de 42 semanas completas (0/7 dias)

Fonte: Spong CY. Defining "term" pregnancy: recomendations from the Defining "Term" Pregnancy Workgroup. JAMA 2013; 309:2445-6.

Seção IV | Patologias da Gestação

Aproximadamente 8,5% das gravidezes nos EUA ultrapassam 41 semanas e 5,5% se estendem além de 42 semanas, segundo dados de 2013. Na Europa ocorre grande variação entre os países, de 0,4% a 8,1%, de acordo com os protocolos pré-natais. Em nosso meio, um estudo de base populacional encontrou 5,9% de nascidos pós-termo (> 42 semanas) em partos hospitalares realizados na cidade de Campina Grande-PB entre junho de 2008 e maio de 2009.

FATORES PREDISPONENTES

A causa mais comum de gestações pós-termo é o erro na estimativa da idade gestacional. Na maior parte dos demais casos não se identifica uma etiologia específica. Apesar disso, a literatura relata que uma gestação anterior pós-termo apresenta risco duas a quatro vezes maior em relação à recorrência na atual gestação.

São ainda considerados fatores de risco: primiparidade, anencefalia ou outras anomalias fetais, obesidade materna, hipoplasia suprarrenal fetal, deficiência de sulfatase placentária, extremos de idade materna, deficiência de substâncias endógenas estimuladoras da contratilidade uterina e produção em excesso de progesterona (que pode inibir as enzimas lisossomais, provavelmente impedindo a liberação de prostaglandinas e ácido araquidônico, importantes no amadurecimento do colo uterino).

DIAGNÓSTICO

Para minimizar o falso diagnóstico de gestação prolongada é fundamental o início precoce da assistência pré-natal. A determinação da idade gestacional pode ser feita por meio da DUM; no entanto, é mais provável a superestimativa da idade gestacional no momento do parto quando se utiliza esse parâmetro.

Comparando-se a ultrassonografia precoce de primeiro trimestre com a DUM em relação às datas de fecundação conhecidas de pacientes que se submeteram à reprodução assistida, foi verificada uma variação de mais 8,3 dias para a ultrassonografia, em contraste com a variação de 9 até 27 dias pela DUM. Assim, vários estudos apontam que a datação por meio da USG resulta em uma frequência significativamente mais baixa de gravidez prolongada, minimizando a realização de intervenções desnecessárias.

Existe uma variação aceitável entre as idades gestacionais definidas por USG e aquelas definidas pela DUM para cada período da gestação em que foi realizado o exame (Quadro 28.2). Caso a diferença entre as idades gestacionais seja maior que essa variação, o profissional é autorizado a recalcular a data provável do parto com base no resultado ultrassonográfico (considerado mais preciso).

Quadro 28.2 Variação aceitável da idade gestacional calculada pela DUM e por USG de acordo com o período de realização do exame

Período da gestação em que foi realizada USG	Diferença aceitável entre as idades gestacionais calculadas por DUM e USG
≤ 8 semanas e 6 dias	Até 5 dias
9 a 15 semanas e 6 dias	Até 7 dias
16 a 21 semanas e 6 dias	Até 10 dias
22 a 27 semanas e 6 dias	Até 14 dias
Após 28 semanas	Até 21 dias

Fonte: adaptado de Committee on Obstetric Practice, American Institute of Ultrasound in Medicine, Society for Maternal-Fetal Medicine. Method for estimating due date. Obstet Gynecol 2014; 124:863.

A precisão da USG pode ser influenciada pela qualidade das imagens, variações individuais, gemelaridade e anomalias fetais.

COMPLICAÇÕES
Morbidade materna

Na gestação pós-termo é maior o risco de partos com distocia, lacerações de terceiro e quarto graus relacionadas com macrossomia, desproporção cefalopélvica, óbito fetal antes e durante o trabalho de parto, falhas de indução e aproximadamente o dobro de risco de cesariana (planejada ou de emergência). Consequentemente, há risco maior de hemorragia pós-parto, infecção puerperal e tromboembolismo. Além disso, verifica-se aumento significativo do estresse emocional por causa da frustração e da ansiedade materna. Essas complicações já podem ser encontradas a partir da 39ª semana, com pico após a 41ª semana.

Morbidade fetal e neonatal

A morbidade encontrada em gestações pós-termo consiste principalmente em oligoâmnio, alterações do ritmo cardíaco fetal, hipoxia neonatal e valores baixos de Apgar com 5 minutos, síndrome de aspiração meconial e macrossomia, além do risco maior de óbito perinatal. Vale ressaltar que o risco dessas condições já está presente antes de 42 semanas (algumas delas já a partir de 39 semanas), sendo maior, mas não uniforme, nas gestações pós-termo.

Estudos histopatológicos de placentas de gestações pós-termo mostraram aumento da incidência de infarto placentário, calcificações, tromboses intervilositárias, depósitos de fibrina perivilositária, trombose arterial e endoarterite arterial. Desse modo, o aumento da morbimortalidade fetal e neonatal poderia ser explicado em parte por uma "insuficiência placentária" com comprometimento do fornecimento de nutrientes e das trocas gasosas.

O comprometimento da circulação uteroplacentária desencadeia um mecanismo de redistribuição vascular, comprometendo a função renal fetal e causando oligoâmnio, cuja frequência é estimada em 10% a 15% das gestações pós-termo. Como o volume de líquido amniótico é reflexo da diurese fetal, ele se torna um componente importante da avaliação do bem-estar fetal.

Alguns autores demonstraram a relação entre oligoâmnio, alterações da frequência cardíaca fetal e presença de mecônio no líquido amniótico. Podem ser detectadas desacelerações ou perda de variabilidade durante a cardiotocografia intraparto, decorrentes de compressão funicular. Nas gestações com mais de 41 semanas, a proporção de fetos com alterações da frequência cardíaca fetal foi maior na presença de oligoâmnio (64%) em comparação com as gestações com líquido normal (24%). O risco relativo de cesarianas em virtude de alterações da frequência cardíaca fetal foi significativamente maior quando associado a oligoidrâmnio (24,1% *versus* 8,8%).

Uma análise dos índices de Apgar inferiores a 7 no quinto minuto de vida mostrou que a prevalência foi de 1,83% no curso da 39ª semana, 1,78% na 40ª semana, 2,68% na 41ª e 3,82% na 42ª semana. Do mesmo modo, o risco de admissão em unidade de terapia intensiva (UTI) neonatal é maior na 42ª (7,2%) do que na 39ª (3,9%).

O risco de presença de mecônio no líquido amniótico é 2,4 vezes maior após a 39ª semana. Com base nos resultados de uma coorte retrospectiva, Caughey e cols. relataram em 2005 a presença de mecônio no líquido amniótico em quase 14% das gravidezes no curso da 38ª semana, enquanto os valores eram de 32% no curso da 41ª semana, 35% no curso da 42ª semana e de 37% no curso da 43ª semana. No entanto, sabe-se atualmente que esse achado deve ser interpretado em conjunto com a análise da frequência cardíaca fetal para avaliação do bem-estar do concepto, pois pode estar relacionado apenas com a maturidade intestinal fetal e não obrigatoriamente com a presença de hipoxia.

Por sua vez, a *síndrome de aspiração meconial* é um diagnóstico pós-natal de desconforto respiratório com taquipneia, cianose e redução da complacência pulmonar em neonatos expostos ao mecônio intraútero com graus variados de gravidade. Exige atenção especializada e indica a necessidade de internação em UTI neonatal. Ocorre em 2% a 10% dos recém-nascidos que nasceram de parto com líquido meconial, e as variações de incidência nas pesquisas provavelmente decorrem de critérios não uniformes de diagnóstico. De modo geral, sua incidência e prevalência aumentam regularmente a partir da 38ª semana, sendo duas a três vezes mais frequente no curso da 42ª semana. Práticas como amnioinfusão e aspiração sistemática vigorosa da orofaringe e das narinas logo após o parto demonstraram ter pouca influência sobre a incidência e não são recomendadas de rotina como forma de prevenção.

O risco de macrossomia (peso estimado ≥ 4,5kg) é cerca de cinco vezes maior em gestações pós-termo por causa do tempo maior de crescimento do feto intraútero. A macrossomia é associada a trabalho de parto prolongado, distocias e tocotraumatismos, além de hipoglicemia neonatal, mesmo quando as mães não são diabéticas.

A distocia de ombros é um fator de risco obstétrico para paralisia do plexo braquial (veja o Capítulo 4). O risco de distocia de ombro é maior em recém-nascidos pós-termo (4,1%) do que em recém-nascidos a termo (2,4%). Embora a prevalência de fraturas ósseas e de trauma obstétrico permaneça < 1%, o risco dessas complicações é maior no pós-termo (0,4%) do que em recém-nascidos a termo (0,2%), provavelmente em razão do número maior de macrossômicos.

A *síndrome pós-termo* clássica, raramente vista em sua forma completa hoje em dia, consiste em pele seca, enrugada, manchada por mecônio, descamação da pele nas mãos e nos pés, cabelo e unhas mais longos, falta de vérnix e lanugem. O recém-nascido pode ser ou não macrossômico, hipotrófico e apresentar afinamento da gordura subcutânea e/ou sinais de desidratação. Episódios de hipotermia ou hipoglicemia neonatais frequentemente estão associados. Quanto mais prolongada tiver sido a gestação, mais características serão encontradas.

Pode ser classificada de modo progressivo em:
- **Estágio I:** vérnix caseoso e lanugem escassos ou ausentes; cabelos muito longos; borda livre das unhas que ultrapassa a polpa digital; expressão facial de "envelhecimento" e/ou de "preocupação" com os olhos bem abertos (olhar vigil).
- **Estágio II:** apresenta as mesmas características do estágio anterior de maneira mais acentuada. A descamação da pele ocorre por todo o corpo, exceto a face, em placas, alcançando as faces plantar e palmar ("mão de lavadeira"). Nítido pregueamento da pele, evidenciando desidratação.
- **Estágio III:** o quadro é de sofrimento fetal crônico. O mecônio eliminado impregna pele, unhas, cordão umbilical e membranas ovulares.
- **Estágio IV:** pele com coloração amarelo-brilhante, decorrente da transformação do mecônio que foi eliminado.

As crianças pós-termo apresentam risco maior de complicações neurológicas, como convulsões neonatais (risco multiplicado por 1,5), encefalopatia hipóxico-isquêmica, paralisia cerebral (risco multiplicado por 2,4), retardo do desenvolvimento psicomotor (risco multiplicado por 2,2) e epilepsia (risco multiplicado por 1,9), a qual não está diretamente relacionada com o pós-termo.

Uma coorte prospectiva realizada com 510.029 nascimentos na Suécia evidenciou que a taxa de convulsões no período neonatal foi maior nos recém-nascidos pós-termo de baixo peso (3,9 em 1.000 nascidos vivos) do que em recém-nascidos eutróficos (1,3 por 1.000 nascidos vivos). A taxa de encefalopatia hipóxico-isquêmica em nascimentos a partir de 41 semanas foi significativamente maior em comparação com a população geral (19% *versus* 8%). Crianças nascidas pós-termo podem ter mais problemas de desenvolvimento psicomotor aos 4 anos do que as nascidas a termo.

A prevalência de paralisia cerebral aos 4 anos em crianças nascidas durante a 42ª semana é maior quando comparada com a de nascidos na 40ª semana. Duas hipóteses têm sido aventadas: a primeira é a de que o próprio pós-termo seja responsável pelo aumento do risco. A segunda é a de que a criança predisposta à paralisia cerebral (com malformações, por exemplo) apresentaria uma alteração do gatilho fisiológico do parto, resultando em prolongamento da gestação. As alterações do QI por idade gestacional não foram estatisticamente significativas após o ajuste para características maternas e familiares.

Em um grande trabalho envolvendo mais de 270 mil nascimentos após 39 semanas de gestação, os nascimentos com mais de 43 semanas foram associados ao aumento do risco de epilepsia no primeiro ano de vida (duas vezes maior) quando comparados aos nascimentos entre a 39ª e a 41ª semana. Essa associação pode ser explicada pelo aumento de aspiração de mecônio e hipoxia, que podem provocar lesões cerebrais perinatais responsáveis pela epilepsia.

Mortalidade

Apesar de o risco absoluto ser baixo, o risco relativo de morte fetal, perinatal e neonatal aumenta significativamente após a 41ª semana. O risco de mortalidade perinatal é duas vezes maior nas gestações com ≥ 42 semanas em comparação com as gestações a termo (respectivamente 4 a 7 *versus* 2 a 3 em 1.000 partos), quatro vezes maior para ≥ 43 semanas e cinco a sete vezes para idades gestacionais > 44 semanas. As causas mais comumente relacionadas são infecções, insuficiência placentária, compressão de cordão, hipoxia e síndrome de aspiração meconial.

As curvas que descrevem a mortalidade tanto fetal como neonatal são extremamente dependentes das condutas pré-natais e de assistência ao trabalho de parto, o que explica a grande variação entre os trabalhos. Melhorias no atendimento neonatal podem potencialmente reduzir a taxa de mortalidade neonatal, enquanto melhorias

na assistência pré-natal e nas técnicas de monitoramento fetal têm o potencial de diminuir a taxa de morte fetal em idade gestacional mais avançada.

CONDUTA

A gestação prolongada é um problema importante de saúde pública em todo o mundo, pois necessita de serviços e equipes capacitadas para monitoramento e tratamento adequados de possíveis complicações maternas e neonatais.

Uma revisão sistemática publicada na Biblioteca Cochrane, atualizada em 2012, incluiu 22 ensaios clínicos (total de 9.383 mulheres) que comparavam protocolos de manejo expectante com políticas de indução de trabalho de parto. Na maioria desses trabalhos, os protocolos recomendavam indução a partir de 41 semanas (287 dias) ou mais. Os autores concluíram que a indução está relacionada com taxas menores de cesariana e diminuição do número de casos de síndrome de aspiração meconial e de mortes perinatais. Seriam necessárias 416 induções com 41 semanas para prevenir um caso de óbito neonatal (IC 95%: 322 a 1.492).

Com base nessa revisão da Cochrane, a Organização Mundial da Saúde (OMS) recomenda uma política rotineira de indução do trabalho para gestantes com 41 semanas completas ou mais. Essa recomendação deve ser considerada quando houver certeza da idade gestacional, pois não existem evidências suficientes dos benefícios do procedimento para gestações sem complicações antes dessa data. Os procedimentos detalhados de indução e os métodos que podem ser utilizados são discutidos no Capítulo 2).

O manual técnico para gestações de alto risco do Ministério da Saúde (2012) recomenda que o descolamento das membranas amnióticas deve ser realizado entre 38 e 41 semanas para diminuir a probabilidade de indução do parto, caso não haja objeção por parte da gestante. Esse método é realizado ambulatorialmente e pode causar discreto sangramento genital e desconforto variável nas gestantes. Em 2005 foi publicada uma revisão sistemática pela Biblioteca Cochrane sobre o tema e 22 ensaios clínicos foram incluídos (2.797 mulheres). Grande parte desses estudos comparava o descolamento de membranas com a conduta expectante (20 ensaios clínicos). Os revisores concluíram que, quando o descolamento de membranas foi realizado rotineiramente após 38 semanas, observou-se um número menor de gestações além de 41 semanas. O NNT foi de oito descolamentos para evitar uma indução farmacológica. A prática também é recomendada pela OMS desde 2011 e pelo National Institute for Health and Care Excellence (NICE) em suas diretrizes (2013).

Ainda segundo o Ministério da Saúde, caso a gestante se recuse a realizar a indução com 41 semanas, deverá ser intensificada a avaliação fetal (duas vezes por semana), e a resolução da gestação estará indicada na presença de oligoâmnio ou evidências de comprometimento fetal. Cabe lembrar que a dopplerfluxometria não demonstrou ser o método adequado para avaliação fetal nessas condições e que é preferível o monitoramento com cardiotocografia.

Vários autores e organizações internacionais recomendam ainda que a gestante assine um termo de consentimento pós-informado (arquivado em prontuário médico). Nesse documento, ela vai ratificar que recebeu informações sobre as evidências disponíveis dos benefícios da indução de trabalho de parto nessas condições e que, para as gestações prolongadas, não está provado que a vigilância fetal é eficaz na prevenção de perda fetal e redução de desfechos desfavoráveis.

LEITURA RECOMENDADA

American College of Obstetricians and Gynecologists. Definition of term pregnancy. Committee Opinion No. 579. Obstet Gynecol 2013; 122:1139-40. Disponível em: http://www.acog.org/Resources-And-Publications/Committee-Opinions/Committee-on-Obstetric-Practice/Definition-of-Term-Pregnancy. Acesso em: 25 de julho de 2017.

Ministério da Saúde, Secretaria de Atenção a Saúde, Departamento de Ações Programáticas Estratégicas. Gestação de alto risco: manual técnico. 5. ed. Brasília: Editora do Ministério da Saúde, 2010; 302 p. (Série A. Normas e Manuais Técnicos).

Gülmezoglu AM, Crowther CA, Middleton P, Heatley E. Induction of labour for improving birth outcomes for women at or beyond term. Cochrane Database of Systematic Reviews 2012, Issue 6. Art. No.: CD004945.

Matthes ACS. Gravidez prolongada: subsídios da literatura médica para uma defesa. Femina 2010; 38(8):393-400.

Spong CY. Defining "term" pregnancy: recommendations from the Defining "Term" Pregnancy Workgroup. JAMA 2013; 309:2445-6.

WHO. Recommendations for induction of labour. Geneva, 2011. Disponível em: http://www.who.int/reproductivehealth/publications/maternal_perinatal_health/9789241501156/en/. Acesso em 25 de julho de 2017.

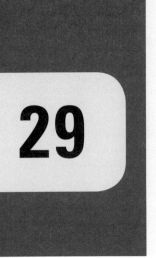

29 Restrição do Crescimento Intrauterino

INTRODUÇÃO E CONCEITOS IMPORTANTES

A restrição de crescimento intrauterino (RCIU) representa um desafio na prática obstétrica por estar associada a risco considerável de óbito intrauterino, morbimortalidade neonatal e doenças do adulto (obesidade, diabetes tipo 2 e doença coronariana). Apesar disso, não existe consenso entre as diversas organizações no que diz respeito às principais definições.

Royal College of Obstetricians and Gynaecologists (RCOG, 2014)

- **Feto pequeno para a idade gestacional (PIG):** feto com peso ou circunferência abdominal (CA) estimada por ultrassom abaixo do percentil 10. É considerado grave quando a CA ou o peso estimado estão abaixo do percentil 3. Esse diagnóstico não implica necessariamente patologias ou anormalidades do crescimento e pode simplesmente descrever um feto na porção inferior da variação normal das curvas utilizadas, ou seja, constitucionalmente pequeno.
- **Restrição de crescimento fetal:** significa uma restrição patológica do potencial genético de crescimento fetal. Em geral, vem acompanhada de alterações ao Doppler e nos índices de líquido amniótico, configurando uma função placentária anormal. Essa expressão não deve ser utilizada como sinônimo de PIG, pois alguns fetos que apresentam restrições de crescimento podem permanecer acima do percentil 10. Por outro lado, nem todos os PIG apresentam os riscos de morbidade e mortalidade presentes no grupo com crescimento restrito.

American College of Obstetricians and Gynecologists (ACOG, 2015)

- **Restrição de crescimento fetal:** fetos com estimativa de peso por ultrassonografia abaixo do percentil 10 para determinada idade gestacional.
- **Pequeno para a idade gestacional:** expressão utilizada exclusivamente para designar os neonatos com peso ao nascimento abaixo do percentil 10.

Organização Mundial da Saúde (OMS, 2011)

- **Baixo peso ao nascer:** é um diagnóstico pós-natal que corresponde ao peso de nascimento < 2.500 gramas. Pode ser considerado ainda "muito baixo peso", quando < 1.500 gramas, ou "extremo baixo peso", quando < 1.000 gramas. Nesse grupo estão incluídos os neonatos prematuros que podem ter a prematuridade como única condição patológica.

Outro aspecto complexo do diagnóstico é a utilização de curvas de referência construídas em populações internacionais, o que pode ocasionar o aumento do número de falso-positivos por não considerar as características genéticas locais. Alguns autores sugerem que deveriam ser utilizadas curvas adaptadas ao peso e à altura materna, paridade e raça, para melhorar a precisão diagnóstica e diminuir as intervenções desnecessárias. Em 2014 a Biblioteca Cochrane realizou uma revisão sistemática sobre o tema, mas não encontrou ensaios clínicos randomizados que pudessem ser incluídos e analisados.

No CAM-IMIP, o serviço de Medicina Fetal utiliza a fórmula de Hadlock para estimar o peso fetal e as recomendações do ACOG para definir RCIU e PIG:

> **Cálculo da estimativa do peso fetal proposta por Hadlock e cols.:**
>
> [Log10(peso ao nascimento)] = 1,3596 − 0,00386(CA)(F) + 0,0064(CC) + 0,00061(DBP)(CA) + 0,0424(CA) + 0,174(F)
>
> onde   CA: circunferência abdominal;
>   F: comprimento do fêmur;
>   CC: circunferência cefálica;
>   DBP: diâmetro biparietal.

FATORES DE RISCO E INCIDÊNCIA

Recomenda-se que a avaliação de risco de RCIU seja realizada desde o início do pré-natal, tendo como base a história obstétrica materna, a existência e a progressão de comorbidades, além da instituição de terapêutica apropriada.

Os fatores de risco podem ser classificados da seguinte maneira:

- **Maternos:** baixo peso pré-gestacional (< 50kg), ganho inadequado de peso durante a gestação, distúrbios hipertensivos (hipertensão crônica, hipertensão gestacional ou pré-eclâmpsia – aumento de três a quatro vezes no risco), *diabetes mellitus* com comprometimento vascular, doenças autoimunes (lúpus eritematoso sistêmico e síndrome de anticorpos antifosfolípides [SAAF]), doenças crônicas preexistentes (doenças cardíacas cianóticas e insuficiência renal), infecções, uso excessivo de drogas lícitas e ilícitas (álcool, cocaína), tabagismo (aumento de duas a três vezes do risco), uso de anticonvulsivantes e outras medicações, anemia materna e antecedente de RCIU.
- **Fetais:** gemelaridade, aneuploidias (síndrome de Down, trissomia do 13, trissomia do 18 e síndrome de Turner), outros defeitos genéticos (deleções e duplicações), gastrosquise e anomalias cardíacas.
- **Placentários:** inserção velamentosa de cordão e vasa prévia, anormalidades em conexões vasculares (nas gestações gemelares – crescimento discordante) e insuficiência placentária.

A incidência de RCIU nas diversas populações depende dos critérios utilizados para o diagnóstico e da prevalência de comorbidades e/ou intercorrências na gestação. Em geral, estima-se que a incidência seja maior nos países com poucos recursos e que esteja associada às baixas condições socioeconômicas.

No Brasil, um estudo de tendência secular publicado em 2013 avaliou o baixo peso ao nascer nas capitais brasileiras entre 1996 e 2010 e revelou que há aumento com tendência de estabilização da frequência em torno de 9%. Essa tendência foi também encontrada em estudo realizado em São Luís do Maranhão, publicado em 2014, onde duas coortes foram comparadas: a primeira com 2.426 neonatos (1997/1998) e a segunda com 5.040 neonatos (2010). Segundo os autores, as taxas de restrição de crescimento foram semelhantes entre as duas coortes (variando de 4,2% a 7,9%). Apesar da discordância entre as definições utilizadas nos dois estudos, todos os autores atribuem as recentes taxas brasileiras ao aumento do número de gestações múltiplas e à melhora da assistência pré-natal com diminuição dos óbitos intrauterinos.

CLASSIFICAÇÃO

A RCIU pode ser classificada do seguinte modo:

- **Simétrica:** redução proporcional do crescimento. Engloba 20% a 30% dos casos. Comprometimento precoce na fase de hiperplasia celular (primeiras 16 semanas). Mais comumente, está associada a cromossomopatias, uso de drogas, infecções e medicamentos. Os fetos constitucionalmente pequenos geralmente se apresentam com essa forma clínica, o que dificulta o diagnóstico diferencial.
- **Assimétrica:** redução da CA (representativa do volume hepático e do tecido celular subcutâneo) em detrimento do perímetro cefálico que, em alguns casos, pode estar normal ou levemente reduzido, com influência no peso fetal final. Responsável por 70% a 80% dos casos, a restrição assimétrica tem como causas principais insuficiência placentária, hipertensão arterial e desnutrição materna. O feto se adapta ao ambiente hostil, redistribuindo o fluxo sanguíneo para os órgãos nobres (cérebro, coração e placenta).

RASTREAMENTO

A determinação precisa da idade gestacional é essencial para o rastreamento correto das anormalidades do crescimento fetal. A data da última menstruação materna e os dados do primeiro exame ultrassonográfico realizado são relevantes para a avaliação das pacientes. Podem ser utilizados como métodos de rastreio:

Exame físico – Medida da altura de fundo uterino (AFU)

O Ministério da Saúde recomenda o acompanhamento do crescimento fetal com a medida da AFU em todas as consultas pré-natais. Segundo o mais recente *Manual de atenção ao pré-natal de baixo risco* (2012), devem ser utilizadas as curvas elaboradas a partir dos dados do Centro Latino-Americano de Perinatologia (CLAP). Serão consideradas normais as avaliações em centímetros compreendidas entre o percentil 10 e o percentil 90 relacionadas com cada idade gestacional. Outra interpretação citada na literatura consiste em considerar alteradas as avaliações que diferirem > 3cm da idade gestacional estimada.

Apesar de representar o único rastreio possível por meio do exame físico, a precisão da medida pode variar muito na prática diária, sendo influenciada pela técnica utilizada, quantidade de avaliações, obesidade materna, presença de leiomiomas e pela experiência do examinador. Nesse sentido, uma revisão sistemática publicada em 2015 avaliou a precisão da medida da AFU na predição de fetos PIG ao nascimento em gestações de baixo risco. Oito estudos preencheram os critérios definidos pelos autores e sete entraram para o cálculo da metanálise (com a limitação de que todos os incluídos foram publicados antes de 1991). De acordo com os resultados encontrados, a sensibilidade da medida de AFU para detecção de PIG ao nascimento variou de 27% a 76% e a especificidade, de 79% a 92%. Os autores concluíram que, apesar de virtualmente não identificar cerca de 70% dos fetos comprometidos, raramente essa medida é interpretada de modo isolado na condução clínica da gestante e, além disso, poucas são as pacientes com indicação para ultrassonografia desnecessariamente, legitimando o uso racional de recursos técnicos e humanos.

A Biblioteca Cochrane também publicou na segunda metade de 2015 uma revisão sistemática sobre a utilização da medida de AFU como preditora da RCIU. Os revisores incluíram apenas um ensaio clínico com o total de 1.639 mulheres. Essas gestantes foram randomizadas na 14ª semana para aferição da AFU a partir de 28 semanas com as técnicas habituais ou para palpação abdominal e mensuração com uma fita não marcada. Não foram relatadas diferenças significativas entre os dois métodos para incidência de PIG (RR: 1,32; IC 95%: 0,92 a 1,90; qualidade de evidência baixa) ou morte perinatal (RR: 1,25; IC 95%: 0,38 a 4,07; qualidade de evidência baixa).

Vários desfechos primários e secundários da revisão sistemática não foram contemplados pela publicação do ensaio clínico. Assim, as conclusões foram insuficientes para determinar a superioridade de uma das estratégias. No entanto, mesmo com a ausência de ensaios clínicos que comparem a medida da AFU com a ultrassonografia na metanálise e por causa da ampla utilização da técnica em países de baixos recursos com evidente inocuidade do método, a OMS (2016) continua encorajando a prática regular da medida de AFU durante o pré-natal com base nos achados da Cochrane. Por sua vez, diante das limitações da medida de AFU, o ACOG (2015) recomenda que ela não seja utilizada isoladamente em pacientes com fatores de risco para RCIU e na presença de obesidade (IMC > 35) ou leiomiomas. Nessas condições, a ultrassonografia deve ser a modalidade de rastreio.

Ultrassonografia

Apesar de fazer parte da rotina pré-natal em vários países e estar difundida entre a população, a indicação sistemática de ultrassonografias durante a gestação é controversa. Não existem evidências de que o rastreio ultrassonográfico em populações de baixo risco melhore desfechos como mortalidade e morbidade perinatal, parto pré-termo e peso de nascimento.

A Biblioteca Cochrane publicou em junho de 2015 uma revisão sistemática com metanálise sobre o tema. Foram incluídos 13 ensaios clínicos (total de 34.980 mulheres). Não foram encontradas diferenças nos desfechos anteriores ao nascimento, obstétricos e neonatais entre os grupos que realizaram ultrassonografia de rotina após 24 semanas e aqueles que a realizaram apenas na presença de indicações clínicas. Os autores reforçam que existem poucos dados sobre o desenvolvimento neuropsicomotor a longo prazo desses recém-nascidos ou sobre os aspectos psicológicos dos genitores em relação à realização ou não dos exames.

Assim, cada organização estabelece seus protocolos de realização e repetição de ultrassonografias. O Ministério da Saúde, por exemplo, no *Manual de atenção ao pré-natal de baixo risco*, de 2012, recomenda a ultrassonografia apenas no primeiro trimestre para definir a idade gestacional fidedigna e o número de fetos. De acordo com o referido manual, "a não realização desse exame não constitui omissão nem diminui a qualidade do pré-natal" após a 15ª semana de gestação em pacientes de baixo risco.

Se, ao contrário, as pacientes apresentarem fatores de risco para RCIU, a avaliação ultrassonográfica precoce estará recomendada de acordo com a magnitude do risco. O RCOG recomenda a realização de Doppler de rastreio das artérias uterinas com 20 a 24 semanas e a Society of Obstetricians and Gynaecologists of Canada (SOGC, 2013), ainda antes, entre 19 e 23 semanas de gestação, na presença de fatores de risco menores associados (por exemplo, paciente com pré-eclâmpsia prévia e tabagismo < 10 cigarros/dia e sobrepeso). Se os exames apresentarem alterações (definidas como índice de pulsatilidade [IP] > percentil 95 e/ou presença de incisuras), a paciente deverá fazer avaliações seriadas da artéria umbilical entre 26 e 28 semanas, assim como monitoramento do crescimento fetal no terceiro trimestre (o melhor intervalo não é definido na literatura). Se o rastreio for normal, não serão necessárias medidas adicionais de vigilância fetal, exceto se surgirem intercorrências, como pré-eclâmpsia, sangramentos, descolamento de placenta etc.

Em caso de fatores de risco que comportem maior risco relativo, presentes já no início da gestação (neonatos PIG em gestações anteriores ou antecedentes de natimortos, idade materna > 40 anos, tabagismo ≥ 11 cigarros/dia, hipertensão crônica, diabetes com comprometimento vascular, hiperecogenicidade intestinal fetal etc.), estão indicados a avaliação seriada do crescimento fetal e o Doppler da artéria umbilical com 26 a 28 semanas diretamente, mesmo que os fatores de risco sejam isolados.

> O marcador bioquímico de função placentária PAPP-A (*pregnancy-associated plasma protein-A*) com valores baixos no primeiro trimestre (< 0,415MoM) é considerado fator de risco maior para as alterações de crescimento fetal ao longo da gestação. Entretanto, no segundo trimestre os resultados bioquímicos não são superiores às medidas biométricas, que ainda constituem o método preferencial de avaliação (RCOG, 2014).

DIAGNÓSTICO

O diagnóstico de RCIU é realizado pela ultrassonografia que foi indicada em razão de anormalidades encontradas no rastreio ou pela presença de fatores de risco. Idealmente, vários parâmetros são analisados em conjunto, mas, por definição, a estimativa de peso ou a medida da CA deverão ser menores do que o percentil 10 para fechar o diagnóstico.

A CA pode ser utilizada isoladamente. Entretanto, algumas relações biométricas merecem destaque, como as relações CC/CA (> percentil 95), CF/CA (valor normal de 20% a 24%) e DTC/CA (> percentil 90/95). Outra medida biométrica que pode ser utilizada para auxiliar o diagnóstico da RCIU é o diâmetro transverso do cerebelo (DTC), o qual não sofre alteração de crescimento nesses fetos, tornando possível estabelecer uma boa correlação com a idade gestacional.

A estimativa de peso fetal pode ser calculada a partir de várias fórmulas que empregam simultaneamente as medidas antropométricas mais comuns. Mesmo assim, os erros nas estimativas podem variar de 10% a 15% em média (podendo chegar a 25%). De maneira inquietante, os erros costumam ser maiores quando os pesos estimados estão > 4.000 gramas (erros para mais) ou < 1.500 gramas (erros para menos). Em parte, isso pode ser explicado porque as fórmulas não foram concebidas para levar em consideração a diferença de densidade dos tecidos (diferença de peso entre gordura e músculos); por exemplo, fetos macrossômicos têm maior percentual de gordura, porém esta pesa menos que os músculos e vice-versa. Vale ressaltar que os cálculos específicos para fetos < 1.500 gramas não se têm mostrado superiores à fórmula tradicional de Hadlock. Também não se recomenda utilizar o comprimento do fêmur como componente das fórmulas quando a suspeita for RCIU assimétrica (no terceiro trimestre).

Quando existem dúvidas no diagnóstico ou quanto à idade gestacional, a repetição do exame com pelo menos 2 semanas de intervalo pode auxiliar a identificação do padrão de crescimento fetal (velocidade de crescimento). Essa conduta também é recomendada para o acompanhamento dos casos já diagnosticados. De preferência, os exames devem ser realizados pelo mesmo observador para diminuir a margem de erro, especialmente em intervalos mais curtos de tempo.

COMPLICAÇÕES PERINATAIS

O Quadro 29.1 mostra as complicações perinatais mais frequentes.

CONDUTA

Uma vez que o diagnóstico tenha sido realizado, a conduta no CAM-IMIP exige internação na enfermaria de gestação de alto risco com o objetivo de definir a etiologia e, se possível, tratar o fator desencadeante.

Discutiremos aqui os principais pontos do manejo de gestações com RCIU, que são: diagnóstico etiológico, monitoramento do crescimento fetal, avaliação da vitalidade fetal e momento de interrupção da gestação. Debateremos ainda as evidências disponíveis sobre algumas intervenções que podem ser realizadas para tentar melhorar o prognóstico fetal.

Diagnóstico etiológico

A finalidade dessa etapa no manejo é definir a etiologia da RCIU e avaliar o prognóstico fetal, sugerindo uma

Quadro 29.1 Complicações perinatais em fetos com RCIU

Curto prazo	Longo prazo
Natimorto e neomorto	Paralisia cerebral
Hipoxia intrauterina e neonatal	Hipertensão arterial crônica
Parto prematuro	Obesidade
Baixos escores de Apgar	Diabetes tipo 2
Distúrbios metabólicos (hipoglicemia, hipocalcemia e hipopotassemia)	Hipercolesterolemia
Síndrome de aspiração meconial	Síndrome metabólica
Hipotermia	Diminuição do coeficiente de inteligência, dificuldades de dicção e coordenação motora
Policitemia e hiperbilirrubinemia	Diminuição do crescimento somático
Hemorragia cerebral	Epilepsia
Crises convulsivas	Alterações de comportamento e atenção

Fonte: Mayer C, Joseph K S. Fetal growth: a review of terms, concepts and issues relevant to obstetrics. Ultrasound Obstet Gynecol 2013; 41:136-45; UpToDate® 2016.

conduta adequada para cada doença. Os principais exames complementares recomendados pelo RCOG (2014) são: ultrassonografia morfológica, pesquisa de infecções congênitas (especialmente citomegalovírus, toxoplasmose, sífilis e malária – se prevalente na região) e avaliação de cariótipo fetal (oferecer em fetos com anomalias estruturais detectadas ao ultrassom e naqueles com diagnóstico precoce < 23 semanas com Doppler normal).

Monitoramento do crescimento fetal

O monitoramento deve ser realizado continuamente a partir do diagnóstico. O intervalo de repetição dos exames deve ser de pelo menos 2 semanas para identificação correta do padrão de crescimento fetal (velocidade de crescimento). De preferência, os exames devem ser realizados pelo mesmo observador para diminuir a margem de erro, especialmente no terceiro trimestre, quando são necessários intervalos menores (1 semana) próximo ou após o termo.

Avaliação da vitalidade fetal

O objetivo da avaliação da vitalidade é indicar precocemente o comprometimento fetal de modo que a gestação seja interrompida antes que aconteçam desfechos irreversíveis. Não existem evidências quanto aos melhores esquemas: a frequência e a combinação dos exames devem ser definidas por protocolos locais. Em 2012, a Biblioteca Cochrane realizou uma revisão sistemática para tentar definir o melhor protocolo e apenas um ensaio clínico foi identificado. Um ensaio clínico neozelandês randomizou 167 gestantes com diagnóstico de RCIU sem oligoâmnio e sem alterações prévias no Doppler entre 24 e 36 semanas para combinações diferentes de testes realizados duas vezes por semana ou a cada 15 dias. Os resultados mostraram que as pacientes que realizaram os testes com maior frequência tiveram aumento do risco de indução do trabalho de parto de 25%, enquanto os testes quinzenais aumentaram a probabilidade do parto espontâneo após 38 semanas. Não houve diferença quanto ao número de cesarianas (mesmo considerando o sofrimento fetal ou a falha da indução), e não foram descritas taxas de parto cirúrgico. Os revisores da Cochrane concluíram que as evidências eram insuficientes para recomendar a melhor prática e que novos estudos deveriam ser realizados e incluir a opinião e a percepção materna sobre a frequência da vigilância.

Discutiremos aqui os principais vasos analisados na prática clínica atual.

Dopplerfluxometria da artéria umbilical

O Doppler anormal é definido como IP (índice de pulsatilidade) > percentil 95 para a idade gestacional ou presença de diástole zero ou reversa (mortalidade cinco vezes maior na diástole reversa).

Já está bem estabelecido que a vigilância pela dopplerfluxometria da artéria umbilical reduz o número de óbitos perinatais e as intervenções obstétricas desnecessárias em gestações de alto risco. Esse dado foi confirmado em 2017 por uma revisão sistemática da Biblioteca Cochrane (Alfirevic e cols., 2017): foram incluídos 19 ensaios clínicos com o total de 10.667 mulheres, 18 dos quais compararam o uso de Doppler da artéria umbilical com a cardiotocografia (CTG) ou a não realização de Doppler em gestações de alto risco. A diferença no número de mortes perinatais foi cerca de 30% menor (RR: 0,71; IC 95%: 0,52 a 0,98; 16 ensaios com 10.225 neonatos) com NNT (*number needed to treat*) de 203 (IC 95%: 103 a 4.352, grau de evidência moderado) a favor da realização do Doppler. Houve também número menor de induções (média RR: 0,89; IC 95%: 0,80 a 0,99; 10 estudos, 5.633 mulheres, grau de evidência moderado) e de cesarianas (RR: 0,90; IC 95%: 0,84 a 0,97; 14 estudos, 7.918 mulheres, grau de evidência moderado). Não houve clara diferença entre os grupos com relação ao número de natimortos, partos vaginais operatórios ou escores de Apgar <7 no quinto minuto.

A Society for Maternal-Fetal Medicine (2012) recomenda que a avaliação seja realizada a cada 1 ou 2 semanas inicialmente e, se normal, os intervalos podem ser aumentados. Também devem ser observados o crescimento constante fetal (mesmo pequeno), a ausência de oligoâmnio e a manutenção de bem-estar materno. Se, ao contrário, o IP estiver alterado, avaliações semanais poderão ser necessárias para identificar o surgimento de diástole zero e reversa.

Dopplerfluxometria da artéria cerebral média

A resistência da artéria cerebral média (ACM) é alta em fetos normais. Com a progressão da hipoxia, o feto privilegia o suprimento sanguíneo de áreas nobres (cérebro, fígado e placenta) e assim a resistência cai, alterando a velocidade do pico sistólico, o índice de resistência e o IP da ACM. Entretanto, a interpretação desses parâmetros deve ser feita em conjunto com os dados sobre a artéria umbilical, pois isoladamente não são capazes de predizer o grau de hipoxia.

> **Centralização fetal**
>
> $$\frac{\text{IP da artéria umbilical}}{\text{IP da artéria cerebral média}}$$
>
> Quando o resultado é < 1, representa a redistribuição do fluxo da circulação fetal.

A relação apresenta melhor valor preditivo de desfechos desfavoráveis se a artéria umbilical estiver com IP alterado > percentil 95.

Ducto venoso

Essa estrutura ocupa uma posição privilegiada na circulação fetal e corresponde à continuação da veia umbilical com a veia cava inferior, que se oblitera após o nascimento, formando o ligamento venoso. É responsável pela passagem de sangue oxigenado diretamente ao coração fetal após a chegada pela veia umbilical.

Sua avaliação pelo Doppler reflete os padrões de mudança de pressão do átrio direito fetal durante o ciclo cardíaco normal. Com o aumento crescente da resistência da artéria umbilical ocorre o comprometimento da função cardíaca fetal. Consequentemente, identificam-se aumento da pressão venosa central e redução do fluxo diastólico no ducto venoso. Sequencialmente, as alterações podem ser: aumento do índice de resistência, ausência da onda "a" e fluxo reverso (morte iminente – independentemente da idade gestacional).

Estudos observacionais identificaram que a avaliação do ducto venoso é um ótimo preditor de acidemia fetal. Desde 2014 o RCOG recomenda sua utilização como ferramenta de monitoramento de fetos prematuros pequenos para a idade gestacional que apresentem alterações da artéria umbilical, especialmente para a definição do momento ideal do parto.

Mais recentemente, a mesma revisão sistemática da Biblioteca Cochrane descrita anteriormente para o Doppler da artéria uterina (Alfirevic e cols., 2017) avaliou também o uso do Doppler do ducto venoso em RCIU precoces. O ensaio clínico utilizado para a análise comparou o Doppler do ducto venoso com a CTG computadorizada. Após randomização, não foram evidenciadas diferenças significativas nas mortes perinatais. No entanto, os desfechos neurológicos neonatais a longo prazo foram melhores quando a interrupção da gestação foi guiada tanto pela alteração do ducto venoso como pelas anormalidades da CTG computadorizada. Assim, os revisores afirmam que a avaliação seriada do Doppler do ducto venoso pode ser benéfica nas gestações de alto risco, mas recomendam novos estudos sobre o tema para aumentar a força das recomendações no futuro.

Cardiotocografia e avaliação do líquido amniótico

Ambas devem ser realizadas ao menos semanalmente em fetos com RCIU. Não devem ser interpretadas de maneira isolada no manejo de gestações de alto risco. Mais detalhes sobre o monitoramento podem ser encontrados em Vigilância da vitalidade fetal, no Capítulo 2.

Monitoramento no CAM-IMIP

No CAM-IMIP, a vitalidade fetal dos fetos com RCIU é acompanhada de preferência com dopplervelocimetria da artéria umbilical, quinzenalmente, enquanto se mantiver normal (abaixo do percentil 95), associada à cardiotocografia e ao perfil biofísico. Caso a dopplervelocimetria das artérias umbilicais sofra alteração e o feto seja prematuro:

> IP > percentil 95 com centralização fetal → o acompanhamento deverá ser realizado de 3 a 5 dias por meio da artéria umbilical → grave comprometimento placentário (diástole zero ou reversa) → dopplervelocimetria do ducto venoso deverá ser realizada diariamente ou a cada 3 dias → programar interrupção de acordo com o resultado

Intervenções disponíveis para melhorar o prognóstico fetal – Discussão das evidências

Corticoterapia

A corticoterapia está recomendada para aceleração da maturidade pulmonar fetal com benefícios extensivamente demonstrados na literatura. É considerada a principal intervenção para reduzir a morbimortalidade neonatal associada à prematuridade. Podem ser utilizados:

- Betametasona 12mg IM; repetir após 24 horas – total de duas doses.
- Dexametasona 6mg IM a cada 12 horas – total de quatro doses.

Em outubro de 2016, o ACOG publicou uma atualização de suas diretrizes sobre parto prematuro recomendando que, em gestações a partir de 23 semanas, o corticoide seja administrado se houver risco de parto prematuro dentro de 7 dias (espontâneo ou iatrogênico e independente da integridade das membranas). Seguindo a mesma linha, o National Institute for Health and Care Excellence (NICE), em sua diretriz 25 sobre parto prematuro, de 2015, recomenda que, no caso de rotura prematura de membranas e/ou programação médica de interrupção da gestação, o uso de corticoide deva ser discutido com os familiares nas gestações entre 23 e 24 semanas com amniorrexe prematura e considerado entre 34 e 35 semanas por causa dos riscos evidentes já comprovados de sua não utilização.

> Evidências recentes demonstram que a administração de um único curso de betametasona a gestantes com risco de parto prematuro entre 34 e 36 semanas e 6/7 dias reduziu significativamente as complicações respiratórias nos neonatos (prematuros tardios) (Gyamfi-Bannerman e cols., 2016) (veja o Capítulo 26).

Os efeitos desse primeiro curso atingem benefício máximo quando o parto ocorre entre 24 horas e 7 dias após a última dose do medicamento. As recentes evidências sobre a repetição das doses de corticoide (dose de resgate) em pacientes que permanecem em risco de parto prematuro não devem ser aplicadas como rotina nos fetos com RCIU, podendo ser realizada apenas após discussão clínica cuidadosa.

Neuroproteção – Sulfato de magnésio

O sulfato de magnésio ($MgSO_4$) exerce ação antioxidante, reduz as citocinas pró-inflamatórias, bloqueia os canais de cálcio ativados por glutamato e estabiliza as membranas plasmáticas, aumentando o fluxo sanguíneo cerebral e prevenindo variações de pressão.

Desde 2009, encontra-se disponível na Biblioteca Cochrane uma revisão sistemática com metanálise contemplando o tema. Os autores analisaram cinco ensaios clínicos (total de 6.145 neonatos) e concluíram que nas gestações que receberam $MgSO_4$ antenatal os neonatos foram significativamente protegidos da paralisia cerebral (RR: 0,68; IC 95%: 0,54 a 0,87) e da disfunção motora grossa (RR: 0,61; IC 95%: 044 a 0,85). Não foram encontrados efeitos na mortalidade ou outras sequelas até 5 anos de idade, e os efeitos colaterais maternos não suscitaram complicações graves. O NNTB para beneficiar um neonato é 63 (IC 95%: 43 a 155).

Não existe consenso na literatura com relação à dose ideal ou ao limite da idade gestacional para a administração do $MgSO_4$. No CAM-IMIP optou-se pela utilização de doses de $MgSO_4$ iguais às utilizadas para pré-eclâmpsia (Quadro 29.2).

Recomenda-se que a administração seja iniciada se houver indicação (materna ou fetal) de interrupção da gestação entre 24 e 32 semanas nas pacientes que não tenham utilizado $MgSO_4$ anteriormente nessa gestação (a administração deve ser iniciada idealmente 4 horas antes do nascimento). É comum a sobreposição de pré-eclâmpsia e RCIU; se a paciente já estiver recebendo $MgSO_4$ para

Quadro 29.2 Protocolo de utilização de $MgSO_4$ para neuroproteção (CAM-IMIP, 2017)

Ataque	Manutenção
6g de $MgSO_4$ + SG 5% ou SF 0,9% BIC durante 30 minutos	Infusão de solução 1g/h em BIC até o parto ou por 24 horas
Cuidados e monitoramento:	
Manter antagonista (gluconato de cálcio a 10%) à beira do leito	
Registrar volume de diurese espontânea	
Reavaliar a cada 6 horas: pulso, pressão arterial, frequência cardíaca, frequência respiratória e reflexos profundos	
Considerar diminuição da dose caso alterações dos parâmetros	
Suspender infusão se: frequência respiratória < 14, reflexos ausentes, diurese < 25mL/h	

SG: soro glicosado; SF: soro fisiológico; BIC: bomba de infusão contínua.

prevenção de convulsões, não são necessárias alterações visando à neuroproteção.

Profilaxia de infecções por estreptococos do grupo B

Consiste na utilização de antibióticos (principalmente penicilina cristalina) para a profilaxia da sepse neonatal por estreptococos do grupo B (EGB). A profilaxia está indicada para as pacientes com cultura positiva, ou se a cultura não foi realizada durante o pré-natal, e que estejam em trabalho de parto, na presença de fatores de risco (veja o Capítulo 25). A profilaxia não está indicada para as pacientes que serão submetidas à cesariana na ausência de trabalho de parto e que estejam com membranas íntegras (CDC, 2010).

Suporte social à gestante

Em 2010 a Biblioteca Cochrane disponibilizou uma metanálise em que analisou o efeito do suporte social (familiares, profissionais de saúde ou assistentes social) em pacientes com RCIU. Foram incluídos 17 ensaios clínicos (total 12.264 mulheres). Os revisores concluíram que a intervenção não interferiu nos desfechos perinatais, mas houve diminuição significativa dos internamentos (RR: 0,79; IC 95%: 0,68 a 0,92; três ensaios com 737 participantes) e das cesarianas (RR: 0,87; IC 95%: 0,78 a 0,97; nove ensaios com 4.522 participantes).

Tratamento da doença de base materna

Não há evidências de que o tratamento com anti-hipertensivos para pré-eclâmpsia diminua a incidência de RCIU. Ademais, o uso de betabloqueadores, notadamente o atenolol, é associado ao aumento do risco de RCIU e deve ser evitado. Em áreas endêmicas, pode ser benéfico o tratamento da malária.

Suspensão do fumo e do álcool

Recomenda-se a imediata suspensão do tabagismo e da ingestão de bebidas alcoólicas durante a gravidez, principalmente nas pacientes com fetos com RCIU, de modo a melhorar o peso de nascimento. Acredita-se que o efeito do tabagismo pode ser revertido. Para as pacientes que não conseguirem suspender totalmente o fumo recomenda-se a diminuição para no máximo cinco cigarros por dia.

Repouso hospitalar

Uma revisão da Biblioteca Cochrane atualizada em 2010 avaliou os efeitos do repouso hospitalar. Apenas um ensaio clínico, envolvendo 107 mulheres, foi incluído, e não foram encontradas evidências de benefícios para o crescimento fetal. Além disso, um estudo inglês de 2013 confirmou que o risco de um primeiro evento tromboembólico aumenta entre as gestantes hospitalizadas por outras causas e permanece elevado durante cerca de 28 dias após a alta hospitalar. Em nosso meio, a internação é adotada, na maioria das vezes, como estratégia para garantir a vigilância fetal.

Suplementação vitamínica

Uma metanálise da Biblioteca Cochrane atualizada em 2010 (quatro ensaios clínicos com 165 mulheres) concluiu que não existem evidências suficientes para recomendar a suplementação vitamínica em pacientes que apresentem RCIU. A prática deve ser reservada para portadoras de desnutrição crônica.

Suplementação de oxigênio

Uma metanálise da Biblioteca Cochrane revisada pela última vez em 2009 concluiu que não existem evidências de benefícios da prática. Segundo o RCOG (2014), a suplementação com oxigênio não deve ser considerada no manejo de fetos com restrição de crescimento.

Hidratação materna/expansão plasmática

Em pacientes com oligoâmnio, a ingestão diária de 2 litros de água pode ser benéfica por aumentar a perfusão uteroplacentária e agir positivamente no ILA. Em 2009 foi atualizada uma revisão sistemática da Biblioteca Cochrane sobre hidratação materna, envolvendo quatro ensaios clínicos e 122 pacientes (Hoffmeyr e cols., 2002). Os revisores concluíram que a hidratação com 2 litros de água, por via oral, aumentou o ILA das mulheres com e sem oligoâmnio prévio. Nessa revisão, os benefícios clínicos sobre o crescimento fetal não foram avaliados, e os trabalhos não foram específicos para pacientes com RCIU.

Em 2015, ainda sobre o mesmo tema, foi publicada uma revisão sistemática com metanálise por Gizzo e cols. que também evidenciou melhores resultados com soluções hipotônicas que promoveram redução significativa dos índices de cesariana nas gestações analisadas, prolongando-as até o termo (taxas iguais àquelas sem oligoâmnio) e sem registros de efeitos adversos com o procedimento. Uma limitação à aplicabilidade desses resultados nas gestações com RCIU consiste no fato de que esse estudo foi realizado em pacientes com oligoâmnio idiopático isolado e não foram disponibilizadas na publicação informações sobre o crescimento dos fetos ou peso de nascimento.

Segundo uma revisão sistemática da Cochrane atualizada em 2010, não existem ensaios clínicos que tenham avaliado os resultados das expansões de volume plasmático em pacientes com restrição de crescimento; por isso, o procedimento não é recomendado.

Uso de bloqueadores de canais de cálcio ou betamiméticos

As evidências disponíveis não autorizam a utilização dessas medicações no tratamento de RCIU. Existem duas revisões diferentes da Biblioteca Cochrane, ambas atualizadas em 2009. Sobre os bloqueadores de canais de cálcio, os revisores recomendaram novos estudos e reconheceram a escassez de dados. Em relação aos betamiméticos, verificaram que, além de não proporcionarem benefícios, existem dúvidas sobre os efeitos adversos de sua administração nos casos de RCIU.

Eletroestimulação transcutânea (TENS)

As evidências são insuficientes para recomendar o uso da TENS. Revisão sistemática da Cochrane atualizada em 2009 não encontrou ensaios clínicos elegíveis para análise.

Momento da interrupção da gestação e via de parto

A interrupção da gestação deve levar em conta a idade gestacional, a presença de oligoâmnio, os resultados das provas de vitalidade fetal e a probabilidade de sobrevida extrauterina (disponibilidade dos cuidados neonatais):

- Se a dopplervelocimetria da artéria umbilical e o líquido amniótico estiverem normais e o feto apresentar velocidade de crescimento positiva, o parto pode ser realizado na 37ª semana com manutenção da vigilância fetal.
- Considerar a interrupção se o feto não apresentar crescimento durante 3 semanas e estiver com mais de 34 semanas, mesmo se o Doppler estiver normal.
- Deve ser interrompida a gestação de fetos em estado grave com diástole zero após 34 semanas ou diástole reversa após 32 semanas.
- Antes de 34 semanas, os fetos deverão ser monitorados com Doppler do ducto venoso, e a interrupção deve ser programada de acordo com os resultados – realizar corticoide e neuroproteção.

Quanto à via de parto, cabe atentar para a intensidade do acometimento do concepto e verificar as condições clínicas e obstétricas maternas. Existe um consenso de que os fetos com diástole da artéria umbilical ausente ou reversa devem ser submetidos à cesariana. O RCOG (2014) recomenda que os fetos com Doppler da umbilical normal, sem alterações da diástole, podem ter indução do parto oferecida com garantia de monitoramento contínuo logo após início das contrações. Fetos com RCIU em decorrência de anormalidades cromossômicas incompatíveis com a vida têm preferencialmente via de parto vaginal.

ESTRATÉGIAS DE PREVENÇÃO

- Interrupção do tabagismo.
- Utilização de ácido acetilsalicílico (AAS) em doses baixas (75mg/dia): iniciar precocemente entre 12 e 16 semanas e manter até 36 semanas. O Quadro 29.3 contém as indicações recomendadas sobre o uso de AAS no CAM-IMIP com base nos protocolos do ACOG (2013) e NICE (2011) para prevenção de pré--eclâmpsia.

> Em junho de 2017 foram publicados os resultados do grande ensaio multicêntrico ASPRE (*The Combined Multimarker Screening and Randomized Patient Treatment with Aspirin for Evidence-Based Preeclampsia Prevention trial*). Após rastreio de quase 27 mil mulheres no primeiro trimestre (critérios demográficos, história clínica e marcadores), os pesquisadores randomizaram 1.776 mulheres com gestação única e alto risco de pré-eclâmpsia pré-termo para receber aspirina (150mg por dia) ou placebo, iniciando de 11 a 14 semanas e indo até 36 semanas de gestação. Houve redução significativa do número de pacientes diagnosticadas com pré-eclâmpsia pré-termo no grupo que recebeu aspirina (*odds ratio* 0,38; IC 95%: 0,20 a 0,74; P = 0,004), sem diferenças entre os grupos em relação aos índices de pré-eclâmpsia a termo ou desfechos neonatais desfavoráveis (incluindo baixo peso ao nascer < percentil 3, <percentil 5 e <percentil 10) (Rolnik e cols., 2017).

Em contrapartida, a utilização de heparina para prevenir a RCIU nas pacientes de alto risco permanece controversa. Uma revisão sistemática de Rodger e cols. publicada em 2014 comparou o risco de recorrência associado à utilização ou não de heparina em pacientes com antecedentes de complicações relacionadas com insuficiência placentária. Foram identificados seis ensaios clínicos (total de 848 mulheres com antecedentes de insuficiência placentária). Os desfechos primários avaliados pelos autores incluíam a ocorrência de pré-eclâmpsia, associada a neonato PIG, DPPNI ou perda fetal < 20 semanas. Os resultados evidenciaram redução significativa da incidência geral de complicações no grupo que utilizou a heparina (18,7% *versus* 42,9%; RR: 0,52; IC 95%: 0,32 a 0,86) e, especificamente para peso ao nascimento < percentil 10, o risco foi reduzido em 50% a 60% (RR: 0,42; IC 95%: 0,29 a 0,59). No entanto, o estudo não

Quadro 29.3 Indicações para uso de AAS na prevenção de pré-eclâmpsia (CAM-IMIP, 2016)

Gestantes com alto risco de pré-eclâmpsia (ACOG, 2013)
Pré-eclâmpsia de início precoce com parto prematuro antes de 34 semanas em gestação anterior
Pré-eclâmpsia em mais que uma gestação anterior
Gestantes com alto risco de pré-eclâmpsia (NICE, 2011)
Pelo menos um dos seguintes fatores:
Hipertensão arterial crônica
Hipertensão em gravidez anterior
Doença renal
Diabetes
Doença autoimune
Gestantes com risco moderado risco de pré-eclâmpsia (NICE, 2011):
Pelo menos dois dos seguintes fatores:
Idade ≥ 40 anos
Gestação gemelar
IMC ≥ 35
Primeira gravidez
Intervalo > 10 anos entre as gestações
História familiar de pré-eclâmpsia

foi capaz de determinar os subgrupos de pacientes que seriam mais beneficiadas com o uso da medicação. Assim, novos estudos são necessários antes de recomendar essa estratégia para a prevenção de RCIU, uma vez que a utilização de heparina não é isenta de riscos, representa altos custos financeiros e pode ser extremamente desconfortável para a gestante.

LEITURA RECOMENDADA

American College of Obstetricians and Gynecologists. Fetal growth restriction. Practice Bulletin No. 134. Obstet Gynecol 2013; 121:1122-1133–33. Reaffirmed 2015.

Boguszewski, et al. Latin American Consensus: Children Born Small for Gestational Age. BMC Pediatrics 2011; 11:66.

Mayer, C and Joseph, KS. (2013), Fetal growth: a review of terms, concepts and issues relevant to obstetrics. Ultrasound Obstet Gynecol 2013; 41:136-45.

Rolnik DL et al. Aspirin versus placebo in pregnancies at high risk for preterm preeclampsia. N Engl J Med. 2017 Jun 28. doi: 10.1056/NEJMoa1704559.

Royal College of Obstetricians and Gynaecologists. The investigation and management of the small-for-gestational-age fetus. Green-top Guideline No. 31. 2. ed. February 2013 | Minor revisions – January 2014.

SOGC Clinical practice guideline. Intrauterine growth restriction: screening, diagnosis, and management. J Obstet Gynaecol Can 2013; 35(8):741-8.

30 Hemorragias do Terceiro Trimestre

INTRODUÇÃO

O sangramento no último trimestre da gestação pode estar relacionado com graves complicações da gravidez e acarretar morbimortalidade materna. As causas podem ser variadas, incluindo um amplo espectro de alterações ginecológicas e obstétricas ou mesmo sistêmicas (Quadro 30.1).

Neste capítulo discutiremos as causas obstétricas mais frequentes: placenta prévia (PP), descolamento prematuro de placenta normalmente inserida (DPPNI), rotura de vasa prévia e rotura de seio marginal. A rotura uterina e suas repercussões no trabalho de parto foram discutidas no Capítulo 10.

Quadro 30.1 Causas de sangramento no terceiro trimestre de gestação

Causas obstétricas
Placenta prévia
Descolamento prematuro de placenta normalmente inserida
Rotura de seio marginal
Rotura de vasa prévia
Rotura uterina
Placenta circunvalada
Perda de tampão mucoso
Causas não obstétricas
Sistêmicas: coagulopatias
Ginecológicas:
Cervicais: ectopia, erosão, pólipos
Tumores benignos
Carcinomas
Lacerações vaginais
Vaginites
Varizes

AVALIAÇÃO INICIAL DA GESTANTE COM SANGRAMENTO

História e anamnese

Diante da queixa de sangramento discreto ou moderado, recomenda-se determinar de maneira precisa a idade gestacional, fator importante para a conduta em algumas situações obstétricas. Em caso de dúvida a respeito da data da última menstruação (DUM), convém utilizar ultrassonografias do primeiro trimestre para o cálculo.

Início e evolução do sangramento, duração, associação a sintomas dolorosos, com perda de líquido, referência ou não à movimentação fetal são etapas essenciais da anamnese. Caso a paciente já tenha engravidado, os desfechos das gestações anteriores devem ser investigados e anotados em prontuário.

Exame físico

O ponto inicial consiste em determinar as condições hemodinâmicas da gestante: aferição de pressão arterial (PA), frequência cardíaca (FC) e frequência respiratória (FR) e avaliação da perfusão periférica são etapas importantes. Sangramentos ocultos podem causar alterações nos sinais vitais antes de culminar em choque.

No exame abdominal, convém realizar aferição da altura do fundo uterino (AFU) e avaliar tônus, contratilidade e sensibilidade uterina. Cabe observar se há abaulamento ou crescimento rápido do útero (sugestivos de DPPNI), avaliar altura da apresentação e auscultar os batimentos cardíacos.

O exame especular deverá ser realizado em todas as gestantes com história de sangramento vaginal que estejam hemodinamicamente estáveis e sem sinais de sofrimento fetal agudo. O objetivo é afastar as causas ginecológicas de sangramento e aquilatar sua intensidade. Caso a suspeita diagnóstica seja de placenta prévia, o toque vaginal está proscrito. Na presença de sinais de parto iminente, na gestação a termo, poderá ser realizado para auxiliar o diagnóstico diferencial, de preferência em local adequado ao suporte de emergência. Deve ser feito com cautela e por profissional experiente para evitar repetições desnecessárias.

Exames laboratoriais e ultrassonográficos

Classificação sanguínea, fator Rh, hematócrito e hemoglobina são os exames iniciais. Nos casos de sangramento importante, já na emergência, prova cruzada com reserva sanguínea e avaliação do coagulograma são medidas aconselháveis.

A ultrassonografia obstétrica deve ser realizada apenas em caso de ausência de instabilidade hemodinâmica materna, de sofrimento fetal agudo e de sinais de trabalho de parto avançado. Nessas condições, esse exame não acrescenta informações suficientemente relevantes ao exame clínico que possam justificar o atraso dos cuidados em decorrência de sua realização.

PLACENTA PRÉVIA

Acredita-se que diante de áreas "não adequadas" de endométrio na porção superior do útero (por exemplo, cicatrizes), o trofoblasto "migre" para o segmento inferior em busca de melhor nutrição. Quando a área placentária está maior ou a perfusão placentária está menor, essa migração também costuma ocorrer.

O diagnóstico de placenta prévia (PP) é confirmado quando a implantação placentária ocorre no segmento inferior, próxima do orifício cervical interno (OCI), no terceiro trimestre de gestação. Até esse momento, as placentas assim inseridas são denominadas "placentas de inserção baixa", um achado ultrassonográfico relativamente comum no segundo trimestre. Em 90% das vezes, com o progredir da gestação e o crescimento uterino, a margem inferior placentária se desloca e se afasta do OCI, e o diagnóstico de PP não se confirma.

Vários fatores de risco estão associados à sua ocorrência. Entre eles, destacam-se como fatores independentes:

- Placenta prévia anterior.
- Cesariana anterior: risco proporcional ao número.
- Idade materna avançada.
- Multiparidade.
- Tabagismo.
- Uso de drogas ilícitas.
- Gestações múltiplas dicoriônicas.

- Curetagem prévia ou outros procedimentos cirúrgicos uterinos.

A falta de uniformidade nos diagnósticos das variedades clínicas interfere na avaliação da incidência. De modo geral, estima-se que a PP sintomática complique 0,3% a 1,7% dos partos.

Um estudo de base populacional com metanálise publicado em 2011 verificou que na população inglesa 359 cesarianas (*first-cesarean*) resultaram em um caso adicional de PP em uma próxima gestação. No Brasil, vários autores acreditam que a atual epidemia de cesarianas aumentará de modo preocupante a incidência e a gravidade dos casos de PP nos próximos anos.

Classificação

De acordo com a relação entre a placenta e o colo uterino a PP pode ser:

- **Completa (centro total)**: a placenta oclui completamente o OCI.
- **Parcial (centro parcial)**: a placenta oclui parcialmente o OCI.
- **Marginal**: a borda placentária tangencia o OCI.
- **Lateral**: placenta de implantação segmentar, sem alcançar o OCI, a menos de 2cm deste.
- **Placenta prévia cesárea**: inserida no segmento inferior, anteriormente, no local da incisão da cirurgia cesariana.

É consenso entre os especialistas em ultrassonografia e medicina fetal que as distâncias > 2cm entre o OCI e o bordo placentário, no terceiro trimestre, não causam riscos, e essas gestações devem ser acompanhadas normalmente. Dificilmente uma placenta oclusiva total antes de 20 semanas deixará de ser uma placenta de inserção baixa com a evolução da gestação, embora possa se transformar em uma oclusiva parcial ou PP marginal.

Em alguns casos não existe plano de clivagem entre a placenta e a decídua. A adesão placentária ao útero é mais firme e profunda. Em geral, essa condição é denominada *acretismo placentário* e será discutida adiante.

Quanto aos tipos de adesão à parede uterina, a placenta pode ser:

- **Placenta acreta (*sensu strictu*)**: adesão anormal à parede uterina com ausência completa ou parcial da decídua basal e da camada esponjosa.
- **Placenta increta**: adesão profunda ao miométrio (tecido corial penetra na musculatura).
- **Placenta percreta**: invasão da serosa uterina, podendo comprometer os órgãos adjacentes, como a bexiga.

Diagnóstico

Anamnese

A história característica inclui sangramento vermelho-vivo, indolor, sem causa aparente, reincidindo em episódios de intensidade progressiva, de início e término súbitos. Embora possa ocorrer em qualquer idade gestacional, a hemorragia surge mais comumente depois de 28 semanas, podendo ser profusa logo no primeiro episódio.

Referência a dores tipo cólica no baixo ventre pode ser encontrada (trabalho de parto prematuro coexiste em 25% dos casos). Dor persistente pode estar associada ao descolamento prematuro da placenta.

Exame obstétrico

- Tônus uterino normal.
- Ausência de sensibilidade uterina.
- Ausência de abaulamentos ou de crescimento rápido da AFU.
- Apresentação usualmente alta e móvel.
- Apresentações anômalas (oblíqua ou transversa) em 15% dos casos.
- Apresentação pélvica em torno de 8% a 10% dos casos.
- Vitalidade fetal preservada, exceto em casos de choque hipovolêmico, acidente com o cordão ou descolamento da placenta.

Exame especular

Colo congesto, entreaberto, sangue vermelho-vivo ou com coágulos fluindo pelo canal cervical. Deve ser realizado como muito cuidado para evitar traumatizar a placenta.

Toque vaginal

Proscrito se não houver trabalho de parto nem hemorragia de vulto, sobretudo em gestações pré-termo. Quando realizado, todas as medidas devem estar disponíveis para cesariana de emergência, inclusive sangue para reposição. Só deve ser realizado em centro de assistência bem equipado e por profissional experiente.

Ultrassonografia

- Identificação da localização do bordo placentário e de suas relações com o OCI (distâncias > 2cm excluem o diagnóstico). Deve sempre ser complementado pela via endovaginal, que produz imagens melhores.
- Avaliação da vitalidade fetal e da idade gestacional.

A ultrassonografia constitui atualmente o método de escolha para o diagnóstico de PP com acurácia de 95%.

O diagnóstico de acretismo pode ocasionar alguma dificuldade, dependendo do local da inserção placentária, da profundidade de penetração no miométrio e do número de cotilédones envolvidos. No entanto, pode ser otimizado pelo Doppler colorido ou *power doppler* com identificação de padrões de pulsatilidade específicos. Casos duvidosos podem se beneficiar da ressonância magnética, mas seu uso é limitado em razão do alto custo em nosso meio.

São critérios ultrassonográficos que sugerem acretismo: adelgaçamento da zona hipoecoica retroplacentária (ausência do espaço sonolucente subplacentário, que representa a decídua basal); lacunas vasculares irregulares; irregularidade da espessura do miométrio basal com áreas finas e outras mais espessas ou ausentes; e presença de vasos tortuosos invadindo o miométrio e o interior da placenta.

Após o parto, o diagnóstico retrospectivo pode ser realizado por meio da identificação do bordo da rotura das membranas a menos de 10cm do bordo placentar (sinal de Barnes). Alguns autores recomendam que todas as PP (com diagnóstico pré-natal) sejam enviadas para exame histopatológico pós-parto a fim de identificar ou excluir graus variados de acretismo e auxiliar a estratificação de risco para gestações futuras.

Complicações associadas

O sangramento ocorre quando as mudanças no segmento inferior ou no colo uterino promovem o descolamento de pequenas porções da placenta ou quando há trauma (coito ou toque vaginal, por exemplo). Normalmente, admite-se que o sangramento seja predominantemente materno, mas pode comprometer também o feto, dependendo dos vasos lesionados.

São complicações frequentes:

- Hemorragia grave → CHOQUE → morbidade materna grave ou óbito.
- Acretismo placentário.
- Rotura uterina.
- Amniorrexe prematura.
- Descolamento (completo ou parcial) da PP.
- Prematuridade.

Conduta

O tratamento deve ser individualizado de acordo com a idade gestacional, a intensidade do sangramento, o tipo de PP (total, parcial, marginal) e a associação ou não com trabalho de parto. A Figura 30.1 apresenta um resumo das condutas recomendadas nas diversas situações.

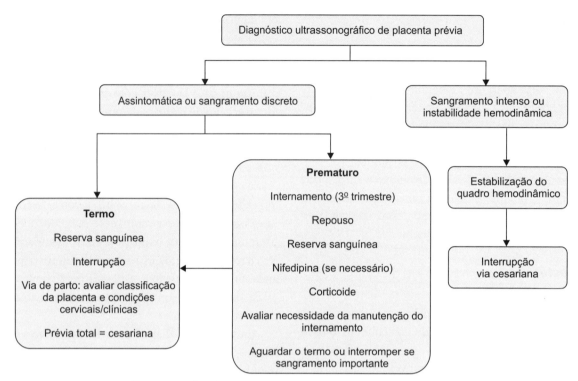

Figura 30.1 Condutas recomendadas diante de placenta prévia.

Medidas gerais

- **Internação e repouso:** não é possível prever com segurança quando e se os sangramentos vão ocorrer nem seu volume. Por isso, mesmo em pacientes assintomáticas a internação frequentemente está indicada para avaliação dos riscos no terceiro trimestre (por volta da 30ª semana) ou antes, se houver sangramento. A manutenção da internação até a interrupção da gestação deverá ser avaliada de acordo com as condições clínicas e socioeconômicas da paciente (possibilidade de acesso rápido aos serviços de saúde qualificados e de manter o repouso). As relações sexuais estão proscritas em razão do risco de traumas placentários após a 20ª semana, assim como os exercícios físicos.
- **Dieta rica em ferro e ácido fólico + suplementação de ferro:** dá-se preferência ao ferro oral (sulfato ou fumarato ferroso, que é preferido), de melhor absorção (e menores efeitos colaterais), e não ao parenteral.
- **Monitoramento dos níveis hematimétricos:** solicitar regularmente e após episódios de sangramento. O hematócrito deve ser mantido em torno de 30%.
- **Apoio psicológico:** é imprescindível em virtude da possibilidade de hospitalização prolongada e do estresse materno motivado pelos riscos inerentes à própria doença.
- **Inibição do parto prematuro:** os uterolíticos em doses usuais são indicados quando as contrações uterinas estão associadas a sangramento genital discreto ou moderado; com a inibição das metrossístoles, o sangramento diminui. Constitui contraindicação a seu uso a presença de sangramento profuso com repercussão hemodinâmica importante em que há risco materno e fetal.
- **Neuroproteção:** para os casos de interrupção antes de 32 semanas está indicada a neuroproteção com sulfato de magnésio (veja o Capítulo 26).
- **Uso de corticoides:** deverá ser feito entre 24 e 34 semanas em todos os casos de placentação anormal associados a sangramento genital. A prematuridade é uma das principais complicações da PP (veja o Capítulo 26).
- **Interrupção da gestação:** impõe-se quando o sangramento é abundante, em qualquer idade gestacional, em razão do elevado risco materno/fetal. Nesse caso, a via de eleição é a cesariana, visto que a evolução do trabalho de parto pode aumentar ainda mais o sangramento. Para pacientes assintomáticas ou com sintomatologia discreta durante a gestação, se possível, deve-se aguardar o termo para melhorar os desfechos neonatais.

A via de parto dependerá das condições clínicas, da classificação ultrassonográfica da placenta, das condições cervicais e da posição da apresentação em relação à pelve (encaixada ou não) e das preferências maternas.

Parto transpelvino em pacientes com placenta prévia

Essa via poderá ser a escolha em caso de placentas marginais e laterais, desde que o sangramento não seja importante, o colo esteja favorável e a gestante se apresente hemodinamicamente estável. Se o feto estiver morto ou for malformado, é a via preferencial. A compressão do bordo placentário pela apresentação fetal pode ajudar a diminuir os sangramentos durante o trabalho de parto. Recomendações:

- Manter reserva de sangue durante todo o trabalho de parto e puerpério imediato; essas pacientes apresentam alto risco para hemorragia pós-parto (veja o Capítulo 11).
- Monitoramento fetal durante o trabalho de parto.
- A amniotomia costuma reduzir o sangramento.
- Indicar cesariana caso ocorra exacerbação do sangramento. Convém manter a equipe completa de sobreaviso, como também disponível o material de reanimação neonatal.

Cesariana em pacientes com placenta prévia

A cesariana é a via de eleição em caso de PP, estando indicada em todas as variedades se o sangramento for profuso e de indicação absoluta na placenta prévia total.

Segundo o Royal College of Obstetricians and Gynaecologists (RCOG, 2011), as características individuais e a evolução clínica devem ser consideradas para o planejamento da cesariana: gestantes com PP não complicada podem ter cesariana programada entre a 38ª e a 39ª semana para evitar morbidade neonatal. Pacientes de alto risco ou com suspeita de placenta acreta deverão ter a gestação interrompida antes, entre a 36ª e a 37ª semana, por causa do risco materno, com uso prévio de corticoides.

Em todas as situações, a equipe e o serviço devem estar preparados para complementar o procedimento com histerectomia e reanimação neonatal, caso ocorram complicações. Essas gestantes são pacientes de alto risco para acretismo e hemorragias pós-parto (HPP).

- **Anestesia:** o anestesiologista deve ser envolvido no planejamento do procedimento e decidir sobre a técnica a ser utilizada de acordo com a clínica. Em geral, o bloqueio pode ser regional, se não existirem sinais de choque. Nas grandes hemorragias está indicada a anestesia geral.
- **Sangue de reserva:** quando a cesariana é eletiva, só deve ser iniciada com sangue de reserva já preparado; nas hemorragias profusas, proceder concomitantemente à cesariana e à hemotransfusão.

- **Incisão uterina:** habitualmente a incisão transversa arciforme (Fuchs) é adequada; excepcionalmente pode ser realizada a incisão segmento-corporal vertical (Kronig), se houver varizes calibrosas na região da incisão, falha de formação do segmento inferior ou conhecimento prévio (ultrassonografia) de inserção da placenta em sua face anterior.

Placenta prévia cesárea

Nesses casos, a placenta, inserindo-se na face anterior do útero, na altura do segmento inferior, torna-se prévia à cesariana, ou seja, é encontrada pelo obstetra logo após a histerotomia, interpondo-se entre esta e a apresentação. Pode ter diagnóstico antenatal (através de ultrassonografia) ou ser um achado incidental no momento da cesariana. Sua abordagem exige cautela, pois as dificuldades técnicas que poderão ser encontradas podem acarretar extração fetal traumática com exsanguinação do concepto.

Abordagem cirúrgica

Deve-se evitar, *a priori*, a perfuração da placenta, o que pode ocasionar grande hemorragia fetal; de preferência, descola-se manualmente a borda placentária, no sentido cefálico, até atingir as membranas. Se essa tentativa falhar, realiza-se a extração transplacentária.

Cuidados neonatais

Todo o material para reanimação deve estar preparado antes da extração fetal. A ordenha do cordão deve ser realizada antes do clampeamento. O recém-nascido é considerado de alto risco para anemia.

> **Atenção!**
> Nas gestantes Rh-negativas, com hemorragia feto-materna profusa, a dose padrão de imunoglobulina anti-D pode não ser suficiente para neutralizar a quantidade de hemácias fetais na circulação materna, devendo ser realizado o teste de Kleihauer-Braun-Betke para ajuste da dose necessária (veja o Capítulo 36).

Manejo das complicações

Sangramento

As complicações hemorrágicas podem ser responsáveis pelo aumento da morbidade e mortalidade materna em pacientes com PP. Também existem relatos de restrição de crescimento intrauterino e interrupção prematura da gestação, levando consequências da prematuridade ao neonato.

Durante a gestação, recomendam-se o monitoramento regular do hematócrito e da hemoglobina (hematócrito-alvo em torno de 30%) e a reposição de ferro e ácido fólico para prevenção de anemias. Os sangramentos agudos profusos exigem atenção rápida e sistemática da equipe para proteger a vida da paciente. A abordagem detalhada das condutas recomendadas diante de hemorragias pós-parto foi discutida no Capítulo 11.

As indicações para hemotransfusões devem seguir os protocolos normalmente utilizados no serviço (veja o Capítulo 31), mas geralmente obedecem à proporção 6 concentrados de hemácias:4 unidades de plasma fresco:1 concentrado de plaquetas, ou ainda 4:4:1, para prevenção da coagulopatias de consumo (ACOG, 2015).

O RCOG (2011) recomenda que as agências transfusionais de maternidades que prestam assistência a gestantes com PP tenham à disposição concentrado de hemácias, plasma fresco congelado e crioprecipitado, que podem ser utilizados em caso de necessidade.

As pacientes devem ser informadas previamente da possibilidade de receber sangue durante a assistência. Aquelas que recusarem poderão ser transferidas para unidades que disponham de serviço de radiologia intervencionista à disposição em caso de emergência (RCOG, 2011).

Atonia uterina

Pode ocorrer nos casos de PP, após o parto normal ou cesariana. Uma abordagem detalhada das condutas recomendadas diante de atonia uterina foi discutida no Capítulo 11.

Acretismo placentário

A placenta adere parcial ou completamente à parede uterina, frequentemente em locais onde não existe decídua basal. A incidência na literatura varia de 1:500 a 1:1.000 partos, mas vem aumentando nos últimos anos em razão da elevada incidência de cesarianas.

Em geral, a hipótese de acretismo é levantada pelo exame ultrassonográfico, mas deverá ser aventada em todos os casos de PP que cursam *sem sangramentos* durante a gestação. Todas as medidas (reserva de sangue, repouso, corticoterapia) devem ser mantidas, à semelhança dos casos que cursam com sangramento.

O acretismo placentário pode ser classificado de acordo com o grau de penetração na parede uterina:

- **Placenta acreta** (*stricto sensu*): adesão anormal à parede uterina com ausência completa ou parcial da decídua basal e da camada esponjosa.
- **Placenta increta**: quando o tecido corial penetra profundamente na musculatura uterina (14% dos casos de acretismo).

- **Placenta percreta**: invasão da placenta que atinge a serosa, podendo comprometer a bexiga e outros órgãos pélvicos (cerca de 7% dos casos de acretismo).

De acordo com a extensão da aderência na parede uterina:

- **Acretismo focal**: restrito apenas a um ou poucos cotilédones.
- **Acretismo parcial**: atinge áreas maiores, mas não toda a placenta.
- **Acretismo total**: o prognóstico é pior.

Esse diagnóstico está associado a hemorragia maciça, coagulação intravascular disseminada (CIVD), hipoxia e óbito materno. Nos países desenvolvidos é a causa principal de histerectomia após cesariana. A hemorragia depende do grau de aderência placentária, podendo estar ausente nos casos de acretismo total (retenção completa da placenta). Quando o acretismo é parcial, a placenta pode se desprender incompletamente após o nascimento e ocorrer sangramento abundante durante o terceiro e o quarto período.

O diagnóstico pré-natal favorece a preparação da equipe e a interrupção eletiva da gestação antes que ocorram os eventos catastróficos. As contrações uterinas do período prodrômico podem ocasionar grandes sangramentos e, segundo o RCOG (2011), a cesariana eletiva deve ser realizada entre 36 e 37 semanas, no máximo.

Recomendam-se como itens obrigatórios do planejamento:

- Informar e discutir com as pacientes e os familiares os riscos da hemorragia, a morbidade materna grave e a possibilidade de internação em unidade de cuidados intensivos e histerectomia. De preferência, o termo de consentimento informado deve ser assinado e anexado ao prontuário.
- Realizar procedimento em centros terciários com equipe multidisciplinar. Obstetras, neonatologistas, anestesiologistas e radiologistas intervencionistas com experiência em emergência obstétrica devem estar disponíveis no dia planejado.
- Reservar leito de cuidados intensivos para a mãe e unidade de cuidados intensivos neonatais.
- Reservar hemocomponentes prevendo hemorragia maciça; podem ser utilizados: concentrado de hemácias, plasma fresco congelado, plaquetas e crioprecipitado.

Durante a cesariana, realiza-se a histerotomia a fim de evitar a placenta (ultrassonografistas experientes podem auxiliar a identificação do melhor local ainda na fase de planejamento ou no dia do procedimento). Após a retirada do recém-nascido e das manobras usuais para delivramento sem sucesso (manejo ativo do terceiro período), confirma-se o diagnóstico ultrassonográfico. As suturas devem ser executadas rapidamente, minimizando as perdas, e com a placenta ainda inserida inicia-se a histerectomia. As tentativas de delivrar manualmente a placenta podem ocasionar hemorragias maciças e devem ser evitadas.

As condutas conservadoras são raras nos casos de acretismo diagnosticados previamente à cesariana e reservadas aos casos em que a paciente se encontra estável hemodinamicamente, sem sangramentos e deseja fortemente preservar a fertilidade mesmo após expostos todos os riscos.

Os melhores resultados são alcançados com os acretismos focais e sem invasão de órgãos adjacentes. Entretanto, a terapia com metotrexato não tem resultados animadores, além de apresentar os conhecidos efeitos colaterais (pancitopenia e nefrotoxicidade), podendo posteriormente ser necessária histerectomia de emergência. Estudos recentes utilizaram várias abordagens em conjunto: uterotônicos, tamponamento com balões intrauterinos, embolização das artérias uterinas e histeroscopia tardia para retirada dos cotilédones remanescentes sob visão direta. A casuística ainda é pequena e a morbidade é alta para que a prática seja recomendada como rotina.

DESCOLAMENTO PREMATURO DE PLACENTA NORMALMENTE INSERIDA (DPPNI)

Define-se como DPPNI a separação da placenta normalmente inserida de seu local de implantação antes do nascimento do concepto e depois da 20ª semana de gestação. A separação pode ser total ou parcial, aguda ou causada por sangramento crônico. Ocorre em 1% a 2% das gestações. No entanto, constitui a síndrome hemorrágica de maior gravidade, responsável por elevada morbimortalidade materna e perinatal.

Fatores de risco

- Episódio anterior de DPPNI: recorrência em torno a 15%.
- Síndromes hipertensivas: pré-eclâmpsia, eclâmpsia, hipertensão crônica.
- Tabagismo.
- Uso de cocaína durante a gestação.
- Idade materna avançada.
- Distensão uterina excessiva (gemelaridade, polidrâmnio).
- Rotura prematura de membranas.
- Multiparidade.

Ao contrário da crença popular, o trauma simples (por exemplo, queda da própria altura) constitui uma causa rara de DPPNI. Por sua vez, os acidentes automobilísticos podem ocasionar descolamentos em virtude da desaceleração ou por trauma direto que se manifestam até 24 horas após o evento. A violência doméstica com agressão direta no abdome também foi descrita como fator de risco.

Classificação

A classificação de DPPNI de acordo com as formas clínicas e achados laboratoriais pode ser vista no Quadro 30.2, sendo também conhecida como classificação de Sher.

Diagnóstico

Anamnese

A história clínica da atual gestação e os antecedentes devem ser rapidamente investigados: hipertensão, traumas (incluindo violência física), uso excessivo de drogas ou álcool e a presença de outros fatores de risco associados. A idade gestacional deve ser calculada pela DUM ou por ultrassonografias (de preferência realizadas no primeiro trimestre). Habitualmente, o DPPNI ocorre a partir da 28ª semana, mas pode se manifestar antes.

São queixas frequentes:

- **Dor (queixa mais frequente):** pode ser leve e intermitente, confundindo-se com o trabalho de parto ou, mais comumente, repentina e intensa, associada a perda sanguínea. Pode ser lombar em placentas com inserção posterior.
- **Hemorragia:** habitualmente referida como de início súbito e de cor vermelho-escura, não precedida por outros episódios de sangramento. Exterioriza-se em 80% dos casos. Os 20% restantes apresentam hemorragia oculta (retroplacentária) ou que se revela somente após a amniotomia (hemoâmnio).

Quadro 30.2 Classificação de Sher – Formas clínicas de DPPNI

Grau 1: sangramento genital discreto sem hipertonia uterina significativa. Não há sinais de comprometimento materno ou fetal. Ausência de repercussões hemodinâmicas ou coagulopatias. Em geral, é diagnosticado no pós-parto com a identificação de coágulo retroplacentário ou cratera na superfície
Grau 2: sangramento moderado com presença de hipertonia (contrações tetânicas). Sintomas/sinais maternos: taquicardia, alterações posturais da pressão arterial, alterações iniciais da coagulação com queda dos níveis de fibrinogênio. Sinais de comprometimento de vitalidade fetal: taquicardia ou desacelerações
Grau 3 (grave): sangramento profuso (exteriorizado ou não). Hipertonia uterina, hipotensão arterial materna e sinais de choque. Óbito fetal
Grau 3A: sem coagulopatia instalada
Grau 3B: com coagulopatia instalada

Exame físico

- **Estado geral:** pode estar comprometido de acordo com a intensidade do sangramento. O Quadro 30.3 mostra os sinais e sintomas clínicos relacionados com o percentual de perdas sanguíneas e a classificação das hemorragias.
- **Pressão arterial:** pode estar elevada nos casos associados à hipertensão (formas leves/moderadas) com ou sem edema e proteinúria (Labstix). Um achado de pressão arterial normal deve ser interpretado com cautela, pois pode representar queda importante de níveis tensionais originariamente altos.

Exame obstétrico

- **Hipertonia:** achado característico. Caso a paciente esteja em trabalho de parto, o tônus pode não diminuir significativamente entre as contrações uterinas (metrossístoles de alta frequência e baixa amplitude).
- **Hipersensibilidade e dor à palpação uterina.**
- **Aumento da altura de fundo uterino:** pode ser encontrado em relação à medida inicial na emergência ou em relação à idade gestacional calculada. Relacionado com sangramento oculto.
- **Abaulamento localizado do útero:** pode ser encontrado em casos de hemorragia oculta.
- **Taquissistolia:** pode ser encontrada sem hipertonia em 20% dos casos de DPPNI.
- **Ausculta fetal:** pode estar normal nos casos leves, alterada ou ausente nos casos moderados e ausente nos casos graves. Mesmo com feto vivo, a ausculta fetal pode ser mascarada pela hipertonia. Em geral, há correspondência com a extensão da área de descolamento:
  - **Um quarto de área descolada:** FC fetal entre 160 e 170bpm.
  - **Metade de área descolada:** FC fetal > 180bpm.
  - **Metade a dois terços de área descolada:** desacelerações ou bradicardia (70 a 90bpm).
  - **Mais de três quartos de área descolada:** óbito fetal.
- **Exame especular:** não é necessário nos casos moderados/graves, pois a clínica é exuberante. Em casos leves pode ser realizado para diagnóstico diferencial com outras causas de hemorragia no terceiro trimestre. Sangramento habitualmente vermelho-escuro, com ou sem coágulos, flui através do orifício cervical externo (OCE).
- **Toque vaginal:** o colo geralmente está dilatado em resposta à irritabilidade uterina. Observa-se ausência de tecido placentário. Na amniotomia, espontânea ou diagnóstica, pode-se visualizar líquido amniótico hemorrágico.

Ultrassonografia

A ultrassonografia não costuma ser essencial ao diagnóstico dos episódios agudos, uma vez que a clínica é gritante e sua realização pode ocasionar atraso nos cuidados de emergência maternos. Pode ser útil nos casos leves que necessitam ser diferenciados de trabalho de parto prematuro ou de PP.

As imagens clássicas são hematomas retroplacentários complexos, hipo, hiper ou isoecogênicos em relação à placenta. Mesmo assim, se o sangramento vaginal for grande e recente, o hematoma poderá não estar presente ao exame e o diagnóstico de DPPNI não poderá ser excluído (sensibilidade de apenas 25% a 50%). Quando disponível em sala de parto, sua maior utilidade é para o diagnóstico de óbito fetal, que influencia a conduta.

Achados laboratoriais

Os exames laboratoriais não são diagnósticos de DPPNI por si, mas auxiliam a detecção de complicações graves associadas. Em 10% a 20% dos casos que culminam com a morte fetal, a CIVD está presente. A gravidade do sangramento associa-se a anemia grave e instabilidade hemodinâmica. A necessidade de hemotransfusão é frequente.

Recomenda-se a solicitação de:

- Classificação sanguínea e prova cruzada.
- Hematócrito e hemoglobina.
- Coagulograma (contagem de plaquetas, tempo de protrombina, tempo de tromboplastina parcial ativada, fibrinogênio e PDF [produtos da degradação da fibrina: D-dímero]).
- Função renal e hepática.
- Gasimetria.

Quadro 30.3 Classificação das hemorragias de acordo com a gravidade das perdas volêmicas

Classe da hemorragia	Perdas	Sinais e sintomas
1	< 15%	Ausentes ou palpitações, tonturas e taquicardia leve, PA inalterada
2	15% a 30%	FC = 100 a 120bpm; FR = 20 a 24irpm Mínima alteração da PA sistólica Diaforese e fraqueza Enchimento capilar pode estar lento
3	30% a 40%	Taquicardia (FC > 120bpm) PA sistólica < 90mmHg Enchimento capilar lento Inquietação, palidez, oligúria
4	> 40%	Choque hipovolêmico

PA: pressão arterial; FC: frequência cardíaca; FR: frequência respiratória.

Os exames devem ser repetidos a intervalos regulares de 60 minutos para acompanhamento do quadro clínico da paciente e os resultados interpretados à luz das alterações fisiológicas da gestação e dos possíveis distúrbios associados (por exemplo, como a hipertensão está relacionada com aproximadamente 50% dos casos, os achados clássicos de síndrome HELLP podem estar presentes – veja o Capítulo 32).

Assim, o diagnóstico laboratorial de CIVD está relacionado com:

- Hipofibrinogenemia: fibrinogênio < 100mg%.
- Plaquetopenia: plaquetas < 100.000/mm³.
- Tempo de protrombina: prolongado.
- Tempo de tromboplastina: prolongado.
- Aumento dos PDF: D-dímero.
- Depleção da antitrombina III (AT III).

Enquanto os resultados não ficam prontos, pode ser utilizado o teste de Weiner ou teste de observação do coágulo. Apesar de positivo apenas nas fases tardias do processo, esse teste pode ser útil em unidades com poucos recursos e sem laboratório. O Quadro 30.4 contém as instruções para sua realização.

Conduta

O DPPNI é uma emergência obstétrica, e todas as ações devem ser tomadas rapidamente com o objetivo de salvar a vida da mãe e do concepto, além de evitar sequelas.

Medidas iniciais

- ABC de reanimação – Chamar ajuda e iniciar as ações!
  - A – assegurar permeabilidade das vias aéreas.
  - B – oxigenação: oxigênio sob máscara (10 a 15 litros/min); intubar caso necessário.
  - C – circulação: acessos venosos calibrosos; jelco 16 ou 14 (ideal). De preferência, mais de um acesso. Iniciar administração de solutos (Ringer ou soro fisiológico aquecidos: 1.000mL abertos). Mais

Quadro 30.4 Técnica para realização do teste de Weiner

Colocar 5 a 10mL do sangue da paciente em um tubo de ensaio a 37ºC (temperatura corporal; pode ser colocado, por exemplo, no bolso do profissional)

O tubo é invertido a cada 30 segundos até se observar a formação de gel (*coágulo*)

A incapacidade de formar coágulo estável com 10 minutos sugere hipofibrinogenemia

Admite-se que o teste alterado reflita fibrinogênio abaixo de 100mg%

Se o coágulo se formar antes de 10 minutos, deverá ser observado ainda por pelo menos 30 minutos a fim de avaliar se o coágulo está bem formado, se não se desfaz, se tem retratilidade etc.

detalhes sobre a reanimação e a reposição de líquidos e hemoderivados podem ser encontrados no Capítulo 31.

- Instalar sonda vesical de demora (SVD) e monitorar diurese (manter > 30mL/h).

Em casos associados a distúrbios hipertensivos da gestação (pré-eclâmpsia e eclâmpsia) podem ser úteis a utilização de monitores multiparâmetros e a verificação contínua da pressão venosa central (PVC) para auxiliar o controle da infusão de líquidos.

Avaliação fetal e interrupção da gestação

A ausculta e o monitoramento fetal devem ser realizados após a estabilização clínica da mãe. A hipertonia pode dificultar a identificação adequada do foco. A via de parto depende da viabilidade e vitalidade fetal, da intensidade da hemorragia e da estabilidade clínica materna. Um resumo das principais etapas pode ser visto na Figura 30.2.

Se a idade gestacional calculada for < 34 semanas, é recomendável a administração de medicações para prevenção de sequelas da prematuridade: sulfato de magnésio, para neuroproteção, e corticosteroides, mesmo que não seja possível realizar as doses completas por causa da urgência (veja o Capítulo 26).

Cesariana

A cesariana é a via de escolha na maioria dos casos de DPPNI com feto vivo e viável (a partir de 28 semanas). Mesmo com o óbito fetal comprovado, pode ter indicação materna se houver comprometimento progressivo do quadro clínico e o parto não estiver previsto para ocorrer em 4 horas. Se não houver certeza do óbito fetal (frequentemente os batimentos são abafados por conta da hipertonia, mesmo ao sonar), também se procede à cesariana. A ultrassonografia na sala de parto pode ser um recurso valioso para esse diagnóstico (atenção: na impossibilidade de realização imediata, não se deve aguardar pelo exame).

Parto transpelvino

O parto transpelvino está indicado se houver comprovação do óbito fetal ou parto iminente com quadro materno estável. Cabe lembrar que a hipertonia acelera a dilatação cervical e são frequentes os "partos em avalanche" logo após a amniotomia. Em casos de óbito fetal comprovado, a meperidina pode ser utilizada (50mg IM), repetindo-a a cada 2 horas, pois tem ação sedativa e coordena as metrossístoles por ação central.

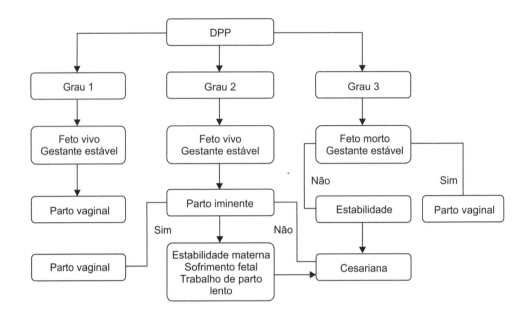

Figura 30.2 Condutas e vias de parto no DPPNI. (Ministério da Saúde. Normas e manuais técnicos. Gestação de alto risco. 5. ed. Brasília, 2010.)

Não existe consenso sobre o tempo que se deve aguardar pelo parto vaginal; no entanto, o bom senso deve prevalecer com base na reavaliação constante das condições clínico-laboratoriais maternas.

Complicações

- Útero de Couvelaire: sangramento se extravasa para o miométrio, causando dificuldade de contração e atonia pós-parto.
- Hemorragia pós-parto e choque.
- CIVD.
- Insuficiência renal aguda.
- Síndrome de Sheehan (tardia).

O manejo da hemorragia pós-parto foi discutido com detalhes no Capítulo 11. Nos casos de DDPNI e útero de Couvelaire, raramente o manejo conservador é suficiente, e essas pacientes apresentam alto risco de histerectomia.

DPPNI crônico

O advento da ultrassonografia levou ao reconhecimento de uma nova entidade clínica: o descolamento de placenta sem repercussão clínica, reconhecível apenas por causa do achado ecográfico de hematoma retroplacentário. Em oposição ao DPPNI "clássico", tipicamente agudo, que exige a imediata interrupção da gestação, essa entidade foi denominada "DPPNI crônico"; sua evolução é insidiosa e não ocorre necessariamente progressão para o descolamento agudo.

Conduta

A conduta nesses casos depende da idade gestacional, da extensão e/ou progressão do DPPNI, da vitalidade fetal e do quadro clínico materno (hipertonia, sangramento, associação com hipertensão). Os antecedentes obstétricos são igualmente relevantes (história de DPPNI anterior, passado obstétrico sombrio e morte perinatal anterior pioram o prognóstico).

ROTURA DO SEIO MARGINAL

A rotura do seio marginal constitui, de acordo com alguns autores, a causa mais frequente de hemorragia do terceiro trimestre. O seio marginal da placenta constitui a borda periférica do espaço interviloso, circundando toda a placenta e coletando o sangue venoso materno. O local habitual de rotura é a zona inferior do bordo placentário.

O diagnóstico é de exclusão: o quadro clínico assemelha-se bastante ao de PP, com episódios de sangramento de instalação insidiosa, tendendo à repetição, de cor vermelho-viva, rutilante e indolor. Em geral, a hipertonia e a sensibilidade uterina estão ausentes e a vitalidade fetal é satisfatória. Contudo, a ecografia evidencia placenta de localização normal, corporal ou fúndica.

Após o parto, o exame da placenta pode confirmar o diagnóstico com a demonstração do coágulo no seio marginal.

A conduta é semelhante à preconizada para a PP, variando em função da idade gestacional, da intensidade do sangramento e da vitalidade fetal. Cabe ressaltar que uma rotura do seio marginal pode progredir para o descolamento prematuro da placenta.

ROTURA DE VASA PRÉVIA

Apesar de ser uma causa rara de hemorragia no terceiro trimestre, constitui evento cataclísmico com grave hemorragia *fetal* e frequentemente com o óbito do concepto. Ocorre nas placentas de inserção velamentosa do cordão em que os vasos calibrosos do funículo percorrem as membranas (extraplacentar). A hemorragia é concomitante à perda de líquido amniótico: se houver amniorrexe ou amniotomia, podem ser atingidas as artérias ou a veia umbilical. Quando esta é lesionada, a hemorragia é maciça e fatal. Na eventualidade de lesão arterial, a circulação pode ser mantida pela outra artéria e a antecipação do parto pode salvar o concepto.

São descritos dois tipos:

- **Tipo 1:** associado à implantação velamentosa do cordão umbilical.
- **Tipo 2:** vasos conectados aos lobos de uma placenta bilobada ou a uma placenta suscenturiada.

A ultrassonografia endovaginal com Doppler pode ser utilizada no diagnóstico pré-natal, mas não existem evidências de benefícios para as gestantes no rastreio de rotina. Quando o diagnóstico é realizado no segundo trimestre, aproximadamente 15% das gestações evoluem com reposicionamento dos vasos por causa do crescimento uterino, e o diagnóstico não se confirma no terceiro trimestre. Caso esteja presente no terceiro trimestre, recomendam-se internação após 28 semanas e corticoterapia em virtude da alta probabilidade de urgências, e a cesariana eletiva está formalmente indicada (entre 35 e 37 semanas – RCOG, 2011).

O uso de *laser* para ablação dos vasos da vasa prévia em placentas bilobadas (tipo 2) já foi descrito. Essa tecnologia tem custo alto e não está disponível na grande maioria dos centros, o que limita seu uso a casos muito bem selecionados.

LEITURA RECOMENDADA

Berhan Y. Predictors of perinatal mortality associated with placenta previa and placental abruption: an experience from a low income country. Journal of Pregnancy Volume 2014, Article ID 307043, 1-10 pages http://dx.doi.org/10.1155/2014/307043.

Ministério da Saúde. Normas e manuais técnicos. Gestação de aAlto risco. 5. edição. Brasília, 2010.

RCOG. Placenta praevia, placenta praevia accreta and vasa praevia: diagnosis and management. Green–top Guideline No. 27. January 2011.

Santana DSN, Maia Filho NL, Mathias L. Conceito, diagnóstico e tratamento da placenta prévia com acretismo e invasão da bexiga. Revista Femina mar 2010; 38(3).

31 Choque em Obstetrícia

INTRODUÇÃO

O termo *choque* pode ser definido como um estado de hipoxia celular e tecidual causado pelo desequilíbrio entre o suprimento e a demanda de oxigênio. Pode ser decorrente tanto da redução do aporte de sangue oxigenado para os diversos órgãos (perfusão inadequada) como do aumento do consumo ou utilização inadequada do oxigênio fornecido. Inicialmente, trata-se de uma condição reversível e tratável, independentemente da causa. Com a progressão do quadro podem ocorrer rapidamente dano e disfunção graves em vários sistemas, levando o indivíduo ao óbito.

CLASSIFICAÇÃO E ETIOLOGIA

Muitos pacientes apresentam um quadro clínico caracterizado por combinações entre os quatro tipos existentes (Quadro 31.1). Em unidades de terapia intensiva, a incidência dos diversos tipos depende da população-alvo do serviço, mas,

em geral, os tipos distributivo (decorrente de sepse, chamado choque séptico) e cardiogênico são os mais comuns.

Neste capítulo discutiremos o choque hipovolêmico hemorrágico, a sepse e o choque séptico em virtude da grande frequência e importância epidemiológica no ciclo gravídico-puerperal.

CHOQUE HIPOVOLÊMICO HEMORRÁGICO

As hemorragias que complicam o ciclo gravídico-puerperal são uma das principais causas de morte materna em todo o mundo. Muitas dessas mortes se concentram em países com poucos recursos e são evitáveis. Estão relacionadas com dificuldade de acesso aos serviços de saúde especializados, atraso no reconhecimento de complicações e gravidade e demora na instituição de cuidados adequados e de qualidade.

Em obstetrícia, as perdas sanguíneas podem assumir rapidamente proporções alarmantes. Embora a grávida

Quadro 31.1 Tipos de choque e principais etiologias

Distributivo	**Séptico:** bactérias, fungos, vírus e parasitas
	Não séptico: inflamatório, neurogênico, anafilático, endócrino, toxinas e drogas
Cardiogênico	**Mecânico:** estenose e insuficiência valvar grave, rotura das cordas tendíneas, abscessos valvares, mixoma atrial
	Arritmogênico: taquiarritmias graves (*flutter* atrial, fibrilação ventricular), bradiarritmias (bloqueios de condução)
	Cardiomiopático: isquemias, miocardiopatias, miocardites
Hipovolêmico	**Hemorrágico:** traumas, sangramentos espontâneos ou iatrogênicos, rotura de tumores e abscessos
	Não hemorrágico: perdas gastrointestinais, queimaduras, perdas renais (diurese osmótica, hipoaldosteronismo), perda de líquido para o terceiro espaço (pós-operatório, pancreatite, cirrose etc.)
Obstrutivo	**Vascular pulmonar:** embolia pulmonar significativa, hipertensão arterial pulmonar grave etc.
	Mecânico: pneumotórax hipertensivo, tamponamento pericárdico, pericardite constritiva, miocardiopatia restritiva

Fonte: UpToDate® 2016.

esteja "protegida" das inevitáveis perdas sanguíneas do parto em razão das alterações hemodinâmicas fisiológicas da gestação, essas mesmas alterações podem agravar o quadro hemorrágico em situações anômalas.

Na gestação a termo, o fluxo sanguíneo uteroplacentário atinge cerca de 600mL/min, de modo que qualquer hemorragia na região placentária pode exsanguinar a paciente em minutos. Da mesma maneira, durante o primeiro trimestre, eventos graves, como a rotura da gravidez ectópica, determinam a rápida deterioração do estado geral com frequente progressão para o choque hipovolêmico.

Portanto, a rápida identificação das hemorragias e o pronto combate ao choque hipovolêmico representam um ponto-chave na assistência obstétrica, o que exige ações imediatas e decisivas.

Alterações hemodinâmicas da gestação normal

Intensas alterações hemodinâmicas acompanham qualquer gravidez. Essas alterações têm por finalidade preparar o organismo da gestante para as perdas sanguíneas normais durante o parto (cerca de 500mL no parto normal e 800 a 1.000mL na cesariana). Por causa da hipervolemia fisiológica, a maioria das gestantes consegue suportar a perda hemorrágica do pós-parto sem qualquer queda apreciável do hematócrito, da pressão sanguínea e da frequência cardíaca.

As principais adaptações cardiocirculatórias da gestação são apresentadas no Quadro 31.2.

Etiologia

As principais causas de hemorragia que podem provocar choque hipovolêmico durante a gravidez e o parto estão listadas no Quadro 31.3.

Fisiopatologia

O choque hemorrágico manifesta-se em consequência da redução absoluta do volume intravascular. A diminuição

Quadro 31.3 Causas de hemorragia grave no ciclo gravídico-puerperal

Gravidez ectópica
DPPNI
Placenta prévia
Atonia uterina
Acretismo placentário
Coagulação intravascular disseminada
Rotura uterina
Lacerações de canal de parto
Inversão uterina
Embolia amniótica
Causas não obstétricas que podem complicar a gestação:
Carcinoma de colo
Coagulopatias

da perfusão dos tecidos causa hipoxia celular que, por sua vez, ocasiona disfunção das bombas iônicas transmembrana (inibição da bomba Na^+/K^+ celular, migração intracelular de Ca^{+2}), edema intracelular e alterações do pH. Caso não ocorra a imediata correção, a disfunção torna-se sistêmica, com acidose, disfunção endotelial e ativação de citocinas e cascatas inflamatórias.

As alterações hemodinâmicas consequentes a essa situação de hipovolemia representam um *continuum*, e, em geral, são caracterizadas pela redução do débito cardíaco e pelo aumento compensatório da resistência vascular periférica (ativação simpática) e da contratilidade miocárdica. O Quadro 31.4 contém um resumo das respostas hemodinâmicas do organismo.

Quadro 31.4 Respostas hemodinâmicas à redução do volume intravascular

Resposta básica à redução de volume:
Pressões de enchimento ventricular:
↓ pressão venosa central
↓ pressão atrial esquerda
↓ pressão capilar pulmonar
↓ pressão arterial média
↓ volume sistólico
↓ débito cardíaco
Mecanismos de manutenção do débito cardíaco:
↑ compensatório da frequência cardíaca (sinal precoce)
↑ compensatório da resistência vascular periférica
↑ compensatório da contratilidade miocárdica
Ultrapassada a perda de 25% do volume circulante → esgotamento dos mecanismos de compensação:
↓ débito cardíaco
↓ pressão arterial
↓ oferta de oxigênio aos tecidos
Desvio da perfusão da pele, músculos e rins para os órgãos nobres (cérebro e coração)
Hipoxia tecidual → acidose metabólica
Quadro clínico irreversível:
Colapso circulatório total
Isquemia cerebral e cardiovascular
Morte celular miocárdica

Quadro 31.2 Alterações hemodinâmicas da gestação normal

↑ volume sanguíneo (40% a 50%)
↑ água corporal total + ↑ absorção tubular de sódio
↑ glóbulos vermelhos (20%)
↑ débito cardíaco (30% a 50%), decorrente de dois mecanismos:
↑ volume sistólico
↑ frequência cardíaca
↓ pressão arterial com ↑ pressão diferencial
↓ resistência vascular sistêmica e pulmonar
Manutenção das pressões arterial sistólica, diastólica e média da artéria pulmonar

Quadro clínico

As manifestações clínicas estão relacionadas com o volume de sangue perdido. Recomenda-se que todos os profissionais estejam familiarizados com os principais sinais e sintomas para que seja rápido o reconhecimento da condição.

De acordo com a classificação preconizada pelo American College of Surgeons, as fases do choque podem ser descritas conforme mostrado no Quadro 31.5.

- **Hipotensão:** sinal muito comum, ocorre na grande maioria dos pacientes. Pode ser absoluta com pressão sistólica (PAS) < 90mmHg/PA média < 65mmHg ou relativa (queda > 40mmHg na PAS). Cabe lembrar que algumas pacientes nas fases iniciais de choque podem apresentar PA normal ou redução apenas na posição ortostática.
- **Taquicardia:** manifestação precoce da compensação do sistema simpático. Pode se apresentar isoladamente nas fases iniciais ou associada a hipotensão com o avançar do quadro.
- **Oligúria:** resulta da redução do fluxo plasmático renal inicialmente como mecanismo compensatório (desvio para órgãos vitais). Se o quadro continuar progredindo, pode ser a manifestação de uma lesão renal permanente.
- **Alterações da consciência:** causada pela encefalopatia hipóxica. Evolui de modo progressivo, podendo chegar ao coma.
- **Pele fria:** resultado da vasoconstrição periférica com desvio do fluxo sanguíneo para os órgãos vitais. Pode ocorrer choque sem alterações da temperatura da pele, sendo a cianose um achado tardio.

Achados laboratoriais

Os exames complementares não são necessários para o diagnóstico de choque hemorrágico, que é essencialmente clínico. Quando realizada, a gasometria pode demonstrar acidose metabólica inespecífica e lactato elevado. As dosagens de hematócrito e hemoglobina alteram-se mais tardiamente e podem não representar a gravidade clínica da paciente. O tratamento não deve ser retardado enquanto se aguardam os resultados dos exames.

Consequências fetais do choque materno

A oxigenação fetal depende da respiração e da circulação materna, perfusão e trocas gasosas placentárias e da circulação fetal. Quando ocorre comprometimento de qualquer uma dessas etapas, a concentração de oxigênio no sangue arterial diminui (hipoxemia) e consequentemente o mesmo processo ocorre nos tecidos (hipoxia).

Nas fases compensadas do choque, a perfusão placentária pode estar apenas parcialmente afetada. Com a progressão do quadro e a diminuição da perfusão placentária, a manifestação inicial é a acidemia respiratória fetal (dificuldade de eliminar o CO_2, provocando a formação de ácido carbônico). Predomina o metabolismo anaeróbio com formação de ácido lático, resultando em acidemia metabólica. A compensação fetal é semelhante à materna: redistribuição do fluxo sanguíneo com o objetivo de preservar as áreas nobres (cérebro, coração, adrenais e placenta) e ativação simpática (com repercussões na frequência cardíaca fetal [FCF]). A manutenção ou piora do grau de hipoxia tissular causa a perda da reatividade do sistema simpático, o desaparecimento das acelerações transitórias e o surgimento de desacelerações da FCF com perda da variabilidade fisiológica, bradicardia e óbito fetal (veja o Capítulo 8).

Conduta

O tratamento do choque hemorrágico consiste na restauração do volume circulante, para manter a perfusão tecidual, e na interrupção da hemorragia. A identificação e o tratamento da causa básica do sangramento são essenciais e devem levar em consideração a fase em que se encontra a paciente: gestação, parto ou puerpério. O tratamento da causa básica deve ser realizado concomitantemente às

Quadro 31.5 Características clínicas das fases do choque

Parâmetro	Classe I	Classe II	Classe III	Classe IV
Perda de sangue (mL)	até 1.000	1.000 a 1.500	1.500 a 2.000	≥ 2.000
Perda em %	até 15%	15% a 30%	30% a 40%	≥ 40%
Pulso	< 100	> 100	> 120	≥ 140
Pressão arterial	Normal	Normal	↓	↓↓
Pressão do pulso	Normal	↓	↓↓	↓↓↓
Perfusão periférica	Normal	↓	↓↓	↓↓↓
Frequência respiratória	14 a 20	20 a 30	30 a 40	> 40
Débito urinário (mL/h)	≥ 30	20 a 30	5 a 20	Anúria
Consciência	Normal ou ansiosa	Ansiosa	Confusa	Letárgica

Fonte: Advanced Trauma Life Support (ATLS).

manobras de reanimação (veja os capítulos específicos sobre as principais causas de hemorragia no ciclo gravídico-puerperal e condutas – Capítulos 11 e 30).

Recomenda-se que as ações sejam rápidas e sistemáticas tão logo a hemorragia seja identificada e suspeitado o diagnóstico de choque. Os protocolos, incluindo manobras de ressuscitação e indicações de transfusões, devem ser fundamentados na estimativa de perda sanguínea e na expectativa de manutenção de sangramento contínuo (ACOG, 2012). De preferência, a equipe deve ser multidisciplinar e treinada continuamente em situações de emergência (nesse caso, especialmente para o manejo de hemorragias).

Fases do tratamento do choque hipovolêmico

A abordagem ideal engloba uma série de medidas que se sobrepõem e se repetem durante os cuidados. Para efeito didático, neste livro serão descritas de modo sequencial.

> **Recomendam-se:**
> - Solicitar ajuda aos outros membros da equipe logo que houver a suspeita diagnóstica. O estabelecimento de liderança e a definição clara das funções durante as manobras de reanimação melhoram os resultados.
> - Avaliar continuamente o nível de consciência da paciente durante as ações. Perguntar por sintomas e alergias e proceder à aferição dos sinais vitais.
> - Registrar todos os procedimentos no prontuário médico de modo legível e detalhado.
> - Posicionamento da paciente: horizontalizar e se possível manter a posição de Trendelenburg para aumentar o retorno venoso – caso ainda gestante, pode-se optar pelo decúbito lateral esquerdo para descompressão da veia cava
> - Comunicar-se com os demais membros da equipe e com a paciente em voz alta durante todo o processo. A comunicação deverá ser em círculo, ou seja, as ações executadas deverão ser expressas verbalmente. Por exemplo, o membro da equipe deverá dizer em voz alta: "Administradas duas ampolas de ocitocina IM" quando da realização dessa tarefa e assim por diante.

Medidas de reanimação: A (airway), B (breathing), C (circulation)

1. **Manter vias aéreas livres e assegurar respiração:**
   - Fornecer oxigênio 10 a 15L/min por máscara.
   - Intubação, se necessário: atenção para não postergar o procedimento desnecessariamente, porque, após a reposição de líquidos, a realização técnica pode ser dificultada por edema.
2. **Reposição e manutenção da volemia:**
   - Acesso venoso: jelco 16 ou 14 (ideal) em veia calibrosa, de preferência mais de um acesso.

- Iniciar administração vigorosa de soluções cristaloides (soro fisiológico ou Ringer lactato): o volume total a ser administrado depende da intensidade da hemorragia (em geral, duas a três vezes o volume da perda estimada de sangue). Iniciar com 1.000mL abertos.
- Coletar amostras para exames laboratoriais (hematócrito, hemoglobina, coagulograma, ionograma, função renal e hepática). Os exames devem ser repetidos a cada hora (ideal) para avaliação da progressão do quadro.
- Solicitar reserva de sangue com prova cruzada.
- Sondagem vesical é recomendada para manter a diurese sob vigilância.

> A reposição de líquidos deve ser agressiva, e a reavaliação da paciente deve ser contínua para identificação rápida da necessidade de hemotransfusão.

> **Objetivos da ressuscitação inicial:**
> - Manter PAS > 90mmHg.
> - Manter débito urinário entre 30 e 60mL/h.

> Simultaneamente às manobras de reanimação, convém buscar as causas do sangramento e efetuar a correção.

Cristaloides versus coloides

Amplamente utilizados no passado, os coloides não são mais recomendados na prática obstétrica atual. Esses medicamentos aumentam a pressão oncótica no interior dos vasos, ocasionando a expansão mais rápida e permanente do volume intravascular. É necessária a infusão de um volume cerca de três vezes maior de cristaloides para se obter efeito semelhante. Essa administração de grandes volumes, sem reposição preventiva de plasma, frequentemente está associada a edema e acidose metabólica hiperclorêmica (para as soluções com Na^+). No entanto, o uso de coloides não melhora as taxas de sobrevida das pacientes.

A Biblioteca Cochrane publicou em 2013 a atualização de uma revisão sistemática em que comparou a efetividade dos coloides à dos cristaloides em relação à reposição volêmica de pacientes críticos. Os revisores concluíram que não existem evidências fundamentadas em ensaios clínicos randomizados de que o uso de coloides reduza o risco de morte. Um tipo específico de coloide, o hidroxietil, foi responsabilizado pelo aumento da mortalidade. Vale ressaltar que os estudos envolvendo gestantes e neonatos foram excluídos dessa revisão sistemática, mas, apesar disso, como a reposição com coloides é significativamente mais cara do que realizada com cristaloides, não existem justificativas para sua preferência na população obstétrica (recomendação da OMS, 2014).

Uso de hemocomponentes

Os hemocomponentes são indicados quando a paciente permanece instável hemodinamicamente, mesmo após a reanimação inicial com cristaloides. A avaliação do hematócrito e da hemoglobina não é um parâmetro fidedigno da indicação de hemocomponentes, pois pode se alterar apenas tardiamente e o julgamento é clínico. O objetivo principal do uso é repor as células sanguíneas, melhorando o transporte de oxigênio, e os fatores de coagulação, evitando o sangramento subsequente causado por coagulopatia dilucional (veja adiante *Coagulação intravascular disseminada [CIVD]*).

Podem ser utilizados os seguintes hemocomponentes:

- **Concentrado de hemácias:** correção da anemia. Cada bolsa aumenta, em média, 3% o hematócrito e 1g/dL a concentração de hemoglobina.
- **Plasma fresco congelado:** reposição de fatores de coagulação (contém fibrinogênio, antitrombina III e fatores V e VIII). Cada bolsa aumenta o fibrinogênio em 10mg/dL.
- **Crioprecipitado:** contém mais fibrinogênio que o plasma, mas não antitrombina III, que é rapidamente consumida em caso de hemorragia obstétrica associada à CIVD. Cada unidade aumenta o fibrinogênio em 5 a 10mg/dL.
- **Concentrado de plaquetas:** cada unidade de plaquetas aumenta a contagem em 5.000 a 10.000.

Para o tratamento agressivo da hemorragia pós-parto (HPP) e a prevenção da coagulopatias de consumo, o ACOG (2015) recomenda a seguinte proporção:

> Concentrado de hemácias: plasma fresco: concentrado de plaquetas
> **6:4:1** ou **4:4:1**

Coagulação intravascular disseminada – CIVD

Essa complicação é causada pela ativação da coagulação através da via extrínseca e/ou da via intrínseca. Inicia-se o consumo de plaquetas e fatores de coagulação em quantidades variáveis, com estímulo da fibrinólise e depósito de fibrina em vários órgãos (oclusão de vasos e hipoxia com disfunção grave). O sangramento difuso persiste, apesar das medidas instituídas, criando um ciclo vicioso que ameaça a vida da paciente.

A CIVD pode ser ocasionada pela excessiva diluição provocada pela reposição excessiva de cristaloides e concentrados de hemácias sem administração concomitante de

plasma (que contém fatores de coagulação). Deve ser suspeitada diante da combinação de achados laboratoriais com a clínica (sangramento de longa duração e persistente que não respondeu às medidas usuais de controle).

Esse tema foi discutido no âmbito da HPP no Capítulo 11.

Uso de botas pneumáticas

Desde 2012, a Organização Mundial da Saúde (OMS) recomenda que esses dispositivos sejam incluídos em protocolos nacionais de tratamento da HPP como medida adjuvante enquanto se aguarda a correção da causa básica. Em 2015, o FIGO Safe Motherhood and Newborn Health Committee publicou as novas recomendações para o uso de botas pneumáticas por ocasião do transporte de pacientes com HPP para centros especializados. Foram definidos os valores de pressão recomendados para cada uma das partes do dispositivo e as regras para a manutenção da terapêutica, que seriam:

- Manter o dispositivo até a identificação da fonte do sangramento e sua diminuição para pelo menos 25 a 50mL/h.
- Manter o dispositivo até que o pulso e a PAS estejam estabilizados (pulso < 100bpm e PAS > 100mmHg – "Regra dos 100").

> O uso de botas pneumáticas não deve substituir as medidas de reanimação inicial com reposição de fluidos.

Em unidades onde não estejam disponíveis as botas pneumáticas, uma versão não pneumática pode ser utilizada (*non-pneumatic garment*). Trata-se de um instrumento com velcro em suas bordas que age comprimindo os membros inferiores de maneira uniforme e orientando o fluxo sanguíneo no sentido central.

Uso de medicações

As medicações vasoativas raramente são indicadas no manejo do choque hemorrágico em obstetrícia. Normalmente, essas medicações são administradas quando a hemorragia persiste mesmo após a correção da causa e a reposição de cristaloides e hemocomponentes com a paciente já internada em unidade de cuidados intensivos com persistente instabilidade hemodinâmica.

A OMS (2014) considerava o uso de ácido tranexâmico como uma opção medicamentosa válida para os casos refratários de HPP, quando o sangramento estivesse parcialmente associado a um trauma (por exemplo, lacerações extensas, rotura uterina – evidências extrapoladas de estudos sobre o tratamento de hemorragias pós-trauma). No entanto, recentemente foram publicados (*Lancet*, abril 2017) os resultados de um grande ensaio clínico controlado com placebo, randomizado, duplo-cego, chamado *The World Maternal Antifibrinolytic* (WOMAN) *Trial*, e, com base nisso, no final de 2017 houve uma importante alteração nas recomendações da OMS. Esse estudo envolveu cerca de 200 hospitais em 21 países e incluiu mais de 20 mil mulheres. Em pacientes com diagnóstico clínico de HPP, o uso de 1g de ácido tranexâmico IV (associado ao cuidado padrão) reduziu significativamente o número de mortes (1,5% vs 1,9%; RR: 0,81; IC 95%: 0,65 a 1,00; p=0,045). Segundo os autores, o tratamento nas fases iniciais do sangramento, até 3 horas do parto, tem resultados ainda melhores. As taxas de histerectomia não foram reduzidas pelo uso da medicação. Assim, segundo o novo protocolo OMS (2017), nas pacientes com diagnóstico de HPP, o ácido tranexâmico faz parte do cuidado padrão e deve ser administrado dentro de 3 horas do parto (vaginal ou cesariana) em dose fixa de 1g (100mg/mL), IV, durante 10 minutos (1mL por minuto), e uma segunda dose deverá ser administrada se após 30 minutos o sangramento continuar ou reiniciar dentro de 24 horas.

Antibioticoterapia profilática

A antibioticoterapia profilática é recomendada para pacientes com hemorragia grave por causa da intensa manipulação na tentativa de reverter o sangramento – manobras mecânicas (veja o Capítulo 13).

Complicações

- Insuficiência renal aguda.
- CIVD.
- Infecções.

> Cada hospital deve elaborar protocolos locais para o manejo das hemorragias obstétricas com base em seus recursos e disponibilidades.
> As equipes devem ser continuamente treinadas, preferencialmente em ambientes simulados, para garantir o conhecimento e a apropriação dos protocolos e a maior eficácia das ações desempenhadas durante as emergências.
> A padronização dos processos e a redução nas variações das práticas melhoram os desfechos e a qualidade dos cuidados (ACOG, 2012; OMS, 2014).

SEPSE E CHOQUE SÉPTICO
Importância na gestação e no puerpério

A sepse é causa importante de morte materna em todo o mundo. O não reconhecimento precoce dos sinais e sintomas e a falta de uniformidade dos protocolos com atrasos no tratamento comprometem significativamente o prognóstico materno. Apesar de a maioria das pacientes obstétricas ser formada por jovens sem comorbidades, a mortalidade pode chegar a 40% a 60% em casos complicados com choque.

Fatores de risco da sepse no ciclo gravídico-puerperal (RCOG, 2012)

Os estudos de casos de óbitos maternos revelaram que a maioria das pacientes que falecem por sepse apresenta vários fatores de risco:
- Obesidade.
- Diabetes prévio ou *diabetes mellitus* gestacional.
- Imunossupressão (adquirida ou medicamentosa).
- Anemia.
- História de infecção pélvica: estreptococo do grupo B.
- Procedimentos invasivos durante a gestação.
- Rotura prolongada de membranas.
- Cesariana.
- Retenção de produtos de concepção.

Etiologia

Os microrganismos mais frequentemente encontrados nas pacientes que faleceram são os estreptococos beta-hemolíticos e a *E. coli*. Nos casos derivados de corioamnionite, são comuns as infecções mistas: gram-positivos e gram-negativos. O Quadro 31.6 contém uma lista dos principais microrganismos relacionados com a sepse na gestação.

Definições do Terceiro Consenso Internacional de Sepse e Choque Séptico 2016 (Sepsis-3)

No início de 2016, a Society of Critical Care Medicine (SCCM) e a European Society of Intensive Care Medicine (ESICM) publicaram um novo consenso sobre as definições de sepse e choque séptico (Sepsis-3). As definições anteriores permaneceram inalteradas durante quase 20 anos e, segundo os especialistas que participaram das reuniões, apresentavam limitações clínicas importantes, como foco excessivo no processo inflamatório com a utilização de critérios que apresentavam sensibilidade e especificidade inadequadas. A definição atual reconhece que a sepse envolve a ativação precoce de respostas pró e anti-inflamatórias, com alterações cardiovasculares,

Quadro 31.6 Principais microrganismos relacionados com a sepse na gestação

Grupo	Microrganismo
Aeróbios gram-negativos	Enterococos (*E. coli, Klebsiella pneumoniae, Enterobacter, Proteus, Serratia*) e *Pseudomonas aeruginosa*
Aeróbios gram-positivos	Estreptococos (*S. agalactiae, S. pyogenes*) e enterococos (*S. feacalis, S. faecium*)
Anaeróbios	*Peptococcus, Peptostreptococcus, Clostridium perfringens, Bacteroides, Fusobacterium*

neuronais, autonômicas, hormonais, metabólicas e da coagulação, mas também leva em consideração as significâncias biológicas individuais. Ainda segundo o Consenso, a expressão sepse grave é redundante e não deve ser utilizada na prática clínica.

Novos termos e definições:

- **Sepse:** disfunção de órgãos que ameaça a vida causada por resposta inadequada à infecção por parte do hospedeiro. Em outras palavras, as lesões de tecidos e órgãos são causadas pela resposta do organismo, e não pela infecção em si.
- **Disfunção de órgãos:** mudança aguda no total do escore SOFA (*Sequential Organ Failure Assessment* – veja adiante) ≥ 2 pontos consequente à infecção:
  - Assume-se como zero o valor básico do escore SOFA em indivíduos sem disfunção de órgãos preexistente conhecida.
  - SOFA ≥ 2 reflete risco de mortalidade próximo de 10% na população geral internada por suspeita de infecção. A gravidade da infecção é enfatizada, pois mesmo indivíduos com disfunção modesta inicialmente podem piorar sem tratamento apropriado rápido.

    Observação: pacientes com suspeita de infecção com risco de morte e provável permanência prolongada em unidade de cuidados intensivos podem ser avaliadas rapidamente com "SOFA rápido" (qSOFA — *quick SOFA*).
- **Choque séptico:** subtipo no qual existem anormalidades circulatórias e celulares/metabólicas profundas suficientes para aumentar consideravelmente a mortalidade em pacientes com sepse.
  - Os pacientes podem ser identificados pelo quadro clínico de sepse com hipotensão persistente que necessita de medicações vasopressoras para manter a pressão arterial média ≥ 65mmHg e o lactato sérico > 2mmol/L (18mg/L), apesar da ressuscitação com volume adequado. Na presença desses critérios, a mortalidade hospitalar situa-se acima de 40%.

Fonte: Singer M, Deutschman CS, Seymour C et al. The Third International Consensus Definitions for Sepsis and Septic Shock (Sepsis-3). JAMA 2016; 315(8):801-10.

O Escore SOFA é mais conhecido e utilizado na rotina de unidades de terapia intensiva (Quadro 31.7). O escore gradua anormalidades em diferentes sistemas e leva em conta as intervenções clínicas que foram realizadas para manter a estabilidade do paciente, incluindo uso de medicações vasoativas. Um valor alto do Escore SOFA é associado ao aumento da probabilidade de mortalidade. No entanto, o escore só pode ser completado com os resultados de exames laboratoriais, como PaO_2, plaquetas, creatinina e bilirrubinas.

O qSOFA pode ser usado mais rapidamente em unidades não intensivas, não necessita de exames laboratoriais e pode ser repetido quantas vezes forem necessárias à beira do leito (Quadro 31.8). Estima-se que os pacientes com dois ou mais critérios positivos tenham prognóstico reservado (maiores mortalidade e permanência em unidades intensivas). No entanto, esse escore rápido ainda deve ser validado prospectivamente.

A Figura 31.1 apresenta as recomendações para operacionalização dos critérios do consenso SCCM/ESICM (2016).

Críticas às novas definições SCCM/ESICM – Sepsis-3

As definições anteriores utilizavam os critérios da síndrome da resposta inflamatória sistêmica (SIRS) para definir a presença de sepse. A SIRS também pode estar presente em condições graves relacionadas com processos não infecciosos (por exemplo, doenças autoimunes, pancreatite, vasculite, tromboembolismo, queimaduras e cirurgias). Assim, os critérios da SIRS teriam menos possibilidade de prever o óbito do que os critérios SOFA. No entanto, as novas definições SCCM/ESICM – Sepsis-3 contêm limitações claras, como a ausência de validação prospectiva do qSOFA, a ausência do nível de lactato no Escore SOFA e a falta de especialistas e de dados provenientes de países de poucos e médios recursos (*low and middle income countries* – LMIC) nos trabalhos (onde infelizmente a disponibilidade de recursos de laboratório é limitada mesmo em unidades intensivas).

Não endossaram o documento: American College of Chest Physicians, American College of Emergency Physicians e Instituto Latino-Americano da Sepse (ILAS).

As justificativas do ILAS estão resumidas a seguir, e o Quadro 31.9 mostra uma comparação entre as duas definições.

Por que o ILAS não endossou as novas definições de sepse?

- A sepse se comporta de maneira diferente nos diversos cenários, e os LMIC não tiveram direito a voto nas discussões do consenso. Isso dificulta bastante a avaliação do impacto dessas novas definições em locais com realidade diferente da encontrada nos bancos de dados que ampararam as mudanças.
- Os novos conceitos irão selecionar uma população mais gravemente doente. Essa abordagem é inadequada no contexto dos LMIC, onde o esforço ainda é por aumentar a percepção para o grave problema da sepse.
- Ausência de validação do qSOFA como estratégia de rastreio de pacientes. Aguardar a ocorrência de dois

31 | Choque em Obstetrícia

Quadro 31.7 Escore SOFA (Sequential [Sepsis-related] Organ Failure Assessment)

Sistema	Escore				
	0	1	2	3	4
Respiração PaO_2/FiO_2, mmHg (kPa)	≥ 400 (53,3)	< 400 (53,3)	< 300	< 200 (26,7) com suporte ventilatório	< 100 (13,3) com suporte ventilatório
Coagulação Plaquetas (×10³/μL)	≥ 150	< 150	< 100	< 50	< 20
Fígado Bilirrubinas mg/dL (μmol/L)	< 1,2 (20)	1,2 a 1,9 (20 a 32)	2 a 5,9 (33 a 101)	6 a 11,9 (102 a 204)	> 12 (204)
Cardiovascular	PAM ≥ 70mmHg	PAM < 70 mmHg	Dopamina < 5 OU Dobutamina (qualquer dose)	Dopamina 5,1 a 15 OU Epinefrina ≤ 0,1 OU Norepinefrina ≤ 0,1*	Dopamina > 15 OU Epinefrina > 0,1 OU Norepinefrina > 0,1*
SNC Glasgow	15	13 a 14	10 a 12	6 a 9	< 6
Renal Creatinina mg/dL (μmol/L) Débito urinário, mL/dL	< 1,2 (110)	1,2 a 1,9 (110 a 170)	2 a 3,4 (171 a 299)	3,5 a 4,9 (300 a 440) < 500	> 5 (440) < 200

PAM: pressão arterial média; FiO_2: fração de oxigênio inspirado; PaO_2: pressão parcial de oxigênio.
*Doses de catecolaminas em μg/kg/min pelo menos durante 1 hora.
Fonte: Singer M, Deutschman CS, Seymour C et al. The Third International Consensus Definitions for Sepsis and Septic Shock (Sepsis-3). JAMA 2016; 315(8):801-10.

Quadro 31.8 Critérios SOFA rápido – qSOFA (*quick SOFA*)

Frequência respiratória ≥ 22/min
Alteração de consciência
Pressão arterial sistólica ≤ 100mmHg

Fonte: Singer M, Deutschman CS, Seymour C et al. The Third International Consensus Definitions for Sepsis and Septic Shock (Sepsis-3). JAMA 2016; 315(8):801-10.

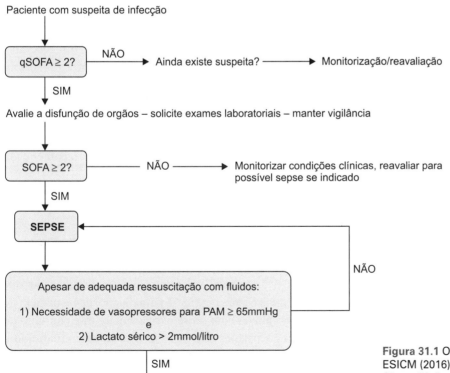

Figura 31.1 Operacionalização dos critérios SCCM/ESICM (2016) para o diagnóstico de sepse. (Adaptada de Singer M, Deutschman CS, Seymour C et al. The Third International Consensus Definitions for Sepsis and Septic Shock [Sepsis-3]. JAMA 2016; 315[8]:801-810.)

Quadro 31.9 Comparação entre as definições de sepse e choque séptico

Antiga	Nova
Sepse	**Sepse**
SIRS: temperatura > 38°C ou < 36°C; frequência cardíaca > 90bpm; frequência respiratória > 20irpm ou $PaCO_2$ < 32mmHg; e leucócitos totais < 4.000 ou > 12.000, ou >10% de bastões + Suspeita de infecção	Suspeita/documentação de infecção + Dois ou mais pontos qSOFA OU ≥ 2 no escore SOFA
Sepse grave	Definição excluída
Sepse + Hipotensão induzida por sepse Lactato acima dos limites normais Diurese < 0,5mL/kg/h por mais de 2 horas Lesão pulmonar aguda com PaO_2/FiO_2 < 250 Lesão pulmonar aguda com PaO_2/FiO_2 < 200 – pneumonia como fonte da infecção Creatinina > 2mg/dL (176,8µmol/L) Bilirrubina > 2mg/dL (34,2µmol/L) Contagem de plaquetas < 100.000µL Coagulopatia (INR > 1,5)	
Choque séptico	**Choque séptico**
Sepse + Hipotensão mesmo com ressuscitação volêmica adequada	Sepse + Necessidade de vasopressores para manter PAM > 65mmHg E Lactato > 2 mmol/L após reanimação volêmica adequada

Fonte: Surviving Sepsis Campaing 2012 – Adaptado de Levy MM, Fink MP, Marshall JC. 2001 SCCM/ESICM/ACCP/ATS/SIS International Sepsis Definitions Conference. Critical Care Medicine 2003; 31(4):1250-6). Singer M, Deutschman CS, Seymour C et al. The Third International Consensus Definitions for Sepsis and Septic Shock (Sepsis-3). JAMA 2016; 315(8): 801-10.

critérios do qSOFA para caracterizar a gravidade dos pacientes pode aumentar a mortalidade.

■ Níveis elevados de lactato (mesmo se > 4mmol/L) não fazem mais parte dos critérios de disfunção orgânica que definem a sepse. Em outras palavras, os novos critérios consideram que as pacientes sem hipotensão e com hiperlactatemia não apresentam risco maior de morte. Segundo o ILAS, a presença de ambas as variáveis aumenta claramente o risco de morte, *mas ambos são fatores de risco independentes*: "Pelas novas definições, pode haver uma situação tal em que um paciente com 99.000 plaquetas ou bilirrubina de 2,1mg/dL ou pO_2/FiO_2 de 290 será considerado portador de sepse, enquanto um paciente com lactato > 4mmol/L e sem outras disfunções terá apenas 'infecção não complicada'."

A versão completa do documento pode ser encontrada no *site* do Instituto www.ilas.org.br – destaques: Declaração Sepse 3.0.

No momento, o ILAS recomenda que os LMIC não adotem as novas recomendações, uma vez que qualquer processo de melhoria da qualidade nos cuidados deve focalizar a detecção precoce de uma possível infecção com base em critérios da SIRS e qualquer disfunção orgânica.

Definição de Sepse Materna – Organização Mundial da Saúde (2017)

Sepse materna é uma condição ameaçadora à vida definida como disfunção de órgãos resultante de infecções durante a gestação, parto, pós-abortamentos ou do puerpério.

Segundo essa definição, os sinais de disfunção de órgãos (por exemplo, taquicardia, pressão arterial reduzida, taquipneia, alteração do estado mental, débito urinário reduzido) são simples de se observar à beira do leito, podendo ser aplicados mesmo em países de baixa e média renda. Sua utilização guia os profissionais para o suporte das funções vitais através do início de antibióticos e administração de fluidos rapidamente, antes de confirmações laboratoriais.

Essa definição foi endossada por diversas organizações logo após sua publicação: Global Sepsis Alliance (GSA), International Pediatric Association (IPA), Jhpiego, Surviving Sepsis Campaign (SSC), The European Society of Intensive Care Medicine (ESICM), The International Confederation of Midwives (ICM), The International Federation of Gynecology and Obstetrics (FIGO) e The Society of Critical Care Medicine (SCCM).

A Figura 31.2 demonstra a abordagem recomendada para a sua operacionalização.

Surviving Sepsis Campaing

Campanha de sobrevência à sepse: diretrizes internacionais

Em 2004 foram publicadas as primeiras diretrizes do *Surviving Sepsis Campaing* (SSC) para diagnóstico e manejo de pacientes graves com sepse. Desde então, esse conjunto de diretrizes e pacotes tem sido sucessivamente atualizado e largamente utilizado em todo o mundo com evidências de sucesso na sobrevida dos pacientes.

Um dos pontos fundamentais preconizados é a manutenção de alto grau de suspeição em relação à sepse em

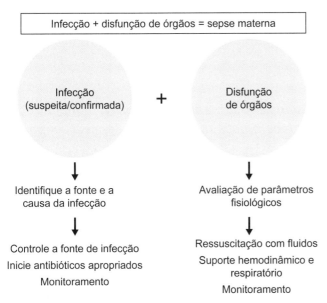

Figura 31.2 Abordagem para operacionalização da nova definição de sepse materna (OMS, 2017). Modificada de: World Health Organization 2017. Statement on Maternal Sepsis. Disponível em: http://www.who.int/reproductivehealth/publications/maternal_perinatal_health/maternalsepsis-statement/en/. Acesso em 4 de julho de 2017.

todos os pacientes com infecção com rastreio de rotina. O início rápido das medidas de reanimação e do tratamento são essenciais para melhorar as taxas de sobrevida.

Segundo as diretrizes publicadas em 2012, devem receber diagnóstico de sepse pacientes com infecção documentada ou suspeita e alguns dos seguintes:

- **Variáveis clínicas gerais:**
  - Febre (> 38,3°C).
  - Hipotermia (temperatura basal < 36°C).
  - Frequência cardíaca > 90bpm/min um ou mais do que dois desvios padrões (DP) acima do valor normal para a idade.
  - Taquipneia.
  - Estado mental alterado.
  - Edema significativo ou balanço fluido positivo (> 20mL/kg por mais de 24 horas).
  - Hiperglicemia (glicose no plasma > 140mg/dL ou 7,7mmol/L) na ausência de diabetes.
- **Variáveis inflamatórias:**
  - Leucocitose (contagem de glóbulos brancos > 12.000µL^{-1}).
  - Leucopenia (contagem de glóbulos brancos < 4.000µL^{-1}).
  - Contagem de glóbulos brancos normal com mais de 10% de formas imaturas.
  - Proteína C reativa no plasma > 2DP acima do valor normal.
  - Procalcitonina no plasma > 2DP acima do valor normal.
- **Variáveis hemodinâmicas:** hipotensão arterial (PAS < 90mmHg, PAM < 70mmHg ou redução de PAS > 40mmHg em adultos ou < 2DP abaixo do normal para a idade).
- **Variáveis de disfunção de órgãos:**
  - Hipoxemia arterial (Pao$_2$/FiO$_2$ < 300).
  - Oligúria aguda (diurese < 0,5mL/kg/h por pelo menos 2 horas apesar de ressuscitação fluida adequada).
  - Aumento de creatinina > 0,5mg/dL ou 44,2µmol/L.
  - Anormalidades de coagulação (INR > 1,5 ou TTPA > 60s).
  - Íleo (ausência de sons intestinais).
  - Trombocitopenia (contagem de plaquetas < 100.000µL^{-1}).
  - Hiperbilirrubinemia (bilirrubina total no plasma > 4mg/dL ou 70µmol/L).
- **Variáveis de perfusão tissular:**
  - Hiperlactatemia (> 1mmol/L).
  - Diminuição do enchimento capilar ou mosqueamento.

Para a SSC a disfunção de órgãos e a hipoperfusão tissular induzida por sepse são ainda consideradas sepse grave, pois a maioria dos trabalhos utilizados para embasar as decisões clínicas recomendadas ainda adota a classificação anterior (veja no Quadro 31.9 os critérios detalhados e as definições atualizadas). O lactato é o marcador de hipoperfusão tissular e por essa razão deve ser solicitado em todos os pacientes para rastreio. A adoção do pacote de medidas deve ser imediata após o diagnóstico.

Pacotes da Campanha de Sobrevivência à Sepse

- **A ser concluído em até 3 horas do tempo de apresentação** (hora do rastreio na emergência ou hora da primeira anotação em prontuário consistente com o diagnóstico):
  1. Medir nível de lactato.
  2. Obter hemocultura antes da administração de antibióticos.
  3. Administrar antibióticos de amplo espectro.
  4. Administrar 30mL/kg de cristaloides para hipotensão ou 4mmol/L de lactato.
- **A ser concluído em até 6 horas:**
  5. Aplicar vasopressores (para hipotensão que não responda à ressuscitação de fluido inicial) para manter uma pressão arterial média (PAM) ≥ 65 mmHg.
  6. No caso de hipotensão arterial persistente após ressuscitação de volume (PAM < 65mmHg) ou lactato inicial ≥ 4mmol/L (36mg/dL), reavaliar condições

hemodinâmicas e perfusão tissular e documentar os achados de acordo com o quadro abaixo.

7. Se o lactato inicial estava elevado, medi-lo novamente.*

Documentar a reavaliação da condição hemodinâmica e perfusão tissular com:

- Repetir exame clínico (após ressuscitação inicial com fluidos) – incluindo sinais vitais, cardiopulmonares (frequência cardíaca, frequência respiratória, pressão arterial), enchimento capilar, temperatura, débito urinário, pulso e achados de cianose.

ou dois dos seguintes:

- Medir pressão venosa central (PVC)
- Medir saturação de oxigênio venoso central ($ScvO_2$)
- Ecocardiograma à beira do leito
- Avaliação dinâmica da resposta aos fluidos com elevação passiva dos membros inferiores ou *desafio de fluidos*

Observação: na última atualização (2015), o pacote de até 3 horas permaneceu igual à edição de 2012 e o pacote de até 6 horas foi modificado e descrito como aqui apresentado.

Com o advento do novo consenso SCCM/ESICM – Sepsis-3, publicado em fevereiro de 2016, o SSC divulgou recomendações para adaptações dos pacotes anteriores aos novos critérios (disponível em: http://www.survivingsepsis.org/Guidelines/Pages/default.aspx) com o objetivo de reforçar que as novas definições não devem tirar o foco da identificação e do tratamento precoce dos casos.

Segundo a instituição, os profissionais de todo o mundo devem continuar a utilizar sinais e sintomas para promover a identificação precoce dos pacientes com suspeita ou infecção confirmada. Naqueles com infecção confirmada, convém obter culturas como indicado, iniciar antibióticos apropriados e obter simultaneamente resultados de laboratório para avaliar a disfunção dos órgãos. No entanto, para o diagnóstico de disfunção de órgãos os critérios anteriores são mantidos, porém *os valores de lactato considerados devem ser os do consenso de 2016, e o qSOFA deve ser considerado de modo complementar*, ou seja, se o lactato > 2mmol/L, considerar disfunção de órgãos e priorizar medidas do pacote de até 3 horas que já estavam em curso (coletar hemoculturas se ainda não tiverem sido coletadas e trocar antibióticos, caso necessário). Foi mantida ainda a recomendação de que os pacientes com hipotensão ou lactato > 4mmol/L

devem receber 30mL/kg de cristaloides em até 3 horas. Todavia, para o pacote de 6 horas *a repetição da dosagem de lactato também é recomendada se o valor inicial for > 2mmol/L.*

Principais recomendações para o manejo da sepse com base no Surviving Sepsis Campaing

- Os pacotes devem ser iniciados *imediatamente* após o diagnóstico de hipoperfusão, ou seja, *não devem ser adiados* até a admissão em unidade de cuidados intensivos. Existem evidências de que a ressuscitação precoce com líquidos diminui significativamente a mortalidade dos pacientes.

- A técnica chama-se *desafio de fluidos* e consiste na administração continuada de fluidos até a melhora hemodinâmica com base em variáveis dinâmicas (por exemplo, alteração da pressão de pulso, variação do volume sistólico) ou estáticas (por exemplo, pressão arterial, frequência cardíaca).

- Os cristaloides devem ser os fluidos de escolha inicial na ressuscitação da sepse e do choque séptico. O hidroxietilamido não deve ser usado por ter sido associado ao aumento da mortalidade.

- *Os antibióticos deverão ser iniciados no máximo em 1 hora.* Cada hora de atraso é responsável por aumentos consideráveis na mortalidade. A obtenção de culturas adequadas para aeróbios e anaeróbios (incluindo hemoculturas) é desejável antes do início do tratamento com antimicrobianos; no entanto, *essa medida não deve ocasionar atraso na terapêutica.* Para o tratamento empírico geralmente se utiliza de uma ou mais medicações de amplo espectro que atinjam concentrações adequadas nos principais focos da infecção; essas medicações devem ser trocadas por antibioticoterapia específica tão logo estejam disponíveis os resultados das culturas.

Esquemas sugeridos no IMIP para choque séptico de causa obstétrica (corioamnionite, infecção pós-parto e pós-abortamento)

- Ceftriaxona 1g IV a cada 12 horas + clindamicina 900mg IV a cada 8 horas (1ª opção).
- Clindamicina 900mg IV a cada 8 horas + gentamicina 5mg/kg IV a cada 24 horas ou 1,5mg/kg IV a cada 8 horas + ampicilina 1g IV a cada 6 horas.
- Ciprofloxacina 400mg IV a cada 12 horas + metronidazol 500mg IV a cada 8 horas ou clindamicina 900mg IV a cada 8 horas.
- Outras opções: ampicilina/sulbactam 1,5g IV a cada 6 horas, piperacilina/tazobactam 4,5g IV a cada 6 horas ou meropenem 1g IV a cada 8 horas.

---

*A ressuscitação deve ser guiada pela normalização do lactato em pacientes em que o lactato inicial estava elevado (marcador de hipoperfusão tecidual).

> **Observação:** em caso de sepse de outra etiologia (pielonefrite, pneumonia, outras), recomenda-se adequar o regime terapêutico aos germes mais frequentemente envolvidos.

- Recomenda-se a realização de exames de imagem para identificação de possíveis coleções ou focos que possam necessitar de intervenção (exérese/drenagem aberta ou percutânea). Deve-se ter cuidado para que o transporte da paciente não resulte em perda da estabilidade hemodinâmica; preferir, se possível, exames à beira do leito.
- Em obstetrícia, geralmente, a principal fonte de infecção é o próprio útero. Uma vez que a paciente se encontre estável, não devem ser postergados: esvaziamento uterino com curetagem (em casos de abortamento infectado ou restos placentários) ou mesmo a histerectomia (em casos mais graves de endometrite). A retirada do foco infeccioso melhora a resposta ao tratamento.
- Recomenda-se a imediata retirada de dispositivos para acessos venosos que podem ser fonte de infecção, após o estabelecimento de outro acesso adequado.
- Pacientes que não respondem à infusão de líquidos devem receber vasopressores em até 6 horas para manter a PAM inicialmente em 65mmHg. Podem ser utilizados norepinefrina (primeira opção), epinefrina e vasopressina. A dopamina deve ser usada como opção à norepinefrina apenas em pacientes muito selecionadas, isto é, com baixo risco de taquiarritmias e bradicardia relativa ou absoluta. Não é recomendado o uso dessa medicação para "proteção renal".
- O uso de corticoides em pacientes graves é controverso. Não deve ser realizado se as medidas iniciais de ressuscitação com fluidos e antibioticoterapia tiverem sucesso. Caso indicado, deve ser preferida a infusão contínua de hidrocortisona à administração em *bolus* (cuidado com a hiperglicemia e a hipernatremia). Em geral, são usadas doses baixas (200mg por dia) durante 3 a 7 dias (a duração ideal não foi estabelecida).
- Podem ser necessárias hemotransfusões para manter a hemoglobina entre 7 e 9mg/dL se após a resolução da hipoperfusão ocorrer anemia. São exceções os casos de isquemia miocárdica, hipoxemia grave, hemorragia aguda ou doença isquêmica do coração. A eritropoetina não deve ser utilizada. Concentrados de plaquetas podem ser utilizados de modo profilático quando as dosagens estiverem < 20.000/mm³ (20×10^9/L) e houver risco significativo de hemorragia. Se estiverem indicados procedimentos cirúrgicos ou invasivos, recomenda-se que as plaquetas estejam > 50.000/mm³ (50×10^9/L).
- Para todas as pacientes, cabe instituir práticas para o controle de infecções, como, por exemplo, lavagem sistemática das mãos, precauções de barreira, elevação do leito para evitar aspiração, manejo das vias aéreas, rotinas de enfermagem em unidades intensivas etc.
- São medidas adjuvantes e de suporte: controle da glicemia, tromboprofilaxia, proteção gástrica (pacientes com fatores de risco para sangramento gastrointestinal), terapia de substituição renal e nutrição enteral precoce (evitar jejum).

> No melhor interesse da paciente, devem ser estabelecidas metas de terapia de prognóstico realístico que serão abordadas em 72 horas após a admissão em unidade de cuidados intensivos. Quando adequados, devem ser instituídos princípios de terapia paliativa, alívio da dor e controle de sintomas. A comunicação e o entendimento com as famílias diminuem o estresse, a ansiedade e a depressão dos parentes sobreviventes e facilitam a tomada de decisões de fim de vida.

O resumo do protocolo do IMIP para sepse encontra-se na Figura 31.3.

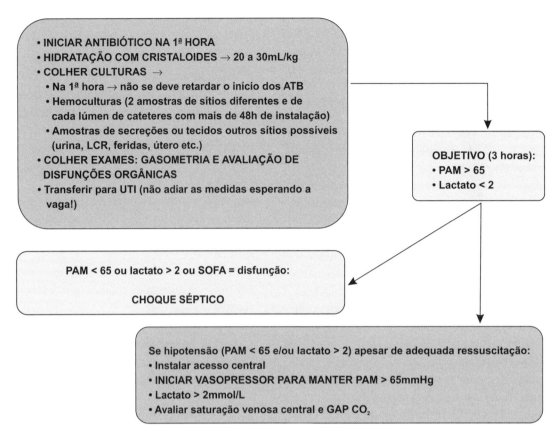

Figura 31.2 Resumo do protocolo CAM-IMIP (2017). (ATB: antibióticos; LCR: líquido cefalorraquidiano; UTI: unidade de terapia intensiva; PAM: pressão arterial média; GAP CO_2: gradiente venoarterial de CO_2.)

LEITURA RECOMENDADA

Rhodes et al. Surviving Sepsis Campaign: International Guidelines for Management of Sepsis and Septic Shock: 2016. Intensive Care Med (2017) 43:304–377. DOI 10.1007/s00134-017-4683-6. Disponível em: http://www.survivingsepsis.org/Guidelines/Pages/default.aspx. Acesso em: 4 de julho de 2017.

Mousa HA, Blum J, Abou El, Senoun G, Shakur H, Alfirevic Z. Treatment for primary postpartum haemorrhage. Cochrane Database of Systematic Reviews 2014, Issue 2. Art. No.: CD003249. DOI: 10.1002/14651858.CD003249.pub3.

Perel P, Roberts I, Ker K. Colloids versus crystalloids for fluid resuscitation in critically ill patients. Cochrane Database of Systematic Reviews 2013, Issue 2. Art. No.: CD000567. DOI: 10.1002/14651858.CD000567.pub6.

Recomendações da OMS para a prevenção e tratamento da hemorragia pós-parto. Organização Mundial da Saúde, 2014. Disponível em: http://www.who.int/reproductivehealth/publications/maternal_perinatal_health/9789241548502/en/. Acesso em: 4 de julho de 2017.

World Health Organization 2017. Recommendation on tranexamic acid for the treatment of postpartum heamorrhage. Disponível em: http://www.who.int/reproductivehealth/publications/tranexamic-acid-pph--treatment/en/. Acesso em 14 de janeiro de 2018.

World Health Organization 2017. Statement on Maternal Sepsis. Disponível em: http://www.who.int/reproductivehealth/publications/maternal_perinatal_health/maternalsepsis-statement/en/. Acesso em: 4 de julho de 2017.

WOMAN Trial collaborators. Effect of early tranexamic acid administration on mortality, hysterectomy, and other morbidities in women with post-partum haemorrhage (WOMAN): an international, randomised, double-blind, placebo-controlled trial. Lancet 2017.

Royal College of Obstetricians and Gynaecologists RCOG. Bacterial Sepsis in Pregnancy. Green–top Guideline No. 64a. April 2012.

Singer M, Deutschman CS, Seymour C et al. The Third International Consensus Definitions for Sepsis and Septic Shock (Sepsis-3). JAMA 2016; 315(8):801-810. doi:10.1001/jama.2016.0287.

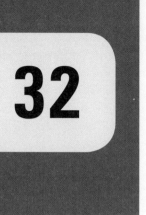

Distúrbios Hipertensivos e Gestação

INTRODUÇÃO

Em todo o mundo, os distúrbios hipertensivos constituem uma causa importante de morbimortalidade durante a gestação. A pré-eclâmpsia e a eclâmpsia estão relacionadas com 10% a 15% de todos os óbitos maternos diretos, além de ocasionarem frequentemente complicações como a restrição de crescimento intrauterino (RCIU) e a prematuridade.

A utilização de protocolos com base em evidências para o diagnóstico precoce e o tratamento das pacientes diminui a incidência de desfechos materno-fetais desfavoráveis. Este capítulo discutirá as principais evidências atualmente disponíveis sobre o tema e a conduta adotada no Centro de Atenção à Mulher (CAM-IMIP).

DEFINIÇÕES

- **Pré-eclâmpsia:** surgimento de hipertensão (pressão arterial sistólica [PAS] ≥ 140mmHg e/ou pressão arterial diastólica [PAD] ≥ 90mmHg) e proteinúria *ou* disfunção de órgãos após a 20ª semana de gestação em mulher previamente normotensa.
- **Eclâmpsia:** ocorrência de convulsões em gestantes com pré-eclâmpsia (na ausência de outras causas neurológicas).
- **Síndrome HELLP:** acrônimo de hemólise, elevação de enzimas hepáticas e trombocitopenia, a síndrome HELLP pode representar complicação de gestantes com pré-eclâmpsia ou se apresentar como evento independente em gestantes normotensas e sem proteinúria (até 20% das pacientes com HELLP).
- **Hipertensão crônica:** hipertensão diagnosticada antes da gestação ou antes de 20 semanas (pelo menos duas aferições). São também consideradas hipertensas crônicas as mulheres que permanecem com níveis pressóricos elevados 12 semanas após o parto (diagnóstico retrospectivo).
- **Pré-eclâmpsia superposta à hipertensão crônica:** surgimento de proteinúria *ou* disfunção de órgãos após a 20ª semana em gestantes com hipertensão crônica. Se a paciente já apresentava proteinúria antes da gestação ou nas primeiras semanas, a superposição é diagnosticada quando ocorre descontrole pressórico agudo após 20 semanas ou desenvolvimento de sinais de gravidade.
- **Hipertensão gestacional:** surgimento de hipertensão sem proteinúria ou outros sinais de pré-eclâmpsia em gestantes após a 20ª semana. Ocorre resolução do quadro até 12 semanas após o parto (hipertensão transitória).

PREVALÊNCIA

Os distúrbios hipertensivos complicam 5% a 10% das gestações, segundo o American College of Obstetricians and Gynecologists (ACOG, 2017). A Organização Mundial da Saúde (OMS) estima que em todo o mundo cerca de 62 mil a 77 mil mulheres morrem anualmente em decorrência de suas complicações (segunda causa mais frequente de morte materna) e que 20% dos partos prematuros estejam relacionados com a pré-eclâmpsia (prematuridade iatrogênica). Após uma análise secundária no banco de dados World Health Organization Multicountry Survey on Maternal and Newborn Health (WHOMCS), pesquisadores concluíram que os casos de morbidade materna grave (*near miss*) são oito vezes mais frequentes em mulheres com pré-eclâmpsia e 60 vezes mais em mulheres com eclâmpsia em comparação com gestações sem essas intercorrências. De modo geral, a incidência é maior em países subdesenvolvidos e com poucos recursos.

No Brasil, os resultados de um estudo multicêntrico sobre a vigilância em morbidade materna grave, publicados em 2014, demonstraram grande variação na incidência de mortalidade por eclâmpsia entre as regiões do país. Nas regiões mais ricas, a prevalência e a mortalidade por eclâmpsia foram de 0,2% e 0,8%, respectivamente, contrastando com 8,1% e 22% encontrados nas regiões mais pobres. A mortalidade perinatal por eclâmpsia atingiu 10% com elevada frequência de prematuridade iatrogênica em nosso meio (a interrupção da gestação funciona como tratamento curativo). Segundo os autores, os principais fatores envolvidos nessas diferenças regionais estão relacionados com dificuldades de acesso aos serviços de saúde (principalmente em unidades intensivas) e monitoramento inadequado das pacientes.

Em publicação recente (2014) foram avaliados os casos de distúrbios hipertensivos durante a gestação admitidos no Centro de Atenção à Mulher (CAM-IMIP) entre os anos de 2000 e 2006 com o objetivo de avaliar a associação entre a temperatura e a umidade relativa do ar e a incidência. Nesse período, 35.342 mulheres foram admitidas na instituição e 26.125 delas tiveram os dados de admissão disponíveis para utilização na pesquisa. Os autores encontraram um total de 5.051 casos de distúrbios hipertensivos (ressalta-se que, desses, 108 casos foram de eclâmpsia), com incidência total de 19,33%, anualmente distribuída da seguinte maneira: 2000: 19,5%; 2001: 25,56%; 2002: 25,52%; 2003: 19,3%; 2004: dados não disponíveis; 2005: 13,5%; 2006: 13,2%. A incidência mensal média ao longo do ano também é variável, sendo fevereiro o mês com menor incidência em nosso meio (9,95%) e agosto o de maior incidência (21,5%), parecendo ser afetada por variações da temperatura na região, com menor incidência nos períodos mais frios. A elevada incidência de pré-eclâmpsia em nossa instituição pode ser justificada por se tratar de serviço de referência terciário com unidade intensiva materna exclusivamente obstétrica, atendendo unicamente pacientes do Sistema Único de Saúde (SUS).

FATORES DE RISCO

Várias condições clínicas foram relacionadas com o aumento do risco de desenvolvimento de pré-eclâmpsia, a saber:

- Nuliparidade.
- Pré-eclâmpsia em gestação anterior.
- Idade materna > 40 anos ou < 18 anos.
- Antecedentes obstétricos de restrição de crescimento, descolamento prematuro de placenta normalmente inserida (DPPNI) ou óbito fetal.

- História familiar de pré-eclâmpsia.
- Presença de hipertensão crônica.
- Presença de doença renal crônica.
- Doenças autoimunes: lúpus eritematoso sistêmico e síndrome de anticorpos antifosfolípides (SAAF).
- Presença de doenças vasculares.
- Diabetes (preexistente ou desenvolvida durante a gestação).
- Gestação múltipla.
- Obesidade.
- Raça negra.
- Hidropisia fetal.
- Intervalo entre os partos: aumento do risco de recorrência se o intervalo for curto e a gestação anterior tiver apresentado pré-eclâmpsia. No entanto, o risco também aumenta se o intervalo for longo e a gestação anterior normotensa.
- Fatores do parceiro: mudança de parceiro, exposição limitada ao esperma (uso de contracepção de barreira).
- Fertilização in vitro.

FISIOPATOLOGIA

No primeiro trimestre das gestações normais, os trofoblastos placentários invadem a decídua materna e alcançam um terço do miométrio. Ocorre remodelamento das artérias espiraladas miometriais, o tecido muscular e elástico dos vasos é substituído por material fibrinoide e essas artérias são transformadas em um sistema de vasos com alta capacidade e baixa resistência. Por meio desse processo, a mulher experimenta alterações hemodinâmicas fisiológicas que favorecem a oxigenação, a nutrição e o adequado desenvolvimento fetal.

Na pré-eclâmpsia, as células trofoblásticas não conseguem remodelar as artérias espiraladas e ocorrem baixa perfusão e isquemia placentária com estresse oxidativo e inflamação. O endotélio lesionado promove a liberação de marcadores, como os fatores proteicos antiangiogênicos, a fibronectina, as citocinas inflamatórias, a endotelina 1, o fator de von Willebrand e a trombomodulina, entre outros. Ocorre diminuição da prostaciclina, do óxido nítrico e de outros fatores vasodilatadores. De modo paralelo ou complementar, pode ocorrer ainda uma resposta inflamatória exagerada a uma placentação normal desencadeada por certas condições clínicas, como diabetes, gemelaridade, hipertensão preexistente ou lúpus.

A gestante com pré-eclâmpsia responde exageradamente aos estímulos da angiotensina II e das catecolaminas. Para compensar a deficiência do fluxo placentário, ela desenvolve hipertensão, usualmente no final do segundo ou do terceiro trimestre, para vencer o sistema de alta resistência que foi mantido nas artérias espiraladas. Essa teoria é amparada pelas modificações precoces observadas nos exames Doppler de gestantes com pré-eclâmpsia de início precoce quando comparadas com gestantes com início tardio da doença ou sem a condição. De modo geral, o volume total de plasma circulante diminui nas gestantes com pré-eclâmpsia e, quando comparadas a controles normais, ocorre supressão da renina e aldosterona com elevação do hormônio natriurético. A microalbuminúria é a expressão renal da lesão endotelial sistêmica, apesar de atualmente não ser obrigatória para o diagnóstico.

Assim, o exato mecanismo fisiopatológico envolvido no surgimento da pré-eclâmpsia ainda é motivo de controvérsias e não está completamente elucidado. Acredita-se que a cadeia de eventos inflamatórios decorra de alterações no processo normal de placentação, mas o fator ou fatores que precipitam essa condição podem ser diferentes em cada mulher. Além disso, diferentes combinações de influências maternas e fetoplacentárias são responsáveis pela variedade de início e a gravidade dos quadros clínicos observados.

Mais recentemente, estudos de epigenética vêm tentando comprovar o caráter autossômico recessivo da doença – pai e mãe como carreadores de genes que são transmitidos ao feto, modificando geneticamente a placenta e definindo o fenótipo da doença materna – com o objetivo de desenvolver testes diagnósticos não invasivos precoces, antes do aparecimento de sintomas clínicos. No entanto, os resultados ainda são muito limitados por causa da necessidade de um grande número de pacientes para as análises em virtude da grande variabilidade clínica observada e dos enormes custos que podem estar envolvidos nessas pesquisas.

PREDIÇÃO

O teste preditivo ideal deveria ser de simples execução, com resultado rápido, reprodutível, confiável, sensível, específico, não invasivo e de baixo custo. Na prática, não existem testes que consigam preencher todos esses critérios em relação à pré-eclâmpsia ou identificar com segurança quais mulheres irão progredir para as formas graves do espectro da doença. Todavia, com base em estudos em gestantes com pré-eclâmpsia, vários testes/exames têm sido propostos e serão discutidos aqui com base nas evidências disponíveis e recomendações de utilização:

- **Dosagens de fatores angiogênicos:** baseiam-se na fisiopatologia proposta para a doença, e as dosagens poderiam ser obtidas através de sangue ou urina. Seriam importantes: fator de crescimento endotelial vascular, fator de crescimento placentário, tirosina-quinase solúvel e endoglina solúvel (as duas últimas estariam aumentadas e os dois primeiros diminuídos na

pré-eclâmpsia). Teoricamente, alterações nos valores absolutos ou na razão desses marcadores poderiam preceder em semanas as manifestações clínicas. Apesar disso, a utilidade clínica dessas dosagens ainda não foi estabelecida e, por isso, elas não fazem parte dos protocolos de rastreamento internacionalmente em uso.

- **Dopplervelocimetria da artéria uterina:** o remodelamento fisiológico das artérias espiraladas ocasiona a redução da impedância das artérias uterinas com o avançar da gestação. A análise das ondas ao Doppler pode ser realizada de duas maneiras nas artérias uterinas:
  - Ausência ou presença de incisuras (uni ou bilaterais).
  - Razões de fluxo das ondas (índices de resistência ou de pulsatilidade, razão sistólica/diastólica).

Vários estudos já foram realizados com o objetivo de determinar a melhor forma de utilização do Doppler com caráter preditivo para pré-eclâmpsia, mas as comparações tropeçam nas diferentes definições diagnósticas e técnicas utilizadas. A interpretação leva em consideração o risco de desenvolvimento da doença e é fundamentada em uma revisão sistemática que incluiu 74 estudos e quase 80 mil mulheres. O aumento do índice de pulsatilidade *associado* à presença de incisura das uterinas no segundo trimestre (sensibilidade de 23% e especificidade de 99%) foi considerado pelos autores um dos preditores gerais da doença em mulheres de baixo risco para pré-eclâmpsia. Segundo os autores, a presença isolada de incisuras bilaterais no segundo trimestre esteve relacionada com a predição de pré-eclâmpsia grave com sensibilidade demonstrada de 65% e especificidade de 95%. Nas mulheres com alto risco de desenvolver a doença, a elevação do índice de resistência no segundo trimestre teve sensibilidade de 80% e especificidade de 78%.

- **Abordagem combinada:** podem ser utilizadas combinações de marcadores ou associações entre marcadores e dopplerfluxometria. Um grande estudo desenvolvido no King's College Hospital, em Londres, avaliou 7.797 mulheres com gestações únicas entre 11 e 13 semanas com relação ao índice de pulsatilidade da artéria uterina, média da pressão arterial, proteína A associada à gestação, fator de crescimento placentário livre, índice de massa corporal, paridade e história prévia de pré-eclâmpsia. Os autores conseguiram desenvolver um algoritmo de predição com 94,1% de sensibilidade e 94,3% de especificidade. No entanto, esses resultados não devem ser extrapolados para outras populações antes de novos estudos.

De modo geral, o rastreamento de rotina da pré-eclâmpsia em pacientes de baixo risco envolve altos custos e altas taxas de falso-positivo, ocasionando grande ansiedade em profissionais e genitores. Em setembro de 2015, o AGOG emitiu uma opinião oficial sobre o assunto em que recomenda que a história clínica associada à análise de fatores de risco seja a única estratégia utilizada para o rastreamento da pré-eclâmpsia. Esse documento foi reafirmado em 2017 e até o momento representa a opinião da organização. Por outro lado, em protocolos sobre RCIU, o Royal College of Obstetricians and Gynaecologists (RCOG, 2014) recomenda a realização de Doppler de rastreamento das artérias uterinas com 20 a 24 semanas em gestantes que apresentam *fatores de risco para RCIU* e a Society of Obstetricians and Gynaecologists of Canada (SOGC, 2013) recomenda o Doppler ainda antes, entre 19 e 23 semanas de gestação, na presença de *fatores de risco menores associados para RCIU* (por exemplo, paciente com pré-eclâmpsia prévia e tabagismo < 10 cigarros/dia e sobrepeso). Vale ressaltar que essas indicações relacionadas com fatores de risco para RCIU coincidem com vários fatores de risco para pré-eclâmpsia e dessa maneira os protocolos podem se sobrepor. No entanto, o rastreamento não é formalmente descrito com a finalidade de predizer pré-eclâmpsia (veja o Capítulo 29).

Não existem evidências de que dosagens seriadas de ácido úrico ou exames de rastreio para trombofilias hereditárias ou adquiridas (SAAF) possam ser utilizados como testes preditivos para pré-eclâmpsia. Logo, não devem ser solicitados com essa finalidade.

MANIFESTAÇÕES CLÍNICAS

As manifestações clínicas são muito variáveis nas gestantes com pré-eclâmpsia. Cerca de 10% das pacientes iniciam o quadro após 34 semanas de gestação, e até 5% dos casos são diagnosticados apenas no pós-parto (em geral, em até 48 horas). A doença é progressiva e, após alguns dias ou semanas, as lesões em órgãos e sistemas se tornam aparentes na maioria das pacientes; cerca de 2% evoluem para eclâmpsia. São sinais e sintomas frequentemente associados: hipertensão, cefaleia, escotomas, fotofobia, visão borrada, dor epigástrica ou em quadrantes superiores do abdome, náuseas e vômitos, dispneia, dor retroesternal e alterações de consciência. As definições utilizadas atualmente foram descritas no início deste capítulo.

Desde 2009, Sibai e cols. já chamavam a atenção para a possibilidade de casos de pré-eclâmpsia com apresentações atípicas: início antes de 20 semanas, hipertensão sem proteinúria associada ou não a sinais de pré-eclâmpsia grave, início após 48 horas e antes de 6 semanas do parto. Nessa condição devem ser investigados: gestação molar, lúpus eritematoso sistêmico com comprometimento renal, púrpura trombocitopênica trombótica, síndrome hemolítica urêmica, SAAF e falência hepática aguda da gestação, condições que podem provocar a manifestação precoce da pré-eclâmpsia.

A síndrome HELLP pode ter manifestações clínicas variadas e, em 70% dos casos, o diagnóstico ocorre antes do parto. Os sintomas mais comuns, em ordem decrescente de frequência, são: dor abdominal ou em quadrantes superiores ou retroesternal, náuseas, vômitos, mal-estar, cefaleia, alterações visuais e convulsão (em apenas 5% dos casos). A hipertensão e a proteinúria não são obrigatórias para o diagnóstico da síndrome HELLP e estão presentes em cerca de 85% das pacientes. Vale ressaltar que a apresentação inicial já pode ocorrer com morbidade materna grave: coagulação intravascular disseminada, DPPNI, lesão renal aguda, edema pulmonar, hematoma subcapsular ou intraparenquimatoso hepático e descolamento de retina. Os critérios laboratoriais estão descritos mais adiante no Quadro 32.3.

A eclâmpsia é caracterizada pela ocorrência de crise convulsiva do tipo tônico-clônica, generalizada, em pacientes com critérios diagnósticos de pré-eclâmpsia. A maioria das pacientes pode permanecer pouco responsiva por 10 a 20 minutos após o episódio, e déficits neurológicos focais não costumam ser encontrados. Em caso de repetição, geralmente advém o coma. Do ponto de vista fisiopatológico, acredita-se que a hipertensão cause colapso do sistema de autorregulação da circulação cerebral por causa da dilatação forçada e rápida dos vasos cerebrais, o que provoca hipoperfusão, disfunção endotelial e edema cerebral – semelhante ao que ocorre na encefalopatia hipertensiva, fato comprovado por estudos com neuroimagem. Também é aceito que a ativação do sistema de autorregulação desencadeie vasoconstrição, isquemia localizada e ativação de cascatas de inflamação. Normalmente, essas alterações são transitórias e não deixam danos permanentes.

Estima-se que até 60% dos casos ocorram fora do trabalho de parto, 20% no trabalho de parto/parto e 20% no puerpério (até 7 dias). Normalmente, a eclâmpia é precedida de sintomas premonitórios (hipertensão, cefaleia persistente, alterações visuais, exacerbação de reflexos tendinosos), porém em até 25% dos casos pode ocorrer em gestantes assintomáticas. Logo após o episódio convulsivo, é frequente a ocorrência de bradicardia fetal por alguns minutos desencadeada pela hipoxia materna. A persistência de padrão não tranquilizador após as intervenções terapêuticas maternas deve levantar a suspeita de DPPNI associado.

De modo geral, quanto mais precoce for o início do quadro clínico materno, maior será o comprometimento fetal. A RCIU é frequente, ocorrendo redução de aproximadamente 12% do peso de nascimento em pacientes com pré-eclâmpsia em comparação com gestações saudáveis. A redução pode chegar a 23% se o início do quadro for precoce. O risco de óbito perinatal e morbidade neonatal grave também é maior. Além disso, muitos neonatos são prematuros (iatrogenia: a interrupção da gestação interrompe o curso da doença) e, ao contrário do que se pensava, não ocorre aceleração da maturação fetal em virtude do estresse causado pela doença – a frequência de morbidades associadas à prematuridade (por exemplo, desconforto respiratório, enterocolite necrosante, hemorragia ventricular) é semelhante à encontrada em neonatos de mães sem a doença.

DIAGNÓSTICO

A pressão arterial da gestante deve ser aferida em todas as consultas de pré-natal e em todas as eventuais visitas à emergência, mesmo que a queixa motivadora não esteja relacionada com a pré-eclâmpsia. As recomendações para a aferição adequada da pressão arterial em gestantes estão descritas no Quadro 32.1 e os critérios diagnósticos de pré-eclâmpsia utilizados no CAM-IMIP, de acordo com o ACOG (2013), são apresentados no Quadro 32.2.

O monitoramento ambulatorial da pressão arterial (MAPA) durante 24 horas é mais útil para a identificação de gestantes com "hipertensão de jaleco branco" antes de 20 semanas e para evitar intervenções desnecessárias. Deve-se ressaltar que o exame tem baixas sensibilidade e especificidade para identificar mulheres em risco de desenvolver hipertensão na segunda metade da gestação e valor prognóstico modesto em pacientes já diagnosticadas com distúrbios hipertensivos.

A *pré-eclâmpsia com características de gravidade* pode ser definida, ainda de acordo com o ACOG (2013), pela ocorrência de:

- **Sintomas de disfunção do sistema nervoso central:**
  - Alterações visuais (fotopsia, percepção de clarões de luz, escotomas, cegueira cortical, vasoespasmo retiniano).
  - Cefaleia de forte intensidade ou que persiste após o uso de analgésicos.
  - Alteração de consciência.
- **Anormalidades hepáticas:**
  - Dor epigástrica ou em quadrante superior esquerdo não justificada por outros diagnósticos e que não responde aos medicamentos usuais
    E/OU
  - Transaminases ≥ 2 vezes os valores normais.
- **Elevação da pressão arterial:**
  - PAS ≥ 160mmHg ou PAD ≥ 110mmHg em duas ocasiões com pelo menos 4 horas de intervalo (exceto pacientes que estejam usando anti-hipertensivos).
- **Plaquetas < 100.000.**
- **Anormalidades renais:** creatinina plasmática > 1,1mg/dL ou duplicação do valor anterior na ausência de outra doença renal.
- Edema agudo de pulmão.

Quadro 32.1 Recomendações para aferição de pressão arterial em gestantes

Preparo
1. Gestante em repouso por pelo menos 5 minutos; preferir ambientes calmos
2. Explicar o procedimento e orientar a gestante para não falar durante a aferição. As possíveis dúvidas serão esclarecidas após o procedimento
3. Certificar-se de que a gestante não está com a bexiga cheia, praticou exercícios físicos há pelo menos 60 minutos, ingeriu bebidas alcoólicas, café ou fumou nos 30 minutos anteriores
4. Certificar-se de que o esfigmomanômetro esteja calibrado
Posicionamento
1. Gestante em posição sentada, com as pernas descruzadas, pés apoiados no chão e o dorso recostado na cadeira e relaxado
2. Braço direito à altura do coração (no ponto médio do esterno ou no quarto espaço intercostal), desnudado, apoiado em uma superfície com a palma da mão voltada para cima e o cotovelo ligeiramente fletido
Observação: a pressão arterial também poderá ser medida com a mulher em decúbito lateral esquerdo, mas nunca em posição supina
Procedimento
1. Localizar a artéria braquial por palpação.
2. Colocar o manguito em torno do braço da gestante, sem deixar folga, ajustando-o acima da dobra do cotovelo – 2 ou 3cm acima da fossa cubital
3. Localizar a artéria braquial por palpação e sobre ela colocar a campânula do estetoscópio com leve pressão local. Nunca prendê-la sob o manguito
4. Colocar as olivas do estetoscópio nos ouvidos
5. Inflar o manguito rapidamente, até mais de 30mmHg, e desinflar lentamente. Após o desaparecimento dos ruídos, auscultar cerca de 20 a 30mmHg para confirmar a ausência de sons e proceder à deflação rápida e completa
Leitura
1. Pressão sistólica (máxima): ponto do manômetro que corresponder ao aparecimento do primeiro ruído (fase I de Korotkoff: ruído em geral fraco, seguido de batidas regulares)
2. Pressão diastólica (mínima): ponto do manômetro que corresponder ao desaparecimento completo dos ruídos (fase V de Korotkoff). Nos casos em que isso não ocorrer, a leitura corresponde ao ponto em que se percebe abafamento dos ruídos (fase IV de Korotkoff)

Fonte: Cadernos de Atenção Básica – Atenção ao pré-natal de baixo risco. Ministério da Saúde. Série A. Normas e Manuais Técnicos. Cadernos de Atenção Básica, nº 32. Brasília, 2012. FEBRASGO (Federação Brasileira das Associações de Ginecologia e Obstetrícia). Peixoto S. Manual de assistência pré-natal. 2. ed. São Paulo, 2014.

> **Atenção!**
> A *proteinúria maciça* não é mais considerada essencial para o diagnóstico de pré-eclâmpsia grave, isto é, o diagnóstico pode ser realizado mesmo em sua ausência. A razão para a mudança é sua correlação fraca com os desfechos materno-fetais.
> A *oligúria* também não é mais utilizada como critério diagnóstico de pré-eclâmpsia grave, pois pode ocorrer fisiologicamente no período de trabalho de parto e no pós-parto imediato (sem alterações de creatinina).

Quadro 32.2 Critérios diagnósticos de pré-eclâmpsia (ACOG, 2013)

PAS ≥ 140mmHg ou PAD ≥ 90mmHg em duas ocasiões com pelo menos 4 horas de intervalo*, após a 20ª semana de gestação, em gestante previamente normotensa

*Se PAS ≥ 160mmHg ou PAD ≥ 110mmHg, a confirmação pode ter intervalo de apenas alguns minutos

E

Proteinúria de 24 horas ≥ 0,3g ou razão proteína/creatinina ≥ 0,3

*Se os exames laboratoriais não estiverem disponíveis, pode-se utilizar a medida da proteinúria de fita ≥ 1+

Em pacientes com hipertensão e proteinúria negativa, qualquer um dos critérios abaixo faz diagnóstico de pré-eclâmpsia:

Plaquetas < 100.000

Creatinina plasmática > 1,1mg/dL ou duplicação do valor anterior na ausência de doença renal

Transaminases hepáticas com aumento de pelo menos duas vezes em relação aos valores normais

Edema agudo de pulmão

Sintomas visuais ou cerebrais

Fonte: adaptado de Hypertension in pregnancy: Report of the American College of Obstetricians and Gynecologists' Task Force on Hypertension in Pregnancy. Obstet Gynecol 2013; 122:1122. UpToDate® 2016.

Quadro 32.3 Parâmetros diagnósticos da síndrome HELLP (critérios de Memphis, Tennessee)

Hemólise	Esfregaço anormal do sangue periférico (esquistocitose, anisocitose, equinocitose, pecilocitose)
	Bilirrubina total > 1,2mg%
Elevação das enzimas hepáticas	TGO > 70UI
Plaquetopenia	Contagem de plaquetas < 100.000/mm³

Fonte: adaptado de Sibai BM, Ramadan MK, Usta I, Salama M, Mercer BM, Friedman AS. Maternal morbidity and mortality in 442 pregnancies with hemolysis, elevated liver enzymes, and low platelets (HELLP syndrome). Am J Obstet Gynecol 1993; 169(4):1000.

O exame de fita para rastreamento da proteinúria em gestantes é um procedimento barato, simples e consolidado na prática clínica. No entanto, vários autores questionam a precisão do teste para diagnosticar ou excluir proteinúria significativa, com sensibilidade que pode variar de 22% a 82%. A confiabilidade é maior em resultados mais robustos (+2 a +3) e a repetição do teste, quando as quantidades encontradas são pequenas (+1), é recomendada para aumentar a sensibilidade e a especificidade. O padrão-ouro histórico é a dosagem de proteinúria de 24 horas. Mais recentemente, a relação entre proteína e creatinina em amostra isolada de urina passou a ser utilizada em gestantes com a mesma finalidade, após seu uso ter sido consolidado em outras populações. O ponto de corte da relação é > 30mg/mmol, que equivale a uma proteinúria de 24 horas > 300mg.

Por sua vez, os critérios laboratoriais para o diagnóstico da síndrome HELLP estão descritos no Quadro 32.3. Com frequência, apenas dois ou três critérios estão presentes – condição conhecida como HELLP incompleta.

CONDUTA NA GESTAÇÃO
Pré-eclâmpsia

Na presença de hipertensão com sinais de gravidade (*pré-eclâmpsia grave*), a internação é mandatória, independentemente da idade gestacional. Recomendam-se a solicitação de exames laboratoriais confirmatórios (hemograma, proteinúria 24 horas, relação proteína/creatinina,

transaminases hepáticas, funções renal e hepática) e a avaliação ultrassonográfica fetal com Doppler.

Diante dos resultados, e considerando o caráter progressivo da doença, a interrupção da gestação pode ser aventada como a única terapia realmente efetiva. Para isso devem ser levados em consideração a idade gestacional, a gravidade e as condições clínicas maternas e fetais.

O *manejo ativo* consiste na estabilização da paciente e na administração de corticoides para maturação fetal ou outras medicações, caso necessário, geralmente nas primeiras 48 horas. O *manejo expectante* consiste no prolongamento da gestação além dessas 48 horas iniciais com adequado monitoramento materno e fetal, objetivando melhorar o prognóstico fetal (as evidências não demonstram benefícios maternos).

> **Importante!**
> A paciente continuará apresentando pré-eclâmpsia grave mesmo que seus níveis tensionais se normalizem após a internação

Manejo ativo
Profilaxia das convulsões – Administração de sulfato de magnésio

Existem fortes evidências na literatura de que o sulfato de magnésio ($MgSO_4$) deve ser a medicação de escolha para a profilaxia das crises convulsivas em pacientes com pré-eclâmpsia. Uma revisão sistemática da Biblioteca Cochrane, publicada em 2010, comparou o uso de $MgSO_4$ com placebo ou não anticonvulsivante em pacientes com pré-eclâmpsia, sendo incluídos 15 ensaios clínicos (11.444 mulheres). Os revisores concluíram que o $MgSO_4$ reduziu em mais da metade o risco de eclâmpsia (RR: 0,41; IC 95%: 0,29 a 0,58). O número necessário para tratar e obter o benefício (NNTB) foi 100 (IC 95%: 50 a 100). Houve ainda redução do risco de descolamento placentário (RR: 0,64; IC 95%: 0,50 a 0,83) e redução não significativa da mortalidade materna (RR: 0,54; IC 95%:

0,26 a 1,10). Outras três revisões sistemáticas da Cochrane publicadas no mesmo ano compararam o MgSO$_4$ com outros anticonvulsivantes, e os revisores foram unânimes em confirmar a superioridade do sulfato em relação à fenitoína, ao diazepam e ao coquetel lítico na prevenção de recorrências e na melhora dos desfechos perinatais (redução do risco de desconforto respiratório e de internação em unidades intensivas).

Segundo a OMS (2014), o MgSO$_4$, em detrimento de outros anticonvulsivantes, é recomendado na prevenção da eclâmpsia em mulheres com pré-eclâmpsia grave. Assim, a medicação deve estar sempre disponível nos serviços de saúde que prestam assistência pré-natal, ao parto e ao puerpério. Devem ser realizados esquemas completos de administração e, caso isso não seja possível, essas mulheres deverão receber a dose de ataque de MgSO$_4$ e ser imediatamente transferidas para uma unidade de cuidados de saúde de nível superior para tratamento adicional.

Existem vários esquemas disponíveis na literatura. O Quadro 32.4 contém as doses recomendadas de MgSO$_4$ segundo o esquema de Zuspan modificado utilizado no CAM-IMIP. A dose de ataque com 6g de MgSO$_4$ alcança rapidamente os níveis terapêuticos recomendados e pode ser administrada com segurança, inclusive a pacientes com insuficiência renal. As doses intramusculares têm início de ação mais lento e são muito dolorosas.

> Todas as pacientes com pré-eclâmpsia grave devem receber sulfato de magnésio, independentemente da presença ou não de manifestações de eclâmpsia iminente.

Quadro 32.4 Esquema de Zuspan modificado para utilização de sulfato de magnésio em casos de pré-eclâmpsia grave (CAM-IMIP, 2017)

Dose de ataque
6g – dose de ataque IV – em bomba de infusão contínua – 30 minutos
Dose de manutenção
1 a 2g/h – infusão IV – em bomba de infusão contínua – 84mL/h de solução de 60mL MgSO$_4$ a 10% + 440mL SRL – cada fase com a duração aproximada de 6 horas
Cuidados durante a administração – Monitoramento
Reflexos patelares presentes Diurese horária > 25mL/h — Critérios para continuar infusão FR > 14/min
Manter o antagonista (gluconato de cálcio a 10%) à cabeceira do leito
Cuidados de enfermagem: FR, PA, FC a cada 2 horas. Medir diurese por sonda vesical de demora – manter registros em prontuário
Reavaliação médica a cada 4 a 6 horas

SRL: solução de Ringer lactato; FR: frequência respiratória; PA: pressão arterial; FC: frequência cardíaca.

O mecanismo anticonvulsivante do sulfato de magnésio ainda não está totalmente esclarecido, mas acredita-se que a ação seja central: estabilização do potencial das membranas celulares, vasodilatação cerebral com aumento do fluxo sanguíneo e diminuição da isquemia cerebral, ocasionando redução da concentração de radicais livres. Os níveis séricos terapêuticos situam-se entre 5 e 9mg/dL, e as manifestações clínicas de toxicidade dependem da dose, conforme mostrado no Quadro 32.5. A medicação é considerada segura, uma vez que os níveis séricos relacionados com complicações graves estão distantes dos níveis terapêuticos. Além disso, as manifestações clínicas precedentes podem ser identificadas com monitoramento adequado, e o antídoto do sulfato de magnésio, o gluconato de cálcio, é uma medicação facilmente disponível. Não é necessário o monitoramento dos níveis séricos de magnésio (exceto em pacientes com insuficiência renal); entretanto, diante de manifestações clínicas de toxicidade, deve-se suspender a infusão IV, manter acesso com hidratação e reavaliar após. A medicação deverá ser reiniciada após a normalização dos parâmetros alterados. Cabe atentar para a necessidade de nova dose de ataque caso o tempo de suspensão tenha sido prolongado (≥ 6 horas).

Neuroproteção fetal – Administração de sulfato de magnésio

Já está bem estabelecido que o MgSO$_4$ exerce efeito neuroprotetor em prematuros. Acredita-se que os efeitos benéficos decorram de ações antioxidantes, redução de citocinas pró-inflamatórias, bloqueio dos canais de cálcio ativados por glutamato, estabilização das membranas plasmáticas, aumento do fluxo sanguíneo cerebral e prevenção de variações de pressão. Desde 2009, encontra-se disponível na Biblioteca Cochrane uma revisão sistemática com metanálise contemplando o tema. Os revisores analisaram cinco ensaios clínicos (total de 6.145 neonatos) e concluíram que, em gestações que receberam MgSO$_4$ antenatal, os neonatos foram significativamente protegidos da paralisia cerebral (RR: 0,68; IC 95%: 0,54 a 0,87) e da disfunção motora grossa (RR: 0,61; IC 95%: 0,44 a 0,85). Não foram encontrados efeitos na mortalidade ou outras sequelas até 5 anos de idade, e os efeitos colaterais maternos não suscitaram complicações graves. O NNTB para beneficiar um

Quadro 32.5 Manifestações clínicas de hipermagnesemia

Dose sérica em mg/dL	Sintomas
5 a 9	Terapêutica
10 a 15	Arreflexia
15 a 20	Paralisia respiratória
≥ 25	Parada cardíaca

Fonte: Barbosa FT, Barbosa LT, Jucá MJ, Cunha RM. Usos do sulfato de magnésio em obstetrícia e em anestesia. Rev Bras Anestesiol 2010; 60(1):104-10.

> **Observações:**
> - Durante a administração de MgSO$_4$ para prevenção de convulsões, normalmente se recomenda dieta zero. Essa conduta pode ser reavaliada diante da baixa probabilidade de interrupção da gestação por via alta em gestantes assintomáticas próximo das 24 horas iniciais recomendadas.
> - A administração de líquidos a pacientes com pré-eclâmpsia grave deve ser cuidadosa em razão do risco de edema agudo de pulmão e piora do edema periférico. Durante o uso de MgSO$_4$, recomenda-se apenas repor as perdas caso a paciente se encontre em dieta zero (velocidade de infusão de cristaloides: 84mL/h) ou se houver oligúria.

neonato é 63 (IC 95%: 43 a 155). Mais detalhes podem ser encontrados no Capítulo 26.

Administração de corticoides

A administração de corticoides consiste na principal estratégia para redução da morbimortalidade neonatal diante da prematuridade. Esses medicamentos geralmente são indicados para gestações entre 24 e 34 semanas completas (34 semanas e 6 dias). Segundo as diretrizes do National Institute for Health and Care Excellence (NICE, 2015) (NG 25), por causa dos benefícios conhecidos, os corticoides também devem ser considerados nas gestações com idade gestacional nos limites inferiores e superiores aos citados anteriormente em caso de rotura prematura de membranas associada e/ou interrupção por indicação médica (convém individualizar os casos e discutir com familiares os benefícios e os riscos da administração). Por sua vez, em outubro de 2016, o ACOG publicou uma atualização de suas diretrizes sobre parto prematuro, recomendando que, em gestações a partir de 23 semanas, o corticoide seja considerado e administrado se houver risco de parto prematuro dentro de 7 dias (espontâneo ou iatrogênico e independentemente da integridade das membranas) (veja o Capítulo 26).

Podem ser utilizados:

- Betametasona 12mg IM – repetir após 24 horas – total de duas doses.
- Dexametasona 6mg IM a cada 12 horas – total de quatro doses.

Os profissionais devem manter-se atentos aos efeitos colaterais transitórios comumente observados com a administração de corticoides:

- Leucocitose materna (em média 30% de aumento na contagem total, não superando 20.000 células/mL): normalização em 72 horas.
- Hiperglicemia materna (possibilidade de descontrole metabólico em pacientes diabéticas): avaliar necessidade de ajuste de insulina.

- Diminuição ou aumento da frequência cardíaca fetal basal e diminuição ou aumento da variabilidade.
- Diminuição dos movimentos fetais e alterações transitórias dos parâmetros biofísicos fetais.

Controle da hipertensão

Segundo a OMS (2014), devem ser administrados medicamentos anti-hipertensivos, mas não diuréticos, a gestantes com hipertensão grave na vigência de pré-eclâmpsia. A persistência de níveis pressóricos elevados (PAS ≥ 160mmHg e PAD ≥ 110mmHg) por 15 minutos é considerada uma emergência hipertensiva em gestantes e puérperas, devendo ser adequadamente tratada para evitar desfechos desfavoráveis (ACOG, 2017). A persistência de PAS elevada em mulheres com pré-eclâmpsia está relacionada com óbitos maternos por acidente vascular cerebral hemorrágico e lesões neurológicas.

O objetivo do tratamento não é a normalização imediata dos níveis tensionais, mas apenas a redução da PAS para 140 a 150mmHg e da PAD para 90 a 100mmHg. Essa estratégia evita a perda da autorregulação vascular cerebral e as lesões neurológicas associadas.

As recomendações para o tratamento da hipertensão grave em gestantes e puérperas adotadas no CAM-IMIP podem ser visualizadas na Figura 32.1.

Propedêutica fetal

Deve ser realizada ultrassonografia obstétrica com dopplervelocimetria para avaliação da vitalidade fetal – artérias uterinas, artéria cerebral média, artéria umbilical e ducto venoso, se necessário (veja os Capítulos 2 e 29). A idade gestacional deve ser confirmada e a estimativa de peso fetal estabelecida. Essas informações são essenciais para o preparo da assistência neonatal caso seja necessária a interrupção da gestação nos dias seguintes. A cardiotocografia basal pode ser realizada.

Exames laboratoriais

Recomenda-se o rastreio diário da síndrome HELLP (hemograma completo com avaliação da morfologia das hemácias e contagem de plaquetas, transaminases, bilirrubinas e DHL). Ureia, creatinina, ácido úrico e relação proteína/creatinina urinária também devem ser solicitados para confirmação diagnóstica.

Manejo expectante

A Biblioteca Cochrane publicou uma revisão sistemática em julho de 2013 em que comparou a conduta expectante (benefício fetal) ou o manejo ativo com a interrupção da gestação (benefício materno) em gestantes com pré-

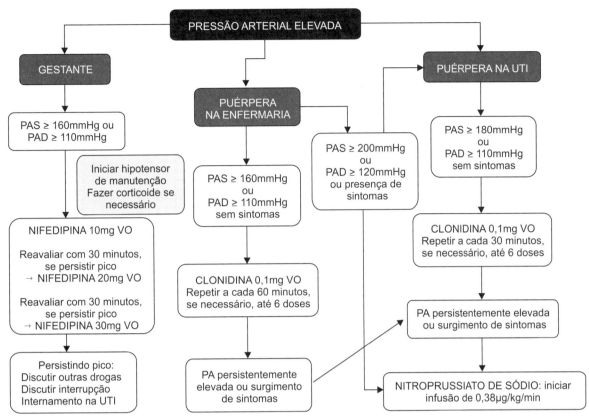

Figura 32.1 Tratamento das emergências hipertensivas em gestantes e puérperas: protocolo CAM-IMIP, 2016.

-eclâmpsia grave e idade gestacional entre 24 e 34 semanas. Os revisores incluíram quatro ensaios clínicos (total de 425 mulheres) e consideraram que os dados disponíveis foram insuficientes para a comparação da maioria dos desfechos maternos. Em relação aos desfechos neonatais, por sua vez, não foi possível obter conclusões sobre o óbito intrauterino ou perinatal (RR: 1,08; IC 95%: 0,69 a 1,71; quatro ensaios com 425 mulheres). No entanto, os neonatos de mães alocadas no grupo de intervenção apresentaram risco maior de hemorragia intraventricular (RR: 1,82; IC 95%: 1,06 a 3,14; um ensaio com 262 mulheres), desconforto respiratório (RR: 2,30; IC 95%: 1,39 a 3,81; dois ensaios com 133 mulheres), uso de ventilação assistida (RR: 1,50; IC 95%: 1,11 a 2,02; dois estudos com 300 mulheres), admissão em unidades intensivas (RR: 1,35; IC 95%: 1,16 a 1,58) e longa permanência nesses locais (média de dias [MD]: 11,14 dias; IC 95%: 1,57 a 20,72 dias; dois estudos com 125 mulheres). O risco de cesariana foi maior no grupo de intervenção (RR: 1,09; IC 95%: 1,01 a 1,18; quatro ensaios com 425 mulheres). Assim, os revisores concluíram que a conduta expectante é mais segura para o neonato, porém recomendaram a realização de novos estudos para que os desfechos maternos possam ser bem determinados.

De acordo com a OMS (2014), a conduta expectante pode ser considerada nas gestações pré-termo desde que a hipertensão esteja controlada, não haja disfunção orgânica materna ou sofrimento fetal e as condições clínicas maternas e fetais possam ser monitoradas adequadamente. Todas as pacientes devem estar assintomáticas e ter completado o esquema de profilaxia anticonvulsivante com $MgSO_4$, além das doses de corticoide, e todos os exames laboratoriais indicados já devem ter sido avaliados pela equipe de assistência e os resultados considerados normais.

As pacientes e os familiares devem ser informados sobre os benefícios e os riscos da conduta expectante, incluindo aspectos importantes da assistência neonatal, como a necessidade de cuidados intensivos e o possível tempo de permanência na unidade neonatal. Deve ser esclarecido ainda que a hospitalização materna será mantida até a interrupção da gestação e que esse momento será decidido com base nas condições clínicas materno-fetais e, portanto, trata-se de uma situação dinâmica, pouco previsível e continuamente reavaliada.

Recomendações gerais

A avaliação clínica das condições maternas deve ser diária, incluindo aferição da PA pelo médico com a paciente sentada, em decúbitos lateral e dorsal, pesquisa dos reflexos patelares e investigação ativa da presença de sintomas (cefaleia, alterações visuais, dor epigástrica etc.). A dieta deve ser normossódica, hiperproteica, hipolipídica, hipoglicídica e rica em vitaminas e sais minerais. Não existem evidências de que as pacientes com pré-eclâmpsia "pura" se beneficiem de restrições de sódio. O peso em jejum deve ser avaliado duas a três vezes por semana, e devem ser documentadas a presença e a evolução do edema.

Controle da hipertensão

Recomenda-se uma frequência de aferições a cada 4 ou 6 horas pela equipe de enfermagem, respeitando o sono se as pacientes estiverem assintomáticas. O uso de hipotensores deve ter como objetivo manter a PAS em torno de 140/150mmHg e a PAD por volta de 90/100mmHg; valores muito baixos estão relacionados com hipofluxo placentário e possível comprometimento do crescimento fetal. Mais detalhes sobre as evidências disponíveis sobre essa prática podem ser vistos mais adiante neste capítulo quando da discussão sobre a hipertensão crônica na gestação.

O Quadro 32.6 apresenta as principais medicações utilizadas no CAM-IMIP para o tratamento anti-hipertensivo durante a gestação. As emergências hipertensivas devem ser conduzidas de acordo com o ilustrado na Figura 32.1 para evitar complicações cardiovasculares maternas.

Atenção!
O efeito hipotensor máximo das medicações citadas geralmente se manifesta em 48 a 72 horas.

Monitoramento fetal

O objetivo da avaliação é identificar antecipadamente o comprometimento fetal de modo que a gestação seja interrompida antes que ocorram desfechos irreversíveis. Não existem evidências sobre os melhores esquemas a serem preconizados: a frequência e a combinação dos exames devem ser definidas por protocolos locais.

No CAM-IMIP, o monitoramento fetal consiste em ausculta fetal diária com sonar Doppler, mobilograma, cardiotocografia (CTG), semanal ou duas vezes/semana, ultrassonografia a cada 15 dias com perfil biofísico fetal (PBF), biometria seriada e avaliação do volume de líquido amniótico. Inicialmente, a dopplerfluxometria das artérias uterinas, da artéria umbilical, da artéria cerebral média e do ducto venoso deve ser quinzenal, mas, dependendo

Quadro 32.6 Tratamento anti-hipertensivo de manutenção na gestação (CAM-IMIP, 2017)

Medicação	Dose
Primeira escolha: metildopa	750 a 2.000mg/dia
Segunda escolha: nifedipina	30 a 120mg/dia
Terceira escolha: metoprolol	50 a 200mg/dia

da gravidade do processo (presença de oligoâmnio ou RCIU), os intervalos podem ser reduzidos. Mais detalhes podem ser vistos nos Capítulos 2 e 29.

Instruções para realização do mobilograma (avaliação quantitativa da movimentação fetal)
Há duas possibilidades de realização:
1. "Contar até 10" com a gestante em repouso, isto é, contar até 10 movimentos fetais em um período máximo de 2 horas (interromper se atingir antes).
2. Até quatro movimentos com a gestante em repouso – período de observação de 1 hora.

Exames laboratoriais

Recomenda-se a solicitação de proteinúria de 24 horas, relação proteína/creatinina, propedêutica para HELLP (hemograma completo e contagem de plaquetas, transaminases, bilirrubinas e DHL), função renal, fundoscopia e eletrocardiograma com parecer cardiológico.

A frequência de realização dos exames laboratoriais na enfermaria deve ser semanal ou menor de acordo com a evolução clínica da paciente.

Eclâmpsia

Os principais pontos do manejo da eclâmpsia baseiam-se em prevenção de hipoxia materna e/ou trauma, tratamento da hipertensão grave, quando presente, prevenção das recorrências e avaliação para interrupção da gestação.

A utilização de protocolos formais a partir das diretrizes internacionais, adaptados ao contexto do local, possibilita que as ações sejam uniformizadas e mais eficazes diante da emergência. No Quadro 32.7 e na Figura 32.2 encontram-se esquematizadas as condutas recomendadas no CAM-IMIP diante de um caso de eclâmpsia, incluindo a conduta em casos de recorrência. O Quadro 32.4 apresenta o esquema recomendado para a utilização do $MgSO_4$. Na eclâmpsia, recomenda-se que a dose de manutenção seja sempre de 2g/h.

Síndrome HELLP

Na presença de síndrome HELLP confirmada está indicada a transferência para uma unidade de cuidados intensivos para que se possa proceder ao monitoramento adequado, à profilaxia das convulsões com $MgSO_4$, ao uso de corticoides para maturação fetal e ao controle pressórico (Figura 32.1). O parto deverá ser planejado o mais rapidamente possível, independentemente da idade gestacional, pois a conduta expectante aumenta os riscos maternos e fetais.

Quadro 32.7 Sequência de procedimentos recomendados para a assistência de paciente com eclâmpsia (CAM-IMIP, 2017)

Etapa	Procedimentos
A	Ajuda: chamar equipe disponível *Air:* assegurar permeabilidade de vias aéreas (utilizar cânula de Guedel, aspirar secreções, intubar se Glasgow < 8), manter paciente em posição lateralizada, se possível, contendo cabeça e membros
B	*Breathing:* oxigenação; fornecer oxigênio sob máscara: 8 a 10L/min Ventilação mecânica se Glasgow < 8
C	*Circulation:* estabelecer dois acessos venosos calibrosos (Jelco 16-18); iniciar infusão de Ringer lactato com atenção para evitar hiper-hidratação
D	*Disability:* prevenção de dano; administração de $MgSO_4$
E	Exame clínico geral e obstétrico: avaliar altura de fundo uterino, presença de dinâmica uterina e tônus Estabilizar a paciente: monitorar $SatO_2$, instalar SVD, cardioscópio Solicitar exames laboratoriais: hemograma, coagulograma, função renal, função hepática, ionograma e gasimetria
F	Feto: avaliação fetal; ausculta e CTG. Realizar USG com Doppler se possível Iniciar corticoterapia: pelo menos primeira dose
G	Providenciar interrupção da gestação por via obstétrica: evitar cesariana imediatamente após a convulsão (feto ainda sob efeito da hipoxia materna transitória), exceto em casos de DPPNI e sofrimento fetal comprovado. Avaliar colo e possibilidade de parto vaginal Resgatar contagem de plaquetas: definição do procedimento anestésico; discutir anestesia geral, caso plaquetopenia significativa

SVD: sonda vesical de demora; USG: ultrassonografia; CTG: cardiotocografia; DPPNI: descolamento prematuro de placenta normalmente inserida.

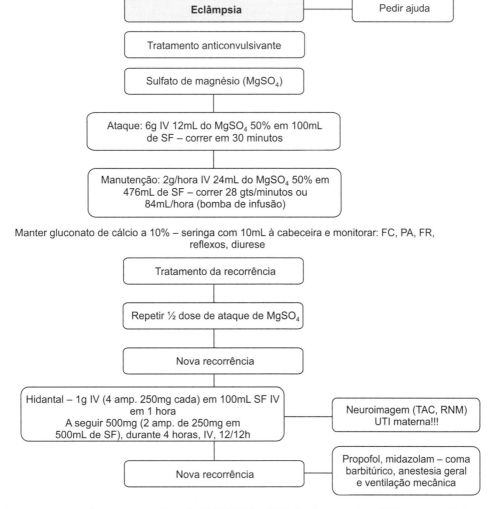

Figura 32.2 Fluxograma para atendimento de eclâmpsia (CAM-IMIP, 2017). (IV: intravenoso; TAC: tomografia computadorizada; RNM: ressonância nuclear magnética; UTI: unidade de terapia intensiva.)

Até 2010, os corticoides eram utilizados com o objetivo de melhorar o prognóstico das pacientes com síndrome HELLP. Em setembro daquele ano, a Biblioteca Cochrane publicou uma revisão sistemática com o escopo de avaliar os efeitos dos corticoides em mulheres com a síndrome e em seus neonatos. Foram incluídos 11 ensaios clínicos (total de 550 mulheres) que compararam o uso de corticoide com placebo ou a ausência de tratamento. Não foram encontradas diferenças significativas em relação ao risco de morte materna (RR: 0,95; IC 95%: 0,28 a 3,21), morte materna ou morbidade materna grave (RR: 0,27; IC 95%: 0,03 a 2,12) e morte perinatal/infantil (RR: 0,64; IC 95%: 0,21 a 1,97). Houve aumento do número de plaquetas com a terapêutica (SMD: 0,64; IC 95%: 0,24 a 1,10), principalmente quando iniciada antes do parto e com uso de dexametasona. Os revisores concluíram que o uso de corticoides em pacientes com síndrome HELLP não influencia significativamente os desfechos maternos e perinatais e, portanto, não é aconselhado o uso rotineiro dessas substâncias nessa população. Em situações em que o aumento da contagem de plaquetas tenha importância clínica, seu uso poderá ser discutido. Os corticoides são recomendados quando a contagem plaquetária é < 50.000/mm³.

A transfusão de plaquetas é indicada nos casos de síndrome HELLP com sangramento ativo e quando a contagem é < 20.000/mm³. Se houver indicação de intervenção cirúrgica (cesariana ou laparotomia pós-parto), a contagem de plaquetas no pré-operatório imediato idealmente deverá superar 40.000 a 50.000/mm³ (a indicação da modalidade anestésica, geral ou bloqueio, deverá ser discutida com a equipe de anestesiologia e levar em consideração outros fatores clínicos associados, e não somente o número de plaquetas).

Os hematomas hepáticos subcapsulares ou intraparenquimatosos deverão ser suspeitados quando ocorrer elevação substancial das transaminases (forma atípica) e/ou clínica persistente de dor epigástrica ou em quadrantes superiores do abdome. A tomografia computadorizada e a ressonância magnética são exames de imagem úteis nessas situações. A conduta é preferencialmente expectante, mesmo que alguns hematomas (dependendo do tamanho) possam demorar meses até alcançarem a completa resolução. Normalmente, as mulheres não apresentam sequelas ou comprometimento da função hepática após a resolução do quadro. Nos casos de rotura, a primeira linha de terapêutica sugerida consiste na embolização percutânea. A abordagem cirúrgica, indicada em razão da instabilidade hemodinâmica e do sangramento persistente, deve ser realizada por equipe experiente em trauma hepático, pois existe a possibilidade de ressecção das áreas com sangramento. As taxas de mortalidade são elevadas, mas as mulheres sobreviventes não costumam apresentar sequelas hepáticas.

Hipertensão crônica

Existem evidências reveladas por revisões sistemáticas que demonstram a maior incidência de complicações e desfechos desfavoráveis em gestações de mulheres com hipertensão crônica (sobrepostas ou não por pré-eclâmpsia). São maiores os riscos de pré-eclâmpsia, cesariana, RCIU, parto pré-termo, peso ao nascer < 2,5kg, necessidade de unidade intensiva neonatal e morte perinatal.

Apesar de ser uma prática muito frequente, o tratamento dos casos leves e moderados é controverso durante a gestação. A Biblioteca Cochrane publicou no início de 2014 uma revisão sistemática com o objetivo de avaliar o efeito do uso de anti-hipertensivos em gestantes com hipertensão leve e moderada. No total, foram incluídos 49 ensaios clínicos (4.723 mulheres) que compararam anti-hipertensivos com placebo e não tratamento (29 ensaios com 3.350 mulheres) e também anti-hipertensivos entre si (22 ensaios com 1.723 mulheres). Os revisores encontraram redução significativa do risco de desenvolver hipertensão grave em mulheres que utilizaram anti-hipertensivos (RR: 0,49; IC 95%: 0,40 a 0,60; 20 ensaios com 2.558 mulheres) com NNTH (*number need to treat to harm*) igual a 10 (8 a 13). No entanto, não foi evidenciada diferença de risco de desenvolver pré-eclâmpsia (RR: 0,93; IC 95%: 0,80 a 1,08; 23 ensaios com 2.851 mulheres), risco de morte neonatal (RR: 0,71; IC 95%: 0,49 a 1,02; 27 ensaios com 3.230 mulheres), parto pré-termo (RR: 0,96; IC 95%: 0,85 a 1,10; 15 ensaios com 2.141 mulheres) ou neonatos pequenos para a idade gestacional ao nascimento (RR: 0,97; IC 95%: 0,80 a 1,17; 20 ensaios com 2.586 mulheres).

Em relação aos efeitos dos anti-hipertensivos individualmente, a combinação de betabloqueadores e bloqueadores de canais de cálcio foi mais efetiva do que o uso isolado de metildopa para reduzir o risco geral de proteinúria e pré-eclâmpsia (RR: 0,73; IC 95%: 0,54 a 0,99; 11 ensaios com 997 mulheres). Desse modo, segundo os revisores, ainda é incerto se o tratamento com anti-hipertensivo é válido na gestação.

No CAM-IMIP optamos pelo tratamento com hipotensores com o objetivo de manter a PAS em torno de 140/150mmHg e a PAD em torno de 90/100mmHg. Se a gestante já fazia uso de anti-hipertensivos, esses devem ser avaliados com relação à segurança e à necessidade durante a gestação. Não é incomum que no início da gestação ocorra a normalização dos níveis pressóricos em hipertensas crônicas em virtude das modificações fisiológicas da gestação. A ordem de escolha das medicações é semelhante àquela anteriormente descrita para o controle da hipertensão na conduta expectante de pré-eclâmpsia (Quadro 32.6). Se a gestante estiver bem controlada, mas o hipotensor utilizado for contraindicado na gestação, este deverá ser substituído.

> Os inibidores da enzima conversora da angiotensina, os bloqueadores dos receptores de angiotensina II e os inibidores diretos da renina são contraindicados em todas as idades gestacionais.

Na ausência de complicações, é rara a internação durante a gestação, e o acompanhamento laboratorial para rastreio de proteinúria e outras lesões em órgãos-alvo deve ser frequente. A avaliação fetal segue os roteiros discutidos no Capítulo 2, e o pré-natal deve ser realizado em serviço terciário com suporte de cardiologista especializado em gestação. A American Heart Association (AHA) e a American Stroke Association (ASA) recomendam desde 2014 a utilização de ácido acetilsalicílico (AAS) em doses baixas e suplementação de cálcio (se a ingestão de cálcio for baixa) para prevenção de pré-eclâmpsia em hipertensas crônicas. Esse tópico será discutido com mais detalhes no item *Prevenção* deste capítulo.

Pré-eclâmpsia superposta à hipertensão crônica

O manejo durante a gestação é semelhante ao preconizado nos casos de pré-eclâmpsia isolada, com exceção da dieta na conduta conservadora, que será hipossódica quando estiver presente hipertensão crônica.

Hipertensão gestacional

A hipertensão gestacional é a causa mais comum de hipertensão no período da gravidez. Já no diagnóstico, pode estar associada a outras comorbidades, como diabetes, ou culminar no aparecimento de pré-eclâmpsia dias ou semanas após sua detecção inicial (50% dos casos evoluem dessa maneira). No pós-parto, o diagnóstico definitivo poderá ser estabelecido somente após 12 semanas: se persistir a hipertensão, a paciente na verdade era hipertensa crônica não diagnosticada previamente; se a hipertensão desaparecer, o diagnóstico de hipertensão gestacional estará confirmado.

A rigor, a internação não é indicada e não existem evidências de que o repouso no leito previna a progressão para pré-eclâmpsia ou melhore os desfechos maternos e fetais, aumentando ainda o risco de tromboembolismo. Entretanto, recomenda-se vigilância em relação aos sinais precoces de surgimento de pré-eclâmpsia. Normalmente, em nosso serviço, são realizados exames de laboratório semanais e propedêutica da vitalidade fetal pelo menos a cada 15 dias. O ACOG (2013) recomenda avaliações da PA uma ou duas vezes por semana e avaliações laboratoriais semanais após o diagnóstico de hipertensão gestacional. As decisões sobre afastamento do trabalho e liberação para atividades físicas devem ser individualizadas com base nas condições clínicas de cada gestante.

INTERRUPÇÃO DA GESTAÇÃO E VIA DE PARTO

O parto é a única terapêutica eficaz contra a pré-eclâmpsia e pode efetivamente impedir que outros distúrbios hipertensivos progridam para tal. No entanto, *a pré-eclâmpsia não é em si indicação de via alta nem de intempestividade na decisão de interrupção*. O Quadro 32.8 contém as principais indicações para a antecipação do parto em gestantes com distúrbios hipertensivos.

Em geral, as pacientes com pré-eclâmpsia grave que receberam conduta expectante por causa da prematuridade fetal têm o parto antecipado para a 35ª semana, ou antes, de acordo com as condições clínicas materno-fetais. Para as pacientes estáveis com pré-eclâmpsia sem características de gravidade, o manejo entre 35 semanas completas e 37 semanas é controverso. O risco materno existe, mas é baixo, enquanto a prematuridade tardia pode afetar desfavoravelmente o neonato com desconforto respiratório ainda significativo, além de outras morbidades. Em janeiro de 2017, a Biblioteca Cochrane publicou revisão sistemática avaliando os benefícios e riscos da interrupção planejada da gestação (por indução ou cesariana) *versus* manejo expectante a partir de 34 semanas até o termo em gestantes com distúrbios hipertensivos. Foram incluídos cinco estudos, envolvendo 1.819 mulheres, mas dois deles contribuíram com a maioria dos dados (continham as maiores amostras e baixo risco de viés) e todos os distúrbios hipertensivos foram considerados um único grande grupo (sem atentar para as grandes variações clínicas possíveis). A interrupção da gestação foi associada à redução do risco de morte materna e morbidade grave (RR: 0,69; IC 95%: 0,57 a 0,83; dois estudos, 1.459 mulheres), redução de síndrome HELLP (RR: 0,40; IC 95%: 0,17 a 0,93; três ensaios, 1.628 mulheres) e de lesão renal grave

Quadro 32.8 Indicações para antecipação do parto em gestantes com distúrbios hipertensivos

Eclâmpsia
Síndrome HELLP
Sofrimento fetal
RCIU grave
Oligoâmnio acentuado
Hipertensão refratária grave
Descolamento prematuro de placenta normalmente inserida
Edema agudo de pulmão
Oligúria refratária
Amaurose
Óbito fetal

(RR: 0,36; IC 95%: 0,14 a 0,92; um estudo, 100 mulheres). Com relação aos desfechos neonatais, não foi possível realizar a metanálise para avaliar mortalidade e morbidade grave em virtude da grande heterogeneidade dos ensaios clínicos selecionados. No entanto, o risco de desconforto respiratório (RR: 2,24; IC 95%: 1,20 a 4,18; três estudos, 1.511 neonatos) e de admissões em unidades intensivas (RR: 1,65; IC 95%: 1,13 a 2,40; quatro estudos, 1.585 neonatos) foi maior com a interrupção planejada (manejo ativo). Os revisores concluíram que os futuros estudos analisando o momento ideal para a interrupção da gestação devem buscar as diferenças nos desfechos (maternos e neonatais), relacionando-os com os tipos específicos de distúrbios hipertensivos. As pacientes e os familiares devem ser alertados sobre os riscos e benefícios das duas condutas e participar de maneira informada e consciente da decisão clínica.

Quando a idade gestacional é igual ou superior a 37 semanas, inúmeros protocolos recomendam a interrupção da gestação. As pacientes com hipertensão gestacional, por sua vez, podem chegar ao termo e a conduta deve ser individualizada: se os picos forem ocasionais, sugere-se interrupção com 38 ou 39 semanas para diminuir a morbidade neonatal; caso os picos sejam mais frequentes, ou estejam presentes outros fatores de risco, o parto deve ser antecipado para 37 semanas.

Em 2009 foi publicado na revista *Lancet* um estudo multicêntrico que fez uma comparação dos desfechos após indução do trabalho de parto ou conduta expectante em mulheres com gestação única entre 36 e 41 semanas com hipertensão gestacional ou pré-eclâmpsia sem complicações (HYPITAT). Entre outubro de 2005 e março de 2008, 38 centros holandeses foram incluídos e 756 mulheres foram randomizadas (1:1) para os dois grupos. Os resultados demonstraram que a indução do trabalho de parto foi associada a risco baixo de desfechos desfavoráveis nessa população (RR: 0,71; IC 95%: 0,59 a 0,86; quase 13% de redução de risco) com NNT igual a 8, sem diferenças nos desfechos neonatais nem aumento das taxas de cesarianas. Essa estratégia foi benéfica mesmo quando o colo se mostrava desfavorável ao início (foram usados prostaglandinas ou balão cervical para preparo de colo em pacientes com Bishop < 6). Assim, quando indicada a interrupção da gestação em mulheres com distúrbios hipertensivos, a indução do trabalho de parto é a estratégia de escolha inicial para favorecer o parto normal.

> As gestantes com pré-eclâmpsia sem gravidade, hipertensão gestacional e hipertensão arterial crônica sem pré-eclâmpsia superposta não devem receber profilaxia com MgSO$_4$ contra convulsões de maneira rotineira.

> A gestante com pré-eclâmpsia com sinais de gravidade deve receber MgSO$_4$ durante todo o trabalho de parto (espontâneo ou induzido) e o parto (vaginal ou cesariana), mesmo que já tenha feito uso da medicação anteriormente.

CONDUTA NO PÓS-PARTO

Se a paciente receber indicação para o uso de MgSO$_4$ como profilaxia das convulsões no trabalho de parto e no parto, recomenda-se que essa indicação permaneça no pós-parto. Normalmente, recomenda-se a manutenção do esquema de MgSO$_4$ durante 24 horas em puérperas que se encontrem estáveis.

A Biblioteca Cochrane publicou em 2010 uma revisão sistemática em que comparou esquemas alternativos de administração de MgSO$_4$. Foram incluídos seis ensaios clínicos (866 mulheres): dois ensaios (451 mulheres) comparando regimes para eclâmpsia e quatro (415 mulheres) comparando esquemas para pré-eclâmpsia. Os revisores consideraram os estudos existentes muito pequenos para que se chegasse a conclusões. Todavia, em 2011, foi conduzido um ensaio clínico aberto no CAM-IMIP para comparação de diferentes regimes de MgSO$_4$ em puérperas com pré-eclâmpsia grave: 60 receberam sulfato de magnésio por 24 horas no puerpério e 60 mulheres receberam a medicação por apenas 12 horas. A terapia com tempo mais curto foi associada à exposição menor à medicação com desfechos clínicos similares aos do grupo de controle de 24 horas. Não ocorreram casos de eclâmpsia em nenhum dos grupos, e apenas três mulheres do grupo de 12 horas necessitaram estender a terapia. Foram observados benefícios indiretos do esquema curto em relação a deambulação mais precoce, diminuição do tempo de cateterização vesical e aumento do contato entre mãe e neonato. Após esses resultados, continuamos recomendando de modo geral a profilaxia com MgSO$_4$ por 24 horas, porém, em casos selecionados de mulheres estáveis, utilizamos o esquema abreviado.

O controle pressórico tem como objetivo manter a PAS em torno de 140/150mmHg e a PAD em torno de 90/100mmHg. No CAM-IMIP são utilizadas as medicações descritas no Quadro 32.9, e as emergências hipertensivas devem ser tratadas no puerpério conforme o fluxograma mostrado na Figura 32.1, com diferenças de acordo com o monitoramento recebido (enfermaria ou unidade de cuidados intensivos). Cabe lembrar que em relação às pacientes sem comorbidades, que estão em enfermaria, a escolha da segunda ou da terceira medicação deve ser feita de acordo com a experiência do profissional. Reforçando que não é necessário atingir a dose máxima de uma classe de medicações, a puérpera pode se beneficiar da utilização combinada de mais de um mecanismo de ação hipotensor.

Quadro 32.9 Tratamento anti-hipertensivo de manutenção no puerpério (CAM-IMIP, 2017)

Medicação	Dose
Primeira escolha: captopril	75 a 150mg/dia
Segunda escolha: nifedipina	30 a 120mg/dia*
Terceira escolha: • Diurético	
• Hidroclorotiazida	25mg/dia pela manhã
• Furosemida	Dose inicial 20mg/dia pela manhã
Quarta escolha: propranolol	40 a 240mg/dia

*Apesar de a dose poder chegar a 120mg, costumamos utilizar a dose máxima de 60mg.

Não existem contraindicações à amamentação, a qual deve ser iniciada na primeira hora após o parto. Para os casos em que se faz necessária a inibição da lactação (por exemplo, feto morto ou HIV+) devem ser preferidos os métodos mecânicos em razão dos riscos de agravamento da hipertensão com os derivados do *ergot* ou agonistas da dopamina (veja o Capítulo 18).

> Não utilizar anti-inflamatórios no manejo da dor no pós-parto (UptoDate 2017).

A avaliação laboratorial deve ser regular no puerpério para investigação da síndrome HELLP. A alta deve ser dada apenas após duas avaliações laboratoriais normais com a menor dose possível de hipotensor e com orientações contraceptivas iniciadas. Recomenda-se que as pacientes que receberam alta e estejam usando hipotensor sejam acompanhadas por um cardiologista durante o pós--parto.

COMPLICAÇÕES

O Quadro 32.10 contém as principais complicações da pré-eclâmpsia, relacionando-as com os principais órgãos e sistemas afetados. A presença dessas complicações antes do parto avaliza a necessidade de interrupção da gestação.

RECORRÊNCIA

Uma metanálise realizada em 2015, após a análise de 22 estudos (incluindo 99.415 mulheres), detectou a recorrência de distúrbios hipertensivos na próxima gestação em 20,7% das mulheres (IC 95%: 20,4 a 20,9%). Dessas, 13,8% foram recorrências de pré-eclâmpsia (IC 95%: 13,6 a 14,1%), 8,6% de hipertensão gestacional (IC 95%: 8,4 a 8,8%) e 0,2% de síndrome HELLP (IC 95%: 0,16 a 0,25%). A recorrência foi maior com a diminuição da idade gestacional do parto da gestação-índice, relacionando--se com a gravidade e a precocidade do primeiro episódio.

Quadro 32.10 Complicações graves da pré-eclâmpsia relacionadas com órgãos e sistemas-alvo

Órgão ou sistema afetado	Complicação
Sistema nervoso central	Eclâmpsia
	Síndrome de leucoencefalopatia posterior reversível
	Cegueira cortical ou descolamento de retina
	Escala de coma de Glasgow < 13
	Acidente vascular cerebral, ataque isquêmico transitório ou déficit neurológico isquêmico reversível (< 48 horas)
Cardiorrespiratório	Hipertensão grave não controlada (por 12 horas apesar do uso de três agentes anti-hipertensivos)
	Saturação de oxigênio < 90%, necessidade de ≥ 50% de oxigênio > 1 hora, intubação (não relacionada com a cesariana)
	Edema agudo de pulmão
	Necessidade de suporte inotrópico
	Isquemia miocárdica ou infarto
Hematológico	Contagem de plaquetas < 50.000/mm³
	Necessidade de hemoderivados
Renal	Lesão renal aguda (creatinina > 1,5mg/dL na ausência de doença renal prévia)
	Indicação de diálise em paciente sem história prévia do procedimento
Hepático	Disfunção hepática (INR > 2 na ausência de CIVD ou uso de varfarina)
	Hematoma hepático com ou sem rotura
Fetoplacentário	Descolamento prematura da placenta e comprometimento materno e fetal
	Sofrimento fetal agudo – reversão da onda A do ducto venoso
	Óbito fetal

INR: razão normalizada internacional; CIVD: coagulação intravascular disseminada.
Fonte: adaptado de SOGC Clinical Practice Guideline. Diagnosis, evaluation, and management of the hypertensive disorders of pregnancy. No. 307, May 2014 (Replaces No. 206, March 2008). J Obstet Gynaecol Can 2014; 36(5):416-38.

No entanto, as manifestações em geral foram menos graves. A persistência da hipertensão crônica após uma gestação com hipertensão é mais frequente que a recorrência, segundo os autores.

PREVENÇÃO

Várias substâncias já foram testadas com o intuito de prevenir ou retardar o início da pré-eclâmpsia. Foram realizadas pesquisas sobre dieta, atividade física, ingestão de vitaminas, antioxidantes, nitratos, hormônios e anticoagulantes, porém os resultados após ensaios clínicos robustos não foram promissores quanto à maioria dessas intervenções.

A *suplementação de cálcio* para a prevenção de distúrbios hipertensivos e outras complicações durante a gestação foi estudada por uma revisão sistemática da Biblioteca Cochrane publicada em junho de 2014. Foram incluídos ensaios clínicos que comparavam doses altas de suplementação na gestação (pelo menos 1g/dia) ou doses baixas de suplementação (< 1g/dia) com placebo ou ausência de suplementação de cálcio. No grupo de ensaios clínicos de doses altas, 13 ensaios (15.730 mulheres) contribuíram com dados para a metanálise. Os revisores concluíram que a média de risco de elevação da PA foi reduzida com a suplementação de cálcio comparada com placebo (RR: 0,65; IC 95%: 0,53 a 0,81; I^2 = 74%; 12 ensaios com 15.470 mulheres) e houve redução significativa do risco de pré-eclâmpsia (RR: 0,45; IC 95%: 0,31 a 0,65; I^2 = 70%; 13 ensaios com 15.730 mulheres). Segundo os revisores, os efeitos foram mais significativos quando a dieta era pobre em cálcio (RR: 0,36; IC 95%: 0,20 a 0,65; I^2 = 76%; oito ensaios com 10.678 mulheres) e a mulher apresentava alto risco para pré-eclâmpsia (RR: 0,22; IC 95%: 0,12 a 0,42; I^2 = 0%; cinco ensaios com 587 mulheres).

Entretanto, esses resultados devem ser interpretados com cautela em razão do risco de vieses de publicação ou efeitos de pequenos estudos. O desfecho composto de morte materna ou *near miss* foi significativamente reduzido (RR: 0,80; IC 95%: 0,65 a 0,97; I^2 = 0%; quatro ensaios com 9.732 mulheres), e o risco de parto prematuro foi menor no grupo que usava cálcio (RR: 0,76; IC 95%: 0,60 a 0,97; I^2 = 60%; 11 ensaios com 15.275 mulheres). Apesar do pequeno número absoluto de casos de síndrome HELLP (16 *versus* 6), houve aumento anormal da incidência no grupo que recebeu suplementação (RR: 2,67; IC 95%: 1,05 a 6,82; I^2 = 0%; dois ensaios com 12.901 mulheres). Não foi observado aumento do risco de óbitos intrauterinos e de mortes neonatais. Estudos pequenos mostraram ainda benefícios isolados a longo prazo para os indivíduos expostos à suplementação intraútero (redução da PAS na infância maior que o percentil 95 e redução de cáries aos 12 anos de idade).

A OMS recomenda a suplementação diária com 1,5 a 2g de cálcio para gestantes com dieta pobre em cálcio. Nos locais onde a suplementação com doses altas não é possível, recomenda-se o uso de doses menores (500 a 600mg) em vez da opção de não suplementar, mesmo com as limitadas evidências disponíveis.

Desde 2007 está disponível na Biblioteca Cochrane uma revisão sistemática que avaliou a utilização de *agentes antiagregantes plaquetários* na prevenção de pré-eclâmpsia (notadamente doses baixas de AAS). Foram incluídos 59 ensaios clínicos com 37.560 mulheres na revisão. Os revisores encontraram 17% de redução de risco de pré-eclâmpsia associado ao uso da medicação (RR: 0,83; IC 95%: 0,77 a 0,89; 46 ensaios com 32.891 mulheres) com um NNT de 72 (52 a 119). Nas mulheres de alto risco para pré-eclâmpsia, a redução absoluta do risco foi ainda mais significativa e o NNT chegou a 19; isto é, apenas 19 mulheres necessitaram ser tratadas para se alcançar o benefício da prevenção de um caso de pré-eclâmpsia, o que é considerado uma forte evidência a favor do uso. Além disso, houve ainda redução de 8% no risco de parto prematuro (RR: 0,92; IC 95%: 0,88 a 0,97; 29 ensaios com 31.151 mulheres), de 14% nas mortes fetais ou neonatais (RR: 0,86; IC 95%: 0,76 a 0,98; 40 ensaios com 33.098 mulheres) e de 10% no número de neonatos pequenos para a idade gestacional (RR: 0,90; IC 95%: 0,83 a 0,98; 36 ensaios com 23.638 mulheres).

Com relação às doses, a maioria das pesquisas incluiu pacientes que utilizaram diariamente entre 60 e 150mg de AAS. Apesar de aparentemente não existir um padrão de resposta dependente da dose, o ponto de corte de 75mg foi estabelecido, pois a redução de partos prematuros foi maior nos trabalhos que utilizaram doses mínimas com esse valor.

O momento de início da administração de AAS ainda é alvo de pesquisas, e não existe um consenso. Alguns autores estabeleceram o limite superior de 16 semanas de gestação para o início da prevenção, enquanto outros consideram que os benefícios ainda podem ser alcançados com até 20 semanas. Com relação ao limite inferior, as evidências mais recentes sugerem maiores benefícios com o início mais precoce. Em 2010 foi publicada uma metanálise que incluiu 32 ensaios clínicos com mulheres com alto e baixo risco de pré-eclâmpsia. Nessa metánalise foram encontradas diferenças significativas relacionadas com o início da profilaxia *antes de 16 semanas*, incluindo redução significativa do risco de pré-eclâmpsia, provavelmente relacionada com o fato de que a invasão trofoblástica fisiológica se completa em torno dessa idade gestacional, o que justificaria os benefícios clínicos. Em junho de 2017 foram publicados os resultados do grande ensaio multicêntrico ASPRE (*The Combined Multimarker Screening and Randomized Patient Treatment with Aspirin for Evidence-Based Preeclampsia Prevention trial*). Após rastreio de quase 27 mil mulheres no primeiro trimestre (utilizando critérios demográficos, história clínica e marcadores), os pesquisadores randomizaram 1.776 mulheres com gestação única e alto risco de pré-eclâmpsia pré-termo para receber AAS (150mg por dia) ou placebo, iniciando de 11 a 14 semanas e indo até 36 semanas de gestação. Houve redução significativa do número de pacientes diagnosticadas com pré-eclâmpsia pré-termo no grupo que recebeu AAS (*odds ratio* 0,38; IC 95%; 0,20 a 0,74; P=0,004), sem diferenças entre os grupos em relação aos índices de pré-eclâmpsia a termo ou desfechos neonatais desfavoráveis (incluindo baixo peso ao nascer < percentil 3, <percentil 5 e <percentil 10) (Rolnik e cols., 2017). Existem ainda evidências fortes provenientes de ensaios clínicos que

demonstram diferenças na efetividade do AAS em relação ao momento do dia em que é realizada a administração – benefícios substanciais na redução da PA (com monitoramento de 24 horas), quando a administração ocorre após 8 horas do despertar e ao dormir.

Atualmente, a OMS (2014) recomenda a administração de uma dose baixa de AAS (75mg) para a prevenção da pré-eclâmpsia em mulheres com alto risco de desenvolver a condição. Por sua vez, o ACOG (2016) baseia suas recomendações nos resultados de uma revisão sistemática da U.S. Preventive Services Task Force (USPSTF, 2014) e considera a administração de 81mg/dia de AAS, com início entre 12 e 28 semanas, para a prevenção de pré-eclâmpsia em pacientes de alto risco (um ou mais dos seguintes fatores de risco: história de pré-eclâmpsia [especialmente se desfecho desfavorável], gemelaridade, hipertensão crônica, diabetes tipo 1 ou tipo 2, doença renal, doença autoimune [lúpus eritematoso sistêmico e SAAF]).

O Quadro 32.11 traz um resumo das recomendações da OMS com base em evidências para a prevenção de pré-eclâmpsia e o Quadro 32.12 apresenta o protocolo seguido no CAM-IMIP. Em nosso serviço o AAS é utilizado em doses baixas (75mg/dia), sendo iniciado precocemente, entre 12 e 16 semanas, e mantido até 36 semanas.

Muito se discute sobre a utilização de doses profiláticas de heparina em pacientes com antecedentes obstétricos de complicações placentárias, incluindo pré-eclâmpsia. As evidências atualmente disponíveis não são capazes de determinar quais os subgrupos de pacientes que seriam mais beneficiados com o uso da medicação, apesar de alguns benefícios terem sido relatados principalmente no que diz respeito à redução da RCIU (veja o Capítulo 29). Assim, novos estudos são necessários antes de se recomendar essa estratégia, uma vez que a utilização de heparina não é isenta de risco, representa altos custos financeiros e pode ser extremamente desconfortável para a gestante.

Quadro 32.11 Estratégias para a prevenção de pré-eclâmpsia (OMS, 2014)

Práticas recomendadas	Práticas não recomendadas
Suplementação de cálcio durante a gravidez nas zonas em que a ingestão de cálcio é baixa (< 900mg/dia)	Suplementação de vitamina D durante a gravidez
Dose baixa de AAS (75mg diariamente) para prevenção da pré-eclâmpsia em mulheres com alto risco de desenvolver a condição	Suplementação de cálcio durante a gravidez nas zonas em que a deficiência de cálcio não está presente
	Suplementação individual ou combinada de vitaminas C e E
	Uso de diuréticos, particularmente as tiazidas, para prevenção da pré-eclâmpsia e suas complicações

Fonte: adaptado de Recomendações da OMS para a prevenção e o tratamento da pré-eclâmpsia e da eclâmpsia. Implicações e ações. 2014.

Quadro 32-12 Indicações para uso de AAS para prevenção de pré-eclâmpsia (CAM-IMIP, 2016)

Gestantes com alto risco de pré-eclâmpsia

Pré-eclâmpsia de início precoce com parto prematuro antes de 34 semanas em gestação anterior

Pré-eclâmpsia em mais de uma gestação anterior

Gestantes com alto risco de pré-eclâmpsia

Pelo menos um dos seguintes fatores:

Hipertensão arterial crônica

Hipertensão em gravidez anterior

Doença renal

Diabetes

Doença autoimune

Gestantes com moderado risco de pré-eclâmpsia

Pelo menos DOIS dos seguintes fatores:

Idade ≥ 40 anos

Gestação gemelar

IMC ≥ 35

Primeira gravidez

Intervalo maior que 10 anos entre as gestações

História familiar de pré-eclâmpsia

AAS: ácido acetilsalicílico; IMC: índice de massa corporal.

LEITURA RECOMENDADA

Abalos E, Cuesta C, Carroli G et al., on behalf of the WHO Multicountry Survey on Maternal and Newborn Health Research Network. Pre-eclampsia, eclampsia and adverse maternal and perinatal outcomes: a secondary analysis of the World Health Organization Multicountry Survey on Maternal and Newborn Health. BJOG 2014; 121(Suppl. 1):14-24.

American College of Obstetricians and Gynecologists. Emergent therapy for acute-onset, severe hypertension during pregnancy and the postpartum period. Committee Opinion No. 692. Obstet Gynecol 2017; 129:e90-5.

American College of Obstetricians and Gynecologists. First-trimester risk assessment for early-onset preeclampsia. Committee Opinion No. 638. Obstet Gynecol 2015; 126:e25-7.

Giordano JC, Parpinelli MA, Cecatti JG et al. The burden of eclampsia: results from a multicenter study on surveillance of severe maternal morbidity in Brazil. PLoS ONE 2014; 9(5): e97401.

Henderson JT, Whitlock EP, O'Connor E, Senger CA, Thompson JH, Rowland MG. Low-dose aspirin for the prevention of morbidity and mortality from preeclampsia: a systematic evidence review for the U.S. Preventive Services Task Force. Evidence Synthesis No. 112. AHRQ Publication No. 14-05207-EF-1. Rockville, MD: Agency for Healthcare Research and Quality, 2014.

Recomendações da OMS para a prevenção e o tratamento da pré-eclâmpsia e da eclâmpsia – Implicações e ações. WHO/RHR/14.17. Disponível em: http://www.who.int/reproductivehealth/publications/maternal_perinatal_health/program-action-eclampsia/en/. Acesso em: 25 de agosto de 2017.

Rolnik DL et al. Aspirin versus plavebo in pregnancies at high risk for preterm preeclampsia. N Engl J Med. 2017 Jun 28. doi:10.1056/NEJMoa1704559.

Sánchez-Aranguren LC, Prada CE, Riaño-Medina CE, Lopez M. Endothelial dysfunction and pre-eclampsia: role of oxidative stress. Front Physiol 2014; 5:372.

SOGC Clinical Practice Guideline. Diagnosis, evaluation, and management of the hypertensive disorders of pregnancy. No. 307, May 2014 (Replaces No. 206, March 2008). J Obstet Gynaecol Can 2014; 36(5):416-38.

Diabetes e Gestação

INTRODUÇÃO

A gestação é acompanhada de alterações metabólicas e endócrinas que visam garantir o adequado aporte nutricional para o concepto. Esse "teste de estresse" em pacientes com reserva pancreática subnormal ou limítrofe, ou com aumento da resistência periférica à insulina, tem impacto significativo na morbimortalidade perinatal e materna e constitui um motivo de grande preocupação para os obstetras em todo o mundo.

ADAPTAÇÕES METABÓLICAS DA GESTAÇÃO

A placenta funciona como um órgão endócrino durante a gestação. Os hormônios placentários interferem no metabolismo lipídico, glicêmico e hidroeletrolítico materno com o objetivo principal de fornecer ao feto todos os nutrientes necessários ao seu crescimento adequado.

- **Fase de anabolismo:** até 24 a 26 semanas (formação de reservas maternas).
- **Fase de catabolismo:** > 26 semanas (maior aporte energético para o feto).

Durante a fase de anabolismo, ocorre aumento da produção de lipídios e da glicogênese hepática com transferência preferencial de glicose para o feto. Ocorre também fisiologicamente a redução da glicemia basal materna e de jejum. Na fase de catabolismo, o metabolismo glicêmico visa suprir o feto com glicose e aminoácidos e emprega ácidos graxos livres e cetonas como base para a produção da energia utilizada pela mãe. Verifica-se, assim, um discreto aumento fisiológico do colesterol e dos triglicerídeos maternos.

Para favorecer essa lipólise ocorre aumento da resistência insulínica com o avançar da gestação por ação do hormônio lactogênio placentário e da prolactina. Estima-se que a sensibilidade periférica à insulina tenha sua atividade reduzida de 40% a 70% na fase de catabolismo materno.

TIPOS DE DIABETES

As classificações do diabetes utilizadas na prática clínica levam em consideração a etiopatogenia da doença. Segundo a American Diabetes Association (ADA, 2017), temos:

- *Diabetes mellitus* **tipo 1:** absoluta deficiência de insulina causada pela destruição células beta.
- *Diabetes mellitus* **tipo 2:** causado pela perda progressiva da secreção de insulina associada à resistência à insulina.
- *Diabetes mellitus* **gestacional:** diabetes diagnosticado no segundo ou terceiro trimestre da gestação que não é claramente um diabetes prévio (*overt diabetes*).
- **Tipos específicos de diabetes em função de outras causas:** síndromes monogênicas (como o diabetes neonatal e MODY 1 a 6) e doenças do pâncreas exócrino (pancreatite, fibrose cística) induzidas por medicamentos ou outras substâncias (uso de glicocorticoides, tratamento de HIV/AIDS e após transplantes de órgãos).

NOMENCLATURA E CLASSIFICAÇÕES UTILIZADAS NA GESTAÇÃO

Segundo o The American College of Obstetricians and Gynecologists (ACOG, 2017), o *diabetes mellitus* gestacional (DMG) é uma condição em que a intolerância aos carboidratos se desenvolve na gestação. Quando adequadamente controlado somente com dieta e sem medicações, é classificado como A1DMG; quando a euglicemia é atingida apenas com a administração de medicações, é chamado A2DMG.

A International Association of Diabetes and Pregnancy Study Groups (IADPSG, 2010), a Organização Mundial da Saúde (OMS, 2013), a International Federation of Gynecology and Obstetrics (FIGO, 2015) e a American Diabetes Association (ADA, 2017) recomendam que a hiperglicemia diagnosticada em qualquer momento da gestação seja classificada como diabetes preexistente em gestante (*diabetes na gestação*) ou *diabetes mellitus gestacional* (DMG). Como *diabetes na gestação* estão englobados os diagnósticos prévios de *diabetes mellitus* tipos 1 e 2 e aqueles que foram realizados durante a gravidez. O DMG consiste no diagnóstico de hiperglicemia estabelecido geralmente entre 24 e 28 semanas que não preenche os critérios da *diabetes mellitus* em não gestantes (Figura 33.1 e Quadro 33.1).

O IADPSG baseou sua classificação nos achados do *HAPO Study (Hyperglycemia and Adverse Pregnancy Outcome)*. Essa pesquisa, realizada entre julho de 2000 e abril de 2006, envolveu mais de 25 mil mulheres em 15 centros de nove países e teve como objetivo correlacionar níveis crescentes de glicemia em gestantes sem *diabetes mellitus* evidente, com os seguintes desfechos primários: peso do neonato acima do percentil 90, taxa de cesariana, hipoglicemia neonatal e hiperinsulinemia fetal, diagnosticados pela elevação dos níveis de peptídeo C acima do percentil 90 no sangue do cordão umbilical, e outros desfechos secundários. Os resultados foram muito claros, mostrando uma associação contínua, independente de outros fatores de risco, dos níveis crescentes de glicemia materna com taxas de cesariana, hipoglicemia neonatal e valores de peptídeo C no cordão acima do percentil 90, pré-eclâmpsia, parto prematuro, distocia de ombro, tocotraumatismos, hiperbilirrubinemia e admissão em unidades de terapia intensiva.

Em 2013, a OMS reformulou seus critérios diagnósticos que não eram fundamentados em evidências até aquele momento e aceitou a classificação e os critérios do IADPSG com o objetivo de progredir rumo a um padrão universal de diagnóstico para o *diabetes mellitus* gestacional.

As recentes diretrizes da ADA (2017) reconhecem que os critérios do IADPSG podem aumentar os custos e levar ao aumento da medicalização das gestações, mas, mesmo assim, recomendam sua utilização em benefício do número crescente de mulheres obesas e com diabetes tipo 2 não diagnosticado que ficam grávidas anualmente.

O ACOG (2017) continua a adotar o critério diagnóstico que foi recomendado pelo consenso do National Institutes of Health (NIH) em 2013 (diagnóstico em duas etapas) por considerar que as evidências disponíveis são insuficientes para apoiar mudanças nacionais de protocolo que acarretariam altos custos. No entanto, não contraindica que as instituições ou os profissionais individualmente escolham utilizar os critérios do IADPSG.

A classificação de Priscilla White (1978), por sua vez, avalia a extensão do diabetes e estabelece o prognóstico de acordo com a idade da paciente, a duração do diabetes e a presença de complicações (Quadro 33.2). Especificamente em relação ao diabetes gestacional, subdivide as pacientes de acordo com o controle realizado com dieta ou a necessidade de insulina. Diante de classificações mais simples e recentes, atualmente tem uso limitado na prática clínica.

Quadro 33.1 Diferenças entre diabetes na gestação e *diabetes mellitus* gestacional

Diabetes na gestação	*Diabetes mellitus* gestacional
Gestação em mulher sabidamente diabética **OU** hiperglicemia diagnosticada pela primeira vez na gestação que preenche os critérios do diagnóstico de *diabetes mellitus* em não gestantes	Hiperglicemia durante a gestação que não constitui diabetes Hiperglicemia diagnosticada pela primeira vez na gestação
Pode ocorrer em qualquer momento durante a gestação, incluindo o primeiro trimestre	Pode ocorrer em qualquer momento durante a gestação, porém mais provavelmente após 24 semanas

Fonte: adaptado de Hod H et al. The International Federation of Gynecology and Obstetrics (FIGO) Initiative on gestational diabetes mellitus: a pragmatic guide for diagnosis, management, and care. International Journal of Gynecology and Obstetrics 2015; 131(S3):S173-S211.

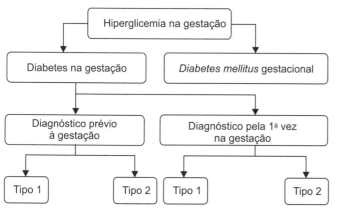

Figura 33.1 Tipos de hiperglicemia na gestação (FIGO, 2015). (Adaptada de Hod M et al. The International Federation of Gynecology and Obstetrics [FIGO] initiative on gestational diabetes mellitus: a pragmatic guide for diagnosis, management, and care. International Journal of Gynecology and Obstetrics 2015; 131[S3]:S173-S211.)

FATORES DE RISCO E PREVALÊNCIA

São considerados fatores de risco de DMG:
- História pessoal de intolerância aos carboidratos ou de DMG.

Quadro 33.2 Classificação de Priscilla White

A – Diabetes gestacional
  A1 – Controlado apenas com dieta
    Glicemia de jejum < 105mg% e pós-prandial < 120mg%
  A2 – Controlado com insulina
    Glicemia de jejum > 105mg% e pós-prandial > 120mg%

B – Diabetes clínico de início depois dos 20 anos e duração < 10 anos
C – Início antes dos 20 anos ou duração de 10 a 19 anos

D – Início da doença antes de 10 anos ou duração de 20 anos ou mais
  Hipertensão crônica associada
  Retinopatia benigna

F – Doença renal
H – Doença coronariana
R – Retinopatia proliferativa
T – Transplante renal

Fonte: White P. Classification of obstetric diabetes. Am J Obstet Gynecol 1978; 130:228-33.

- História familiar de diabetes em parentes de primeiro grau (pais e irmãos).
- IMC $\geq$ 25kg/m² (sobrepeso ou obesidade) ou excessivo ganho de peso na gestação atual ou entre gestações anteriores.
- Idade materna > 25 anos.
- Antecedente obstétrico de óbito fetal não explicado por outras causas ou malformações fetais.
- Presença de condições médicas associadas ao desenvolvimento de diabetes, como síndrome metabólica, síndrome de anovulação crônica hiperandrogênica, uso de corticoides e hipertensão.

> As Diretrizes da Sociedade Brasileira de Diabetes (2015-2016) consideram a idade materna fator de risco apenas quando avançada (35 anos ou mais).

> A prevalência da DMG varia de acordo com a população estudada e com os critérios utilizados para o diagnóstico. Estima-se que, de acordo com os critérios do IADPSG, aproximadamente 17% das gestantes apresentem hiperglicemia.

COMPLICAÇÕES ASSOCIADAS

Nas mulheres com diabetes diagnosticado antes da gestação, o descontrole metabólico no período da organogênese está estreitamente relacionado com a ocorrência de malformações (Quadro 33.3). Nas pacientes com retinopatia pode ocorrer rápida progressão do quadro durante a gestação, podendo ocasionar perda da visão.

Como já discutido, o *HAPO Study* evidenciou aumento crescente da ocorrência de desfechos desfavoráveis associado ao aumento da glicemia materna na gestação, da prevalência de cesarianas, hipoglicemia neonatal e valores do peptídeo C no cordão acima do percentil 90, outros distúrbios metabólicos, pré-eclâmpsia, parto prematuro, distocia de ombro, tocotraumatismos, hiperbilirrubinemia e admissão em unidades de terapia intensiva. A mortalidade perinatal é mais elevada, atingindo 5,6:1.000 nascidos vivos. A repercussão não é apenas imediata, também ocorrendo a médio e longo prazo com maior prevalência de obesidade na infância e na adolescência. Além disso, os adultos submetidos a um ambiente intrauterino hiperglicêmico apresentam maior incidência de diabetes, obesidade, hipertensão e síndrome metabólica.

As mulheres com diagnóstico de DMG apresentam aumento do risco de diabetes clínico no decorrer da vida. O ACOG estima que mais de 50% delas podem desenvolver diabetes tipo 2 em 22 a 28 anos, porém esse tempo pode ser consideravelmente diminuído por influência da obesidade concomitante e em grupos étnicos específicos.

O Quadro 33.4 contém um resumo das morbidades maternas e fetais relacionadas com o DMG.

RASTREAMENTO E DIAGNÓSTICO NO PRÉ-NATAL

A Biblioteca Cochrane publicou em agosto de 2017 uma atualização de sua revisão sistemática comparando os efeitos de diferentes protocolos e programas de rastreio para DMG (Tieu e cols., 2017). Os revisores consideraram que as evidências disponíveis atualmente são insuficientes para definir a superioridade de um ou outro protocolo com relação aos desfechos maternos e neonatais a curto e a longo prazo, apesar dos benefícios evidentes do tratamento do DMG e do maior número de diagnósticos realizados quando se adota o rastreio universal. Assim,

Quadro 33.3 Anomalias congênitas relacionadas com o diabetes descompensado durante a embriogênese

Esqueléticas e do tubo neural	Anomalias renais
Síndrome de regressão caudal Defeitos do tubo neural Anencefalia Microcefalia	Hidronefrose Agenesia renal Duplicação ureteral
Cardíacas	**Gastrointestinais**
Transposição dos grandes vasos, com ou sem defeito septal, defeitos do septo ventricular, coarctação da aorta e cardiomegalia	Atresia duodenal e anorretal Síndrome do cólon esquerdo pequeno
Outras	
Artéria umbilical única	

Quadro 33.4 Morbidade materna e fetal associada ao *diabetes mellitus* gestacional

Morbidade materna
Gravidez inicial
Abortamentos espontâneos
Gestação
Pré-eclâmpsia
Hipertensão gestacional
Crescimento fetal excessivo (macrossomia, grande para idade gestacional)
Polidrâmnio
Infecções do trato urinário
Parto
Trabalho de parto prematuro
Parto instrumental
Cesariana
Infecção
Hemorragias no parto e pós-parto
Tromboembolismo
Mortalidade materna
Puerpério
Falhas ao iniciar e/ou manter a amamentação
Hemorragias
Longo prazo após a gestação
Ganho de peso
Diabetes mellitus gestacional em gestações futuras
Futuro diabetes tipo 2
Futura doença cardiovascular
Fetal/neonatal/infância
Óbito fetal
Morte neonatal
Malformações congênitas não cromossômicas
Distocia de ombro
Síndrome de desconforto respiratório
Miocardiopatia
Hipoglicemia neonatal
Policitemia neonatal
Hiperbilirrubinemia neonatal
Hipocalcemia neonatal
Paralisia de Erb (relacionada com tocotraumatismo)
Doenças do adulto com origem na vida fetal: diabetes, obesidade, hipertensão e síndrome metabólica

Fonte: adaptado de Hod M et al. The International Federation of Gynecology and Obstetrics (FIGO) initiative on gestational diabetes mellitus: a pragmatic guide for diagnosis, management, and care. International Journal of Gynecology and Obstetrics 2015; 131(S3):S173-S211.

segundo vários autores, a decisão de rastreio universal ou com base em fatores de risco para DMG deve ser tomada considerando a prevalência de hiperglicemia na população e o contexto do local. O IADPSG (2010), a OMS (2013), a FIGO (2015) e a ADA (2017) recomendam o rastreio universal, especialmente em países com poucos ou médios recursos, onde se concentram quase 90% de todos os casos diagnosticados de DMG.

O Ministério da Saúde (*Manual Técnico de Gestação de Alto Risco*, 2012, e Protocolos da Atenção Básica, Saúde das Mulheres, 2016) recomenda que todas as gestantes, independentemente da presença de fatores de risco para DMG, devem realizar uma dosagem de glicemia em jejum no início da gravidez, preferencialmente antes de 20 semanas, ou assim que possível na primeira consulta de pré-natal. Os resultados do rastreio são interpretados de acordo com a presença ou ausência de fatores de risco, a menos que sejam > 110 mg/dL (nesse caso: repetir glicemia de jejum e se confirmado > 110mg/dL o diagnóstico é de DMG).

O CAM-IMIP, por sua vez, adota os critérios preconizados pelo IADPSG/OMS. Na primeira consulta de pré-natal todas as gestantes são testadas para diabetes por meio da glicemia de jejum (de preferência). Os resultados indicarão se existe diabetes prévio à gestação. Em caso negativo, será realizado rastreio para DMG com 24 a 28 semanas utilizando teste de tolerância com 75g de glicose anidra dissolvida em água (jejum de 8 horas) para todas as gestantes.

O Quadro 33.5 sintetiza o protocolo do CAM-IMIP e mostra a correlação entre os resultados dos exames e os diagnósticos das gestantes. O Quadro 33.6 apresenta as recomendações da ADA (2017) para o diagnóstico de diabetes em qualquer indivíduo. Essas recomendações podem ser utilizadas na gestação e devem ser usadas como auxiliares na interpretação dos resultados do Quadro 33.5.

Originalmente, o IADPSG (2010) recomendava que fossem consideradas portadoras de DMG as pacientes com valores de glicemia de jejum na gestação ≥ 92mg/dL, aferidos em qualquer trimestre, com base no risco relativo de complicações associadas a esse valor. Apesar disso, considerando-se que em gestantes não obesas a glicemia de jejum cai cerca de 9mg/dL no final do primeiro e início do segundo trimestre e que não existem evidências de benefícios do tratamento de gestantes antes de 24 semanas, houve muita discussão na comunidade científica sobre as repercussões desse critério tão rígido: possíveis sobrediagnósticos em gestantes com resultados pouco acima do valor de referência, aumento de custos e repercussões psicológicas nas pacientes.

Em 2013 foi publicado um estudo multicêntrico realizado em 13 hospitais chineses e que envolveu 17.186 gestantes. Foram analisados os prontuários médicos de pacientes submetidas ao protocolo do IADPSG (adotado oficialmente pelo governo chinês) no primeiro trimestre de gestação (realização de glicemia de jejum – 8 horas) e comparados os resultados com a curva após sobrecarga de 75g de glicose com 24 a 28 semanas (rastreio universal).

As pacientes reconhecidamente diabéticas antes da gestação foram excluídas da pesquisa. Os autores concluíram que as pacientes que receberam diagnóstico de

Quadro 33.5 Protocolo para detecção de hiperglicemia na gestação e correlações diagnósticast

Primeira consulta pré-natal
Solicite *glicemia de jejum** com jejum de 8 a 12 horas
Resultados possíveis:
< 92mg/dL: não existe diabetes prévio; a paciente fará teste de sobrecarga com 75g de glicose com 24 a 28 semanas
≥ 92mg/dL e < 126mg/dL: diagnóstico de DMG; recomenda-se repetir imediatamente glicemia de jejum para confirmação diagnóstica**
≥ 126mg/dL: provável diabetes prévio; deve ser confirmado se a hiperglicemia não for inequívoca. Utilizar critérios ADA (2017)
≥ 200mg/dL: na presença de sintomas clássicos é diagnóstico de diabetes e não necessita de confirmação (ADA, 2017)
De 24 a 28 semanas
Deverão ser testadas todas as pacientes que tiveram testes negativos na primeira consulta de pré-natal
Solicite *teste de sobrecarga com 75g de glicose* com jejum de 8 a 12 horas
Valores de referência:
Jejum: 92mg/dL
1 hora: 180mg/dL
2 horas: 153mg/dL
Resultados possíveis:
TODOS os valores normais, exame normal, rastreio negativo
UMA ou MAIS dosagens acima do valor de referência – DMG
Observação 1: confirmar com outro exame se o único valor alterado for a glicemia de jejum (> 92mg/dL e < 126mg/dL)
Se jejum ≥ 126mg/dL: diabetes prévio (confirmar segundo ADA, 2017)
Se resultado após 2 horas ≥ 200mg/dL: diabetes prévio (confirmar segundo ADA, 2017)
Observação 2: até o momento não existem critérios estabelecidos para o diagnóstico de diabetes clínico com dosagens após 1 hora de sobrecarga de glicose. Utilizar apenas para diagnóstico de DMG

IADPSG: International Association of Diabetes and Pregnancy Study Groups; OMS: Organização Mundial da Saúde; ADA: American Diabetes Association.

† Adotado pelo CAM-IMIP com base em IADPSG 2010/OMS 2013.

* Se disponíveis, podem ser utilizadas glicemia ao acaso e dosagem de A1C – hemoglobina glicosilada utilizando os critérios ADA (2017).

** Se o resultado do segundo exame for contraditório, a paciente deverá seguir para o teste de sobrecarga normalmente com 24 a 28 semanas. Se positivo, está confirmado o diagnóstico de DMG.

Fonte: Metzger BE, Gabbe SG, Persson B et al. International Association of Diabetes and Pregnancy Study Groups Consensus Panel. International Association of Diabetes and Pregnancy Study Groups recommendations on the diagnosis and classification of hyperglycemia in pregnancy. Diabetes Care 2010; 33:676-82.

DMG com base na glicemia de jejum do primeiro trimestre representavam cerca de 26% dos diagnósticos totais de DMG naquela população. Destas, apenas 30% mantiveram os valores alterados de glicemia de jejum quando realizaram a sobrecarga com 24 a 28 semanas.

Assim, demonstrou-se que, apesar de os valores crescentes de glicemia de jejum no primeiro trimestre estarem fortemente relacionados com o diagnóstico de DMG por teste de sobrecarga com 75g entre 24 e 28 semanas, esse dado não pode ser usado isoladamente como diagnóstico de DMG no primeiro trimestre, porque a maioria das pacientes (mais de dois terços) não desenvolverá DMG com o avançar da gestação. Esse estudo ampara a conduta adotada no Quadro 33.5

Quadro 33.6 Critérios para o diagnóstico de diabetes (ADA, 2017)

Glicemia de jejum ≥ 126mg/dL (7mmol/L) – jejum é definido como pelo menos 8 horas sem receber calorias*
OU
Glicemia ≥ 200mg/dL (11,1mmol/L) 2 horas após sobrecarga de 75g de glicose anidra dissolvida em água*
OU
Hemoglobina glicosilada (A1C) ≥ 6,5% (48mmol/mol)*
OU
Glicemia ao acaso ≥ 200mg/dL (11,1mmol/L) em pacientes com sintomas clássicos de hiperglicemia ou crise hiperglicêmica

*Na ausência de hiperglicemia inequívoca, os resultados devem ser confirmados com a repetição do teste.

Fonte: American Diabetes Association. Classification and diagnosis of diabetes. Sec. 2. In Standards of Medical Care in Diabetes 2017. Diabetes Care 2017; 40(Suppl.):S11-S24.

de repetir os exames em pacientes com glicemia de jejum ≥ 92mg/dL e < 126mg/dL no primeiro trimestre de gestação como forma de evitar sobrediagnósticos.

CONDUTA

Controle glicêmico materno

O principal objetivo do tratamento das pacientes diagnosticadas com hiperglicemia durante a gestação é a normalização da glicemia a fim de diminuir os desfechos desfavoráveis.

Monitoramento e objetivos

Segundo uma revisão sistemática publicada pela Biblioteca Cochrane em abril de 2016, ainda não existem evidências suficientes, oriundas de ensaios clínicos randomizados, que determinem qual a melhor frequência de monitoramento nem os valores de glicemias-alvo para gestantes com DMG (Martins e cols., 2016). As recomendações atuais são fundamentadas em opiniões de especialistas com base em estudos de coorte e observacionais.

De modo geral, no início do acompanhamento recomendam-se no mínimo quatro avaliações diárias: dosagem da glicemia de jejum e glicemias pós-prandiais com 1 hora ou 2 horas. Os valores-alvo recomendados para o controle pelo ACOG e pela ADA estão descritos no Quadro 33.7. Em 2017, a ADA unificou os protocolos com os valores-alvo de glicemias para DMG e para diabetes na gestação, tipo 1 e tipo 2. O objetivo foi simplificar o acompanhamento, mas a organização reconhece que manter esses valores

Quadro 33.7 Objetivos do controle glicêmico em pacientes com DMG e diabetes tipos 1 e 2 na gestação

Glicemia de jejum	95mg/dL
Pós-prandial com 1 hora	140mg/dL
Pós-prandial com 2 horas	120mg/dL

Fonte: American Diabetes Association (2017) e American College of Obstetricians and Gynecologists (2017).

com segurança pode ser um desafio na prática clínica, principalmente para o diabetes tipo 1, devido a frequentes hipoglicemias. Nessa situação a recomendação é valorizar a experiência dos profissionais e individualizar os objetivos. De acordo com o controle apresentado pela paciente, as avaliações poderão ser realizadas a intervalos maiores, a cada 3 dias por exemplo, buscando maior conforto e redução de custos. Recomenda-se o registro preciso de todo o monitoramento, se possível acompanhado de resumo da alimentação correspondente e possível atividade física a fim de controlar a evolução da paciente.

Os valores das glicemias pós-prandiais são preditivos de desfechos perinatais (macrossomia e morbidade fetal). Assim, isoladamente, os valores da glicemia de jejum não devem ser utilizados como parâmetro para o início da terapia medicamentosa; alterações apenas no jejum geralmente são controladas com redistribuição da dieta. Recentemente, a ADA (2016) e o National Institute for Health and Care Excelence (NICE, 2015) defenderam a inclusão da avaliação pré-prandial nas gestantes com diabetes, associada aos valores pós-prandiais, para ajustes de dose de insulina à semelhança do que ocorre em não gestantes. Os argumentos têm como base a secreção fisiológica de insulina, tornando o controle mais rígido. Entretanto, essa prática ainda não foi avaliada por estudos clínicos randomizados e, em 2017, a ADA a recomenda apenas para gestantes com diabetes preexistente que fazem uso de insulina em bombas de infusão ou em *bolus* basal.

Ensaios randomizados evidenciaram que, quando a dosagem pós-prandial é mais próxima, com 1 hora, o controle glicêmico é facilitado e a incidência de fetos grandes para a idade gestacional diminui, como também as taxas de cesariana indicadas por macrossomia. No entanto, não existe consenso sobre o melhor intervalo; assim, podem ser utilizadas tanto as dosagens com 1 hora como com 2 horas.

> A ADA (2017) admite que os parâmetros possam ser individualizados e flexíveis em pacientes que apresentam hipoglicemia repetida e significativa na tentativa de alcançar os alvos glicêmicos (mais frequente em diabetes tipo 1).

> As dosagens de hemoglobina glicosilada (A1C) não são recomendadas para indicar terapia medicamentosa ou ajustes de doses de insulina. No entanto, são preditivas do risco de malformações no início da gestação e da ocorrência de macrossomia ou fetos "grandes para a idade gestacional". São úteis ainda para avaliar a confiabilidade dos relatos maternos em relação às dosagens de glicemia e manutenção da dieta.
>
> ALVO: segundo e terceiro trimestres (ADA 2016): 6% a 6,5% (ideal < 6%) sem hipoglicemias. Avaliar mensalmente.

O monitoramento da glicemia capilar realizado pela própria paciente em seu domicílio, com o auxílio de glicosímetros, é defendido na literatura como o método ideal de acompanhamento, principalmente porque não altera a rotina alimentar normal da gestante e fornece parâmetros fidedignos de controle. Recomenda-se que a gestante e um membro da família sejam adequadamente orientados sobre o manuseio do aparelho e sobre a importância dos registros, antes do início do acompanhamento, a fim de reduzir a ansiedade e o estresse relacionado com o procedimento. O custo de manutenção dos aparelhos e de reposição das fitas tem limitado a universalização dessa prática nos serviços de assistência médica pública do Brasil. Por sua vez, o monitoramento contínuo (sensores subcutâneos que registram as variações plasmáticas de glicose) teoricamente facilita a avaliação do período noturno e se correlaciona com variações satisfatórias de A1C (extrapolações de estudos realizados em não gestantes). No entanto, não existem evidências claras de modificação dos desfechos perinatais e avaliações de custos, uma vez que os estudos publicados em gestantes com DMG ainda estão limitados a populações específicas. A esse respeito, a Biblioteca Cochrane publicou em junho de 2017 uma revisão sistemática comparando as diversas técnicas de monitoramento da glicose em gestantes com diabetes preexistente (tipo 1 e tipo 2) (Moy e cols., 2017), e os revisores não encontraram evidências de superioridade de uma técnica em relação às demais.

Ganho de peso

A obesidade durante a gestação atua como fator de risco independente para desfechos maternos e perinatais adversos (distúrbios hipertensivos, induções e risco de cesarianas, admissões em unidades de cuidados intensivos, óbito fetal etc.). Várias estimativas internacionais calculam aumentos de cinco a 16 vezes nos custos dos cuidados pré-natais em gestantes com sobrepeso e obesas em comparação com gestantes de peso normal. Todos esses dados adquirem importância especial em pacientes com diabetes.

As recomendações gerais sobre o ganho de peso na gestação, buscando bem-estar fetal, baseiam-se no índice de massa corporal (IMC) e são as mesmas para as pacientes com DMG ou diabetes preexistente durante a gestação (Quadro 33.8).

Dieta

A dieta das pacientes com DMG faz parte da primeira linha terapêutica (mudança de estilo de vida) e deve promover bem-estar materno e fetal, com ganho de peso adequado durante a gestação, mantendo a normoglicemia e a

Quadro 33.8 Recomendações para ganho de peso durante a gestação

IMC	Ganho de peso total (kg)	Ganho semanal (média kg – 2ª e 3ª trimestres)
< 18,5: abaixo do ideal	12,5 a 18	0,51 (0,44 a 0,58)
18,5 a 24,9: normal	11,5 a 16	0,42 (0,35 a 0,50)
25 a 29,9: sobrepeso	7 a 11,5	0,28 (0,23 a 0,33)
≥ 30: obesidade	5 a 9	0,22 (0,17 a 0,27)

IMC: índice de massa corporal (peso em quilos dividido pela altura do indivíduo ao quadrado); kg: quilogramas.
Fonte: Institute of Medicine. Weight Gain During Pregnancy: Reexamining the Guidelines. Washington (DC): National Academies Press (US), 2009.

> **Índice glicêmico:** é um indicador com base na elevação da glicose pós-prandial após a ingestão de 50g de determinado alimento que contenha carboidrato, quando comparado a um alimento de referência – geralmente pão branco ou glicose. Não depende da composição do carboidrato (se é simples ou complexo), mas da velocidade de absorção e digestão dos alimentos. Fatores como a presença de fibra solúveis, o nível do processamento do alimento e a interação amido-proteína e amido-gordura podem influenciar os valores do índice glicêmico.

ausência de cetose (ADA, 2017). Recomenda-se que um profissional de nutrição seja consultado para realizar um acompanhamento individualizado, mas, na ausência temporária desse profissional, o médico clínico deve fornecer pelo menos as orientações iniciais. É importante que a dieta recomendada respeite os hábitos pessoais e culturais da gestante, levando em consideração as atividades físicas desempenhadas ao longo do dia e os resultados do monitoramento da glicemia.

Normalmente, a gestante necessita de 1.800 a 2.500kcal/dia. Pode-se estimar a necessidade diária em 40kcal/kg/dia (para gestantes abaixo do peso), 30kcal/kg/dia (para gestantes com ganho de peso ideal durante a gestação), 22 a 25kcal/kg/dia (para gestantes com sobrepeso) e 12 a 14kcal/kg/dia (para gestantes obesas durante a gestação). O ACOG (2017) recomenda que a ingestão de carboidratos seja limitada a 33% a 40% da dieta (preferencialmente os carboidratos complexos que são relacionados com taxas menores de hiperglicemia pós-prandial). As gorduras corresponderiam a 40% (de preferência as mono e poli-insaturadas) e as proteínas a 20%; todos esses nutrientes devem ser distribuídos em todas as refeições.

Na prática, recomenda-se o fracionamento da alimentação em três refeições principais e dois a quatro lanches (se necessários) a fim de reduzir as flutuações glicêmicas pós-prandiais e os longos períodos de jejum. O lanche noturno evita a cetose durante o período de sono materno e, portanto, é recomendado. Evidentemente, as fontes de carboidratos devem ser naturais, com proscrição dos açúcares refinados e das gorduras saturadas e trans. O aspartame deve ser usado com moderação. Normalmente, recomenda-se o consumo > 28g/dia de fibras para melhorar a constipação e diminuir as variações da glicemia. Os alimentos com baixo índice glicêmico geralmente são ricos em fibras; além disso, estudos recentes têm encorajado seu uso em pacientes com DMG.

Não há consenso sobre a melhor dieta, e vários ensaios clínicos já foram realizados. A Biblioteca Cochrane publicou em fevereiro de 2017 a atualização de uma revisão sistemática em que comparou as dietas recomendadas para gestantes com DMG (Han e cols., 2017). No total, foram incluídos 19 ensaios clínicos (1.398 mulheres) e a grande maioria das comparações não demonstrou diferenças significativas para os principais desfechos primários (pré-eclâmpsia ou hipertensão materna, taxas de cesariana, fetos grandes para idade gestacional, mortalidade perinatal). Apenas a dieta DASH (*Dietary Approaches to Stop Hypertension*) mostrou uma possível redução do número de cesarianas (RR: 0,53; IC 95%: 0,37 a 0,76; dois ensaios clínicos, 86 mulheres) quando comparada com a dieta padrão. Os revisores concluíram que os estudos disponíveis são escassos e pequenos, além de apresentarem grande variação metodológica, impossibilitando uma análise clara dos benefícios de cada tipo de dieta. São recomendadas novas pesquisas sobre o tema, incluindo avaliações de efeitos a longo prazo, custos e qualidade de vida das pacientes durante a dieta. Nesse ínterim, as orientações devem ser individualizadas.

No entanto, existem evidências de que as dietas restritivas em excesso (< 1.500 calorias/dia ou redução de 50% no consumo) não devem ser utilizadas em virtude do risco de aumento da cetose com consequente prejuízo ao desenvolvimento neurológico fetal. Esses dados são especialmente significativos em pacientes reconhecidamente diabéticas tipo 1. Do mesmo modo, não se recomenda a perda de peso, exceto em pacientes acentuadamente obesas. Como discutido anteriormente, a obesidade é um fator de risco independente para desfechos desfavoráveis na gestação e atua em associação com o diabetes convergindo para esse fim.

Exercícios

Na ausência de contraindicações obstétricas ou clínicas, é recomendado um plano de exercícios moderados para gestantes com DMG adaptado às características de cada paciente. Poucos estudos analisaram os efeitos da atividade física no acompanhamento de pacientes com DMG. Dados extrapolados de trabalhos em não gestantes mostram que o aumento da massa muscular melhora o controle glicêmico e a sensibilidade à insulina. Recentemente, em junho de 2017, a Biblioteca Cochrane publicou uma revisão sistemática avaliando os efeitos do exercício especificamente em pacientes com DMG (está disponível protocolo ainda sem resultados para avaliação semelhante em gestantes com diabetes preexistente). Os revisores incluíram 11 ensaios clínicos (total de 638 mulheres) e os resultados demonstraram redução significativa dos valores de glicemia de jejum (média da diferença –0,59; IC 95%; –1,07 a –0,11; quatro ensaios, 363 mulheres) e de glicemias pós-prandiais de gestantes que realizaram exercícios (média da diferença – 0,85; IC 95%: –1,15 a –0,55; três ensaios, 344 mulheres). Além disso, a atividade física auxilia o controle do peso, reduz o risco cardiovascular e promove a sensação de bem-estar da gestante.

Estima-se que 30 minutos de atividade física reduzam a glicemia em mais de 23mg/dL em mulheres com DMG. Recomenda-se que a gestante monitore a atividade fetal (movimentação) e a glicemia antes e após os exercícios. O Quadro 33.9 contém sugestões de atividades físicas recomendadas pela FIGO.

Quadro 33.9 Recomendações de atividade física para gestantes com DMG

Atividade física planejada – 30 minutos por dia
Caminhada ou exercícios com os braços enquanto sentada em cadeira por 10 minutos após cada refeição
Mulheres fisicamente ativas antes da gestação devem ser encorajadas a manter sua rotina prévia de exercícios

Fonte: Hod M et al. The International Federation of Gynecology and Obstetrics (FIGO) initiative on gestational diabetes mellitus: a pragmatic guide for diagnosis, management, and care. International Journal of Gynecology and Obstetrics 2015; 131(S3):S173-S211.

> As mudanças de estilo de vida, com manutenção das medidas de educação alimentar e da prática de exercícios físicos no pós-parto de mulheres com história de DMG, estão associadas a redução significativa do risco de desenvolvimento de diabetes tipo 2 no futuro.

Terapia medicamentosa com insulina

Historicamente, essa terapia constitui a primeira opção medicamentosa diante de controle glicêmico inadequado com dieta e exercícios em pacientes com DMG. Durante a gestação, podem ser utilizadas insulina regular, lispro, aspart, NPH e determir, que não atravessam a placenta e têm mostrado segurança nos estudos realizados (Quadro 33.10). Portanto, as pacientes diabéticas tipo 1 que engravidam podem manter os esquemas em uso com os cuidados habituais para monitoramento e prevenção da hipoglicemia.

Quadro 33.10 Características dos diversos tipos de insulina

Tipo	Início de ação	Pico (horas)	Duração (horas)
Lispro	1 a 15 minutos	1 a 2	4 a 5
Aspart	1 a 15 minutos	1 a 2	4 a 5
Regular	30 a 60 minutos	2 a 4	6 a 8
NPH	1 a 3 horas	5 a 7	13 a 18
Determir	1 a 3 horas	8 a 10	18 a 26
Glargina	1 a 2 horas	Ausente	24

Fonte: adaptado de Gestational diabetes mellitus. Practice Bulletin No. 180. American College of Obstetricians and Gynecologists. Obstet Gynecol 2017; 130:e17-31.

Não existem evidências de que um tipo isolado seja superior ao outro (Cochrane, O'Neill e cols., 2017). Vários protocolos são propostos de acordo com a disponibilidade dos serviços e os custos na tentativa de simular a secreção natural e reduzir os desfechos desfavoráveis. No entanto, os esquemas que utilizam combinações de diversos tipos de insulina são mais utilizados porque apresentam maior probabilidade de sucesso no controle glicêmico (esquemas individualizados).

Sabe-se que a necessidade de insulina cresce durante a gestação em virtude do aumento progressivo da resistência periférica. Doses menores podem ser suficientes, mas, em geral, estima-se a necessidade das gestantes com diabetes em:

> - 0,7UI/kg/dia: primeiro trimestre
> - 0,8UI/kg/dia: a partir da 18ª semana
> - 0,9UI/kg/dia: a partir da 26ª semana
> - 1UI/kg/dia: a partir de 35 semanas

Em nosso serviço, a insulinoterapia é utilizada em todas as pacientes que dela já faziam uso antes da gestação ou em diabéticas gestacionais que não conseguem obter um controle satisfatório com a dieta ou com modificações do estilo de vida. O início da administração geralmente é ambulatorial, acompanhado de monitoramento da glicemia capilar realizada pela própria paciente duas vezes por semana, utilizando a dose de 0,3UI/kg/dia dividida em duas tomadas (dois terços pela manhã e um terço à noite). Habitualmente, utilizamos uma combinação de insulina de ação rápida (regular) com insulina de ação intermediária (NPH), correlacionando a farmacodinâmica das medicações com os resultados do monitoramento, embora no início da insulinoterapia algumas gestantes possam ser beneficiadas apenas com a introdução de insulina NPH (dois terços pela manhã e um terço à noite, este entre 20 e 22 horas) (Quadro 33.11).

Quadro 33.11 Cálculo da necessidade de insulina (CAM-IMIP, 2016)

Dose total calculada	Jejum: 2/3 da dose total	Usar: 2/3 de NPH + 1/3 regular
	Noite: 1/3 da dose total*	Usar: 2/3 NPH + 1/3 regular *OU* 1/2 NPH + 1/2 regular

* A insulina da noite deve ser feita 30 minutos antes do jantar (a regular) e às 22 horas (a NPH).

Em pacientes diabéticas tipo 1 e tipo 2 ou DMG de difícil controle podem ser necessárias três tomadas para que seja alcançado o controle glicêmico adequado: convém dividir as doses sempre com a preocupação de evitar hipoglicemia no período da madrugada; a insulina de ação rápida deverá ser administrada quando o horário do jantar estiver se aproximando e a de ação intermediária/longa, às 22 horas (*bedtime*). A dificuldade de controle ambulatorial da glicemia indica que as consultas pré-natais devem ser mais frequentes. Isso facilitará o reajuste da dose e a correção da dieta (com o apoio de nutricionistas e endocrinologistas), além de reforçar a orientação da atividade física. Por ocasião de algum insucesso, indica-se a internação da gestante.

O protocolo do CAM-IMIP e os esquemas utilizados e ajustes subsequentes estão descritos no Quadro 33.12.

As pacientes devem ser orientadas sobre os locais de aplicação de insulina, assim como sobre a importância do "rodízio", para evitar hipertrofia ou atrofia no local, e as principais medidas de conservação do medicamento.

---

1 frasco ampola = 1.000UI insulina com 100UI/mL
Insulina regular: cor transparente
Insulina NPH: cor leitosa ou branca "turva"

Locais de aplicação subcutânea de insulina:
- **Braços**: parte externa e superior.
- **Coxas**: porção anterior e lateral.
- **Abdome**: evitar linha média e umbigo.
- **Glúteos**.

Quadro 33.12 Protocolo para utilização de insulina durante a gestação adotado no CAM-IMIP (2016)

Diabetes mellitus gestacional ou diabetes tipo 2
Iniciar com a dose de 0,3UI/kg/dia
Ajustes: aproximadamente 1:20   (1UI de insulina para 20mg de glicemia acima do valor desejado) ATENÇÃO: não adicionar mais do que 4UI por dose no reajuste

Diabetes tipo 1
Manter a insulina usada previamente
Ajustes: aproximadamente 1:30 ATENÇÃO: não adicionar mais do que 4UI por dose no reajuste

Terapia medicamentosa com hipoglicemiantes orais

No passado, o uso de hipoglicemiantes orais era completamente contraindicado na gestação. Atualmente, esse cenário mudou, apesar de seu uso não ter sido aprovado oficialmente (uso *off-label*). As vantagens da via de administração e o baixo custo se somam aos resultados de ensaios clínicos e estudos observacionais que comprovam os efeitos benéficos semelhantes ao controle glicêmico realizado com insulina sem aumento dos efeitos adversos materno-fetais a curto prazo. Assim, essas medicações têm sido indicadas para o início do controle glicêmico em pacientes sem complicações ou como adjuvantes à insulinoterapia em pacientes de difícil controle por diversas organizações.

No início de 2017, a Biblioteca Cochrane publicou revisão sistemática avaliando os efeitos das diversas terapias com hipoglicemiantes orais no tratamento de pacientes com DMG. As comparações foram realizadas com placebo/cuidado padrão (mudança no estilo de vida), entre diferentes hipoglicemiantes orais e entre terapias combinadas. Os estudos que utilizaram insulina foram excluídos dessa revisão. No total foram incluídos 11 ensaios clínicos (19 publicações envolvendo 1.487 mulheres e seus neonatos) e apenas oito ensaios foram utilizados para a metanálise. Os revisores concluíram que as evidências atuais são insuficientes para definir a superioridade de um hipoglicemiante oral em relação aos demais e que a escolha da medicação deve ser baseada na preferência clínica, na disponibilidade e na adequação aos protocolos nacionais. Novas pesquisas devem ser realizadas para elucidar esses e outros aspectos, como custos, desfechos a longo prazo e satisfação das mulheres.

As pacientes que antes da gestação faziam uso de inibidores da alfaglicosidase (acarbose), glitazonas, glitinidas, sulfanilureias de primeira geração, como a clorpropamida e a tolbutamida, devem ter a medicação suspensa e iniciada a terapêutica com insulina. O uso de uma biguanida (metformina) e da gliburida/glibenclamida durante a gestação será discutido a seguir.

Metformina

Essa medicação pertence à classe das biguanidas. A metformina atua reduzindo a produção hepática de glicose e aumentando sua sensibilidade periférica (captação e utilização nos músculos e no fígado). Além disso, reduz a absorção de carboidratos pelo intestino delgado e diminui o apetite, aumentando a sensação de saciedade. Atravessa livremente a placenta e apresenta concentrações fetais em torno de 50% ou mais em relação às identificadas na circulação materna. No entanto, as taxas de malformações e de hipoglicemia neonatal são semelhantes às encontradas na população de gestantes que não fizeram uso da medicação. A metformina pode ser mantida em pacientes que já faziam uso antes da gestação ou iniciada com dose baixa de 500mg/dia, com reajuste da dose a cada 7 ou 15 dias, de acordo com o controle glicêmico alcançado (máximo: 2.500mg/dia).

Inicialmente, a metformina foi usada em pacientes com diabetes clínico que apresentavam síndrome de anovulação crônica e infertilidade e, nessas condições, frequentemente é continuada com o diagnóstico da gestação até o final do primeiro trimestre. Atualmente, o uso dessa medicação na gestação associada à DMG tornou-se frequente e vários estudos já compararam os desfechos com o uso de insulina e outros hipoglicemiantes.

Em 2015 foi publicada uma metanálise que comparou os efeitos da metformina e da insulina nos desfechos materno-fetais em gestantes com DMG. Foram incluídos 11 ensaios clínicos, e os autores não encontraram diferenças significativas entre os grupos em relação aos níveis de hemoglobina glicosilada A1C, glicemia de jejum e incidência de pré-eclâmpsia. O grupo que utilizou metformina apresentou média significativamente menor de ganho de peso materno (MD: –1,28; IC 95%: –1,54 a –1,01; P < 0,0001), menor peso ao nascimento (MD: –44,35; IC 95%: –85,79 a –2,90; P = 0,04), menor incidência de hipoglicemia neonatal (RR: 0,69; IC 95%: 0,55 a 0,87; P = 0,001) e menor número de admissões em unidades de cuidados intensivos neonatais (RR: 0,82; IC 95%: 0,67 a 0,99; P = 0,04).

A metformina também foi comparada à gliburida (glibenclamida) em um ensaio clínico realizado em gestantes com DMG e publicado em 2010. Setenta e cinco pacientes que não alcançaram o controle metabólico apenas com a dieta foram randomizadas para receber metformina e 74 pacientes em condições semelhantes foram randomizadas para receber gliburida. Os autores não encontraram diferenças significativas nos níveis de glicemia pós-prandial com 2 horas nos dois grupos. No entanto, 34,7% das pacientes do grupo da metformina necessitaram de insulina para que o controle glicêmico se tornasse adequado contra 16,2% do grupo da gliburida (p = 0,01). Apesar do número limitado de pacientes, vale ressaltar que a falha no uso dos hipoglicemiantes orais, nesse caso maior para a metformina, é considerada apenas como a necessidade de acrescentar insulina, medicação histórica "padrão", e não outros efeitos adversos, atestando mais uma vez a segurança da terapêutica.

Com relação aos efeitos a longo prazo, foi documentado aumento da gordura corporal total ou gordura central em crianças de 2 anos, filhos de mães que utilizaram metformina durante a gestação (dados do *Metformin in Gestational diabetes – MiG trial*). Considerando que os trabalhos anteriores somente haviam identificado obesidade em filhos de mães diabéticas a partir de 5 a 7 anos, novos estudos são necessários para avaliar com mais segurança as repercussões a longo prazo de sua utilização na gestação.

Em 2013, a Biblioteca Cochrane publicou o protocolo de uma revisão sistemática com o objetivo de avaliar de modo específico o papel da metformina na melhora da sensibilidade à insulina, limitar o ganho de peso em gestantes obesas e determinar a influência dessa medicação nos desfechos materno-fetais – ainda sem resultados (Eames e cols., 2013).

Gliburida/glibenclamida

Trata-se de uma sulfanilureia de segunda geração. Atua estimulando diretamente a secreção de insulina pelas células beta-pancreáticas em pacientes com pâncreas funcionante. Atravessa a placenta, já tendo sido relatadas concentrações em sangue de cordão umbilical de até 70% da concentração materna. Não foi demonstrado aumento de anomalias congênitas associado a seu uso na gestação e pode ocasionar hipoglicemia materna, principalmente quando usada em associação à insulina. A dose recomendada inicial é de 2,5 a 5mg em uma ou duas tomadas antes ou durante as refeições (máximo: 20mg/dia).

Balsells e cols. publicaram em 2015 uma metanálise em que compararam o uso de glibenclamida *versus* insulina, metformina *versus* insulina e metformina *versus* glibenclamida. Os autores incluíram 15 ensaios clínicos (total de 2.509 participantes). Foram encontradas diferenças significativas a favor da insulina quando comparada com a glibenclamida, esta última responsável por peso maior ao nascimento (MD: 109g; IC 95%: 35,9 a 181), maior incidência de macrossomia (RR: 2,62; IC 95%: 1,35 a 5,08) e hipoglicemia neonatal (RR: 2,04; IC 95%: 1,30 a 3,2). No grupo metformina *versus* insulina, a metformina promoveu ganho significativamente menor de peso materno (MD: –1,14kg; IC 95%: –2,22 a –0,06), menor idade gestacional no momento do parto (MD: –0,16 semanas; IC 95%: –0,30 a –0,02) e maior número de partos prematuros (RR: 1,50; IC 95%: 1,04 a 2,16). Quando comparada com a glibenclamida, a metformina apresentou ganho significativamente menor de peso materno, peso ao nascimento e incidência de macrossomia ou grande para a idade gestacional, porém com maior necessidade de sobrepor insulina para atingir o controle glicêmico (falha do tratamento). De acordo com os resultados apresentados, os autores recomendam que a glibenclamida não seja utilizada quando estiverem disponíveis insulina ou metformina, medicações claramente superiores para o controle da DMG.

No CAM-IMIP, damos preferência ao tratamento medicamentoso oral com metformina por causa da incidência maior de hipoglicemia com a glibenclamida. As pacientes que fazem uso de glibenclamida antes da gestação, quando chegam ao nosso serviço, são orientadas a trocá-la pela insulina e posteriormente, havendo necessidade, associa-se a metformina, medicação que pode ser utilizada isoladamente quando a gestante apresenta resistência à introdução da insulina ou dificuldade no manuseio. A orientação pode ser realizada em conjunto com o endocrinologista no próprio ambulatório, em caso de controle difícil, para melhorar a adequação ao perfil individual de cada paciente.

Tratamento da hipoglicemia

Todas as pacientes com DMG devem ser orientadas quanto aos sinais e sintomas da hipoglicemia, principalmente se estão em programas de exercícios ou em uso de insulina e/ou hipoglicemiantes orais. São desaconselhados longos períodos de jejum.

Com base em recomendações do International Hypoglycaemia Study Group, a ADA (2017) adotou novas definições de hipoglicemia:

- **Valor de alerta:** glicose ≤ 70mg/dL (3,9mmol/L).
- **Hipoglicemia com significado clínico:** < 54mg/dL (3,0mmol/L).

As formas leves podem ser tratadas com a administração de um copo de leite, bebidas açucaradas ou bolachas. Recomenda-se que as gestantes diabéticas sempre levem consigo algum tipo de alimento que possa reverter a hipoglicemia assim que surgirem os primeiros sinais e sintomas (NICE, 2015). Nos casos graves, administra-se glicose a 50% (duas ampolas injetáveis) e mantém-se soro glicosado a 10% mantendo 42mL/h, podendo chegar a 80mL/h. Caso a gestante fique consciente após a infusão da glicose a 50%, poderão ser oferecidos alimentos com carboidratos simples (bolacha, açúcar, mel). Caso a hipoglicemia esteja associada à administração inadvertida de doses altas de insulina ou a desajustes em bombas de infusão subcutânea contínua, a opção poderá ser o glucagon.

Cetoacidose

Complicação temida em diabéticas tipo 1 e relativamente frequente na gestação dessas pacientes (10% a 15%), a cetoacidose pode ser desencadeada por infecções (comumente do trato urinário), doses inadequadas de insulina (pacientes que utilizam bombas de infusão contínua), uso de corticoides ou desidratação. As pacientes diabéticas que desenvolvem hiperêmese gravídica devem receber atenção especial (veja o Capítulo 23).

Fora da gestação, a glicemia normalmente se encontra entre 350 e 500mg/dL por ocasião do diagnóstico. Na gestação, esses valores podem ser menores ou até mesmo normais. Clinicamente, essa condição se manifesta por dor abdominal, náuseas, vômitos e confusão mental. O pH encontra-se alterado (< 7,3) e os níveis de bicarbonato baixos (<15mEq/L), com aumento do *anion gap* e da cetonemia. O feto pode apresentar desacelerações tardias repetidas.

O tratamento é realizado com hidratação agressiva, correção dos distúrbios acidobásicos e hidroeletrolíticos, administração contínua de insulina e antibioticoterapia (caso infecção diagnosticada). É recomendada a transferência para unidade de cuidados intensivos. A mortalidade fetal é considerada alta (em torno de 35%).

Manejo obstétrico

Avaliação fetal

Não existe consenso sobre a periodicidade ou sobre os exames que devem ser realizados para a avaliação do bem-estar fetal em pacientes com DMG controlado. As gestantes com diabetes gestacional controlado apenas com dieta, sem macrossomia ou polidrâmnio, são avaliadas a partir da movimentação fetal referida pela mãe. Consideramos que o feto de uma gestante que está euglicêmica apresenta risco de óbito fetal muito semelhante ao dos fetos de gestantes sem diabetes. Caso a gestante não consiga controlar a glicemia adequadamente com dieta e exercícios, necessitando de insulinoterapia e/ou hipoglicemiantes, deverá realizar vigilância fetal semelhante às pacientes com diabetes clínico preexistente ou diagnosticado na gestação. Essa vigilância pode ser iniciada com 32 semanas, dependendo da descompensação, ou a partir de 35 ou 36 semanas, se o controle estiver adequado, apesar da necessidade do uso da insulinoterapia. O mesmo ocorre quando estão presentes complicações, como a pré-eclâmpsia.

As possíveis abordagens incluem:

- **Cardiotocografia:** pode ser iniciada a partir de 32 semanas.
- **Ultrassonografia:** acompanhamento do ganho de peso fetal, associada à realização da dopplervelocimetria.
- **Mobilograma:** avaliação quantitativa da movimentação fetal. Não deve ser utilizada isoladamente. São duas as possibilidades de realização: (1) "contar até 10" – com a gestante em repouso, esta deve contar até 10 movimentos fetais em um período máximo de 2 horas (pode interromper se atingir o total antes das 2 horas); ou (2) até quatro movimentos – gestante em repouso; período de observação de 1 hora (pode interromper a contagem se o número mínimo de movimentos fetais for atingido antes).

O protocolo seguido no CAM-IMIP pode ser visto na Figura 33.2.

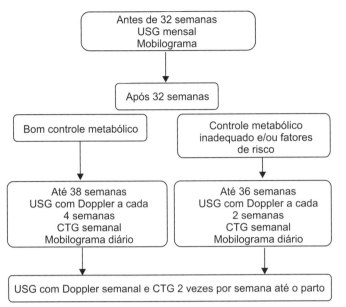

Figura 33.2 Avaliação da vitalidade fetal: diabetes na gestação e DMG descompensado (CAM-IMIP, 2016). (USG: ultrassonografia; CTG: cardiotocografia.)

Normalmente, as pacientes com bom controle metabólico e sem outras intercorrências clínicas são acompanhadas ambulatorialmente em unidade de gestação de alto risco. As indicações de internação hospitalar estão listadas no Quadro 33.13.

Outros exames complementares

No momento do diagnóstico, devem ser solicitados alguns exames complementares (Quadro 33.14).

Quadro 33.13 Critérios de internação das pacientes com diabetes na gestação ou DMG (CAM-IMIP, 2016)

Ausência de controle metabólico adequado: necessidade de doses altas de insulina, apesar da dieta e dos exercícios
Impossibilidade de colaboração da gestante: dificuldades no uso do glicosímetro (gestante ou familiares). Neste caso, tentar antes a metformina
Complicações do diabetes: cetoacidose e nefropatia
Complicações vasculares
Infecções sistêmicas bacterianas
Intercorrências obstétricas: trabalho de parto prematuro, pré-eclâmpsia, RCIU, macrossomia, polidrâmnio, amniorrexe prematura etc.
Dopplerfluxometria alterada realizada ambulatorialmente
CTG alterada realizada ambulatorialmente
Mau passado obstétrico: mesmo nos casos bem controlados, sobretudo se houver antecedentes de óbito intrauterino. A internação deve ser realizada 2 semanas antes do óbito na gestação anterior ou imediatamente, se houver descontrole glicêmico
Com 37 semanas: diabéticas tipos 1 e 2 – para programação do parto

RCUI: restrição do crescimento intrauterino; CTG: cardiotocografia.

Quadro 33.14 Propedêutica recomendada logo após o diagnóstico de pacientes com DMG (CAM-IMIP, 2016)

Perfil lipídico (colesterol total e frações, triglicerídeos)
Função renal (creatinina, relação proteína/creatinina)
Fundoscopia: avaliar a possibilidade de retinopatia; diabetes na gestação não diagnosticado
ECG + avaliação cardiológica: avaliar o risco de tromboembolismo
Sumário de urina + urocultura: repetir mensalmente nas diabéticas tipo 1 ou 2 de difícil controle. Nas DMG, realizar trimestralmente
Glicosúria, cetonúria e proteinúria (Labstix em todas as consultas: esse teste pode informar se houver infecção urinária, pré-eclâmpsia e cetoacidose diabética)
Ultrassonografia morfológica: deverá ser realizada entre 18 e 24 semanas. Considerar ecocardiografia de acordo com a idade gestacional nas diabéticas tipo 1 ou 2 após a realização do ultrassom morfológico ou nas gestacionais quando indicado pelo ultrassonografista (podem ocorrer 25% a 30% de hipertrofia ventricular se o morfológico apresentar alterações)

ECG: eletrocardiograma.

Em pacientes com diabetes na gestação:
- A dosagem de hemoglobina glicosilada (A1C) pode ser utilizada para avaliação dos níveis glicêmicos por ocasião da concepção, como também da confiabilidade dos relatos maternos em relação às dosagens de glicemia e manutenção da dieta. Não deve ser utilizada para ajustar as dosagens de insulina ou hipoglicemiantes orais, mas, como tem boa correlação com a presença de macrossomia, deve ser mantida entre 6% e 6,5%.
- As doenças cardíacas fetais são mais frequentes na população de pacientes com diabetes tipos 1 e 2 descompensados durante a embriogênese. São comuns as anomalias que acometem a saída das grandes artérias, mas comunicações anormais do septo interventricular também podem ocorrer. Além disso, cerca de um quarto a um terço dos fetos de mães diabéticas apresenta hipertrofia miocárdica, especialmente do septo interventricular. Assim, a ultrassonografia morfológica e a ecocardiografia fetal são fortemente recomendadas para essas pacientes. Em relação aos casos de DMG com morfológico alterado, esses exames devem apenas ser considerados (para mais detalhes veja o Capítulo 53).
- Deverá ser realizada fundoscopia com avaliação da retina por especialista: nas gestantes diabéticas tipos 1 e 2 e nas com diabetes gestacional nas quais os níveis glicêmicos sugerirem que o diabetes é anterior à gestação. Em caso de retinopatia, o controle será definido pelo oftalmologista.

Assistência ao parto

Interrupção da gestação

As principais preocupações quando se pensa em manter indefinidamente a gestação em pacientes com hiperglicemia estão relacionadas com a possibilidade de óbito intrauterino por causa do descontrole metabólico e/ou distocias de ombro em fetos macrossômicos ou grandes para a idade gestacional. O ganho de peso fetal após 37 semanas pode chegar a 200g/semana em pacientes com controle glicêmico inadequado. Deve-se considerar ainda que a maturação pulmonar do feto de mãe diabética ocorre com atraso e somente após a 38ª semana.

Assim, as discussões devem ser individualizadas e devem ser levados em consideração vários aspectos do acompanhamento da gestante. Seguem as recomendações das principais organizações internacionais:

- **Pacientes com diabetes tipos 1 e 2 sem complicações e com adequado controle glicêmico:** pode-se manter conduta expectante com vigilância fetal e indicar indução ou interrupção por cesariana eletiva após 38 semanas e 6 dias (ACOG, 2013; NICE, 2015).
- **Pacientes com diabetes tipos 1 e 2 com complicações e/ou difícil controle glicêmico:** considerar parto antes de 37 semanas (NICE, 2015).
- **Pacientes com DMG sem complicações e com adequado controle glicêmico:** manter conduta expectante e indicar indução ou interrupção por cesariana eletiva após 40 semanas e 6 dias (NICE, 2015). O ACOG (2017) recomenda conduta expectante até 40 semanas e 6 dias somente se a gestante é controlada apenas com dieta e exercícios. Caso o controle seja atingido com uso de medicações (insulina ou hipoglicemiantes orais) a interrupção deve ocorrer antes, entre 39 e 39 semanas e 6 dias.

No CAM-IMIP, os partos de gestantes com DMG e sem complicações são induzidos a partir de 40 semanas, seguindo os protocolos normais da instituição. As diabéticas dos tipos 1 e 2 são internadas a partir de 37 semanas para monitoramento fetal e discussão sobre conduta individualizada. Não existe recomendação específica para gestantes diabéticas e com cesariana anterior; as pacientes seguem os protocolos habituais (veja o Capítulo 12).

Abordagem em caso de suspeita de macrossomia

Os fetos que passaram por períodos de hiperglicemia durante a gestação apresentam deposição de gordura mais acentuada na cintura escapular e no abdome, o que aumenta a possibilidade de distocia de ombros. Em recente documento sobre indicações de cesarianas, o ACOG (2014) recomenda que em mulheres diabéticas a estimativa de peso fetal isolada deve indicar cesariana apenas nos casos de fetos > 4.500g. No entanto, as pacientes devem ser alertadas de que as estimativas de peso por ultrassonografia apresentam margens de erro consideráveis, especialmente no terceiro trimestre, e que vários procedimentos podem ser indicados desnecessariamente. Além disso, a maioria dos casos de distocia de ombros ocorre em fetos com estimativas de peso adequadas para a idade gestacional. Foi estimada a necessidade de mais de 588 cesarianas por peso fetal > 4.500g e mais de 962 cesarianas por peso fetal de 4.000g para prevenir um único caso de paralisia permanente de plexo braquial – paralisia de Erb (ACOG, 2017).

Como não há consenso, descrevemos também a abordagem adotada nas diretrizes da FIGO (2015) para pacientes com diabetes na gestação e DMG em relação ao peso fetal estimado (Figura 33.3).

Controle glicêmico durante a indução do trabalho de parto e parto

Não existe consenso sobre o melhor esquema a ser adotado no momento da indução e do trabalho de parto/parto. Normalmente, as pacientes com DMG que mantiveram controle com dieta e exercícios durante a gestação não necessitarão de insulina no momento da indução e do trabalho de parto/parto. Dieta branda ou de líquidos claros deve ser mantida na indução do trabalho de parto ou no trabalho de parto espontâneo nas fases iniciais. O risco de hipoglicemia existe se a ingestão de líquidos e calorias tiver sido limitada, pois o trabalho de parto pode ser equiparado a uma atividade física de alto consumo.

Quando a indução estiver programada, deverá ser mantida a dose noturna prévia ao dia de início do procedimento (exceto se a paciente estiver usando determir: reduzir 50% ou fazer equivalente em NHP). Assim como

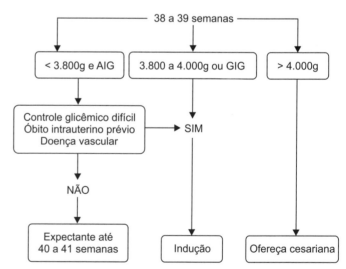

Figura 33.3 Momento da interrupção e via de parto em pacientes com diabetes na gestação e DMG (FIGO, 2015). (AIG: peso adequado para a idade gestacional; GIG: feto grande para a idade gestacional). (Adaptada de Hod M et al. The International Federation of Gynecology and Obstetrics [FIGO] Initiative on gestational diabetes mellitus: a pragmatic guide for diagnosis, management, and care. International Journal of Gynecology and Obstetrics 2015; 131[S3]:S173-S211.)

ocorre com as pacientes não diabéticas, não existem grandes restrições alimentares durante a fase de indução e/ou fase latente do trabalho de parto. A paciente deve preferir alimentos leves e evitar longos períodos de jejum, além de realizar monitoramento com glicemia capilar (insulina de acordo com os resultados).

As diretrizes do NICE (2015) recomendam que, durante o trabalho de parto ativo, o monitoramento da glicemia capilar seja realizado a cada hora e que soluções de dextrose/glicose ou de insulina sejam administradas de acordo com os resultados (manter entre 70 e 126mg/dL). Se a paciente for reconhecidamente diabética tipo 1, deve ser considerada a infusão contínua de insulina desde o início do trabalho de parto.

> **Solução de soro glicosado a 7,5%:** diluir 25mL de glicose a 50% em 500mL de soro glicosado a 5%.

Nas gestantes com indicação de cesariana eletiva, o procedimento deverá ser agendado para a parte da manhã para facilitar o jejum, especialmente em diabéticas do tipo 1. Se a paciente fizer uso de insulina e/ou hipoglicemiante, a dose noturna poderá ser administrada sem alterações (exceto se estiver usando determir: reduzir 50% ou fazer equivalente em NHP). A dose matinal pode ser suspensa nas pacientes com DMG e administrada de maneira reduzida (um terço da dose) em caso de diabetes tipos 1 e 2. Se ocorrerem atrasos e a paciente permanecer em jejum durante um longo período, recomendam-se a instalação de soro glicosado a 7,5% antes da interrupção e a manutenção do monitoramento por glicemia capilar; realizar insulina conforme necessidade (manter glicemia entre 70 e 126mg/dL). Nessas pacientes, a hidratação pré-anestésica deve ser feita apenas com cristaloides a fim de evitar a acidemia fetal e a hipoglicemia de rebote devido ao *bolus* de solução glicosada realizada na gestante.

Assistência ao puerpério
Diabetes mellitus gestacional

- Uma vez ocorrido o parto, com a expulsão da placenta, provavelmente os níveis glicêmicos voltarão à normalidade. Não há necessidade de manutenção da dieta ou da insulina e não é recomendado monitoramento da glicemia das pacientes controladas apenas com dieta na gestação. Alguns autores recomendam a realização de glicemia de jejum ou glicemia aleatória nas primeiras 72 horas de puerpério como tentativa de flagrar diabetes tipo 2 não diagnosticada em pacientes que necessitaram de insulina e/ou hipoglicemiantes.

- Incentivar e promover suporte à amamentação. Os neonatos grandes para a idade gestacional não costumam sugar bem e podem ocorrer dificuldades na pega. Reforçar com a mãe os benefícios da amamentação em relação à perda de peso materno e prevenção da obesidade infantil.

- Orientar contracepção apropriada a cada paciente. Um adequado intervalo entre as gestações favorece a redução de peso e diminui a incidência de sobrepeso e obesidade nas futuras gestações.

- A paciente deverá ser rastreada para diabetes em 4 a 12 semanas após o parto, preferencialmente com glicemia 2 horas após sobrecarga de 75g de glicose. A ADA (2017) e o ACOG (2017) recomendam que, após o primeiro rastreio negativo, no mínimo a cada 1 a 3 anos a paciente realize a investigação do diabetes e que sejam adotadas modificações no estilo de vida, principalmente relacionadas com reeducação alimentar e exercícios físicos a fim de evitar e retardar o surgimento do diabetes tipo 2. O uso de metformina pode ser considerado adjuvante em pacientes intolerantes aos carboidratos.

> **Número necessário para tratar (NNT):** apenas cinco a seis mulheres com história de DMG ou intolerância aos carboidratos precisam ser tratadas ou receber intervenção no estilo de vida a fim de prevenir uma única progressão para diabetes tipo 2 após 3 anos da gestação – ALTA QUALIDADE DE EVIDÊNCIAS.

Diabetes na gestação (tipos 1 e 2)

- Manter dieta para diabético. Normalmente, ocorre diminuição das necessidades de insulina nos primeiros dias após o parto, retornando aos níveis pré-gestacionais em 1 a 2 semanas. Convém manter controle glicêmico mais rigoroso durante 2 a 3 dias e, caso necessário, realizar insulina regular de acordo com os resultados: < 200mg%: não administrar insulina; 200 a 250: 2UI; 251 a 300: 4UI; 301 a 350: 6UI; ≥ 351: 8UI.

- Vigiar sinais de hipoglicemia, principalmente em virtude do aumento das exigências calóricas da amamentação e privações de sono decorrentes dos cuidados com o neonato.

- Manter alta suspeição para infecções puerperais, especialmente em pacientes submetidas à cesariana – maior incidência em diabéticas.

- Orientar contracepção apropriada.

- Incentivar amamentação como estratégia de controle glicêmico e perda de peso.

- Orientar a manutenção dos exercícios: relembrar ganhos adquiridos na qualidade de vida durante a gestação.
- Adequar o uso de hipoglicemiantes orais: preferencialmente metformina em lactantes – menor incidência de hipoglicemias neonatais.

LEITURA RECOMENDADA

American College of Obstetricians and Gynecologists. Pregestational diabetes mellitus. ACOG Practice Bulletin No. 60. Obstet Gynecol 2005; 105:675-85. Reaffirmed 2016.

American Diabetes Association. Classification and diagnosis of diabetes. Sec. 2. In Standards of Medical Care in Diabetes – 2017. Diabetes Care 2017; 40(Suppl. 1):S11-S24.

American Diabetes Association. Management of diabetes in pregnancy. Sec. 13. In Standards of Medical Care in Diabetes - 2017. Diabetes Care 2017; 40(Suppl. 1):S114-S119.

American College of Obstetricians and Gynecologists. Gestational diabetes mellitus. Practice Bulletin No. 180. Obstet Gynecol 2017; 130:e17-31.

HAPO Study Cooperative Research Group. The Hyperglycemia and Adverse Pregnancy Outcome (HAPO) Study. Intl J Gynaecol Obstet 2002; 78:69-77.

Hod M et al. The International Federation of Gynecology and Obstetrics (FIGO) initiative on gestational diabetes mellitus: a pragmatic guide for diagnosis, management, and care. International Journal of Gynecology and Obstetrics 2015; 131S3:S173-S211.

Metzger BE, Gabbe SG, Persson B et al.; International Association of Diabetes and Pregnancy Study Groups Consensus Panel. International Association of Diabetes and Pregnancy Study Groups recommendations on the diagnosis and classification of hyperglycemia in pregnancy. Diabetes Care 2010; 33:676-682.

Negrato CA et al. Insulin analogues in the treatment of diabetes in pregnancy. Arq Bras Endocrinol Metab 2012; 56(7):405-414.

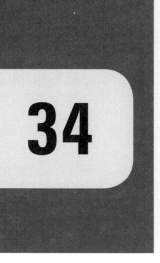

34 Trombofilias

INTRODUÇÃO

As trombofilias constituem condições em que aumenta a tendência de desenvolvimento de tromboses, tanto arteriais como venosas, podendo ser hereditárias ou adquiridas. A prevalência combinada de todas essas trombofilias na população geral ultrapassa os 5%.

Na gravidez, as alterações em alguns fatores de coagulação (resistência à proteína C a partir do segundo trimestre, diminuição da atividade da proteína S, aumento dos fatores pró-coagulantes: fibrinogênio, fatores II, VII, VIII, X, XII e XIII) acontecem a fim de garantir melhor coagulação no parto e diminuição das perdas sanguíneas. Além disso, esse potencial trombótico é exacerbado pela estase venosa nas extremidades inferiores causada pela compressão da cava inferior e das veias pélvicas pelo útero em crescimento. Desse modo, a gravidez aumenta fisiologicamente o risco de tromboembolismo venoso (TEV), o qual aumenta no puerpério e com a cirurgia cesariana, e que é potencializado quando há associação com trombofilias.

Atualmente, acredita-se que 80% dos pacientes com trombose venosa profunda apresentem algum fator de risco para trombose, e em vários casos ocorre a associação de mais de um fator, como trombofilia e uso de anticoncepcionais, trombofilia e gravidez, trombofilia e cirurgia e/ou imobilização prolongada.

TROMBOFILIAS HEREDITÁRIAS

As trombofilias hereditárias representam predisposição genética para TEV. As mais frequentes são a mutação do fator V de Leiden e do gene da protrombina, que respondem por 50% a 60% dos casos de trombose. Defeitos nas proteínas C e S e na antitrombina representam a maior parte das causas restantes.

Essas trombofilias serão discutidas a seguir.

Fator V de Leiden

- A mutação do fator V de Leiden é um distúrbio causado pela mudança de um único aminoácido que destrói o local de clivagem da proteína C ativada no fator V com consequente resposta anticoagulante alterada.
- O fator V de Leiden mutante é inativado 10 vezes mais lentamente e, portanto, persiste por mais tempo na circulação, o que aumenta a geração de trombina e provoca um estado de hipercoagulabilidade.
- Representa a causa mais comum de trombofilia hereditária, respondendo por 40% a 50% dos casos.
- A mutação é encontrada principalmente em brancos descendentes de europeus.
- Forma heterozigótica: ocorre em 5% a 8% da população e está associada ao aumento de quatro a oito vezes no risco de trombose. Foi observada em cerca de 40% dos casos de TEV na gestação.
- Forma homozigótica: mais rara (um em cada 1.600 indivíduos), porém aumenta em 80 vezes o risco de trombose.
- Entretanto, o risco de TEV em gestantes heterozigóticas sem história pessoal de TEV pode variar de 0,5% a 1,2% (UpToDate 2017), aumentando para cerca de 10% se estiver presente história prévia de TEV.
- Em gestantes com a forma homozigótica, sem história pessoal de TEV ou parente de primeiro grau afetado, o risco de TEV na gestação é de cerca de 4% (UpToDate 2017), porém, se houver história de TEV, esse risco aumenta e chega a 17%.

Mutação G20210A da protrombina

- Consiste na substituição de um único nucleotídeo no gene da protrombina, o que resulta em níveis plasmáticos elevados de protrombina, aumentando de duas a quatro vezes o risco de trombose venosa profunda.

- Pode ser encontrada em 2% a 3% da população, principalmente em brancos, sendo extremamente rara em negros e asiáticos.
- Indivíduos heterozigóticos para a mutação apresentam níveis de trombina 30% mais elevados.
- Tem sido encontrada em cerca de 30% das mulheres que apresentam TEV na gestação.
- Em mulheres homozigóticas para essa mutação, sem história pessoal ou familiar de TEV, a probabilidade de apresentar TEV na gestação é de aproximadamente 2% a 4%, porém, quando a história está presente, esse risco se eleva significativamente.
- A presença de história pessoal ou de familiares de primeiro grau que apresentam TEV com menos de 50 anos aumenta o risco de TEV.
- A associação dessa mutação à mutação do fator V de Leiden tem efeito sinérgico na hipercoagulabilidade (três a cinco vezes mais risco que cada trombofilia isoladamente).

Deficiência da proteína C

- A deficiência da proteína C tem sido associada a mais de 160 mutações distintas que acarretam um fenótipo bastante variável.
- O diagnóstico é estabelecido quando a concentração plasmática está < 55% do normal. Valores entre 55% e 65% abaixo do normal devem ser repetidos.
- Trombose aguda, terapia anticoagulante com antagonistas da vitamina K e outras comorbidades são responsáveis por falso-positivos.
- O risco de TEV em gestante com deficiência típica e história pessoal ou familiar de TEV pode variar de 4% a 17% segundo a literatura (UpToDate 2017).
- Existem dois subtipos descritos na literatura. O tipo I é o mais frequente, e a maioria dos indivíduos é heterozigota, apresentando cerca de 50% da concentração plasmática normal de proteína C. O tipo II apresenta concentrações plasmáticas normais, porém com redução significativa da função.
- Embora raro, os neonatos homozigóticos para deficiência de proteína C podem desenvolver púrpura neonatal fulminante e necessitar de anticoagulação durante toda a vida.
- Existem ainda relatos de necrose de pele induzida pelo uso de varfarina em pacientes com deficiência de proteína C sem diagnóstico prévio. As lesões surgem nos primeiros dias de uso: são máculas eritematosas, mais comuns nas extremidades, que em algumas horas evoluem para necrose.

Deficiência da proteína S

- A deficiência da proteína S tem duas causas básicas: um gene da proteína S silenciado ou uma mutação que acarreta diminuição de seus níveis ou atividade.
- São descritos três tipos: o tipo I é o tipo clássico associado a cerca de 50% dos níveis de proteína S no plasma; o tipo II é um defeito qualitativo que ocorre menos frequentemente, e a função da proteína circulante é alterada; o tipo III apresenta redução seletiva da proteína S livre e alteração da função em menos de 40% do normal, podendo coexistir com o tipo I.
- A detecção na gestação é problemática por causa da variabilidade dos resultados do exame, o que é causado pela flutuação dos níveis de proteínas carreadoras durante a gestação.
- Por isso, o rastreamento é mais confiável quando feito fora da gestação. Se for realizado na gestação, o ponto de corte deve ser modificado de acordo com o trimestre (< 30% e 24% no segundo e terceiro trimestres, respectivamente).
- Entre mulheres com a deficiência e com história pessoal ou familiar de TEV, o risco de TEV na gestação é em média de 6% a 7% (podendo alcançar 22%, segundo alguns autores – UpToDate 2017).
- Assim como ocorre com os neonatos homozigóticos em relação à deficiência de proteína C, os neonatos homozigóticos em relação à proteína S podem desenvolver púrpura neonatal fulminante.

Deficiência de antitrombina

- A deficiência de antitrombina, apesar de altamente trombogênica, é rara.
- Não tem preferência por sexo e é uma alteração autossômica dominante (50% de chance de transmissão aos descendentes dos indivíduos afetados).
- Existem mais de 200 mutações que provocam a redução da atividade da antitrombina. O estado homozigótico, que é raro, se associa a nenhuma ou quase nenhuma atividade da antitrombina.
- Está presente em 0,02% da população e na população em geral aumenta em 25 vezes o risco de TEV. Na gestação, esse risco é significativamente maior, principalmente em caso de história pessoal ou familiar de TEV antes dos 50 anos.
- Alguns indivíduos com essa deficiência apresentam insensibilidade à heparina (a medicação usa a antitrombina para inativar as enzimas envolvidas na coagulação).

Hiper-homocisteinemia/mutações da 5,10 metilenotetra-hidrofolato redutase (MTHFR)

- A hiper-homocisteinemia resulta de defeitos ou deficiências das enzimas envolvidas no metabolismo da homocisteína ou da deficiência dos cofatores de seu metabolismo.

- É um fator de risco fraco para trombose venosa profunda.
- A enzima 5,10 metilenotetra-hidrofolato redutase (MTHFR) é uma proteína reguladora do metabolismo da homocisteína.
- A homozigose para as mutações do gene da MTHFR podem ser de dois tipos: C677T (mais frequente) e A1298C. Estas ocorrem em 10% a 20% e em 4% a 6% das pessoas, respectivamente, predispondo a hiper-homocisteinemia leve.
- A heterozigose ocorre em 46% da população em geral e não está associada à elevação dos níveis séricos de homocisteína.
- As mutações da MTHFR e os níveis de homocisteína em jejum não parecem aumentar significativamente o risco de TEV. Portanto, as evidências não apoiam seu rastreamento na avaliação da etiologia de TEV.
- A profilaxia da trombose não está indicada em mulheres com essas mutações sem história de TEV.

Trombofilias *versus* tromboembolismo na gestação

A gravidez em si constitui uma condição que aumenta o risco de tromboembolismo, o qual se agrava durante o puerpério (cerca de cinco vezes maior que fora da gestação). Diversas modificações hemostáticas são decisivas para o sucesso da gestação, porém essas mesmas modificações aumentam o potencial trombótico (paradoxo hemostático da gravidez). Estima-se que o tromboembolismo venoso ocorra em 1:1.600 nascimentos nos EUA, representando uma causa importante de morbidade materna.

Existe uma forte associação entre as trombofilias e o tromboembolismo venoso, estimando-se que 50% dos acidentes tromboembólicos que acontecem na gestação estão relacionados com trombofilias.

Todas as trombofilias hereditárias, exceto as mutações da MTHFR, aumentam o risco de desenvolvimento de tromboembolismo na gestação. No entanto, o risco absoluto é baixo.

Em mulheres não gestantes, a hiper-homocisteinemia está associada ao aumento do risco de tromboses. No entanto, as mutações da MTHFR, que representam a anormalidade genética mais associada à hiper-homocisteinemia, não parecem se associar ao aumento do risco de tromboses sistêmicas em gestantes, nem as formas homozigóticas nem as heterozigóticas, isoladas ou em combinação.

O Quadro 34.1 apresenta um sumário das prevalências estimadas de trombofilias na população em geral e o risco de TEV na gravidez.

Trombofilias hereditárias e desfechos desfavoráveis da gestação

Alguns estudos retrospectivos encontraram associação entre trombofilias hereditárias e desfechos desfavoráveis na gestação (perdas fetais, pré-eclâmpsia, restrição do crescimento intrauterino e descolamento de placenta normalmente inserida), atribuídos a tromboses uteroplacentárias. No entanto, essa associação permanece controversa uma vez que não pôde ser confirmada em estudos prospectivos (quando existentes, as evidências são fracas ou contraditórias).

Quadro 34.1 Prevalência estimada de trombofilias hereditárias e risco de tromboembolismo venoso (TEV)

Trombofilias	Prevalência na população geral (%)	Risco de TEV por gravidez (sem história prévia de TEV) (%)	Risco de TEV por gravidez (com história prévia de TEV) (%)	Percentual de TEV total
Fator V de Leiden heterozigoto	1 a 15	0,5 a 1,2	10	40
Fator V de Leiden homozigoto	< 1	4	17	2
Mutação do gene da protrombina heterozigoto	2-5	< 0,5	> 10	17
Mutação do gene da protrombina homozigoto	< 1	2 a 4	> 17	0,5
Duplo heterozigoto fator V de Leiden/protrombina	< 1	4 a 5	> 20	1 a 3
Deficiência da atividade da antitrombina	0,02	3 a 7	40	1
Deficiência de proteína C	0,2 a 0,4	0,1 a 0,8	4 a 17	14
Deficiência de proteína S	0,03 a 0,13	0,1	0 a 22	3

Fonte: UptoDate© 2017.

TROMBOFILIAS ADQUIRIDAS

A principal representante das trombofilias adquiridas é a síndrome do anticorpo antifosfolípide (SAAF). Essa síndrome é definida como a persistência de anticorpos antifosfolípides em pacientes com tromboses recorrentes, arteriais ou venosas ou morbidades da gestação. Pode ser classificada como *primária*, quando não está associada a outras doenças autoimunes, ou *secundária*, quando associada a outra doença autoimune. Um subtipo extremamente grave é conhecido como *SAAF catastrófica* e se caracteriza por tromboses que surgem em vários órgãos em curto período de tempo.

A prevalência de SAAF varia de acordo com a população estudada e da rigidez dos critérios para seu diagnóstico. Suas manifestações clínicas variáveis são explicadas pela vasculopatia e pela oclusão de pequenos vasos em virtude da agregação plaquetária e da trombose. Entre os fenômenos trombóticos, destacam-se: trombose venosa profunda, trombose arterial, embolia pulmonar, ataques isquêmicos transitórios, acidente vascular cerebral e outras doenças causadas por oclusão vascular. Outras manifestações que podem estar presentes são: trombocitopenia, anemia hemolítica, *livedo reticularis*, doença valvar e alterações neurológicas.

SAAF e gestação

A SAAF pode se associar à gestação de duas formas:

- Quando uma mulher que tem diagnóstico de SAAF por manifestação clínica sistêmica de trombose engravida (fenótipo trombótico).
- Quando uma mulher sem qualquer clínica anterior de SAAF apresenta complicações obstétricas da SAAF (fenótipo obstétrico).

As mulheres com SAAF, sem história de trombose, provavelmente apresentam risco maior de tromboembolismo do que as mulheres sem a trombofilia. Apesar disso, a prevalência de trombose sistêmica é baixa entre as mulheres com SAAF e fenótipo obstétrico.

Em pacientes com SAAF e fenótipo trombótico, a frequência de complicações obstétricas é mais alta do que naquelas que têm o perfil obstétrico. Podem ser citadas as seguintes morbidades:

- Perdas gestacionais em qualquer estágio da gestação (principal complicação obstétrica).
- Disfunção placentária.
- Restrição do crescimento intrauterino.
- Pré-eclâmpsia.
- Infertilidade.

SAAF catastrófica

A SAAF catastrófica é uma variante rara da SAAF, sendo definida como um comprometimento agudo de três ou mais órgãos ou sistemas, simultaneamente ou em 7 dias, causado pela trombose de pequenas veias, o que é confirmado histologicamente e pela presença de evidências laboratoriais de SAAF (Asherson e cols., 2003). Aproximadamente metade das pacientes que apresentam essa condição não havia recebido o diagnóstico prévio de SAAF ou de colagenose, mas apresenta algum fator desencadeante (comumente infecção ou procedimento cirúrgico).

As manifestações clínicas dependem basicamente de quais órgãos foram afetados, e em qual extensão, e da síndrome da resposta inflamatória sistêmica, que decorre da intensa liberação de citocinas pelo tecido necrótico. A dor abdominal é um sintoma frequente, sendo causada por alterações trombóticas intra-abdominais que afetam os vasos renais, adrenais, esplênicos, intestinais, mesentéricos e pancreáticos. A mortalidade é alta, variando de 30% a 50%, mesmo com tratamento em unidades de terapia intensiva.

Desde 2000, funciona *on-line* um registro internacional de todos os casos de SAAF catastrófica mantido pelo European Forum on Antiphospholipid Antibodies e chamado CAPS Registry (http://www.med.ub.es/MIMMUN/FORUM/CAPS.HTM). Atualmente, o *site* conta com a descrição clínica, laboratorial e do tratamento de cerca de 300 pacientes e ajuda pesquisadores de todo o mundo a compreenderem melhor essa síndrome rara.

CONDUTA

O tratamento das trombofilias é fundamentado em algumas decisões que devem ser tomadas:

Quais pacientes devem ser rastreadas para identificar trombofilias hereditárias e/ou SAAF?

A seleção de quais pacientes devem ser rastreadas e consequentemente tratadas, se positivas, deve ser fundamentada na avaliação de risco/benefício individual, uma vez que as trombofilias hereditárias estão presentes em até 20% das gestantes normais.

O rastreamento das trombofilias hereditárias deve ser feito apenas nas seguintes situações:

- História pessoal de tromboembolismo.
- História familiar (de primeiro grau, genitor ou irmão) de trombofilia de alto risco ou TEV antes dos 50 anos sem outros fatores de risco.

Como a gestação interfere nos resultados dos testes diagnósticos (particularmente para proteína S), o rastreio deverá ser efetuado preferencialmente fora desse período. Segundo o Royal College of Obstetricians and Gynaecologists (RCOG, 2015), são exceções as situações em que os resultados alterariam a dose ou o tipo de esquema profilático a ser indicado na gestação. Isso ocorre em pacientes com história prévia pessoal de tromboembolismo que supostamente receberiam na gestação um diagnóstico de deficiência de antitrombina ou de SAAF.

Assim, recomenda-se que durante a gestação sejam investigadas:

- **Deficiência de antitrombina:** em pacientes com TEV prévio, caso haja história familiar de tromboembolismo ou especificamente história familiar de deficiência de antitrombina e os exames de rastreio não tenham sido anteriormente realizados.
- **SAAF:** em pacientes com TEV idiopático (*unprovoked*). Os critérios laboratoriais definem diagnóstico positivo apenas quando os anticorpos estão presentes em duas avaliações com intervalo de 12 semanas.

> **ATENÇÃO!**
> O rastreamento rotineiro de todas as gestantes NÃO é indicado. NÃO se recomenda rastrear trombofilias hereditárias em mulheres com história de perda fetal recorrente, descolamento placentário, restrição do crescimento fetal ou pré-eclâmpsia.

Com relação à SAAF, o rastreamento deve ser feito nas seguintes situações:

- Mulheres com abortamentos precoces recorrentes (três ou mais).
- Perda fetal tardia sem outra explicação.
- Mulheres com pré-eclâmpsia grave recorrente ou de início precoce ou restrição de crescimento fetal grave, sobretudo antes de 32 semanas.

Como rastrear trombofilias hereditárias?

Sempre que possível, os testes devem ser realizados 6 semanas após o episódio trombótico, fora da gestação e sem o uso de anticoagulação ou terapia hormonal. Especial atenção deve ser dada ao diagnóstico de deficiência de proteína S: fora da gestação, na presença de níveis séricos de proteína S < 55%, deve-se dosar a proteína S livre; se confirmado o valor < 55%, diagnostica-se deficiência de proteína S.

Os exames recomendados para a investigação das trombofilias hereditárias e suas relações com a gestação e o TEV estão listados no Quadro 34.2.

> Como não existe associação entre mutações da MTHFR e desfechos desfavoráveis na gestação, NÃO é recomendado o rastreamento dos níveis de homocisteína NEM das mutações da MTHFR durante a gestação.

Como rastrear SAAF?

Os critérios diagnósticos atualmente utilizados em caso de SAAF são os de Sapporo modificados em 2006 pelo Consenso de Sydney (Quadro 34.3). A SAAF está presente quando existem pelo menos um dos critérios clínicos e um dos critérios laboratoriais.

Como conduzir a paciente diante de um diagnóstico positivo?

Trombofilias hereditárias

O tratamento visa principalmente à prevenção do tromboembolismo na gestação e no puerpério. Não existem evidências de que a terapia anticoagulante irá modificar o prognóstico obstétrico. Portanto, os riscos e os benefícios devem ser discutidos com as pacientes e os familiares.

Quadro 34.2 Testes para rastreamento de trombofilias hereditárias

Trombofilia hereditária	Método	Confiável na gestação?	Confiável na vigência de TEV?	Confiável na vigência de anticoagulação?
Mutação do Fator V de Leiden	Resistência de proteína C ativada	Sim	Sim	Não
	Análise de DNA	Sim	Sim	Sim
Mutação G20210A do gene da protrombina	Análise de DNA	Sim	Sim	Sim
Deficiência da proteína C	Atividade da proteína C (< 60%)	Sim	Não	Não
Deficiência da proteína S	Ensaio funcional (< 55%)	Não*	Não	Não
Deficiência da antitrombina	Atividade da antitrombina (< 60%)	Sim	Não	Não

*Se for necessária a investigação na gestação, os pontos de corte para o segundo e terceiro trimestres são < 30% e < 24%, respectivamente.

Quadro 34.3 Consenso de Sydney 2006 para investigação e classificação da SAAF

Critérios clínicos

1. Tromboses vasculares:

Um ou mais episódios documentados de trombose em artérias, veias ou pequenos vasos (exceto trombose venosa superficial), em qualquer órgão ou tecido

A trombose deve ser confirmada por critérios objetivos e validados

Na confirmação histopatológica, a trombose deve estar presente sem evidência significativa de inflamação na parede vascular

2. Complicações da gestação

(a) Uma ou mais mortes inexplicáveis de feto morfologicamente normal com idade gestacional de 10 ou mais semanas com morfologia fetal normal documentada ou por exame direto do feto
OU

(b) Um ou mais partos prematuros de neonato morfologicamente normal antes da 34ª semana por:
Eclâmpsia ou pré-eclâmpsia grave definidas de acordo com critérios diagnósticos vigentes
Sinais reconhecidos de insuficiência placentária
OU

(c) Três ou mais abortamentos espontâneos consecutivos inexplicáveis antes da 10ª semana, excluindo causas anatômicas maternas, anormalidades hormonais e causas cromossômicas maternas ou paternas

Em estudos populacionais, em pacientes que apresentam mais de um tipo de complicação da gestação, os pesquisadores sugerem que se estratifiquem os grupos de acordo com as classes (a), (b) e (c)

Critérios laboratoriais

1. Anticoagulante lúpico (AL) presente no plasma, em duas ou mais ocasiões, com pelo menos 12 semanas de intervalo, detectado de acordo com as diretrizes da International Society on Thrombosis and Haemostasis (Grandt et al., 1995)

2. Anticorpo anticardiolipina (aCL): IgG e/ou IgM no soro ou plasma, presentes em titulações médias ou altas (i.e., > 40 GPL ou MPL ou > percentil 99), presentes em duas ou mais ocasiões, com pelo menos 12 semanas de intervalo, detectadas pelo método padronizado de ELISA

3. Anticorpo anti-β2 glicoproteína-I: IgG e/ou IgM em soro ou plasma (com titulação > percentil 99) presentes em duas ou mais ocasiões com pelo menos 12 semanas de intervalo detectados pelo método padronizado de ELISA.

É fortemente recomendado que para realização/publicação de pesquisas as pacientes portadoras de SAAF sejam classificadas em uma das categorias abaixo:
I: mais de um critério laboratorial presente (qualquer combinação)
IIa: apenas AL presente
IIb: apenas aCL presente
IIc: apenas anticorpo anti-β2GPI presente

Fonte: Miyakis S, Lockshin MD, Atsumi T et al. International consensus statement on an update of the classification criteria for definite antiphospholipid syndrome (APS). J Thromb Haemost 2006; 4:295.

Prevenção do tromboembolismo

A prevenção do tromboembolismo representa a maior preocupação no manejo clínico das trombofilias hereditárias na gravidez, dadas as alterações hemostáticas fisiológicas já discutidas. A escolha das modalidades utilizadas – tromboprofilaxia, anticoagulação plena ou apenas vigilância clínica – depende de vários fatores, como gravidade da trombofilia diagnosticada, história anterior de TEV e presença de fatores de risco adicionais. O Quadro 34.4 contém uma lista com os fatores de risco a serem considerados e estratificados para auxiliar a decisão clínica, além das trombofilias e da história prévia de TEV discutidas neste capítulo.

As indicações de profilaxia para pacientes sem diagnóstico de trombofilias e sem TEV prévio, ou seja, com base apenas na presença e no peso de cada fator de risco, foram discutidas no Capítulo 19.

São consideradas:

■ **Trombofilias de baixo risco para TEV na gestação:** mutação do fator V de Leiden heterozigoto isolado e mutação G20210A do gene da protrombina isolado, consideradas em conjunto com o número de fatores de risco.

Quadro 34.4 Fatores de risco para TEV

Preexistentes

TEV prévio

Trombofilias: hereditárias e adquiridas

Comorbidades: câncer, falência cardíaca, lúpus eritematoso sistêmico ativo, poliartropatia inflamatória ou doença inflamatória intestinal, síndrome nefrótica, diabetes tipo 1 com nefropatia, anemia falciforme, usuários de drogas intravenosas

Idade > 35 anos

Obesidade

Paridade ≥ 3

Tabagismo

Varicosidade (sintomática ou acima do joelho, com flebite associada ou edema ou alterações de pele)

Obstétricos

Pré-eclâmpsia na gestação atual

Gestação múltipla

Cesariana durante o trabalho de parto ou eletiva

Parto vaginal instrumental (versões)

Trabalho de parto prolongado (> 24 horas)

Hemorragia pós-parto (volume calculado > 1 litro ou necessidade de hemotransfusão)

Parto prematuro (gestação atual)

Óbito fetal intrauterino (gestação atual)

Transitórios

Procedimentos cirúrgicos na gestação ou no puerpério: apendicectomia, laqueadura tubária pós-parto

Hiperêmese com desidratação

Síndrome de hiperestimulação ovariana (considerar no primeiro trimestre)

Infecção sistêmica com necessidade de antibióticos venosos (pneumonias, pielonefrite, corioamnionite)

Imobilidade (considerar quaisquer admissões hospitalares antes do parto ou pós-natais superiores a 3 dias quando associadas a outros fatores de risco)

Viagens de longa distância (> 4 horas – avião ou outro meio de transporte)

Fonte: adaptado de RCOG Green-top Guideline No. 37a (2015).

- **Trombofilias de alto risco para TEV na gestação:** deficiência de antitrombina; mutação do fator V de Leiden homozigótica; mutação G20210A do gene da protrombina homozigótica; duplo heterozigoto, para o fator V de Leiden e mutação G20210A do gene da protrombina; deficiência da proteína C ou proteína S. *Quaisquer combinações de trombofilias são consideradas de alto risco.*

Segundo o RCOG (2015), entre as trombofilias de alto risco, a chance de recorrência de TEV durante a gestação parece ser maior ainda entre as pacientes com história familiar ou deficiência de antitrombina, uma vez que essa substância é um anticoagulante natural (especialmente quando a quantidade e a funcionalidade estão diminuídas – tipo I). Essas pacientes normalmente já estão usando anticoagulantes orais antes da gestação e as heparinas podem não ser suficientes para a profilaxia, uma vez que seus mecanismos de ação dependem da presença de antitrombina.

Como os diferentes subtipos de deficiência de antitrombina determinam os diferentes riscos de TEV, é recomendado o acompanhamento conjunto com um hematologista especializado em gestações. O uso de reposição de antitrombina próximo ao parto deve ser decidido individualmente.

Algumas recomendações específicas para a profilaxia, incluindo anticoagulação durante a gravidez e depois do parto em mulheres com trombofilias hereditárias, são apresentadas no Quadro 34.5.

As doses e os regimes de tromboprofilaxia e anticoagulação podem ser vistos no Quadro 34-6.

Os benefícios atribuídos à heparina não fracionada (HNF) são a meia-vida curta e o fato de sua ação ser com-

Quadro 34.5 Profilaxia de TEV na gravidez e no puerpério

Cenário clínico	Tratamento anteparto	Tratamento pós-parto
Trombofilia de baixo risco* sem TEV prévio	Na presença de mais *três fatores de risco*: considerar HNF ou HBPM em dose profilática Na presença de mais *dois fatores de risco*: considerar profilaxia a partir de 28 semanas	Anticoagulação pós-parto se presentes fatores de risco (*a partir de um fator*): considerar 10 dias
Trombofilia de baixo risco* com um único episódio anterior de TEV, não recebendo anticoagulação	Dose profilática ou intermediária de HNF ou HBPM	Anticoagulação pós-parto ou HNF ou HBPM em dose intermediária
Trombofilia de alto risco** sem TEV prévio	HNF ou HBPM, dose profilática + suporte de hematologista	Anticoagulação pós-parto por 6 semanas, mesmo na ausência de fatores de risco
Deficiência de antitrombina com episódio anterior de TEV, recebendo anticoagulação oral	HNF ou HBPM em altas doses (50%, 75% ou dose plena) + suporte de hematologista	Anticoagulação pós-parto por 6 semanas (HNF ou HBPM) ou até reiniciar anticoagulação oral
Outras trombofilias de alto risco com um único episódio anterior de TEV, não recebendo anticoagulação	HNF ou HBPM, dose profilática, dose intermediária ou regime de dose ajustada	Anticoagulação pós-parto ou dose intermediária ou ajustada de HNF ou HBPM por 6 semanas (dose pelo menos igual à da dose anteparto)
Sem trombofilia com único episódio prévio de TEV associado a fator de risco transitório que não está mais presente (por exemplo, grande cirurgia), excluindo gravidez ou fator de risco relacionado com estrógeno	HNF ou HBPM profilática a partir de 28 semanas ou antes se surgirem fatores de risco (manter vigilância rigorosa)	Anticoagulação pós-parto
Sem trombofilia com único episódio prévio de TEV idiopático ou associado a fator de risco transitório que foi relacionado com a gestação ou com o estrógeno	HNF ou HBPM, dose profilática	Anticoagulação pós-parto
Trombofilia presente ou ausente com dois ou mais episódios de TEV, não recebendo anticoagulação	HNF ou HBPM, dose profilática ou terapêutica	Anticoagulação pós-parto ou HNF ou HBPM em dose terapêutica por 6 semanas
Trombofilia presente ou ausente com dois ou mais episódios de TEV, recebendo anticoagulação	HNF ou HBPM, dose terapêutica	Reiniciar anticoagulação

*Heterozigoto para o fator V de Leiden ou mutação para a protrombina.
**Deficiência de antitrombina, deficiência de proteína C ou proteína S ou presença de defeitos combinados: homozigose para o fator V de Leiden e homozigose para a protrombina.
TEV: tromboembolismo venoso; HNF: heparina não fracionada; HBPM: heparina de baixo peso molecular.
Fonte: RCOG Green-top Guideline No. 37a (2015).

Quadro 34.6 Regimes e doses de tromboprofilaxia e anticoagulação

Minidose de HNF profilática	5.000UI, SC, a cada 12 horas
HNF profilática	5.000 a 10.000UI, SC, a cada 12 horas: 5.000 a 7.500UI, SC, a cada 12 horas, no primeiro trimestre 7.500 a 10.000UI, SC, a cada 12 horas, no segundo trimestre 10.000UI, SC, a cada 12 horas, no terceiro trimestre, exceto se TTPa elevado
HNF terapêutica	10.000UI ou mais, SC, a cada 12 horas, ajustadas até atingir TTPa entre 1,5 e 2,5 vezes o valor normal 6 horas após a injeção 5.000 a 10.000 UI, IV em *bolus*, seguidas de infusão contínua inicial de 1.000UI/h, IV, ajustada até atingir TTPa entre 1,5 e 2,5 vezes o valor normal
HBPM profilática	Enoxaparina 40mg, SC, a cada 24 horas* Dalteparina 5.000UI, SC, a cada 24 horas*
HBPM terapêutica	Enoxaparina 1mg/kg, SC, a cada 12 horas* Dalteparina 200UI/kg, SC, a cada 12 horas*
Anticoagulantes pós-parto	HNF ou HBPM, dose profilática, por 4 a 6 semanas OU Antagonistas da vitamina K, VO, por 4 a 6 semanas, com INR-alvo de 2 ou 3, com sobreposição com HBPM ou HNF enquanto INR < 2 ou mais por 2 dias

*As doses podem precisar de modificações em pacientes com extremos de peso.
SC: injeção subcutânea; VO: via oral; IV: via intravenosa; HNF: heparina não fracionada; HBPM: heparina de baixo peso molecular; TTPa: tempo de tromboplastina parcial ativada; INR: razão normalizada internacional para coagulação.

pletamente revertida pelo sulfato de protamina (especialmente útil quando usada em pós-operatório de cesariana com grande risco de sangramento e anestesia regional, por exemplo). Quando utilizada após um procedimento cirúrgico, deverá ser solicitada contagem de plaquetas regularmente do quarto ao 14º dia de uso (a cada 2 ou 3 dias), mas em qualquer situação existe aumento do risco de trombocitopenia induzido pela medicação.

As heparinas de baixo peso molecular (HBPM) são tão efetivas quanto a HNF para a profilaxia de tromboembolismo durante a gestação e o puerpério, além de seguras durante a amamentação. Uma desvantagem relativa é o longo intervalo de tempo necessário entre a última dose e a possibilidade de anestesia regional para o trabalho de parto. Em nosso meio, o custo é um fator que limita seu uso.

Não existem evidências de perda de massa óssea quando o uso de HNF e HBPM é apenas profilático durante a gestação (curto período de tempo).

O uso de varfarina na gestação está restrito às gestantes portadoras de válvulas mecânicas (veja o Capítulo 37) por causa dos riscos de anormalidades congênitas fetais e hemorragias. Em todas as outras situações de uso contínuo, a varfarina deve ser trocada por uma das heparinas logo após o diagnóstico de gestação. Após o parto, geralmente 5 dias após, pode ser restabelecido o tratamento contínuo. Essa medicação é considerada segura durante a amamentação.

SAAF

Todas as mulheres com diagnóstico de SAAF devem receber tratamento o mais rápido possível após a concepção com o objetivo de melhorar os resultados maternos, fetais e neonatais, mediante a redução do risco de perdas gestacionais, pré-eclâmpsia, insuficiência placentária e parto pré-termo, reduzir ou eliminar o risco trombótico da SAAF e prevenir a SAAF catastrófica.

Um bom resultado obstétrico na SAAF resulta de um pré-natal com monitoramento obstétrico cuidadoso, momento do parto adequado e assistência neonatal minuciosa. Uma equipe multidisciplinar (obstetra, reumatologista e neonatologista) é tão importante quanto o uso adequado do arsenal terapêutico disponível para conseguir um bom resultado.

As recomendações terapêuticas para gestantes com SAAF são apresentadas no Quadro 34.7.

VIA DE PARTO NAS TROMBOFILIAS

> Nas mulheres com trombofilia, a indicação da via de parto é OBSTÉTRICA.

Vantagens do parto normal em mulheres com trombofilia

- Menor risco de trombose venosa.
- Menor risco de sangramento nas mulheres anticoaguladas.
- Menor risco de complicações precoces: infecção e hemorragia.
- Menor risco de complicações tardias: infertilidade, prematuridade, placenta prévia, acretismo placentário.
- Menor risco de síndrome do desconforto respiratório, morbidade neonatal e admissão em UTI neonatal.

Quadro 34.7 Recomendações para o tratamento de gestantes com SAAF

Anteparto sem TEV prévio	HNF ou HBPM, dose profilática + Ácido acetilsalicílico em dose baixa (100mg/dia VO)
Anteparto com TEV prévio	HNF ou HBPM, dose terapêutica + Ácido acetilsalicílico em dose baixa (100mg/dia VO)
Pós-parto	HNF ou HBPM, dose profilática, por 6 a 12 semanas OU Antagonistas da vitamina K
Recomendações:	
O ácido acetilsalicílico deve ser iniciado após a 12ª semana	
Suplementar com cálcio durante o uso de heparina (objetivando reduzir o risco de osteoporose)	
Durante o uso da HNF, monitorar a contagem plaquetária regularmente	
No puerpério, além da anticoagulação farmacológica, é recomendável o uso de botas de compressão pneumáticas ou meias elásticas até a alta	

HNF: heparina não fracionada; HBPM: heparina de baixo peso molecular.

Momento do parto

Indução do parto

■ Em pacientes com trombofilias que não estejam usando anticoagulantes (trombofilias de baixo risco sem episódio anterior de TEV com menos de dois fatores de risco), pode-se aguardar o trabalho de parto espontâneo. A cesariana pode ser necessária apenas por indicação obstétrica: considerar escore de Bishop, urgência de interrupção da gravidez e vitalidade fetal.

■ Pacientes anticoaguladas: sugere-se indução com 39 semanas. Não há indicação de antecipar o parto para a 37ª semana, ou antes, salvo na presença de comorbidades que indiquem a necessidade de interromper a gravidez (por exemplo, pré-eclâmpsia grave, restrição importante do crescimento fetal) ou complicações obstétricas associadas.

■ Objetivos da indução: minimizar a exposição aos anticoagulantes e diminuir o risco de que uma dose de anticoagulante seja administrada próximo ao trabalho de parto ativo.

Não existe contraindicação a qualquer método de indução do parto nessas mulheres, sendo a escolha obstétrica (veja no Capítulo 2 o tópico *Antecipação do parto, métodos de indução*).

Cuidados em pacientes anticoaguladas

A anticoagulação deve ser evitada durante o trabalho de parto em razão dos riscos de sangramento e hemorragia pós-parto. As exceções são os casos de alto risco:

■ **HPBM:** descontinuar a administração com 36 a 37 semanas, ou mais cedo, em caso de trabalho de parto prematuro e substituir por HNF para minimizar o risco de hematoma subdural se houver necessidade de anestesia regional (a anestesia deve ser postergada por 12 horas depois da última dose profilática ou 24 horas após a última dose terapêutica de HBPM).

■ **HNF:** descontinuar a administração quando o trabalho de parto tiver início ou 24 a 36 horas antes da indução ou da cesariana eletiva, quando for indicada POR OUTRO MOTIVO.

Pacientes com risco muito elevado

■ A terapia anticoagulante não deverá ser suspensa.
■ A HPBM deve ser substituída pela HNF nas proximidades do parto, por volta de 37 semanas.
■ Durante o trabalho de parto:
  ● Suspender HNF 4 a 6 horas antes
    OU
  ● Deixar trabalho de parto evoluir com HNF
    OU
  ● Suspender HNF e colocar filtro de veia cava inferior.

> **Importante!**
> • A maioria das pacientes que entram em trabalho de parto na vigência de anticoagulação não apresentará sangramento.
> • Na vigência de sangramento: administrar SULFATO DE PROTAMINA (protamina 1.000 em ampola de 5mL: cada 1mL de protamina neutraliza 1.000UI de HNF).
> • Na vigência de anticoagulação, evitar bloqueio regional (hematoma subdural).

Pós-parto imediato

A HNF deverá ser reiniciada 6 a 12 horas depois da cesariana e 4 a 6 horas depois do parto vaginal, desde que não exista sangramento significativo. As pacientes que apresentam alto risco de hemorragia (coagulopatia, hematoma de parede, suspeita de sangramento abdominal ou hemorragia pós-parto) devem fazer uso de meias de compressão ou dispositivos de compressão pneumática intermitente.

Conduta no puerpério

Em caso de trombofilia hereditária, a indicação da dose e a duração da anticoagulação no puerpério variam de acordo com a gravidade da trombofilia e a história anterior (Quadros 34.5 e 34.6).

Na SAAF, a anticoagulação deve ser mantida por 6 a 12 semanas após o parto. Em todas as pacientes com trombofilia recomenda-se o uso de dispositivos de compressão pneumática ou meias elásticas até a alta hospitalar.

No caso de manutenção da anticoagulação por mais de 6 semanas, recomenda-se o uso de varfarina. Até o INR terapêutico ser atingido, as pacientes deverão usar heparina concomitantemente para manter a anticoagulação.

CONTRACEPÇÃO EM MULHERES COM TROMBOFILIAS

Não é necessário rastreamento das trombofilias em todas as mulheres que farão uso de anticoncepcionais combinados (contendo estrógenos), porém, nas mulheres que já tenham trombofilias diagnosticadas, recomenda-se não prescrever contraceptivos que contenham estrógenos. As alternativas para essas pacientes são:

- Dispositivo intrauterino (medicado com progestágenos ou cobre).
- Contraceptivos orais contendo apenas progestágenos.
- Implantes de progestágenos.
- Métodos de barreira.

LEITURA RECOMENDADA

American College of Obstetricians and Gynecologists. Inherited Thrombophilias in Pregnancy. Practice Bulletin No. 138 (Reaffirmed 2017). Obstet Gynecol 2013; 122:706-17.

American College of Obstetricians and Gynecologists. Thromboembolism in Pregnancy. Practice Bulletin No. 123 (Reaffirmed 2017). Obstetrics & Gynecology 2011; 118:718-29.

De Jong PG, Kaandorp S, Di Nisio M, Goddijn M, Middeldorp S. Aspirin and/or heparin for women with unexplained recurrent miscarriage with or without inherited thrombophilia. Cochrane Database of Systematic Reviews 2014, Issue 7. Art. No.: CD004734.

Lockshin MD. Anticoagulation in management of antiphospholipid antibody syndrome [APS] in pregnancy. Clin Lab Med 2013; 33(2):367-76.

Royal College of Obstetricians and Gynaecologists – RCOG. Reducing the Risk of Venous Thromboembolism during Pregnancy and the Puerperium. Green-top Guideline No. 37a. April 2015.

35 Infecção do Trato Urinário

INTRODUÇÃO

A infecção do trato urinário (ITU) assume uma importância especial na gestação por ser uma infecção comum e estar relacionada com sepse materna e com o consequente risco de morte, parto prematuro, baixo peso ao nascer e infecção ovular (Quadro 35.1). A gravidez, com suas alterações anatômicas e funcionais (perda da tonicidade da musculatura do trato urinário induzida pela progesterona, compressão ureteral e vesical, estase urinária e refluxo vesicoureteral), predispõe ao surgimento de bacteriúria e à ascensão dessas bactérias ao trato urinário alto. A diminuição da osmolaridade urinária, secundária ao aumento fisiológico do volume hídrico materno, e a glicosúria fisiológica da gestação também são fatores que aumentam o risco de bacteriúria assintomática (BA) na gravidez.

Em países com mais recursos, admite-se que a BA incida em 2% a 7% de todas as gestações e que 1% a 2% das gestantes apresentem um episódio de cistite aguda e 0,5% a 2% tenham pielonefrite (infecção alta), principalmente no segundo e terceiro trimestres. Por outro lado, dados de países com menos recursos mostram prevalências de BA superiores a 80%, com 30% a 40% desses casos podendo evoluir para infecções sintomáticas do trato urinário.

A ITU associada à gestação deve ser sempre vista como uma infecção "complicada" em razão das possíveis consequências deletérias para o binômio mãe/feto. A grande maioria das gestantes com BA é identificada na primeira consulta pré-natal. O diagnóstico precoce e o tratamento adequado tornam possível a prevenção das complicações associadas.

Quadro 35.1 Principais complicações atribuídas à infecção urinária na gestação

Maternas	Fetais
Pielonefrite	Infecção perinatal
Corioamnionite	Sepse perinatal
Endometrite	Comprometimento neurológico do feto consequente à hipertermia (pielonefrite)
Trabalho de parto prematuro	
Sepse e lesão do parênquima renal (pielonefrite)	Óbito perinatal

ETIOLOGIA E FATORES DE RISCO

Os principais microrganismos responsáveis pela BA e a ITU fazem parte da microbiota normal da região perineal, mesmo fora da gestação. Cerca de 90% dos casos são causados por *Escherichia coli*. Essas bactérias contêm adesinas específicas e estabelecem uma replicação monoetiológica eficaz na bexiga e, encontrando condições propícias, acarretam o desenvolvimento de infecção ascendente (pielonefrite). Acredita-se que as condições anatômicas e as alterações imunológicas presentes na gestação, como a alteração da relação resposta Th1/Th2 e a diminuição da expressão de interleucinas na mucosa, contribuam para essa progressão.

Outros microrganismos, como *Klebsiella*, *Staphylococcus* coagulase-negativo, *Staphylococcus aureus*, *Proteus* e *Streptococcus* do grupo B, também podem ser responsáveis pela ITU.

São considerados fatores de risco para a ocorrência de BA na gestação: história anterior de ITU, *diabetes mellitus* diagnosticado antes da gestação, multiparidade e baixas condições socioeconômicas. No puerpério, as mulheres que foram submetidas à cateterização urinária também apresentam aumento do risco de contrair ITU.

BACTERIÚRIA ASSINTOMÁTICA
Critérios diagnósticos

Considerada o padrão-ouro, a urocultura possibilita a identificação do patógeno específico e de sua sensibilidade ao antibiograma. O diagnóstico clássico de infecção urinária é estabelecido mediante a presença de apenas um patógeno em quantidade ≥ 100.000UFC/mL na urina (coleta do jato médio) ou pela presença de ≥ 100UFC/mL em amostra coletada por cateter. Embora se recomende a obtenção de duas amostras consecutivas, um único espécime é considerado suficiente na prática clínica obstétrica. O risco elevado de pielonefrite justifica o tratamento com base no resultado de um exame isolado, desde que tenham sido respeitadas as condições de antissepsia preconizadas para a coleta. Caso a bactéria não seja uma típica causadora de ITU, o exame deverá ser repetido, e a presença de vários patógenos sugere que houve contaminação da amostra.

Outros exames, como as fitas de *labistick*, não apresentam as mesmas sensibilidade e especificidade da urocultura e não devem ser utilizados de maneira isolada para o diagnóstico de BA na gestação.

Rastreamento pré-natal

O rastreamento da infecção urinária deve ser universal na gestação. Estudos demonstram que mais de 80% das mulheres com urocultura negativa no primeiro trimestre não desenvolvem ITU no restante da gestação. O Ministério da Saúde recomenda a solicitação de rotina do exame de urina tipo I e urocultura na rotina de pré-natal de baixo risco no primeiro e terceiro trimestres (veja o Capítulo 1).

O protocolo da Infectious Diseases Society of America recomenda o rastreio com urocultura em pacientes de baixo risco para infecção urinária entre 12 e 16 semanas ou na primeira consulta de pré-natal (caso ocorra após esse período). Caso a gestante apresente história de diabetes, ITU prévia, anomalias congênitas do trato urinário, anemia falciforme ou trabalho de parto prematuro na gestação atual, recomenda-se repetir a urocultura. O American College of Obstetricians and Gynecologists indica sua realização no primeiro trimestre, na 28ª semana e sempre que houver suspeita clínica.

No CAM-IMIP, no ambulatório, realizamos urocultura e sumário de urina na primeira consulta e no início do terceiro trimestre nas pacientes de baixo risco. Nas pacientes de alto risco (diabetes tipo 1, lúpus eritematoso sistêmico [LES], imunossuprimidas, anemia falciforme etc.), a urocultura é realizada como rotina mensal e também é solicitada para toda paciente internada com ameaça de parto prematuro, mesmo se os sintomas de infecção estiverem ausentes (Quadro 35.2).

Quadro 35.2 Métodos diagnósticos de infecção urinária na gestação

Sumário de urina
Aumento do pH (faixa normal = 3,5 a 5,5)
Hematúria
Cilindrúria (seu achado sugere pielonefrite)
Oito ou mais piócitos/campo*
Presença de nitritos (marcador de atividade bacteriana)
Presença de bactérias no exame direto (especificidade elevadíssima)
Gram (esfregaço corado)
Rápido, simples e de baixo custo, apesar de pouco usado em nosso meio
Sensibilidade em torno de 80% e especificidade de mais de 90%
Urocultura
100.000UFC/mL ou mais: único patógeno típico

*Piúria com urocultura negativa impõe a necessidade de rastreamento de *Chlamydia*.

INFECÇÃO SINTOMÁTICA

A sintomatologia da ITU na gestação está relacionada com dois quadros específicos: a cistite e a pielonefrite. Os principais achados clínicos estão resumidos no Quadro 35.3.

Alguns sintomas relativos ao trato urinário, como aumento da frequência urinária e urgência, podem ser confundidos com sintomas de gestação inicial. No entanto, a disúria está presente apenas nos casos de infecção. Desse modo, todas as pacientes com disúria deverão ser investigadas após exame físico e história cuidadosa para a exclusão de outras causas.

A morbidade febril é uma característica da pielonefrite (temperatura axilar > 38°C). A ocorrência de calafrios e dor nos flancos aumenta o grau de suspeição diagnóstica. A disúria e os demais sintomas de cistite podem não estar presentes.

Para o diagnóstico de cistite, recomendam-se sumário de urina e urocultura com antibiograma (observar rigor na coleta). O diagnóstico é confirmado pelo crescimento bacteriano típico (quantidade ≥ 100.000UFC/mL). Alguns autores advogam que em situações específicas, extrapoladas de estudos realizados em não gestantes, contagens menores (≥ 100UFC/mL) podem ser indicativas de ITU em gestantes sintomáticas (UpToDate, 2017). São elas: pacientes que relatam uso prévio de antibiótico e/ou a presença de microrganismos não *E. coli* ou *Proteus* (por exemplo, *Pseudomonas, Klebsiella, Enterobacter, Serratia* e *Moraxella* – com história de uso prévio de cateteres). Entretanto, em relação aos lactobacilos, somente é indicativa de cistite a contagem ≥ 100.000UFC/mL.

A etiologia da pielonefrite é comumente monomicrobiana, sendo os germes mais frequentes a *Escherichia coli* e a *Klebsiella pneumoniae*. Apenas 10% dos casos são

Quadro 35.3 Quadro clínico das infecções do trato urinário na gestação

Cistite	Pielonefrite

Sintomas locais:
  Disúria
  Ardor à micção (urência)
  Polaciúria
  Urgência miccional
  Estrangúria
  Sensação de "peso" em
  hipogástrio
	Sintomas locais: podem estar presentes, mas há predomínio das manifestações gerais

Estado geral bom	Estado geral comprometido (sinais de toxemia)

Ausência de sintomas gerais	Sintomas gerais:
	  Febre e calafrios
	  Mal-estar
	  Náuseas e vômitos

Dor lombar ausente	Presença de dor lombar
	Hipersensibilidade do ângulo costovertebral
Leucograma normal	Leucograma: leucocitose, leucopenia ou leucócitos em número normal; o desvio à esquerda e o surgimento de formas imaturas são frequentes

provocados por gram-positivos, como os estreptococos do grupo B e o *Staphylococcus*, entre outros.

Na suspeita de pielonefrite, além de sumário de urina e urocultura, são recomendáveis a realização de hemograma completo e a avaliação da função renal (ureia, creatinina, ionograma). As hemoculturas têm valor questionável na ausência de sinais de sepse. Uma revisão da Biblioteca Cochrane publicada em 2015 recomenda que novos ensaios sejam feitos para justificar sua utilização rotineira (Gomi e cols., 2015). Os exames de imagem (preferencialmente ultrassonografia) estão reservados aos casos de pacientes com história de cálculos renais ou cirurgia renal prévia, diabetes, episódios repetidos de pielonefrite ou doença grave com má resposta ao tratamento. Podem também ser usados para avaliação de possíveis complicações em pacientes imunossuprimidas.

DIAGNÓSTICO DIFERENCIAL

Na presença de disúria em gestantes, deverão ser excluídas vaginites e uretrites (investigar clamídia e gonorreia se bacteriúria negativa/tratada e disúria persistente). A gravidez normal pode apresentar no primeiro trimestre aumento da frequência e urgência ao urinar, e isso também deve ser considerado para o diagnóstico diferencial.

Com relação à ocorrência de dor lombar na ausência de febre, deve ser suspeitado o diagnóstico de nefrolitíase.

O sumário de urina também pode estar alterado, mas a realização de ultrassonografia renal geralmente identifica a presença de cálculos. Na ausência de bacteriúria, outras complicações infecciosas da gestação, como corioamnionite e apendicite, deverão ser afastadas.

TRATAMENTO

Uma revisão sistemática da Biblioteca Cochrane publicada em 2015, com 14 estudos envolvendo quase 2.000 mulheres, verificou que o tratamento antibiótico da BA foi eficaz na redução do risco de pielonefrite e do baixo peso ao nascer e parto pré-termo. Com relação à escolha antibiótica, os autores ressaltaram que alguns fatores, como disponibilidade local, custo, história de alergias e efeitos colaterais, devem ser considerados na tomada de decisão, uma vez que não existe superioridade significativa de um esquema em relação ao outro. É importante que cada serviço conheça o espectro de sensibilidade antimicrobiana de suas pacientes a fim de selecionar as melhores opções de medicações antimicrobianas.

Na gestação, algumas medicações de reconhecida eficácia no tratamento da infecção urinária são contraindicadas. Não podem ser usadas: as tetraciclinas, a combinação sulfa-trimetoprima e, salvo em condições graves, os aminoglicosídeos e as quinolonas, quando forem as únicas efetivas pelo antibiograma.

As medicações básicas para o tratamento da ITU na gestação ainda são as cefalosporinas (cefalexina e cefalotina) e a ampicilina. O ácido nalidíxico, a amoxicilina com clavulanato e a nitrofurantoína também podem ser usados como opções por via oral. A nitrofurantoína deve ser evitada próximo ao termo por causa do aumento do risco de icterícia neonatal (veja o Capítulo 56). Atualmente, existe uma grande preocupação em relação à resistência bacteriana, mesmo nos casos de infecções adquiridas na comunidade: é preciso considerar que a resistência à ampicilina vem aumentando consideravelmente e que essa medicação não é mais recomendada para o tratamento empírico em vários países.

Com relação à duração do tratamento, uma revisão sistemática recente da Biblioteca Cochrane (2015), envolvendo 13 estudos e 1.622 mulheres, concluiu que os esquemas em dose única podem ser menos eficazes do que os tratamentos antibióticos de 4 a 7 dias. Os autores da revisão recomendaram que as pacientes com BA durante a gestação sejam tratadas com esquemas convencionais, ou seja, mais de 3 dias, até que novos estudos estejam disponíveis para comparação.

Para efeito prático, consideraremos o tratamento de dois grupos: gestantes com BA ou cistite e gestantes com pielonefrite.

Tratamento da bacteriúria assintomática e da cistite

Se a paciente estiver assintomática e o diagnóstico de ITU for meramente laboratorial (BA), o antibiograma direcionará a escolha, salvaguardando as contraindicações específicas da gestação. No entanto, presente a sintomatologia, frequentemente o clínico tem de iniciar a terapêutica antes de ser conhecida a suscetibilidade dos germes; nessa situação, o antibiograma apenas determinará a manutenção ou a substituição do esquema original. Portanto, é recomendável a existência de dados epidemiológicos relacionando os agentes bacterianos mais comuns e as respectivas opções de antibióticos.

Esquemas terapêuticos empíricos sugeridos

- Cefalexina: 500mg VO a cada 6 horas durante 7 dias.
- Nitrofurantoína: 100mg VO a cada 12 horas durante 7 dias.
- Amoxicilina + clavulanato: 500mg VO a cada 8 horas durante 7 dias.
- Ácido nalidíxico: 1g VO a cada 6 horas por 7 a 10 dias.

Resposta terapêutica e controle de cura

Em pacientes com BA, a cultura é repetida 7 dias após o término do tratamento; caso o resultado seja negativo, a gestante será considerada curada. Quando o resultado é positivo, realiza-se novo tratamento de acordo com o antibiograma.

Em casos de cistite, o desaparecimento dos sintomas em 48 horas tornará possível supor que a bactéria é sensível à medicação empírica utilizada. O tratamento deverá então continuar e a urocultura deve ser realizada após 7 dias do término do esquema. Caso não ocorra resposta clínica, outra urocultura é coletada e a sensibilidade antimicrobiana é avaliada. A mudança de antibiótico pode ser realizada empiricamente se os sintomas forem intensos ou causarem desconforto à paciente. O controle de cura também é feito depois de 7 dias.

A ocorrência de um ou mais episódios de BA ou cistite aumenta o risco de um novo episódio; portanto, as pacientes devem ser monitoradas mensalmente (urocultura) até o parto.

Atualmente, a profilaxia antibiótica é considerada uma estratégia adequada para prevenir as recorrências de cistite, principalmente após o primeiro episódio em pacientes com fatores de risco (por exemplo, diabetes). Pode ser realizada pós-coito ou de maneira contínua, tendo como base o antibiograma do primeiro episódio de cistite, mas normalmente são recomendadas:

- **Nitrofurantoína:** 50 a 100mg VO pós-coito ou diariamente ao deitar.
- **Cefalexina:** 250 a 500mg VO pós-coito ou diariamente ao deitar.

Entre as medidas adjuvantes está a orientação para o consumo abundante de líquidos, a fim de aumentar o volume urinário produzido e a frequência da diurese. Alguns estudos mostraram que o uso de vitamina C durante o tratamento poderia ser eficaz por causa da acidificação da urina.

O uso de oxicocos (em inglês *cranberries*), uma fruta de bagas vermelhas e ácidas natural do hemisfério norte, para o tratamento de BA e prevenção de recorrências de ITU na gestação ainda está em estudo e não encontra espaço diante das evidências disponíveis. Existe um protocolo na Biblioteca Cochrane para a realização de uma revisão sistemática sobre o tema desde 2012, mas ainda sem resultados publicados.

Tratamento da pielonefrite aguda (PNA)

A internação é mandatória em razão do potencial de complicações maternas e perinatais, mas o tratamento é relativamente simples com o uso de antibióticos de largo espectro por via parenteral. Nos últimos anos, as cefalosporinas de segunda e terceira gerações, com maior espectro de ação contra as enterobactérias, têm sido as medicações mais utilizadas nos EUA e na Europa. As cefalosporinas de primeira geração (cefalotina) ainda podem ser utilizadas em serviços onde o espectro de sensibilidade antimicrobiana seja conhecido e as taxas de resistência sejam baixas. As condições clínicas da paciente no exame inicial de admissão, principalmente a presença ou não de sinais de sepse (veja o Capítulo 31), e a disponibilidade e o custo das medicações são muito importantes na escolha do esquema a ser usado.

Esquemas terapêuticos empíricos sugeridos

- **Cefalotina:** 1g IV a cada 6 horas.
- **Ceftriaxona:** 1g IV a cada 24 horas.
- **Cefepime:** 1g IV a cada 12 horas.
- **Ampicilina + gentamicina:** 1 a 2g a cada 6 horas + 1,5mg/kg a cada 8 horas.

O fluxograma apresentado na Figura 35.1 e o Quadro 35.4 resumem o plano terapêutico para ITU adotado no CAM-IMIP a partir de setembro de 2015.

Se a resposta terapêutica for satisfatória (melhora das condições clínicas e lise da febre), poderá ser instituída medicação oral após 48 horas. Nesse caso, a escolha geralmente recai sobre a cefalexina, 500mg VO a cada 6 horas, ou a nitrofurantoína, 100mg VO a cada 6 horas (manter por 10 a 14 dias). Uma urocultura de controle deve ser solicitada antes da alta.

Diante da ausência de resposta clínica satisfatória ao esquema antibiótico inicial, recomenda-se agilizar o

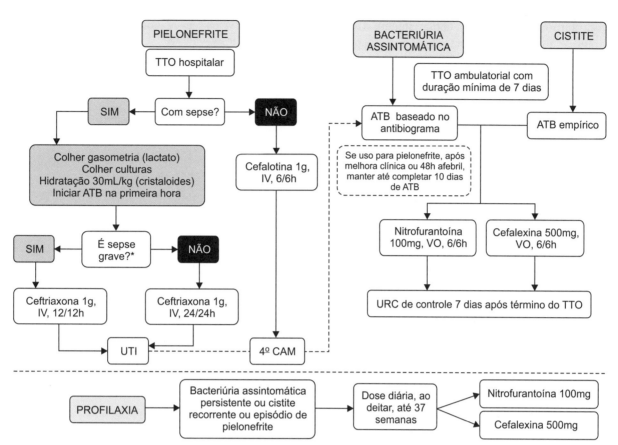

Figura 35.1 Plano terapêutico para ITU – CAM-IMIP, 2015. (TTO: tratamento; UTI: unidade de terapia intensiva; 4º CAM: unidade de internamento para gestantes de alto risco; URC: urocultura; VO: via oral; IV: intravenoso; *: veja o Capítulo 31 e atualizações no diagnóstico de sepse.) (Imagem cedida gentilmente por Iselena Bernardes, Brena Melo e Leila Katz.)

Quadro 35.4 Pielonefrite aguda sem sinais de sepse: conduta na gestação – CAM-IMIP

Internação no 4º CAM – Enfermaria de Gestação de Alto Risco
Considerar condições clínicas
Repouso no leito
Instituição de venóclise periférica e hidratação
Início da antibioticoterapia intravenosa imediatamente após a coleta de urocultura sob condições de antissepsia: cefalotina 1g IV a cada 6 horas
Solicitação de exames:
Leucograma (para monitoramento da resposta antimicrobiana)
Função renal: ureia, creatinina, ionograma

resultado da urocultura, avaliando a sensibilidade bacteriana e, de acordo com o resultado, mudar o antibiótico. Caso não haja disponibilidade da urocultura em tempo hábil e as condições clínicas da paciente piorem (sinais de sepse – veja a Figura 35.1), substituir empiricamente por cefalosporina de terceira geração (ceftriaxona IV). A ultrassonografia das vias renais deve ser solicitada para afastar a possibilidade de nefrolitíase ou alteração anatômica do sistema renal (o isolamento da *Proteus* spp frequentemente está associado a nefrolitíase em não gestantes).

Recomenda-se uma avaliação clínica rigorosa para diagnosticar os casos de sepse precocemente (neste caso, a paciente deverá ser encaminhada à unidade intensiva de Obstetrícia).

Critérios de alta

- Temperatura < 37°C por mais de 36 horas.
- Desaparecimento da dor em ângulo costovertebral e dos demais sintomas.
- Leucograma normal.
- Possibilidade de acompanhamento ambulatorial adequado.

Em geral, após a alta recomenda-se a avaliação de bacteriúria assintomática com urocultura mensalmente durante toda a gestação (Quadro 35.5). O risco de reinfecção é maior nas gestantes que tiveram pielonefrite e, por isso, alguns autores recomendam o uso de profilaxia antibiótica durante o restante da gravidez e até 6 semanas após o parto (nesse caso, não é necessário manter as uroculturas mensais). Costumam ser usadas:

- Nitrofurantoína: 50 a 100mg VO diariamente ao deitar.
- Cefalexina: 250 a 500mg VO diariamente ao deitar.

Recidiva *versus* reinfecção

A cura bacteriológica é evidenciada pela urocultura estéril obtida 1 semana após o término da terapia antimicrobiana. O reaparecimento da infecção (100.000 ou mais colônias/mL) após esse período é considerado *recidiva* ou *reinfecção* (Quadro 35.5):

- **Recidiva:** o organismo recuperado nos espécimes da cultura é o mesmo anteriormente encontrado tanto em termos de gênero como de sensibilidade antibiótica.
- **Reinfecção:** é definida pelo surgimento de um novo gênero bacteriano na urocultura ou, ainda, pelo isolamento do mesmo germe, mas com padrão diferente de suscetibilidade aos antibióticos.

A reinfecção é bem mais frequente (considerando estudos em mulheres não grávidas com tratamento orientado por antibiograma). O significado patológico é diverso da recidiva e pode indicar más condições de higiene do trato genital. Em grande parte dos casos, a mesma cepa de enterobactéria pode continuar no intestino, apesar da eliminação do trato urinário, e contaminar o introito uretral.

Quadro 35.5 Avaliação de urocultura positiva após o tratamento da pielonefrite

Germe isolado na urocultura	7 a 10 dias depois do término da terapia	Em qualquer outro momento na gestação
Mesmo germe com a mesma sensibilidade antibiótica	Recidiva	Recidiva
		Excluir anomalia estrutural do aparelho urinário
		Pode haver pielonefrite crônica subjacente
Germe diferente *OU* Mesmo germe com sensibilidade antibiótica diferente	Reinfecção	Reinfecção
		Pode haver pielonefrite crônica subjacente

Fonte: adaptado de Moniff, 1992.

LEITURA RECOMENDADA

Final Update Summary: Asymptomatic Bacteriuria in Adults: Screening. U.S. Preventive Services Task Force. July 2015. Disponível em: http://www.uspreventiveservicestaskforce.org/Page/Document/UpdateSummaryFinal/asymptomatic-bacteriuria-in-adults-screening. Acesso em: 22 de julho de 2017.

Smaill FM, Vazquez JC. Antibiotics for asymptomatic bacteriuria in pregnancy. Cochrane Database of Systematic Reviews 2015, Issue 8. Art. No.: CD000490.

Widmer M, Lopez I, Gülmezoglu AM, Mignini L, Roganti A. Duration of treatment for asymptomatic bacteriuria during pregnancy. Cochrane Database of Systematic Reviews 2015, Issue 11. Art. No.: CD000491.

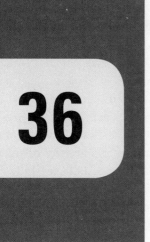

Doença Hemolítica Perinatal

CONCEITO/INCIDÊNCIA

A doença hemolítica perinatal (DHPN) é uma afecção generalizada do recém-nascido decorrente da isoimunização materna e caracterizada por anemia hemolítica, presença de formas jovens da série vermelha na circulação periférica (eritroblastos) e focos extramedulares de eritropoese, sendo também conhecida como eritroblastose fetal.

A DHPN está mais frequentemente relacionada com a incompatibilidade materno-fetal aos maiores grupos sanguíneos: Rhesus (Rh) (principal: até 95% dos casos), A, B, AB e O. No entanto, de modo bem mais raro, os antígenos irregulares Kell, Duffy, sistema MNS e sistema P também podem causar doença grave. A DHPN é mais frequente em multíparas, tem caráter recorrente e sua incidência está diretamente relacionada com a qualidade da assistência obstétrica. O rastreio universal com profilaxia tende a promover o desaparecimento progressivo da doença.

Em 2013, uma revisão sistemática com metanálise, utilizando estimativas nacionais, dados sobre mortalidade e *kernicterus* em todo o mundo, estimou que em 2010 a DHPN, em consequência de aloimunização Rh, afetou 373.300 recém-nascidos (IC 95%: 271.800 a 477.500), correspondendo a 277 recém-nascidos a cada 100 mil nascidos vivos. Segundo os revisores, a maioria dos casos (80%) ocorreu em países com poucos recursos, com altas taxas de mortalidade neonatal, e 114.100 mortes neonatais poderiam ter sido evitadas por rastreio e profilaxia adequados.

ETIOPATOGENIA

A DHPN decorre da incompatibilidade sanguínea materno-fetal: os anticorpos maternos IgG contra os antígenos eritrocitários fetais atravessam a placenta. Quando ocorre a reação antígeno-anticorpo, esses anticorpos promovem a hemólise eritrocitária. Em maior ou menor grau, a hemólise representa o determinante principal das diversas manifestações clínicas da doença.

Incompatibilidade Rh

Já foram descritos 51 antígenos integrantes do sistema Rh. Desses, apenas alguns se relacionam com formas clínicas de DHPN: *C, D, E, c, d, e, G*. O D é o mais antigênico e, por essa razão, sua presença é classicamente utilizada para a definição da positividade Rh. Em nosso meio, aproximadamente 85% dos indivíduos da raça branca são positivos, assim como até 95% dos negros e praticamente 100% dos índios e amarelos.

O lócus Rh está localizado no braço curto do cromossomo 1, no qual somente dois genes foram identificados: RHD e RHCE7. Existem cerca de 200 alelos já estudados para o RHD, e os indivíduos Rh-negativos podem ter sofrido deleção total do gene (raça branca), formação de pseudogene e não produção da proteína (negros) e hibridização (amarelos). Portanto, existem três fenótipos que englobam os indivíduos que expressam o gene, isto é, os Rh-positivos nos testes convencionais: *D parcial*, *D fraco* (previamente conhecido por Du) e *DEL*.

O fenótipo tem importância clínica. Indivíduos com *D parcial* podem ser aloimunizados por transfusões de sangue Rh-positivo, isto é, comportam-se fenotipicamente como Rh-negativos. Pacientes com fenótipo *D fraco*, dos subtipos 1, 2 e 3, que representa 90%, não produzem anti-D e, assim, podem receber transfusão de sangue Rh-positivo e não necessitam receber profilaxia da aloimunização. Com os subtipos *D fraco* 6, 7, 11 e 15, há relatos de DHPN fatal secundária à aloimunização RhD. Por outro lado, estima-se que até 30% indivíduos considerados Rh-D-negativos sejam na verdade do fenótipo *DEL* e expressem fracamente o antígeno D, que não é identificado nos exames clássicos.

Aproximadamente 55% dos indivíduos RhD-positivos são heterozigotos. No feto, o antígeno RhD já está bem desenvolvido e expresso nas hemácias a partir da sexta semana de gestação. Se a mãe for RhD-negativa e o feto, por herança paterna, for RhD-positivo, existindo produção de anticorpos IgG pela mãe (exposição prévia), esses anticorpos irão provocar anemia hemolítica no concepto.

A isoimunização pode ocorrer por dois mecanismos:

1. **Por transfusão de sangue incompatível:** quando a genitora recebeu previamente hemotransfusão de sangue Rh-positivo, uma circunstância cada vez mais rara na atualidade. Pode ocorrer ainda compartilhamento de seringas contaminadas entre usuárias de drogas injetáveis.

2. **Por hemorragia materno-fetal (HMF) entre mãe RhD--negativa e feto RhD-positivo:** essa hemorragia é bem mais frequente no parto, mas pode ocorrer durante a gestação, nas seguintes circunstâncias:
   - De modo silencioso (mais raro).
   - Abortamento espontâneo ou induzido.
   - Doença trofoblástica gestacional.
   - Gravidez ectópica.
   - Hemorragias de terceiro trimestre (placenta prévia, DPPNI).
   - Morte fetal.
   - Traumatismo abdominal.
   - Procedimentos invasivos: biópsia do vilo corial, amniocentese, cordocentese.
   - Hemorragias espontâneas de pequena importância (em especial a partir de 28 semanas) sem qualquer fator predisponente.

O teste de Kleihauer-Braun-Betke é utilizado para comprovar a existência de HMF. Vários autores mostraram que ele é positivo em pelo menos 75% de todas as gestações (o que é considerado uma ocorrência quase normal). A magnitude da HMF depende da idade gestacional em que ocorre: 3% das pacientes no primeiro trimestre, 15% no segundo trimestre e 45% por volta do terceiro trimestre. A placenta no momento do parto associa-se à hemorragia transplacentária em quase dois terços (64%) das pacientes. O volume de HMF geralmente é < 0,1mL em 50% dos casos; em 1% dos casos, pode chegar a 5mL; e em cerca de 0,25% dos casos, pode exceder a 30mL (hemorragia grave, considerando o volume sanguíneo total do feto).

A quantidade exata de sangue fetal que pode determinar a sensibilização materna é desconhecida, mas mesmo quantidades tão pequenas como 0,1mL podem promovê-la. Felizmente, a isoimunização não é tão frequente, de modo que, mesmo sem profilaxia e por razões ainda desconhecidas, 30% das gestantes Rh-negativas nunca se tornam sensibilizadas, embora expostas a hemorragias materno-fetais repetidamente. A presença de incompatibilidade ABO exerce um efeito protetor e pode reduzir o risco de sensibilização de 16% para 2%. Provavelmente, a destruição rápida das hemácias fetais incompatíveis pelos anticorpos maternos anti-A e/ou anti-B previne a formação de anticorpos anti-D durante a primeira exposição ao sangue incompatível.

A resposta inicial materna à presença de células fetais RhD-positivas em sua circulação é caracterizada pela produção de anticorpos IgM (razão pela qual, mesmo quando a sensibilização ocorre durante a gestação, raramente o primeiro concepto é atingido). Após um período de 6 semanas a 6 meses, inicia-se a produção de anticorpos IgG, imunoglobulina capaz de atravessar a placenta e, portanto, de destruir as células fetais RhD-positivas. Em gestações subsequentes, ativa-se rapidamente a produção de anticorpos dessa classe, e os conceptos RhD-positivos estarão expostos à reação antígeno-anticorpo. Os macrófagos do sistema mononuclear fagocitário reconhecem essas células e as fagocitam (especialmente no baço). A Figura 36.1 apresenta o modelo teórico da aloimunização materna.

3. **"Teoria da avó":** sensibilização de crianças do sexo feminino Rh-negativas, filhas de mães Rh-positivas heterozigotas, ocorrendo logo após o nascimento.

Incompatibilidade ABO

Existem quatro grupos sanguíneos: A, B, AB e O. Os anticorpos anti-A e anti-B começam a ser produzidos naturalmente por volta dos 3 aos 6 meses de vida em todos os indivíduos que não têm os respectivos antígenos (sensibilização por meio de alimentos, contato com bactérias etc.). Logo, a incompatibilidade ABO pode ocorrer já na primeira gestação (15% de todas as gestações). Em geral, é mais relevante quando a mãe é do grupo O e o recém-nascido do grupo A. No entanto, raramente causa doença antenatal, porque a expressão dos antígenos A e B nas hemácias fetais e neonatais é baixa e, em sua maioria, os anticorpos formados são do tipo IgM ou IgG_2 (subtipo com menor capacidade de atravessar a placenta), de modo que é mínimo o risco de anemia fetal ou hidropisia ao nascimento.

No recém-nascido, a principal manifestação clínica é a icterícia precoce, que se manifesta nas primeiras 24 horas,

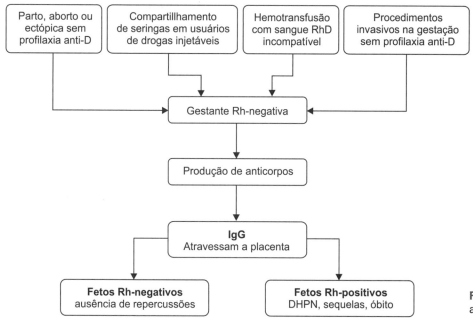

Figura 36.1 Modelo teórico da aloimunização materna RhD.

a qual apenas ocasionalmente pode evoluir para *kernicterus*. Acredita-se que os afrodescendentes apresentem quadro clínico mais grave.

Incompatibilidade por outros grupos sanguíneos (anticorpos irregulares)

A causa mais frequente desse tipo de isoimunização é representada pelas transfusões sanguíneas, uma vez que a compatibilidade nestas últimas é determinada apenas para os grupos ABO e Rh. Portanto, após uma hemotransfusão, cerca de 1% a 2% dos indivíduos desenvolvem anticorpos irregulares. Atualmente, acredita-se que algumas bactérias e vírus possam também expressar esses antígenos e causar imunização.

Alguns desses anticorpos são bastante fracos e do tipo IgM (anti-M, anti-N, anti-S, anti-Le e anti-P), enquanto outros (Kell, Duffy) podem ocasionalmente produzir doença tão grave como a provocada pelos anticorpos anti-D.

MANIFESTAÇÕES CLÍNICAS

As principais manifestações clínicas da DHPN estão expostas no Quadro 36.1. A maioria das manifestações fetais repercute no período neonatal.

PRÉ-NATAL NA GESTANTE Rh-NEGATIVA NÃO SENSIBILIZADA

A tipagem sanguínea ABO, com avaliação do fator Rh, deve ser solicitada universalmente na primeira consulta de pré-natal. Caso a gestante seja RhD-negativa com parceiro RhD-positivo, ou o RhD do parceiro seja desconhecido,

Quadro 36.1 Manifestações clínicas da DHPN

Fetais	Neonatais
Anemia fetal	Letargia
Hiperbilirrubinemia	Taquicardia
Eritroblastose	Icterícia precoce
Insuficiência cardíaca	*Kernicterus*
Hepatoesplenomegalia	Choque hipovolêmico
Edema generalizado/ascite	
Derrame pericárdico e pleural	
Polidrâmnio	
Hipoxia tissular e acidose	
Natimortos	

deve-se solicitar o teste de Coombs indireto (CI). Segundo o Ministério da Saúde, o teste CI também deve ser solicitado a todas as gestantes com história de hidropisia fetal ou neonatal, independentemente da tipagem Rh (positiva ou negativa).

Segundo o Ministério da Saúde, se o resultado do CI for negativo, será preciso repetir o exame mensalmente a partir de 24 semanas. Se o CI for positivo em qualquer momento da gestação, deverá ser solicitada dosagem quantitativa e a gestante deverá ser encaminhada a pré-natal de alto risco.

PRÉ-NATAL NA GESTANTE ISOIMUNIZADA

A história natural da DHPN revela que em 50% dos casos o acometimento fetal é leve e a resolução pode ser espontânea sem tratamento. As formas graves intraútero com hidropisia e morte acometem outros 25% dos fetos, enquanto os demais 20% a 25% vão apresentar hemólise neonatal com possível *kernicterus* e sequelas. Atualmente, a avaliação intraútero e o tratamento antes do nascimento têm ajudado a diminuir os desfechos desfavoráveis nas pacientes já isoimunizadas.

Em pacientes que já tiveram fetos com DHPN é muito importante que a história obstétrica seja detalhada: antecedente de óbito fetal ou neonatal por hidropisia, necessidade de transfusão neonatal exsanguínea, idade gestacional dos eventos etc. Em geral, em gestações sucessivas o acometimento se inicia algumas semanas antes. O título do CI na dosagem quantitativa não é preditivo do grau de anemia fetal. Assim, a avaliação fetal está indicada mesmo com títulos baixos com o objetivo de definir a necessidade de tratamento intraútero ou interrupção da gestação.

Em gestantes no curso da primeira gestação, após a isoimunização, os procedimentos invasivos são postergados, a menos que haja elevação dos títulos de CI ou alteração dos exames fetais de controle.

Avaliação do grau de acometimento fetal

Procedimentos não invasivos

Ultrassonografia (USG)

O perfil biofísico fetal (PBF) só vem a se alterar tardiamente, de modo que mesmo os fetos com comprometimento grave podem apresentar PBF ainda normal. Assim, o PBF não deve ser utilizado isoladamente, e outros dados devem ser pesquisados na USG, como tamanho e espessura da placenta (edema placentar), polidrâmnio e hidropisia fetal (edema de couro cabeludo, estômago, bexiga e saco escrotal, ascite, derrame pericárdico, hepatomegalia etc.). Esses dados refletem com maior fidedignidade o grau de acometimento do concepto.

Dopplerfluxometria

Entre as técnicas não invasivas, merece destaque a USG obstétrica com Doppler colorido. O pico sistólico (PS) da artéria cerebral média fetal (ACM) mostrou-se um excelente marcador do grau de anemia fetal e, por conseguinte, da gravidade da DHPN nos fetos acometidos. Em condições de anemia ocorre aumento do aporte sanguíneo na ACM decorrente da diminuição da resistência vascular cerebral e da viscosidade sanguínea. Um estudo multicêntrico internacional correlacionou a idade gestacional com o PS esperado, definindo como fetos em condições de anemia significativa aqueles com PS ACM > 1,5 MoMs (múltiplos de mediana para a idade gestacional). A sensibilidade foi de 100% para anemia moderada e grave, com taxa de 12% de falso-positivo. Esse método tem a vantagem de não ser invasivo, ser facilmente exequível, não apresenta

riscos de aloimunização materna e é desprovido de efeitos colaterais adversos materno-fetais. Sua utilização reduz a necessidade de técnicas invasivas para avaliação do acometimento fetal. É o método de escolha, realizado no IMIP pelo serviço de Medicina Fetal e Radiologia.

Cardiotocografia

Assim como o PBF, a cardiotocografia só vem a se alterar nas formas graves com fetos hidrópicos ou extremamente comprometidos. O padrão reativo pode ser encontrado mesmo em fetos com anemia grave. Traçados anormais, lisos, sinusoides (padrão característico da DHPN) ou com desacelerações tardias refletem situações em que o risco de morte fetal é iminente, exigindo a imediata interrupção da gestação.

Genotipagem fetal RhD

A genotipagem fetal é um exame diagnóstico que se utiliza de uma técnica da biologia molecular, em geral reação em cadeia de polimerase (PCR), para amplificação de uma ou mais regiões do gene RhD por meio da análise do DNA fetal livre no plasma da gestante. A grande vantagem consiste em ser uma técnica não invasiva e que pode predizer o fenótipo do RhD fetal, isto é, se o feto é RhD-negativo, RhD-positivo ou alguma variante do gene RhD muito antes do nascimento. O método tradicional – a sorologia – só pode ser realizado após o parto ou por meio de procedimentos invasivos durante a gestação.

Alguns autores vêm atribuindo o padrão-ouro a essa nova tecnologia que apresenta precisão elevada, é reprodutível e pode ser automatizada em laboratório. Segundo um estudo britânico, seu custo representa um terço do gasto com a profilaxia com imunoglobulina anti-D.

No Reino Unido e na Europa, desde 2001, a genotipagem RhD fetal é oferecida às gestantes RhD-negativas, o que diminuiu significativamente a quantidade de procedimentos invasivos fetais. No Brasil, ainda não dispomos dessa tecnologia nas maternidades públicas. Sua implementação como rotina diagnóstica pré-natal traria muitos benefícios às pacientes, pois a genotipagem RhD fetal identificaria as gestantes de risco para aloimunização RhD e os fetos de risco para doença hemolítica perinatal. Assim, todos os cuidados no pré-natal poderiam ser intensificados, favorecendo a gestante e o concepto. Haveria também redução dos custos com exames complementares desnecessários e com a imunoglobulina profilática na gestação.

Procedimentos invasivos

A cordocentese e a amniocentese não são isentas de risco. Esses procedimentos apresentam risco de amniorrexe (1,1%), desencadeamento de trabalho de parto prematuro

(10%), infecção intra-amniótica, lesões acidentais no feto, principalmente de pele, além das lesões torácicas, abdominais e oculares já relatadas e ainda distúrbios respiratórios evidenciados no período neonatal (veja o Capítulo 53). Outro agravante é a transfusão materno-fetal, que pode ocorrer em até 38% dos casos. Por isso, há necessidade de profilaxia com imunoglobulina anti-D para evitar que ocorra sensibilização das gestantes RhD-negativas.

Amniocentese com espectrofotometria do líquido amniótico

A amniocentese com espectrofotometria do líquido amniótico consiste na punção transabdominal da gestante para retirada de líquido amniótico com o objetivo de avaliar a concentração de bilirrubina livre de maneira indireta por meio de densidade óptica a 450nm (Liley, 1961). Liley e cols. elaboraram um gráfico que reflete o grau de acometimento fetal. Entretanto, vários fatores podem interferir na análise (por exemplo, idade gestacional, contaminação com sangue materno e mecônio, anomalias congênitas, como anencefalia, onfalocele, entre outras), não sendo atualmente o método mais indicado e usado com a finalidade de avaliar o acometimento fetal na DHPN. Atualmente, no IMIP, esse método não é mais utilizado.

A amniocentese continua integrando alguns protocolos internacionais apenas para coleta de líquido para genotipagem e determinação da tipagem fetal RhD.

Cordocentese

A cordocentese consiste na punção da veia umbilical fetal em sua inserção placentária ou na porção intra-hepática ou em alça livre do cordão umbilical, evitando que ocorra a transfixação placentária a fim de prevenir a contaminação com sangue materno, diminuir os riscos de perdas fetais, além de prevenir a aloimunização materna RhD em gestantes RhD-negativas.

Atualmente, constitui o método mais preciso para o diagnóstico da gravidade da DHPN, pois torna possível a avaliação direta do sangue fetal aliada à terapêutica (transfusão intravascular), estando indicado nos casos de fetos que possivelmente irão necessitar de transfusão fetal intrauterina com base nos dados da ultrassonografia com Doppler da artéria cerebral média fetal (ACM).

Podem ser determinados por meio da cordocentese:
- Fenotipagem sanguínea (ABO e Rh).
- Hematócrito e hemoglobina.
- Bilirrubinas.
- Coombs direto.
- Gasimetria (pO_2, pCO_2, pH).

A cordocentese deve ser realizada a partir de 20 semanas. A técnica do procedimento encontra-se descrita no Capítulo 53.

A conduta no caso de gestante isoimunizada, de acordo com o resultado do Doppler do pico sistólico da ACM e da cordocentese, é mostrada na Figura 36.2 e no Quadro 36.2.

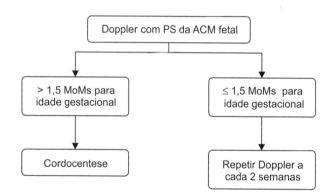

Figura 36.2 Conduta de acordo com o resultado do Doppler e da cordocentese em gestantes isoimunizadas. (PS: pico sistólico; ACM: artéria cerebral média; MoMs: múltiplos de mediana para a idade gestacional.)

Quadro 36.2 Conduta na DHPN de acordo com resultados da cordocentese (Weiner, 1991) adaptada para ultrassonografia com Doppler da ACM

Padrões de Weiner	Resultado da cordocentese	Conduta
Padrão I: baixo risco (anemia ausente ao nascimento)	Hemoglobina normal (> 14g%) Contagem de reticulócitos normal Coombs direto negativo ou fracamente positivo	Acompanhamento USG com Doppler da ACM mensal, parto a termo
Padrão II: risco intermediário (anemia leve ao nascimento)	Hemoglobina normal Contagem de reticulócitos normal ou ligeiramente aumentada Coombs direto positivo (1 a 2+)	Cordocentese a cada 5 ou 6 semanas. USG com Doppler quinzenal
Padrão III: alto risco (anemia grave/icterícia neonatal)	Hemoglobina entre 10 e 14g% Hematócrito > 30% Contagem de reticulócitos elevada Coombs direto fortemente positivo (3 a 4+)	Cordocentese a cada 15 dias. USG com Doppler semanal
Padrão IV: altíssimo risco (anemia grave/hidropisia fetal)	Hemoglobina < 10g% Hematócrito < 30% Reticulócitos elevados Coombs direto fortemente positivo	Transfusões intravasculares repetidas – considerar interrupção

TERAPÊUTICA FETAL INTRAÚTERO
Corticoterapia

O objetivo da corticoterapia é favorecer o amadurecimento do pulmão fetal. Recomenda-se betametasona 12mg IM, repetida após 24 horas (veja o Capítulo 26).

Transfusão intrauterina

A transfusão uterina pode ser realizada por técnica intraperitoneal ou intravascular (melhores resultados). A finalidade é combater a anemia grave do concepto por meio da reposição de hemácias altamente concentradas e compatíveis com o sangue materno (RhD-negativas).

Se a fenotipagem sanguínea do concepto for desconhecida, será utilizado sangue do grupo O; na transfusão intravascular, que pressupõe cordocentese prévia para fenotipagem sanguínea, utiliza-se sangue do mesmo grupo ABO do concepto, RhD-negativo.

Como o processo hemolítico é contínuo, a necessidade de repetição da transfusão intrauterina até o amadurecimento fetal é frequente, momento em que se indica a interrupção da gestação para a realização de terapêutica extrauterina.

Indicações

- Hidropisia fetal (ecografia mostrando anomalias placentárias, halo pericraniano, ascite, derrame pericárdico ou pleural, hepatoesplenomegalia).
- Padrões III e IV de Weiner.
- Hemoglobina fetal < 10g%; hematócrito < 30%.

O resultado é melhor quando a transfusão intrauterina é realizada antes que se estabeleçam a hidropisia e uma anemia grave (Hb < 5g%). Entretanto, em geral, somente é realizada antes de 35 semanas, pois os riscos de interrupção da gestação com realização de transfusão pós-natal a partir dessa idade gestacional são menores do que os riscos do procedimento. Vários estudos acompanharam o desenvolvimento neurológico nos primeiros anos de vida dos fetos transfundidos intraútero, os quais demonstram que essas crianças apresentam comprometimento não desprezível do desenvolvimento neuropsicomotor. Provavelmente, esse comprometimento não está relacionado com o procedimento em si.

INTERRUPÇÃO DA GESTAÇÃO

A interrupção terapêutica da gestação está indicada nas seguintes circunstâncias:

1. **Fetos hidrópicos:** a partir de 32 semanas, com aceleração farmacológica da maturidade pulmonar (betametasona).
2. **Fetos submetidos a transfusões intrauterinas:** a partir de 34 semanas.
3. **Padrão II, III e IV de Weiner:** considerar interrupção quando maturidade pulmonar presente ou na 35ª semana.
4. **Feto não anêmico:** a termo.

Via de parto

A indução do trabalho de parto com monitoramento fetal está indicada nas seguintes circunstâncias:

- Vitalidade fetal preservada.
- Apresentação cefálica.
- Formas leves de DHPN (feto não anêmico ou com anemia leve).

Nas formas graves e hidrópicas, ou se houver comprometimento da vitalidade fetal, indica-se a cesariana. Após o parto, o funículo deve ser imediatamente clampeado e o sangue do cordão coletado para determinação do grupo sanguíneo, Coombs direto, hematimetria e dosagem de bilirrubinas. Esses procedimentos devem ser realizados mesmo que o genótipo RhD fetal seja conhecido.

PROFILAXIA DA DHPN
Imunoglobulina anti-D policlonal (Rh Ig anti-D)

Trata-se de um composto derivado de misturas de plasma humano contendo predominantemente IgG anti-D (nos EUA, voluntários masculinos RhD-negativos são expostos deliberadamente a sangue D-positivo, levantando importantes questões éticas). A imunoglobulina anti-D policlonal atua por um mecanismo conhecido como depuração de hemácias sensibilizadas. Ela se liga a hemácias fetais que contêm o antígeno D, sensibilizando-as e direcionando-as até os macrófagos para que sejam eliminadas da circulação antes que o sistema imunológico materno reconheça o antígeno e inicie a produção de anti-D.

A eficácia desse mecanismo depende da dose. São necessárias 200 moléculas de anti-D por hemácia, o que exige a administração de uma dose correta, no tempo certo. Acredita-se que 20μg de Ig (100UI) sejam capazes de suprimir a sensibilização que seria causada por 1mL de células RhD-positivas, o que corresponde a 2mL de sangue.

A Biblioteca Cochrane atualizou em setembro de 2015 a revisão sistemática sobre o uso de imunoglobulina anti-D durante a gestação após 28 semanas. Foram incluídos dois ensaios clínicos que envolveram 4.500 mulheres. As gestantes não sensibilizadas receberam imunoglobulina após 28 semanas e seus dados foram comparados com não tratamento, uso de placebo ou outros regimes de imunoglobulina. Os revisores concluíram que não existem evidências de que o uso antenatal da imunoglobulina anti-D diminua a incidência de imunização materna ou previna a icterícia neonatal. Apesar disso, a prática da imunização antenatal integra as diretrizes de vários países, como Grã-Bretanha, Austrália, Canadá e EUA. No Brasil, esse procedimento não é realizado no Sistema Único de Saúde.

No Brasil e nos EUA, a dose administrada é de 300µg, em geral, somente após o parto (eficácia de 99,8%). As gamaglobulinas anti-D devem ser aplicadas como indicado a seguir:

- Nas puérperas com fenotipagem sanguínea RhD-negativa com Coombs indireto negativo e recém-nascido RhD-positivo, aplicar 300µg ou mais, IM, o mais rápido possível, idealmente não ultrapassando as primeiras 72 horas após o parto. O Ministério da Saúde orienta que, diante de indisponibilidade temporária, existem evidências de proteção contra a sensibilização se a imunoglobulina for administrada em até 13 dias e há recomendações para que seja administrada em até 28 dias. Entretanto, deve-se saber que, quanto maior a demora na profilaxia, menor a eficácia.

> **Observação:** deverá ser realizada mesmo que a paciente tenha sido submetida à laqueadura tubária.

- Se houver suspeita ou comprovação de hemorragia materno-fetal > 30mL (neonatos graves e extremamente anêmicos), a dose deverá ser ajustada de acordo com os resultados do teste de Kleihauer-Braun-Betke. Caso esse teste não esteja disponível, várias doses de Rh Ig anti-D devem ser administradas por via intramuscular da seguinte maneira: duas doses, se a hemorragia materno-fetal (HMF) estiver entre 25 e 50mL de sangue;

três doses, se a HMF estiver entre 50 e 75mL, e assim por diante (Schmidt, 2010).

- A eficácia da dose administrada pode ser avaliada por meio do teste de Kleihauer-Braun-Betke, que, quando negativo, indica a ausência de células fetais na circulação materna. Esse exame não é realizado de rotina em nosso meio. A repetição do CI, que também já foi utilizada com esse propósito, é pouco específica e, por não trazer grandes subsídios, não é mais adotada no Centro de Atenção à Mulher do IMIP (CAM-IMIP).
- O CI deve ser repetido 6 meses depois do parto, quando os anticorpos já devem ter desaparecido da circulação materna, de modo que o resultado deve ser negativo.

Outras situações durante o acompanhamento da gestação também indicam a utilização de profilaxia em todas as gestantes RhD-negativas com parceiros RhD-positivos e com CI negativo (Quadro 36.3).

- Após uma primeira injeção do anti-D, se ocorrer a repetição de eventos de sensibilização, é possível a abstenção da profilaxia, dependendo da dose inicialmente administrada (a proteção dura 6 semanas com 200µg e 9 semanas com 300µg) e da quantidade de HFM. Quando se adota a profilaxia rotineira no terceiro trimestre, a dose de 300µg de Rh Ig anti-D é suficiente.

O Quadro 36.4 contém as recomendações de profilaxia com imunoglobulina de acordo com as variantes RhD materna e neonatal.

Possíveis riscos da administração de imunoglobulina anti-D

Existem vários relatos de transmissão de hepatite C e da doença de Creutzfeld-Jacob (CJD) após o uso de

Quadro 36.3 Esquemas de profilaxia com doses recomendadas de acordo com os eventos obstétricos

Indicação	Padrão americano/brasileiro	Padrão britânico
Interrupção da gestação até 12 semanas	50µg	50µg
Interrupção da gestação de 12 a 20 semanas	300µg	50µg
Morte fetal > 20 semanas	300µg	100µg
Procedimentos invasivos/trauma	300µg	50µg se < 20 semanas 100µg ≥ 20 semanas
Sangramento durante a gestação	300µg	100µg
Anteparto (28 semanas)	300µg*	100µg
Anteparto (34 semanas)	Não recomendada	100µg
Pós-parto	300µg	Obrigatória
Avaliação de hemorragia excessiva	Recomendada	Obrigatória

*Não realizada de rotina na rede pública no Brasil (Ministério da Saúde).
Fonte: Schmidt LC, Corrêa Júnior MD, Lourdes LF. Atualizações na profilaxia da isoimunização Rh. Femina 2010; 38:345-52.

Quadro 36.4 Candidatas à profilaxia anti-D

Mãe	Filho	Profilaxia
RhD-negativa	RhD-positivo	Sim
RhD fraco tipo 1 a 4.1	RhD-positivo	Não
RhD fraco tipo 4.2, 11 ou 15 e Del	RhD-positivo	Sim
RhD parcial	RhD-positivo	Sim
RhD-negativa	RhD-negativo	Não
RhD-negativa	RhD fraco	Sim
RhD-negativa	RhD parcial	Sim

Fonte: Schmidt LC, Corrêa Júnior MD, Lourdes LF. Atualizações na profilaxia da isoimunização Rh. Femina 2010; 38:345-52.

imunoglobulina anti-D na Europa até os anos 1990. O Royal College of Obstetricians and Gynaecologists (RCOG) admitiu em 2011 que os principais riscos associados à profilaxia estão relacionados com a transmissão de infecções (*bloodborn infections*, como descrito em suas diretrizes). Apesar dos esforços dos laboratórios em criar mecanismos de proteção e identificação viral, vários autores têm discutido e alertado que no futuro poderão ser identificados novos microrganismos, príons ou vírus que hoje são desconhecidos e que, portanto, não puderam ser eliminados das amostras de imunoglobulina derivadas de plasma humano utilizadas em todo o mundo.

A recomendação é que todas as mulheres candidatas ao uso de imunoglobulina anti-D sejam informadas sobre esses riscos potenciais antes de autorizarem o procedimento.

Imunoglobulina monoclonal – Futuro da profilaxia

Alguns centros na Europa, especialmente na França e na Inglaterra, vêm realizando pesquisas no sentido de produzir Ig anti-D monoclonal segura. Essa perspectiva traz inúmeras vantagens, como resolução das questões éticas que envolvem o pagamento de voluntários saudáveis nos EUA, erradicação da transmissão de infecções e possibilidade de produção de quantidades ilimitadas com diminuição dos custos.

Os recentes episódios de desabastecimento da imunoglobulina anti-D policlonal no mercado brasileiro aceleraram as pesquisas nacionais nesse campo. Por meio da Lei 10.972, de 2 de dezembro de 2004, foi criada a Hemobrás (Empresa Brasileira de Hemoderivados e Biotecnologia), associada ao Laboratorie Français de Biotecnologie, que tem entre outros objetivos começar a produzir a imunoglobulina anti-D monoclonal no Brasil.

Outras linhas de pesquisa mais recentes incluem o uso de imunoterapia para modulação da resposta de linfócitos T-*helpers* aos peptídeos de RhD (indução de tolerância).

MEDIDAS PREVENTIVAS NA GESTAÇÃO E NO PARTO

- Evitar procedimentos invasivos sem prévia fenotipagem sanguínea da mãe a fim de realizar profilaxia com IgG anti-D, se necessário.
- Evitar versão por manobras externas.
- Evitar uso de ergotamínicos após o desprendimento fetal (prevenir a retenção placentária).
- Pronto clampeamento do cordão. Não clampear a extremidade materna.
- Evitar tração do cordão umbilical e manobras extrativas da placenta.

LEITURA RECOMENDADA

Bhutani VK et al. Neonatal hyperbilirubinemia and Rhesus disease of the newborn: incidence and impairment estimates for 2010 at regional and global levels. Pediatric Research 2013; 74(s1):86-100.

Flegel WA. Molecular genetics and clinical applications for RH. Transfus Apher Sci 2011; 44(1):81-91.

Schettini JAC. Retorno à década de 1950 na prevenção da doença hemolítica perinatal. Femina 2011; 39:423-4.

Schettini JAC, Coelho ICCAN, Amorm MMR, Torres LC. Phenotypic analyses of T, B, NK and NKT cells in a human fetus with d and c alloimmune anemia. Transl Med 2014; 4:140.

Schmidt LC, Corrêa Júnior MD, Lourdes LF. Atualizações na profilaxia da isoimunização Rh. Femina 2010; 38:345-52.

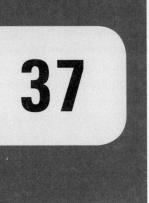

Cardiopatias e Gestação

INTRODUÇÃO

Em todo o mundo, as cardiopatias são consideradas a principal causa de morte materna indireta, isto é, aquela causada por doenças preexistentes. Nos países com mais recursos predominam as cardiopatias congênitas, enquanto em países com menos recursos o maior percentual ainda é o de cardiopatias adquiridas.

No Brasil, segundo a Sociedade Brasileira de Cardiologia (SBC), nos centros de referência, a incidência de cardiopatias no ciclo gravídico-puerperal chega a 4,2%, ou seja, oito vezes maior em comparação com as estatísticas internacionais. A cardiopatia reumática representa 52,3% das cardiopatias na gestação, seguida pelas etiologias chagásica e congênita.

As alterações hemodinâmicas fisiológicas do sistema cardiovascular que ocorrem durante a gestação podem constituir causa de descompensação da cardiopatia preexistente. Por sua vez, efeitos importantes da cardiopatia sobre o curso da gestação também podem ocorrer, como comprometimento da perfusão uteroplacentária, restrição de crescimento fetal e prematuridade.

O acompanhamento adequado por uma equipe multiprofissional composta por obstetra e cardiologista, em centro terciário, reduz os riscos maternos e fetais. Entretanto, em outras situações o aconselhamento pré-concepcional pode contraindicar a gestação quando, apesar das modalidades terapêuticas existentes, esses riscos persistem excessivamente elevados para a mulher.

ALTERAÇÕES CARDIOVASCULARES NA GESTAÇÃO NORMAL

Importantes alterações hemodinâmicas ocorrem fisiologicamente durante a gestação, principalmente no que diz respeito à sobrecarga de volume e às variações nos níveis pressóricos. O aumento da volemia é maior em gestações múltiplas e menor em gestações com predisposição à insuficiência placentária. Acredita-se que a quantidade de material trofoblástico, hormônios e prostaglandinas circulantes tenha influência nessa proporção. Essas alterações visam proteger a gestante e o feto das modificações do retorno venoso (observadas nas posições supina e ereta, na segunda metade da gravidez) e das perdas sanguíneas durante o parto.

As alterações cardiovasculares começam já no primeiro trimestre, entre a quinta e a oitava semana, atingem o pico no segundo trimestre, por volta da 24ª semana, e se mantêm até o parto. O período puerperal marca o retorno do organismo às condições pré-gravídicas e também pode acarretar descompensações maternas. Essas alterações são apresentadas no Quadro 37.1.

Quadro 37.1 Alterações hemodinâmicas na gestação normal

↑ Volume sanguíneo (30% a 50%): inicia na sexta semana com platô na 32ª semana
↑ Água corporal total
↑ Absorção tubular de sódio: aumento do sódio intercambiável
↑ Glóbulos vermelhos (20%)
↑ Débito cardíaco (30% a 50%): a partir da 10ª semana com pico entre 20 e 24 semanas; decorre de dois mecanismos:
↑ Volume sistólico
↑ Frequência cardíaca (15 a 20 batimentos)
↓ Discreta da pressão arterial sistólica
↓ Expressiva da pressão arterial diastólica
↑ Pressão diferencial
↓ Resistência vascular sistêmica e pulmonar
↑ Consumo de oxigênio (20%)

Durante a gestação normal, em associação a essas alterações cardiovasculares verificam-se ainda um estado de hipercoagulabilidade e o aumento do risco de eventos tromboembólicos em decorrência do aumento da concentração dos fatores de coagulação. Tanto o metabolismo da glicose como o do colesterol são alterados em benefício do feto e a absorção, a biodisponibilidade e a excreção de medicamentos sofrem modificações (interferindo nas possibilidades terapêuticas).

Efeitos do trabalho de parto e do parto

Ocorre o mecanismo de "autotransfusão", que significa que a cada contração uterina na segunda fase do trabalho de parto 300 a 500mL de sangue são lançados na circulação materna, acarretando:

- Aumento do débito cardíaco (30% na fase ativa e 45% no período expulsivo).
- Aumento da pressão arterial sistêmica (10%).

A dor e a ansiedade materna também são responsáveis por:
- Aumento da pressão sanguínea.
- Aumento da frequência cardíaca.

Estado hemodinâmico do pós-parto e puerpério

Pós-parto imediato

- Aumento do débito cardíaco (pode representar aumento de até 80% dos valores iniciais): decorrente do aumento do retorno venoso após a redução da compressão da veia cava inferior, involução do tamanho uterino e reabsorção de edemas.
- Bradicardia relativa.

Puerpério tardio

É marcado pela diminuição gradativa do débito cardíaco. Em geral, ocorre retorno aos valores pré-concepcionais em aproximadamente 2 semanas, mas as alterações podem se estender por até 6 meses após o parto em algumas mulheres:
- Diminuição do débito cardíaco – para os níveis pré--gestacionais.
- Diminuição da frequência cardíaca.
- Diminuição do volume sistólico.
- Diminuição das dimensões diastólicas finais do átrio e ventrículo esquerdos.
- Diminuição da massa ventricular esquerda.
- Diminuição da áreas valvares: aórtica, pulmonar e mitral.

DIAGNÓSTICO DAS CARDIOPATIAS NA GESTAÇÃO

Diagnóstico clínico

Grande parte dos sintomas normalmente associados a cardiopatias fora da gestação faz parte das queixas normais das gestantes durante o pré-natal (por exemplo, edema, dispneia, palpitação, tontura e lipotimia). Podem ocorrer ainda, fisiologicamente, sopros funcionais, aumento da intensidade das bulhas, desdobramento da primeira e segunda bulhas e aparecimento de terceira bulha. Desse modo, a diferenciação entre gestantes normais e portadoras de cardiopatias se torna muitas vezes difícil.

O Quadro 37.2 contém uma lista dos sinais e sintomas que devem alertar o obstetra sobre a presença de cardiopatia caso a mulher desconheça seu diagnóstico. Deve ainda ser realizada anamnese detalhada com ênfase na história pessoal e familiar de cardiopatias, particularmente miocardiopatias, cardiopatias congênitas, síndrome de Marfan e casos de morte súbita.

Diagnóstico etiológico e funcional

Nessa fase, o objetivo é estabelecer a causa das alterações cardíacas (congênita ou adquirida, por exemplo), diagnosticar alterações anatômicas de valvas, câmaras ou vasos e estabelecer a capacidade funcional com prognóstico gestacional.

A maioria dos métodos utilizados para o diagnóstico cardiovascular pode ser adotada sem problemas durante a gestação e seus resultados devem ser interpretados com base na clínica da gestante.

Eletrocardiograma (ECG)

O ECG se apresenta normal na maioria das pacientes. Ondas q em D3, desvio do eixo elétrico para a esquerda (especialmente durante o terceiro trimestre) e alteração de repolarização ventricular podem ocorrer em gestantes normais. Pacientes com arritmia documentada ou com sintomas de palpitação podem necessitar de monitoramento por Holter (ECG de longa duração).

Ecodopplercardiograma

O ecodopplercardiograma é o método preferencial para avaliação da função cardíaca na gestação. Seguro, pode ser

Quadro 37.2 Sinais e sintomas sugestivos de cardiopatia na gravidez

Palpitações
Dispneia de rápida progressão e dispneia paroxística noturna
Tosse seca noturna e hemoptise
Ortopneia
Dor precordial ou síncope após esforço físico
Cianose e estertores pulmonares
Sopros diastólicos ou sopro sistólico grau III ou IV, rude e com irradiação
Cardiomegalia acentuada em exames de imagem
Presença de fibrilação atrial ou arritmia cardíaca grave

repetido quando necessário e reduz a necessidade de exames invasivos. Possibilita a quantificação do débito cardíaco, do gradiente e da área valvar, avaliando a presença de *shunts* cardíacos e o grau de regurgitação valvar.

Ecocardiograma transesofágico

Raramente o ecocardiograma transesofágico é utilizado durante a gestação, estando indicado em casos de cardiopatia complexa para a identificação de trombos intracavitários, vegetações valvares e dissecção de aorta torácica. Em geral, exige sedação. Existe risco de vômitos e aspiração durante o procedimento por causa do aumento da pressão intra-abdominal.

Teste ergométrico

Nas pacientes sabidamente cardiopatas, o teste ergométrico deve fazer parte da avaliação pré-gestacional para estratificação de risco. Na gestação, está indicado em caso de suspeita de doença arterial coronariana, pois avalia objetivamente a capacidade funcional e a resposta cronotrópica, além de identificar possíveis arritmias induzidas pelo esforço. Durante sua realização, é mantido esforço submáximo (70% da frequência cardíaca prevista) para evitar bradicardia, acidose fetal ou hipertermia. Não deve ser realizado teste de estresse com dobutamina.

Exames radiológicos

Se possível, exames radiológicos devem ser evitados antes de 12 semanas ou postergados para depois da gestação, caso não sejam essenciais ao acompanhamento. Atualmente, sabe-se que não são observados efeitos teratogênicos ou alterações no desenvolvimento intelectual com exposições inferiores a 5 rads (dose correspondente a 50mSv ou 50.000µGy), mas existe pequeno aumento do risco de câncer na infância (1:2.000 *versus* 1:3.000). A maioria dos exames não atinge esse limite isoladamente, mas é importante recordar que a radiação tem efeito cumulativo:

■ **Radiografia de tórax**: normalmente, os outros métodos discutidos até aqui são capazes de esclarecer a etiologia da dispneia e dos demais sintomas antes de sua realização. Caso seja necessária, convém usar proteção abdominal com avental de chumbo. Na projeção em anteroposterior (AP), oferece pequena quantidade de radiação (para a mãe, de 12 a 25mrads; para o feto, 0,1mrads).

■ **Tomografia computadorizada (TC)**: normalmente, não é realizada na gestação, exceto para confirmação ou exclusão de evento tromboembólico. Apresenta reduzida quantidade de radiação quando se utiliza a técnica de curto tempo de exposição.

■ **Ressonância magnética (RM)**: indicada apenas se os exames ecográficos não esclarecerem completamente a cardiopatia. Em geral, está indicada em casos de doenças complexas, como as patologias da aorta. Convém evitar o uso de contrastes, pois eles atravessam a placenta.

■ **Angiografia**: contraindicada nas primeiras 14 semanas de gestação. A quantidade de radiação depende do local e do tempo de exposição (variação de 500 a 5.000mrads/min). Quando realizada, o abdome deve ser protegido por avental de chumbo, especialmente na porção posterior, e o acesso arterial preferencial é por via braquial ou radial.

■ **Cintilografia**: utilizada apenas quando considerada indispensável, pois os radiofármacos liberam quantidade variável de radiação. Exceção à cintilografia pulmonar perfusional, que pode ser realizada com segurança na gestação.

CLASSIFICAÇÃO FUNCIONAL

A classificação mais usada é a da New York Heart Association (NYHA), que se baseia na gravidade dos sintomas e na limitação física dos pacientes. Atualmente, os achados objetivos dos exames diagnósticos podem ser associados a essa classificação, como pode ser observado no Quadro 37.3. Por exemplo, uma paciente sem sintomas ou com sintomas leves, mas com elevado gradiente de pressão pela valva aórtica durante a ecocardiografia, é incluída na classe funcional I, avaliação objetiva D (NYHA); do mesmo modo, se a paciente for muito sintomática durante a realização de atividades usuais, mas os exames mostrarem apenas alterações mínimas do funcionamento cardíaco, a classe funcional será III e a avaliação objetiva B.

Quadro 37.3 Classificação funcional da NYHA

Classe	Sintomas relatados
I	Ausência de limitação para atividades físicas
	Atividades usuais não causam sintomas
II	Discreta limitação das atividades físicas usuais (fadiga, palpitação, dispneia)
	Ausência de sintomas em repouso
III	Importante limitação das atividades físicas usuais (maior intensidade dos sintomas)
	Ausência de sintomas em repouso
IV	Incapacidade de realizar qualquer atividade física sem desconforto
	Sintomas de falência cardíaca em repouso
Classe	**Avaliação objetiva**
A	Sem sinais objetivos de doença
B	Sinais de doença cardiovascular mínima
C	Sinais de doença cardiovascular moderada a grave
D	Sinais de doença cardiovascular grave

Fonte: adaptado de The New York Heart Association (NYHA) Funcional Classification, American Heart Association, 2017.

ESTIMATIVA DE RISCO MATERNO

O risco depende do tipo de cardiopatia e da classe funcional da paciente, podendo também variar no decorrer da gestação. Logo, uma vez realizado o diagnóstico anatômico e funcional, é possível estabelecer as condições que se associam ao mau prognóstico. Um trabalho clássico de Andrade e cols. estabeleceu o grau do risco gravídico por meio da equação RG = (RO + RC) RA, onde RG = risco gravídico; RO = risco obstétrico; RC = risco cardiológico; e RA = doenças maternas associadas (diabetes, tireoidopatias, nefropatias etc.). Segundo esses autores, o risco obstétrico aumenta em progressão aritmética e o cardiológico em progressão geométrica.

O Quadro 37.4 mostra os principais preditores de complicações maternas segundo a Diretriz da Sociedade Brasileira de Cardiologia para Gravidez na Mulher Portadora de Cardiopatia.

A Organização Mundial da Saúde (OMS) elaborou uma classificação de risco materno de acordo com as estimativas de morbidade e mortalidade maternas, além da necessidade de cuidados durante a gestação. Essa classificação, exposta no Quadro 37.5, é recomendada pela European Society of Cardiology em sua última diretriz sobre o tratamento das doenças cardíacas na gestação (2011).

RISCOS FETAIS E NEONATAIS

Os riscos estão relacionados com o tipo de cardiopatia, com a ocorrência de episódios de descompensação durante a gestação e com os medicamentos utilizados no tratamento da gestante.

Caso a cardiopatia materna seja congênita, o recém-nascido tem 15% de chance de ter anomalia semelhante (para estenose subaórtica hipertrófica idiopática e síndrome de Marfan, risco de 50% pela transmissão autossômica dominante), sendo aconselhável a avaliação ecocardiográfica fetal (veja o Capítulo 53). Se a etiologia materna for chagásica, existe a possibilidade de infecção fetal pelo *Trypanosoma cruzi*.

Quadro 37.4 Preditores de complicações maternas

Classe funcional (CF) III/IV da New York Heart Association (NYHA)
Cianose
Disfunção ventricular esquerda moderada/grave (FE < 40%)
Hipertensão arterial sistêmica (HAS) moderada/grave
Hipertensão arterial pulmonar grave (PAP média > 30mmHg)
Obstrução do coração esquerdo
Regurgitação pulmonar grave
Disfunção ventricular direita
Antecedentes de eventos cardiovasculares (tromboembolismo, arritmias, endocardite infecciosa, insuficiência cardíaca)

Fonte: Diretriz da Sociedade Brasileira de Cardiologia para Gravidez na Mulher Portadora de Cardiopatia, 2009.

FE: fração de ejeção; PAP: pressão arterial pulmonar.

Quadro 37.5 Classificação de risco cardiovascular materno segundo a OMS

Princípios	
Risco cardiovascular	**Risco gestacional – condições médicas associadas**
I	Não há aumento do risco de mortalidade materna
	Pequeno ou nenhum aumento de morbidade materna
II	Pequeno aumento do risco de mortalidade materna
	Aumento moderado da morbidade
III	Aumento significativo da mortalidade materna
	Morbidade materna grave
IV	Aumento muito significativo da mortalidade materna
	Morbidade materna grave (contraindicada gestação: discutir interrupção)

Aplicação do risco

OMS risco I

Não complicada, pequena ou leve: estenose pulmonar, persistência de canal arterial e prolapso de valva mitral
Lesões já corrigidas com sucesso (defeitos de septo atrial ou ventricular, persistência de ducto arterioso, drenagem pulmonar anômala)
Extrassístoles atriais ou ventriculares, isoladas

OMS risco II

Defeitos de septo atrial ou ventricular não corrigidos
Tetralogia de Fallot corrigida
Demais arritmias

OMS risco II-III (considerar fatores individuais)

Comprometimento ventricular esquerdo
Miocardiopatia hipertrófica
Doença valvar congênita ou prótese biológica não considerada OMS I ou IV
Síndrome de Marfan sem dilatação aórtica
Aorta < 45mm associada à valva aórtica bicúspide
Coarctação corrigida

OMS risco III

Válvula mecânica
Hipertrofia de ventrículo direito
Circulação de Fontan
Doença cardíaca cianótica (não corrigida)
Outras cardiopatias congênitas complexas
Síndrome de Marfan com aorta dilatada 40 a 45mm
Dilatação aórtica de 45 a 50mm associada à valva aórtica bicúspide

OMS risco IV (gestação contraindicada)

Hipertensão arterial pulmonar independente da causa
Disfunção ventricular sistêmica grave (FEVE < 30%, NYHA III-IV)
Miocardiopatia periparto prévia com sequelas na função ventricular esquerda
Estenose mitral grave (área valvar < 1cm^2) e estenose aórtica sintomática grave
Síndrome de Marfan com aorta dilatada > 45mm
Dilatação aórtica > 50mm associada à valva aórtica bicúspide
Coarctação congênita grave

Fonte: adaptado de European Society of Cardiology Guidelines on the management of cardiovascular diseases during pregnancy, 2011.

FEVE: fração de ejeção do ventrículo esquerdo; NYHA: New York Heart Association.

Em geral, as morbidades estão relacionadas com o aumento da incidência de prematuridade, recém-nascidos pequenos para a idade gestacional (média de 300g menor nos casos de mães com complicações secundárias à cardiopatia), abortamentos, anomalias cardíacas e não cardíacas e índices de Apgar < 7.

ACOMPANHAMENTO DA CARDIOPATA GRÁVIDA

Assistência pré-natal

O acompanhamento é multiprofissional: a paciente deve ter consultas com o obstetra e com o cardiologista. A Sociedade Brasileira de Cardiologia (2009) recomenda que as consultas sejam mensais até 20 semanas, quinzenais após a 21ª semana e semanais nas últimas semanas. Não é incomum que pacientes graves e descompensadas necessitem de longos períodos de internação hospitalar, muitas vezes em unidades de cuidados intensivos.

São medidas recomendadas durante o pré-natal:

- Restrição da atividade física.
- Dieta hipossódica (até 4g/dia).
- Ácido fólico: prevenção de anemia megaloblástica; nas pacientes cardiopatas, fazer suplementação nas doses de 1 a 5mg/dia desde o período pré-concepcional até o final da gestação (associada à reposição de ferro após 20 semanas).
- Peso: evitar obesidade e desnutrição maternas (associadas a desfechos neonatais desfavoráveis).
- Evitar tabagismo e álcool.
- Uso de medicações: rever medicações de uso continuado e suspender ou substituir aquelas que são prejudiciais ao feto.
- Profilaxia da endocardite bacteriana, febre reumática e tromboembolismo, quando indicada.
- Rastreamento de infecções (urinária, genital) e tratamento precoce.

Interrupção médica da gestação

No Brasil, o aborto é permitido quando a gestação representa risco de morte para a mulher (artigos 124 e 126 do Código Penal), e essa possibilidade deve ser discutida com as gestantes que se enquadrem nessas condições clínicas (OMS risco IV – Quadro 37.5).

De modo geral, recomenda-se que deve haver convicção, amparada cientificamente, de que:

- Existe risco de morte materna.
- O risco de morte depende diretamente do curso da gravidez.
- A interrupção da gestação faz cessar esse perigo e é um procedimento essencial para salvar a vida da gestante

ou é necessário para que se prossiga com o tratamento da cardiopatia.

- O procedimento respeita o artigo 28 do Código de Ética Médica ("Art. 28. Desrespeitar o interesse e a integridade do paciente em qualquer instituição na qual esteja recolhido, independentemente da própria vontade").

No Centro de Atenção à Mulher (CAM) do IMIP exige-se a prévia definição por Junta Médica composta por obstetras e cardiologistas da instituição, após discussão em reunião geral da Clínica Obstétrica. Os procedimentos dependem da idade gestacional e das condições clínicas da paciente. Em geral, esses procedimentos são mais seguros para a cardiopata quando realizados no primeiro trimestre, não podendo ser realizados após a 20ª semana. Segundo a Sociedade Brasileira de Cardiologia, após esse período os riscos da interrupção superam os benefícios e o objetivo do acompanhamento deve ser, no mínimo, atingir a viabilidade fetal. Em caso de dúvida sobre a idade gestacional, deve-se recorrer às ultrassonografias (de preferência aquelas realizadas no primeiro trimestre).

Recomenda-se a profilaxia antibiótica, e a profilaxia da endocardite deve ser discutida individualmente. Deve ser evitado o uso de infusões salinas intracardíacas fetais, as quais podem ser absorvidas pela circulação materna e causar descompensação.

Os procedimentos para dilatação e esvaziamento uterino no primeiro e segundo trimestres são descritos no Capítulo 20. O misoprostol pode ser utilizado porque as alterações na resistência vascular periférica e na frequência cardíaca não são acentuadas.

Via de parto

A via de parto deve ser particularizada para cada situação, levando em consideração a classificação funcional, a gravidade e a etiologia, mas na maior parte dos casos é de indicação obstétrica e aguarda-se o trabalho de parto espontâneo a termo. Quando indicados por questões obstétricas, os procedimentos de indução do trabalho de parto seguem os protocolos habituais.

Os casos de cardiopatias graves das classes funcionais III e IV (NYHA), com hipertensão arterial pulmonar grave, coarctação da aorta com envolvimento valvar e síndrome de Marfan com envolvimento aórtico, devem ser discutidos com o cardiologista, mas em geral está indicada a cesariana (Quadro 37.6).

O parto vaginal com analgesia peridural contínua, abreviado por fórceps de alívio ou extração a vácuo, é benéfico em grande número de cardiopatias por não ocasionar repercussões hemodinâmicas consideráveis.

Quadro 37.6 Riscos da cesariana em gestantes cardiopatas

↑ Risco de infecção
↑ Risco anestésico – hipotensão com anestesia regional
Aumento da perda sanguínea
Incidência maior de tromboembolismo
Descompensação hemodinâmica em razão do esvaziamento brusco do útero
Maior tendência ao choque nos casos de hipertensão pulmonar

Durante o período de dilatação deve ser ofertada oxigenoterapia e priorizado o decúbito lateral esquerdo e elevado a 45 graus. Caso necessário, a ocitocina poderá ser utilizada em doses usuais (veja o Capítulo 3). É aconselhável ainda que sejam realizados monitoramento eletrocardiográfico e oximétrico e aferição da pressão arterial média contínua (cateter de Swan-Ganz) nos casos mais graves, restringindo-se a administração de líquidos (principalmente por via intravenosa) em razão do risco de edema agudo de pulmão (EAP).

Não deverão ser utilizados derivados da ergotamina para o controle da hemorragia pós-parto por causa do risco de descompensação hemodinâmica (aumento da pressão venosa central e hipertensão transitória).

Puerpério e amamentação

A deambulação precoce deve ser estimulada independentemente da via de parto; recomenda-se o decúbito elevado a 45 graus. Em geral, a alta hospitalar não é precoce, pois é necessário um período maior de observação em razão do risco de eventos tromboembólicos e/ou descompensações hemodinâmicas. Especificamente em relação ao pós-operatório de cesarianas, a infusão de líquidos é permitida com vigilância (profilaxia da cefaleia pós-raquianestesia).

A amamentação pode ser realizada sem intercorrências na maioria das cardiopatias, exceto nas pacientes com classe funcional IV (NYHA), que podem apresentar sintomatologia intensa em virtude do esforço físico, e em usuárias de amiodarona. A inibição da lactação deve ser realizada com métodos não farmacológicos (veja o Capítulo 18), como enfaixamento das mamas e compressas de gelo.

Contracepção

A eficácia, a tolerância, a aceitação e a inocuidade dos métodos devem ser consideradas quando se pensa em contracepção, podendo ser recomendados métodos reversíveis ou definitivos, dependendo da gravidade do quadro clínico.

Apesar de seguros, os métodos de barreira e os métodos comportamentais não são indicados de modo exclusivo em razão dos altos índices de falhas apresentados em condições habituais de utilização. Entre os métodos reversíveis, são indicados os contraceptivos à base de progestágenos (oral, injetável e implante), por não aumentarem o risco de eventos tromboembólicos em doses contraceptivas, e o dispositivo intrauterino – DIU (cobre ou levonorgestrel).

Em 2010, o Centers for Disease Control (CDC) considerou os contraceptivos à base de acetato de medroxiprogesterona injetável inadequados para pacientes com falência cardíaca por causa do risco de acúmulo de líquidos. Diferentemente da OMS, o CDC recomenda a utilização de combinados orais em baixas doses (contendo 20mg de etinilestradiol associado a um progestágeno) para pacientes com baixo risco tromboembólico.

O DIU não pode ser utilizado em pacientes com lesões de alto risco para endocardite (risco de infecção), com circulação de Fontan ou doença vascular pulmonar (se ocorrer reação vagal durante inserção, a paciente poderá ir a óbito nessas duas últimas situações). As pacientes que estejam usando anticoagulantes podem se beneficiar da amenorreia decorrente do uso do DIU de levonorgestrel.

A laqueadura tubária e a vasectomia são os métodos definitivos de contracepção. A Lei 9.263, de 12 de janeiro de 1996, que regula o § 7º do art. 226 da Constituição Federal, que trata do planejamento familiar, limita a realização da laqueadura tubária durante o parto, aborto ou até 42 dias após, permitindo apenas nos casos de cesarianas anteriores sucessivas associadas a gestação de alto risco ou na presença de risco de vida materno (doença de base cuja exposição a um segundo ato cirúrgico ou anestésico represente maior risco para a saúde). As cardiopatas de alto risco (OMS risco III e IV) se enquadram nessa definição. Com o consentimento informado da paciente e a expressa manifestação da vontade por meio de documento escrito registrado em prontuário médico, o procedimento poderá ser realizado após indicação assinada por dois médicos.

Nessa situação, a cesariana não deverá ser indicada somente em razão da necessidade de laqueadura, porque as pacientes que suportam adequadamente o trabalho de parto podem ser submetidas no puerpério imediato à salpingotripsia bilateral por incisão infraumbilical ou por via histeroscópica (procedimentos cirúrgicos reconhecidamente menos invasivos).

AVALIAÇÃO DAS DIVERSAS CARDIOPATIAS DURANTE A GESTAÇÃO

A seguir discutiremos as particularidades e repercussões de algumas cardiopatias durante a gestação.

Valvopatias adquiridas e congênitas

Estenose mitral

A estenose mitral (EM) apresenta-se como complicação do surto reumático em até 40% dos indivíduos e é a patologia valvar mais frequente no ciclo gravídico-puerperal. Manifesta-se frequentemente como fadiga, congestão pulmonar e hemoptise. Pode ocorrer EAP como primeira manifestação da doença em gestantes previamente assintomáticas. Os sintomas decorrem do aumento do debito cardíaco durante a gestação. Esse aumento provoca elevação do gradiente de pressão através da valva mitral estenótica e sobrecarrega o átrio esquerdo. Desse modo, a área valvar é o parâmetro utilizado para estimativa da gravidade da doença.

A estenose mitral pode ser classificada em:

> - **EM leve:** área valvar entre 1,5 e 2cm² (as pacientes toleram bem as alterações hemodinâmicas da gestação).
> - **EM moderada a grave:** área valvar < 1cm² (as pacientes toleram mal as alterações hemodinâmicas).

O percentual de complicações cardíacas varia de 5% a 30%. Dessas complicações, destacam-se as arritmias, que acometem 10% a 15% das gestantes portadoras, sendo a fibrilação atrial a mais frequente. A fibrilação atrial crônica geralmente é bem controlada durante a gestação, ao contrário da fibrilação atrial de início agudo, que promove congestão pulmonar e redução do fluxo uteroplacentário, com elevação dos índices de óbito fetal.

Tratamento

Recomendam-se repouso e restrição do consumo de sal. Podem ser utilizados diuréticos, digitálicos, betabloqueadores e bloqueadores dos canais de cálcio (associados ou não ao digital para reduzir a frequência cardíaca em pacientes com contraindicação ao betabloqueador). A anticoagulação está indicada na presença de trombos identificados ao ecocardiograma e diante do diagnóstico de fibrilação atrial.

Nos casos de EM moderada a grave, com quadro clínico refratário ao tratamento clínico durante a gestação, indica-se a valvotomia percutânea por cateter-balão (VPCB), que é mais segura do que a cirurgia convencional para a mãe e o feto e visa ampliar a área valvar. Convém evitar a realização do procedimento no primeiro trimestre em virtude da possibilidade de exposição fetal à radiação. Considera-se que o procedimento foi bem-sucedido quando a área valvar final é de 1,5cm², o que é obtido em 90% a 100% dos casos. A mortalidade fetal varia de 2% a 5%.

Nos casos complicados com fibrilação atrial aguda, a cardioversão elétrica sincronizada é o procedimento de eleição, pois abrevia a duração da arritmia, o que minimiza os efeitos hemodinâmicos prejudiciais à circulação uteroplacentária. Pode ser realizada independentemente da idade gestacional e acarretar bradicardia fetal transitória.

A fibrilação atrial crônica tem indicação de tratamento medicamentoso.

Via de parto

O parto normal pode ser conduzido com analgesia epidural contínua, abreviando-se o período expulsivo com a aplicação sistemática de fórceps de alívio ou vácuo extrator. É aconselhável o monitoramento eletrocardiográfico à beira do leito. Deve-se ter cautela a fim de evitar que ocorra sobrecarga de volume. Nos casos de EM moderados a graves, o cateter de Swan-Ganz pode ser utilizado para monitoramento da pressão venosa central, pressões sistólica e diastólica do ventrículo direito (obtidas durante o posicionamento) e pressões sistólica e diastólica da artéria pulmonar. O custo do cateter é elevado.

Segundo a European Society of Cardiology (2011), as pacientes com hipertensão arterial pulmonar nas quais a correção cirúrgica não foi realizada durante a gestação devem ser candidatas à cesariana.

Aconselhamento pré-concepcional

O aconselhamento pré-concepcional de pacientes com EM exige avaliação rigorosa da capacidade anatômica e funcional da valva (incluindo ecodopplercardiografia transesofágica). Se a EM for moderada a grave (área valvar < 1cm²), a correção deve ser recomendada *antes da gestação* por meio de comissurotomia cirúrgica, troca valvar ou VPCB.

Contracepção

Por causa do risco de endocardite, o DIU não deve ser utilizado. Os anticoncepcionais hormonais combinados podem aumentar o risco de tromboembolismo e também são contraindicados. Podem ser usados progestágenos e métodos de barreira. A gravidez deve ser desaconselhada nas pacientes com classes funcionais III e IV (NYHA) e na presença de hipertensão arterial pulmonar.

Estenose aórtica

De acordo com a literatura, a gestação da maioria das mulheres portadoras de estenose aórtica (EAo) cursa sem complicações e costuma ser assintomática.

Com a obstrução da via de saída, o ventrículo esquerdo hipertrofia suas paredes para se adaptar à sobrecarga de pressão. Caso a hipertrofia seja inadequada ou insuficiente, ocorre redução da contratilidade com queda da fração de ejeção (FE), podendo evoluir com angina, dispneia, síncope, insuficiência cardíaca, arritmia e, mais raramente, morte súbita.

Em países de médios e poucos recursos, como o Brasil, a causa reumática ainda é bastante frequente e, nesse caso, encontra-se presente também a valvopatia mitral. Pode ocorrer ainda a forma congênita por valva bicúspide; essa hipótese deve ser suspeitada em pacientes mais jovens, apesar de ser mais frequente em homens.

Durante a gravidez, a área valvar aórtica é o melhor parâmetro para avaliação da gravidade do quadro. Quando a área valvar se aproxima de 1cm² e o gradiente transvalvar supera 50mmHg, pode ocorrer desadaptação hemodinâmica.

Casos leves ou oligossintomáticos com FE normal podem ser tratados com oxigenoterapia, betabloqueadores e repouso. O tratamento cirúrgico é a primeira escolha, independentemente da idade gestacional, diante de manifestações clínicas de insuficiência cardíaca, síncope ou angina recorrente. Pode também ser considerada a possibilidade de interrupção da gestação.

Via de parto

O parto vaginal com abreviação do período expulsivo é preferido em pacientes assintomáticas ou com sintomas leves. Segundo a European Society of Cardiology (2011), as pacientes sintomáticas na segunda metade da gestação têm indicação de cesariana com anestesia geral.

Aconselhamento pré-concepcional

A correção cirúrgica (comissurotomia) está indicada quando o diagnóstico é estabelecido antes da concepção. A prótese valvar ocasionalmente pode ser necessária.

Estenose pulmonar

Praticamente todos os casos de estenose pulmonar (EP) são congênitos e apresentam-se de maneira isolada. Representa cerca de 10% das doenças cardíacas congênitas com discreta prevalência em mulheres. A recorrência familiar é de aproximadamente 2%. Quando adquirida, geralmente está associada a outras lesões valvares, como uma das sequelas de doença reumática. Mais raramente, a EP pode ocorrer secundariamente à correção cirúrgica de cardiopatias complexas, como a tetralogia de Fallot.

Os sintomas, quando presentes, são dispneia e fadiga, podendo evoluir para cianose e falência ventricular. Durante a gestação, a maior parte das pacientes apresenta evolução favorável. A presença de insuficiência cardíaca direita grave, refratária, é indicação de valvuloplastia pulmonar por cateter-balão.

Insuficiência mitral

A insuficiência mitral (IM) pode ser causada por doença reumática, endocardite infecciosa, prolapso da valva mitral, doenças do colágeno ou ainda por valvotomia prévia. A forma crônica é a apresentação clínica mais frequente;

durante a gestação, as formas leves e moderadas de regurgitação apresentam boa evolução, apesar do aumento do volume regurgitado.

Com o tempo, ocorre adaptação ventricular esquerda à sobrecarga de volume e o débito cardíaco é mantido, o que protege a circulação pulmonar. Estima-se que em 6 a 10 anos tenha início a disfunção ventricular e os sintomas passem a ocorrer. Em geral, os sintomas dependem da gravidade da lesão, mas a dispneia e as palpitações são os mais frequentes.

Durante a gestação, aproximadamente 5,5% das pacientes com IM evoluem clinicamente de uma classe funcional I/II para III/IV (NYHA), aumentando a intensidade da fadiga e a frequência das palpitações, porém, geralmente, apresentam resposta favorável à medicação convencional.

Via de parto

O parto vaginal com abreviação do período expulsivo é preferencial. Deve ser realizada a profilaxia da endocardite.

Aconselhamento pré-concepcional

O aconselhamento pré-concepcional depende da coexistência de outras lesões. O reparo cirúrgico prévio pode estar indicado nos casos de regurgitação grave. Para contracepção, o DIU deve ser evitado, mas os outros métodos podem ser utilizados.

Insuficiência aórtica

A insuficiência aórtica (IAo) é bem tolerada na gestação por causa da diminuição do volume regurgitado em função da redução da resistência vascular periférica e do aumento da frequência cardíaca, ambos fisiológicos. A maioria das pacientes é assintomática. Pode ter causa congênita, como a valva aórtica bicúspide, ou ser causada por doenças degenerativas ou reumáticas, dilatação do anel valvar aórtico por dissecção, hipertensão, aortopatias por doenças do tecido conjuntivo ou síndrome de Marfan e até pelo uso de anorexígenos. O tratamento é realizado na presença de sinais de insuficiência cardíaca descompensada.

Via de parto

O parto vaginal com abreviação do período expulsivo é preferencial. Deve ser realizada a profilaxia da endocardite.

Contracepção

Se houver apenas IAo, podem ser utilizados os métodos hormonais para a contracepção; o DIU não é recomendado nesses casos.

Lesão tricúspide

Cerca de 70% dos adultos normais apresentam algum grau de regurgitação tricúspide. No entanto, o comprometimento é mais significativo quando é causado por endocardites ou secundariamente à presença de anomalia de Ebstein. Em geral, a lesão tricúspide acompanha as lesões mitrais e, quando associada à hipertensão pulmonar e à disfunção do ventrículo direito, é responsável pela má evolução materna. A regurgitação grave pode estar associada a arritmias. De maneira ideal, o tratamento deve ser realizado antes da gestação, na mesma oportunidade dos reparos da mitral, e a via de parto é vaginal na maioria dos casos.

Prolapso de valva mitral

O prolapso de valva mitral (PVM) consiste no deslocamento de um ou dois folhetos da valva mitral para dentro do átrio esquerdo de pelo menos 2mm no plano paraesternal do ecocardiograma. Trata-se de uma causa comum de regurgitação mitral e não costuma ser grave. A prevalência nas diversas populações varia de acordo com os critérios utilizados para o diagnóstico, mas vários estudos encontraram prevalências entre 2% e 5%, sendo discretamente mais frequente em mulheres. Pode ser transmitido autossomicamente ou estar associado a doenças do tecido conjuntivo. As endocardites e as arritmias são complicações potenciais. Em geral, o PVM é bem tolerado durante a gravidez, não necessitando de tratamento específico e não tendo efeito sobre os resultados materno-fetais. Se arritmias estiverem presença, podem ser usados betabloqueadores.

Próteses valvares mecânicas

Apesar das vantagens das próteses mecânicas, como o excelente desempenho hemodinâmico e a longa durabilidade, a necessidade de anticoagulação permanente é um ponto negativo, especialmente para mulheres na menacme, pois acarreta aumento do risco tanto materno como fetal diante de uma possível gestação.

A hipercoagulabilidade fisiológica da gestação favorece trombose da prótese e embolia cerebral, periférica ou coronariana com incidência variando de 7% a 23%. Essas complicações podem ser fatais em mais de 40% das pacientes e são mais comuns com próteses em posição mitral, múltiplas, próteses em bola ou disco único (modelos antigos). O risco dessas complicações está diretamente relacionado com o esquema anticoagulante utilizado e o grau de controle sobre a anticoagulação alcançado durante a gestação. Por outro lado, com o uso dessas medicações os fenômenos hemorrágicos podem ser favorecidos e, além disso, entre a sexta e a 12ª semana de gestação os anticoagulantes orais acarretam risco de embriopatia varfarínica dependente da dose (incidência de 4,3% no Brasil). Vale ressaltar ainda a contraindicação ao parto vaginal em gestantes que utilizam anticoagulantes orais em virtude do risco de hemorragia intracraniana fetal durante a passagem pelo canal do parto.

As heparinas não fracionada (HNF) e de baixo peso molecular (HBPM) não atravessam a barreira placentária e são mais seguras para o feto, mas sua eficácia em manter níveis adequados de anticoagulação na presença de próteses mecânicas é controversa. O aumento do *clearance* renal da gestação interfere na biodisponibilidade da medicação e, assim, doses significativamente maiores são necessárias para atingir os níveis terapêuticos desejados. Dosagem do antifator Xa na avaliação da anticoagulação efetiva e internação hospitalar são necessárias para controlar a troca entre os regimes. Podem ocasionar ainda trombocitopenia materna e osteoporose (uso prolongado).

Condutas na gestação

A escolha do regime anticoagulante deve ser discutida exaustivamente com a gestante e os familiares, assim como devem ser expostos os riscos e os benefícios de cada esquema. As pacientes com comprometimento da função ventricular e/ou valvar e classe funcional III e IV (NYHA) devem ser aconselhadas a não engravidar. O Quadro 37.7 contém um resumo das principais condutas para o tratamento de pacientes com próteses mecânicas durante a gestação recomendadas pela Diretriz da Sociedade Brasileira de Cardiologia para Gravidez na Mulher Portadora de Cardiopatia (última edição de 2009).

Os exames de controle deverão ser realizados a cada 2 semanas (máximo) durante toda a gestação. Nas pacientes de baixo risco pode ainda ser considerado o uso de HNF ou HBPM durante toda a gestação nas doses descritas.

Via de parto

A indicação é obstétrica. Existe risco de hemorragia intracraniana fetal caso a mãe tenha usado anticoagulantes orais menos de 2 semanas antes do parto. Nesse caso, está indicada a cesariana. Convém realizar hemostasia rigorosa e atentar para a profilaxia da hemorragia pós-parto. Em situações de emergência, pode ser necessária a reversão da anticoagulação (Quadro 37.8). Deverá ser realizada profilaxia da endocardite infecciosa e da febre reumática.

No pós-parto, as heparinas deverão ser reiniciadas 6 horas após o parto e o esquema com anticoagulantes orais deverá ser associado logo no dia seguinte (até atingir o INR adequado, quando então apenas os anticoagulantes serão mantidos).

Quadro 37.7 Tratamento de gestantes com próteses mecânicas

Baixo risco	Alto risco
Próteses de disco duplo Qualquer modelo em posição aórtica	Próteses de modelo mais antigo em posição mitral Várias próteses História de tromboembolismo Fibrilação atrial
Suspender anticoagulantes orais antes da concepção ou ao ser diagnosticada a gestação **Até a 12ª semana:** HNF SC a cada 12 horas (TTPa 2 a 3× o basal) ou HBPM SC a cada 12 horas (anti-Xa pré-dose ~ 0,6 ou dose ajustada ao peso) **Após a 12ª semana até a 32ª/34ª:** Reiniciar anticoagulantes orais (INR entre 2 e 3) **Após 34ª semana:** HNF ou HBPM nas doses já descritas até o parto	**Primeira opção:** **Até a 35ª semana:** Anticoagulantes orais (INR 2,5 a 3,5) **Após a 35ª semana e até o parto:** HNF (TTPa > 2,5× o basal) ou HBPM (anti-Xa pré-dose 0,7 ou dose ajustada ao peso) AAS 80 a 100mg/dia
	Segunda opção: **Até a 12ª semana:** HNF ou HBPM **Até a 34ª semana:** anticoagulante oral **Até o parto:** HNF ou HBPM + AAS 80 a 100mg/dia

HNF: heparina não fracionada; HBPM: heparina de baixo peso molecular; SC: via subcutânea; INR: razão normalizada internacional; TTPa: tempo de tromboplastina parcial ativada; AAS: ácido acetilsalicílico.
Fonte: Diretriz da Sociedade Brasileira de Cardiologia para Gravidez na Mulher Portadora de Cardiopatia (2009).

Quadro 37.8 Medidas utilizadas para reversão da anticoagulação de acordo com o tipo de anticoagulante utilizado

Tipo de anticoagulante	Medidas adotadas
Inibidores da vitamina K	Vitamina K: 5 a 10mg IV ou VO Concentrado de fatores de coagulação Plasma fresco: 15mL por quilo de peso
HNF	Sulfato de protamina
HBPM	Sulfato de protamina

HNF: heparina não fracionada; HBPM: heparina de baixo peso molecular.
Fonte: Diretriz da Sociedade Brasileira de Cardiologia para Gravidez na Mulher Portadora de Cardiopatia (2009).

As doses de sulfato de protamina são calculadas em função do tempo desde a última dose de heparina administrada. Têm ação apenas parcial sobre as HBPM. A infusão rápida pode provocar reação anafilática e instabilidade hemodinâmica.

Próteses biológicas

A repercussão na gestação está relacionada com o funcionamento das próteses, as quais geralmente não são trombogênicas. A gestação parece não acelerar a degeneração, e a anticoagulação é obrigatória apenas na presença de dilatação acentuada de átrio esquerdo. Realiza-se obrigatoriamente profilaxia da endocardite. A contracepção com progestágenos é permitida. A indicação de laqueadura tubária é liberal. DIU e anticoncepcionais hormonais são contraindicados.

CARDIOPATIAS CONGÊNITAS
Comunicação interatrial (CIA)

As pacientes com defeitos corrigidos suportam bem a gestação. Se não houve correção prévia, ocorrerá sobrecarga de volume com aumento das câmaras direitas e risco de hipertensão pulmonar. A maioria das pacientes evolui de maneira assintomática ou oligossintomática durante a gestação. As complicações mais frequentes são fibrilação atrial, embolia paradoxal, *flutter* atrial e taquiarritmias supraventriculares, insuficiência cardíaca direita e, raramente, inversão do *shunt*. A via de parto é obstétrica. Como os métodos contraceptivos são permitidos, os progestágenos e o DIU podem ser utilizados na ausência de lesões valvares concomitantes.

Comunicação interventricular (CIV)

A gravidez é bem tolerada nos casos corrigidos. Se os defeitos não foram corrigidos previamente e forem grandes, a gestação pode ser acompanhada de alterações hemodinâmicas significativas que podem evoluir para insuficiência cardíaca, arritmia, embolia paradoxal e endocardite infecciosa. Como contracepção, o DIU é contraindicado, mas os anticoncepcionais hormonais orais combinados (baixas doses) e os agentes progestágenos podem ser utilizados. A gestação deve ser desaconselhada na presença de hipertensão pulmonar importante.

Persistência do canal arterial (PCA)

Os riscos são mínimos nos casos corrigidos, mesmo na presença de derivação, quando esta é pequena/moderada e a pressão da artéria pulmonar é normal. Se inexistirem outras lesões e o reparo for realizado pelo menos 6 meses antes da gestação, não será necessária a profilaxia da endocardite. O prognóstico fetal é bom na ausência de cianose; o risco de cardiopatia congênita na prole varia de 4% a 11%. No pós-parto, devem ser favorecidas a deambulação e a amamentação. O DIU está contraindicado para contracepção em razão do risco de endocardite; outros métodos podem ser utilizados.

Coarctação da aorta (CoA)

As lesões devem ser corrigidas antes da gestação. Mesmo defeitos pequenos com pequena repercussão podem acarretar alta morbimortalidade fetal por causa do fluxo uteroplacentário baixo. Em geral, as pacientes que já realizaram correção cirúrgica toleram bem a gestação.

O risco de óbito materno aumenta quando estão presentes aneurismas de aorta, intervertebrais e cerebrais ou lesões cardíacas associadas. Nessas condições, a interrupção da gestação deve ser considerada em virtude da alta incidência de rotura e dissecção. Caso a gestação prossiga, a cesariana está indicada.

Tetralogia de Fallot

A tetralogia de Fallot é a cardiopatia congênita cianótica mais frequente na gestação. Originalmente, ocorrem grande defeito do septo ventricular, estenose pulmonar infundibular, hipertrofia ventricular direita e cavalgamento da aorta.

Quando a tetralogia de Fallot é completamente corrigida por cirurgia, o prognóstico é bom durante a gestação. As pacientes submetidas a correções paliativas apresentam índices maiores de abortamento relacionados com o hematócrito elevado, apesar de a morbidade materna ser menor. Quando não corrigida, pode acarretar acidente vascular, aumento do fluxo direita-esquerda (*shunt*) e incremento da morbimortalidade materna. O óbito materno geralmente ocorre por causa das arritmias.

São sinais de mau prognóstico: hematócrito > 60%, saturação de O_2 periférico < 80%, pressão ventricular em níveis sistêmicos e episódios recorrentes de síncope.

Anomalia de Ebstein

Trata-se de um defeito cardíaco caracterizado por malformação da valva tricúspide que apresenta várias alterações anatômicas dentro de um ventrículo direito subdesenvolvido. Há comunicação direta entre o átrio e o ventrículo direito *atrializado* (tecido ventricular incorporado ao átrio). O principal problema hemodinâmico é a regurgitação tricúspide. Em mulheres que atingem a idade adulta, quando não há cianose, a gravidez é bem tolerada. As pacientes sintomáticas, com cianose e/ou falência cardíaca, devem ser aconselhadas a não engravidar. Durante a gestação, as arritmias são comuns, especialmente a síndrome de Wolff-Parkinson-White, e há risco de prematuridade, restrição de crescimento e óbito

fetal. A recorrência da anomalia no concepto atinge 4% a 10% dos casos. A via de parto preferencial é a vaginal com abreviação do período expulsivo.

Transposição dos grandes vasos

A aorta está conectada ao ventrículo direito e a artéria pulmonar ao ventrículo esquerdo. As mulheres que atingem a idade reprodutiva geralmente já foram submetidas à correção cirúrgica (desvio atrial: técnica de Senning ou Mustard). Como a cirurgia restabelece as conexões fisiológicas, mas não as anatômicas, as taquicardias supraventriculares, a perda do ritmo cardíaco e o bloqueio cardíaco são complicações pós-operatórias frequentes. A gestação é bem tolerada após a correção cirúrgica total, e o parto vaginal, com abreviação do período expulsivo, pode ser realizado na maioria dos casos. Se houver comprometimento moderado a grave da função do ventrículo direito, a gravidez poderá ser desaconselhada. Caso a gestação persista, a via recomendada na literatura é a cesariana.

Atresia tricúspide, dupla saída do ventrículo direito e ventrículo único

Em geral, essas mulheres só chegarão à idade adulta se for realizada a correção cirúrgica. Se o estado funcional prévio for favorável, a gravidez poderá ser permitida. O risco de arritmias aumenta na gestação por causa das sequelas eletrofisiológicas dos procedimentos cirúrgicos (fibrilação atrial, bradicardia sinusal e bloqueio atrioventricular completo).

Síndrome de Eisenmenger

No complexo de Eisenmenger ocorre defeito do septo ventricular com doença vascular pulmonar e desvio do sangue direita-esquerda. A expressão *síndrome de Eisenmenger,* por sua vez, é utilizada para descrever qualquer comunicação entre as circulações sistêmica e pulmonar com doença vascular pulmonar grave e desvio bidirecional do sangue com predominância direita-esquerda. A cianose instala-se já na adolescência ou no início da vida adulta, associada ao achado clássico dos dedos *em baqueta de tambor* e policitemia. Os sintomas de insuficiência cardíaca são frequentes, e pode ocorrer morte súbita.

A gravidez deve ser contraindicada, pois a mortalidade materna é muito elevada (> 40%). Em geral, o óbito pode ocorrer até 2 semanas após o parto associado a necrose fibrinoide ou trombose pulmonar com agravamento da hipertensão pulmonar. Também há aumento do risco de prematuridade e restrição de crescimento fetal com mortalidade perinatal elevada. No primeiro trimestre pode ser indicada a interrupção terapêutica da gestação.

Caso a gestação prossiga, a internação para monitoramento costuma ser indicada após a 20ª semana. Recomendam-se profilaxia do tromboembolismo a partir do terceiro trimestre até 4 meses de pós-parto, oxigênio em altas concentrações no parto e profilaxia da endocardite. O parto vaginal pode ser bem tolerado com abreviação do período expulsivo.

Síndrome de Marfan

Essa síndrome consiste em um raro distúrbio genético do tecido conjuntivo (herança autossômica dominante), caracterizado por anomalias esqueléticas, oculares, pulmonares e cardiovasculares. Na infância, ocorre dilatação da aorta. No adulto jovem, surgem as complicações: dissecção, rotura ou regurgitamento aórtico.

O risco de transmissão ao feto é de 50%. Entretanto, o principal problema é o risco elevado de dissecção ou rotura da aorta durante a gravidez (mais frequente no terceiro trimestre). A mortalidade materna supera os 50% na presença de aorta anormal. A gestação deverá ser contraindicada quando a avaliação ecocardiográfica mostrar perímetro aórtico > 45mm.

Doença coronariana e síndromes coronarianas agudas

Em virtude do aumento progressivo da idade materna nos últimos anos, a incidência de síndromes coronarianas agudas na gestação tem se elevado, mas ainda é um evento raro durante a gravidez. Estima-se que entre três e dez casos sejam diagnosticados a cada 10 mil gestações. Apesar de ocorrer em qualquer período gestacional, é mais frequente no terceiro trimestre. A mortalidade materna varia de 4,8% a 7,3%, e a perinatal, de 7% a 13%.

O infarto agudo do miocárdio (IAM) provavelmente está relacionado com o acréscimo do consumo de oxigênio pelo miocárdio em virtude do aumento do volume sanguíneo, da frequência cardíaca e do débito cardíaco fisiológico da gestação. Assim como ocorre fora da gestação, a aterosclerose coronariana é a principal causa de IAM na gestação (43% dos casos), mas até 29% das pacientes apresentam coronárias normais. A Sociedade Brasileira de Cardiologia considera como fatores de risco durante a gestação: hipertensão arterial, trombofilias, *diabetes mellitus*, tabagismo, necessidade de transfusão sanguínea, infecção puerperal e idade > 30 anos.

Diagnóstico

Os critérios diagnósticos são semelhantes aos de pacientes não gestantes (dor precordial, alterações eletrocardiográficas e de enzimas), mas a suspeição clínica é baixa, o que frequentemente atrasa o diagnóstico. Deve ser realizado diagnóstico diferencial com refluxo gastroesofágico, síndrome HELLP e outras causas de dor torácica (dissecção aórtica, estenose aórtica, miocardiopatia hipertrófica e doença pericárdica). Para isso, a ecocardiografia tem grande utilidade.

A troponina I é o marcador de escolha para detectar lesão cardíaca na grávida: não sofre elevação no trabalho de parto e no parto nem se altera com procedimentos anestésicos. As hemorragias pós-parto volumosas seguidas de choque hemorrágico estão associadas a elevações de troponina.

Conduta

A terapêutica da angina e do IAM durante a gestação segue as diretrizes recomendadas para as mulheres não gestantes com cautela em relação às possíveis ações dos medicamentos ou procedimentos sobre o concepto.

Sempre que possível, recomenda-se a realização imediata de angiografia coronária para identificação etiológica. O tratamento envolve analgesia, sedativos, nitratos, bloqueadores beta-adrenérgicos, inibidores da enzima conversora da angiotensina (contraindicados na gestação, mas liberados para uso no puerpério), antiagregantes plaquetários, anticoagulantes, angioplastia coronária e revascularização miocárdica. Esta última deve ser realizada até 90 minutos após a chegada ao hospital, preferencialmente com *stents* metálicos não farmacológicos (exigem o uso de antitrombóticos por menos tempo). Caso não esteja disponível um laboratório de hemodinâmica, a paciente deverá ser transferida para receber o tratamento no tempo ideal. Se a transferência não for possível, recomenda-se o uso de fibrinolítico (benefícios superam os riscos de hemorragia) em um intervalo de tempo não superior a 30 minutos após sua chegada ou nas primeiras 6 horas de evolução, desde que não haja contraindicações.

Durante o trabalho de parto, além da manutenção das medicações, deve-se fazer a suplementação de oxigênio. O decúbito lateral esquerdo deve ser adotado, melhorando a perfusão das coronárias em razão da descompressão da veia cava inferior. O parto vaginal deve ser preferido sob analgesia peridural (controlar a dor para evitar estresse, taquicardia e aumento subsequente do consumo de oxigênio). A cesariana fica reservada às indicações obstétricas e às pacientes hemodinamicamente instáveis.

IAM prévio

As pacientes com IAM prévio podem tolerar bem a gestação, desde que a função ventricular esteja preservada. Em caso de comprometimento da função ventricular esquerda, deve ser evitada nova gestação.

Contracepção

O DIU pode ser empregado se não coexistir cardiopatia valvar. Os contraceptivos hormonais estão contraindicados (aumento do risco de hipertensão e fenômenos tromboembólicos). A laqueadura tubária é um procedimento a ser aventado quando ultrapassado o período de maior risco após o infarto.

MIOCARDIOPATIAS
Disfunção ventricular sistólica – Miocardiopatia dilatada

A disfunção ventricular esquerda é comprovada por alterações ecocardiográficas: FE < 45%, fração de enchimento (FEnc) < 30% ou ambas e dimensão diastólica final > 2,7cm/m² de superfície corporal. Pode ser causada por doença valvar, isquêmica, malformações congênitas ou miocardiopatia periparto. A evolução e o prognóstico da gestação dependem do estado funcional pré-parto (NYHA).

Aconselhamento

A gravidez deve ser contraindicada nas classes funcionais III e IV (NYHA). Caso a FE seja < 20%, recomenda-se considerar a interrupção terapêutica da gestação em virtude da elevada mortalidade materna. Por outro lado, as pacientes assintomáticas ou na classe II devem ser avaliadas previamente, sendo liberada a gestação nos casos sem regurgitação valvar significativa. A etiologia da miocardiopatia também deve ser considerada; se a lesão residual decorrer de uma miocardiopatia periparto, o risco de recorrência será elevado nas gestações subsequentes.

A terapia anticoagulante está indicada sobretudo se a paciente não puder deambular ou quando for necessário o repouso prolongado no leito nas classes III e IV. A via de parto é de indicação obstétrica. O monitoramento hemodinâmico é necessário no trabalho de parto, no parto e no pós-parto (24 a 48 horas).

Contracepção

A laqueadura está indicada nas classes III e IV e nas pacientes com prole definida. O DIU pode ser utilizado se não existir valvopatia. Anticoncepcionais hormonais combinados devem ser evitados, sendo tolerados os progestágenos.

Disfunção ventricular diastólica esquerda – Miocardiopatia hipertrófica

Trata-se de uma doença genética que acomete um a cada 500 indivíduos. O quadro clínico varia desde a ausência de sintomas até as complicações causadas pela insuficiência cardíaca e morte súbita. Caracteriza-se pela presença de hipertrofia ventricular esquerda assimétrica, com ou sem obstrução ao fluxo na via de saída do ventrículo esquerdo (VE), em repouso ou provocada por atividade física. Comumente, o diagnóstico ecocardiográfico é realizado pela primeira vez na gestação. Os sintomas típicos, quando presentes, são falência cardíaca, congestão pulmonar e síncope. Se a paciente for assintomática antes da gestação (> 90% dos casos), esta será bem tolerada, pois a paciente se beneficiará do aumento fisiológico da pré-carga.

Durante o trabalho de parto, são prejudiciais ao quadro clínico a posição supina, a hemorragia, a manobra de Valsalva e a taquicardia em decorrência da dor, que ocasionam aumento da obstrução do fluxo ventricular ($\downarrow$ pré-carga, $\downarrow$ enchimento diastólico). Desse modo, a via de parto preferencial pode ser a vaginal com analgesia e abreviação do período expulsivo (fórceps ou vácuo). A profilaxia da endocardite deve ser realizada.

Contracepção

Os anticoncepcionais hormonais combinados estão contraindicados. O DIU não deve ser empregado (aumento do risco de endocardite). Os progestágenos constituem uma alternativa confiável. A laqueadura está indicada nos casos mais graves e se a paciente já tiver prole definida.

Miocardiopatia periparto

A miocardiopatia periparto consiste em entidade rara (variando de 1:300 a 1:4.000 gestações) que apresenta altas taxas de mortalidade materna (de 10% a 32%). Tem etiologia multifatorial (viral, autoimune, inflamação), mas alguns fatores de risco já foram identificados na literatura, como multiparidade (> 3 partos), história familiar, raça negra, tabagismo, diabetes, hipertensão, pré-eclâmpsia/eclâmpsia, desnutrição, extremos de idade reprodutiva e uso prolongado de beta-agonistas.

O diagnóstico é estabelecido quando ocorre desenvolvimento de insuficiência cardíaca entre o último mês da gestação e o quinto mês de pós-parto com disfunção ventricular esquerda comprovada por alterações ecocardiográficas (FE < 45%, FEnc < 30% ou ambos e dimensão diastólica final > 2,7cm/m² de superfície corporal) em paciente com função ventricular prévia normal. Não é obrigatória a presença de cardiopatia preexistente ou outra causa de insuficiência cardíaca para a confirmação diagnóstica. Em geral, trata-se de um diagnóstico de exclusão.

Os sinais e sintomas apresentados são fadiga, dispneia de esforço com estertores pulmonares, cardiomegalia, aumento da pressão venosa jugular, presença de terceira bulha, murmúrios de regurgitação mitral ou tricúspide, edema periférico, evidência de fenômenos embólicos, dor precordial, hemoptise e tosse. O ECG, a radiografia de tórax e o ecodopplercardiograma são exames complementares úteis para o diagnóstico e também para o acompanhamento. Diante da suspeita de arritmias, deve ser realizado Holter (ECG de longa duração).

O tratamento exige internação hospitalar, repouso, restrição de sódio, uso de digitálicos, diuréticos e anticoagulação profilática. Na gestação, a terapia vasodilatadora deve ser realizada com hidralazina, associada ou não aos nitratos. No puerpério, são preferíveis os inibidores da enzima conversora da angiotensina (ECA) ou os bloqueadores do receptor da angiotensina (BRA). Os óbitos geralmente ocorrem por insuficiência cardíaca, arritmias não controladas ou eventos embólicos.

Aconselhamento

As pacientes podem permanecer com a função ventricular comprometida; nessas condições, uma nova gestação pode levar a óbito materno (7% dos casos), prematuridade e perdas fetais (aborto espontâneo ou terapêutico). Mesmo que a função ventricular tenha sido completamente recuperada, é frequente a recorrência do quadro em uma nova gestação (cerca de 20% dos casos). Deve ser considerado o uso de método contraceptivo irreversível.

Arritmias

As arritmias são frequentes em pacientes cardiopatas, especialmente quando a etiologia é reumática (comum em nosso meio). Em geral, são bem toleradas quando há insuficiência cardíaca. Podem ocorrer arritmias supraventriculares (extrassístoles atriais, fibrilação atrial ou *flutter* atrial), arritmias ventriculares e transtornos da condução atrioventricular.

Caso sejam identificadas arritmias em gestantes normais, assintomáticas e sem repercussão hemodinâmica, elas não precisarão ser medicadas. Fazem parte da propedêutica complementar para estratificação do risco: ECG (ou Holter), ecocardiograma e provas de função tireoidiana.

Hipertensão arterial pulmonar (HAP)

A HAP se caracteriza pelo aumento progressivo da resistência vascular pulmonar (RVP), que acaba provocando uma insuficiência ventricular direita e levando ao óbito. Os mecanismos costumam ser mistos e envolvem vasoconstrição local, remodelamento da parede arterial na pequena circulação e trombose *in situ*. Pode ser idiopática, familiar ou associada a condições clínicas (cardiopatias, colagenoses, doença tromboembólica, infecção por HIV,

drogas, toxinas e parasitas). Durante a gestação, ocasiona altas taxas de mortalidade materna e morbimortalidade perinatal.

Os sintomas mais comuns são dispneia, fadiga, dor torácica, palpitações, pré-síncope e síncope, principalmente aos esforços, fenômeno de Raynaud, edema de membros inferiores e, ocasionalmente, tosse, rouquidão e hemoptise. A síncope é considerada um fator de gravidade e de mau prognóstico. No exame físico estão presentes hiperfonese de P2 da segunda bulha (B2) e impulsão sistólica no segundo espaço intercostal esquerdo (2º EIE), estase jugular e sopro de insuficiência tricúspide e pulmonar. A cianose em geral é tardia e as impulsões precordiais sistólicas e B3 do ventrículo direito (VD) indicam falência ventricular.

Critérios diagnósticos

- Pressão sistólica da artéria pulmonar (PSAP) ≥ 30mmHg.
- Pressão diastólica da artéria pulmonar (PDAP) ≥ 15mmHg.
- Pressão média na artéria pulmonar (PMAP) ≥ 25mmHg em repouso ou ≥ 30mmHg durante o exercício.

Tratamento

As pacientes sintomáticas têm indicação de interrupção terapêutica da gestação (evitar o uso de prostaglandinas para não aumentar a pressão arterial pulmonar). Caso a gestação persista, normalmente as pacientes são hospitalizadas a partir da 28ª semana a fim de restringir a atividade física (diminuir sintomas), diminuir hipoxia (oxigenoterapia), prevenir tromboembolismo venoso, tratar e prevenir a falência cardíaca.

A terapia medicamentosa pode ser feita com digitálicos (indicados em casos de arritmias atriais e melhora do débito cardíaco), diuréticos e vasodilatadores (bloqueadores de canais de cálcio e inibidores da fosfodiesterase – sildenafil).

Via de parto

A via de parto deve ser individualizada, mas em geral é obstétrica. O parto vaginal ou a cesariana, quando planejados, têm prognóstico melhor que os procedimentos de emergência.

Aconselhamento

O planejamento familiar deverá ser realizado com método de anticoncepção definitiva.

Gravidez com transplante cardíaco

O aconselhamento pré-concepcional nesse grupo de pacientes deve incluir a avaliação do estado da mulher, o possível impacto da gravidez sobre a função ventricular, as reais possibilidades de sobrevivência das transplantadas e o distúrbio subjacente.

Quando a função ventricular é boa, a gravidez pode evoluir normalmente e as pacientes são consideradas de baixo risco em relação à mortalidade. Caso a prole seja definida, a contracepção definitiva deve ser debatida com a paciente.

PROFILAXIAS NA GESTAÇÃO

Profilaxia secundária da febre reumática

Segundo a Sociedade Brasileira de Cardiologia, toda mulher com história de febre reumática (FR), apresentando ou não cardite, deve ser orientada sobre o risco da recidiva da doença. A administração contínua de antibiótico específico tem o objetivo de prevenir a colonização ou a infecção de via aérea superior pelo estreptococo beta-hemolítico do grupo A com consequente desenvolvimento de novos episódios de FR, além de reduzir a gravidade da cardiopatia residual.

A antibioticoterapia profilática segue as recomendações descritas no Quadro 37.9 e deve ser continuada durante a gestação.

O antibiótico recomendado é a penicilina benzatina: 1.200.000UI, IM profunda, a cada 21 dias.

Profilaxia da endocardite bacteriana

Segundo a II Diretriz de Avaliação Perioperatória da Sociedade Brasileira de Cardiologia, publicada em 2011, são pacientes que apresentam risco de adquirir endocardite infecciosa grave:

- Portador de prótese cardíaca valvar.
- Valvopatia corrigida com material protético.
- Antecedente de endocardite infecciosa.

- Valvopatia adquirida em paciente transplantado cardíaco.
- Cardiopatia congênita cianótica não corrigida.
- Cardiopatia congênita cianótica corrigida que evolui com lesão residual.
- Cardiopatia congênita corrigida com material protético.

No Brasil, contrariando a literatura internacional, a Sociedade Brasileira de Cardiologia e a Sociedade Interamericana de Cardiologia ainda aconselham a profilaxia antibiótica antes de procedimentos odontológicos com alta probabilidade de bacteriemia (Quadro 37.10). Essa decisão foi tomada com base na alta prevalência da má saúde bucal em nosso meio (os brasileiros adultos apresentam mais de 20 dentes cariados ao longo da vida e um percentual alto de dentes perdidos) e na gravidade dos quadros de endocardite, apesar do tratamento.

O Quadro 37.11 apresenta os esquemas antibióticos recomendados para a profilaxia de endocardite após procedimentos dentários. Se por alguma razão houver impossibilidade de administração da dose 30 a 60 minutos antes do procedimento, administrá-la até 2 horas após.

O Quadro 37.12 contém as recomendações dos esquemas medicamentosos de profilaxia antes de procedimentos geniturinários e gastrointestinais, nos quais se inclui parto.

Profilaxia anticoagulante

A gestação apresenta alterações fisiológicas que determinam um estado de hipercoagulabilidade que se estende ao puerpério. As cardiopatias, com insuficiência cardíaca descompensada, são consideradas fatores de risco independentes que aumentam a incidência de tromboembolismo venoso (TEV) em até oito vezes. Outros fatores de risco também

Quadro 37.9 Recomendações sobre a duração da profilaxia secundária da febre reumática

Categoria	Duração
FR sem cardite e sem lesão valvar	5 anos após o surto de FR ou até 21 anos de idade, valendo o que cobrir maior período
FR com história de cardite e sem lesão valvar (resolução) ou IM leve residual	10 anos após o surto de FR ou até 25 anos de idade, valendo o que cobrir maior período
FR com história de cardite e/ou lesão valvar moderada a grave	Até 40 anos de idade ou por toda a vida
FR com cirurgia valvar	Toda a vida

FR: febre reumática; IM: insuficiência mitral.
Fonte: Barbosa PJB, Müller RE, Latado AL et al. Diretrizes Brasileiras para Diagnóstico, Tratamento e Prevenção da Febre Reumática da Sociedade Brasileira de Cardiologia, da Sociedade Brasileira de Pediatria e da Sociedade Brasileira de Reumatologia. Arq Bras Cardiol 2009; 93(3 Supl 4):1-18.

Quadro 37.10 Risco de bacteriemia em procedimentos odontológicos

Alto risco
Colocação subgengival de fibras ou fitas com antibióticos
Exodontias
Implantes ou reimplantes dentários
Procedimentos endodônticos e periodônticos
Colocação de bandas ortodônticas
Procedimentos com sangramento significativo

Baixo risco
Anestesia local em tecido não infectado
Radiografia odontológica
Colocação, ajuste ou remoção de aparelhos ortodônticos
Colocação de peças em aparelhos ortodônticos
Queda natural de dente de leite
Sangramento oriundo de trauma da mucosa oral ou lábios

Fonte: Gualandro DM, Yu PC, Calderaro D et al. II Diretriz de Avaliação Perioperatória da Sociedade Brasileira de Cardiologia. Arq Bras Cardiol 2011; 96(3 supl.1):1-68.

Quadro 37.11 Profilaxia antibiótica da endocardite bacteriana antes de procedimentos dentários de alto risco

Medicação	Doses e via de administração
Amoxicilina	2g VO
Ampicilina	2g IM ou IV
Cefazolina ou ceftriaxona	1g IM ou IV
Pacientes alérgicas à penicilina ou à ampicilina	
Cefalexina	2g VO
Clindamicina	600mg VO ou IM ou IV
Azitromicina ou claritromicina	500mg VO
Cefazolina ou ceftriaxona	1g IM ou IV

VO: oral; IM: intramuscular; IV: intravenosa.
Fonte: Gualandro DM, Yu PC, Calderaro D et al. II Diretriz de Avaliação Perioperatória da Sociedade Brasileira de Cardiologia. Arq Bras Cardiol 2011; 96(3 supl.1):1-68.

Quadro 37.12 Esquemas medicamentosos de profilaxia da endocardite infecciosa antes de procedimentos geniturinários e gastrointestinais

Parenteral
Ampicilina 2g IV + gentamicina 1,5mg/kg IV (não exceder 120mg) 30 minutos antes
Repetir 6 horas após ampicilina 1g IV
Pacientes alérgicas à penicilina ou à ampicilina
Vancomicina 1g IV, em infusão por até 2 horas
+
Gentamicina 1,5mg/kg IV (não exceder 120mg) 30 minutos antes

IV: intravenosa.
Fonte: Gualandro DM, Yu PC, Calderaro D et al. II Diretriz de Avaliação Perioperatória da Sociedade Brasileira de Cardiologia. Arq Bras Cardiol 2011; 96(3 supl.1):1-68.

podem ser citados: história prévia de tromboembolismo não relacionada com trauma ou relacionada com gestações prévias ou uso de anticoncepcional, trauma com imobilização prolongada, obesidade mórbida, síndrome de anticorpos antifosfolípides e trombofilias hereditárias.

De modo geral, recomenda-se às pacientes de alto risco:

- Iniciar a profilaxia medicamentosa já no primeiro trimestre.
- Evitar desidratação e reduzir períodos de repouso prolongado.
- Usar meia elástica compressiva (abaixo dos joelhos) durante a gestação e até 6 a 12 semanas após o parto.
- Considerar o uso de compressão pneumática intermitente durante e após cesariana.
- Não utilizar AAS isolada para profilaxia de TEV em nenhuma situação.

As doses recomendadas pela Diretriz da Sociedade Brasileira de Cardiologia para Gravidez na Mulher Portadora de Cardiopatia são mostradas no Quadro 37.13.

Caso a paciente tenha indicação de cesariana e esteja usando heparina, a punção para a anestesia regional somente poderá ser realizada 12 horas após a última dose de HNF ou HBPM por causa do risco de hematoma epidural (caso a dose tenha sido ajustada, o intervalo deverá ser de 24 horas). A profilaxia pode ser reiniciada 6 horas após a punção ou retirada do cateter peridural.

As pacientes com história de TEV prévio e portadoras de trombofilias com diagnóstico documentado devem receber anticoagulação com dose ajustada também no pós-parto por 6 a 12 semanas. Caso a paciente já faça uso de anticoagulante mesmo antes da gestação, este deverá ser reiniciado no puerpério e as doses ajustadas.

Caso a gestante apresente três ou mais fatores de risco persistentes (excluindo TEV prévio e trombofilia – já discutidos), recomenda-se que a profilaxia com heparina seja iniciada 12 horas antes e repetida a cada 24 horas, se HBPM, ou 12 horas, se HNF – manter por 3 a 5 dias no puerpério.

Dois fatores de risco persistentes determinam profilaxia por 3 a 5 dias pós-parto, mesmo que este seja vaginal.

Quadro 37.13 Esquemas para profilaxia anticoagulante na gestação

Heparina não fracionada			
5.000UI SC a cada 12 horas no 1º trimestre 7.500UI SC a cada 12 horas no 2º trimestre 10.000UI SC a cada 12 horas no 3º trimestre	*Dose ajustada:* TTPa coletado no meio do intervalo entre as doses (sexta hora), mantendo-o entre 1,5 a 2,5 vezes o basal		
Heparina de baixo peso molecular			
Enoxaparina	Peso < 50kg 20mg SC a cada 24 horas	Peso = 51 a 90kg 40mg SC a cada 24 horas	Peso > 90kg 40mg SC a cada 12 horas
Dose ajustada: 1mg/kg SC a cada 12 horas ou antifator Xa entre 0,5 e 1,2UI/mL			
Dalteparina	Peso < 50kg 2.500UI SC a cada 24 horas	Peso = 51 a 90kg 5.000UI SC a cada 24 horas	Peso > 90 kg 5.000UI SC a cada 12 horas
Dose ajustada: 100UI/kg SC a cada 12 horas			
Cumarínicos			
Dose ajustada: INR entre 2 e 3			

SC: subcutânea; TTPa: tempo de tromboplastina parcial ativada.
Fonte: Tedoldi CL, Freire CMV, Bub TF et al. Sociedade Brasileira de Cardiologia. Diretriz da Sociedade Brasileira de Cardiologia para Gravidez na Mulher Portadora de Cardiopatia. Arq Bras Cardiol 2009; 93(6 Supl. 1):e110-e178.

LEITURA RECOMENDADA

Campanharo FF, Cecatti JG, Haddad SM et al. The impact of cardiac diseases during pregnancy on severe maternal morbidity and mortality in Brazil. PLoS ONE 2015; 10(12):e0144385.

Cavalcante MS, Guanabara EM, Nadai CP. Complicações maternas associadas à via de parto em gestantes cardiopatas em um hospital terciário de Fortaleza, CE. Rev Bras Ginecol Obstet 2012; 34(3):113-7.

Task Force on the Management of Cardiovascular Diseases During Pregnancy of the European Society of Cardiology. ESC Guidelines on the management of cardiovascular diseases during pregnancy. Eur Heart J. 2011.

Tedoldi CL, Freire CMV, Bub TF et al. Sociedade Brasileira de Cardiologia. Diretriz da Sociedade Brasileira de Cardiologia para Gravidez na Mulher Portadora de Cardiopatia. Arq Bras Cardiol 2009; 93(6 Supl. 1):e110-e178. Disponível em: http://publicacoes.cardiol.br/consenso/2009/diretriz_card_grav_9306supl1.asp. Acesso em: 21 de julho de 2017.

38 Anemias

INTRODUÇÃO

Segundo a Organização Mundial da Saúde (OMS), em 2011, 43% das crianças, 38% das gestantes e 29% de todas as mulheres em idade reprodutiva apresentavam anemia. Isso corresponde a 800 milhões de pessoas em todo o mundo e representa um problema de saúde pública em vários países.

A deficiência de ferro tem sido responsabilizada por grande parcela das anemias nos países com poucos recursos, exceto naqueles onde há elevada prevalência de malária, talassemias e hemoglobinopatias. No Brasil, estima-se que a anemia por deficiência de ferro seja a principal causa de anemia em mulheres em idade reprodutiva e, por consequência, entre as gestantes, de modo que cerca de 50% destas terão algum grau de anemia no decorrer da gestação.

A anemia pode ser definida como a redução absoluta do número de eritrócitos circulantes. Durante a gravidez, há aumento de aproximadamente 50% do volume plasmático, acompanhado pelo aumento correspondente da massa de eritrócitos de 25%, resultando em hemodiluição e consequente redução da hemoglobina (Hb), do hematócrito (Hto) e da contagem de hemácias (Hc) maternos. É a chamada *anemia fisiológica da gestação*, que se resolve espontaneamente por volta da sexta semana pós-parto com a normalização do volume plasmático.

Assim, os parâmetros hematológicos para o diagnóstico da anemia na gestação diferem daqueles adotados habitualmente fora da gestação e não são apropriados para situações especiais, como a das pessoas que vivem em altitudes bem acima do nível do mar, afrodescendentes, atletas, portadoras de doenças crônicas, inflamações, infecções, desnutrição ou doenças hematológicas congênitas.

A OMS estabelece como critério diagnóstico da anemia na gestação a concentração de Hb < 11g/dL ou Hto < 33% no nível do mar (mesmo reconhecendo que a concentração de hemoglobina pode naturalmente diminuir aproximadamente 0,5g/dL no segundo trimestre). O RDW (*Red Cell Distribution Width*), um índice que indica a anisocitose (amplitude da variação de tamanho da hemácia), e a dosagem de ferritina (que mostra as reservas de ferro do organismo) também têm sido utilizados em associação a outros índices para confirmação diagnóstica.

Durante a gestação ou no pós-parto, a anemia pode se apresentar de maneira leve, moderada ou grave. É consenso que a anemia grave (Hb < 7g/dL), quando não tratada, pode resultar em sérias consequências para o binômio mãe-feto, incluindo prematuridade, baixo peso ao nascer e aumento da mortalidade materna e fetal. Por outro lado, ainda se discute se a anemia leve ou moderada poderia ser consequência das alterações próprias da gravidez e se a suplementação de ferro durante a gestação traria benefícios ou danos. Também não está estabelecido o melhor esquema posológico de suplementação de ferro tanto para o tratamento como para a profilaxia de anemia durante a gravidez.

Neste capítulo abordaremos apenas as formas mais frequentes de anemia durante a gestação: as anemias nutricionais (ferropriva e magaloblástica).

ANEMIAS NUTRICIONAIS

As formas mais frequentes de anemia durante a gestação são as anemias nutricionais que resultam da deficiência de ferro, ácido fólico ou, mais raramente, de vitamina B_{12}.

Quadro 38.1 Causas de anemia na gestação

Adquiridas
Anemia ferropriva
Anemia megaloblástica
Anemia por perda aguda de sangue
Anemia por infecção
Anemia decorrente de neoplasias
Anemia hemolítica adquirida
Aplasia/hipoplasia medular
Hereditárias
Talassemias
Anemia falciforme
Outras hemoglobinopatias
Anemias hemolíticas hereditárias

Fonte: adaptado de Williams Obstetrics. 24. ed. 2014.

Anemia ferropriva

A anemia ferropriva representa a maioria das anemias durante a gestação, o que reflete o aumento da demanda de ferro nesse período.

Etiologia

A quantidade de ferro no organismo humano varia de 3 a 4g. O ferro é armazenado de várias maneiras. Pode ser encontrado na hemoglobina e nas células vermelhas circulantes (aproximadamente 2g), associado a proteínas, como mioglobina e citocromos (400mg), ligado à transferrina no plasma (3 a 7mg) e na forma de ferritina ou hemossiderina. De acordo com os estudos existentes, as reservas femininas são consideravelmente menores mesmo em países com grandes recursos (nos EUA, por exemplo, homens adultos: 10mg/kg; mulheres de 20 a 45 anos: 5,5 ± 3,4mg/kg).

No decorrer de uma gestação única, as necessidades de ferro podem chegar a 1.000mg. Desses, 200mg são eliminados pelo organismo, 300mg são direcionados para o feto e a placenta e, quando disponíveis, 500mg são utilizados para a expansão da hemoglobina materna. No Brasil, e particularmente no Nordeste, muitas mulheres jovens convivem com anemia crônica por deficiência de ferro e já entram na gestação com anemia decorrente de:

- Dieta inadequada com alimentos pobres em ferro.
- Perda excessiva de sangue durante a menstruação (podendo alcançar aproximadamente a perda de 1mg de ferro por dia de sangramento).
- Doenças e infestações recorrentes (parasitoses intestinais).
- Fatores obstétricos: multiparidade e intervalo curto entre as gestações.

Diagnóstico

Um rastreio para detectar anemia faz parte dos programas de rotina pré-natal de vários países, uma vez que os achados clínicos costumam ser semelhantes àqueles apresentados no início da gestação, como:

- Palidez cutaneomucosa.
- Fadiga.
- Palpitações.
- Taquicardia.
- Dispneia.
- Náuseas.

Os principais parâmetros hematológicos para o diagnóstico de anemia na gestação estão expostos no Quadro 38.2. Em geral, os mesmos valores considerados normais na gestação também são utilizados no puerpério até aproximadamente a oitava semana pós-parto. A Hb tem sido o teste de rastreio diagnóstico mais comumente utilizado para definir anemia na gestação, mesmo quando se pensa em anemia por deficiência de ferro. Para confirmação

Quadro 38.2 Índices hematimétricos na gestação normal e na anemia ferropriva

Parâmetro hematológico	Fora da gestação	Gestação normal	Anemia ferropriva
Hemoglobina (Hb) (g/dL)	12 a 14	11 a 12,5	< 11
Hematócrito (Hto) (%)	36 a 43	33 a 36	< 30
Concentração de hemoglobina corpuscular média (CHCM)	32 a 36	32 a 36	< 30
Volume corpuscular médio (VCM)	80 a 100	70 a 90	–
Hemoglobina corpuscular média (pg/célula)	27 a 34	23 a 31	–
Red Cell Distribution Width (RDW) ou amplitude de variação do tamanho da hemácia (%)	11,5 a 15	–	> 15
Ferro sérico (g/dL)	50 a 110	35 a 100	< 30
Capacidade de ligação do ferro não saturado (g/dL)	250 a 300	280 a 400	> 400
Saturação de transferrina (%)	25 a 35	16 a 30	< 16
Ferritina sérica (µg/L)	75 a 100	55 a 70	< 10

Observação: o RDW não tem valor quando alterado isoladamente; é utilizado em conjunto com outros índices para diferenciar anemia ferropriva de outros tipos de anemia com microcitose, como β-talassemia e anemia de doença crônica (por exemplo, RDW alto com baixo número de hemácias sugere que a anemia seja ferropriva).

diagnóstica da anemia ferropriva habitualmente se utiliza a dosagem de ferritina, que representa a reserva do ferro no organismo.

Tratamento

O tratamento de escolha é a terapia com ferro oral. Em geral, utiliza-se o sulfato ferroso 300mg (equivalente a 60mg de ferro elementar) uma vez ao dia e longe das refeições (30 minutos antes ou após uma refeição). Para concentrações de hemoglobina < 9g/dL, pode-se iniciar o tratamento com administrações diárias maiores (duas vezes ao dia) nos primeiros 10 dias de tratamento e, de acordo com a tolerância da gestante, retomar a dose única diária.

Doses altas de ferro costumam ser associadas a constipação intestinal e outros efeitos gastrointestinais indesejáveis, como náuseas, vômitos e diarreia, além de acarretar saturação dos receptores intestinais e diminuir a eficácia do tratamento. Por isso, mais recentemente tem sido sugerida a utilização de doses intermitentes nas pacientes para melhorar a adesão ao tratamento antes de se prescreverem outras vias de administração (intramuscular ou intravenosa). As opções ao sulfato ferroso são o fumarato ferroso e o gluconato ferroso, além de compostos mais modernos de absorção intestinal, como o ferro quelado, que tem demonstrado melhor tolerabilidade.

A prescrição de ácido ascórbico (vitamina C) ou a recomendação de consumo de suco de frutas ricas em ácido ascórbico junto com o ferro melhora sua absorção. Por outro lado, a utilização de antiácidos, alguns antibióticos, chás e café pode dificultar a absorção.

Tempo de tratamento

A terapia deverá ser realizada por 3 a 6 meses após o retorno à normalidade dos níveis de hemoglobina com o intuito de restaurar os estoques maternos de ferro.

Terapia com ferro parenteral

A terapia parenteral (intramuscular e intravenosa) parece melhorar os índices hematológicos de modo mais rápido do que a via oral. Existem várias formulações disponíveis no mercado, porém os resultados clínicos e os efeitos adversos, como manchas na pele, trombose venosa e reações alérgicas graves, têm limitado seu uso durante a gestação a indicações específicas.

A administração de ferro parenteral está indicada quando há intolerância grave à administração por via oral ou história de cirurgia bariátrica, doença gastrointestinal inflamatória crônica ou outras situações em que se suspeita de resposta insatisfatória ao tratamento com ferro por via oral em virtude da má absorção dos compostos.

O acompanhamento conjunto de um hematologista pode ser de grande auxílio nesses casos.

Os principais medicamentos com ferro por via parenteral disponíveis e comercializados são: ferro dextran, ferro gluconato, ferro sacarato e, mais recentemente, a carboximaltose férrica. No Brasil estão disponíveis para administração tanto por via intramuscular como por via intravenosa o sacarato de hidróxido férrico (ampolas contendo 2mL e 100mg de ferro elementar para uso IM e ampolas contendo 5mL e 100mg de ferro elementar para uso IV) e a carboximaltose férrica (liberada para comercialização em 2013). Segundo o American College of Obstetricians and Gynecologists (ACOG, 2013), o sacarato de hidróxido férrico é mais seguro na gestação do que o ferro dextran.

Para o cálculo da dose total em miligramas de ferro a ser reposta, pode-se utilizar a seguinte fórmula:

$$[\text{Hb (g/dL) desejada} - \text{Hb (g/dL) encontrada}] \times \\ \text{peso corporal (kg)} \times 2,4 + 500$$

Hemotransfusão

A hemotransfusão deve ser evitada e restrita aos casos de anemia grave (concentrações de Hb < 6g/dL), em que há sinais clínicos de instabilidade circulatória (em geral por causa de grandes sangramentos ou hemorragia pós-parto) ou ainda se houver necessidade de procedimentos cirúrgicos de emergência.

Anemia megaloblástica

Por deficiência de ácido fólico

Esta é a causa mais frequente de anemia megaloblástica. Corresponde a cerca de 1% das anemias durante a gestação, relacionando-se quase sempre com a ingestão inadequada das fontes alimentares de ácido fólico (vegetais verdes frescos, legumes e proteína animal) ou com o alcoolismo. É mais comum em gestações múltiplas e em multíparas (em razão do efeito ampliado do número excessivo de partos sobre a inadequação da dieta).

Complicações gestacionais associadas

- Baixo peso ao nascer.
- Defeitos do tubo neural.
- Anemia megaloblástica na infância.
- Lábio leporino/fenda palatina.

Quadro clínico

- Náuseas.
- Vômitos.
- Anorexia.

Diagnóstico laboratorial

Os achados laboratoriais refletem aumento da destruição das células vermelhas perifericamente e eritropoese ineficaz na medula óssea. A contagem de reticulócitos pode estar normal ou baixa, e o sangue periférico mostra macrocitose com megaloblastos e neutrófilos hipersegmentados. Esses achados isolados não são específicos, mas a combinação deles é patognomônica de anemia megaloblástica.

A presença de anemia por deficiência de ferro associada pode dificultar a identificação dos megaloblastos e, assim, a análise do sangue periférico deverá ser cuidadosa.

Tratamento

- Dieta rica em ácido fólico.
- Suplementação de ácido fólico: 0,5 a 1mg/dia.
- Suplementação de ferro: a terapia com ácido fólico normaliza a eritropoese e há rápido consumo dos estoques de ferro.

Por deficiência de vitamina B_{12} (anemia perniciosa)

A anemia por deficiência de vitamina B_{12} é extremamente rara na idade reprodutiva e, portanto, na gestação (1:10.000). A causa mais frequente é um distúrbio autoimune em que há deficiência do fator intrínseco e falta de absorção da vitamina B_{12} (cianocobalamina). A anemia perniciosa também pode ocorrer após ressecção gástrica, ressecção ileal ou doença de Crohn. Os conceptos dessas mulheres, quando amamentados, podem apresentar anemia megaloblástica na infância.

PROFILAXIA DE ANEMIA NA GESTAÇÃO E PÓS-PARTO

Embora a administração profilática de ferro às gestantes tenha sido motivo de controvérsias, uma vez que níveis leves de anemia são fisiológicos na gestação, pode ser útil a administração de doses baixas de ferro durante a gestação. Esse procedimento assegura uma reserva corporal adequada de ferro a fim de que as condições da mãe e do filho no momento do parto e puerpério sejam as mais favoráveis possíveis (geralmente, se a mulher toma suplementação, a concentração de Hb se eleva cerca de 1g/dL).

Em julho de 2015 foi publicada uma revisão da Biblioteca Cochrane que avaliou 61 ensaios clínicos (43.274 mulheres) sobre o uso de preventivo de ferro e ácido fólico durante a gestação: os resultados mostraram que a suplementação reduz o risco de anemia materna, variando de acordo com a população e o grau de adesão à intervenção, tanto no final da gestação como no puerpério.

Recomenda-se para todas as gestantes, especialmente as adolescentes, a administração oral diária de 30 a 60mg de ferro elementar ou equivalente associado a 0,4mg de ácido fólico, iniciando o mais rápido possível após o diagnóstico de gestação e continuando até o parto (OMS, 2012). Convém preferir as doses maiores de suplementação, caso a anemia seja muito prevalente na população (> 40%), ou o uso em dias alternados, caso os efeitos colaterais comprometam a adesão da gestante (efeitos benéficos semelhantes relatados em metanálise da Biblioteca Cochrane de outubro de 2015). Caso a concentração da hemoglobina esteja > 12,5g/dL, é preferível não fazer a reposição do nutriente.

LEITURA RECOMENDADA

Cunningham FG, Leveno KJ, Bloom SL et al. Hematological disorders. In: Williams Obstetrics. 24. ed. McGraw-Hill Education, 2014: 1101-24.

Markova V, Norgaard A, Jørgensen KJ, Langhoff-Roos J. Treatment for women with postpartum iron deficiency anaemia. Cochrane Database of Systematic Reviews 2015, Issue 8. Art. No.: CD010861.

Peña-Rosas JP, De-Regil LM, Garcia-Casal MN, Dowswell T. Daily oral iron supplementation during pregnancy. Cochrane Database of Systematic Reviews 2015, Issue 7. Art. No.: CD004736.

Peña-Rosas JP, De-Regil LM, Gomez Malave H, Flores-Urrutia MC, Dowswell T. Intermittent oral iron supplementation during pregnancy. Cochrane Database of Systematic Reviews 2015, Issue 10. Art. No.: CD009997. DOI: 10.1002/14651858.CD009997.pub2.

Reveiz L, Gyte GML, Cuervo LG, Casasbuenas A. Treatments for iron-deficiency anaemia in pregnancy. Cochrane Database of Systematic Reviews 2011, Issue 10. Art. No.: CD003094.

SEÇÃO V

DOENÇAS INFECCIOSAS NO CICLO GRAVÍDICO-PUERPERAL

39 Sífilis, 365

40 Toxoplasmose, 370

41 Rubéola, 375

42 Citomegalovírus, 380

43 Herpes genital, 385

44 Hepatites B e C, 389

45 Vulvovaginites: *Candida*, *Trichomonas* e *Gardnerella*, 395

46 *Chlamydia*, *Mycoplasma* e *Ureaplasma*, 400

47 Gonorreia, 405

48 Abordagem sindrômica das úlceras genitais, 408

49 Papilomavírus humano (HPV), 411

50 Parasitoses, 417

51 Vírus da imunodeficiência humana (HIV), 422

52 Zika vírus, 432

39 Sífilis

AGENTE ETIOLÓGICO

O genoma do *Treponema pallidum* (bactéria espiroqueta gram-negativa que causa a sífilis) foi sequenciado nos anos 1990 e seu cromossomo, de formato circular, apresenta capacidade limitada de biossíntese. Prefere desenvolver-se em locais com baixo teor de oxigênio e é destruído pelo calor e pela falta de umidade. Resiste por aproximadamente 26 horas fora de seu ambiente ideal. O ser humano é seu hospedeiro natural e também age como vetor (transmissor) da doença.

MODO DE TRANSMISSÃO

- **Adquirida:** por contato direto com as lesões (geralmente na relação sexual), através das mucosas íntegras ou da pele lesionada e por via hematogênica (contaminação ou transfusão de sangue).
- **Congênita:** principalmente por via transplacentária.

INCIDÊNCIA E PREVALÊNCIA

A sífilis é um problema de saúde pública mundial, apesar de ser facilmente tratada há várias décadas. A Organização Mundial da Saúde (OMS) estima que 2 milhões de gestantes sejam infectadas a cada ano no mundo e que 1 milhão de bebês nasçam com sífilis congênita. Vários países contam com programas de rastreio, mas acredita-se que apenas 30% dos pacientes infectados sejam diagnosticados e corretamente tratados. Infelizmente, o crescimento da epidemia de HIV coincide com o aumento dos casos de sífilis em todo o mundo: a sífilis está associada ao aumento do risco de infecção e transmissão de HIV.

De acordo com o Ministério da Saúde, no Brasil, em 2011, o número total de casos notificados em gestantes foi de 14.321, dos quais 6.488 (45,3%) na Região Sudeste, 3.359 (23,5%) na Região Nordeste, 1.687 (11,8%) na Região Norte, 1.458 (10,2%) na Região Sul e 1.329 (9,3%) na Região Centro-Oeste – em geral, uma proporção de cinco casos por 1.000 nascidos vivos. As gestantes com sífilis encontram-se, em sua maioria, na faixa etária de 20 a 29 anos (52,4%), são da raça negra e têm baixa escolaridade (< 8 anos). Com relação à sífilis congênita, a tendência também é de crescimento da incidência nas diversas regiões brasileiras (Figura 39.1).

PERÍODO DE INCUBAÇÃO

Pode variar de 3 a 90 dias (em média, 3 semanas). A duração do período de incubação depende de fatores do hospedeiro e da quantidade de espiroquetas inoculadas.

EVOLUÇÃO E FORMAS CLÍNICAS
Sífilis primária (cancro duro)

Lesão ulcerada, única, de bordos duros e fundo limpo, indolor, em geral acompanhada por linfonodos-satélites aumentados, firmes e indolores (estes aparecem em torno de 10 dias após o cancro), surge no local da inoculação, podendo ocorrer em grandes lábios, vulva, vagina, cérvice, ânus e, mais raramente, em localizações extragenitais, como lábios e mamilos. Em geral, essa lesão pode ser identificada 3 semanas após o contato e persiste durante 1 a 5 semanas, desaparecendo sem deixar cicatriz. Os pacientes coinfectados pelo HIV podem apresentar várias lesões. Normalmente, a lesão é de difícil diagnóstico por causa da variedade de possíveis localizações e, por ser indolor, não incomoda o paciente, que não procura assistência. Os testes sorológicos tornam-se reativos 21 dias

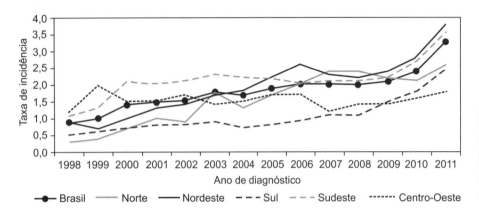

Figura 39.1 Taxa de incidência de sífilis congênita em menores de 1 ano de idade (por 1.000 nascidos vivos) por região de residência e ano de diagnóstico. (Adaptada de Ministério da Saúde/SVS/ Departamento de DST, Aids e Hepatites Virais, 2012.)

em média após o aparecimento do cancro, de modo que o diagnóstico laboratorial nessa fase só pode ser feito pela microscopia em campo escuro de exsudatos das lesões ou detecção de DNA do *Treponema pallidum* (exames mais utilizados em ambientes de pesquisa e não disponíveis comercialmente mesmo em países desenvolvidos).

Sífilis secundária

A sífilis secundária representa a disseminação hematogênica do treponema e afeta vários órgãos e sistemas. A erupção cutânea generalizada *(roséola sifilítica)* surge de 4 a 10 semanas após o aparecimento da lesão primária. A sífilis secundária se apresenta como lesões papuloescamosas difusas, bilaterais e simétricas, envolvendo face, tronco, regiões palmar e plantar (muito característico) e mucosas. Às vezes, ocorrem intensa descamação das lesões e alopecia difusa, chamada "em clareira", por ser mais acentuada nas regiões temporoparietal e occipital. Pode ocorrer ainda perda da parte final das sobrancelhas e cílios. Na área genital, pode ser encontrado condiloma *lato*, e a maioria das mulheres também apresenta sintomas constitucionais, como febre, anorexia, cefaleia, mialgia e artralgia. Já nessa fase o líquido cefalorraquidiano pode estar anormal em mais de 40% dos pacientes, apesar da baixa incidência de meningite. O diagnóstico sorológico é invariavelmente positivo e a microscopia de campo escuro é positiva em caso de lesões mucosas.

Sífilis latente

A sífilis latente se desenvolve quando não é realizado tratamento adequado nas fases anteriores e ocorre resolução das lesões primárias e secundárias. Os testes sorológicos são positivos apesar da ausência de sinais clínicos ou história. A sífilis latente é classificada como *precoce* (antes de 1 ano de duração) ou *tardia* (com mais de 1 ano de duração). Como nas fases anteriores, também pode ser encontrado comprometimento neurológico (neurossífilis), porém ainda assintomático nesse período.

Sífilis tardia ou terciária

Com um curso lento e progressivo, essa forma dificilmente é encontrada em mulheres em idade reprodutiva. Ela se manifesta de 10 a 30 anos após a infecção com lesões localizadas, envolvendo pele e mucosas, sistemas cardiovascular e nervoso, ossos, músculos e fígado. São característicos os granulomas destrutivos, chamados de gomas, e a ausência de treponemas identificáveis. As alterações neurológicas tardias podem se manifestar como *tabes dorsalis* e paralisia generalizada tardia. Cabe lembrar que nos pacientes infectados pelo HIV o acometimento do sistema nervoso é mais frequente e precoce sem, no entanto, ser caracterizado como uma infecção oportunista.

Sífilis na gestação

O curso clínico da doença não é alterado pela gestação. Na maioria dos casos o diagnóstico é laboratorial, pois as lesões genitais raramente são encontradas ou são confundidas com outras infecções sexualmente transmissíveis (IST).

Os efeitos da sífilis sobre a gestação são extremamente importantes (Quadro 39.1), variando em função do grau de espiroquetemia materna (maior no estágio secundário do que nas lesões primárias ou latentes) e da idade gestacional do concepto. O treponema é capaz de atravessar a placenta em qualquer época da gestação, mas o dano tecidual surge após 18 semanas, quando o concepto é capaz de produzir uma resposta imunológica à sua presença. A partir daí, quanto mais precoce a infecção, maior o risco perinatal. A principal complicação é o óbito fetal, mas

Quadro 39.1 Efeitos da sífilis sobre a gestação

Abortamentos tardios (a partir do quarto mês)
Natimortos
Hidropisia fetal
Baixo peso ao nascer
Parto prematuro
Recém-nascido com sífilis congênita

pode ser observada hepatomegalia, seguida de anemia, ascite e hidropisia fetal. A infecção determina uma placenta hidrópica, aumentada, edemaciada e pálida.

Sífilis congênita

A sífilis congênita é uma doença de notificação compulsória no Brasil desde 1986 (Portaria 542, de 22 de dezembro de 1986, Ministério da Saúde). Pode ser *precoce* (quando o acometimento pode ser identificado logo após o nascimento ou o quadro se desenvolve nos primeiros 2 anos de vida) ou de instalação *tardia*. Cerca de 70% dos casos são assintomáticos, e o diagnóstico é suspeitado por meio do rastreio materno (veja adiante). As possíveis manifestações clínicas estão descritas no Quadro 39.2. As reações sorológicas habitualmente são positivas em todos os recém-nascidos de mães acometidas, já que os anticorpos IgG atravessam a placenta. Quando o recém-nascido apresenta o quadro característico, esses títulos em geral são mais altos (importante: sangue deve ser coletado de veia periférica, e não de cordão umbilical). Os exames treponêmicos específicos podem ser reagentes até o 18º mês de vida e raramente são utilizados para definição diagnóstica em crianças até essa idade. Devem ser solicitados, também: hemograma completo, radiografia de ossos longos e exame do líquido cefalorraquidiano ou líquor (LCR) para análise da celularidade e proteínas. Para o diagnóstico diferencial, outras infecções congênitas, como rubéola, toxoplasmose e citomegalovírus, deverão ser excluídas por meio de testes específicos.

O tratamento recomendado consiste no uso de penicilina em regime de 10 dias. É mandatório o acompanhamento rigoroso do recém-nascido pelo menos no primeiro ano de vida, principalmente quanto aos resultados das sorologias, à avaliação de perda auditiva, às anormalidades oftalmológicas e ao desenvolvimento neurológico. A ocorrência de um caso de sífilis congênita na família é indicação de investigação dos irmãos do recém-nascido e investigação epidemiológica específica.

DIAGNÓSTICO LABORATORIAL

O diagnóstico pode ser realizado mediante a identificação do microrganismo (microscopia de campo escuro ou reação específica em cadeia de polimerase) ou mais comumente por meio de sorologias.

Testes sorológicos

Podem ser de dois tipos: não treponêmicos (geralmente usados para rastreio) e treponêmicos (testes confirmatórios). O diagnóstico presuntivo é realizado pelos dois tipos de sorologia associados aos dados clínicos.

Testes não treponêmicos

Esses testes medem o anticorpo reagínico detectado pelo antígeno altamente purificado cardiolipina-lecitina no soro dos pacientes. Fáceis e de rápida execução, apresentam baixo custo e são utilizados fundamentalmente para rastreio da sífilis. No entanto, a especificidade é relativamente baixa, podendo ocorrer falso-positivos (doenças autoimunes, idade avançada, gestação, uso de drogas) (Quadro 39.3). Desse modo, devem ser sempre confirmados por um teste específico (treponêmico).

O teste não treponêmico mais utilizado em nosso meio é o VDRL (*Venereal Disease Research Laboratory*), uma reação de floculação que pode ser tanto *qualitativa* como *quantitativa*. A quantificação dos títulos é essencial para acompanhamento da evolução da doença e da efetividade do tratamento.

A positividade ocorre em aproximadamente 80% dos pacientes com sífilis recente (fase final do cancro duro), em praticamente 100% na fase exantemática e em 60% na fase tardia da doença.

O VDRL quantitativo pode ser utilizado para controle da cura, uma vez que, após o tratamento, os títulos caem progressivamente, indicando a eficácia terapêutica. Alguns pacientes permanecem com títulos baixos (1:2) anos após tratamento adequado ("cicatriz sorológica"). Nesses casos, é recomendado acompanhar as titulações para afastar possível reinfecção.

Quadro 39.2 Manifestações clínicas da sífilis congênita

Hepatoesplenomegalia
Icterícia, anemia, hemorragia
Hidropisia
Osteocondrite metaepifisária, periostite
Pseudoparalisia de Parrot
Lesões cutâneas: maculopapulares, pênfigo sifilítico, papulocrostosas
Coriza serossanguinolenta
Síndrome de Hutchinson
Acometimento neurológico: paralisia geral, *tabes dorsalis*

Quadro 39.3 VDRL – Resultados

Falso-positivos	Podem ser técnicos ou biológicos. Estes últimos ocorrem em uma gama de situações, como gestação, tuberculose, colagenoses, Hansen, mononucleose, leptospirose, outras treponematoses (bouba e pinta), neoplasias e globulinopatias
Falso-negativos	Ocorrem em 1% a 2% dos casos na fase exantemática em virtude do efeito prozona causado pelo excesso de anticorpos (é necessária uma diluição maior do soro para positivação do teste)

Testes treponêmicos

São utilizadas cepas de treponemas Reiter ou Nichols. Esses testes apresentam elevadas sensibilidade e especificidade. A prova mais utilizada em nosso meio é o FTA-Abs (absorção de antígenos treponêmicos fluorescentes): o resultado é expresso como reagente (positivo) ou não reagente (negativo), não havendo titulagem. O teste permanece positivo mesmo após a terapia, não servindo, portanto, para controle de cura. O FTA-Abs-IgM expressa a atividade da doença e é útil para o diagnóstico em recém-nascidos.

A interpretação dos resultados sorológicos combinando o VDRL e o FTA-Abs é descrita no Quadro 39.4.

O Ministério da Saúde, por meio da Portaria 3.242, de 30 de dezembro de 2011, dispõe sobre o fluxograma laboratorial da sífilis e a utilização de testes rápidos para rastreio da sífilis em situações especiais (localidades de difícil acesso sem estrutura laboratorial, populações indígenas, gestantes e parceiros atendidos em unidades básicas de saúde no âmbito do programa Rede Cegonha). O Departamento de DST, Aids e Hepatites Virais recomenda os seguintes testes rápidos para sífilis: Teste Rápido DPP Sífilis e Teste Rápido Rapid Check Sífilis. São testes treponêmicos e de uso único, realizados com amostra de sangue total, soro ou plasma. Caso o resultado seja positivo, é necessário coletar amostra por punção venosa e seguir fluxograma com os testes tradicionais. Constituem exceções as recomendações de tratamento somente com resultado

Quadro 39.4 Interpretação dos resultados sorológicos combinando VDRL e FTA-Abs para sífilis

VDRL	FTA-Abs	Interpretação
Títulos a partir de 1:16	Dispensa a realização dos testes treponêmicos	Sífilis: indicado tratamento
Títulos fracamente reativos (até 1:8)	Reativo	Sífilis atual ou pregressa (anamnese para avaliar tratamento anterior): tratamento indicado se não houver história de tratamento prévio ou se este for incorreto ou se ocorrer ascensão dos títulos (monitorar trimestralmente) *Na gestante, tratar mesmo na ausência de testes treponêmicos*
Títulos fracamente reativos (até 1:8)	Não reativo	Resultado falso-positivo. Em caso de dúvida, repetir os testes treponêmicos e observar a clínica
Não reativo	Não há necessidade de realização dos testes treponêmicos	Ausência de sífilis no momento do diagnóstico. Cabe lembrar que as reações sorológicas só se tornam positivas no final da fase do cancro

do teste rápido reagente, e a possibilidade de acompanhamento dos pacientes deverá ser levada em consideração.

Rastreio na gestação

Os custos associados ao rastreio da sífilis na gestação são baixos quando comparados aos inúmeros benefícios advindos dessa prática. Dessa maneira, as principais organizações internacionais e o Ministério da Saúde recomendam testagem sorológica para sífilis já na primeira consulta pré-natal. Recomenda-se também a repetição dos testes precocemente no terceiro trimestre (aproximadamente com 28 semanas), objetivando que, quando necessário, o tratamento adequado seja realizado *até 30 dias antes do parto*, e na internação para o parto ou curetagem uterina pós-aborto (independentemente dos resultados anteriores). Segundo o Ministério da Saúde (2015), os parceiros sexuais devem: (1) realizar testes imunológicos; (2) ser tratados com esquema de sífilis latente tardia, na ausência de sinais e sintomas e quando impossível estabelecer a data da infecção; (3) ser tratados na mesma oportunidade, em caso de dúvida quanto ao acompanhamento. Caso contrário, o recém-nascido será considerado portador de sífilis congênita mesmo que a mãe tenha sido tratada.

Títulos de 1:8 ou superiores em gestantes com ou sem terapêutica pregressa devem ser considerados suspeitos e indicam a necessidade de tratamento. É importante confirmar com o teste treponêmico (FTA-Abs), exceto se houver relato de infecção prévia (o FTA-Abs não tem valor nesse caso, pois será sempre positivo). Convém lembrar das falhas relacionadas com o parceiro que não recebeu tratamento.

Títulos baixos do VDRL em pacientes já tratadas exigem monitoramento *mensal* durante a gestação com a finalidade de detectar uma possível ascensão (reinfecção), que indicaria a necessidade de novo tratamento.

TRATAMENTO

O tratamento materno precoce com penicilina benzatina é muito importante. Estima-se que 70% a 100% dos recém-nascidos de mães não tratadas serão infectados (número alto quando comparado a 1% a 2% de recém-nascidos infectados de mães tratadas adequadamente na gestação).

Os esquemas recomendados pelo Ministério da Saúde no recente Protocolo Clínico e Diretrizes Terapêuticas para Prevenção da Transmissão Vertical de HIV, Sífilis e Hepatites Virais (2015) estão divididos de acordo com o estágio da sífilis materna (Quadro 39.5).

As gestantes sabidamente alérgicas à penicilina (evento raro) deverão ser submetidas a um procedimento de dessensibilização, em centro terciário, para receber a medicação posteriormente de acordo com as recomendações do Centers for Disease Control and Prevention (CDC-2015)

Quadro 39.5 Esquemas terapêuticos para sífilis (Ministério da Saúde, 2015)

Fase	Tratamento recomendado	Alternativa
Primária, secundária, latente recente (menos de 1 ano de evolução)	Penicilina G benzatina: 1,2 milhão de UI, IM, em cada glúteo (dose total de 2,4 milhões de UI) Dose única	Ceftriaxona 1g, IV ou IM, uma vez ao dia, durante 8 a 10 dias
Latente tardia (mais de 1 ano de evolução) ou com duração ignorada e terciária	Penicilina G benzatina: 2,4 milhões de UI, IM, semanal, durante 3 semanas Dose total: 7,2 milhões de UI, IM	Ceftriaxona 1g, IV ou IM, uma vez ao dia, durante 8 a 10 dias
Neurossífilis	Penicilina cristalina: 18 a 24 milhões de UI/dia, IV, administradas em doses de 3 a 4 milhões de UI a cada 4 horas ou por infusão contínua durante 14 dias	Ceftriaxona 2g, IV ou IM, uma vez ao dia, durante 10 a 14 dias

Fonte: Protocolo Clínico e Diretrizes Terapêuticas para Prevenção da Transmissão Vertical de HIV, Sífilis e Hepatites Virais (2015).

e do Ministério da Saúde (2015). Estudos clínicos mostraram que outros antibióticos, como a ceftriaxona e a azitromicina, também agem contra o *Treponema pallidum*. No entanto, as evidências são limitadas e insuficientes para recomendar o uso de modo rotineiro. O Ministério da Saúde recomenda que, na impossibilidade de realizar a dessensibilização durante a gestação, a gestante deverá ser tratada alternativamente com ceftriaxona. Contudo, para definição de caso e abordagem terapêutica da sífilis congênita, considera-se inadequado o tratamento da mãe. Assim, as pacientes deverão ser acompanhadas em intervalos mais curtos porque existe a possibilidade de falha terapêutica.

De acordo com o CDC (2015), no caso de atraso ou não realização de uma das doses, o esquema deverá ser reiniciado. Em todos os casos, deve-se recomendar a abstenção das relações sexuais até a conclusão do tratamento e o uso de preservativo, mantido após o tratamento em todas as relações sexuais.

Complicações

A reação de Jarisch-Herxheimer costuma ocorrer nas primeiras 24 horas após o tratamento, sendo mais comum em pacientes que receberam tratamento na fase secundária da sífilis. Os sinais e sintomas característicos são mialgia, cefaleia e piora das lesões cutâneas em resposta ao derrame de proteínas e de outras estruturas dos treponemas mortos pela penicilina na corrente sanguínea. Não configura alergia à penicilina. Em gestantes, essa reação pode ocorrer em até 40% dos casos e pode estar acompanhada de contrações uterinas e desacelerações variáveis da frequência cardíaca fetal. A resolução é espontânea. Caso necessário, deve-se realizar a inibição do trabalho de parto prematuro em doses habituais (veja o Capítulo 26).

Controle de cura

- Repetir mensalmente o VDRL quantitativo durante a gestação.

- Após a gestação, usar protocolo para a população geral: repetir o VDRL a cada 3 meses no primeiro ano e a cada 6 meses no segundo ano.
- A redução de dois ou mais títulos do VDRL (por exemplo, de 1:32 para 1:8) ou a negativação em 6 a 9 meses após o tratamento demonstra a cura da infecção.

> **Observação:** a completa negativação dos testes não treponêmicos é diretamente proporcional à precocidade da instauração do tratamento. Podem permanecer títulos baixos por toda a vida.

- No caso de sífilis primária e secundária, os títulos devem declinar em torno de duas diluições em 3 meses e três diluições em 6 meses (por exemplo, de 1:32 para 1:8 após 3 meses e para 1:4 após 6 meses). Se os títulos se mantiverem baixos e estáveis em duas oportunidades, após 2 anos, pode-se dar alta.
- A elevação na titulação do VDRL em duas diluições (por exemplo, de 1:16 para 1:64), em relação ao último exame realizado, indica reinfecção e um novo tratamento deve ser iniciado.

LEITURA RECOMENDADA

Araújo CL, Shimizu HE, Sousa AIA, Hamann EM. Incidência da sífilis congênita no Brasil e sua relação com a Estratégia Saúde da Família. Rev Saúde Pública 2012; 46(3):479-86.

CDC Sexually Transmitted Diseases Treatment Guidelines, 2015. MMWR Vol. 64/No. 3 June 5, 2015.

Ministério da Saúde, Secretaria de Atenção à Saúde, Departamento de Ações Programáticas Estratégicas. Gestação de alto risco: manual técnico. 5ª ed. Brasília: Editora do Ministério da Saúde, 2012.

Ministério da Saúde 2015. Manual: Testes de Sensibilidade à Penicilina. Disponível em: http://www.aids.gov.br/sites/default/files/testes_penicilina. pdf. Acesso em: 17 de julho de 2017.

Ministério da Saúde 2015. Protocolo Clínico e Diretrizes Terapêuticas para Prevenção da Transmissão Vertical de HIV, Sífilis e Hepatites Virais (2015). Brasília-DF. Disponível em: http://www.aids.gov.br/sites/default/files/anexos/publicacao/2015/58572/pcdt_transmissao_vertical_miolo_10_08_pdf_5557e.pdf. Acesso em: 17 de julho de 2017.

PAHO. Guidance on Syphilis Testing in Latin America and the Caribbean: Improving Uptake, Interpretation, and Quality of Testing in Different Clinical Settings. Washington, DC (2015).

40 Toxoplasmose

INTRODUÇÃO

A toxoplasmose consiste em uma infecção geralmente adquirida durante a infância ou na adolescência e que é endêmica em vários países, com prevalência na população variando de menos de 10% a mais de 90%. Em geral, os indivíduos imunocompetentes são capazes de conter a disseminação do parasita, que permanece no organismo em estado latente. Geralmente assintomática, manifesta-se principalmente como retinite ou retinocoroidite em cerca de 1% dos infectados.

Atualmente, a toxoplasmose apresenta grande importância epidemiológica em razão das repercussões fetais durante a primoinfecção na gestação, como também pelos quadros de reativação em indivíduos imunocomprometidos (notadamente HIV-positivos).

AGENTE ETIOLÓGICO

O agente etiológico da toxoplasmose é o protozoário *Toxoplasma gondii*, um parasita intracelular obrigatório que tem um ciclo de vida complexo e pode ser encontrado em três formas: oocistos, taquizoítos (formas de divisão rápida: infecção aguda) e bradizoítos (encontrados nos tecidos: forma crônica).

Os gatos e outros felinos infectados são os hospedeiros definitivos e liberam milhões de oocistos pelas fezes. Essas formas de resistência podem permanecer infectantes por mais de 1 ano em condições climáticas adequadas. Outros animais, como aves, suínos e ovinos, além do ser humano, são considerados hospedeiros intermediários, apresentando apenas a fase assexuada do ciclo de vida e cistos contendo bradizoítos nos tecidos.

MODO DE TRANSMISSÃO

A transmissão pode ocorrer por meio de:

- Ingestão dos cistos presentes em carnes cruas ou mal cozidas (porco ou carneiro, principalmente) ou vegetais contaminados.
- Ingestão ou inalação de oocistos oriundos das fezes dos felinos.
- Transplante de tecidos ou órgãos contaminados por cistos.
- Transfusão de sangue contendo taquizoítos.

Nas gestantes, durante a primoinfecção, ocorrem a passagem de taquizoítos através da placenta e a infecção do feto antes mesmo da formação de anticorpos maternos (Figura 40.1). A infecção antes da gestação protege virtualmente contra a transmissão congênita. Na literatura, são relatados apenas seis casos de toxoplasmose congênita em virtude da reinfecção durante a gestação. Por sua vez, as pacientes imunes à toxoplasmose, mas que são HIV-positivas ou estão usando medicações imunossupressoras, apresentam risco de contaminação fetal, pois pode ocorrer parasitemia nessas situações.

EPIDEMIOLOGIA

Estima-se que um terço da população mundial já tenha entrado em contato com o toxoplasma. Segundo um boletim publicado pela Organização Mundial da Saúde (OMS) em 2013, a estimativa global de incidência da toxoplasmose congênita é de 190.100 casos anuais (IC 95%: 179.300 a 206.300). Foi calculada também a incidência dividida por regiões. Mais informações podem ser encontradas no documento completo, que pode ser acessado

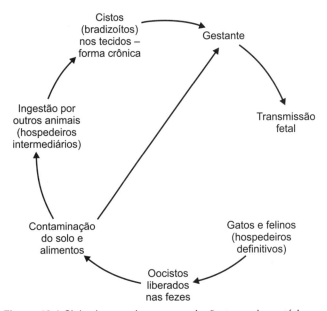

Figura 40.1 Ciclo do parasita e transmissão transplacentária.

gratuitamente no *site* http://www.who.int/bulletin/volumes/91/7/12-111732/en/.

Em relação ao Brasil, os autores calcularam a expectativa de incidência utilizando os dados de prevalência em mulheres e a incidência de IgM positiva (infecção ativa) em neonatos. O cruzamento desses dados tornou possível estimar que o número de casos de toxoplasmose congênita varia de 6.000 a 9.000 por ano. Os autores alertaram também que os genótipos do parasita encontrados na América do Sul são mais patogênicos que aqueles encontrados no restante do globo, podendo causar maior dano fetal.

Existem poucos estudos a respeito da prevalência de toxoplasmose no Nordeste do Brasil. Em estudo realizado no ambulatório pré-natal do Instituto de Medicina Integral Prof. Fernando Figueira (IMIP – Recife-PE) com 503 gestantes atendidas no período de outubro de 2004 a abril de 2005, foram encontradas imunidade em 74,7% e "possível" infecção ativa em 2,8% das pacientes. A suscetibilidade à infecção nessa população foi significativamente maior em gestantes com 8 anos ou mais de estudo. Os autores consideraram que a escolaridade funcionaria como indicador do nível socioeconômico da população e atribuíram esses achados à adoção de hábitos higiênicos mais apropriados, o que reduz a possibilidade de contaminação dessas mulheres antes da gestação.

QUADRO CLÍNICO

Materno

A infecção é assintomática na maioria dos casos (> 90%). Nos casos sintomáticos, pode ocorrer linfadenomegalia associada a sintomas inespecíficos de astenia, cefaleia, mialgia e febre, caracterizando a chamada síndrome "mononucleose-*like*" (anticorpos heterófilos ausentes). Em geral, o diagnóstico de infecção aguda é um achado de rastreio sorológico.

Neonato

A infecção congênita ocorre apenas na fase aguda da doença, quando há parasitemia com presença de taquizoítos no sangue materno. A transmissão transplacentária é muito mais frequente em idade gestacional avançada, quando as vilosidades coriônicas estão adelgaçadas, especialmente no nono mês. No entanto, o comprometimento fetal é mais grave quando a infecção ocorre no início da gestação, podendo ocasionar óbito fetal e abortamentos.

Uma metanálise realizada em 2007 a partir da revisão de 26 estudos de coortes de gestantes tratadas e neonatos infectados identificou que o risco de transmissão vertical é de 15% quando a soroconversão ocorre na 13ª semana; entretanto, quando ocorre com 36 semanas, o risco chega a 71% (SYROCOT Study Group).

A toxoplasmose congênita pode assumir diversas formas clínicas, conforme exposto no Quadro 40.1. A grande maioria dos neonatos infectados é assintomática (70% a 90%) e tem bom prognóstico, desde que o tratamento seja instituído logo ao nascimento. A conhecida *tríade da toxoplasmose congênita,* que consiste em retinocoroidite, hidrocefalia e presença de calcificações intracranianas, ocorre somente em menos de 10% dos casos. Podem surgir sequelas ou recidivas na adolescência em indivíduos com infecção congênita e sem diagnóstico prévio. Nesse caso, as principais manifestações são oculares: retinocoroidite, catarata e glaucoma, podendo culminar com a perda da visão.

Quadro 40.1 Manifestações clínicas da toxoplasmose congênita – doença neonatal grave

Retinocoroidite e outras alterações oculares
Hidrocefalia obstrutiva com anormalidade do líquido cefalorraquidiano
Microftalmia
Retardo neuropsicomotor
Calcificações intracranianas
Febre
Hepatoesplenomegalia
Icterícia
Exantema
Anemia
Edema e ascite (menos frequentes)
Sintomas gastrointestinais: diarreia e vômitos

DIAGNÓSTICO DIFERENCIAL

O diagnóstico diferencial deve ser realizado com outras infecções que causam alterações fetais, notadamente com repercussões oculares:

- Rubéola.
- Citomegalovírus.
- Sífilis.
- Anormalidades congênitas da retina.
- Hipertrofia congênita do epitélio pigmentar da retina.

RASTREIO PRÉ-NATAL

Não existe consenso sobre a necessidade de rastreio universal; assim, cada país adota condutas com base na prevalência da infecção em sua população e avaliações de custo-benefício.

No Brasil, o Ministério da Saúde recomenda o rastreio sorológico, principalmente em lugares onde a prevalência é elevada, por meio da detecção de anticorpos IgG e IgM na primeira consulta de pré-natal com repetição a cada 2 ou 3 meses. O objetivo é identificar as gestantes suscetíveis e intensificar as orientações preventivas (veja *Profilaxia – Medidas preventivas*). A FEBRASGO também recomenda o rastreamento no primeiro trimestre de gravidez.

DIAGNÓSTICO

Infecção materna

A sorologia é o procedimento mais utilizado para o diagnóstico e, em caso de dúvida, recomenda-se que seja repetida com o intervalo de 2 semanas. Os anticorpos do tipo IgM surgem na primeira semana de infecção (até 10 dias) e normalmente desaparecem em 3 ou 4 meses, podendo, no entanto, persistir por anos. Os anticorpos do tipo IgG surgem geralmente 2 semanas após a IgM, apresentam pico entre 6 e 8 semanas (decrescendo a partir daí até 2 anos) e permanecem detectáveis durante toda a vida.

Quadro 40.2 Interpretação dos resultados maternos: sorologias para toxoplasmose

Resultado		Interpretação
IgG	IgM	
Negativa	Negativa	Suscetibilidade
Positiva	Negativa	Imunidade
Negativa ou positiva	Positiva	Doença ativa*

* Se a IgG for negativa, o acometimento é bem recente. Convém repetir o exame em 2 semanas para documentar a "viragem". Se não houver modificação dos resultados, avaliar falso-positivo de IgM. Se ambos forem positivos, deve-se realizar teste de avidez de IgG.

A infecção aguda durante a gestação pode ser diagnosticada quando a soroconversão é documentada. Infelizmente, esse tipo de achado é incomum e, em geral, outros testes são necessários. Esses testes complementares se baseiam na avidez, ou afinidade, dos anticorpos do tipo IgG pelos antígenos: a avidez será maior quanto mais antiga for a infecção. Apesar das possíveis variações individuais, se a infecção ocorrer no período de 12 a 20 semanas antes do momento do teste, a avidez será alta. Portanto, a interpretação dos resultados deverá ser realizada comparando o momento da realização do exame e retrospectivamente a idade gestacional da paciente.

Infecção fetal

Atualmente, o diagnóstico da infecção fetal constitui uma etapa imprescindível da conduta a ser adotada diante do diagnóstico de infecção materna, uma vez que influencia o esquema terapêutico. Além disso, em alguns países onde o abortamento é permitido, diante da comprovação dessa infecção, esse passo é importante para a tomada de decisão dos genitores.

A amniocentese é o método diagnóstico mais utilizado atualmente (veja o Capítulo 53). A avaliação do líquido é realizada por PCR em tempo real e o exame deve ser feito de preferência após 18 semanas para aumentar a sensibilidade do método, independentemente da idade gestacional da soroconversão materna, e 4 semanas após a infecção materna. Caso a PCR seja positiva, a infecção fetal estará confirmada e deverá ser instituída uma terapêutica pré-natal adequada (veja *Conduta*). Entretanto, para o Ministério da Saúde, a amniocentese deve ser realizada após 18 semanas e, na toxoplasmose adquirida, após a 30ª semana de gestação, o procedimento pode ser dispensado e o tratamento iniciado imediatamente com esquema tríplice (pirimetamina, sulfadiazina e ácido folínico) em razão do alto risco de infecção fetal.

São recomendadas também ultrassonografias (USG) seriadas (mensais) para todas as gestantes infectadas com o objetivo de identificar possíveis alterações morfológicas fetais. São sugestivos de infecção fetal os seguintes achados: hidrocefalia, calcificações intracranianas, hepatomegalia, ascite fetal e aumento da placenta com sinais de inflamação. A experiência do operador na realização dos exames e a qualidade dos equipamentos utilizados devem ser consideradas na tomada de decisão diante dos achados ultrassonográficos em locais onde não é possível a realização de amniocentese precoce. Segundo o Ministério da Saúde, USG alteradas em gestantes possivelmente infectadas indicam a necessidade de tratamento tríplice a ser iniciado após 18 semanas.

PROFILAXIA – MEDIDAS PREVENTIVAS

O Ministério da Saúde recomenda em seu *Manual de Pré-Natal de Alto Risco* que todas as gestantes suscetíveis à toxoplasmose sejam orientadas a:
- Lavar bem frutas, legumes e verduras antes de se alimentar.
- Não ingerir carnes cruas, mal cozidas ou mal passadas, incluindo embutidos, como salame, copa etc.
- Evitar contato com o solo e a terra de jardim; se indispensável, usar luvas e lavar bem as mãos após.
- Evitar contato com fezes de gato no lixo ou solo.
- Após manusear carne crua, lavar bem as mãos, assim como toda a superfície que entrou em contato com o alimento e todos os utensílios utilizados.
- Não consumir leite e seus derivados crus, não pasteurizados, seja de vaca ou de cabra.
- Propor que outra pessoa limpe a caixa de areia dos gatos e, caso não seja possível, limpá-la e trocá-la diariamente, utilizando luvas e pazinha.
- Alimentar os gatos com carne cozida ou ração, não deixando que eles ingiram animais considerados "caça".
- Lavar bem as mãos após contato com os animais.

Existem algumas evidências sobre a contaminação de mariscos com o toxoplasma, mas não há uma recomendação formal de abstenção desses alimentos durante a gestação. O congelamento de carnes por mais de 24 horas pode destruir as formas infectantes, mas não deve ser utilizado como única forma de prevenção.

Existem pesquisas em andamento para o desenvolvimento de vacinas para a toxoplasmose, mas seu custo-benefício é discutível em populações com elevada prevalência da infecção.

CONDUTA

Tratamento pré-natal

A literatura é controversa quanto à eficácia do tratamento pré-natal da toxoplasmose congênita, e os riscos e benefícios devem ser discutidos com as gestantes e suas famílias.

Em geral, diante da soroconversão materna documentada, recomenda-se administração imediata de espiramicina na dose oral de 1g a cada 8 horas, estendendo-se até o término da gestação. Esse macrolídeo se concentra na placenta e teoricamente impediria a passagem do toxoplasma. Caso seja confirmada infecção fetal (PCR ou USG alterada), o esquema deverá ser trocado por pirimetamina 25mg VO a cada 12 horas + sulfadiazina 1.500mg VO a cada 12 horas. Como esses medicamentos são agentes inibidores do ácido fólico, devem ser administrados obrigatoriamente em conjunto com ácido folínico 10mg/dia. Essas medicações são ativas contra taquizoítos, porém são consideradas muito tóxicas, podendo ocasionar falência renal e aplasia medular. É recomendável realizar hemograma completo semanalmente e interromper o tratamento diante de alterações. A Figura 40.2 apresenta um resumo da conduta recomendada diante do diagnóstico de toxoplasmose aguda na gestação.

Mais recentemente, tem sido estudado com sucesso o uso da azitromicina em associação à pirimetamina para o tratamento da toxoplasmose em indivíduos HIV-positivos (retinocoroidite). Como esse medicamento pode ser utilizado na gestação (veja o Capítulo 56), sendo inclusive recomendado para o tratamento de outras infecções, novos estudos são necessários para esclarecer sua eficácia no caso de infecção congênita e abrir novas fronteiras nessa discussão.

Tratamento do neonato

O consenso é que sejam realizados tratamentos de longa duração com pirimetamina + sulfadiazina + ácido folínico. Esses esquemas, que duram aproximadamente 2 anos, mostraram prognóstico melhor quanto à resolução da infecção ativa, melhores resultados cognitivos em 10 anos e diminuição de recidivas oculares (*National Collaborative Chicago-Based Congenital Toxoplasmosis Study* – NCCCTS).

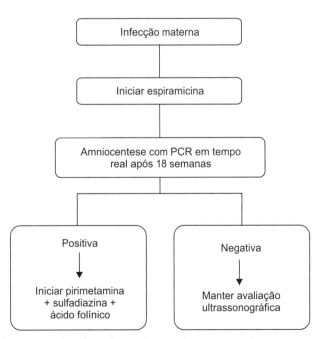

Figura 40.2 Conduta diante de toxoplasmose aguda diagnosticada na gestação.

NOTIFICAÇÃO EPIDEMIOLÓGICA

No Brasil, todos os casos de toxoplasmose aguda devem ser notificados à Vigilância Epidemiológica do Ministério da Saúde conforme diretrizes existentes para os serviços--sentinela.

LEITURA RECOMENDADA

Torgerson PR, Mastroiacovo P. The global burden of congenital toxo-plasmosis: a systematic review. Bulletin of the World Health Organization 2013; b91:501-508.

Oz HS. Maternal and congenital toxoplasmosis, currently available and novel therapies in horizon. Frontiers in Microbiology 2014; 5:385.

Porto AM, Feitosa et al. Perfil sorológico para toxoplasmose em gestantes atendidas em maternidade. Rev Assoc Med Bras 2008; 54(3):242-8. Disponível em: <http://www.scielo.br/scielo.php?script=sci_arttext&pid=S0104-42302008000300018&lng=en&nrm=iso>. Acesso em: 15 de julho de 2017.

41 Rubéola

INTRODUÇÃO

Doença exantemática aguda de etiologia viral, a rubéola apresenta alta contagiosidade, acometendo principalmente crianças em idade escolar em todo o mundo. De curso benigno, sua importância epidemiológica na gestação está relacionada com o risco de abortos, natimortos e malformações congênitas, como cardiopatias, catarata e surdez.

AGENTE ETIOLÓGICO E IMUNIDADE

Trata-se de um vírus RNA pertencente ao gênero *Rubivirus*, família Togaviridae. O ser humano é o único reservatório conhecido. A imunidade ativa é adquirida por meio de infecção natural ou por vacinação, permanecendo por quase toda a vida. Os filhos de mães imunes podem apresentar imunidade passiva e transitória durante 6 a 9 meses. Tem sido relatada a ocorrência de reinfecção em pessoas previamente imunes por meio de vacinação ou infecção natural, quando reexpostas ao vírus. Essa reinfecção costuma ser assintomática e detectável apenas por métodos sorológicos.

INCIDÊNCIA E EPIDEMIOLOGIA

A incidência mundial da rubéola caiu de maneira drástica após a implementação de programas nacionais de vacinação. Desde 2006, mais da metade dos países e territórios reconhecidos conta com programas de vacinação, e a organização desses programas está diretamente relacionada com o desenvolvimento econômico. Apesar disso, existem relatos de surtos recentes que atingiram homens com idade entre 20 e 49 anos que não foram incluídos nos primeiros protocolos, como em 2013 no Japão.

A Organização Mundial da Saúde (OMS) recomenda que a vacinação combinada para rubéola, sarampo e caxumba (SRC ou tríplice viral) seja administrada dos 12 aos 18 meses de vida com um reforço aos 36 meses. O tipo de vacina atualmente disponível (RA/23) contém vírus vivos atenuados em culturas de células diploides e produz soroconversão em 95% dos indivíduos após a primeira dose. Apesar de os títulos de anticorpos pós-vacinação serem menores que os observados após uma infecção natural, foi comprovado que a eficácia e a duração da proteção são comparáveis (veja *Prevenção*).

Em abril de 2015, a Organização Pan-Americana da Saúde (OPAS) declarou que a rubéola e a síndrome da rubéola congênita haviam sido eliminadas nas Américas, uma vez que não foram mais encontradas evidências da transmissão endêmica dessas doenças durante 5 anos consecutivos. No Brasil, a rubéola integra a lista de doenças de notificação compulsória desde a década de 1990, e, segundo dados do Ministério da Saúde, o país alcançou a meta de eliminação da rubéola e da síndrome da rubéola congênita antes de 2010. Para que isso acontecesse foram realizadas sucessivas campanhas de vacinação dirigidas a mulheres em idade fértil no início dos anos 2000 e introduzidas as vacinas dupla (combinada com sarampo) e tríplice viral (combinada com sarampo e caxumba) no calendário básico de imunizações.

MODO DE TRANSMISSÃO E PERÍODO DE INCUBAÇÃO

A transmissão da rubéola resulta do contato interpessoal. A porta de entrada é o trato respiratório alto ou a transmissão materno-fetal (forma congênita – transmissão vertical). Em geral, o período de incubação varia de 14 a 21 dias, durando em média 17 dias. A variação máxima observada é de 12 a 23 dias.

A disseminação do vírus pelos indivíduos infectados ocorre a partir de 1 semana *antes* do surgimento do *rash* cutâneo até 1 semana depois. No caso da transmissão vertical, normalmente decorre da primoinfecção materna. O risco de contaminação fetal diminui à medida que a idade gestacional no momento da infecção avança, do mesmo modo que o potencial de malformações congênitas. É importante lembrar que recém-nascidos com síndrome da rubéola congênita podem eliminar o vírus da rubéola em secreções nasofaríngeas, sangue, urina e fezes por longos períodos (o vírus pode ser encontrado em 80% das crianças no primeiro mês de vida; 62% do primeiro ao quarto mês; 33% do quinto ao oitavo mês; 11% entre 9 e 12 meses e apenas 3% no segundo ano de vida).

Os anticorpos do tipo IgG produzidos promovem imunidade, mas podem ocorrer reinfecções. As novas exposições ao vírus são seguidas de elevação acentuada nos títulos de anticorpos, mas na literatura são raros os casos de infecção fetal nesses casos.

DIAGNÓSTICO DIFERENCIAL

O diagnóstico diferencial deve ser feito com as seguintes doenças: sarampo, escarlatina, dengue, febre de chikungunya, infecção pelo Zika vírus, exantema súbito (crianças até 2 anos), eritema infeccioso, enteroviroses (coxsáckie e echo) e, também, com outras doenças que podem causar síndromes congênitas, como mononucleose infecciosa, toxoplasmose e infecção por citomegalovírus. Devem ser descartadas ainda as alergias, principalmente a medicamentos.

QUADRO CLÍNICO

Aproximadamente 25% a 50% das infecções são assintomáticas ou subclínicas. Em geral, as crianças apresentam quadros clínicos leves, quando comparadas aos adultos, e as complicações são raras. Podem ocorrer as seguintes manifestações:

Período prodrômico

Os sintomas prodrômicos geralmente surgem 1 a 5 dias antes do aparecimento do *rash* cutâneo e podem incluir:

- Febre.
- Cefaleia.
- Anorexia.
- Conjuntivite.
- Coriza.
- Tosse.
- Linfadenomegalia.

Rash cutâneo

Trata-se de exantema do tipo maculopapular. Em geral, tem início na face ou na parte superior do tórax e se dissemina em um padrão de onda, envolvendo primeiro o tórax, a seguir o abdome e finalmente as extremidades. Pode durar de 1 a 5 dias, mas geralmente persiste por 3 dias (daí a expressão "sarampo de 3 dias"). Não há escurecimento das manchas nem coalescência.

Artralgia

A artralgia é bastante frequente na infecção de mulheres adultas e, portanto, das gestantes, podendo atingir 70% dos casos. São acometidos joelhos, pulsos e articulações interfalangianas. Eventualmente, pode ocorrer artrite franca.

Linfadenopatia

Trata-se de uma adenopatia retroauricular (e/ou cervical ou suboccipital). Pode ser detectada 6 a 7 dias antes do início do *rash* e persistir durante 1 a 2 semanas depois de seu desaparecimento.

REPERCUSSÕES NA GESTAÇÃO

Repercussões maternas

A gestação não altera a gravidade da doença.

Repercussões fetais

Os efeitos fetais da infecção materna por rubéola dependem fundamentalmente da idade gestacional (e, portanto, do desenvolvimento fetal) em que ocorreu a viremia materna (Quadro 41.1), sendo a rigor tanto mais frequente e mais grave quanto mais precoce for a idade gestacional na vigência da infecção.

O acometimento fetal pode ocorrer tanto com a infecção clínica como com a infecção subclínica ou mesmo assintomática. O risco é maior nas primeiras 10 semanas de gestação. Alterações cardíacas e oculares geralmente estão relacionadas com infecções precoces (antes da oitava semana), enquanto a perda auditiva (neurossensorial e bilateral) pode ser relacionada com infecções até a 18ª semana (Quadro 41.2). A infecção depois da 20ª semana não se associa a lesões fetais. A rubéola periconcepcional não parece determinar infecção fetal desde que a doença ocorra antes de 12 dias do período ovulatório.

Durante a gestação, ocorre a passagem passiva de parte dos anticorpos maternos para o feto (somente tipo IgG). A produção de imunoglobulinas fetais contra o vírus inicia-se a partir de 9 a 11 semanas e aumenta com a idade gestacional (predomínio IgM – pico na metade da gestação). Ao nascimento, por meio de sorologias, é possível documentar a infecção fetal, pois a presença de IgM só poderá ser atribuída à origem fetal e essa pode persistir por 1 ou até 2 anos em alguns casos.

A síndrome da rubéola congênita pode ser definida como uma doença que geralmente se manifesta na infância em decorrência de infecção intrauterina e se caracteriza pela presença de pelo menos um dos seguintes achados clínicos:

- **Categoria A:** catarata/glaucoma congênito, cardiopatia congênita, comumente persistência de ducto arterioso ou estenose de artéria pulmonar, déficit auditivo, retinopatia pigmentar.
- **Categoria B:** púrpura, hepatoesplenomegalia, convulsões, microcefalia, atraso de desenvolvimento, meningoencefalite, doença óssea radiolucente; esses achados dependem de confirmação laboratorial (Centers for Disease Control and Prevention – CDC 2010).

Os critérios laboratoriais incluem a positividade de qualquer dos seguintes exames nas crianças: isolamento do vírus, detecção de IgM específica (20% só positivam após o primeiro mês), níveis persistentes de IgG (quando não ocorre diminuição mensal de pelo menos a metade dos títulos transferidos pela mãe) e reação em cadeia da polimerase (PCR) positiva para o vírus. Os casos podem ser identificados de modo mais tardio nas crianças cujo comprometimento auditivo é o único sinal ou sintoma.

Cerca de um terço dos recém-nascidos infectados morre ainda no período neonatal (especialmente os casos de infecção intrauterina no primeiro trimestre). Dos sobreviventes, 50% persistem com o vírus por 6 meses ou mais, constituindo fonte importante de contaminação.

DIAGNÓSTICO LABORATORIAL – INFECÇÃO MATERNA

O diagnóstico laboratorial é realizado por meio de testes sorológicos para identificar rubéola (imunofluorescência ou ELISA) que detectam anticorpos específicos IgG e IgM.

Quadro 41.2 Síndrome da rubéola congênita

Crescimento e desenvolvimento	Restrição do crescimento (intra e extrauterino)
	Prematuridade
	Atraso do desenvolvimento psicomotor: intelectual, comportamental, dificuldades educacionais
Fígado	Hepatite
	Hepatoesplenomegalia
	Icterícia obstrutiva
Olhos	Retinopatia
	Coriorretinite
	Catarata
	Opacificação da córnea
	Glaucoma
	Microftalmia
Ossos	Micrognatia
	Alterações nos ossos longos
Ouvidos	Defeitos de audição (centrais e periféricos)
Pâncreas e tireoide	*Diabetes mellitus* tipo 1 e disfunção tireoidiana
Pulmões	Pneumonite intersticial
Sistema cardiovascular	Hipoplasia arterial pulmonar
	Persistência do ducto arterioso
	Coarctação do istmo da aorta
	Defeito do septo interventricular
	Defeito do septo interatrial
	Necrose miocárdica
	Miocardite
Sistema geniturinário	Hipospádia
	Agenesia unilateral
	Estenose da artéria renal → hipertensão
Sistema hematopoético	Anemia
	Eritropoese dérmica
	Discrasias imunológicas
	Leucopenia
	Trombocitopenia com ou sem púrpura
SNC	Encefalite
	Microcefalia
	Hidrocefalia
	Calcificação distrófica
	Déficits neurológicos
	Panencefalite progressiva

SNC: sistema nervoso central.

Quadro 41.1 Risco de transmissão vertical da rubéola de acordo com a idade gestacional

Idade gestacional na infecção materna	Percentual de infecção fetal	Percentual de malformações fetais	Percentual de risco total
< 11 semanas	90	100	90
11 a 12 semanas	67	50	33
13 a 14 semanas	67	17	11
15 a 16 semanas	47	50	24
> 17 semanas	39	–	–

Fonte: modificado de Miller e cols., 1982.

Segundo o Ministério da Saúde, a rede pública no Brasil oferece exames laboratoriais (titulação de anticorpos IgM e IgG para rubéola) em todos os estados.

O pico dos títulos de anticorpos ocorre 1 a 2 semanas após o início do *rash*. Os anticorpos IgM são indicadores de *infecção ativa* e desaparecem após 6 a 10 semanas, enquanto os títulos de IgG podem persistir baixos por toda a vida (indicando *infecção pregressa*). Ocasionalmente, os títulos IgM podem permanecer elevados durante 1 ano. Como podem ocorrer falso-positivos, deve-se repetir a sorologia para acompanhar a queda ou a ascensão dos títulos. Em populações com taxas altas de vacinação, a elevação de pelo menos quatro vezes com posterior queda dos títulos de IgG pode indicar reinfecção. Também poderá ser realizada avaliação da avidez dos anticorpos IgG para definição de infecção recente (nesse caso, o resultado é avidez baixa, o que indica ligação fraca).

Em caso de exposição da gestante (contato com indivíduo infectado) ou surgimento do *rash*, recomenda-se a coleta inicial para testes sorológicos na primeira semana do possível contágio com repetição após 2 a 3 semanas. Essa medida é importante para o diagnóstico diferencial com outras doenças causadoras de *rash* e para determinar se a gestante é suscetível (IgG e IgM negativos no rastreio sorológico) ou imune à rubéola (seja por vacina ou infecção prévia assintomática). A identificação do vírus na nasofaringe das gestantes também pode ser útil para o diagnóstico de infecção recente, mas tem alto custo e é pouco utilizada em nosso meio.

INVESTIGAÇÃO FETAL
Ultrassonografia

A ultrassonografia deve ser realizada rotineiramente nos casos comprovados de infecção materna causada pela rubéola, visando ao rastreio ecográfico de algumas malformações somáticas. Achados tardios da doença geralmente são encontrados após a 20ª semana. A ausência de achados ultrassonográficos não exclui a infecção fetal.

Achados ecográficos

- Hidrocefalia.
- Microcefalia.
- Microftalmia.
- Restrição do crescimento fetal.
- Hidropisia.
- Espessamento placentar.

Ecocardiografia fetal

A ecocardiografia fetal também está indicada de rotina para os casos de infecção por rubéola documentada antes de 20 semanas. Em geral, as malformações cardíacas são o apanágio da infecção do primeiro trimestre. A ecocardiografia possibilita a identificação antenatal das alterações mais frequentes, como comunicação interventricular e coarctação da aorta, entre outras. No pós-natal, essa investigação deve ser complementada.

Amniocentese e cordocentese

A propedêutica invasiva da infecção fetal pode ser sugerida em todos os casos em que a infecção materna por rubéola ocorreu antes da 20ª semana de gestação. Como esses testes envolvem riscos, incluindo perda fetal, sua indicação deve ser avaliada pela equipe e os genitores deverão ser esclarecidos de modo a participar ativamente da decisão.

A cordocentese é utilizada para pesquisa específica de IgM no sangue fetal e exames inespecíficos que sugiram uma infecção, como hematócrito e hemoglobina, plaquetas, gama-GT e DHL. Por sua vez, a amniocentese possibilita a detecção do vírus no líquido amniótico mediante técnica laboratorial de PCR, realizada idealmente após a 14ª semana e com 1 mês de infecção materna. O risco de perda fetal com amniocentese é menor do que com a cordocentese (veja o Capítulo 53 para mais detalhes sobre os procedimentos).

Ultrassonografia transfontanela

A ultrassonografia transfontanela também deve ser realizada no pós-natal para dar prosseguimento à investigação do SNC.

RASTREIO NO PRÉ-NATAL

O Ministério da Saúde, por meio das Secretarias de Vigilância em Saúde (SVS) e de Atenção à Saúde (SAS), não recomenda o rastreamento de rotina da rubéola na gravidez por meio da dosagem de IgM, principalmente em pacientes assintomáticas, em razão da possibilidade de criar expectativa desnecessária e sofrimento para as famílias nos casos de resultados falso-positivos. Caso seja necessário saber se a gestante apresenta títulos protetores contra o vírus da rubéola, cabe solicitar somente sorologia com titulagem de IgG, uma vez que não é permitida a vacinação durante a gestação.

CONDUTA

Até o momento, não existe terapêutica disponível para os casos documentados de infecção fetal. Nos países onde é possível a interrupção legal da gestação, esta pode ser discutida com o casal (não é o caso do Brasil). O acompanhamento fetal com ultrassonografias seriadas deve ser realizado, além da orientação e do apoio aos pais. O tratamento no pós-parto é direcionado às alterações causadas pela infecção, a depender do sistema acometido.

PREVENÇÃO
Vacinação

A vacinação contra a rubéola é a medida preventiva mais eficaz e segura. A infância é a faixa etária ideal para a vacinação, uma vez que as maiores fontes de contágio das gestantes costumam ser as crianças. A orientação sobre a vacina antirrubéola deve fazer parte dos exames pré-concepcionais. Outro momento muito propício para a vacinação é o puerpério, visto que vários casos de rubéola ocorrem em mulheres que já tiveram filhos. Assim, todas as puérperas suscetíveis devem ser vacinadas.

No Brasil, a vacina para rubéola faz parte da vacina tríplice viral ou SRC (sarampo, rubéola e caxumba) e da tetra viral (sarampo, rubéola, caxumba e varicela – SRCV). O calendário básico de imunizações (2017) recomenda que a primeira dose de SRC deve ser aplicada aos 12 meses de vida ou alternativamente a dose única da tetra viral aos 15 meses (podendo ser realizada até os 5 anos). Todos os adultos devem receber a segunda dose (tríplice viral) até os 29 anos ou uma dose dos 30 aos 49 anos, independentemente de história pregressa de doença, com o objetivo de manter a eliminação da rubéola e da síndrome da rubéola congênita. A ocorrência de efeitos colaterais é rara.

A vacina é contraindicada durante a gestação, uma vez que contém vírus vivos atenuados. Após a vacinação, a contracepção é indicada durante 3 meses. De qualquer modo, mesmo que a gestação ocorra nesse período, cumpre ressaltar que até o momento os estudos realizados não mostraram evidências de dano fetal, não estando indicados os métodos invasivos para diagnóstico fetal, tampouco a interrupção da gestação. As demais contraindicações à vacina envolvem os pacientes imunocomprometidos (pacientes que estão recebendo quimioterapia, transplantados usando imunossupressores e pacientes com imunodeficiências congênitas). Nas crianças com HIV não deve ser administrada quando houver imunodepressão grave (LT-CD4+ < 15% em ≤ 5 anos e nas > 5 anos com LT-CD4+ < 200 células/µL, por pelo menos 6 meses) ou sintomatologia grave.

Proteção individual para evitar circulação viral

As crianças e os adultos acometidos de rubéola devem ser afastados da escola, da creche ou do local de trabalho durante o período de contágio (de 5 a 7 dias antes do início do exantema e pelo menos 5 a 7 dias depois).

Ações de educação em saúde

Convém esclarecer a população, principalmente da área de educação e creches, sobre a importância da doença. Os indivíduos com suspeita devem procurar os serviços de saúde para que sejam realizados o diagnóstico e a notificação dos casos.

Os profissionais devem ser alertados quanto aos cuidados para a inclusão das crianças portadoras de síndrome da rubéola congênita.

LEITURA RECOMENDADA

Centers for Disease Control and Prevention. Rubella, congenital syndrome 2010 case definition. Disponível em: http://wwwn.cdc.gov/nndss/conditions/rubella-congenital-syndrome/case-definition/2010/. Acesso em: 15 de julho de 2017.

OPAS. America's region is declared the world's first to eliminate rubella. April 29, 2015. Disponível em: http://www.paho.org/hq/index.php?option=com_content&view=article&id=10798%3Aamericas-free-of-rubella&catid=740%3Anews-press-releases&Itemid=1926&lang=en. Acesso em: 15 de julho de 2017.

42 Citomegalovírus

INTRODUÇÃO

O citomegalovírus (CMV) pertence à família Herpesviridae (que inclui os vírus herpes simples 1 e 2, o varicela-zóster e o vírus Epstein-Barr). Trata-se de um vírus DNA de cadeia dupla, cuja síntese ocorre dentro dos núcleos celulares do hospedeiro, que estabelece uma infecção latente após a resolução do quadro agudo. A evidência histológica da replicação viral pode ser observada na forma de corpúsculos de inclusão intranuclear com gigantismo tanto do núcleo como do citoplasma (doença de inclusão citomegálica). A célula fica duas a três vezes maior do que na infecção por outros herpesvírus. O ser humano e os primatas são os reservatórios naturais.

A prevalência da infecção pode variar de 40% a 80% na população adulta, e os países com médios e poucos recursos apresentam as maiores taxas. A idade também é um fator importante: na adolescência, cerca de 40% a 50% dos indivíduos já são soropositivos – uma frequência que aumenta em torno de 1% ao ano. Nos países com mais recursos, o CMV representa a infecção perinatal mais comum, e estima-se que cerca de metade da população feminina em idade fértil seja soronegativa (suscetível). Tem sido dada atenção especial aos casos de reativação da infecção em indivíduos imunossuprimidos (iatrogênica ou secundária a HIV).

MODOS DE TRANSMISSÃO

A transmissão ocorre a partir do contato íntimo com fluidos biológicos infectados (saliva, urina, lágrimas, colostro, sangue, muco endocervical e sêmen). As mulheres em idade fértil geralmente adquirem o CMV após exposição à urina ou à saliva de crianças infectadas ou através do contato sexual.

A principal via de transmissão vertical é hematogênica (infecção placentária com replicação viral e contaminação fetal). A infecção por via ascendente dos órgãos genitais maternos é rara. Pode ocorrer ainda transmissão no período perinatal por meio do contato com as secreções genitais maternas ou amamentação. Existem relatos na literatura de contaminação após transfusões sanguíneas e transplantes de órgãos.

PERÍODO DE INCUBAÇÃO

O período de incubação é de 4 a 8 semanas.

QUADRO CLÍNICO

A infecção de indivíduos imunocompetentes geralmente é subclínica. Aproximadamente 15% manifestam síndrome autolimitada tipo "mononucleose-*like*" (sem anticorpos heterófilos) com febre, letargia, mal-estar, dor de garganta, poliartralgia, esplenomegalia, linfadenopatia, linfocitose atípica e trombocitopenia. São comuns as evidências bioquímicas de disfunção hepática (especialmente elevação das transaminases), mas raramente é observada hepatite clínica. Um terço dos pacientes sintomáticos pode apresentar *rash* cutâneo maculopapular espontâneo ou secundário ao uso de antibióticos betalactâmicos (à semelhança do que acontece na infecção pelo vírus Epstein-Barr).

Os pacientes imunocomprometidos, por sua vez, podem desenvolver um quadro mais grave com miocardite, pneumonite, hepatite, retinite, gastroenterite ou meningoencefalite.

REPERCUSSÕES NA GESTAÇÃO
Repercussões maternas

O risco de infecção primária (ou seja, de soroconversão) varia de 1% a 7%. A infecção assintomática é bastante frequente, e a gestação não parece aumentar a gravidade da doença. No entanto, a chance de reativação torna-se maior à medida que a gestação avança.

Infecção primária versus *infecção recorrente*

Em aproximadamente 40% das infecções primárias maternas por CMV ocorre transmissão ao feto. Um estudo de revisão de 238 gestações com primoinfecção, realizado em 2013 por Picone e cols., mostrou que a transmissão vertical aumenta com a idade gestacional (36% no primeiro, 40% no segundo e 65% no terceiro trimestre). O CMV, à semelhança de outros herpesvírus, permanece latente no organismo e pode sofrer reativação apesar de níveis altos de IgG maternos. Portanto, pode ocorrer infecção congênita em conceptos de gestantes imunes, atingindo cerca de 1,8%, seja por reativação, seja por infecção por cepa viral diferente. Felizmente, embora a imunidade materna não consiga eliminar completamente a possibilidade de infecção transplacentária, parece diminuir a morbidade e as sequelas para o concepto.

Repercussões fetais

As manifestações clínicas fetais são causadas pela replicação viral na placenta e em outros órgãos, formação de imunocomplexos e vasculites durante a organogênese. Essas repercussões variam em função da idade gestacional em que ocorreu a contaminação fetal. Aproximadamente 90% dos fetos com infecção congênita são assintomáticos ao nascer. Os fetos sintomáticos ao nascimento mais frequentemente são aqueles cujas mães apresentaram primoinfecção no primeiro trimestre de gestação. No entanto, 10% a 15% dos neonatos assintomáticos ao nascimento desenvolvem sequelas nos primeiros anos de vida.

A sequela mais comum da infecção congênita por CMV é a perda auditiva neurossensorial, detectada em 30% a 50% dos casos sintomáticos. A perda auditiva é progressiva e bilateral. O diagnóstico pode ser estabelecido ao nascimento, mesmo nos assintomáticos, por meio de rastreio auditivo universal dos recém-nascidos. Problemas na dentição e de linguagem, deficiência visual e atraso do desenvolvimento neuropsicomotor em graus variados também são relacionados como sequelas a longo prazo.

As manifestações clínicas mais frequentes da infecção por CMV estão expostas no Quadro 42.1.

Quadro 42.1 Manifestações clínicas da infecção congênita por citomegalovírus de acordo com o período da infecção materna

Trimestre de gestação	Manifestações clínicas
Primeiro	Abortamento espontâneo
	Parto prematuro
	Baixo peso ao nascer
	Microcefalia, calcificações intracranianas (periventriculares), coriorretinite, atrofia óptica, hepatoesplenomegalia
	Atraso do desenvolvimento neuropsicomotor
	Perda auditiva neurossensorial
	Anemia hemolítica
	Coagulação intravascular disseminada
	Trombocitopenia e púrpura trombocitopênica
	Mortalidade perinatal: em torno de 50%
Segundo	Microcefalia (geralmente sem microcalcificações)
	Coriorretinite (menos frequente)
	Hepatoesplenomegalia
Terceiro	Geralmente assintomática ao nascimento, podendo, no entanto, cursar com complicações tardias

DIAGNÓSTICO LABORATORIAL
Rastreio pré-natal

A maioria dos autores concorda que o rastreio sorológico rotineiro de CMV durante o pré-natal não é indicado por causa do alto custo, da ausência de vacinas para as gestantes soronegativas, da ausência de terapia eficaz e da possibilidade de danos fetais, mesmo em soropositivas (infecção recorrente ou nova infecção por cepa diferente). O advento de novas opções terapêuticas contra a infecção congênita poderá futuramente modificar essa questão.

Segundo a FEBRASGO, o rastreamento no pré-natal deve ser reservado a pacientes de alto risco, como funcionárias de creches e de unidades neonatais, gestantes com imunodepressão pelo HIV, por doenças autoimunes, transplantadas ou aquelas que estejam usando imunossupressores.

Infecção materna
Indicações

- Quadro clínico materno (infecção semelhante à mononucleose).
- Contato da gestante (comum entre as profissionais de saúde) com indivíduos infectados.
- Evidências sugestivas de infecção congênita em ultrassonografia alterada: presença de microcefalia, cal-

Métodos diagnósticos utilizados

O diagnóstico materno geralmente é estabelecido a partir dos testes sorológicos para detecção dos anticorpos específicos (IgM e IgG), porém esses não diferenciam as cepas de CMV.

Interpretação dos resultados sorológicos

Os anticorpos IgM costumam surgir no soro 2 semanas após o início da infecção e podem permanecer por cerca de 6 meses. Como aproximadamente 50% dos adultos têm anticorpos, um único teste positivo não indica infecção. Amostras pareadas devem ser coletadas, e a infecção primária pode ser evidenciada pela soroconversão.

Os anticorpos IgG surgem de 2 a 3 semanas após os sintomas, quando presentes, e permanecem por toda a vida. O aumento de quatro vezes nos títulos de IgG (intervalo de coleta de 2 a 4 semanas) também sugere infecção aguda ou recente. Se isso ocorrer na ausência de IgM, sugere-se recorrência.

Outros métodos

Na ausência de soroconversão recente documentada, o teste de avidez de anticorpos de IgG associado à técnica de microneutralização pode ajudar na determinação do tempo de infecção. Avidez > 65% (alta) sugere infecção há mais de 6 meses; avidez baixa (< 30%) sugere primoinfecção ou infecção recente (entre 2 e 4 meses); entre 30% e 60%, o teste é considerado inconclusivo e não auxilia o diagnóstico.

O isolamento do vírus, as culturas de tecidos e o histopatológico com imuno-histoquímica não são utilizados frequentemente em indivíduos imunocompetentes. Sua utilização objetiva a comprovação de doença invasiva.

Diagnóstico fetal

O diagnóstico fetal tem por objetivo prever se o feto necessitará de assistência especializada diante de sequelas.

Indicações

- Infecção materna comprovada.
- Achados ultrassonográficos alterados em gestantes soropositivas para CMV (IgG ou IgM) (veja indicações maternas de investigação diagnóstica).

Métodos diagnósticos – Propedêutica conservadora

A utilização de métodos de imagem (ultrassonografia, ressonância magnética) torna possível a identificação de alterações morfológicas e do desenvolvimento fetal. No entanto, se esses exames estiverem normais, não poderão ser descartados o acometimento fetal e a presença de sequelas (por exemplo, lesão auditiva neurossensorial).

Métodos diagnósticos – Propedêutica invasiva

- **Amniocentese:** detecção viral no líquido amniótico por meio da hibridização ou reação em cadeia da polimerase (PCR). Parte do princípio de que o principal local de replicação viral no feto é o túbulo renal; desse modo, o vírus está presente na urina fetal e consequentemente no líquido amniótico. A sensibilidade do exame PCR varia de 70% a 100% e é influenciada pela época da gestação em que é realizada a coleta (maior após 21 semanas de gestação ou mais de 6 semanas após a infecção materna). Um resultado negativo não exclui a infecção congênita por CMV, sendo rara a ocorrência de falso-positivos por contaminação com líquidos maternos.
- **Cordocentese:** apesar de possibilitar uma melhor avaliação das condições fetais (anemia, trombocitopenia, elevação das transaminases, gama-GT e DHL e IgM total aumentada), esse método não apresenta maior sensibilidade ou especificidade diagnóstica que a amniocentese. As indicações são restritas (veja o Capítulo 53).

Diagnóstico neonatal

Indicações

- Neonatos sintomáticos para infecção congênita por CMV: pequenos para idade gestacional, presença de microcefalia, trombocitopenia, hepatoesplenomegalia, convulsões sem outras causas, hiperbilirrubinemia à custa de bilirrubina direta.
- Neonatos com rastreio auditivo alterado uni ou bilateralmente no segundo ou terceiro dia de vida ("teste da orelhinha" – a Lei 12.303/2010 obriga todos os hospitais e maternidades do país a realizarem o exame gratuitamente nas crianças nascidas em suas dependências).
- Neonatos com exames de imagem do SNC alterados não relacionados com outras causas: calcificações periventriculares, leucomalacia periventricular, ventriculomegalia, vasculites, polimicrogíria.
- Neonatos com ultrassonografias pré-natais mostrando restrição do crescimento intrauterino, microcefalia,

hidropisia, hepatoesplenomegalia ou aumento da ecogenicidade do intestino.

- Neonatos nascidos de mães com infecção confirmada (soroconversão durante gestação) ou suspeita (IgM e IgG positivos e avidez inconclusiva, síndrome "mononucleose-*like*" sem confirmação sorológica).
- Neonatos com comprometimento imunológico grave.

Métodos diagnósticos utilizados

A escolha dos testes vai depender de sua disponibilidade nos diversos serviços.

Cultura viral

O vírus pode ser isolado do material coletado na urina e na saliva. Para o diagnóstico de infecção congênita a coleta deve ser feita nas primeiras 3 semanas de vida (nas semanas subsequentes, o isolamento do vírus pode indicar infecção perinatal ou pós-natal). O método padrão tradicional tem sensibilidade e especificidade de 100% e se baseia nas alterações citopáticas da estrutura das células. Resultados positivos podem ser obtidos após 1 a 3 dias de incubação, porém a confirmação de um resultado negativo se dá somente após 28 dias. A "cultura rápida" (*shell vial assay* ou *shell vial culture*) possibilita a identificação do vírus em 24 horas. Embora mais simples e mais barata que a cultura tradicional, exige métodos complementares para confirmação diagnóstica (PCR).

PCR

O exame PCR é realizado em amostras de urina ou saliva coletadas nas primeiras 3 semanas de vida. Apresenta especificidade estimada em 99,9% e a sensibilidade varia de 97% a 100%. Tem custo relativamente baixo quando comparado às técnicas de cultura viral e não exige tantos cuidados com a estocagem e o transporte do material.

Sorologias

Sorologias não são recomendadas como primeira linha para diagnóstico porque são pouco sensíveis e pouco específicas. Aproximadamente metade das infecções congênitas não apresenta IgM detectável no sangue de cordão. A presença de IgG pode representar apenas a passagem transplacentária de anticorpos maternos.

Histopatológico da placenta

Esse exame pode ser realizado para documentar a infecção e auxiliar o diagnóstico na ausência dos demais métodos. Normalmente, encontra-se placenta grande, pálida e edemaciada; podem ser identificados corpúsculos de inclusão intranuclear (raros), persistência das células de Hofbauer e vilos edematosos e relativamente avasculares com fibrose focal.

CONDUTA

No caso de gestantes com a síndrome "mononucleose-*like*" raramente está indicado o uso de antivirais, pois não existem evidências de que o tratamento reduza a transmissão vertical. Em caso de suspeita de infecção materna durante a gestação, aconselha-se manter acompanhamento ultrassonográfico. A realização de exames de modo seriado, a cada 2 ou 4 semanas, pode levar à detecção de anormalidades, mas os resultados normais não excluem o comprometimento fetal.

O uso de imunoglobulina hiperimune em gestantes com infecção por CMV tem sido pesquisado desde 2005. Apesar dos primeiros resultados promissores, um recente ensaio clínico, randomizado, duplo-cego e controlado com placebo não mostrou diferenças significativas entre os grupos (*Congenital Human CMV Infection Prevention – CHIP trial 2014*). Nas 123 mulheres que puderam ser avaliadas e que receberam imunoglobulina hiperimune entre 5 e 26 semanas, o tratamento não modificou significativamente o curso da infecção na gestação e houve aumento de complicações obstétricas no grupo da imunoglobulina.

Nos países em que a interrupção provocada da gestação é permitida por lei, o diagnóstico de infecção por citomegalovírus antes da 20ª semana de gestação é indicação de aborto terapêutico. Nos países onde essa prática é proibida (caso do Brasil), os pais devem ser informados quanto ao risco potencial para o concepto, a via de parto é obstétrica e não há indicação de antecipação do parto para proteção fetal.

PROFILAXIA

Segundo uma revisão da Biblioteca Cochrane (2011), não há evidências suficientes que recomendem uma intervenção específica para a prevenção da transmissão vertical do CMV; desse modo, novos estudos são necessários.

Várias vacinas vêm sendo desenvolvidas, mas até agora nenhuma foi liberada para a imunização de indivíduos imunocompetentes. Os pesquisadores acreditam que, mesmo que possam ser utilizadas daqui a alguns anos, é difícil prever os resultados em gestantes, especialmente quanto à prevenção da perda auditiva (principal sequela em pacientes imunes).

O Centers for Disease Control and Prevention (CDC) recomenda que as gestantes intensifiquem as medidas de higiene (lavagem das mãos) após cuidar de crianças e evitem contato com objetos contaminados com saliva e/ou urina para reduzir o risco de exposição ao vírus.

LEITURA RECOMENDADA

Cunningham FG, Leveno KJ, Bloom SL, et al. Infectious diseases. In: Williams Obstetrics. 24. ed. McGraw-Hill Education, 2014: 1239-64.

FEBRASGO. Manual de assistência pré-natal. Sérgio Peixoto. 2. ed. São Paulo, 2014.

FEBRASGO. Manual de orientação: doenças infectocontagiosas. Citomegalovírus 2010: 123-8.

McCarthy FP, Giles ML, Rowlands S, Purcell KJ, Jones CA. Antenatal interventions for preventing the transmission of cytomegalovirus (CMV) from the mother to fetus during pregnancy and adverse outcomes in the congenitally infected infant. Cochrane Database of Systematic Reviews 2011, Issue 3. Art. No.: CD008371.

Miranda MMS et al. Rastreamento das infecções perinatais na gravidez: realizar ou não? FEMINA 2012; 40(1):13-22.

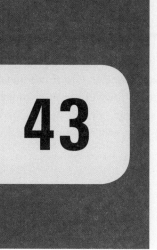

Herpes Genital

INTRODUÇÃO

Os herpes simples tipos 1 e 2 (HSV-1, HSV-2) são vírus de DNA grandes e de capsídeo icosaédrico. Ambos formam inclusões intranucleares e têm estrutura antigênica semelhante. São altamente contagiosos e se caracterizam especialmente por não serem eliminados pelo sistema imunológico, reativando-se periodicamente mesmo na presença de uma resposta imune celular e humoral adequada (presença de anticorpos específicos). Entre as crises de recorrência, o vírus persiste de forma latente nos gânglios nervosos.

Os primeiros estudos epidemiológicos demonstraram que o HSV-1 é mais neurotrópico, sendo encontrado com mais frequência em lesões labiais, lesões na face e em regiões expostas à luz solar; o HSV-2 é observado principalmente na região genital. Atualmente, sabe-se que os dois tipos podem ser encontrados na mesma localização e que a infecção por HSV-2 aumenta significativamente o risco de contaminação pelo vírus HIV. A Organização Mundial da Saúde (OMS) estima que cerca de 400 milhões de pessoas estejam infectadas pelo HSV-2 em todo o mundo, e a maioria delas desconhece essa condição, o que favorece a transmissão.

MODO DE TRANSMISSÃO

- **Sexual:** durante o coito vaginal ou anal por meio de contato orogenital ou oral-oral (beijo, contato com saliva). A transmissão pode ocorrer mesmo na ausência de sintomas. Muitas vezes, há associação com outras infecções sexualmente transmissíveis (IST).
- **Infecção congênita:** adquirida por via transplacentária (hematogênica).
- **Infecção neonatal:** contraída quando da passagem do concepto pelo canal de parto.

PERÍODO DE INCUBAÇÃO

O período de incubação é de 2 a 12 dias, podendo se estender até 26 dias.

MANIFESTAÇÕES CLÍNICAS

Infecção primária

Indivíduo previamente sem anticorpos contra HSV-1 ou HSV-2. Pode ser assintomática (75% dos casos) ou se associar a sintomas graves. Comumente associada à viremia. Os anticorpos específicos se desenvolvem aproximadamente após 12 semanas e persistem por toda a vida.

Período prodrômico

Caracteriza-se por "fisgadas" na região genital que se intensificam e passam a ser dolorosas.

Lesões genitais

Inicialmente, surgem lesões eritematosas acompanhadas de ardor, prurido e dor. Em seguida, surgem pequenas vesículas que se rompem em 3 a 5 dias, resultando em várias ulcerações de pequeno tamanho, podendo tornar-se secundariamente infectadas ou evoluir para reparação espontânea. As lesões são bastante dolorosas em decorrência da polirradiculoneurite. Em geral, observa-se corrimento genital associado. Esse processo dura em média 2 a 3 semanas. A pessoa acometida pode transmitir a doença durante um período de 14 dias.

Manifestações sistêmicas e extragenitais

Febre, cefaleia, mialgia, artralgia, astenia e mal-estar são os sintomas relatados por aproximadamente 67% dos pacientes.

A incidência de meningite asséptica é relatada com frequência de 8% a 25% em diferentes estudos. O líquido cefalorraquidiano (LCR) apresenta aumento do número de células (pleocitose com predomínio de linfócitos) e glicose normal. Podem ocorrer disúria, relatada por mais de 60% dos pacientes, e retenção urinária. Há duas causas prováveis para esses transtornos: relutância em urinar por causa da dor do contato da urina com as lesões genitais ulceradas e a presença de radiculomielite sacral transitória (infecções primárias graves).

Adenopatia satélite

Ocorre em 80% dos casos nos gânglios inguinais ou femorais.

Infecção recorrente

Todos os pacientes devem ser alertados de que as recorrências são comuns. A frequência das crises recorrentes é variável, dependendo da gravidade do episódio inicial, do sorotipo e de fatores individuais. São identificados alguns fatores de risco, como estresse, traumas mecânicos, infecções associadas, exposição ao sol e baixa da imunidade. A reativação da lesão herpética também pode estar associada à menstruação.

QUADRO CLÍNICO

O comportamento das lesões genitais segue o mesmo descrito para a infecção primária com a diferença de que o processo dura apenas 1 semana (em média) e raramente se observa adenite. As manifestações sistêmicas são menores ou ausentes.

EVOLUÇÃO NA GESTAÇÃO
Infecção genital primária na gestação

As manifestações clínicas são semelhantes às apresentadas por mulheres não gestantes já descritas neste capítulo. O risco principal é a transmissão para o feto no momento do parto (cerca de 30% a 40%). Esse risco é o mesmo se a infecção genital ocorrer pela primeira vez em mulher com sorologias negativas anteriores ou se for decorrente de infecção por HSV-2 em paciente com história de infecção prévia por HSV-1 e vice-versa.

Caso as lesões se manifestem antes de 12 semanas do parto, o risco é semelhante ao encontrado nas recorrências.

Episódios de recorrência na gestação

O risco de transmissão é menor no momento do parto (5% a 8%). A presença de recorrências não foi associada a abortamentos e perdas fetais. Provavelmente, a concentração menor de vírus e a existência prévia de anticorpos maternos específicos para o HSV exercem uma ação protetora.

INFECÇÃO FETAL
Infecção intrauterina

A infecção intrauterina é rara. As estimativas são de 1:250.000 partos. Pode ocorrer durante episódios de viremia materna (principal) ou por ascensão do vírus a partir de lesões genitais próximo ao parto, mesmo com membranas íntegras. Esse fato pode ser comprovado pela documentação da presença do vírus em fetos de mães submetidas a cesarianas com membranas intactas.

A placenta pode apresentar áreas de necrose com calcificações do cordão umbilical, e o feto pode se apresentar hidrópico, chegando ao óbito. Apesar da descrição clássica de uma tríade de manifestações da infecção fetal, as lesões podem ser clinicamente indistinguíveis daquelas provocadas por outros vírus, incluindo microcefalia, hidrocefalia, calcificações intracranianas, alterações oculares (microftalmia, coriorretinite, displasia retiniana, catarata congênita), lesões vesiculares cutâneas e hepatomegalia.

Infecção neonatal

A infecção neonatal pode ser adquirida no período perinatal (85% dos casos) ou pós-natal. A transmissão perinatal é influenciada pelo tipo de infecção materna (primária ou recorrente), pela presença ou não de anticorpos maternos, pela duração da rotura das membranas, por procedimentos invasivos e pelo tipo de parto (vaginal ou cesariana). Apesar disso, na maioria dos neonatos acometidos não se identifica nenhum dos fatores de risco citados.

Tanto o HSV-1 como o HSV-2 têm sido responsabilizados pela infecção neonatal, porém o prognóstico é mais reservado quando a infecção é causada pelo tipo 2. As manifestações clínicas podem ser variadas: localizadas (pele, olho, boca – em inglês usa-se a sigla SEM: *skin*, *eye*, *mouth*), acometer o SNC com encefalite ou apresentar forma disseminada. Em geral, surgem entre o quarto e o décimo dia de vida, caracterizando-se basicamente por:

- Sintomas prodrômicos: anorexia, irritabilidade.
- Vesículas herpéticas cutâneas (podem ou não aparecer).
- Manifestações gerais e de acometimento dos diversos órgãos e sistemas: febre, tosse, alteração da frequência

respiratória, taquicardia, cianose, icterícia, vômitos, diarreia e convulsões.

- Diátese hemorrágica: associada a trombocitopenia ou hemorragia gastrointestinal decorrente das ulcerações herpéticas gástricas ou da esofagite.
- Elevada taxa de mortalidade: 50% a 60%.

DIAGNÓSTICO DIFERENCIAL

Na presença de lesões genitais, deve ser seguido o protocolo do Ministério da Saúde relativo à abordagem sindrômica de úlceras (veja o Capítulo 48).

DIAGNÓSTICO

Todas as gestantes devem ser pesquisadas quanto à história prévia de úlceras genitais ou herpes genital. Não existem evidências de que o rastreio pré-natal com sorologias seja benéfico para as pacientes sem história clínica de infecção por HSV.

As gestantes que não apresentam história de infecção, mas que tiveram parceiros com história de herpes genital, podem realizar avaliação sorológica do HSV assim que iniciado o pré-natal. Diante dos resultados, recomenda-se (CDC 2015):

1. **Gestante soronegativa e parceiro positivo para HSV-2 ou HSV-1:** usar preservativos durante o primeiro e o segundo trimestre. Evitar relações sexuais no terceiro trimestre. Outra opção é que o parceiro faça uso de valaciclovir (500mg diariamente) para prevenir a infecção (recomendação baseada na extrapolação de resultados de um ensaio clínico com cerca de 1.484 casais monogâmicos, mas que não incluiu gestantes).
2. **Gestante positiva para HSV-2 sem história de lesões recorrentes:** nenhuma medida especial é recomendada. Caso existam lesões recorrentes, seguir recomendações de terapia imunossupressiva a partir da 36ª semana (veja *Tratamento na gestação*).

Caso a gestante apresente lesões genitais, o diagnóstico deve ser basicamente clínico com anamnese e exame físico cuidadosos. No entanto, algumas provas laboratoriais podem ser usadas em casos selecionados:

- **Cultura e tipagem viral:** método padrão com sensibilidade em torno de 50%. De preferência, o material deve ser coletado do fluido vesicular e transportado rapidamente ao laboratório. O isolamento é realizado em cultura de células (células neoplásicas tipo HEP ou HELA) e a tipagem é feita com anticorpos monoclonais que possibilitam a distinção entre HSV-l e HSV-2.
- **Reação em cadeia da polimerase (PCR):** amplificação do DNA viral; apresenta altas sensibilidade e especificidade. Seu custo elevado limita a utilização na prática clínica.

TRATAMENTO NA GESTAÇÃO

Comprovadamente, os agentes antivirais reduzem a frequência e a gravidade das recorrências, mas não curam a infecção. Durante a gestação, o tratamento inclui medidas locais ou gerais para alívio da sintomatologia e uso de medicações. O aciclovir é o antiviral mais comumente usado, sendo seguro em todas as fases da gestação e amamentação (veja o Capítulo 57). A apresentação tópica tem baixa absorção sistêmica e não é recomendada.

Na primoinfecção, o tratamento é recomendado para todas as gestantes. Nas recorrências, recomenda-se tratar as gestantes com menos de 35 semanas de gravidez que apresentem desconforto vaginal ou vulvar importante e acima de 36 semanas obrigatoriamente.

Medidas gerais

- Uso de analgésicos e antitérmicos (acetaminofeno) para alívio da dor e da febre.

Medidas locais

- Limpeza com soluções antissépticas (povidine, permanganato de potássio).
- Tratamento das infecções associadas (candidíase, tricomoníase, infecção bacteriana etc.): a clindamicina tópica pode ser utilizada na presença de contaminação bacteriana secundária.
- Uso de cremes locais para alívio do ardor e da dor: o óxido de zinco pode ser empregado com relativa eficácia.

Esquemas terapêuticos

- **Primoinfecção:** aciclovir 400mg três vezes ao dia durante 7 a 14 dias.
- **Recidivas:** aciclovir 400mg três vezes ao dia ou 800mg duas vezes ao dia durante 5 dias.
- **Dose de supressão:** a partir da 36ª semana – aciclovir 400mg três vezes ao dia até o parto.
- **Infecção disseminada:** aciclovir 5 a 10mg/kg IV a cada 8 horas durante 2 a 7 dias e manter após 400mg VO três vezes ao dia por no mínimo 10 dias.

Condutas a serem evitadas:
- Drenagem das vesículas.
- Uso de corticoide tópico.
- Inativação com corantes vitais (vermelho neutro, azul de metileno e proflavina).

O uso de aciclovir a partir da 36ª semana é recomendado para as pacientes com primoinfecção ou quando surge uma recorrência na gestação. Os objetivos são evitar a recorrência próxima ao parto e diminuir a probabilidade de cesariana apenas por essa indicação. O valaciclovir pode ser uma opção mais cômoda em relação à posologia (apenas duas vezes ao dia), apesar de custo mais elevado. Não está claro se essa prática interfere nas taxas de infecção neonatal; já foram descritos casos neonatais atípicos após a supressão materna.

CONDUTA NO PARTO

Lesão herpética genital ativa

A cesariana está indicada e tem valor protetor (ACOG, 2012; CDC, 2015). Cabe lembrar que a cesariana não protege contra todas as infecções neonatais causadas pelo vírus do herpes (estimam-se 10% a 15% de infecções em neonatos nascidos de cesariana) e que as lesões herpéticas não genitais podem ser cobertas e o parto vaginal realizado.

Segundo o American College of Obstetricians and Gynecologists (2013), na vigência de um episódio de recorrência e trabalho de parto a termo, não existe um limite de horas após a rotura das membranas além do qual o feto não se beneficiaria da cesariana em termos de proteção contra a infecção.

Para os casos de amniorrexe prematura pré-termo e de pacientes com lesões ativas (recorrência ou primoinfecção), os dados sobre infecção neonatal são escassos. Os riscos da prematuridade e de infecção intraútero devem ser considerados de maneira individualizada. Se a opção for a manutenção da gestação, sugere-se a administração de aciclovir (5mg/kg a cada 8 horas) para diminuir a duração das lesões e reduzir a viremia materna, além da conduta específica (veja o Capítulo 25).

Lesão herpética inativa no momento do parto

Nesses casos, está recomendada a via vaginal, ficando a cesariana reservada às indicações obstétricas. O uso de fórceps e vácuo-extrator e o monitoramento fetal invasivo deverão ser evitados, se possível, com o intuito de reduzir as possibilidades de contaminação fetal.

CONDUTA NO PÓS-PARTO

A lesão herpética ativa após o parto demanda cuidados especiais no manejo do neonato. Recomenda-se lavar bem as mãos para evitar contaminá-lo.

A amamentação pode ocorrer naturalmente, estando contraindicada apenas nos casos em que a lesão herpética for na mama. Caso seja necessário o tratamento com antivirais, deve ser preferido o aciclovir ou o valaciclovir, que são seguros nesse período.

LEITURA RECOMENDADA

CDC Sexually Transmitted Diseases Treatment Guidelines, 2015. MMWR. June 5, 2015, 64(3).

Cunningham FG, Leveno KJ, Bloom SL et al. Sexually transmitted infections. In: Williams Obstetrics. 24. ed. McGraw-Hill Education, 2014: 1265-86.

Looker KJ, Magaret AS, Turner KME, Vickerman P, Gottlieb SL, Newman LM. Global Estimates of Prevalent and Incident Herpes Simplex Virus Type 2 Infections in 2012. PLoS ONE 2015; 10(1):e114989. Disponível em: http://journals.plos.org/plosone/article?id=10.1371/journal.pone.0114989. Acesso em: 13 de julho de 2017.

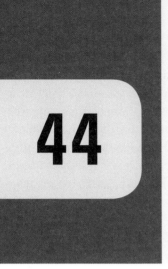

Hepatites B e C

INTRODUÇÃO

As hepatites virais constituem um problema grave de saúde pública em todo o mundo, o que não poderia ser diferente no Brasil. São causadas por vírus de DNA da família Hepadnaviridae. Esses vírus têm afinidade pelo tecido hepático e características específicas que os diferenciam uns dos outros. São extremamente importantes porque existe um grande número de indivíduos infectados que estão sujeitos a complicações tanto agudas como a médio e longo prazo, incluindo a cronificação em alguns tipos.

O Sistema Único de Saúde (SUS) oferece rastreio, diagnóstico e tratamento universal para as hepatites virais no Brasil. Neste capítulo nos concentraremos na discussão das hepatites dos tipos B e C e de suas repercussões no ciclo gravídico-puerperal.

HEPATITE B

Trata-se de uma doença de notificação compulsória causada pelo vírus da hepatite B (HBV). Esse vírus é mais infeccioso e estável do que o vírus do HIV, podendo resistir vários dias no meio ambiente. Apenas 30% a 50% dos adultos são sintomáticos e apresentam icterícia clínica de início insidioso associada a sintomas inespecíficos (anorexia, náuseas, febre baixa). Raramente (cerca de 1% dos casos), a infecção aguda pode ocasionar necrose hepática fulminante, que geralmente leva ao óbito.

O risco de cronificação é inversamente proporcional à idade de aquisição: 2% a 6% dos adultos contra até 90% dos neonatos infectados. Estima-se que até 25% dos portadores crônicos venham a desenvolver cirrose hepática e carcinoma hepatocelular.

Epidemiologia

A Organização Pan-Americana de Saúde (OPAS) estima que cerca de 240 milhões de pessoas sejam portadoras da forma crônica no mundo e que mais de 780 mil morrem a cada ano como consequência da hepatite B. No Brasil, o último Boletim Epidemiológico das Hepatites Virais foi divulgado em agosto de 2016. Segundo o Ministério da Saúde, 196.701 casos de hepatite B foram confirmados e notificados de 1999 a 2015 de um total de 514.678 casos de hepatites virais. Existe uma grande variação regional, e o Sudeste concentra 35,5% dos casos, seguido pelo Sul, com 31,4% das notificações, Norte (14,3%), Nordeste (9,4%) e Centro-Oeste (9,3%). A incidência no Brasil é crescente, apesar de haver um alto percentual de subnotificação. Atualmente, a proporção é de 1,2 caso em homens para cada caso em mulheres. O Sistema de Informações sobre Mortalidade (SIM) informou, de 2000 a 2014, 12.330 óbitos associados à hepatite B, sendo a segunda maior causa de óbitos entre as hepatites virais.

Para o Ministério da Saúde (2016), 11,2% dos casos de hepatite B notificados no Brasil de 1999 a 2015 ocorreram em gestantes. A região Sul se destaca por apresentar a maior taxa, mas existe tendência de aumento na taxa de detecção em todas as regiões. Alguns autores sugerem que uma quantidade considerável de mulheres jovens também esteja exposta ao HBV por ocasião da transmissão do HIV.

Fatores de risco

- Uso de drogas injetáveis com compartilhamento de seringas.
- Antecedentes de infecções sexualmente transmissíveis (IST) e/ou vários parceiros.

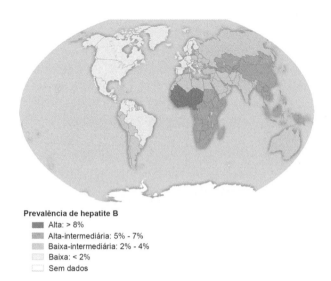

Figura 44.1 Prevalência da hepatite B crônica entre adultos. (Adaptada de Ott JJ, Stevens GA, Groeger J, Wiersma ST. Global epidemiology of hepatitis B virus infection: new estimates of age-specific HBsAg seroprevalence and endemicity. Vaccine 2012; 30[12]:2212-9.)

- Homens que fazem sexo com homens (HSH).
- Hemofilia.
- Pacientes de hemodiálise.
- Hemotransfusão.
- Exposição ocupacional (profissionais de saúde).
- Exposição a indivíduos com hepatite.

TRANSMISSÃO

A contaminação ocorre através da pele e mucosa, das relações sexuais desprotegidas e por via parenteral. O vírus também está presente em outras secreções orgânicas, como saliva e leite materno. Há maior risco no contato anal-genital.

A transmissão vertical representa a mais importante via de disseminação da hepatite B em várias regiões do mundo: a infecção pode ocorrer intraútero, por ingestão de material infectado (sangue, secreções, líquido amniótico), durante o parto ou por exposição subsequente ao nascimento (forma mais rara). Há evidências de que as taxas de transmissão podem atingir até 90%, dependendo do trimestre da gestação em que ocorreu a infecção e do estado imunológico materno, como será discutido mais adiante. Por sua vez, 40% a 90% dos recém-nascidos infectados se tornarão portadores crônicos, podendo infectar outras pessoas no futuro.

As campanhas de rastreio materno e o uso sistemático de imunoglobulina e vacinação em neonatos de mães infectadas têm reduzido as taxas de transmissão vertical em todo o mundo. Em um estudo recente, publicado em 2015 na revista *Pediatrics*, pesquisadores constataram que nos EUA, entre 2007 e 2013, de 9.252 recém-nascidos que receberam imunoprofilaxia adequada, apenas 1,1% contraiu a infecção por HBV.

Marcadores virais

A partícula de Dane, de 42nm (o agente infeccioso completo), é constituída de um envelope viral e nucleocapsídeo interno (*core*) de 27nm. O antígeno de superfície (AgHBs) da partícula de Dane é o marcador usualmente pesquisado no sangue como método de rastreio. É sintetizado no citoplasma dos hepatócitos e sua concentração no sangue periférico atinge quantidades 104 vezes maiores do que as dos vírions circulantes. No *core*, encontram-se o antígeno *core* (AgHBc) da hepatite B, o DNA viral, a enzima DNA polimerase/transcriptase reversa e o antígeno "e" da hepatite B (AgHBe). Este último representa um indicador preciso da infectividade e da replicação viral.

A presença do AgHBs é a primeira manifestação da replicação viral. Esse antígeno geralmente surge antes das evidências clínicas (1 a 6 semanas) e desaparece na convalescença. Sua persistência depois da fase aguda geralmente está associada à hepatite crônica, apesar de existir o registro de portadores de AgHBs sem alterações hepáticas. Nesses indivíduos, não se desenvolve o anticorpo anti-HBs. A atividade da DNA-polimerase costuma ser transitória, ocorrendo no pico de positividade do AgHBs; sua persistência sugere a permanência da infectividade.

As partículas de *core* e o AgHBc normalmente não são encontrados no sangue, pois a duplicação ocorre nos núcleos dos hepatócitos infectados. O anticorpo anti-HBc (IgM e IgG) é produzido contra o *core*, surgindo no início da doença clínica (anti-HBc IgM); não é encontrado nos indivíduos vacinados (que só têm o anticorpo anti-HBs) e é um marcador importante de doença recente no período de janela sorológica entre o desaparecimento do AgHBs e o surgimento do anticorpo anti-HBs. Este surge semanas mais tarde e geralmente persiste por toda a vida.

A presença de AgHBe indica que a probabilidade de progressão para hepatopatia crônica é maior, enquanto a presença de seu anticorpo específico (anti-HBe) geralmente indica evolução benigna. Um vírus mutante, sem AgHBe, pode provocar doença grave com dificuldades diagnósticas por causa da negatividade dos marcadores (antígeno e anticorpo). O estado de soropositividade para o AgHBe nas gestantes correlaciona-se ainda mais estreitamente com os índices de transmissão vertical. O risco é menor entre as pacientes AgHBs-positivas com anticorpos anti-HBe presentes (em torno de 10%). Nas pacientes AgHBs e AgHBe-positivas, verifica-se que o risco de infectividade é maior (entre 70% e 90%). Já as portadoras de AgHBs que são negativas tanto para o antígeno "e" como para seus anticorpos apresentam risco intermediário (ao redor de 25%).

Outra particularidade relacionada com a transmissão vertical é que o AgHBe e o anticorpo anti-HBc IgG têm passagem transplacentária. Segue-se uma fase de imunotolerância ao AgHBe, uma vez que o sistema imunológico se encontra em formação, enquanto a anti-HBc IgG induz modulação antigênica no fígado fetal. Após o parto, verificando-se a contaminação, o vírion completo finalmente atinge o fígado, onde se multiplica sem ser molestado pelo sistema imunológico da criança. Em geral, não se desenvolve uma infecção sintomática, mas o vírus persiste no organismo, disseminando-se no fígado, onde ocorre a incorporação do genoma viral aos cromossomos hepáticos e se desenvolve então a suscetibilidade ao carcinoma hepatocelular.

Diagnóstico laboratorial

O período de incubação pode variar de 40 a 160 dias com média 60 a 90 dias. Como a maioria dos indivíduos é assintomática, o diagnóstico etiológico somente é possível por meio de sorologias. O teste mais utilizado é a pesquisa do AgHBs: a positividade na fase aguda é de 95%; a coexistência com o anticorpo anti-HBc IgM indica processo infeccioso em andamento. A ausência de anticorpos IgM contra o *core* sugere incubação do vírus e doença crônica. No Quadro 44.1 podem ser vistas as interpretações clínicas possíveis a partir dos resultados dos principais marcadores utilizados para o HBV.

Rastreio na gestação

A maioria das gestantes com infecção por hepatite B encontra-se no estado de portadora assintomática. Tanto o Ministério da Saúde como a FEBRASGO e o Centers for Disease Control and Prevention (CDC, 2015) recomendam que o rastreamento do vírus da hepatite B seja feito

na primeira consulta de pré-natal, apenas pela dosagem de AgHBs, em todas as gestantes. Se negativo, repete-se no terceiro trimestre; se positivo, faz-se a pesquisa dos outros antígenos e seus respectivos anticorpos.

Cabe ressaltar que o Ministério da Saúde, em seu Protocolo Clínico e Diretrizes Terapêuticas para Prevenção da Transmissão Vertical de HIV, Sífilis e Hepatites Virais (2015), recomenda que as gestantes que não foram avaliadas para a infecção durante o pré-natal devem realizar a pesquisa de AgHBs no momento da admissão hospitalar para o parto (imunoensaio ou teste rápido). As taxas de prevalência da infecção no Brasil justificam o custo-benefício do rastreio.

Outros exames

As transaminases (AST/TGO e ALT/TGP), marcadores da agressão hepatocelular, podem estar muito alteradas nas formas agudas e se normalizam em cerca de 3 a 6 semanas de curso clínico da doença. Após o aumento das transaminases, é comum o aumento das bilirrubinas, principalmente à custa da bilirrubina direta. Em geral, não ocorre alteração das proteínas séricas e da fosfatase alcalina (exceto nas formas colestáticas) e o exame gama-GT encontra-se discretamente alterado.

Segundo recomendação do Ministério da Saúde, nos casos de hepatite B (forma aguda, crônica ou fulminante) procedentes da Região Amazônica é necessário investigar hepatite D (delta).

Diagnóstico diferencial

A hepatite B aguda é a causa de icterícia mais comum durante a gestação, mas deve ser feito diagnóstico diferencial com síndrome HELLP, colestase aguda por colelitíase, síndrome de Budd-Chiari e ainda hepatite E.

Repercussões clínicas

Em geral, a gestação é bem tolerada em portadoras crônicas sem doença avançada. No entanto, as alterações imunológicas, hematológicas e metabólicas da gestação podem induzir a descompensação hepática e a reativação da doença, principalmente após o parto. Esse fato está mais associado aos pacientes que apresentam AgHBe positivo durante a gestação.

A maioria dos autores defende que a hepatite B não interfere nos desfechos da gestação. Nos anos 1990 foi realizado um trabalho que comparou 824 gestantes com AgHBs positivo com 6.281 gestantes com resultado negativo, não sendo encontradas diferenças em relação a peso ao nascimento, prematuridade, anormalidades congênitas, icterícia neonatal ou mortalidade perinatal. Entretanto, estudos

Quadro 44.1 Interpretação dos resultados sorológicos para HVB

Marcadores	Resultados	Interpretação clínica
AgHBs	(–)	
Anti-HBc	(–)	Suscetibilidade
Anti-HBs	(–)	
AgHBs	(–)	
Anti-HBc	(+)	Imunidade por infecção prévia
Anti-HBs	(+)	
AgHBs	(–)	
Anti-HBc	(–)	Imunidade por vacinação prévia*
Anti-HBs	(+)	
AgHBs	(–)	
Anti-HBc	(+)	Repetir exames (possibilidade de falso-positivo ou níveis ainda indetectáveis de anticorpos)
Anti-HBs	(–)	
AgHBs	(+)	Infecção: solicitar anti-HBc IgM
Anti-HBc	(+)	(–) infecção crônica
Anti-HBs	(+)	(+) infecção aguda

*A avaliação de anti-HBs pode ser quantitativa ou qualitativa.

mais recentes encontraram associações com *diabetes mellitus* gestacional e aumento do risco de prematuridade e hemorragia puerperal.

Caso a doença seja avançada e a cirrose já esteja presente, a gestação é considerada de risco com maior incidência de distúrbios hipertensivos, desprendimento prematuro de placenta normoinserida (DPPNI), restrição de crescimento fetal e morte intraútero.

Tratamento da hepatite B na gestação

A indicação para o início do tratamento na gestação de modo a prevenir a progressão da doença deve ser discutida em conjunto com um hepatologista. Os níveis de HBV-DNA e a presença ou ausência de AgHBe e anti-HBe são avaliados em intervalos regulares. Se possível, recomenda-se postergar o início da terapia antiviral, iniciando o tratamento apenas após o parto. Para a escolha dos medicamentos devem ser levados em consideração o tratamento futuro da paciente (resistência ao uso futuro de certas medicações) e a biodisponibilidade durante a amamentação.

No caso de gestantes com infecção crônica pelo HBV que já estão em terapia antiviral, a decisão sobre continuar ou suspender o medicamento durante a gestação deverá ser individualizada, levando-se em consideração a gravidade da doença materna e o potencial risco/benefício para o feto. Sabe-se que o uso de interferon é contraindicado durante a gravidez. Se já existir fibrose hepática avançada (F3-F4 de Metavir), a terapia deverá ser realizada com medicamentos orais (análogos de nucleosídeo/nucleotídeo).

Conduta obstétrica

Profilaxia materna durante a gestação

Quando o rastreio durante a gestação mostra que a paciente não teve contato com o antígeno da hepatite B (AgHBs negativo) e ela não apresenta história comprovada de vacinação prévia, a vacinação está indicada (três doses: 0, 1 e 6 meses). O composto vacinal não contém organismos vivos e, em alguns países, encontra-se disponível associada à prevenção da hepatite A para maiores de 18 anos.

Não é recomendada a avaliação rotineira da soroconversão, exceto para profissionais de saúde, portadores do HIV ou imunossuprimidos por outra causa e parceiros sexuais de indivíduos sabidamente infectados. Quando necessária, deve ser feita 1 a 2 meses após a última dose da vacina. Cerca de 10% a 15% dos adultos vacinados não respondem às três doses da vacina ou apresentam baixa resposta. Acredita-se que a baixa soroconversão esteja associada a idade acima de 40 anos, obesidade e tabagismo, além de já ter sido descrita entre alcoolistas e imunossuprimidos.

Ocasionalmente, as gestantes podem ser expostas ao HBV (violência sexual, por exemplo); nesse caso, a imunoglobulina é indicada (veja o Capítulo 58) na dose única de 0,06mL/kg IM (se a dose for > 5mL, dividir em duas doses em locais separados – glúteos). Esse medicamento está disponível nos Centros de Referência para Imunobiológicos Especiais (Crie) da rede SUS.

Prevenção da transmissão vertical

As pesquisas mais recentes indicam que o uso de análogos de nucleotídeos no terceiro trimestre da gestação é benéfico para a prevenção da transmissão vertical do HVB. São pacientes candidatas à profilaxia:

1. **Gestantes que apresentem AgHBs reagente e AgHBe não reagente**: devem realizar a determinação dos níveis séricos de HBV-DNA o mais rápido possível durante a avaliação inicial e repeti-la ao final do segundo trimestre da gestação. Caso a viremia seja elevada (HBV-DNA > 10^6 UI/mL), convém discutir a profilaxia da transmissão vertical a partir da 28ª semana.
2. **Gestantes que apresentem AgHBs e AgHBe reagentes**: não necessitam realizar exames para determinação de quantitativo do HBV porque já apresentam níveis elevados de viremia e alto risco de transmissão perinatal. Está indicada a profilaxia da transmissão vertical com início na 28ª semana.

> **Medicação de escolha (Ministério da Saúde, 2015)**
> Tenofovir 300mg: um comprimido ao dia administrado por via oral e suspenso 30 dias após o parto.

Esse medicamento tem excelente eficácia antiviral em gestantes com viremia elevada e apresenta alta barreira genética à resistência antiviral. A experiência adquirida no tratamento de gestantes que vivem com HIV mostra que o uso desse medicamento é seguro durante o terceiro trimestre de gestação. No entanto, é fundamental monitorar as enzimas hepáticas durante o tratamento e mensalmente nos primeiros 6 meses após o parto (risco de reativação viral com exacerbação da doença hepática materna após a interrupção da terapia).

Via de parto

A cesariana não é recomendada para prevenção da transmissão vertical, e a escolha da via de parto deve ser fundamentada em condições clínicas materno-fetais. Devem ser evitados procedimentos invasivos de monitoramento.

Profilaxia do concepto

Segundo o Ministério da Saúde, os recém-nascidos de mães AgHBs-positivas devem ser imediatamente limpos com compressas macias após o nascimento e receber banho em água corrente para a retirada de todo o sangue e secreções visíveis ainda na sala de parto. Deve ser realizada aspiração gástrica para a remoção de secreção infectada.

A vacina contra a hepatite B deve ser administrada obrigatoriamente ainda na sala de parto ou nas primeiras 12 horas de vida (segunda e terceira doses seguindo o calendário normal). A mesma conduta deve ser adotada em relação à administração de imunoglobulina contra o HBV (completando a imunização ativa e passiva do recém-nascido), independentemente do *status* do AgHBe materno. A dose de imunoglobulina recomendada é de 0,5mL IM. Somente em caso de o estado imunológico da mãe durante a gestação ser desconhecido está liberada a administração de vacina de hepatite B e imunoglobulina concomitantemente até os primeiros 7 dias de vida. A eficácia dos procedimentos não pode ser comprovada quando eles são realizados 48 horas após o parto.

A pesquisa de AgHBs e de anticorpo anti-HBs deve ser realizada nos lactentes nascidos de mães AgHBs-positivas que tenham recebido vacinação aos 12 e aos 18 meses de vida. A presença isolada do AgHBs indica falha da imunização, e o acompanhamento adequado deverá ser iniciado.

Apesar de o HBV ser encontrado no leite materno, a amamentação parece não ocasionar riscos adicionais significativos para os recém-nascidos que receberam a primeira dose da vacina e imunoglobulina nas primeiras 12 horas de vida. A OMS não contraindica a amamentação, principalmente em países com índices altos de mortalidade infantil relacionados com a desnutrição.

HEPATITE C

O vírus da hepatite C (HCV), descoberto em 1989, contém RNA de fita simples e pertence à família Flaviviridae. Antes a hepatite C era conhecida como "hepatite não A não B".

Trata-se de uma doença de notificação compulsória no Brasil e pode causar infecção aguda e crônica. Aproximadamente 15% a 45% das pessoas infectadas eliminam o vírus espontaneamente em até 6 meses, sem necessidade de tratamento. O restante vai desenvolver a infecção crônica com risco de cirrose e carcinoma hepatocelular.

Epidemiologia

Segundo a OPAS, existem em todo o mundo de 130 a 150 milhões de pessoas infectadas e entre 300 mil e 500 mil pessoas morrem anualmente de doenças hepáticas relacionadas com a hepatite C.

O Ministério da Saúde estima que no Brasil existam entre 1,4 e 1,7 milhão de portadores de hepatite C e aproximadamente 10 mil casos sejam notificados a cada ano, principalmente nas regiões Sul e Sudeste. Grande parte desses indivíduos desconhece a doença e as possibilidades de tratamento. Um estudo da FIOCRUZ de 2014,

realizado nas capitais, encontrou prevalência de anti-HCV de 2,1% na Região Norte; 0,7% no Nordeste; 1,3% no Centro-Oeste; 1,3% no Sudeste; 1,2% na Região Sul; e 0,8% no Distrito Federal. Entre os casos confirmados, são notificados apenas 30% a mais de casos em homens que em mulheres (razão de sexos de 1,3) e existe tendência de aumento da infecção em ambos os sexos. Atualmente, estima-se que 10% dos casos confirmados estejam coinfectados com HIV. Não existem evidências de que a prevalência nas gestantes seja maior que na população geral em estudos realizados no Brasil.

Transmissão

Atualmente, a prática mais associada à transmissão de HCV consiste no uso de drogas injetáveis com compartilhamento de seringas. Podem ainda ser citados: esterilização inadequada de equipamentos (odontológicos, endoscópicos, hemodiálise), uso de sangue e produtos sanguíneos sem rastreio (raro nos dias de hoje), transplantes de órgãos, procedimentos estéticos (manicure e pedicure), *piercings* e tatuagens. Segundo o Ministério da Saúde, a tecnologia capaz de diagnosticar HCV chegou aos bancos de sangue do Brasil apenas em 1993. Antes desse período, milhares de pessoas podem ter sido infectadas no país por portadores assintomáticos.

Muito se discute sobre a transmissão sexual do HCV. Apesar de pouco frequente, a transmissão pode ocorrer preferencialmente em indivíduos com vários parceiros e com prática sexual de risco, sem uso de preservativo. Acredita-se que a coinfecção por HIV atue como fator facilitador da transmissão do HCV.

A transmissão vertical ocorre em 5% das mães infectadas e é maior quando há coinfecção por HIV (dobro do risco). O risco está relacionado com a viremia no momento do parto e outros fatores, como uso de drogas injetáveis pela gestante, rotura prolongada de membranas e procedimentos invasivos (amniocentese). Não existem evidências de que a amamentação promova riscos adicionais.

Diagnóstico

Existem várias possibilidades diagnósticas:

- **Testes rápidos:** determinação qualitativa do anticorpo anti-HCV no soro ou no sangue. A execução é simples e os resultados saem em 20 minutos. Não avalia infecção ativa.
- **Imunoensaio:** detecção de anti-HCV. Pode ser negativo em imunossuprimidos. Exige estrutura laboratorial instalada e mão de obra especializada. Não avalia infecção ativa.
- **Testes moleculares:** são testes confirmatórios. Ocorrem amplificação dos ácidos nucleicos (HCV-RNA) e detecção de todos os genótipos e subtipos já descritos

para o HCV. Atualmente, o Ministério da Saúde recomenda que não sejam solicitados porque são apenas qualitativos.

- **RNA quantitativo ou "carga viral"**: indicado para confirmação do diagnóstico de hepatite C, confirmação de transmissão vertical, acidentes com materiais biológicos e monitoramento clínico para avaliação da resposta virológica.

Os testes de genotipagem não são diagnósticos, sendo indicados apenas para pacientes já diagnosticados e em fase de definição ou acompanhamento da terapêutica. Outros exames complementares, como função hepática e biópsia, elastografia e marcadores de atividade necroinflamatória, também são utilizados na avaliação do quadro clínico e na indicação e avaliação da resposta ao tratamento.

Rastreio na gestação

O rastreio da hepatite C não é rotina no pré-natal de gestantes sem fatores de risco para a contaminação.

Repercussões clínicas

As mulheres com infecção causada pelo HCV não têm contraindicação formal à gestação. Não há consenso quanto à piora da doença hepática por causa da gestação, e existem poucos trabalhos sobre a influência do HCV nos desfechos maternos e perinatais. Apesar disso, o Ministério da Saúde, em seu último Protocolo Clínico e Diretrizes Terapêuticas para Hepatite C e Coinfecções (2015), recomenda que, nas pacientes em tratamento antiviral, a gravidez deverá ser evitada durante todo o tratamento e até 6 meses após seu término.

Tratamento

O objetivo do tratamento é erradicar o HCV do organismo para aumentar a expectativa e a qualidade de vida, diminuir a incidência de complicações da doença hepática crônica e reduzir a transmissão do HCV. O tratamento é de alto custo, mas acessível à população através dos recursos do SUS. Tem duração estimada de 24 a 48 semanas (nos "respondedores lentos" a duração é mais longa) e se utiliza de medicações antivirais potentes.

O tratamento da hepatite C durante a gestação é contraindicado. Os medicamentos habitualmente utilizados são teratogênicos (interferon convencional, interferon peguilado, ribavirina, boceprevir) ou não contam com dados que comprovem a segurança na gestação (telaprevir, sofosbuvir, simeprevir e daclatasvir). O acompanhamento pré-natal deve ser realizado em conjunto com o hepatologista.

Conduta obstétrica no parto e cuidados perinatais

O tipo de parto não está associado às taxas de transmissão de HCV isoladamente. Portanto, a cesariana não deve ser realizada somente com essa indicação. Segundo as recomendações do Ministério da Saúde (2015), devem ser evitados procedimentos invasivos, parto laborioso e tempo de rotura de membranas superior a 6 horas para tentar minimizar a possibilidade de transmissão vertical. Pode ocorrer *clearance* viral espontâneo em crianças infectadas pelo HCV, variando de 25% a 40% conforme o genótipo.

Nos casos de coinfecção por HIV, parece haver diminuição da transmissão; no entanto, a via de parto é decidida de acordo com o *status* do HIV materno e deve seguir esses protocolos (veja o Capítulo 51).

A amamentação é permitida caso a paciente não esteja em tratamento antiviral, desde que na ausência de lesões nos mamilos ou de coinfecção pelo HIV.

A detecção de HCV-RNA é necessária para o diagnóstico da transmissão vertical (o IgG atravessa a placenta, mas não existem testes disponíveis para a detecção de IgM). Esse exame deverá ser realizado a partir de 3 meses de idade, com intervalo de 6 a 12 meses, durante o primeiro ano de vida. Dois resultados negativos afastam a transmissão vertical. Recomendam-se testes para verificar a presença de anticorpos anti-HCV após os 18 meses de vida.

No momento, não existem vacinas contra a hepatite C, apesar das inúmeras pesquisas em andamento.

LEITURA RECOMENDADA

Ministério da Saúde do Brasil. Departamento de DST/Aids e Hepatites Virais. Mulheres positivas e portadoras de hepatites virais contam suas histórias de vida. (Publicado em 7 de março de 2013 às 17h:48mim.) Disponível em: http://www.aids.gov.br/noticia/2013/mulheres-positivas-e-portadoras-de-hepatites-virais-contam-suas-historias-de-vida. Acesso em: 18 de julho de 2017.

Ministério da Saúde do Brasil. Departamento de DST/AIDS e Hepatites Virais (DDAHV). Protocolo Clínico e Diretrizes Terapêuticas para Hepatite C e Coinfecções. Junho de 2015. Disponível em: http://www.aids.gov.br/publicacao/2015/protocolo-clinico-e-diretrizes-terapeuticas-para-hepatite-c-e-coinfeccoes Acesso em: 18 de julho de 2017.

Ministério da Saúde. Protocolo Clínico e Diretrizes Terapêuticas para Prevenção da Transmissão Vertical de HIV, Sífilis e Hepatites Virais. Brasília-DF, 2015. Disponível em: http://www.aids.gov.br/publicacao/2015/protocolo-clinico-e-diretrizes-terapeuticas-para-prevencao-da-transmissao-vertical-d. Acesso em: 18 de julho de 2017

Schillie S et al. Outcomes of infants born to women infected with hepatitis B. Pediatrics 2015; 135(5):e1141-7. Epub 2015 Apr 20.

45 Vulvovaginites: *Candida, Trichomonas* e *Gardnerella*

INTRODUÇÃO

A maioria das mulheres apresentará pelo menos um episódio de vulvovaginite durante a vida. A queixa de corrimento vaginal é muito comum em gestantes, especialmente por causa do aumento fisiológico das secreções, mas também por causa da predisposição a algumas infecções, como a candidíase vaginal (em função do meio estrogênico rico com aumento do conteúdo de glicogênio das células). Acrescentem-se a isso a limitada terapêutica que pode ser utilizada durante a gestação (o tratamento sistêmico costuma ser contraindicado) e o efeito deletério de alguns patógenos durante o ciclo gravídico-puerperal.

Neste capítulo serão abordadas as causas mais frequentes de infecção vulvovaginal: candidíase vaginal, tricomoníase e vaginose bacteriana.

PRECEITOS GERAIS DE ABORDAGEM DIAGNÓSTICA

O Quadro 45.1 descreve de maneira resumida como pode ser realizado o diagnóstico diferencial das vulvovaginites na gestação.

Anamnese

A anamnese deve ser detalhada, pois sugere em si o diagnóstico em muitos casos. As queixas da paciente devem ser valorizadas mesmo que muitas vezes se saiba que se trata apenas de aumento da secreção fisiológica da gestação.

Devem ser sistematicamente pesquisados:

- Corrimento:
  - Cor (amarelada, esbranquiçada, esverdeada etc.).
  - Aspecto (fluido, viscoso, grumoso, espumoso).
  - Quantidade.
  - Odor.
  - Relação com o ato sexual.
  - Início e evolução temporal.
  - Associação a prurido.
  - Associação a dor pélvica.
  - Outros sintomas associados.
- Disúria.
- Dispareunia.
- Desconforto local.
- Prurido vulvar.
- História pregressa (vulvovaginites de repetição).
- Tratamentos realizados e resposta e tratamento do parceiro.
- Antecedentes mórbidos e fatores predisponentes (*diabetes mellitus*, uso de antibióticos, imunodepressão).
- Hábitos higiênicos e sexuais.

Exame ginecológico

O exame ginecológico se reveste de fundamental importância e deverá ser realizado na gestação diante de queixas de corrimento. Devem ser pesquisados:

- **Vulva:** hiperemia, secreções, lesões de pele (escoriações em virtude do ato de coçar).
- **Vagina:** hiperemia, edema, petéquias, ulcerações, atrofia, secreções (descrever aspecto, odor, quantidade).
- **Colo:** ectopia, petéquias, exsudato.

> **Importante:** introduzir o espéculo sem lubrificantes, nem mesmo água.

Quadro 45.1 Diagnóstico diferencial das causas de corrimento genital na gestação

Aspectos diagnósticos	Normal	Candidíase	Vaginose bacteriana	Tricomoníase
Sintomas	Nenhum ou fluido fisiológico	Prurido vulvar, irritação, secreção, disúria, dispareunia	Secreção fétida, sobretudo após o ato sexual	Secreção purulenta, profusão, fétida com prurido e dispareunia
Secreção				
a. Quantidade	Escassa Moderada	Escassa Moderada	Moderada	Profusa
b. Cor	Clara ou branca	Branca	Branco-acinzentada	Amarelada
c. Consistência	Flocular, não homogênea	Grumosa, porém variável	Homogênea, recobre uniformemente as paredes vaginais, ou espumosa	Homogênea, fluida ou espumosa
d. Bolhas	Ausentes	Ausentes	Presentes	Presentes
Aspecto da vulva e da vagina	Normal	Eritema de introito, edema, pode haver escoriações e eritema vaginal	Ausência de inflamação (o quadro é de vaginose)	Eritema e edema de vulva e vagina Cérvice com aspecto em framboesa
pH das secreções vaginais	< 4,5	< 4,5	≥ 4,7	5 a 6
Teste das aminas	Negativo	Negativo	Positivo	Ocasionalmente positivo
Microscopia com soro fisiológico	Células epiteliais normais, predomínio de lactobacilos	Microbiota normal Blastóporos (fungos) 50% Pseudo-hifas	Clue-cells (= Gardnerella vaginalis) Microbiota cocobacilar Ausência de leucócitos Bastões curtos com mobilidade (= Mobiluncus)	Trichomonas móveis (40% a 80%) Ausência de células-guias Microbiota anormal Polimorfonucleares presentes
Microscopia com KOH a 10%	Negativa	Positiva	Negativa (exceto em infecções mistas)	Negativa (exceto em infecções mistas)

Testes diagnósticos

- **Avaliação do pH:** papel de hidrazina. A contaminação com lubrificantes, sêmen, medicações intravaginais, duchas e líquido amniótico pode elevar o pH. Em geral, esse teste é combinado com outros para aumentar a sensibilidade e a especificidade.
- **Exame a fresco:** quando disponível, convém observar as orientações a seguir para preparo das lâminas:
  - Montagem em solução salina (soro fisiológico).
  - Montagem em hidróxido de potássio (KOH a 10%).
  - Cobrir com lamínula e levar ao microscópio óptico com aumento de 10 a 40 vezes.
- **Teste das aminas (Whiff-Test):** com KOH a 10%. O teste é positivo quando há liberação do odor característico de "peixe podre" em virtude da liberação das aminas putrescina e cadaverina.
- **Amostra endocervical:** quando existe indicação para pesquisa de Chlamydia, Neisseria gonorrhoeae, herpesvírus, micoplasmas e para investigação de cervicite. Esses germes não são passíveis de reconhecimento pelo exame a fresco.

- **Colpocitologia oncótica:** é obrigatória no acompanhamento ambulatorial de todas as gestantes para rastreamento do câncer cervical. Pode colaborar para o diagnóstico etiológico das vulvovaginites, embora com algumas ressalvas. Deve ser lembrada a possível ocorrência de resultados falso-positivos (artefato de técnica) e falso-negativos (destruição dos microrganismos).

CANDIDÍASE

Em geral, a candidíase é causada por C. albicans (outras espécies podem estar envolvidas nos casos de recorrência), que pode fazer parte da microbiota normal da vagina durante a gestação (casos assintomáticos não devem ser tratados). Os sintomas típicos incluem: prurido de intensidade variada, dispareunia, secreção vaginal esbranquiçada e grumosa, hiperemia vulvar e disúria. Estima-se que 75% das mulheres apresentarão um episódio de candidíase durante a vida e 5% delas vão apresentar recorrências (pelo menos quatro episódios em 1 ano). Normalmente, a vulvovaginite por cândida é classificada em complicada ou não complicada (90% dos casos), levando em consideração a intensidade dos sintomas e as características do hospedeiro (imunidade, por exemplo).

São considerados fatores de risco: pacientes HIV-positivas, imunocomprometidas, uso crônico de corticoides e história recente de uso sistêmico de antibióticos.

Na gestação, está contraindicado o tratamento sistêmico (cetoconazol, fluconazol, itraconazol) em virtude do efeito teratogênico potencial relatado para doses altas (veja o Capítulo 57).

Tratamento tópico

O Centers for Disease Control and Prevention (CDC, 2015) recomenda evitar esquemas de curta duração para o tratamento na gestação. Poderão ser utilizados:

- **Nistatina creme vaginal (100.000UI em 4g)**: é a medicação mais conhecida, sem efeitos teratogênicos e de baixo custo. O tratamento deve durar 10 a 14 dias para ser efetivo.
- **Derivados imidazólicos**:
  - **Clotrimazol creme vaginal 1%**: 5g intravaginal de 7 a 14 dias.
  - **Miconazol creme vaginal 2%**: 5g intravaginal durante 7 dias.
- **Outras medicações podem ser usadas nas recorrências**:
  - **Violeta de genciana solução a 1% ou óvulos**: desprovida de efeitos sobre o concepto. As embrocações vaginais com a solução a 1% ou em óvulos vaginais nessa mesma concentração devem ser realizadas durante 7 dias.
  - **Ácido bórico 600mg**: pode ser utilizado na forma de comprimidos vaginais ou na forma de tampão borato em creme vaginal durante 14 dias.

De acordo com uma revisão sistemática da Biblioteca Cochrane, os imidazólicos tópicos parecem ser mais efetivos do que a nistatina nos tratamentos realizados durante a gestação. O tratamento do parceiro pode ser dispensado na primoinfecção, mas é recomendado nas recidivas, assim como a abstinência sexual e o uso de preservativos durante o tratamento.

TRICOMONÍASE

A tricomoníase é uma infecção sexualmente transmissível causada pela *Trichomonas vaginalis,* com prevalência na gestação variando de 3% a 5%, segundo vários autores. Apesar das repercussões na gestação (Quadro 45.2), seu rastreio com cultura e testes rápidos não é recomendado em pacientes assintomáticas (exceto HIV-positivas).

Em 2011 foi publicada uma revisão sistemática da Biblioteca Cochrane sobre o tratamento da tricomoníase na gestação, incluindo dois ensaios clínicos com 842 mulheres. Os autores concluíram que o tratamento da tricomoníase durante a gravidez pode ser feito de maneira efetiva com dose única de metronidazol, via oral (2g). Mesmo sabendo que a medicação atravessa a placenta, vários estudos não mostraram associação entre as malformações fetais e o uso de metronidazol na gestação (veja o Capítulo 57).

O tratamento do parceiro também é recomendado e poderá determinar melhores índices de cura. Apesar disso, as evidências mostram que não há diminuição dos desfechos desfavoráveis para a gestação (riscos de parto prematuro), mesmo em população considerada de elevado risco, após o tratamento.

- **Recomendação para qualquer idade gestacional (CDC, 2015)**: metronidazol 2g via oral em dose única.
- **Tratamento alternativo recomendado durante a amamentação**: metronidazol 400mg a cada 8 horas durante 7 dias.

Observações:
- Deve-se ressaltar a importância da abstinência alcoólica por causa do efeito semelhante ao causado pelo dissulfiram durante o tratamento e até 24 horas depois de sua suspensão.
- As mulheres HIV-positivas apresentam melhores índices de cura com metronidazol 500mg a cada 12 horas durante 7 dias quando esse esquema é comparado com os esquemas em dose única.

VAGINOSE BACTERIANA

A microbiota vaginal apresenta um desequilíbrio entre a quantidade de lactobacilos e as diversas espécies de anaeróbios (*Gardnerella vaginalis*, *Mobiluncus* e alguns bacteroides). São fatores de risco identificados durante a gestação: uso de duchas vaginais, vários parceiros e tabagismo, entre outros. Mulheres com vaginose bacteriana apresentam aumento do risco de contrair infecções transmitidas pelo sexo (HIV, gonorreia, clamídia e herpesvírus tipo 2), além de desfechos desfavoráveis na gestação (Quadro 45.2). De acordo com as pesquisas realizadas, o tratamento adequado diminui a sintomatologia vaginal, mas não reduz os desfechos adversos perinatais. O tratamento dos parceiros não é recomendado.

Recomenda-se que o tratamento seja realizado em qualquer idade gestacional se a paciente for sintomática. Pode ser feito com resultados equivalentes tanto por via oral como tópica (CDC 2015):

- Metronidazol 500g a cada 12 horas durante 7 dias

  OU
- Metronidazol gel 0,75% 5g intravaginal durante 5 dias

  OU
- Clindamicina creme 2% 5g intravaginal durante 7 dias.

> **Observações:**
> - Cabe ressaltar sempre a necessidade de abstinência alcoólica por causa do efeito semelhante ao causado pelo dissulfiram durante o tratamento com metronidazol e até 24 horas depois de sua suspensão.
> - As mulheres devem ser orientadas a usar preservativos durante o tratamento ou quanto à abstinência sexual (preferível).
> - Não existem evidências suficientes para recomendar o uso de formulações de lactobacilos intravaginais como auxiliares no tratamento da vaginose bacteriana.
> - As mulheres HIV-positivas recebem tratamento semelhante ao das mulheres HIV-negativas.

REPERCUSSÕES NO CICLO GRAVÍDICO-PUERPERAL

A candidíase vulvovaginal, embora seja extremamente frequente, acarretando um grau considerável de desconforto materno, não determina aumento da morbimortalidade perinatal.

As principais complicações associadas à tricomoníase e à vaginose bacteriana estão descritas no Quadro 45.2. O tratamento, segundo vários estudos, não altera os desfechos perinatais.

MEDIDAS GERAIS DE HIGIENE E PREVENÇÃO

Apesar da dificuldade na realização de estudos sobre as práticas listadas a seguir, normalmente são recomendadas a todas as pacientes com diagnóstico de vulvovaginite, especialmente de repetição.

- **Higiene correta da genitália externa:** uso de sabonete neutro, evitando o atrito excessivo, que pode provocar irritação ou lesões. Evitar o contato direto com as unhas. Evitar o acúmulo de secreções entre os grandes

Quadro 45.2 Vulvovaginites e gestação: complicações maternas e perinatais (tricomoníase e vaginose bacteriana)

Amniorrexe prematura
Parto prematuro
Baixo peso ao nascer
Corioamnionite
Infecção puerperal
Parece facilitar a transmissão de gonorreia e HIV (tricomoníase)

e pequenos lábios. Limpeza após as evacuações sempre no sentido da vulva para o ânus, e nunca o contrário. Não utilizar os chamados "desodorantes íntimos" ou absorventes diários. O uso das duchas vaginais é contraindicado em virtude da possibilidade de alteração do pH vaginal.
- **Evitar o uso de roupas justas ou de material sintético:** embora práticas, as calças *jeans,* sobretudo aquelas muito justas, dificultam o arejamento da região genital. As calcinhas de algodão devem ser preferidas em relação às de laicra ou náilon, pois permitem a absorção da umidade. Dormir, de preferência, sem calcinhas.
- **Restabelecimento da microbiota vaginal:** medida adjuvante após o tratamento das vulvovaginites, especialmente naquelas de repetição ou rebeldes ao tratamento. É realizada com ácido bórico (tampão borato), que mantém a remissão, pois corrige o distúrbio ecológico vaginal.

INFECÇÕES ASSOCIADAS

São relativamente comuns as infecções por mais de um agente. A *Candida,* especialmente, costuma estar associada a *Trichomonas* ou *Gardnerella* ou surgir após o tratamento específico contra esses agentes em razão do desequilíbrio da microbiota determinado pelo uso de antibióticos.

O diagnóstico "clínico" das associações é extremamente falho, pois uma miríade de aspectos pode ser assumida pela secreção. É recomendável o exame a fresco, que demonstra as hifas de *Candida* coexistindo com *clue-cells* ou com os *Trichomonas* móveis.

Conduta

Apesar de muito frequentemente utilizado, o tratamento tópico "associado" (metronidazol + nistatina, por exemplo) não está indicado, pois pode ocorrer interferência local dos dois (às vezes mais) agentes terapêuticos. Além do mais, a candidíase é frequente após o uso do metronidazol e pode persistir com o uso da associação.

As medicações "polivalentes" devem ser evitadas. Em geral, constituem associações absurdas, com doses baixas de um ou mais agentes, ou contêm substâncias sem qualquer efeito evidente sobre os germes mais comuns. Na melhor das hipóteses, essas associações não tratam nada e apenas destroem a microbiota normal da vagina.

Candida + Trichomonas ou Gardnerella

A melhor opção na gestação é o tratamento inicial contra a tricomoníase (via oral) ou a vaginose (tópico ou oral) e, em seguida, o tratamento local contra a candidíase em qualquer dos esquemas preconizados.

Trichomonas + Gardnerella

O tratamento é o mesmo utilizado contra os germes isolados.

LEITURA RECOMENDADA

CDC Sexually Transmitted Diseases Treatment Guidelines, 2015. MMWR June 5, 2015(3) 64.

Colombo AL et al. Brazilian guidelines for the management of candidiasis – a joint meeting report of three medical societies: Sociedade Brasileira de Infectologia, Sociedade Paulista de Infectologia and Sociedade Brasileira de Medicina Tropical. Braz J Infect Dis 2013; 17(3):283-312. doi:10.1016/j.bjid.2013.02.001. Disponível em: http://www.sciencedirect.com/science/article/pii/S1413867013000998. Acesso em: 18 de julho de 2017.

Cunningham FG, Leveno KJ, Bloom SL et al. Sexually transmitted infections. In: Williams Obstetrics. 24. ed. McGraw-Hill Education, 2014: 1265-86.

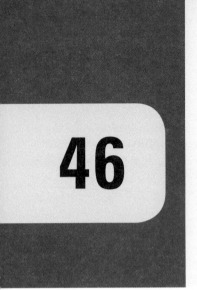

Chlamydia, Mycoplasma e Ureaplasma

CHLAMYDIA TRACHOMATIS

Agente biológico

Parasita intracelular obrigatório (necessita do ATP do hospedeiro, pois não consegue produzir a própria energia), a *Chlamydia trachomatis* pertence a uma ordem própria (Chlamydiales) e à família Chlamydiaceae. Difere dos vírus por apresentar tanto DNA como RNA e sua parede celular é análoga à das bactérias gram-negativas. São reconhecidos diversos sorotipos que determinam quadros clínicos diferentes no ser humano de acordo com a afinidade das cepas, conforme exposto no Quadro 46.1. Determina imunidade temporária e, consequentemente, a reinfecção e a infecção persistente são comuns.

Modo de transmissão e epidemiologia

A *Chlamydia* pode ser transmitida sexualmente ou adquirida por meio do contato das mucosas com outra área infectada (como na conjuntivite neonatal). A maioria das infecções é assintomática tanto em homens como em mulheres, o que dificulta o conhecimento da incidência real. No entanto, sabe-se que a infecção provocada pela *Chlamydia* é bastante frequente na população feminina e estimam-se 50 milhões de casos novos por ano no mundo. Acomete indivíduos independentemente da classe social com altas taxas de morbidade e sequelas. As taxas de transmissão vertical variam de 30% a 50% nos recém-nascidos de parto vaginal, mas existem relatos de infecção em recém-nascidos de cesariana com história de rotura prematura de membranas.

A afinidade pelo epitélio colunar é elevada, o que torna a endocérvice o principal local em que é encontrado o microrganismo. Doença inflamatória pélvica aguda, esterilidade conjugal, dor pélvica crônica, trabalho de parto prematuro e endometrite puerperal são considerados complicações da infecção por *Chlamydia* em diversos estudos.

A associação com *Neisseria gonorrhoeae* é frequente e deve ser sempre suspeitada. São considerados fatores de risco:

- **Idade:** alta prevalência de infecção em indivíduos com menos de 25 anos. Provável desenvolvimento de imunidade parcial e mudanças no comportamento sexual são as hipóteses que justificam a baixa incidência em idades mais elevadas.
- **Mudança de parceiro nos últimos 3 meses:** não é específica para *Chlamydia* (fator de risco para outras infecções sexualmente transmissíveis – IST).
- **História prévia de IST:** demonstra um provável comportamento de risco com possíveis reinfecções e uso irregular de preservativos.

Quadro 46.1 Infecções causadas pelos diferentes sorotipos de *Chlamydia trachomatis*

Sorotipo	Infecção
A, B, Ba, C	Tracoma endêmico
D, E, F, G, H, I, J, K	Cervicite
	Uretrite não gonocócica
	Bartholinite
	Doença inflamatória pélvica
	Conjuntivite de inclusão
	Pneumonia neonatal
	Complicações obstétricas (Quadro 46.2)
L1, L2, L3	Linfogranuloma venéreo

Período de incubação

O período de incubação é de 6 a 14 dias. Em geral, tem evolução arrastada e, quando não tratada, ocorre ascensão para o trato genital superior, provocando doença inflamatória pélvica e sequelas (principalmente nas trompas).

Infecção por *Chlamydia* na gestação

A prevalência varia entre 2% e 37% das gestantes, dependendo da presença de fatores de risco e da população estudada. Alguns autores defendem que a gestação aumenta o risco de colonização por causa da exposição maior do epitélio colunar do colo uterino por influências hormonais.

Rastreio

Segundo a FEBRASGO, em virtude da importância da infecção por *Chlamydia*, o rastreio em populações de risco (gestantes, adolescentes, pessoas com outras IST) e antes de cirurgias ginecológicas deveria ser implantado na rotina de todos os serviços com o objetivo de quebrar a cadeia de transmissão e prevenir as sequelas. O CDC (2015), por sua vez, recomenda o rastreio anual das mulheres com menos de 25 anos de idade e no início da gestação (repetindo no terceiro trimestre em caso de existirem fatores de risco, como a paciente ser adolescente e haver mudança de parceiro sexual).

Em 2012, um estudo multicêntrico brasileiro observou que a prevalência (9,8%; IC 95%: 8,5 a 11,1) de infecção por clamídia é elevada em parturientes jovens entre 15 e 24 anos de idade com diferenças regionais acentuadas (Pinto, 2012). O Ministério da Saúde, por meio do Protocolo Clínico de Diretrizes Terapêuticas (PCDT) de Atenção Integral às Pessoas com Infecções Sexualmente Transmissíveis (2015), recomenda que, quando disponível, seja realizado o rastreio da *Chlamydia* e gonorreia em gestantes de 15 a 24 anos. No IMIP, os recursos diagnósticos considerados padrão-ouro para o rastreio da *Chlamydia* não estão disponíveis e, portanto, não fazem parte de nossa rotina.

Quadro clínico

A infecção por *Chlamydia* é clinicamente assintomática em até 70% das gestantes acometidas, mas pode determinar importantes complicações na gestação e no parto, como mostrado no Quadro 46.2.

Nos casos sintomáticos, pode assumir diversas manifestações clínicas:

- **Bartholinite:** na atualidade, a *Chlamydia trachomatis* é responsável por até 50% dos casos de bartholinite, substituindo a infecção gonocócica em ordem de importância como agente etiológico.

- **Endocervicite:** o colo uterino é o principal local da infecção por *Chlamydia* no sexo feminino (o germe tem elevada afinidade pelo epitélio colunar da endocérvice). A cervicite mucopurulenta é bastante característica, mas o colo pode apresentar aspecto macroscópico normal em 85% das mulheres infectadas. Nos casos sintomáticos, é achado sugestivo a ectopia inflamada, eritematosa, friável e com muco/pus amarelo-esverdeado exteriorizando-se pelo canal cervical.

- **Síndrome uretral aguda:** a presença de *Chlamydia* deve ser fortemente suspeitada na presença de disúria, polaciúria e piúria em mulheres sexualmente ativas com urocultura normal.

- **Doença inflamatória pélvica:** causada pela ascensão da bactéria ao trato reprodutivo. Raramente encontrada na gravidez, representa, contudo, uma das mais sérias complicações dessa infecção fora do ciclo gravídico-puerperal, uma vez que está associada a sequelas a longo prazo, como esterilidade (fator tuboperitoneal) e gravidez ectópica. Até 15% das pacientes com doença inflamatória pélvica podem desenvolver a síndrome de Fitz-Hugh-Curtis (peri-hepatite com inflamação da cápsula hepática e peritônio adjacente com formação de aderências e dor crônica).

- **Endometrite pós-parto:** o risco de endometrite está aumentado nas pacientes com infecção por *Chlamydia*.

- **Linfogranuloma venéreo:** doença anorretal causada pelos sorotipos LI, L2 e L3. Atualmente, é considerada uma infecção rara na mulher, quase exclusiva de HSH (homens que fazem sexo com homens), particularmente nos indivíduos HIV-positivos.

- **Infecção neonatal:** em torno de 25% a 40% dos recém-nascidos contaminados desenvolvem conjuntivite mucopurulenta nos primeiros 15 dias de vida e 10% a 20% manifestam pneumonia no período de 3 a 4 meses.

Quadro 46.2 Repercussões da infecção por *Chlamydia* no ciclo gravídico-puerperal

Abortamento
Amniorrexe prematura
Trabalho de parto prematuro
Corioamnionite
Gestação ectópica
Conjuntivite neonatal
Pneumonia do recém-nascido
Sepse neonatal

Diagnóstico laboratorial

O material para estudo deve ser coletado do trato genital (coleta endocervical com escova) e da uretra (*swab* uretral). Nos casos em que a paciente relata intercurso sexual anal sem uso de preservativo, a coleta de *swab* anal pode aumentar a sensibilidade diagnóstica dos testes.

A *Chlamydia trachomatis* pode ser identificada por meio dos seguintes métodos:

- **Cultura (McCoy):** cultura em tecido vivo suscetível (meio de McCoy); tem custo elevado e demora até 7 dias para evidenciar os resultados. Em condições ideais, a sensibilidade e a especificidade ficam em torno de 100%. Atualmente limitada a pesquisas e padrões comparativos utilizados pelos laboratórios.
- **Testes sorológicos (fixação do complemento, micro-imunofluorescência, ELISA):** são bastante sensíveis, mas têm baixa especificidade, pois os resultados falso-positivos são frequentes nas populações sexualmente ativas (nas quais as taxas de anticorpos já são elevadas). Os títulos positivos de IgG indicam infecção prévia, não necessariamente *ativa* na ocasião do exame, exceto se os títulos estiverem muito elevados ou se houver positividade de IgM.
- **Detecção antigênica:** resultados mais rápidos e acesso mais fácil (disponível na maioria dos laboratórios); contudo, o custo elevado pode limitar a utilização na rede pública de saúde. Inclui as técnicas que se seguem:
  - **Imunofluorescência (IMF) direta:** consiste na identificação dos corpúsculos elementares utilizando anticorpos monoclonais fluorescentes. Sensibilidade e especificidade em torno de 95% em populações de alta prevalência.
  - **NAAT (*nucleic acid amplification*):** consiste em amplificar o DNA ou o RNA da *C. trachomatis* por meio de PCR (reação em cadeia de polimerase) ou amplificação mediada pela transcrição (TMA). Quando disponível, é considerado o padrão-ouro para o diagnóstico. Atualmente, os testes rápidos (XPert CT/NG), que fornecem resultados em até 90 minutos, estão sendo usados nos EUA para detecção em *swabs* endovaginais e urina.

> **Observação:** a avaliação da secreção vaginal (a fresco ou corada) não deve ser utilizada para diagnóstico de *Chlamydia,* pois apresenta baixa sensibilidade. O exame de Papanicolau pode ajudar, mas também tem baixa sensibilidade.

Conduta

O tratamento é sempre recomendado nas gestantes com infecção comprovada para evitar a transmissão vertical e quebrar a cadeia de transmissão. Convém considerar a possibilidade de outras infecções associadas (gonorreia) e realizar tratamento (veja o Capítulo 47).

A azitromicina (1g VO em dose única) é recomendada pelo Ministério da Saúde (2015) e pelo CDC (2015) para o tratamento de gestantes.

As pacientes alérgicas ou que não tolerem esse regime podem fazer uso de amoxicilina (500mg VO a cada 8 horas) durante 7 dias. O estearato de eritromicina seria uma alternativa terapêutica, mas, atualmente, não está sendo comercializado no Brasil.

As pacientes são orientadas a manter abstinência sexual durante 7 dias após o início do tratamento. Em relação às pacientes HIV-positivas, não há diferença quanto aos esquemas propostos. Os parceiros sexuais devem ser examinados e investigados em relação à *Chlamydia*.

Em gestantes, os índices de cura geralmente são menores do que os encontrados em mulheres fora da gestação. Por isso, recomenda-se realizar o teste de cura 3 meses após o tratamento (preferencialmente do tipo NAAT) (CDC, 2015).

MYCOPLASMA HOMINIS E *UREAPLASMA UREALYTICUM*

Agente etiológico

Os micoplasmas constituem os menores organismos conhecidos que têm *vida livre*. Diferem tanto dos vírus (porque podem crescer fora das células hospedeiras e contêm tanto DNA como RNA) como das bactérias (uma vez que não apresentam parede celular). Esse termo é utilizado para se referir aos microrganismos da classe *Mollicutes*, ordem Mycoplasmatales, família Mycoplasmataceae, que contêm dois gêneros: *Mycoplasma* (as espécies *pneumoniae, genitalium* e *hominis* são as mais importantes em humanos) e *Ureaplasma* (espécies *urealyticum* e *parvum*). O *Ureaplasma* difere dos outros micoplasmas porque pode formar colônias muito pequenas em ágar e tem a capacidade de metabolizar a ureia.

São anaeróbios facultativos e infectam a mucosa dos tratos genital e respiratório. Como não apresentam parede celular, são resistentes aos antibióticos que agem nesse ponto (por exemplo, penicilinas). Vários micoplasmas fazem parte da microbiota genital normal de mulheres sexualmente ativas, e essa colonização aumenta após a puberdade e com o número de parceiros sexuais. A incidência parece estar relacionada também com a baixa condição socioeconômica.

Modo de transmissão

A transmissão sexual é muito importante, embora os micoplasmas possam ser isolados da vagina de mulheres sem atividade sexual. Os recém-nascidos são colonizados durante a passagem pelo canal de parto.

Período de incubação

O período de incubação pode variar de 10 a 60 dias.

Infecção na gestação

A frequência em gestantes é mais elevada do que na população em geral, possivelmente em virtude de influências hormonais. A prevalência varia em função do nível socioeconômico e da associação a fatores de risco (semelhantes àqueles já descritos para a infecção por *Chlamydia)*.

Rastreio

Tendo em vista a elevada prevalência na população, o rastreio universal não é recomendado pela maioria dos autores, que reservam a utilização dos testes diagnósticos aos casos sintomáticos ou de alto risco (história obstétrica desfavorável).

Quadro clínico

A sintomatologia é escassa, e a maioria das infecções é assintomática. Apesar disso e do fato de fazer parte da considerada "microbiota normal", a infecção por micoplasmas comumente está relacionada com o aumento da morbidade no ciclo gravídico-puerperal (Quadro 46.3).

Manifestações clínicas

A infecção causada por micoplasmas pode determinar:
- **Vaginose bacteriana:** os micoplasmas estão associados à *Gardnerella vaginalis* em cerca de 60% dos casos de vaginose bacteriana (as características clínicas são descritas no Capítulo 45).
- **Endocervicite:** a colonização da cérvice pelos micoplasmas é mais frequente em gestantes e daí a infecção pode propagar-se para as membranas (provocando corioamnionite e rotura prematura da bolsa das águas)

Quadro 46.3 Repercussões atribuídas à infecção por micoplasmas no ciclo gravídico-puerperal

Mycoplasma hominis	*Ureaplasma* spp
Pielonefrite aguda	Corioamnionite
Corioamnionite	Morbidade febril puerperal
Prematuridade e baixo peso	Prematuridade e baixo peso
Morbidade febril puerperal	Pneumonia congênita
Meningite neonatal e sepse	Abscessos neonatais e bacteriemia
Infecções do sítio cirúrgico	Sepse

ou atingir o concepto por via hematogênica. Pode determinar um quadro de cervicite mucopurulenta semelhante ao provocado pela *Chlamydia.*
- **Uretrite não gonocócica:** nos casos de disúria, polaciúria e piúria em mulheres com urocultura normal deve-se considerar a suspeita de infecção por micoplasmas.
- **Endometrite pós-parto:** o risco de endometrite é maior em pacientes com infecção por micoplasmas. Em culturas de pacientes com infecção puerperal, a prevalência desses germes é de 40%, enquanto as hemoculturas apresentam positividade de até 10%.
- **Infecção neonatal:** a contaminação pode ocorrer durante a passagem pelo canal de parto. A pneumonia neonatal por *Ureaplasma* constitui importante causa de óbito em recém-nascidos e está relacionada com broncodisplasia em vários estudos.

Diagnóstico laboratorial

O diagnóstico laboratorial é tecnicamente difícil e de alto custo, o que limita sua utilização:
- **Cultura:** utiliza-se de técnicas sofisticadas e não está disponível na maioria dos serviços, mesmo em países desenvolvidos. São usadas técnicas que identificam mudanças de pH e liberação de ureia, o que possibilita a diferenciação das espécies presentes na amostra por meio de mudanças de coloração da placa. O material para cultura deve ser coletado no trato genital e na uretra (*swab* uretral) com a retirada do maior número possível de células. Como os micoplasmas podem colonizar alguns locais sem repercussão clínica, a titulação tem sido preconizada por alguns autores, que recomendam levar em consideração títulos > 1.000UCC (*unit calor changing),* indicando tratamento.
- **PCR:** alguns estudos sugerem que esse teste tenha sensibilidade superior à da cultura para a detecção do *M. hominis* em secreções genitais. A sensibilidade e a especificidade dependem do local da coleta. Esse teste, quando disponível, deve ser utilizado em associação com a cultura.

Conduta

O tratamento deve ser reservado aos casos em que os micoplasmas estão claramente relacionados com a doença (quadro clínico sugestivo) ou em situações de risco. O mero isolamento do germe não indica a terapêutica, uma vez que os micoplasmas são encontrados em larga escala na população normal.

O tratamento empírico é comum e fundamentado na suscetibilidade verificada *in vitro.* Em geral, a maioria dos micoplasmas é sensível aos macrolídeos, exceto o

M. hominis. Como salientado previamente, o estearato de eritromicina não está sendo comercializado no Brasil, podendo ser utilizada a azitromicina 1g em dose única para o tratamento da cervicite.

Nos casos de infecções extragenitais graves em que se suspeita de *M. hominis*, a doxiciclina (evitar na gestação) (veja o Capítulo 57) e a clindamicina podem ser utilizadas em cursos longos.

LEITURA RECOMENDADA

CDC Sexually Transmitted Diseases Treatment Guidelines, 2015. MMWR June 5, 2015; 64(3).

Cunningham FG, Leveno KJ, Bloom SL et al. Sexually transmitted infections. In: Williams Obstetrics. 24. ed. McGraw-Hill Education, 2014: 1265-86.

Ministério da Saúde. Secretaria de Vigilância em Saúde. Departamento de DST, Aids e Hepatites Virais. Protocolo Clínico de Diretrizes Terapêuticas (PCDT) de Atenção Integral às Pessoas com Infecções Sexualmente Transmissíveis (IST). Brasília (DF), 2015.

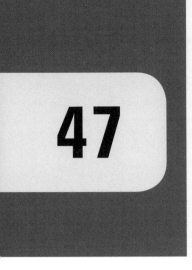

47 Gonorreia

AGENTE ETIOLÓGICO

A *Neisseria gonorrhoeae* (diplococo gram-negativo produtor de oxidase) é uma bactéria que infecta somente humanos e causa uretrite nos homens e cervicite em mulheres.

MODO DE TRANSMISSÃO E INCIDÊNCIA

A transmissão é essencialmente sexual. O epitélio colunar e de transição do trato geniturinário é o principal local de invasão mas, dependendo das práticas sexuais, os epitélios faríngeo e retal também podem ser infectados. Depois da exposição a um parceiro infectado, 20% a 50% dos homens e 60% a 90% das mulheres se tornam infectados. A associação a outras infecçoes sexualmente transmissíveis (IST) é frequente, sobretudo sífilis e *Chlamydia* (20% a 40%), e mais recentemente ao HIV.

A incidência da infecção é subestimada em vários países. No entanto, de acordo com uma estimativa realizada pela Organização Mundial da Saúde (OMS), 106 milhões de casos novos ocorrem anualmente.

PERÍODO DE INCUBAÇÃO

O período de incubação é extremamente curto: em torno de 3 a 5 dias.

MANIFESTAÇÕES CLÍNICAS – GONOCOCCIA NA GESTAÇÃO

A maioria das mulheres é portadora assintomática. Algumas das manifestações clínicas gerais estão descritas no Quadro 47.1. Quando não diagnosticado ou incorretamente tratado, o microrganismo pode atingir o trato genital superior e causar doença inflamatória pélvica, ocasionando complicações para o futuro reprodutivo da mulher (incluindo infertilidade e risco de morte por gestações ectópicas). Na gestação, a infecção geralmente permanece limitada ao trato genital inferior e a salpingite é rara, mas são relatados casos de infecção disseminada, provavelmente em decorrência das alterações imunológicas fisiológicas da gestação.

Na literatura, a incidência na gestação varia entre 0,5% e 5%, e as manifestações clínicas podem ocorrer em qualquer trimestre.

Quadro 47.1 Gonorreia – manifestações clínicas

Sintomas: corrimento genital purulento, disúria, polaciúria e desconforto retal
Exame genital: hiperemia de vulva, vagina, cérvice e uretra. Secreção uretral e/ou cervical purulenta
Outras manifestações:
Bartholinite: abscesso de glândula de Bartholin. Inflamação anorretal
Faringite
Infecção gonocócica disseminada: a tríade mais comum é formada por poliartralgia, tenossinovite e dermatite. Podem ocorrer artrite purulenta, sepse, meningite e endocardite
Conjuntivite: é a infecção gonocócica neonatal decorrente da contaminação do canal de parto. Pode também acometer adultos

Quadro 47.2 Complicações da gonorreia na gestação

Abortamento
Gestação ectópica
Morte fetal
Parto prematuro
Amniorrexe prematura
Corioamnionite
Oftalmia gonocócica no recém-nascido
Sepse neonatal

REPERCUSSÕES NO CICLO GRAVÍDICO-PUERPERAL

As complicações da gonococcia na gestação estão listadas no Quadro 47.2.

DIAGNÓSTICO LABORATORIAL

Em relação às gestantes, considera-se que o risco de infecção por gonococo seja alto quando da coexistência de outras infecções sexualmente transmitidas, infecção anterior por gonorreia, vários parceiros com uso irregular de preservativos, ser profissional do sexo e uso de drogas. O Ministério da Saúde, por meio do Protocolo Clínico de Diretrizes Terapêuticas (PCDT) de Atenção Integral às Pessoas com Infecções Sexualmente Transmissíveis (IST) (2015), recomenda que, quando disponível, seja realizado o rastreio para *Chlamydia* e gonorreia nas gestantes de 15 a 24 anos, uma vez que o rastreio para essas infecções com base em critérios de risco tem sensibilidade e especificidade muito baixas e um estudo nacional recente mostrou elevada prevalência nessa população.

Atualmente, os testes rápidos para o diagnóstico da gonorreia não são recomendados porque não alcançam as altas sensibilidade e especificidade da cultura e dos testes de amplificação de ácidos nucleicos (NAAT) e podem ocasionar falso-negativos.

Os materiais analisados para o diagnóstico podem ser urina (homens e mulheres) e *swabs* uretrais (homens), além dos *swabs* endocervical e vaginal para as mulheres.

- **Esfregaço corado pelo Gram:** a identificação de diplococos gram-negativos intracelulares em pelo menos três polimorfonucleares na lâmina examinada com óleo de imersão fornece o diagnóstico presuntivo de infecção gonocócica. O teste é de baixo custo, mas depende do profissional que o realiza; portanto, a confirmação exige a cultura. Aproximadamente um terço das mulheres com gonococcia endocervical apresenta Gram sugestivo.
- **Cultura:** o meio ótimo é o de Thayer Martin, seletivo. As condições de coleta, transporte e conservação dos materiais influenciam os resultados, pois os gonococos são extremamente sensíveis às alterações ambientais. Fornece ainda a suscetibilidade aos antibióticos, o que é útil para o tratamento.
- **NAAT:** tem sensibilidade superior à dos outros métodos diagnósticos, especialmente em relação ao material coletado do reto e da faringe. Substituiu a cultura em países mais desenvolvidos e com mais recursos, além de poder ser utilizado para vários microrganismos ao mesmo tempo. O tipo de teste utilizado influencia o resultado, não fornece suscetibilidade aos antibióticos e, além disso, ainda não existe consenso a respeito dos protocolos para o controle de cura.

> **Observação:** é importante a pesquisa conjunta de outras infecções transmitidas pelo contato sexual, incluindo *sífilis* e *HIV*. Quando o caso é positivo, é essencial que os testes sejam oferecidos aos parceiros sexuais da gestante a fim de quebrar a cadeia de transmissão.

Conduta

O tratamento deve curar os casos e reduzir o risco de complicações, prevenindo a transmissão da infecção. A bactéria tem mostrado grande capacidade de recombinação e mutações genéticas, o que resulta em populações que apresentam resistência variada aos antibióticos classicamente utilizados no passado. A resistência à penicilina e à tetraciclina é considerada disseminada desde os anos 1980; mais recentemente, foi documentada resistência às fluoroquinolonas em vários países, e a concentração inibitória mínima das cefalosporinas está aumentando nos EUA e na Ásia, sugerindo que a suscetibilidade da bactéria a esses antibióticos pode estar diminuindo. Esses fatos preocupam bastante as organizações internacionais, que temem um retorno aos índices da era pré-antibiótica e um grande aumento do número de complicações.

No Brasil, o uso da ciprofloxacina para tratamento da gonorreia está contraindicado nos estados do Rio de Janeiro, Minas Gerais e São Paulo (Ministério da Saúde, PCDT-2015). Os estudos realizados nos últimos anos demonstraram a circulação de cepas de gonococos com taxas de resistência antimicrobiana ≥ 5%, que é considerado internacionalmente o limite a partir do qual um antibiótico não deve ser usado.

Como a infecção concomitante por *Chlamydia* é comum, o tratamento desse microrganismo é associado quando o diagnóstico de gonorreia é confirmado.

Em caso de alergia grave às cefalosporinas, convém indicar azitromicina 500mg VO, quatro comprimidos em dose única (dose total de 2g).

Uma alternativa terapêutica de eficácia semelhante à ceftriaxona injetável é a cefixima oral. No entanto, essa medicação não está disponível no mercado brasileiro e

Quadro 47.3 Tratamento da infecção gonocócica anogenital não complicada (uretra, colo do útero e reto) na gestação

Regime recomendado (realizar simultaneamente e sob observação):
Ceftriaxona 500mg IM em dose única + azitromicina 1g VO em dose única
OU
Regime alternativo (quando a ceftriaxona não está disponível):
Cefotaxima 1.000mg IM em dose única + azitromicina 1g VO em dose única

Fonte: DDAHV/SVS/MS 2015.

não dispõe de registro válido na Agência Nacional de Vigilância Sanitária (ANVISA) (Relação Nacional de Medicamentos Essenciais 2013 [RENAME, 2013]).

> **Observação:** o regime de tratamento da gonorreia em pacientes HIV-positivos não sofre alteração.

INFECÇÃO NEONATAL

Essa infecção ocorre em virtude da exposição às secreções maternas infectadas durante o parto. O método ideal para prevenir a infecção neonatal consiste em diagnosticar precocemente e tratar corretamente as gestantes infectadas.

A OMS e o Ministério da Saúde do Brasil (2015) recomendam que a profilaxia da conjuntivite neonatal seja realizada em todos os recém-nascidos, inclusive de cesarianas, na primeira hora após o parto. Podem ser utilizados em aplicação única tanto o nitrato de prata a 1% (método de Credé) como a tetraciclina a 1%. Os olhos do recém-nascido não devem ser lavados após a aplicação. Nas últimas publicações (2015), o CDC recomendou apenas o uso de colírio à base de eritromicina a 0,5% em aplicação única realizada após o parto.

O quadro clínico se manifesta em poucos dias com hiperemia e secreção purulenta da conjuntiva uni ou bilateral. Pode ocorrer evolução para úlceras de córnea, perfuração e cegueira, caso o tratamento não seja instituído adequadamente. Recomenda-se que as secreções sejam enviadas para cultura com testes de resistência antibiótica e que os recém-nascidos sejam rastreados para *Chlamydia*.

As crianças nascidas de mães não tratadas devem ser submetidas ao mesmo tratamento dos casos sintomáticos. Recomenda-se ceftriaxona 25 a 50mg/kg IV ou IM, até o máximo de 125mg. O tratamento deve ser acompanhado com cautela nos recém-nascidos com hiperbilirrubinemia ou prematuros e não é necessário o uso de medicamentos tópicos associados (por exemplo, penicilina). Segundo o Ministério da Saúde, é recomendável instilar solução fisiológica, de hora em hora, nos olhos do recém-nascido e, nos casos de resposta terapêutica não satisfatória, considerar a hipótese de infecção simultânea por clamídia (veja o Capítulo 46).

LEITURA RECOMENDADA

CDC Sexually Transmitted Diseases Treatment Guidelines, 2015. MMWR June 5, 2015; 64(3).

Cunningham FG, Leveno KJ, Bloom SL et al. Sexually transmitted infections. In: Williams Obstetrics. 24. ed. McGraw-Hill Education, 2014: 1265-86.

Ministério da Saúde. Secretaria de Vigilância em Saúde. Departamento de DST, AIDS e Hepatites Virais. Protocolo Clínico de Diretrizes Terapêuticas (PCDT) de Atenção Integral às Pessoas com Infecções Sexualmente Transmissíveis (IST). Brasília (DF), 2015.

Unemo M, Shaferb WM. Antimicrobial resistance in Neisseria gonorrhoeae in the 21st century: past, evolution, and future. Clinical Microbiology Reviews 2014; 27(3):587-613.

WHO. Global action plan to control the spread and impact of antimicrobial resistance in Neisseria gonorrhoeae. Geneva, 2012.

48 Abordagem Sindrômica das Úlceras Genitais

INTRODUÇÃO

O principal objetivo da abordagem sindrômica das infecções sexualmente transmissíveis (IST) é interromper a cadeia de transmissão, tratando oportunamente os casos logo no momento da consulta, minimizando os sintomas e evitando as complicações. Por meio de fluxogramas validados, os sinais e os sintomas são agrupados, formando as síndromes (Figura 48.1), e o roteiro do tratamento contra os agentes etiológicos mais frequentes pode ser seguido por qualquer profissional de saúde habilitado (Figura 48.2). Esses fluxogramas podem incluir ainda a coleta de material que possibilite a realização do diagnóstico etiológico em laboratório local ou de referência, notificação, aconselhamento e convocação de parceiros, disponibilização de preservativos para redução de risco e investigação de outras IST. O Ministério da Saúde recomenda essa abordagem para o controle integrado dessas infecções no âmbito do Programa de Saúde da Família, Unidades Básicas de Saúde e serviços de referência regionalizados.

AVALIAÇÃO CLÍNICA

A anamnese e o exame clínico da paciente e de seus contatos sexuais devem se constituir nos principais elementos do diagnóstico das úlceras genitais, tendo em vista a

Síndrome	Sintomas mais comuns	Sinais mais comuns	Etiologias mais comuns
Corrimento vaginal	Corrimento vaginal e prurido Dor à micção Dor durante relação sexual Odor fétido	Edema de vulva Hiperemia de vulva Corrimento vaginal e/ou cervical	Vulvovaginite infecciosa: Tricomoníase Vaginose bacteriana Candidíase Cervicite: Gonorreia Infecção por clamídia
Corrimento uretral	Corrimento uretral Prurido Estrangúria Polaciúria Odor fétido	Corrimento uretral (se necessário, solicitar ao paciente para ordenhar a uretra)	Gonorreia Infecção por clamídia Tricomoníase Micoplasma Ureaplasma
Úlcera genital	Úlcera genital	Úlcera genital Aumento de linfonodos inguinais	Sífilis Cancro mole Herpes genital Donovanose
Desconforto ou dor pélvica na mulher	Dor ou desconforto pélvico Dor durante relação sexual	Corrimento cervical Dor à palpação abdominal Dor à mobilização do colo Temperatura > 37,5°C	Gonorreia Infecção por clamídia Infecção por germes anaeróbios

Figura 48.1 Principais síndromes das infecções sexualmente transmissíveis. (Adaptada do Manual de bolso das doenças sexualmente transmissíveis. Ministério da Saúde, Brasil.)

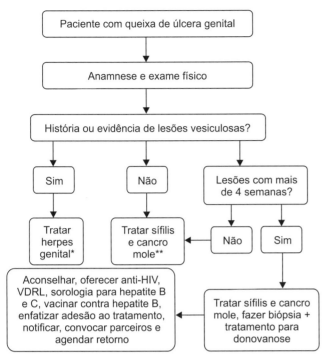

Figura 48.2 Fluxograma para a abordagem sindrômica das úlceras genitais. (Adaptada do Manual de bolso das doenças sexualmente transmissíveis. Ministério da Saúde, Brasil.)

dificuldade de acesso imediato aos exames laboratoriais e a possibilidade de infecção simultânea por vários agentes.

Anamnese

Para evitar omissão de informações por parte da paciente e criar um ambiente de diálogo e confiança, o profissional de saúde deverá evitar atitudes de preconceito e juízos de valor.

As perguntas deverão ser claras e orientadas principalmente para os itens a seguir:
- **História sexual:** geralmente são questionados o gênero dos parceiros sexuais (homem, mulher, ambos), o número de parceiros no último mês e os locais de contato (oral, genital, retal).
- **Antecedentes:** recorrência de lesões semelhantes, história anterior de outras IST, resultados de testes anteriores para HIV e comportamentos de risco (uso excessivo de álcool e drogas ilícitas).
- **Sintomas:** dor (lesões dolorosas costumam ser mais frequentes em determinadas etiologias), disúria, prurido, retenção urinária, febre, mialgias, cefaleia etc.

Exame físico

A avaliação deve incluir a investigação cuidadosa das cadeias ganglionares em busca de linfonodos aumentados ou fístulas. A consistência e o número dos nódulos linfáticos, além da ocorrência ou não de supuração (formação de bubões dolorosos ou não), são dados importantes que orientam um possível diagnóstico e a tomada de decisões. Apesar de a região inguinal ser a mais frequentemente acometida, as axilas e a região cervical também deverão ser examinadas por causa da possibilidade de coexistência de outras infecções, notadamente o HIV. A presença de corrimento uretral ou genital e de hepatomegalia também deve alertar para a coexistência de outras IST.

O exame genital feminino deverá incluir exame especular, toque vaginal e toque retal, além da inspeção cuidadosa.

TRATAMENTO

Como o diagnóstico laboratorial nem sempre está disponível ou é conclusivo, faremos a seguir considerações sobre o tratamento das principais causas de úlceras genitais descritas no fluxograma mostrado na Figura 48.2. Em virtude de frequência e importância clínico-epidemiológica na gestação, a abordagem da sífilis e do herpes genital será discutida com mais detalhes em outros capítulos deste livro.

Donovanose (granuloma inguinal)

Trata-se de uma doença causada por uma bactéria gram-negativa intracelular chamada *Calymmatobacterium granulomatis (Klebsiella granulomatis)*. Como a cultura desses microrganismos é difícil e raramente utilizada, o diagnóstico etiológico é obtido pelo achado dos corpúsculos de Donovan (bactérias encapsuladas em leucócitos mononucleares) em esfregaços de tecido ou fragmentos de biópsia. Embora classicamente descrita como de transmissão sexual, a donovanose é pouco contagiosa. A má higiene pessoal constituiria um fator adjuvante.

Tratamento na gestação

A medicação de escolha é a azitromicina 500mg, dois comprimidos, VO, uma vez por semana, por pelo menos 3 semanas ou até a cicatrização completa das lesões (Ministério da Saúde, 2015). O Centers for Disease Control and Prevention (CDC, 2015) recomenda que a mesma medicação seja usada na dose de 500mg diariamente por igual período. Um esquema alternativo pode ser utilizado com estearato de eritromicina (500mg a cada 6 horas durante 3 semanas). O uso associado de gentamicina 1mg/kg IV a cada 8 horas pode ser considerado se não for observada melhora evidente das lesões nos primeiros dias do tratamento.

Medidas adjuvantes também podem ser implementadas, como a limpeza de lesões extensas com soluções antissépticas (permanganato de potássio duas a três vezes por dia). Não há diferença no tratamento recomendado para as pacientes HIV-positivas com suspeita de donovanose. Segundo o Ministério da Saúde (2015), não é necessário o tratamento dos parceiros sexuais em virtude da baixa infectividade.

Pode ocorrer o retorno das lesões após 6 a 18 meses de tratamento efetivo.

Evolução na gestação

Não têm sido evidenciados riscos para a gestante ou para o concepto. Não há relatos de infecção congênita resultante de infecção ante ou intraparto.

Cancro mole (cancroide)

Causada pelo *Haemophilus ducreyi*, a doença é de transmissão essencialmente sexual. Sua incidência vem diminuindo ao redor do mundo mas, como outras IST, constitui fator de risco para transmissão e aquisição de HIV. O período de incubação geralmente é curto, de 2 a 5 dias, podendo ocasionalmente estender-se até 35 dias. A linfadenopatia geralmente é dolorosa e pode ocasionar fístulas. A associação à sífilis dá origem ao cancro misto de Rollet.

Tratamento na gestação

As medicações recomendadas são: azitromicina (1g em dose única) ou ceftriaxona (250mg IM em dose única) ou estearato de eritromicina (500mg a cada 8 horas durante 7 dias). Os tratamentos em dose única oferecem nítidas vantagens em relação à adesão das pacientes. Os sintomas costumam regredir em 3 dias. A completa cicatrização depende do tamanho das úlceras, mas os primeiros sinais já são evidentes com 7 dias, podendo se estender por até 2 semanas.

A resolução da linfadenopatia flutuante é mais lenta e pode ser necessária aspiração ou drenagem (preferencial), apesar da terapia antibiótica. Medidas locais, como a limpeza com solução diluída de permanganato de potássio ou hipoclorito de sódio, duas a cinco vezes ao dia, também podem ser consideradas no caso de fistulização dos bubões.

O Ministério da Saúde (2015) recomenda o tratamento dos parceiros sexuais, mesmo quando assintomáticos.

Evolução na gestação

Não há relatos de infecção congênita resultante de infecção ante ou intraparto.

LEITURA RECOMENDADA

CDC Sexually Transmitted Diseases Treatment Guidelines, 2015. MMWR June 5, 2015; 64(3).

Cunningham FG, Leveno KJ, Bloom SL et al. Sexually transmitted infections. In: Williams Obstetrics. 24. ed. McGraw-Hill Education, 2014: 1265-86.

Ministério da Saúde. Secretaria de Vigilância em Saúde. Departamento de DST, Aids e Hepatites Virais. Protocolo Clínico e Diretrizes Terapêuticas para Atenção Integral às Pessoas com Infecções Sexualmente Transmissíveis / Ministério da Saúde, Secretaria de Vigilância em Saúde, Departamento de DST, Aids e Hepatites Virais. – Brasília : Ministério da Saúde, 2015.

49 Papilomavírus Humano (HPV)

INTRODUÇÃO

O HPV é um vírus de DNA do grupo *Papova*, família Papillomaviridae. A Organização Mundial da Saúde (OMS) estima que cerca de 630 milhões de pessoas estejam infectadas em todo o mundo e que até 75% da população sexualmente ativa já teve contato com o vírus durante a vida. Atualmente, são conhecidos mais de 100 tipos de HPV, e várias evidências comprovam que essa infecção, apesar de transitória na maioria dos casos, é necessária e antecede em vários anos o câncer cervical na presença de outros cofatores (Quadro 49.1). Em todo o mundo, cerca de 270 mil mulheres morreram por causa de câncer cervical somente em 2012, a maioria em países com poucos recursos e subdesenvolvidos. No Brasil, o Sistema de Informações em Mortalidade (SIM) registrou 5.430 mortes por câncer cervical em 2013 e o Instituto Nacional de Câncer José Alencar Gomes da Silva (INCA) estimou para 2016 o registro de 16.340 novos casos, um risco estimado de 15,85 casos a cada 100 mil mulheres.

Quadro 49.1 Associação entre os subtipos de HPV e as manifestações clínicas

Classificação	Tipos de HPV	Manifestações
Baixo risco	6, 11, 42, 43 e 44	Condiloma acuminado ou plano Neoplasias intraepiteliais de baixo grau Verrugas genitais visíveis localizadas em vulva, colo uterino, vagina, pênis, escroto, uretra e ânus
Alto risco	16, 18, 31, 33, 35, 39, 45, 46, 51, 52, 56, 58, 59 e 68	Neoplasias intraepiteliais de alto grau Carcinomas do colo uterino, vagina, vulva, ânus e pênis (raro)

Fonte: Ministério da Saúde. SVS. Programa Nacional de DST/Aids.

A maioria dos estudos sobre prevalência de infecção por HPV no Brasil utilizou métodos diferentes para o diagnóstico e foi realizada em pacientes que procuraram o serviço de saúde para rastreio ou que já apresentavam lesões. Para vários autores, isso compromete a consistência dos resultados por dificultar as comparações. No entanto, uma revisão sistemática realizada em 2010, que incluiu 14 estudos realizados no Brasil no período de 1989 a 2008, demonstrou que a prevalência de infecção cervical por HPV nesse período variava de 13,7% a 54,3% e que 10,4% a 24,5% das mulheres que apresentaram citologia normal desenvolveram a infecção.

A literatura é controversa quanto ao aumento da prevalência da infecção na gestação, porém acredita-se que as modificações imunológicas fisiológicas do período favoreçam o aparecimento das manifestações clínicas e o consequente diagnóstico. O tema se reveste de importância porque, além das lesões no trato genital materno, podem ocorrer condilomas anais e genitais nos neonatos, papiloma conjuntival congênito e papilomatose laríngea juvenil em decorrência de transmissão vertical. Em nosso meio, muitas vezes, o pré-natal constitui a única oportunidade de contato da mulher com a rede de saúde com possibilidade de intervenção na história natural da doença.

MODO DE TRANSMISSÃO

Na maioria das vezes, a transmissão ocorre por via sexual, mas a penetração não é obrigatória: o contato com a pele da região genital na presença de lesões é uma forma comprovada de transmissão viral.

Com relação à transmissão vertical, esta pode ocorrer antes do parto por via transplacentária (relacionada com a carga viral materna) ou por via ascendente através de lesões intraepiteliais cervicais nas gestantes (já foi comprovada a presença do vírus no líquido amniótico e no sangue de cordão). Durante o parto, a infecção do neonato decorre do contato com células e secreções do colo uterino e da vagina. Existe associação entre o tempo de trabalho de parto e a incidência de papilomatose laríngea juvenil, mas a cesariana não protege completamente contra a infecção. Não existem evidências de que a transmissão possa ocorrer através do leite materno.

FATORES DE RISCO

Os fatores de risco que influenciam a aquisição e a persistência da infecção por HPV, assim como a progressão para lesões clínicas, podem variar em relação à população estudada e ao tipo de estudo utilizado (Quadro 49.2).

TIPOS DE INFECÇÃO
Clínica

A lesão clássica é o *condiloma acuminado*, popularmente conhecido como "cavalo de crista" ou "verruga venérea". Trata-se de uma lesão verrucosa, geralmente sem atipias, de bom prognóstico, causada pelos subtipos 6 e 11 (pode ocorrer infecção simultânea provocada por vários tipos, principalmente em imunossuprimidos), podendo regredir espontaneamente em cerca de 60% a 80% dos casos. Histologicamente, o aspecto é de *hiperplasia epitelial papilomatosa.*

Essas lesões se localizam mais frequentemente na genitália externa ou na região perianal e, mais raramente, na vagina e no colo uterino. Na vulva, a região mais acometida é a fúrcula, seguindo-se os pequenos lábios, o vestíbulo e os grandes lábios. Podem ser únicas ou múltiplas, formando projeções papilares cuja confluência determina o surgimento de vegetações. Estas, quando volumosas, adquirem o aspecto característico de *couve-flor*, podendo tornar-se friáveis. O crescimento rápido e as lesões muito volumosas são frequentes durante a gestação, provavelmente por causa do aumento da vascularização e de alterações imunológicas, podendo inclusive determinar obstrução do canal de parto.

Sintomatologia

O condiloma acuminado pode ser completamente assintomático ou cursar com prurido, dor e queimação e, ocasionalmente, associar-se a corrimento, irritação e sangramento genital.

Subclínica

A infecção por HPV pode associar-se ao desenvolvimento de lesões intraepiteliais (transformação atípica escamosa ou glandular) em diversas áreas, como vulva, vagina, colo uterino, pênis e região perianal, que são revestidas pelo mesmo tipo de epitélio (lesões *multicêntricas*). Em pacientes HIV-positivos, a prevalência dessas lesões chega a ser até 10 vezes maior.

As lesões subclínicas não são visíveis à inspeção desarmada, sendo necessário o uso da colposcopia para o diagnóstico. No colo uterino, recebem a denominação de *lesão intraepitelial escamosa de baixo grau* (LSIL) ou *lesão intraepitelial escamosa de alto grau* (HSIL), de acordo como o grau de alterações citológicas no tecido.

- **LSIL:** citopatia por HPV e/ou atipias celulares que se restringem às camadas mais inferiores do epitélio estratificado pavimentoso (neoplasia intraepitelial cervical grau 1 [NIC 1]).
- **HSIL:** é aquela que apresenta atipias epiteliais que comprometem para além do terço inferior epitelial, atingindo a totalidade do epitélio, mas preservam a membrana basal (neoplasia intraepitelial cervical grau 2 e grau 3 [NIC 2 e 3]). São predominantemente causadas por tipos de HPV oncogênicos e se comportam como lesões precursoras do carcinoma invasivo.

A maioria é transitória (apresenta regressão espontânea, principalmente a LSIL) e sua evolução está relacionada com a persistência do vírus nas células, podendo permanecer vários anos no mesmo estágio. O câncer cervical pode ocorrer por causa da progressão de LSIL para HSIL e desta para o câncer ou pode surgir diretamente de HSIL, progredindo para o câncer.

O INCA e a Sociedade Brasileira de Citopatologia recomendam uma nomenclatura básica para exames citológicos que guarda semelhanças com a Nomenclatura de

Quadro 49.2 Fatores de risco para aquisição e persistência de infecção por HPV e progressão de lesões clínicas

Comportamentais
Tabagismo
Consumo de álcool
Uso de contraceptivos hormonais
Alimentação pobre em betacarotenos e vitaminas C e E
Início precoce da atividade sexual
Vários parceiros sexuais
Condições clínicas
Uso de imunossupressores
Outras infecções sexualmente transmitidas: *Chlamydia trachomatis*, gonorreia, herpes simples, HIV
Paridade (quatro ou mais gestações)
Sociais
Baixa renda familiar
Baixa escolaridade
Falta de acesso à citologia oncótica

Fonte: Mendonça VG et al. Infecção cervical por papilomavírus humano: genotipagem viral e fatores de risco para lesão intraepitelial de alto grau e câncer de colo do útero. Rev Bras Ginecol Obstet 2010; 32(10):476-85.

Bethesda (revisões em 1991, 2001 e 2014). Essa nomenclatura deve ser a única utilizada para os laudos citopatológicos no SUS, como também nos seus laboratórios conveniados (veja o Quadro 49.3).

A classificação das atipias em *células escamosas atípicas de significado indeterminado, possivelmente não neoplásicas (ASC-US)*, em correspondência com a classificação ASC-US de Bethesda, e em *células escamosas atípicas de significado indeterminado, não podendo excluir lesão intraepitelial de alto grau*, como no Sistema Bethesda, é também adotada pela Sociedade Brasileira de Citopatologia desde 2002.

Atualmente, independentemente da subclassificação, o ASCUS é a atipia mais comumente descrita nos laudos citopatológicos do colo do útero (em 2013 representou 57% de todos os exames alterados do Brasil, segundo o SISCOLO – Sistema de Informação do Câncer do Colo do Útero – Ministério da Saúde).

Latente

Não existe expressão clínica ou histocitológica da infecção. Os achados colposcópicos e colpocitológicos são normais. No entanto, a presença de partículas virais ou do DNA do HPV pode ser evidenciada por meio de métodos como microscopia eletrônica, hibridização e técnicas imuno-histoquímicas. A latência indica, portanto, a presença do genoma viral no interior de células morfologicamente normais.

DIAGNÓSTICO
Citologia

No Brasil, o exame citopatológico convencional é o método recomendado pelo Ministério da Saúde para rastreamento do câncer do colo do útero e de suas lesões precursoras (induzidas por HPV). A coleta deve se iniciar aos 25 anos para mulheres que já tiveram atividade sexual. Após dois exames negativos com intervalo de 1 ano, o intervalo entre os exames poderá ser de 3 anos na ausência de fatores de risco (por exemplo, troca de parceiro).

Para as gestantes recomenda-se, durante o pré-natal, seguir as recomendações de periodicidade e faixa etária das demais mulheres. Nessa oportunidade, deve ser realizado exame colpocitológico da ectocérvice (coletada com espátula tipo ponta longa, chamada espátula de Ayre), dispensando-se a coleta endocervical. Normalmente, a região da junção escamocolunar (JEC) é mais exposta na gestação por estímulo hormonal. Convém lembrar que a coleta de espécime endocervical não parece aumentar o risco sobre a gestação quando utilizada uma técnica adequada (escova apropriada).

Colposcopia

A colposcopia pode ser realizada em qualquer época da gestação, mas costuma apresentar mais dificuldades técnicas a partir do segundo trimestre. Existem fortes evidências de que os achados colposcópicos anormais tendem a ser classificados como maiores durante a gestação e a presença de deciduose pode ocasionar sobrediagnóstico e sobretratamento das gestantes. Por essa razão, o exame tem indicações precisas (Quadro 49.5) e sua realização não deve ser rotina no pré-natal.

São achados anormais: epitélio acetobranco (epitélio esbranquiçado após aplicação de ácido acético), pontilhado (se grosseiro, mais provável HSIL), mosaico (neoformação vascular; se grosseiro, mais provável HSIL), epitélio iodo parcialmente positivo, epitélio iodonegativo (sugestivo de HSIL quando coincide com a área de epitélio acetobranco) e vasos atípicos (formas variadas, irregulares).

Quadro 49.3 Nomenclatura citopatológica e histopatológica utilizada desde o início do uso do exame citopatológico para o diagnóstico das lesões cervicais e suas equivalências

Classificação citológica de Papanicolau (1941)	Classificação histológica da OMS (1952)	Classificação histológica de Richart (1967)	Sistema Bethesda (2001)	Classificação Citológica Brasileira (2006)
Classe I	–	–	–	–
Classe II	–	–	Alterações benignas	Alterações benignas
–	–	–	Atipias de significado indeterminado	Atipias de significado indeterminado
Classe III	Displasia leve	NIC I	Lesão intraepitelial de baixo grau (LSIL)	LSIL
	Displasia moderada e acentuada	NIC II e NIC III	Lesão intraepitelial de alto grau (HSIL)	HSIL
Classe IV	Carcinoma *in situ*	NIC III	HSIL	HSIL
			Adenocarcinoma *in situ* (AIS)	AIS
Classe V	Carcinoma invasor	Carcinoma invasor	Carcinoma invasor	Carcinoma invasor

Fonte: INCA/Ministério da Saúde – Diretrizes Brasileiras para o Rastreamento do Câncer do Colo do Útero. 2. ed. 2016.

Caso haja suspeita de invasão, poderá ser realizada uma biópsia durante o mesmo procedimento. Existe possibilidade de sangramento excessivo. Se isso ocorrer, poderá ser reduzido com solução de Monsel (sulfato férrico) aplicada sobre a área sangrante para hemostasia. Recomenda-se ainda o uso de tampão durante 24 horas com restrição de atividade física por 48 horas após o procedimento.

A vulvoscopia (exame colposcópico da vulva) possibilita o diagnóstico das lesões vulvares subclínicas (epitélio acetobranco, micropapilas, micropápulas) e orienta a realização de biópsia, caso necessário. Está indicada nas seguintes situações:

- História de prurido vulvar crônico.
- Queixas de dor, ardor, queimação ou desconforto vulvar, na ausência de lesão aparente.
- Pacientes com condiloma acuminado, precedendo o tratamento.
- Controle de cura após o término do tratamento.
- Pacientes com lesão intraepitelial cervical.

Histopatológico

Padrão-ouro no diagnóstico de lesões subclínicas, esse teste pode ainda ajudar a confirmar o diagnóstico de condiloma, mas não identifica o tipo de HPV associado. Assim, isoladamente, esse teste não possibilita a avaliação prognóstica do comportamento biológico da lesão.

Métodos de detecção viral

Os testes de detecção viral utilizam biologia molecular (DNA-HPV) e imuno-histoquímica (p16, INK4a e Ki-67). O custo da biologia molecular ainda é muito elevado e, por isso, os testes de detecção não fazem parte dos protocolos brasileiros, pois o valor preditivo negativo da citologia e o dos testes de DNA-HPV oncogênico, por exemplo, têm se mostrado muito semelhantes (próximos a 99%). A principal utilidade seria a avaliação do subtipo de HPV envolvido na infecção, para determinar se ele pertence a um grupo de alto ou baixo risco, a fim de definir a opção terapêutica mais ou menos agressiva de acordo com o potencial oncogênico do vírus.

REPERCUSSÕES NA GESTAÇÃO
Efeitos da gestação na infecção por HPV

É frequente o agravamento de uma condilomatose preexistente, ocorrendo aumento e proliferação das lesões e podendo tornar evidentes até mesmo as lesões anteriormente subclínicas. Também podem surgir novas lesões sintomáticas. O risco da progressão de uma lesão de alto grau para carcinoma invasor durante o período gestacional é muito pequeno.

Efeitos da infecção por HPV na gestação

Destacam-se as seguintes complicações, associadas, sobretudo, à condilomatose extensa:

- **Obstrução do canal de parto:** o condiloma pode funcionar como tumor prévio, quando as lesões são extensas, acarretando, assim, distocia de partes moles.
- **Hemorragia genital:** o risco é maior em virtude do aumento da vascularização.
- **Complicações para o recém-nascido:** papilomatose laríngea juvenil (relacionada com os subtipos 6 e 11 do HPV; pode causar afonia ou até obstrução respiratória) e lesão anogenital ou da conjuntiva (mais rara).

TRATAMENTO NA GRAVIDEZ
Condilomatose

Na ausência de tratamento, as verrugas podem regredir, permanecer inalteradas ou apresentar crescimento. Na gestação, a imunomodulação e o aumento da vascularização tornam mais provável a hipótese do crescimento. O objetivo do tratamento é a remoção das lesões. No tratamento das gestantes, não podem ser utilizados podofilina, podoxipodofilina e interferon. Segundo o Centers for Disease Control and Prevention (CDC, 2015), o Imiquimod creme (imidazolquinolina) constituiria a primeira linha de tratamento contra a condilomatose fora da gestação e ainda apresentaria a vantagem de ser autoaplicável. Os trabalhos sobre os efeitos dessa medicação na gestação ainda são limitados e não autorizam sua utilização rotineira.

Não existe tratamento ideal na gestação, e as taxas de recorrência são altas. A quantidade e a localização das lesões orientam a escolha terapêutica, como pode ser observado no Quadro 49.4. A presença de lesões subclínicas deverá ser excluída previamente.

Quadro 49.4 Opções terapêuticas – condilomatose na gestação

Lesões pequenas, isoladas e externas	Ácido tricloroacético (ATA) a 80-90% em solução alcoólica
	Eletro ou criocauterização
Lesões pequenas, colo, vagina e vulva	Eletro ou criocauterização, a partir do segundo trimestre
Lesões grandes (excluindo colo uterino e vagina)	Ressecção com eletrocautério ou cirurgia de alta frequência ou exérese por alça diatérmica ou LEEP (*loop excison electrosurgical procedure*), em qualquer fase da gravidez

O ácido tricloroacético (ATA) é um agente cáustico que promove a destruição dos condilomas mediante a coagulação química de seu conteúdo proteico, podendo ser utilizado inclusive no primeiro trimestre.

Sua aplicação exige alguns cuidados:

1. Proteger os tecidos vizinhos com vaselina ou óxido de zinco.
2. Aplicar em pequenas quantidades, com cotonete, somente nas lesões – a área ficará branca.
3. Evitar que a gestante mude de posição durante a aplicação para que a substância fique restrita ao local de aplicação.
4. Se a solução atingir acidentalmente as áreas vizinhas, poderá ser neutralizada com bicarbonato de sódio, sabão ou talco.
5. Repetir semanalmente, se necessário.

Caso a paciente apresente muita dor, a concentração poderá ser reduzida (utilizar a 40%; provavelmente será necessário aumentar o número de aplicações).

A eletrocauterização exige maior habilidade dos profissionais, anestesia e equipamentos específicos. Deve-se ter muito cuidado quando esse procedimento for utilizado nas regiões vaginais e anais em virtude da possibilidade de necrose dos tecidos adjacentes em decorrência da dificuldade de controlar a profundidade do efeito. Podem ser necessárias várias sessões, e o material obtido deverá ser enviado para confirmação histopatológica. A criocauterização, por sua vez, raramente precisa de anestesia e pode ser útil em lesões muito queratinizadas (induz citólise térmica pelo CO_2).

Medidas adjuvantes

1. Tranquilizar a paciente, explicando o que é a infecção pelo HPV e qual o tratamento proposto. O diálogo é fundamental. Cabe lembrar que o desequilíbrio psíquico e o estresse podem diminuir a imunidade, dificultando o processo terapêutico. Ocasionalmente, pode ser necessária psicoterapia de apoio.
2. Higiene geral e genital.
3. Tratamento das infecções associadas (*Candida, Trichomonas, Gardnerella,* infecções cervicais).
4. Controle de doenças metabólicas: diabetes, lúpus etc.
5. Investigação e tratamento do parceiro.
6. Uso de preservativo durante o tratamento e por 6 meses.
7. Proibir o fumo.

Lesões intraepiteliais cervicais

Segundo o Ministério da Saúde, as gestantes com citologia alterada devem seguir os mesmos fluxogramas que as não gestantes, pois o risco da progressão de uma lesão de alto grau para carcinoma invasor durante o período gestacional é muito pequeno. Além disso, apresentam algum potencial de regressão após o parto (Quadro 49.5).

O objetivo da propedêutica é afastar uma lesão invasora e, caso necessário, a biópsia deverá ser realizada. A conduta obstétrica geralmente não se modifica, exceto nos casos de franca invasão ou obstrução do canal do parto. O acompanhamento poderá ser retomado no puerpério com reavaliações colposcópicas e citopatológicas entre 6 e 8 semanas, de preferência em um centro de referência regional. Nos casos em que a invasão for confirmada, a paciente deverá ser encaminhada a uma unidade ou centro de assistência de alta complexidade em oncologia (Cacon) para definição da conduta. Vale ressaltar que os procedimentos excisionais do colo uterino realizados durante a gestação aumentam o risco de abortamento e parto prematuro com sangramento excessivo frequente.

VIA DE PARTO

Não existem evidências fortes de que a cesariana confira proteção contra a transmissão vertical do HPV em virtude das evidências de transmissão intrauterina e relatos de infecção mesmo após o procedimento. Suas indicações estão restritas aos casos de condilomatoses extensas que bloqueiam o canal de parto ou na possibilidade de grande sangramento relacionado com a laceração de lesões extensas.

De qualquer modo, os recém-nascidos parecem ter positividade transitória em relação ao HPV e a maioria elimina o vírus em pouco tempo após o parto.

VACINAÇÃO

Desde 2014, o Ministério da Saúde fornece vacinação para HPV por meio do Programa Nacional de Imunizações (PNI) do Sistema Único de Saúde (SUS). A vacina adotada no Brasil é a quadrivalente (contra os tipos 6, 11, 16 e 18) e, após sucessivas ampliações nas indicações, a partir de 2017 meninas de 9 a 14 anos e meninos de 12 e 13 anos de idade passaram a ser vacinados com duas doses (0 e 6 meses). Também passaram a ser vacinados homens e mulheres de 9 a 26 anos de idade vivendo com HIV/AIDS e imunossuprimidos (pacientes oncológicos, transplantados de órgãos sólidos ou medula óssea). O esquema, nesses casos específicos, prevê três doses com 0, 2 e 6 meses. Convém lembrar que a vacinação não exclui a necessidade do rastreamento das lesões cervicais.

Normalmente recomenda-se que o esquema seja interrompido caso ocorra gestação. No entanto, a vacina quadrivalente já superou a análise combinada de cinco

Quadro 49.5 Resumo de recomendações para conduta inicial diante dos resultados alterados de exames citopatológicos nas unidades de atenção básica

Diagnóstico citopatológico		Faixa etária	Conduta inicial
Células escamosas atípicas de significado indeterminado (ASCUS)	Possivelmente não neoplásicas (ASC-US)	< 25 anos	Repetir em 3 anos
		Entre 25 e 29 anos	Repetir a citologia em 12 meses
		≥ 30 anos	Repetir a citologia em 6 meses
	Não sendo possível afastar lesão de alto grau (ASC-H)		Encaminhar para colposcopia
Células glandulares atípicas de significado indeterminado (AGC)	Possivelmente não neoplásicas ou não sendo possível afastar lesão de alto grau		Encaminhar para colposcopia
Células atípicas de origem indefinida (AOI)	Possivelmente não neoplásicas ou não sendo possível afastar lesão de alto grau		Encaminhar para colposcopia
Lesão de baixo grau (LSIL)		< 25 anos	Repetir em 3 anos
		≥ 25 anos	Repetir a citologia em 6 meses
Lesão de alto grau (HSIL)			Encaminhar para a colposcopia
Lesão intraepitelial de alto grau, não sendo possível excluir microinvasão			Encaminhar para colposcopia
Carcinoma escamoso invasor			Encaminhar para colposcopia
Adenocarcinoma *in situ* (AIS) ou invasor			Encaminhar para colposcopia

Fonte: INCA/Ministério da Saúde. Diretrizes Brasileiras para o Rastreamento do Câncer do Colo do Útero. 2. ed. 2016.

ensaios clínicos de fase III: 1.824 mulheres receberam placebo e 1.796 receberam a vacina durante a gestação. Não foram observadas diferenças significativas entre os grupos em relação ao abortamento espontâneo ou anomalias fetais. Desse modo, não se recomendam cuidados específicos caso ocorra vacinação inadvertida durante a gestação e não há restrições quanto à amamentação.

A Sociedade Brasileira de Imunizações (SBIm) confirma que a vacina utilizada no Brasil tem bom perfil de segurança. As reações adversas são pouco frequentes (cerca de 10% a 20%) e o quadro costuma ser leve: dor, vermelhidão e edemas próximos ao local da injeção, cefaleia e febre, com exceção de raríssimos casos de alergia a componentes da fórmula (2,6/100.000 doses aplicadas). Segundo a SBIm, todas as possíveis reações severas notificadas até hoje foram investigadas e a relação causal com a vacina não foi estabelecida.

LEITURA RECOMENDADA

Ayres ARG, Silva GA. Cervical HPV infection in Brazil: systematic review. Rev Saúde Pública 2010; 44(5):963-74.

Berenson AB, Patel PR, Barrett AD. Is administration of the HPV vaccine during pregnancy feasible in the future? Expert Rev Vaccines 2014; 13(2):213-9.

Freitas AC, Mariz FC, Silva MAR, Jesus ALS. Human papillomavirus vertical transmission: review of current data. Clinical Infectious Diseases 2013; 56(10):1451-6.

Mendonça VG et al. Infecção cervical por papilomavírus humano: genotipagem viral e fatores de risco para lesão intraepitelial de alto grau e câncer de colo do útero. Rev Bras Ginecol Obstet 2010; 32(10):476-85.

Trottier H et al. For the Ludwig-McGill Cohort Study Group. Risk of human papillomavirus (HPV) infection and cervical neoplasia after pregnancy. BMC Pregnancy and Childbirth 2015; 15:244.

Ministério da Saúde. Instituto Nacional de Câncer José Alencar Gomes da Silva (INCA). Diretrizes Brasileiras para o Rastreamento do Câncer do Colo do Útero. 2. ed. 2016. Disponível em: http://www.inca.gov.br. Acesso em: 26 de julho de 2017.

50 Parasitoses

INTRODUÇÃO

Estima-se que mais de 1 bilhão de indivíduos em todo o mundo abriguem pelo menos uma espécie de parasita intestinal. No Brasil, as grandes desigualdades socioeconômicas e a urbanização sem planejamento favorecem a manutenção dessas infecções como um problema relevante de saúde pública.

A gestante que vive em áreas sem saneamento básico está vulnerável a infestações por parasitas. Estudo realizado em cidade do interior de São Paulo encontrou uma prevalência de 19% de parasitoses na gestação. Na maioria dos casos, essas infestações não se manifestam como doença clínica grave, mas podem estar associadas a uma anemia persistente com repercussão para a gestante e o feto. O rastreamento com exame parasitológico de fezes não faz parte da rotina do pré-natal preconizada pelo Ministério da Saúde, embora deva ser realizado nas gestantes que apresentem anemia persistente não responsiva à suplementação com ferro. Diante do diagnóstico com sintomatologia clínica, são recomendados o tratamento com antiparasitário e o tratamento associado da anemia. Mesmo nesse caso, entretanto, deve-se sempre avaliar a relação risco-benefício do tratamento, uma vez que algumas medicações antiparasitárias são de uso restrito na gestação, como veremos adiante.

Neste capítulo, vamos analisar os princípios gerais da abordagem terapêutica das principais helmintíases e protozooses durante a gestação. Em virtude de sua importância clínica e epidemiológica, discutiremos a toxoplasmose em um capítulo à parte (Capítulo 40).

HELMINTÍASES

Em geral, a via fecal-oral é a mais frequente via de contaminação, exceto nos casos de estrongiloidíase e ancilostomíase, nos quais as larvas penetram através da pele íntegra.

Os sintomas gastrointestinais são semelhantes na maioria das helmintíases, sendo geralmente vagos e leves: anorexia, perversão do apetite, dor abdominal, náuseas, diarreia ou constipação intestinal, má digestão, meteorismo etc. Alguns desses sintomas se confundem com os da gestação inicial e passam despercebidos. Sintomas característicos podem ser encontrados em determinadas verminoses, como a anemia na ancilostomíase, o prurido anal na enterobíase e a disenteria na estrongiloidíase. Em relação aos parasitas que apresentam parte do ciclo de vida com formas larvárias que se desenvolvem nos pulmões (*Ascaris lumbricoides, Ancylostoma* e *Necator* e *Strongyloides stercoralis*), podem surgir sintomas como febre baixa, tosse, broncoespasmo e eosinofilia, o que caracteriza a síndrome de Löffler.

Pode ocorrer eliminação espontânea dos vermes, os quais, em alguns casos, são facilmente reconhecíveis nas fezes (*Ascaris*, proglótides da *Taenia*) ou visualizados na região perianal (*Enterobius*).

> Diante da sintomatologia com confirmação por testes laboratoriais da presença da parasitose, recomenda-se o tratamento. A maioria das medicações antiparasitárias pertence à classe C (veja o Capítulo 57), e o benefício do tratamento geralmente compensa os riscos. Entretanto, sempre que possível, convém evitar o primeiro trimestre da gestação, embora não existam estudos que comprovem a teratogenicidade dessas medicações.

A seguir, serão abordadas em linhas gerais as helmintíases mais comumente encontradas na gestação.

Ascaridíase

A infestação pelo *Ascaris lumbricoides* é muito prevalente e, em razão das complicações potenciais, *recomenda-se o tratamento mesmo em gestantes oligossintomáticas.* O ser humano é o único reservatório, e a transmissão ocorre pela ingestão de ovos infectantes do parasita (água ou alimentos contaminados com fezes humanas). A duração média de vida dos vermes adultos é de 12 meses, e os ovos são eliminados pelas fezes durante todo o período em que o indivíduo portar o parasita. Em um meio favorável, os ovos podem permanecer viáveis e infectantes durante anos.

A infestação por um grande número de áscaris pode acarretar um quadro de obstrução por enovelamento desses vermes na luz intestinal. Quando isso acontece, podem estar presentes os seguintes sintomas; cólica abdominal, vômitos com eliminação dos parasitas, constipação intestinal e massa abdominal variável. Ocasionalmente, pode haver complicação com volvo, gangrena e perfuração intestinal, situação em que o prognóstico é reservado. Para o tratamento são usadas medicações que promovem a paralisia dos áscaris (citrato de piperazina) e óleo mineral, geralmente em conjunto com abordagem cirúrgica para a retirada desses vermes.

O tratamento poderá ser realizado com albendazol ou mebendazol (veja posologia no Quadro 50.1). Ambos estão incluídos na classe C das Categorias Farmacológicas na Gravidez (veja o Capítulo 57), e o uso dessas medicações está autorizado pela Organização Mundial da Saúde (OMS) durante o segundo e o terceiro trimestre da gravidez. O pamoato de pirantel (11mg/kg, no máximo 1g/dia, em dose única) tem pouca absorção sistêmica e pode ser usado pela gestante. *A ivermectina também pertence à classe C, mas, por ser uma medicação mais recente, deve ser evitada na gestação e prescrita apenas quando for a única opção disponível.*

Tricuríase

A tricuríase consiste na infestação pelo *Trichuris trichiura*, geralmente assintomática e associada à presença de outros helmintos. Trata-se de uma das mais comuns em todo o mundo. Anemia, diarreia e prolapso retal eventualmente podem surgir na infestação por uma grande quantidade de vermes. O tratamento deve ser realizado com mebendazol ou albendazol, o qual apresenta maior praticidade por ser administrado em dose única, o que contribui para a adesão ao tratamento (Quadro 50.1).

Ancilostomíase

Essa doença pode ser provocada pelo *Ancylostoma duodenale* ou pelo *Necator americanus*. Estima-se que mais de 800 milhões de pessoas estejam infectadas em todo o mundo. As formas leves podem ser assintomáticas, mas, em alguns casos, a infecção pode determinar anemia ferropriva grave, uma vez que a forma adulta alimenta-se de sangue. O ser humano é o único reservatório. Os ovos contidos nas fezes são depositados no solo e, em condições adequadas, ocorre o desenvolvimento de larvas. A infecção ocorre quando essas larvas infectantes penetram na pele (geralmente, pés descalços), causando dermatite característica. Inicia-se assim o ciclo de vida dentro do hospedeiro até a maturidade com os vermes adultos fixados no intestino delgado ao final de 6 a 7 semanas, passando a produzir milhares de ovos por dia. Os indivíduos infectados contaminam o solo durante vários anos, quando não adequadamente tratados.

O tratamento deve ser evitado no primeiro trimestre, devendo ser instituída apenas a reposição de ferro oral se a gestante apresentar um quadro associado de anemia grave (veja o Capítulo 38). Nos trimestres seguintes, em virtude da associação frequente com anemia, deve ser instituído o tratamento antiparasitário associado à terapia com ferro ou conforme o esquema preconizado no Quadro 50.1. O controle de cura é realizado 7, 14 e 21 dias após o tratamento, mediante exame parasitológico de fezes.

Enterobíase (oxiuríase)

Causada pelo *Enterobius vermicularis*, a enterobíase tem no ser humano o único hospedeiro natural. Embora mais frequentemente observada em crianças, a enterobíase pode ocorrer em qualquer idade e classe social, sendo a manifestação mais frequente o prurido anal, frequentemente noturno, que causa irritabilidade, desconforto e sono intranquilo. O ato de coçar pode ocasionar escoriações perianais e infecções secundárias com congestão, inflamação e pontos hemorrágicos, onde frequentemente se encontram fêmeas adultas e ovos. Podem estar presentes sintomas inespecíficos, como vômitos, dores abdominais, tenesmos, puxo e, raramente, fezes sanguinolentas. A transmissão é principalmente fecal-oral, e vários membros da família costumam estar infectados.

O diagnóstico geralmente é clínico, podendo ser confirmado por *swab* anal (método de Hall) ou por esfregaço com fita adesiva da região perianal (método de Graham), seguido de leitura em microscópio para visualização dos ovos. Também podem ser pesquisados em material retirado de unhas de indivíduos infectados com alto índice de positividade.

Como a infestação é muito irritante, o pamoato de pirantel pode ser administrado depois do primeiro trimestre nos quadros graves (Quadro 50.1). Esse medicamento tem custo baixo e efetividade próxima de 100%. O albendazol e o mebendazol também podem ser utilizados. Recomenda-se o tratamento dos outros membros da família para evitar reinfecções, além da lavagem de roupas e intensificação das medidas de higiene pessoal.

Quadro 50.1 Tratamento das helmintíases na gestação

Infestações	Medicação anti-helmíntica	Posologia
Ascaridíase	Albendazol	400mg VO em dose única (ingerir com alimentos)
	Mebendazol	100mg VO duas vezes ao dia durante 3 dias OU 500mg VO em dose única
	Piperazina	75mg/kg VO durante 2 dias (2º e 3º trimestres)
Tricuríase	Mebendazol	100mg VO duas vezes ao dia durante 3 dias
	Albendazol	400mg VO durante 3 dias (ingerir com alimentos)
Ancilostomíase	Albendazol	400mg VO em dose única (ingerir com alimentos)
	Mebendazol	100mg VO duas vezes ao dia durante 3 dias
	Pirantel	11mg/kg VO em dose única (máximo de 1g)
Enterobíase	Pirantel	11mg/kg VO em dose única (máximo de 1g)
Teníase	Niclosamida	2g VO em dose única + antiemético (para a *Taenia solium*)
Estrongiloidíase	Albendazol	400mg VO duas vezes ao dia durante 7 dias

Teníase

A teníase é uma infestação transmitida pelas larvas de *Taenia solium* (adquirida pela ingestão da carne de porco) ou *Taenia saginata* (carne bovina), quase sempre assintomática. O ser humano é o hospedeiro definitivo. A autoinfecção com os ovos da *Taenia solium* determina a cisticercose (nesse caso, o ser humano atua como hospedeiro intermediário). Estima-se que existam cerca de 350 mil casos de neurocisticercose na América Latina, e a região é considerada por vários autores como área de prevalência elevada. No Brasil, é muito prevalente nas regiões Sul e Sudeste, e acredita-se que nas demais regiões ocorra um grande número de subnotificações.

A teníase pode ser considerada benigna e geralmente é assintomática. Pode causar dores abdominais, náuseas, debilidade, perda de peso, flatulência, diarreia ou constipação intestinal. Pode ser percebida mediante a eliminação espontânea de proglótides do verme nas fezes. Em casos raros, pode exigir intervenção cirúrgica por causa da penetração no apêndice, colédoco ou ducto pancreático em virtude do crescimento exagerado do parasita.

Por sua vez, a cisticercose apresenta manifestações clínicas somáticas que dependem da localização, do tipo morfológico, do número de larvas que infectaram o indivíduo, da fase de desenvolvimento dos cisticercos e da resposta imunológica do hospedeiro. As formas graves afetam o sistema nervoso central e apresentam convulsões, alterações visuais, distúrbio de comportamento e hipertensão intracraniana.

Quando o diagnóstico é feito na gestação, pode-se postergar o tratamento da *T. saginata* até após o parto, mas a *T. solium* deve ser tratada imediatamente (por causa do risco de cisticercose). O tratamento do verme adulto é realizado mais comumente com a niclosamida, medicação que não apresenta evidências de toxicidade fetal em animais e humanos (Quadro 50.1). Vigente a infestação por *T. solium*, indica-se a administração simultânea de um antiemético para evitar a regurgitação dos ovos e prevenir a cisticercose. Para a cisticercose, o tratamento de escolha é o praziquantel associado à dexametasona (para reduzir o processo inflamatório causado pela morte dos cisticercos), mas o tratamento durante a gestação só está indicado nos casos de meningite. Nas outras formas, deve-se aguardar o parto.

Estrongiloidíase

Essa doença é causada pelo *Strongyloides stercolaris*. O ser humano é o reservatório, mas outros animais também têm sido encontrados infectados. A estrongiloidíase é adquirida pela entrada de larvas infectantes, presentes no solo contaminado com fezes humanas, através da pele íntegra. Pode ocorrer ainda autoinfecção, com o ciclo de vida se desenvolvendo inteiramente dentro do indivíduo.

Com frequência, é assintomática em indivíduos imunocompetentes, manifestando-se apenas como eosinofilia sem causa aparente. As formas sintomáticas apresentam inicialmente alterações cutâneas (no local de penetração da larva), pulmonares (síndrome de Löffler) e manifestações intestinais de intensidade variada. Os indivíduos imunocomprometidos geralmente desenvolvem quadros graves sistêmicos (hiperinfecção) que se caracterizam por febre, dor abdominal, anorexia, náuseas, vômitos, diarreias profusas, manifestações pulmonares (tosse, dispneia e broncoespasmos e, raramente, hemoptise e angústia respiratória). O prognóstico é reservado quando o tratamento não é realizado de maneira precoce.

Fora da gestação, o tratamento de primeira linha é feito com ivermectina. Além disso, existem esquemas de profilaxia propostos para indivíduos imunocomprometidos (HIV-positivos, transplantados etc.). Como há poucos estudos sobre o uso dessa medicação durante a gestação (Categoria C – veja o Capítulo 57), a OMS e o Centers for Disease Control and Prevention (CDC) recomendam o uso do albendazol. A ivermectina deve ser evitada no primeiro trimestre de gestação e reservada aos casos em

PROTOZOOSES

Amebíase

Estima-se que 10% da população mundial esteja infectada, mas apenas 1% desenvolve a forma invasiva da doença. A infecção é transmitida por cistos pela via fecal-oral. A existência de duas espécies geneticamente diferentes quanto à patogenicidade, *Entamoeba histolytica* e *Entamoeba dispar*, dificulta os estudos de prevalência. Atualmente, sabe-se que somente a *E. histolytica* é patogênica e responde pelos casos de infecção invasiva intestinal e extraintestinal.

Existem evidências de que no Nordeste do Brasil, apesar das condições sanitárias precárias em grande parte das cidades, não há espécies patogênicas de *E. histolytica*. Estudos realizados com técnica de PCR e ELISA em Pernambuco, Alagoas, Bahia e, mais recentemente, em 2014 na Paraíba (Campina Grande) reforçam essa afirmação. A Organização Pan-Americana de Saúde (OPAS) não recomenda o tratamento de indivíduos assintomáticos que apresentem cistos de *E. histolytica* e *E. dispar* sem identificação específica das adesinas patogênicas. Assim, o tratamento não é indicado de rotina durante ou mesmo depois da gestação.

A presença de sintomatologia intestinal coexistindo com o diagnóstico de cistos de *E. histolytica* no exame parasitológico de fezes deve-se provavelmente a outra etiologia. De acordo com as recomendações do Ministério da Saúde, em regiões onde a *E histolytica* é reconhecidamente patogênica, o tratamento durante a gestação deverá se limitar às pacientes com franca sintomatologia e será realizado com secnidazol ou metronidazol depois do primeiro trimestre (Quadro 50.2).

Giardíase

O agente etiológico é a *Giardia lamblia* (protozoário flagelado existente sob as formas de cisto e trofozoíto), reconhecida como um dos agentes etiológicos da chamada "diarreia dos viajantes" em zonas endêmicas. A transmissão é fecal-oral, geralmente mediante ingestão de água contaminada, uma vez que os cistos resistem ao processo de cloração simples. Raramente essa doença é sintomática em adultos. Quando sintomática, determina um quadro de diarreia autolimitado, esteatorreia, dor abdominal, náuseas, flatulência e, em casos complicados, síndrome de má absorção. A maioria dos casos evolui espontaneamente para a cura. O diagnóstico é estabelecido a partir da presença de cistos ou trofozoítos de *G. lamblia* nas fezes.

O tratamento não é indicado na gestação, pois a evolução favorável da doença geralmente não justifica sua necessidade. Alguns autores recomendam que sejam adotadas medidas de suporte para os casos graves de má absorção associados à giardíase até o final do primeiro trimestre, quando então poderá ser considerado o uso de tinidazol e metronidazol (Quadro 50.2). A quinacrina, também preconizada para o tratamento, não deve ser administrada durante a gravidez. Uma metanálise publicada em 2010, que envolveu cerca de 900 pacientes em oito ensaios clínicos, concluiu que o albendazol apresenta eficácia semelhante à do metronidazol no tratamento da giardíase e seu uso deve ser considerado, uma vez que exibe melhor tolerância e menos efeitos colaterais.

Malária

A malária é provocada por quatro espécies de esporozoários (*Plasmodium malariae*, *Plasmodium vivax*, *Plasmodium falciparum* e *Plasmodium ovale*) transmitidos pela mordida da fêmea do mosquito *Anopheles*. Representa importante problema de saúde pública mundial e em algumas regiões do Brasil, apesar de não ser frequente na Região Nordeste.

Apresenta quadro clínico exuberante, caracterizando-se pelo *paroxismo febril*: cefaleia, febre, calafrios, tremores e, em seguida, queda da temperatura com sudorese profusa. Complicações como anemia hemolítica, hemoglobinúria, síndrome hepatorrenal, malária cerebral e rotura do baço são encontradas com maior frequência na infecção falcípara.

Mesmo em áreas endêmicas, esses paroxismos são mais frequentes e de maior gravidade durante a gestação com consequências potencialmente graves tanto para a gestante como para o concepto. Insuficiência uteroplacentária, restrição do crescimento, abortamento, parto prematuro e óbito intrauterino representam as complicações fetais mais importantes. Pode ainda ocorrer infecção congênita, em especial pelo *P. falciparum*.

O diagnóstico de malária deve ser presumido em todas as pacientes febris que retornaram de área endêmica nos últimos 3 meses e confirmado pelo exame microscópico de esfregaços do sangue periférico ou teste rápido.

Como os benefícios superam os riscos eventuais, *o tratamento está sempre indicado*. A resposta ao tratamento é multifatorial e está associada ao grau de imunidade prévia (exposição repetida e residência em áreas endêmicas) e à resistência às medicações usadas atualmente. No primeiro trimestre de gestação são consideradas seguras: quinina, cloroquina, clindamicina e proguanil. Primaquina e tetraciclina não devem ser utilizadas na gestação (veja o

Quadro 50.2 Tratamento das protozooses na gestação

Infecção	Medicações	Posologia
Amebíase*	Secnidazol	2g VO em dose única
	Metronidazol	800mg VO três vezes ao dia durante 5 dias
Giardíase*	Tinidazol	2g VO em dose única
	Metronidazol	800mg VO três vezes ao dia durante 5 dias
Malária	Quinina + clindamicina	VO durante 7 dias, primeiro trimestre, malária causada por *P. falciparum* não complicada
	Combinações com artemisina	VO durante 3 dias (segundo e terceiro trimestres), malária causada por *P. falciparum* não complicada
	Artesunato	Parenteral (nos casos graves, independentemente da idade gestacional, complementar com combinações de artemisina durante 3 dias)

*O tratamento na gestação é justificado apenas em casos graves e selecionados.

Capítulo 57). Todas as pacientes deverão receber suplementação de ferro e ácido fólico. Nos casos graves, são indicadas hospitalização e medicação intravenosa até que a via oral seja tolerada.

Nas áreas endêmicas da África, existe uma forte recomendação de que as mulheres na primeira e na segunda gestação recebam pelo menos três doses de sulfadoxina-pirimetamina durante o pré-natal. Essa recomendação não tem apoio em outras regiões do mundo. Desse modo, recomenda-se evitar viagens às áreas endêmicas durante a gestação, mas, caso não seja possível evitar a viagem, convém manter proteção contra picadas de insetos durante 24 horas (uso de repelentes com 50% DEET, roupas que cubram os braços e as pernas, além de redes impregnadas com inseticidas). O uso de medicamentos para quimioprofilaxia de viajantes grávidas deve ser avaliado cuidadosamente com base na idade gestacional e na prevalência de cepas resistentes no país de destino. As gestantes devem ser alertadas sobre os riscos e benefícios para uma decisão informada. Nos casos de gestantes tratadas contra *P. vivax*, recomenda-se o uso de cloroquina como profilaxia contra recaídas durante toda a gestação e amamentação.

LEITURA RECOMENDADA

Brooker S, Hotez PJ, Bundy DAP. Hookworm-related anaemia among pregnant women: a systematic review. PLoS Negl Trop Dis 2008; 2(9):e291.

CDC. Centers for Disease Control and Prevention. Parasites. Disponível em: http://www.cdc.gov/parasites/index.html. Acesso em: 8 de julho de 2017.

Ministério da Saúde. Secretaria de Vigilância em Saúde. Departamento de Vigilância Epidemiológica. Doenças infecciosas e parasitárias: Guia de bolso. 8. ed. rev. Brasília, 2010.

Obiezue NR, Okoye IC, Ivoke N, Okorie JN. Gastrointestinal helminth infection in pregnancy: disease incidence and hematological alterations. Iranian J Publ Health 2013; 42(5):497-503.

Silva MTN et al. Prevalence of Entamoeba histolytica/Entamoeba dispar in the city of Campina Grande, in northeastern Brazil. Rev Inst Med Trop 2014; 56(5):451-4. Disponível em: http://dx.doi.org/10.1590/S0036-46652014000500015. Acesso em: 8 de julho de 2017.

51 Vírus da Imunodeficiência Humana (HIV)

INTRODUÇÃO

O vírus da imunodeficiência humana (HIV) pertence ao gênero *Lentivirus*, família Retroviridae. Apresenta em seu núcleo duas cópias de RNA de cadeia simples, encapsuladas por uma camada proteica ou nucleocapsídeo. Exibe um amplo espectro de apresentações clínicas desde a fase aguda até a fase avançada da doença. As infecções oportunistas e as neoplasias são comuns em estágios avançados e definem a síndrome da imunodeficiência adquirida (AIDS). Em indivíduos não tratados, estima-se atualmente que o tempo médio entre o contágio e o aparecimento da doença seja de 10 anos.

No Brasil, de 1980 até junho de 2016 foram registrados 548.850 (65,1%) casos de AIDS em homens e 293.685 (34,9%) em mulheres. No período de 1980 até 2003 observou-se o aumento do número de mulheres diagnosticadas e isso se refletiu nas gestantes. No país, a notificação é obrigatória para todos os casos de AIDS, infecção pelo HIV, infecção pelo HIV em gestante, parturiente ou puérpera e criança exposta ao risco de transmissão vertical do HIV, conforme a Portaria 1.271, de 6 de junho de 2014. Os casos de gestantes vivendo com HIV/AIDS e crianças expostas ao HIV passaram a integrar o Sistema Nacional de Vigilância em 2000.

Segundo o Ministério da Saúde, até junho de 2016 foram notificados 99.804 casos de gestantes infectadas com HIV no Brasil, a maioria residente na Região Sudeste (39,8%), seguida pelas regiões Sul (30,8%), Nordeste (16,2%), Norte (7,4%) e Centro-Oeste (5,7%). A taxa de detecção de gestantes com HIV vem apresentando tendência de aumento nos últimos 10 anos; em 2006, a taxa observada foi de 2,1 casos para cada 1.000 nascidos vivos, a qual passou para 2,7 em 2015, indicando um aumento de 28,6%. A maioria dessas gestantes tem entre 20 e 24 anos, escolaridade da 5ª à 8ª série incompleta e predomínio da raça/cor autodeclarada parda (45,9%), seguida da branca (38,1%). As gestantes autodeclaradas pretas corresponderam a 15,0% no ano de 2015.

O risco de uma gestante infectada transmitir o vírus para uma criança é de aproximadamente 25% a 30%. A transmissão pode ocorrer intraútero, durante ou próximo ao parto e através do aleitamento materno (exposição adicional). A taxa de detecção de AIDS em menores de 5 anos vem sendo utilizada como indicador *proxy* para o monitoramento da transmissão vertical do HIV. Tem sido observada uma tendência de queda no Brasil (33,3% nos últimos 10 anos), o que demonstra o êxito das políticas nacionais de profilaxia (Figura 51.1). Destaca-se que o Brasil é signatário junto à OPAS/OMS de acordos para a eliminação da transmissão vertical do HIV e da sífilis nas Américas. Além disso, em 2011 foi instituída a Rede Cegonha. Entre as ações desse programa, no âmbito do componente pré-natal, encontram-se a prevenção e o tratamento das infecções sexualmente transmissíveis, HIV/AIDS e hepatites virais, com disponibilização de testes rápidos de HIV e sífilis.

Além disso, existe a recomendação de instituição de comitês de investigação de transmissão vertical nos municípios, visando analisar oportunidades perdidas de prevenção da transmissão vertical, identificar as possíveis falhas e apontar medidas de intervenção, seguindo os modelos já consagrados de investigação de mortalidade materna. Para viabilizar a atuação dos comitês foi elaborado um instrumento de referência, o Protocolo de Investigação de Casos de Transmissão Vertical (documento disponível no endereço eletrônico http://www.aids.gov.br/pagina/publicacoes).

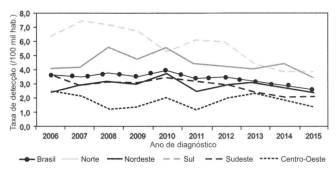

Figura 51.1 Taxa de detecção de AIDS (/100 mil habitantes) em menores de 5 anos, segundo região de residência, por ano de diagnóstico – Brasil, 2006 a 2015[1]. (Adaptada de MS/SVS/DIAHV.) (Nota: (1) Casos notificados no Sinan e Siscel/Siclom até 30/6/2016 e no SIM de 2000 a 2015.)

Com planejamento e acompanhamento adequados, é possível à gestante que vive com o HIV ter uma gestação segura com melhor condição imunológica e carga viral indetectável e com menos risco de transmissão vertical do vírus a seu recém-nascido. Neste capítulo descreveremos as diversas etapas diagnósticas na gestação, os fatores de risco para a transmissão vertical e as últimas recomendações em relação ao tratamento na gestação e à profilaxia da transmissão vertical do HIV adotados no Brasil.

PRINCÍPIOS GERAIS DA TRANSMISSÃO VERTICAL DO HIV

A transmissão vertical do HIV está relacionada com vários fatores, entre os quais se destacam:

- **Fatores virais:** diversos estudos têm demonstrado correlação entre a magnitude da carga viral e o risco de transmissão vertical do HIV. Em relação aos subtipos virais, ainda não existem resultados definitivos que tenham demonstrado sua interferência no risco de transmissão, bem como em relação ao fenótipo viral. Todavia, alguns estudos realizados na África sugerem que o subtipo C esteja associado a risco maior de transmissão intraútero.
- **Fatores clínicos e imunológicos:** o *status* clínico envolve a presença de manifestações relacionadas com a imunodeficiência, como a presença de doenças oportunistas que aumentam a complexidade do manejo clínico da gestante, interferindo nas intervenções que reduzem o risco de transmissão vertical.

A presença de infecções sexualmente transmissíveis (IST), incluindo as vaginites, aumenta o risco de transmissão vertical do HIV, o que justifica a importância de seu rastreamento e tratamento precoce. A sífilis, por exemplo, pode acarretar dano placentário, aumentando o risco de transmissão intrauterina do HIV.

Em relação às condições imunológicas, gestantes que apresentem contagens de LT-CD4+ < 200 células/mm³ têm indicação de tratamento antirretroviral independentemente da idade gestacional e necessitam de profilaxia contra infecções oportunistas.

- **Fatores comportamentais:** o uso de substâncias ilícitas acarreta dano vascular placentário, aumentando a permeabilidade da placenta e, consequentemente, o risco de passagem do HIV e de transmissão intrauterina. Em gestantes usuárias dessas substâncias, a terapia antirretroviral, mesmo que profilática, deve ser iniciada o mais rapidamente possível.

As práticas sexuais desprotegidas aumentam o risco de reinfecção pelo próprio HIV (acarretando aumento da carga viral), além da exposição a possíveis variantes resistentes do vírus e da aquisição de outras IST.

- **Fatores obstétricos:** a transmissão intraútero do HIV é maior no terceiro trimestre da gestação, o que justifica que toda gestante esteja em tratamento nesse período. A realização de procedimentos invasivos durante a gestação, como amniocentese e cordocentese, pode acarretar aumento do risco de transmissão vertical em razão da lesão placentária e deve ser evitada sempre que possível.

O tempo de rotura das membranas amnióticas também está associado ao risco de transmissão vertical: quanto maior o tempo de rotura, maior será o risco de transmissão do HIV, particularmente quando superior a 4 horas.

Fatores associados ao trabalho de parto interferem diretamente no risco de transmissão. A presença de contratilidade uterina desencadeia microtransfusões placentárias, aumentando o contato do feto com o sangue materno. Como consequência, o aumento da duração do trabalho de parto está associado ao aumento do risco de transmissão vertical do HIV. Na assistência ao trabalho de parto e no parto, manobras invasivas, como amniotomia, episiotomia e uso de fórceps, aumentam o risco de exposição a um volume maior de sangue materno, elevando o risco de transmissão vertical. Em relação à via de parto, a cesariana eletiva reduz o risco de transmissão vertical do HIV.

- **Fatores relacionados com o recém-nascido:** a prematuridade e o baixo peso são fatores de risco associados à transmissão vertical do HIV.
- **Fatores relacionados com o aleitamento materno:** a amamentação está associada a risco adicional de 7% a 22% de transmissão a cada mamada.

DIAGNÓSTICO

Rastreio na gestação

Todas as gestantes devem ser esclarecidas sobre a importância do rastreio realizado no pré-natal e os benefícios do diagnóstico precoce. O estabelecimento de um vínculo adequado com o profissional de saúde é essencial para a atenção e a continuidade dos cuidados diante de um diagnóstico positivo.

O Ministério da Saúde recomenda que todas as gestantes realizem teste para HIV na primeira consulta ou no primeiro trimestre de gestação. As gestantes cujos resultados sejam reagentes para o HIV devem ser encaminhadas para acompanhamento pré-natal em serviços de atenção especializada em DST/AIDS de referência. Em caso de resultado não reagente, recomenda-se a testagem para HIV no terceiro trimestre.

Como todos os outros, os exames para o diagnóstico do HIV também estão sujeitos a falhas e erros. O período conhecido como "janela diagnóstica" é o período entre a exposição do indivíduo e a detecção do vírus, no qual nenhum teste atualmente disponível pode definir o resultado da amostra, cuja duração depende do tipo do teste, da sensibilidade e do método utilizado para detectar o marcador – resulta em falso-negativos. Os resultados falso-positivos são raros, mas podem ocorrer por causa da presença de aloanticorpos na gestação, que podem reagir de forma cruzada com os antígenos dos testes diagnósticos. Para excluir essa possibilidade recomenda-se a utilização dos fluxogramas de diagnóstico do Ministério da Saúde (definidos pela Portaria nº 29, de 17 de dezembro de 2013, que aprova os Manuais Técnicos para o Diagnóstico da Infecção pelo HIV) com a realização imediata do teste de carga viral (CV) para confirmação.

O diagnóstico sorológico do HIV é classicamente realizado com pelo menos dois testes, o primeiro para rastreio e um segundo mais específico e confirmatório. O comumente chamado "padrão-ouro" é composto por um imunoensaio (IE), mais sensível, seguido pelo *Western blot* (WB), complementar, para eliminar resultados falso-positivos. Entretanto, mais recentemente, o Ministério da Saúde (2016) considera que a elevada sensibilidade dos testes de rastreio (IE de quarta geração) permite que um IE positivo e um teste molecular ≥ 5.000 cópias/mL sejam utilizados para diagnóstico e dispensem a utilização dos testes complementares que detectam anticorpos (WB, *imunoblot* [IB] e *imunoblot* rápido [IBR]), pois esses não seriam os mais adequados para confirmar a infecção recente. No caso de resultados discordantes, os testes devem ser repetidos e, permanecendo a discordância, a pessoa deve ser testada em outra data, quando nova amostra será feita para confirmar ou descartar a soroconversão. Assim, o diagnóstico da infecção por HIV é resultado da combinação de testes com dois resultados reagentes. Independentemente da sequência utilizada recomenda-se que todos os indivíduos recém-diagnosticados realizem avaliação de carga viral, cujo resultado ratifica a presença da infecção. Destaca-se ainda o surgimento de IE que permitem a utilização do fluido oral como alternativa para o diagnóstico.

Atualmente, o Ministério da Saúde disponibiliza seis fluxogramas de testagem para HIV, considerando as diversas situações nas quais se faz necessária a realização do diagnóstico da infecção (veja Manual Técnico para o Diagnóstico da Infecção pelo HIV. 3. ed. Brasília 2016. Disponível em: http://www.aids.gov.br/publicacao/2013/manual-tecnico-para-diagnostico-da-infeccao-pelo-hiv). A utilização de dois ou mais testes combinados e sequenciais, além do custo-benefício, tem como objetivo aumentar o valor preditivo positivo de um resultado reagente no teste inicial (proporção de indivíduos com um resultado positivo em um teste e que apresentam a doença ou condição de interesse, demonstrado em porcentagem). O resultado não reagente é liberado com base em um único teste mas, se houver suspeita de infecção pelo HIV, recomenda-se que uma nova amostra seja coletada após 30 dias.

Diagnóstico por teste rápido

A grande vantagem dos testes rápidos para HIV é a oportunidade de fornecer ao indivíduo o resultado em até 30 minutos, seja durante uma consulta médica, atendimento em Centro de Testagem e Aconselhamento (CTA), atendimento em domicílio, atendimento em Unidade de Testagem Móvel (UTM) ou ainda em organizações não governamentais cadastradas. Atualmente, pode ser realizado em ambientes laboratoriais e não laboratoriais. Essa rapidez de acesso ao diagnóstico torna possível a antecipação do início do tratamento, caso necessário, e reduz a transmissão vertical. Essa estratégia está em concordância com a política nacional para o enfrentamento da epidemia pelo Departamento de DST, AIDS e Hepatites Virais (DDAHV) do Ministério da Saúde. Os locais e as situações em que devem ser utilizados estão detalhados no Quadro 51.1.

Os testes rápidos também devem ser indicados na admissão para o parto e em situações especiais do puerpério, como, por exemplo:

- gestante que não realizou pré-natal;
- gestante não testada durante o pré-natal;
- gestante que não dispõe de resultado do teste (ou do registro do resultado no cartão de gestante);
- gestante não testada e/ou sem resultado do segundo teste, no último trimestre de gestação;
- gestante que se encontre em situação de risco acrescido (mulher soronegativa para o HIV que tenha parceiro infectado; profissional do sexo; usuária de álcool e outras drogas; troca de parceiro durante a gestação; ocorrência de IST durante a gestação, ou parceria

Quadro 51.1. Situações e locais nos quais o DDAHV recomenda a utilização de testes rápidos – Ministério da Saúde, 2016

1. Serviços de saúde sem infraestrutura laboratorial ou localizados em regiões de difícil acesso
2. Instituições da Atenção Primária à Saúde (ex: UBS) e instituições pertencentes a programas do Ministério da Saúde, como Rede Cegonha, Programa de Saúde da Família, Consultório na Rua, Quero Fazer, dentre outros
3. Centro de Testagem e Aconselhamento (CTA) e Unidade de Testagem Móvel (UTM)
4. Centro de Atenção Psicossocial (CAPS)
5. Segmentos populacionais flutuantes
6. Serviços de atendimento de emergência, pronto-socorro, hospitais e maternidades
7. Populações vulneráveis (pessoas e grupos mais suscetíveis a infecções e adoecimentos do que outras, uma vez que dispõem de menores possibilidades de se proteger ou se prevenir)
8. Parcerias de pessoas vivendo com HIV/AIDS
9. Acidentes biológicos ocupacionais
10. Gestantes que não tenham sido testadas durante o pré-natal ou cuja idade gestacional não assegure o recebimento do resultado do teste antes do parto
11. Parturientes e puérperas que não tenham sido testadas no pré-natal ou quando não se conhece o resultado do teste no momento do parto
12. Abortamento espontâneo, independentemente da idade gestacional
13. Laboratórios que realizam pequenas rotinas (rotinas com até cinco amostras diárias para diagnóstico da infecção pelo HIV)
14. Pessoas em situação de violência sexual, para fins de profilaxia da infecção pelo HIV
15. Pacientes com diagnóstico de tuberculose
16. Pacientes com diagnóstico de hepatites virais
17. Outras situações especiais definidas pelo DDAHV para ações de vigilância, prevenção e controle das infecções sexualmente transmissíveis (IST) e AIDS

Fonte: Manual Técnico para o Diagnóstico da Infecção pelo HIV. 3. ed. Brasília, 2016.

sexual com IST; imigrante proveniente de região de alta prevalência de HIV; infecção por tuberculose, independentemente do tempo transcorrido desde a realização do último teste anti-HIV).

Assim como os testes tradicionais, os testes rápidos são realizados em sequência e seguem fluxogramas lógicos específicos. Uma amostra com resultado não reagente no primeiro teste rápido (TR1) é considerada "não reagente para HIV" e não necessita de testes adicionais. Resultados reagentes em dois testes rápidos (TR1 e TR2 positivos) indicam infecção: nesse caso, o próximo passo é a solicitação do teste para quantificação de carga viral (RNA HIV – 1) e contagem de linfócitos T CD4+ (veja exames laboratoriais iniciais adiante). A carga viral (CV) ≥ 5.000 cópias/mL confirma a infecção. Se < 5.000 cópias/mL,

pode ter ocorrido um duplo resultado falso-reagente (TR1 e TR2) e recomenda-se a realização de um ensaio sorológico complementar (WB, IB ou IBR).

Por sua vez, amostras com resultados discordantes entre TR1 e TR2 não terão laudo liberado. Os dois testes deverão ser repetidos. Caso persista a discordância, uma nova amostra deverá ser coletada por punção venosa e submetida ao fluxograma.

Durante o pré-natal, caso o diagnóstico definitivo não seja estabelecido, a equipe e a gestante devem definir conjuntamente a conduta, considerando a relação risco-benefício e incluindo a utilização de outros métodos diagnósticos. Nova coleta poderá ser realizada em 30 dias.

Abordagem da gestante infectada pelo HIV

Acompanhamento no pré-natal

A relação médico-paciente e o acolhimento da equipe multidisciplinar de saúde podem influenciar as taxas de adesão ao tratamento durante a gestação. Desse modo, é fundamental que a linguagem utilizada para comunicar a necessidade e a importância do acompanhamento e da terapia seja acessível: material impresso, vídeos e outras ferramentas podem servir como auxiliares nesse processo. Deve ser dada a oportunidade à paciente de fazer perguntas, discutir temores e esclarecer mitos sobre a doença e suas repercussões futuras. Uma parcela considerável das pacientes não revela o diagnóstico à família e aos parceiros por medo de abandono e preconceito, o que também influencia negativamente a adesão. Além das questões técnicas, a equipe de saúde deve ser preparada e treinada para o manejo das reações emocionais ao diagnóstico, avaliando o apoio familiar e social recebido e assegurando confidencialidade e sigilo.

Na avaliação inicial, recomendam-se:

- **Anamnese detalhada:** história clínica atual e passada, hábitos de vida, história reprodutiva, social e familiar.
- **Exame físico geral:** pesquisa dos sinais clínicos sugestivos de manifestações clínicas do HIV nos diversos sistemas.
- **Exame ginecológico:** obrigatório para diagnosticar possíveis IST. Realizar teste de pH e teste das aminas (teste de Whiff).
- **Solicitação de exames laboratoriais iniciais:** avaliar a situação imunológica e virológica inicial e identificar a presença de comorbidades e outros fatores que possam interferir na evolução da gravidez ou da infecção pelo HIV.

A avaliação da situação imunológica e virológica é feita por meio da solicitação da CV e contagem de LT-CD4+. A primeira é um dos fatores associados ao risco de transmissão vertical do HIV, auxiliando a avaliação da resposta ao tratamento antirretroviral e a definição da via de parto; a segunda estabelece o risco de progressão para AIDS e óbito, muito importante para o acompanhamento de assintomáticos. Normalmente, a interpretação do significado clínico dos resultados é feita em conjunto para os dois exames.

A genotipagem viral deverá ser solicitada antes do início da terapia antirretroviral – TARV (não aguardar resultado em pacientes "virgens" de tratamento – apenas coletar). Repete-se o exame caso a CV seja detectável (> 1.000 cópias/mL em duas coletas).

O Quadro 51.2 mostra a frequência recomendada de solicitações para CV e contagem de LT-CD4+, enquanto o Quadro 51.3 exibe a frequência de realização de outros exames laboratoriais (outras solicitações seguem a rotina normal de pré-natal – veja a *Seção I – O pré-natal*).

Algumas neoplasias apresentam aumento de incidência em pacientes com AIDS, particularmente aquelas relacionadas com a imunidade. O câncer de colo do útero e as lesões decorrentes do HPV se enquadram nessa categoria. Caso o exame de citologia inicial esteja alterado (ASCUS ou NIC), deverá ser repetido e a paciente encaminhada para a realização de colposcopia (e, se necessário, biópsia).

A tuberculose deverá ser investigada em todas as consultas de pré-natal em virtude de sua grande importância epidemiológica (principal causa de óbito em pessoas vivendo com HIV/AIDS). Tosse produtiva prolongada, febre, emagrecimento e/ou sudorese noturna são sintomas comuns de tuberculose ativa. Na presença desses sintomas, independentemente do resultado da contagem de LT-CD4+, deve ser solicitado escarro para realização do teste rápido da tuberculose e pesquisa direta do bacilo de Koch (BK).

Vacinação

As vacinas com vírus vivo atenuado são reconhecidamente contraindicadas na gestação. As gestantes que vivem com HIV/AIDS têm calendário de imunizações específico definido pelo Ministério da Saúde (veja o Quadro 51.4).

Quadro 51.2 Periodicidade e objetivos da repetição de carga viral e contagem de LT-CD4+ na gestação

Carga viral	
Primeira consulta do pré-natal	Estabelecer a magnitude da viremia
Entre 4 e 8 semanas após a introdução ou mudança do esquema antirretroviral	Avaliar a resposta ao tratamento estabelecido
A partir da 34ª semana	Indicação da via de parto
Contagem de LT-CD4+	
Primeira consulta de pré-natal	Avaliar a suscetibilidade a infecções oportunistas
Repetir a cada 3 meses	

Fonte: Protocolo Clínico e Diretrizes Terapêuticas para Prevenção da Transmissão Vertical de HIV, Sífilis e Hepatites Virais. Brasília, 2015.

Quadro 51.3 Periodicidade dos exames laboratoriais na gestação para acompanhamento de gestantes que vivem com o HIV

Exames	Periodicidade			
	Avaliação inicial	Primeiro trimestre	Segundo trimestre	Terceiro trimestre
Hemograma	x	x	x	x
Tipagem sanguínea e Coombs	x			
Glicemia de jejum	x	x	x	x
Teste de tolerância à glicose 75g			x*	
Sumário de urina e urocultura	x	x	x	x
Provas de função hepática**	x	x	x	x
Provas de função renal¶	x			
VDRL	x			x
Sorologias para hepatites: anti-HAV, anti-HBs e HBsAg	x◊			
Sorologia para toxoplasmose (IgM, IgG)	x	x	x	x
Sorologia para doença de Chagas (somente áreas endêmicas)	x			
Citopatológico do colo do útero	x			
PPD (reação de Mantoux)	x•			
Swab vaginal e anal para pesquisa de estreptococo do grupo B	x			x

*Entre 24 e 28 semanas.
**Se estiver usando nevirapina: controle quinzenal por 18 semanas e depois mensal.
¶Bimestral, se estiver usando TDF.
◊Avaliar imunizações conforme resultado.
•PPD ≥ 5mm: realizar a investigação de tuberculose ativa.
Fonte: Protocolo Clínico e Diretrizes Terapêuticas para Prevenção da Transmissão Vertical de HIV, Sífilis e Hepatites Virais. Brasília, 2015.

Quadro 51.4 Imunizações durante o pré-natal de gestantes vivendo com HIV/AIDS (Ministério da Saúde, 2015)

Imunização	Recomendação
Vacina para pneumococo	Indicada para pessoas vivendo com HIV/AIDS
Vacina para tétano e difteria (dT)	Recomendada. Indicado o reforço caso a última dose tenha sido administrada há mais de 5 anos
Vacina acelular contra difteria, tétano e coqueluche (dTpa)	Se a gestante não for vacinada ou o estado vacinal for desconhecido, indicar três doses (esquema padrão) e considerar uma dose de dTpa. Caso a gestante precise do reforço de difteria e tétano, poderá realizá-lo contendo as três vacinas (dTpa) após a 27ª semana, conforme orientações sobre imunização contra a coqueluche em gestantes*
Vacina para hepatite B	Recomendada para as gestantes suscetíveis (anti-HBs-negativas) em situação de risco. A dose deve ser o dobro daquela recomendada pelo fabricante: momento 0, 1, 2 e 6 ou 12 meses
Imunoglobulina humana para vírus da hepatite B (HBIG)	Recomendada para gestantes suscetíveis (anti-HBs-negativas), usuárias de drogas que compartilham seringas e agulhas, aquelas que tenham tido contato sexual desprotegido com pessoas HBsAg-positivas ou em caso de vítimas de violência sexual. Deve ser iniciada ainda nos primeiros 14 dias de exposição
Vacina para hepatite A	Recomendada para gestantes suscetíveis (anti-HAV-negativas) coinfectadas com hepatite B ou C. Realizar duas doses com intervalo de 6 meses
Influenza/H1N1	Recomendada anualmente para os infectados pelo HIV, antes do período da influenza. Vacina inativada trivalente, uma dose anual, pode ser feita na gestação
Imunoglobulina para vírus da varicela-zoster (VVZ)	Recomendada para gestantes suscetíveis (anti-VVZ-negativas), após exposição
Febre amarela	A vacinação está contraindicada em gestantes, independentemente do estado vacinal. Na impossibilidade de adiar a vacinação, como em situações de emergência epidemiológica, vigência de surtos, epidemias ou viagem para área de risco de contrair a doença, o médico deverá avaliar o benefício e o risco da vacinação

Fonte: DDAHV/SVS/Ministério da Saúde, 2015.

*A vacinação dTpa para gestantes pode ser realizada a partir da 20ª semana pelo Programa Nacional de Imunizações 2017.

Existem evidências de que ocorre elevação transitória da CV após a imunização por aproximadamente 4 semanas, fenômeno denominado *transativação heteróloga*. Essa elevação da viremia pode aumentar o risco de transmissão do HIV intraútero. Por essa razão, o início do esquema vacinal deve ser postergado para após o início da TARV e evitado no final da gestação. Em pacientes sintomáticas ou com imunodeficiência grave (contagem de LT-CD4+ < 200 células/mm³), a vacinação deve ser postergada e retomada assim que as condições imunológicas melhorem em decorrência da TARV.

A vacinação contra febre amarela deverá ser realizada nas regiões que apresentem risco alto para a doença a partir do terceiro trimestre. As gestantes que pretendam viajar para essas áreas devem considerar a imunização, analisando o risco-benefício. As vacinas de HPV e rubéola não são indicadas durante a gestação; se houver administração inadvertida, recomenda-se apenas o acompanhamento e, caso indicado, finalizar esquema após o parto (veja o Capítulo 49).

Manejo antirretroviral

A TARV deve ser administrada o mais rapidamente possível a todas as gestantes infectadas pelo HIV, com associação de três antirretrovirais, independentemente da situação virológica, clínica ou imunológica. Não se devem aguardar os resultados dos exames de LT-CD4+ e CV, principalmente quando o pré-natal foi iniciado tardiamente (situação comum em nosso meio). A recomendação atual é a de que a terapêutica não deverá ser suspensa após o parto, independentemente do nível de LT-CD4+ no momento do início do tratamento.

Os esquemas recomendados para as pacientes "virgens de tratamento" devem incluir sempre combinações de três antirretrovirais, sendo dois inibidores da transcriptase reversa análogos de nucleosídeos e nucleotídeos (ITRN/ITRNt) associados a um inibidor da transcriptase reversa não análogo de nucleosídeos (ITRNN). Recomenda-se a utilização de apresentações com doses fixas combinadas (Quadro 51.5).

Quadro 51.5 Esquemas de TARV para gestantes que vivem com HIV/AIDS (Ministério da Saúde, 2015)

Esquema de terapia antirretroviral	
Primeira linha de tratamento	**Medicamentos alternativos**
TDF + 3TC + EFV*	Contraindicação ao TDF: AZT
	Contraindicação ao TDF e ao AZT: ABC
	Contraindicação ao EFV: NVP
Segunda linha de tratamento	**Medicamentos alternativos**
Contraindicação aos ITRNN	LPV/r
Contraindicação ao LPV/r	ATV/r

TDF: tenofovir; 3TC: lamivudina; EFV: efavirenz; AZT: zidovudina; ABC: abacavir; NVP: nevirapina; LPV/r: lopinavir/r; ATV/r: atazanavir.

*Usar apresentação combinada.

Fonte: DDAHV/SVS/Ministério da Saúde, 2015.

A associação entre tenofovir, lamivudina e efavirenz (TDF + 3TC + EFV) apresenta uma posologia cômoda de uma dose diária e é bem tolerada, sem aumento significativo de anomalias congênitas em relação à população em geral, inclusive quando utilizada no primeiro trimestre de gestação. As vantagens declaradas pelo Ministério da Saúde são que esse esquema está de acordo com a primeira linha de tratamento para adultos e pessoas coinfectadas com tuberculose e que a apresentação conjunta (coformulada) aumenta a adesão/eficácia. Caso a paciente já venha usando TARV antes do diagnóstico da gestação, apresentando CV indetectável, deve-se manter o esquema anterior.

No *site* http://www.aids.gov.br/pcdt. estão disponíveis mais informações sobre esquemas alternativos e de resgate para gestantes que vivem com HIV/AIDS (consultar documentos: Protocolo Clínico e Diretrizes Terapêuticas

para Manejo da Infecção pelo HIV em Adultos e Protocolo Clínico e Diretrizes Terapêuticas para Prevenção da Transmissão Vertical de HIV, Sífilis e Hepatites Virais).

A incidência de reações adversas quando do uso dos antirretrovirais é baixa e de intensidade leve, geralmente semelhante à encontrada em população não gestante. Raramente, é necessária a suspensão do tratamento. O Quadro 51.6 descreve o manejo clínico dos efeitos adversos mais comuns do esquema de primeira linha sugerido pelo Ministério da Saúde.

Algumas vezes, ocorre síndrome inflamatória associada à reconstituição imune (SRI), associada ao início da TARV, especialmente em pacientes com contagens baixas de LT-CD4+. Essa manifestação é autolimitada e se apresenta como agravamento "paradoxal" de doenças infecciosas preexistentes (fúngicas, virais e bacterianas), neoplasias e fenômenos autoimunes. O diagnóstico é essencialmente

Quadro 51.6 Manejo clínico dos efeitos adversos dos antirretrovirais de primeira linha utilizados na gestação (Ministério da Saúde, 2015)

Medicação	Efeitos adversos	Manejo
Inibidores da transcriptase reversa análogos de nucleosídeo e nucleotídeo (ITRN(t))		
ABC	Exantema, síndrome de Stevens-Johnson, especialmente em portadoras de HLA-B*5701	Descontinuar o medicamento
AZT	Náuseas, anorexia, cefaleia, alterações no paladar, mal-estar e insônia	Administrar sintomáticos e orientar manutenção da medicação, uma vez que esses sintomas desaparecem ao longo da terapia com melhora considerável do apetite
	Anemia e neutropenia	O medicamento deve ser substituído caso Hb < 10g/dL e/ou neutrófilos < 1.000 células/mm³
3TC	Eventualmente, pode ocorrer pancreatite ou neuropatia periférica	Avaliação e acompanhamento
TDF	Risco de toxicidade renal com elevação da ureia e creatinina (redução de depuração [estimada], disfunção tubular proximal [síndrome de Fanconi] e *diabetes insipidus*) A disfunção tubular proximal é demonstrada laboratorialmente mediante o aumento de beta-2-microglobulina urinária, glicosúria, fosfatúria, hipouricemia, hiperuricosúria, hipofosforemia, hipopotassemia e acidose metabólica	Cautela com esquemas com TDF. Estimular hidratação. Realizar exame básico de urina, ureia, creatinina e DCE a cada 3 meses
Inibidores da transcriptase reversa não análogos de nucleosídeo (ITRNN)		
EFV	Sintomas associados ao sistema nervoso central, como: tonturas, "sensação de embriaguez", sonolência ou insônia, dificuldade de concentração e sonhos vívidos (sensação forte de realidade). Farmacodermias, do tipo *rash* cutâneo, já foram relatadas, mas com menos frequência do que com outros medicamentos dessa classe	Orientar sobre esses eventos e informar que normalmente desaparecem ao final das primeiras semanas de tratamento No caso de farmacodermia, avaliar medicação sintomática ou necessidade de suspensão do medicamento Os efeitos adversos neurológicos podem ser exacerbados com o uso concomitante de álcool. É necessário que se aborde o uso recreativo do álcool e outras drogas, aconselhando a paciente para que o medicamento não seja interrompido
NVP	Exantema (7%), geralmente maculopapular, de tipo eritema multiforme; menos de 1% progride para síndrome de Stevens-Johnson ou para necrólise epidérmica tóxica	Suspender quando o exantema cutâneo for extenso, comprometer mucosas, estiver associado a manifestações semelhantes a um resfriado e/ou houver ocorrência de linfadenopatia. Dos pacientes que demonstram esse tipo de reação à nevirapina, 40% não apresentam reação cruzada com o EFV

TDF: tenofovir; 3TC: lamivudina; EFV: efavirenz; AZT: zidovudina; ABC: abacavir; NVP: nevirapina.
Fonte: DDAHV/SVS/Ministério da Saúde, 2015.

clínico, e o tratamento se baseia no manejo das doenças desencadeadas e na introdução de corticoides sistêmicos (apenas para os casos mais graves). Não há indicações de suspensão da TARV.

Definição da via de parto e profilaxia

Em 2005, a Biblioteca Cochrane publicou uma revisão sistemática em que avaliou a efetividade e a segurança da cesariana realizada eletivamente (na ausência de trabalho de parto) na prevenção da transmissão vertical do HIV. Os revisores concluíram que a cesariana eletiva havia sido uma intervenção eficaz para a prevenção da transmissão vertical do HIV nas mulheres que não fizeram uso de TARV na gestação e naquelas que usaram apenas AZT com risco de morbidade intermediário entre o parto vaginal e a cesariana de urgência. Essas evidências embasam grande parte dos protocolos nacionais e internacionais sobre a via de parto em gestantes que vivem com HIV/AIDS.

Em relação à via de parto, o Ministério da Saúde (2015) recomenda:

- **Cesariana eletiva na 38ª semana**: gestantes com carga viral desconhecida ou > 1.000 cópias/mL após 34 semanas.
- **Via obstétrica** (indicada a vaginal, a menos que exista outra razão para a indicação da cesariana): gestantes usando antirretrovirais e com CV indetectável sustentada.

A TARV deverá ser mantida mesmo no dia da cesariana eletiva (ingerida com pouca água nos horários habituais). No parto, a gestante deve fazer uso de AZT injetável durante todo o procedimento até o clampeamento do cordão umbilical, de preferência iniciado 3 horas antes do nascimento para que a eficácia seja maior (conforme descrito no Quadro 51.7). Esse procedimento não deve ser utilizado nas gestantes com CV indetectável após 34 semanas.

Em serviços em que o AZT injetável não esteja disponível, poderá ser utilizado um esquema alternativo com zidovudina por via oral na dose de 300mg no início do trabalho de parto ou na admissão, seguidos de 300mg a cada 3 horas até o clampeamento do cordão umbilical.

Convém discutir com todas as gestantes a possibilidade de rotura prematura de membranas ou que o trabalho de parto seja desencadeado espontaneamente antes da 38ª semana. Nesse caso, as pacientes devem ser instruídas a procurar a maternidade a que estão vinculadas o mais rápido possível. Caso a gestante chegue à maternidade já em trabalho de parto, porém com dilatação cervical mínima (< 4cm), a cesariana ainda trará benefícios para a profilaxia da transmissão vertical e deverá ser realizada após infusão por pelo menos 3 horas de AZT. Quando o

Quadro 51.7 Dosagem de AZT injetável para pacientes que vivem com HIV/AIDS durante o parto (Ministério da Saúde, 2015)

Dose de ataque (2mg/kg) na primeira hora		
Peso paciente	**Quantidade de zidovudina**	**Número gotas/min**
40kg	8mL	36
50kg	10mL	37
60kg	12mL	37
70kg	14mL	38
80kg	16mL	39
90kg	18mL	39
Manutenção (1mg/kg/hora) em infusão contínua		
40kg	4mL	35
50kg	5mL	35
60kg	6mL	35
70kg	7mL	36
80kg	8mL	36
90kg	9mL	36

A concentração não deve exceder a 4mg/mL.
Fonte: DDAHV/SVS/Ministério da Saúde, 2015.

trabalho de parto estiver em franca evolução, com prognóstico de nascimento rápido, deverá ser indicado parto vaginal, empregando-se todos os cuidados para reduzir o risco de transmissão do HIV.

Cuidados gerais na assistência ao parto independentemente da via

- Evitar prematuridade iatrogênica na cesariana eletiva por meio da confirmação da idade gestacional (data correta da última menstruação, altura uterina, ultrassonografia de primeiro trimestre ou de antes da 20ª semana).
- Evitar procedimentos invasivos no trabalho de parto e no parto, como cordocentese, amniocentese, amniotomia e uso de fórceps e de vácuo-extrator. Caso haja necessidade, o fórceps é preferível ao vácuo-extrator.
- Preferir a evolução normal de trabalho de parto a procedimentos de indução.
- Administrar AZT intravenoso desde o início do trabalho de parto até o nascimento e o clampeamento do cordão umbilical, inclusive nas gestantes que apresentaram toxicidade ao AZT por via oral em ocasiões anteriores.
- Administrar AZT nas mesmas doses às gestantes internadas para inibição do trabalho de parto pré-termo (enquanto estiverem apresentando contrações uterinas).
- No parto vaginal, evitar toques repetidos no acompanhamento e usar partograma.
- Avaliar cuidadosamente o prognóstico de evolução do parto e usar ocitocina, se necessário, para evitar um trabalho de parto prolongado com aumento de risco da transmissão vertical. Em caso de contraindicação ao

uso de ocitocina e previsão de trabalho de parto prolongado, a cesariana pode ser indicada.

- Evitar episiotomia.
- Durante a cesariana, realizar hemostasia rigorosa e troca das compressas ou campos secundários antes de proceder à histerotomia, minimizando o contato posterior do recém-nascido com o sangue materno.
- Sempre que possível, proceder à retirada do neonato mantendo as membranas amnióticas íntegras (parto empelicado).
- Clampear o cordão umbilical imediatamente após o nascimento, sem realizar ordenha.
- Após o nascimento, a mãe e o recém-nascido, estando em boas condições de saúde, podem ser encaminhados para alojamento conjunto.

Procedimentos de biossegurança no parto

Todos os profissionais envolvidos no parto de paciente que vive com HIV/AIDS e nos cuidados ao recém-nascido deverão utilizar equipamentos de proteção individual (EPI) – luvas, máscara, óculos de proteção, capotes e aventais – com a finalidade de reduzir a exposição da pele e das mucosas do profissional de saúde ao sangue ou secreções corporais. Recomendam-se também:

- Na cesariana, preferir sempre o uso de tesouras – em vez de bisturi.
- Nunca utilizar lâmina de bisturi desmontada (fora do cabo).
- Preferir fios de sutura agulhados.
- Evitar agulhas retas de sutura em razão do risco maior de acidente percutâneo.
- Utilizar sempre pinças auxiliares nas suturas, evitando a manipulação dos tecidos com os dedos.
- Evitar sutura por dois cirurgiões simultaneamente no mesmo campo cirúrgico.
- A passagem de materiais cortantes e perfurantes (bisturi, porta-agulhas montados etc.) do auxiliar para o cirurgião deve ser feita por meio de cubas, somente após aviso verbal.

Em caso de acidente com material biológico, o profissional deverá ser encaminhado imediatamente para profilaxia específica e o caso notificado.

PUERPÉRIO

O alojamento conjunto é preferível para promover o vínculo entre a mãe e o bebê. A TARV não deverá ser interrompida independentemente da contagem de LT-CD4+ e dos sinais e sintomas clínicos. Os demais cuidados são semelhantes aos adotados nos casos de pacientes HIV-negativas

(veja o Capítulo 15), com exceção da amamentação, e deverá ser agendada consulta de retorno após a alta hospitalar com ênfase no planejamento familiar e no controle da viremia materna.

AMAMENTAÇÃO

Estima-se que 42% dos casos de transmissão vertical estejam relacionados com a amamentação. Todas as gestantes, desde o pré-natal, devem ser orientadas quanto ao risco da transmissão do HIV através da amamentação.

No Brasil, o Ministério da Saúde recomenda a não amamentação e a substituição do leite materno por fórmula infantil, após as devidas orientações, com distribuição assegurada até o sexto mês de vida. Em situações especiais pode ser utilizado leite humano pasteurizado, proveniente de Banco de Leite credenciado pelo Ministério da Saúde, como no caso de recém-nascido pré-termo ou de baixo peso. A amamentação da criança por outra nutriz (chamada de aleitamento cruzado), o aleitamento misto e o uso de leite humano com pasteurização domiciliar são terminantemente contraindicados. Essas recomendações devem ser orientadas pelos profissionais de saúde.

Por comodidade posológica, a inibição da lactação deverá ser realizada com cabergolina 1mg por via oral, em dose única, nas pacientes que não apresentem contraindicações médicas ao uso (veja o Capítulo 18). Caso ocorra rebote, a dose da medicação poderá ser repetida, e o enfaixamento das mamas (inibição mecânica) constitui uma medida de exceção.

Uma revisão sistemática da Biblioteca Cochrane publicada em 2014 constatou que o uso de antirretrovirais durante a amamentação, pela nutriz ou pelo recém-nascido, é eficaz para prevenir a transmissão vertical. Outras pesquisas deverão ser realizadas no intuito de estimar as taxas de resistência medicamentosa no futuro das mães.

Em alguns países com recursos limitados, o risco de um recém-nascido morrer por desnutrição no primeiro ano de vida sem aleitamento materno ou por infecções relacionadas com o preparo inadequado de fórmulas supera os riscos da transmissão vertical (diante dos avanços atuais da TARV e da grande sobrevida com qualidade alcançada pelos pacientes). Desse modo, em condições específicas, a OMS adota uma abordagem de saúde pública e recomenda a manutenção da amamentação exclusiva dessa população com o uso simultâneo da TARV durante pelo menos 12 meses.

CUIDADOS COM O RECÉM-NASCIDO

Caso as condições de nascimento sejam satisfatórias, recomendam-se:

- Logo após o nascimento, realizar limpeza com compressas macias de todo o sangue e secreções visíveis no corpo do recém-nascido.
- Ainda na sala de parto, banhar o recém-nascido em água corrente, de preferência morna.
- Evitar procedimentos invasivos. Quando a aspiração das vias aéreas for necessária, evitar traumatismos nas mucosas.
- Iniciar a primeira dose do AZT solução oral, preferencialmente ainda na sala de parto, imediatamente após os cuidados iniciais ou até 4 horas após o nascimento. Acrescentar nevirapina (em até 48 horas) caso a mãe não tenha recebido TARV no pré-natal ou o resultado da CV seja superior a 1.000 cópias ou desconhecida no terceiro trimestre. Prematuros com menos de 35 semanas devem receber AZT intravenoso para profilaxia, e não nevirapina, pois essa medicação só se encontra disponível na forma oral. Até o momento, não existem evidências de benefício quando a profilaxia do recém-nascido é iniciada, por qualquer razão, após 48 horas.

Antes da alta, os dados relativos ao nascimento da criança deverão ser anotados na ficha de notificação da gestante HIV-positiva e da criança exposta. O resumo de alta deverá conter todas as informações do pré-natal e do parto, medicações usadas pela mãe e tempo de administração, tempo entre o nascimento e o início do AZT oral, entre outras. O intervalo entre a alta e a consulta de retorno a um serviço de assistência especializado (SAE) não deverá ultrapassar 30 dias.

LEITURA RECOMENDADA

Ciaranello AL et al. Individualizing the WHO HIV and Infant Feeding Guidelines: Optimal breastfeeding duration to maximize infant HIV-free survival. AIDS 2014; 28(3):S287-S299.

Ministério da Saúde. Secretaria de Vigilância em Saúde. Departamento de DST, AIDS e Hepatites Virais. Boletim Epidemiológico – AIDS e DST: Ano V – nº 1 – 27ª a 53ª semanas epidemiológicas - julho a dezembro de 2015; Ano V – nº 1 – 01ª a 26ª semanas epidemiológicas – janeiro a junho de 2016. Disponível em: http://www.aids.gov.br/pagina/publicacoes. Acesso em: 27 de julho de 2017.

Ministério da Saúde. Secretaria de Vigilância em Saúde. Departamento de DST, AIDS e Hepatites Virais. Manual Técnico para o Diagnóstico da Infecção pelo HIV. 3. ed. Brasília, 2016. Disponível em: http://www.aids.gov.br/publicacoes/2013/manual-tecnico-para-diagnostico-de-infeccao-pelo-hiv. Acesso em: 27 de julho de 2017.

Ministério da Saúde. Secretaria de Vigilância em Saúde. Departamento de DST, AIDS e Hepatites Virais. Protocolo Clínico e Diretrizes Terapêuticas para Prevenção da Transmissão Vertical de HIV, Sífilis e Hepatites Virais. Brasília, 2015. Disponível em: http://www.aids.gov.br/pagina/publicacoes. Acesso em: 27 de julho de 2017.

52 Zika Vírus

INTRODUÇÃO

Arbovírus do gênero *Flavivirus*, família Flaviviridae, o Zika vírus (ZIKV) foi isolado pela primeira vez no final da década de 1940 em primatas e recebeu esse nome em referência à floresta de Uganda (África) onde foi descoberto (*Zika Forest*). Até 2013 estava relacionado apenas com casos esporádicos de febre sem gravidade em humanos na região do Pacífico e nas Américas.

Sua adaptação ao ciclo de vida urbano, envolvendo humanos e mosquitos domésticos de áreas tropicais (*Aedes aegypti* e *Aedes albopictus*), é responsável por uma epidemia que tem preocupado as autoridades de saúde em todo o mundo. A disseminação rápida, o evidente neurotropismo do vírus e a associação com casos de microcefalia congênita, síndrome de Guillain-Barré, mielites e meningoencefalites obrigaram a Organização Mundial da Saúde (OMS) a declarar a epidemia do Zika vírus uma "emergência de saúde pública e preocupação internacional" em 1º de fevereiro de 2016. Em maio de 2017, o Ministério da Saúde declarou o fim da Emergência Nacional em Saúde Pública por Zika vírus no Brasil devido à queda de 95% no número de casos registrados nos primeiros meses deste ano.

EPIDEMIOLOGIA

Os primeiros casos esporádicos de infecção causados pelo Zika vírus em humanos foram documentados em 1952 na África (Uganda e Tanzânia). A partir daí, o vírus se difundiu e o primeiro grande surto da infecção ocorreu em 2007 nas ilhas da Micronésia, no Oceano Pacífico ocidental, onde foram infectados mais de 70% da população; a seguir, em 2013 e 2014 foram registrados casos em cerca de dois terços da população da Polinésia Francesa. Estima-se que o vírus tenha chegado ao continente americano entre o final de 2013 e o início de 2014. Segundo dados da Organização Pan-Americana de Saúde (OPAS/OMS), até 29 de junho de 2017, 48 países e territórios das Américas já haviam confirmado a transmissão autóctone do vírus e cinco países notificaram a transmissão sexual.

No Brasil, a transmissão autóctone foi confirmada em abril de 2015. Segundo o Boletim Epidemiológico da Secretaria de Vigilância em Saúde (Ministério da Saúde), somente em 2016, semana epidemiológica 1 a 52 (SE1 a 52), foram registrados 205.578 casos prováveis de febre pelo Zika vírus no país (Figura 52.1). Em 2017, até a SE25, foram registrados 13.353 casos prováveis e uma taxa de incidência de 6,5 casos/100 mil habitantes; destes, 5.039 (37,7%) foram confirmados. Já foi identificada transmissão autóctone em todos os estados da Federação. Atualmente, as regiões Centro-Oeste e Norte apresentam as maiores taxas de incidência: 23,1 e 15,7 casos/100 mil habitantes, respectivamente (provavelmente em virtude do início tardio da epidemia). Entre os estados brasileiros, destacam-se Tocantins (85,0 casos/100 mil habitantes), Roraima (42,6 casos/100 mil habitantes) e Goiás (42,6 casos/100 mil habitantes). Em 2016, foram confirmados laboratorialmente oito óbitos por Zika vírus no Brasil sendo quatro no Rio de Janeiro, dois no Espírito Santo, um no Maranhão e um na Paraíba. Em geral, os pacientes eram jovens, com mediana de idade de 20 anos. Em 2017, até a SE25, não foi confirmado laboratorialmente nenhum óbito.

> As semanas epidemiológicas (SE) são contadas de domingo a sábado. A primeira semana do ano é aquela que contém o maior número de dias de janeiro e a última, a que contém o maior número de dias de dezembro. Mais detalhes e atualizações semanais podem ser encontrados no *site* oficial do Ministério da Saúde: http://portalsaude.saude.gov.br/index.php/situacao-epidemiologica-dados-zika.

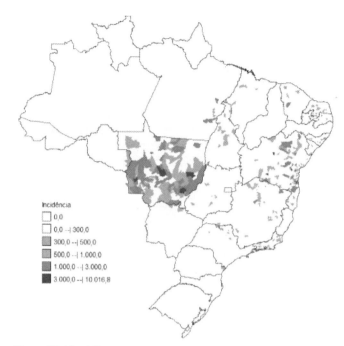

Figura 52.1 Incidência (/100 mil hab.) de febre pelo Zika vírus por município de residência, até a Semana Epidemiológica 52, Brasil, 2016. (Fonte: Sinan NET – atualizado em 17 de janeiro de 2017. Boletim Epidemiológico da Secretaria de Vigilância em Saúde. Ministério da Saúde. Volume 48, nº 3, 2017).

Entre as gestantes, segundo a OPAS/OMS, desde outubro de 2015, 26 países e territórios nas Américas relataram casos confirmados de síndrome congênita associada à infecção por Zika vírus. As atualizações epidemiológicas são semanais e podem ser encontradas no site oficial da organização http://www.paho.org/hq/index.php?option=com_content&view=article&id=11599&Itemid=41691&lang=en.

No Brasil, em 2016, foram registrados 17 mil casos prováveis de Zika vírus em gestantes, sendo 11.052 confirmados por critério clínico-epidemiológico ou laboratorial, segundo dados do Sinan-NET. Em 2017, até a SE25, o Ministério da Saúde registrou 1.887 casos prováveis, sendo 563 confirmados por critério clínico-epidemiológico ou laboratorial. Quanto às alterações no crescimento e desenvolvimento possivelmente relacionadas com infecção pelo Zika vírus, de 08/11/2015 (SE45/2015) a 08/04/2017 (SE14/2017) foram notificados 13.490 casos suspeitos. Foram utilizados critérios do Protocolo de Vigilância e Resposta à Ocorrência de Microcefalia e/ou alterações do Sistema Nervoso Central (SNC) – Versão 2.1/2016, para recém-nascidos, natimortos, abortamentos ou fetos. Desses, 3.236 (24,0%) permaneciam em investigação na SE 14/2017. Dentre o total de casos, 5.712 (42,3%) foram descartados, 2.653 (19,7%) foram confirmados e 105 (0,8%) foram classificados como prováveis para relação com infecção congênita durante a gestação. Além disso, 1.784 casos (13,2% do total) foram excluídos após criteriosa investigação, por não atenderem as definições de caso vigentes. Entre 2015 e 2017, foram notificados 335 casos de óbitos fetais e neonatais possivelmente relacionados com infecção pelo Zika vírus e outras etiologias infecciosas. Desses, 22 casos (6,6%) foram confirmados e 6 (1,8%) foram classificados como prováveis. A grande maioria permanece em investigação.

A Região Nordeste apresenta o maior número de casos de microcefalia confirmados desde o início da epidemia, representando cerca de 32% do total dos casos confirmados no Brasil, localizados em 479 municípios até 11 de junho de 2016 (Figura 52.2).

> Mais detalhes e atualizações semanais sobre os casos de alterações no crescimento e desenvolvimento possivelmente relacionadas à infecção pelo Zika vírus podem ser encontrados no *site* oficial do Ministério da Saúde: http://combateaedes.saude.gov.br/pt/situacao-epidemiologica.

O Estado de Pernambuco enfrentou incidência crescente de casos de dengue, chikungunya e febre por Zika vírus desde o início de 2015. Em outubro de 2015, a Secretaria de Saúde de Pernambuco (SES-PE) foi comunicada por profissionais da rede de saúde estadual de que estava havendo aumento significativo do número de nascimentos de crianças com microcefalia (coincidindo em 7 a 8 meses após os primeiros relatos de infecção pelo Zika vírus). Assim, o estado foi o primeiro a notificar o Ministério da Saúde sobre os casos de microcefalia e a anunciar e iniciar o protocolo de investigação que a seguir passou a ser utilizado em todo o Brasil. O pico de casos ocorreu na SE46 de 2015, com uma média de 39 casos semanais sendo investigados, e atualmente se encontra em tendência de queda segundo dados da Secretaria de Saúde. A Figura 52.3 mostra a transmissão dinâmica das arboviroses no Estado de Pernambuco em 2015 e 2016 e as relações com os casos de microcefalia por semana epidemiológica.

MODO DE TRANSMISSÃO

- Picadas de mosquitos infectados: *Aedes aegypti* e *Aedes albopictus*.
- Transmissão vertical durante a gestação e o parto.
- Via sexual (sexo vaginal, anal e oral).
- Transfusões sanguíneas.
- Transplantes.
- Exposições acidentais em laboratórios.

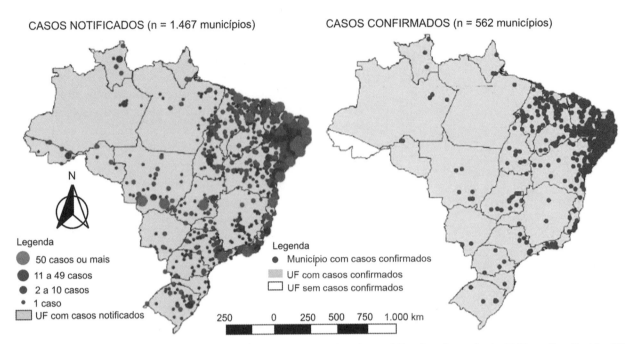

Figura 52.2 Distribuição espacial de casos notificados e confirmados de microcefalia e/ou alteração do SNC, no Brasil, até a SE 23/2016. (Fonte: Secretarias de Saúde dos Estados e Distrito Federal [dados atualizados até 11/6/2016]. Informe Epidemiológico nº 30 – Semana epidemiológica [SE] 23/2016 [5/06 a 11/6/2016]. Monitoramento dos casos de microcefalia no Brasil.)

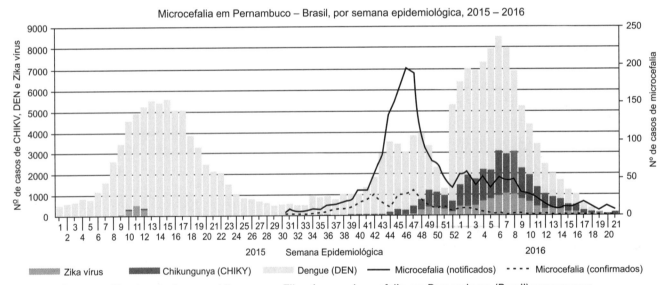

Figura 52.3 Casos notificados de dengue, chikungunya, Zika vírus e microcefalia em Pernambuco (Brasil) por semana epidemiológica (2015-2016). (Fonte: Pan American Health Organization/World Health Organization. Zika Epidemiological Update – June 9, 2016. Washington, D.C.: PAHO/WHO; 2016.)

O RNA do vírus costuma ser detectado logo após a infecção (alguns dias a 1 semana). No entanto, em gestantes o RNA já foi detectado no sangue até 10 semanas após o evento febril e no sêmen até 62 semanas após. A permanência na urina é mais prolongada do que no sangue.

PERÍODO DE INCUBAÇÃO

O período de incubação do Zika vírus pode variar de 2 a 14 dias a contar do momento da picada do mosquito.

MANIFESTAÇÕES CLÍNICAS

Apenas 20% dos pacientes infectados apresentam sintomas clínicos que se manifestam como febre baixa de início agudo, *rash* maculopapular pruriginoso, artralgia (pequenas articulações das mãos e pés) ou conjuntivite não purulenta. Podem ainda ocorrer mialgia, cefaleia, dor retro-orbitária, astenia, diarreia, náuseas e dor abdominal. Alguns pacientes podem apresentar plaquetopenia, leucopenia e ligeira elevação da desidrogenase láctica sérica, gamaglutamiltransferase (GGT) e de marcadores de atividade inflamatória (proteína C reativa [PCR], fibrinogênio e ferritina).

Os sintomas se resolvem entre 2 e 7 dias e as hospitalizações são raras.

COMPLICAÇÕES

O aumento dos casos de síndrome de Guillain-Barré está associado à epidemia do Zika vírus nas Américas. Essa é uma manifestação autoimune tardia que pode ser desencadeada por processos não infecciosos ou infecciosos (dois terços dos pacientes) e que se expressa como paralisia monofásica aguda. Com incidência mundial de 1 a 2/100.000/ano, alguns autores têm estimado a incidência em 2,4 casos, complicando a cada 10 mil infecções por ZIKV. A OMS admitiu em abril de 2016 que existe uma relação causal estabelecida entre os casos de Guillain-Barré e o Zika vírus.

> **Sinais e sintomas de síndrome de Guillain-Barré (nível 3 – critérios de Brighton):** fraqueza ou paralisia flácida bilateral dos membros **E** reflexos profundos diminuídos ou ausentes nos membros que apresentam fraqueza ou paralisia **E** padrão de doença monofásica. Intervalo entre o início e a piora dos sintomas entre 12 horas e 28 dias **E** platô subsequente **E** ausência de diagnósticos alternativos para a fraqueza/paralisia.

Na gestação, a infecção pelo Zika vírus está associada a microcefalia congênita e outras complicações neurológicas em neonatos, além de perdas fetais. Até o momento, o maior número de casos de microcefalia foi relatado em mulheres que apresentaram a infecção no primeiro trimestre da gestação (OPAS/OMS, 2016) (veja *Repercussões na gestação* adiante). Não existem evidências de que a infecção pós-natal esteja associada a alterações do desenvolvimento de crianças previamente saudáveis.

DIAGNÓSTICO

O diagnóstico de Zika deve ser suspeitado em indivíduos com as manifestações clínicas típicas que apresentem história epidemiológica importante, seja por residir em área conhecida de transmissão autóctone, seja por ter viajado para áreas de transmissão ou ainda por contato sexual desprotegido com indivíduos que preenchem esses critérios.

Podem ser realizados PCR para RNA viral ou sorologias, de acordo com o tempo de início dos sintomas, a saber:

- **Primeiros 7 dias após o início dos sintomas:** realizar PCR para detecção de RNA viral no soro (o exame é positivo durante uma curta janela de 3 a 7 dias durante a viremia); resultados negativos após esse período não excluem a infecção. Em geral, realiza-se em conjunto pesquisa de PCR para dengue e chikungunya.

- **Quatro dias após o início dos sintomas:** podem ser realizadas sorologias: IgM e títulos de anticorpos neutralizantes (PRNT90) ≥ 4 vezes em relação aos valores para dengue. O teste é inconclusivo se os valores forem < 4 vezes maiores que os títulos para dengue. Recomenda-se a repetição após 2 ou 3 semanas para estabelecer a curva de aumento dos valores dos anticorpos. Existe uma grande possibilidade de reações cruzadas com anticorpos de outros flavivírus (dengue, febre amarela, incluindo vacinação), originando falso-positivos. Por isso, as sorologias para dengue e chikungunya devem ser realizadas em conjunto.

> A partir de 2017, o Ministério da Saúde recomenda na rede SUS o teste rápido anti-Zika IgM/IgG como primeira escolha para seleção e rastreio dos casos suspeitos. A confirmação deverá ocorrer por sorologia ELISA IgM/IgG anti-Zika. No período agudo da infecção, deve-se coletar amostra para detecção por biologia molecular (RT-qPCR), padrão-ouro de diagnóstico laboratorial do Zika vírus.
>
> Deverão realizar testes rápidos (anti-Zika IgM/IgG) todas as gestantes com:
> - Suspeita clínica de febre pelo Zika vírus.
> - Contato com fluidos corporais (sêmen, fluidos vaginais, orais, urina ou sangue) de pessoas com suspeita de infecção pelo Zika vírus.
> - Receptoras de sangue ou hemoderivados durante a gestação.
> - Ultrassonografia do feto com padrão alterado.

As definições dos casos, segundo a OPAS/OMS (2016), podem ser vistas no Quadro 52.1.

> No Brasil, os casos confirmados de Zika vírus devem ser comunicados e notificados em até 24 horas, conforme a Portaria MS 1.271, de 6 de junho de 2014. Veja adiante os critérios para notificações de fetos a partir de 2017 (em *Síndrome Congênita do Zika vírus [SCZ]*).

DIAGNÓSTICO DIFERENCIAL

De acordo com a epidemiologia, o diagnóstico diferencial deve ser estabelecido principalmente diante de outros flavivírus (dengue, chikungunya) e também com parvovírus, rubéola, sarampo, leptospirose e malária.

A Figura 52.4 mostra um quadro educativo divulgado pelo Ministério da Saúde com as características clínicas da dengue, Zika e chikungunya.

436 **Seção V** | Doenças Infecciosas no Ciclo Gravídico-Puerperal

Quadro 52.1 Definições para fins epidemiológicos dos casos suspeitos e confirmados de Zika vírus (OPAS/OMS – abril de 2016)

Caso suspeito de Zika vírus	Paciente com *rash* cutâneo, normalmente pruriginoso e maculopapular, que apresente dois ou mais dos seguintes sintomas: Febre < 38,5°C Conjuntivite (não purulenta/hiperêmica) Artralgia Mialgia Edema periarticular
Caso provável de Zika vírus	Paciente que preencha critérios de caso suspeito **E** apresente IgM para Zika sem evidências de infecções por outros flavivírus
Caso confirmado de Zika vírus	Paciente que preencha critérios de caso suspeito **E** tenha confirmação laboratorial de infecção recente por Zika, conforme abaixo: RNA ou antígenos do Zika em soro, saliva, urina, tecidos ou sangue total **OU** IgM + para Zika **E** placa de neutralização reduzida (PRNT90) para Zika com títulos de 20 (ou quatro ou mais vezes maior que os títulos de outros flavivírus) **E** exclusão do diagnóstico de outros flavivírus **OU** Detecção do genoma viral em espécimes de necropsia (frescos ou em parafina) por técnicas moleculares ou imuno-histoquímica

Fonte: OPAS/OMS, 2016.

Sinais/Sintomas	Dengue	Zika	Chikungunya
Febre (duração)	Acima de 38°C (4 a 7 dias)	Sem febre ou subfebril 38°C (1-2 dias subfebril)	Febre alta > 38°C (2-3 dias)
Manchas na pele (frequência)	A partir do 4º dia (30-50% dos casos)	Surge no 1º ou 2º dia (90-100% dos casos)	Surge 2-5 dias (50% dos casos)
Dor nos músculos (frequência)	+++/+++	++/+++	+/+++
Dor na articulação (frequência)	+/+++	++/+++	+++/+++
Intensidade da dor articular	Leve	Leve/moderada	Moderada/intensa
Edema da articulação	Raro	Frequente e leve intensidade	Frequente e de moderada a intensa
Conjuntivite	Raro	50-90% dos casos	30%
Dor de cabeça (frequência e intensidade)	+++	++	++
Coceira	Leve	Moderada/intensa	Leve
Hipertrofia ganglionar (frequência)	Leve	Intensa	Moderada
Discrasia hemorrágica (frequência)	Moderada	Ausente	Leve
Acometimento neurológico	Raro	Mais frequente que dengue e chikungunya	Raro (predominante em neonatos)

Fonte: Carlos Brito - Professor da Universidade Federal de Pernambuco

#saúde nasredes   blog.saude.gov.br   SUS✛   f /Minsaude

Figura 52.4 Principais diferenças clínicas entre dengue, Zika e chikungunya. (Ministério da Saúde, 2016.)

REPERCUSSÕES NA GESTAÇÃO

Não existem diferenças na apresentação clínica da infecção pelo Zika vírus em gestantes e não gestantes. Além disso, até 80% das pacientes podem ser assintomáticas. O diagnóstico materno deve seguir os mesmos protocolos dos exames laboratoriais descritos anteriormente.

Existem evidências suficientes de que o Zika vírus está relacionado com a ocorrência de microcefalias em fetos de mães que manifestaram a infecção durante a gestação (sintomática ou assintomática); os primeiros casos foram documentados no Brasil, na Polinésia Francesa e no Havaí (gestante que viajou para o Brasil). A OMS admitiu em abril de 2016 que existe uma relação causal com base em várias publicações internacionais recentes. Todavia, as pesquisas continuam, uma vez que a microcefalia, como todas as malformações congênitas, tem etiologia multifatorial complexa, podendo também ocorrer por causa de outros processos infecciosos na gestação. Os pesquisadores agora buscam elucidar e caracterizar os fatores do hospedeiro, os fatores relacionados com a carga viral e o momento da infecção, correlacionando-os com a quantidade e a gravidade das repercussões fetais. À semelhança de outras infecções congênitas (por exemplo, toxoplasmose, citomegalovírus, herpes), as anormalidades decorrentes da infecção por Zika parecem ser variadas e, inicialmente, não se restringem à microcefalia, podendo ainda acarretar restrição de crescimento intrauterino, insuficiência placentária e óbito fetal.

Brasil e cols. estudaram 88 gestantes com história de *rash* macular, linfadenopatia e conjuntivite (que se manifestaram entre 5 e 38 semanas), de setembro de 2015 a fevereiro de 2016, no Rio de Janeiro. Os testes de PCR (PCR-RT) foram positivos para o Zika vírus em 72 mulheres (82%) – urina, sangue ou ambos – com amostras coletadas em até 5 dias após o início das manifestações clínicas. Duas das pacientes com testes positivos apresentaram abortamento durante o primeiro trimestre da gestação. Das 70 pacientes restantes, 42 (60%) foram submetidas a avaliações ultrassonográficas e 28 se recusaram a realizar a ultrassonografia (os motivos foram o medo dos possíveis diagnósticos e a grande distância entre o local do exame e a residência). Todas as mulheres com sorologias negativas realizaram avaliação ultrassonográfica e todas apresentaram ultrassonografias normais. No entanto, em 12 (29%) das 42 mulheres com sorologia positiva foram encontradas anormalidades.

Os achados anormais incluem: morte fetal entre 36 e 38 semanas (dois fetos), restrição de crescimento intrauterino com ou sem microcefalia (cinco fetos), calcificações ventriculares ou outras lesões do SNC (seis fetos) e oligoâmnio/anidrâmnio ou alterações do fluxo da artéria umbilical ou cerebral (seis fetos).

Até o momento da publicação dos dados preliminares em março de 2016, no *The New England Journal of Medicine*, haviam ocorrido oito partos (seis nascidos vivos e dois natimortos) e os achados ultrassonográficos foram confirmados. Exames pós-natais de fundoscopia mostraram ainda hipoplasia macular em dois dos nascidos vivos.

Em maio de 2016, a OMS publicou uma diretriz sobre o manejo de gestantes que residem em áreas de transmissão da Zika e, particularmente, para gestantes em risco ou com diagnóstico confirmado de infecção. Esse documento contou com a participação de pesquisadoras brasileiras. As recomendações descritas a seguir são baseadas nesse documento oficial, que tem previsão de revisão assim que novas evidências sobre os efeitos e consequências do Zika vírus na gestação estiverem disponíveis (veja *www.paho.org/viruszika*). As definições da OPAS/OMS (2016) da síndrome congênita associada ao Zika vírus e da transmissão vertical sem síndrome congênita estão descritas nos Quadros 52.2 e 52.3, respectivamente.

> Gestante em área de transmissão de Zika vírus → sintomas característicos → realizar testes para detecção viral → ultrassonografia morfológica entre 18 e 20 semanas (ou o mais rápido possível, se os sintomas ocorrerem mais tarde). Atenção para anormalidades do SNC (microcefalia e outras alterações estruturais).

Quadro 52.2 Definições de casos como síndrome congênita associada à infecção por Zika vírus (OPAS/OMS 2016)

Caso suspeito
Nascido vivo que apresente:
Microcefalia: circunferência cefálica < 2DP para a idade gestacional e sexo, medida 24 horas pós-parto de acordo com as referências padrão
OU
Outras malformações do SNC
E
Cuja mãe reside ou viajou durante a gestação para área conhecida de transmissão do Zika vírus OU teve sexo desprotegido com parceiro que preenche esses critérios
Caso provável
Nascido vivo que preencha critérios para caso suspeito de síndrome congênita por Zika vírus
E
Apresente alterações morfológicas intracranianas detectadas por exames de imagem e não explicadas por outras causas conhecidas
OU
Cujas mães apresentaram *rash* durante a gestação
Caso confirmado
Nascido vivo que preencha critérios para caso suspeito de síndrome congênita por Zika vírus
E
Infecção detectada em material do neonato, apesar da detecção de outros microrganismos

Fonte: OPAS/OMS, 2016.

Quadro 52.3 Definições de transmissão vertical do Zika vírus sem síndrome congênita (OPAS/OMS, 2016)

Suspeita de transmissão vertical
Nascido vivo de qualquer idade gestacional que não preencha os critérios para caso suspeito de síndrome congênita associada ao Zika vírus
E
Cuja mãe teve caso suspeito, provável ou confirmado de infecção pelo Zika vírus durante a gestação
Provável transmissão vertical
Nascido vivo que preencha os critérios para suspeita de transmissão vertical no qual foram detectados IgM + para Zika por ELISA ou RNA viral por RT-PCR em amostra de sangue do cordão umbilical
Transmissão vertical confirmada
Nascido vivo que preencha os critérios para suspeita de transmissão vertical no qual IgM anti-Zika* foi detectada por ELISA em amostra sorológica

*Quando estiver disponível apenas PCR e esta for positiva, é recomendada a realização de sorologias seriadas para evitar falso-positivo com transmissão perinatal.

Fonte: OPAS/OMS, 2016.

Se os testes forem negativos para o Zika vírus e a avaliação ultrassonográfica estiver normal, a gestante continua em acompanhamento pré-natal usual, devendo repetir a ultrassonografia entre 28 e 30 semanas (investigação de microcefalia e outras alterações estruturais do SNC) para excluir a possibilidade de comprometimento fetal após os primeiros resultados negativos.

Se os testes forem negativos para o Zika vírus, mas a avaliação ultrassonográfica for positiva para anormalidades do SNC (entre 18 e 20 semanas ou entre 28 e 30 semanas), a amniocentese deve ser considerada para rastrear anormalidades genéticas e infecções congênitas, incluindo a Zika.

> A sensibilidade e a especificidade da amniocentese para detectar infecção congênita provocada pelo Zika vírus (presença de RNA viral no líquido amniótico) atualmente são incertas.

Se os testes maternos forem positivos para o Zika vírus (ou testes pela amniocentese) e os achados ao ultrassom estiverem normais, deve-se realizar investigação para excluir outras anormalidades genéticas e infecções congênitas. Nesses casos, recomenda-se acompanhamento ultrassonográfico a cada 4 semanas até o nascimento. Mesmo nos casos de confirmação da infecção, a via de parto é obstétrica, e a atenção ao nascimento não deve ser modificada exclusivamente em razão da infecção pelo Zika vírus (veja o Capítulo 3).

> **Achados ultrassonográficos anormais (OMS, 2016) em gestações com idade gestacional adequadamente definida:**
> - **Fetos com circunferência cefálica apresentando dois desvios padrões (DP) abaixo da média para a idade gestacional:** suspeita de microcefalia; pode ocorrer desenvolvimento neuropsicológico normal na ausência de anormalidades cerebrais graves.
> - **Fetos com circunferência cefálica apresentando 3DP abaixo da média para a idade gestacional:** alta correlação com comprometimento do desenvolvimento neuropsicomotor.
> - **Fetos com circunferência cefálica apresentando 5DP abaixo:** grave redução do tamanho do crânio, diagnóstico ultrassonográfico com grande confiabilidade.
> - **Outras anormalidades ultrassonográficas:** calcificações intracranianas ou oculares, ventriculomegalias, sulcos ou giros cerebrais anormais, atrofia cerebral, disgenesia de corpo caloso, dificuldades de visualização das estruturas cerebrais, anormalidades cerebelares, microftalmia ou artrogripose.

TRATAMENTO DA INFECÇÃO MATERNA

Não existe terapêutica específica, e as medidas residem principalmente no alívio dos sintomas:

- **Repouso e prevenção da transmissão:** recomenda-se o uso de redes de proteção contra mosquitos (com inseticidas ou não) pelo menos na primeira semana de doença (período de viremia) para impedir a contaminação de mais mosquitos e bloquear a transmissão. Convém dar preferência a locais protegidos por telas contra mosquitos, evitar locais abertos e usar repelentes e roupas longas cobrindo as extremidades ao sair de casa (proteções padrões contra picadas).
- **Controle da febre e da dor:** pode-se usar acetaminofeno ou paracetamol como primeira linha terapêutica (dose: 500mg a cada 6 ou 8 horas; não ultrapassar 4g/dia). Como a febre costuma ser baixa, muitas vezes as medidas físicas são suficientes para o controle.

> Evitar ácido acetilsalicílico (AAS) por causa do risco de se tratar de um caso de dengue ou chikungunya ainda não diagnosticado. O AAS pode causar complicações hemorrágicas

- **Controle de prurido:** podem ser recomendadas soluções aquosas à base de mentol para alívio dos casos leves. Casos mais intensos podem necessitar de anti-histamínicos.

> Recomendar ingestão abundante de líquidos para repor as perdas com suor, vômitos e diarreia.

SÍNDROME CONGÊNITA DO ZIKA VÍRUS (SCZ)

A microcefalia é uma condição em que uma criança apresenta a medida da cabeça substancialmente menor quando comparada com a de outras crianças do mesmo sexo e idade. Ocorre porque o cérebro não se desenvolveu adequadamente durante a gestação ou parou de crescer após o parto. Algumas dessas crianças terão o desenvolvimento neurológico normal. No entanto, pode ser acompanhada na vida pós-natal de epilepsia, paralisia cerebral e atraso no desenvolvimento cognitivo, motor e fala, além de problemas de visão e audição. Não existe tratamento específico. Recomenda-se a exclusão de outras causas de infecções congênitas, como toxoplasmose, sífilis, rubéola, herpes, citomegalovírus e HIV, assim como de exposições a agentes tóxicos, substâncias químicas e radiação, além de síndromes genéticas, como a trissomia do 21.

Existe um forte consenso na literatura de que, além da microcefalia congênita, uma série de outras manifestações clínicas identificadas após o nascimento estão presentes na SCZ, incluindo desproporção craniofacial, espasticidade, convulsões, irritabilidade, disfunção do tronco encefálico, problemas de deglutição, contraturas de membros, anormalidades auditivas e oculares e anomalias cerebrais detectadas por neuroimagem (calcificações corticais, subcorticais, malformações corticais, padrão simplificado de giro, alterações migratórias, hipoplasia do tronco cerebral, cerebelo e ventriculomegalia).

No início de 2017, o Ministério da Saúde, com base na literatura atualmente disponível, elaborou novas recomendações para notificação, classificação, investigação e sistematização do acompanhamento dos casos de SCZ. O documento *Orientações Integradas de Vigilância e Atenção à Saúde no âmbito da Emergência de Saúde Pública de Importância Nacional: Procedimentos para o monitoramento das alterações no crescimento e desenvolvimento a partir da gestação até a primeira infância, relacionadas à infecção pelo Zika vírus e outras etiologias infecciosas dentro da capacidade operacional do SUS*, integrou e substituiu os *Protocolos de Vigilância e resposta à ocorrência de microcefalia e/ou alterações do sistema nervoso central (SNC) versão 2.1* e o *Protocolo de Atenção à saúde e resposta à ocorrência de microcefalia*, ambos de março de 2016.

Atualmente, o Ministério da Saúde do Brasil adota os parâmetros *InterGrowth* para ambos os sexos como referência para medida do perímetro cefálico (PC) nas primeiras 24 a 48 horas de vida (recomendação OMS de 30 de agosto de 2016). A medida do PC deve ser aferida com duas casas decimais, e para uma criança que nasceu com 37 semanas de gestação a referência será 30,24cm para meninas e 30,54cm para meninos (para outras idades gestacionais, consulte a tabela para cada idade e sexo). A notificação deve ser realizada com base em critérios antropométricos (circunferência craniana < 2DP) e um ou mais critérios clínicos relacionados com o tempo de vida.

Na *gestação*, devem ser notificados todos os fetos (a partir da oitava semana até o nascimento) que apresentem um ou mais dos seguintes critérios:

- **Critério de imagem ou clínico:**
  - Exame de imagem com presença de calcificações cerebrais.
  - Exame de imagem com presença de alterações ventriculares.
  - Exame de imagem com pelo menos dois dos sinais mais frequentes (veja o Quadro 52.4).
- **Critério laboratorial:**
  - Fetos submetidos a cirurgia fetal para correções de malformações congênitas com resultado laboratorial positivo ou reagente para STORCH + Zika.

> **Acrônimo STORCH**: sífilis (S), toxoplasmose (TO), rubéola (R), citomegalovírus (C), vírus herpes simplex (H).

Os abortos espontâneos (dentro das primeiras 22 semanas de gestação), óbitos fetais e natimortos de gestantes que apresentaram exantema e/ou febre sem causa definida durante a gestação também devem ser notificados seguindo critérios clínicos e laboratoriais específicos. Os critérios detalhados de investigação e notificação podem ser encontrados no *site* do Ministério da Saúde (http://portalsaude.saude.gov.br).

Segundo o Sistema Único de Saúde (SUS), devem ser implementadas ações de suporte para auxiliar o desenvolvimento dos neonatos com SCZ e instituído suporte psicossocial às famílias.

Todas as crianças e suas famílias devem ser encaminhadas para o Centro de Referência de Assistência Social (Cras) mais próximo de sua residência, para acolhida e acesso a serviços e benefícios de proteção social, inclusive quanto à concessão do Benefício de Prestação Continuada (BPC) para os casos em que a renda familiar mensal por pessoa seja inferior a um quarto do salário-mínimo.

AMAMENTAÇÃO

Apesar de a frequência de detecção, a cinética e o tamanho da carga viral do Zika vírus serem desconhecidos no leite materno, não existem evidências documentadas até o momento de transmissão através da amamentação ou de repercussões no desenvolvimento neurológico de crianças que adquiriram a infecção pós-natal causada pelo Zika vírus.

Quadro 52.4 Alterações mais comuns identificadas durante o pré-natal

Alterações neurológicas em exame de imagem	Dismorfias faciais	Musculoarticulares	Outros
Microcefalia (de acordo com as tabelas de referência) Microencefalia Alterações de fossa posterior: dimorfismo de vermis cerebelar Ventriculomegalia (leve, moderada e grave – *ex vacum*) Hidrocefalia Calcificações cerebrais – disseminadas Sinéquias Disgenesia de corpo caloso Esquizencefalia/porencefalia Afilamento do córtex Occipital proeminente	Desproporção craniofacial Face plana Microftalmia Retrognatia Hipotelorismo Redundância de pele no couro cabeludo	Posição viciosa das mãos e dos pés (*proxy* de artrogripose)	Alteração do volume amniótico (polidrâmnio)

Fonte: Orientações Integradas de Vigilância e Atenção à Saúde no âmbito da Emergência de Saúde Pública de Importância Nacional. Ministério da Saúde. 2017.

Assim, as recomendações da OMS sobre amamentação iniciada na primeira hora de nascimento e mantida exclusivamente até 6 meses são válidas no contexto de Zika e gravidez. Como para as outras crianças, os suplementos alimentares devem ser introduzidos oportunamente, e a amamentação pode ocorrer até os 2 anos de idade ou mais.

As mães que apresentaram infecção suspeita ou confirmada de Zika durante a gestação devem receber o apoio dos profissionais de saúde para iniciarem e manterem a amamentação, assim como aquelas com neonatos com diagnóstico suspeito ou confirmado de microcefalia, nas quais são evidentes os benefícios da amamentação.

PROFILAXIA

Não existem vacinas contra a infecção pelo Zika vírus. A profilaxia da infecção é fundamentada em orientações às gestantes, que devem ser dadas durante o pré-natal, e em medidas de proteção individual contra as picadas dos mosquitos.

A seguir, serão discutidos alguns pontos importantes:

- **Roupas:** preferir roupas longas que promovam a proteção de braços e pernas contra as picadas de mosquitos, mesmo com uso concomitante de repelentes.
- **Uso de repelentes:** o DEET (N,N-dietil-3-metilbenzamida) é o repelente "padrão" recomendado durante a gestação e tem sido utilizado há mais de 60 anos, inclusive para proteção contra a malária. A concentração da substância em produtos vendidos comercialmente pode variar: concentrações em torno de 10% são recomendadas para períodos de exposição de aproximadamente 2 horas, enquanto concentrações

de até 24% podem promover proteção por até 5 horas. Concentrações mais altas devem ser utilizadas apenas em locais em que é alta a infestação de mosquitos, com intensa umidade, altas temperaturas e exposições de 3 a 4 horas ou mais; convém preferir sempre a menor concentração efetiva possível (10% a 35%). O produto deve ser reaplicado após sudorese intensa e banho.

> Não existem evidências na literatura de que citronela, óleos vegetais, suplementos vitamínicos, preparações com ervas ou dispositivos eletrônicos sejam efetivos como repelentes para picadas de mosquitos.

- **Redes de proteção:** em locais de grande infestação de mosquitos pode ser benéfica a instalação de redes em portas e janelas. Alguns produtos podem ser impregnados de repelentes. São consideradas medidas complementares e não substituem as medidas de proteção individual.
- **Viagens:** tanto a OMS como o Centers for Disease Control and Prevention (CDC) recomendam que as gestantes que residem em áreas onde não há transmissão do Zika vírus evitem viajar para áreas de transmissão durante a gestação (distância mínima de 2.000 metros), a menos que a viagem seja essencial.
- **Sexo seguro:** recomenda-se o uso de preservativos ou a abstenção sexual durante toda a gestação, caso o parceiro sexual da gestante viva ou viaje para áreas de transmissão do Zika vírus. A duração da persistência do vírus no sêmen não é conhecida.

GESTAÇÃO APÓS INFECÇÃO PELO ZIKA VÍRUS OU VIAGENS PARA LOCAIS DE TRANSMISSÃO

Não existem evidências de que a infecção prévia pelo Zika vírus possa afetar o desenvolvimento fetal em futuras gestações. No entanto, o CDC (2016) e a OMS (2016) recomendam que as mulheres que apresentem infecção causada pelo vírus aguardem pelo menos 8 semanas após o início dos sintomas para engravidar. A relação sexual desprotegida com finalidade de gestação somente é recomendada após 6 meses, caso os parceiros tenham apresentado infecção sintomática pelo Zika vírus (confirmada ou suspeita) ou viajado para áreas de transmissão. Se o casal viajar para uma área de transmissão, mas não apresentar a doença – aventando possíveis infecções assintomáticas, deverá aguardar pelo menos 8 semanas antes de praticar relações sexuais desprotegidas. Se apenas a mulher viajar, o período recomendado é de 8 semanas.

> Não existem recomendações formais que contraindiquem a gestação em mulheres que morem em áreas de transmissão do Zika vírus.
>
> "A decisão de como e quando engravidar deve ser uma decisão pessoal com base nas informações disponíveis e no acesso a serviços de saúde de qualidade" (OMS 2016).

LEITURA RECOMENDADA

Amamentação no contexto do vírus Zika. Orientações provisórias: 25 de fevereiro de 2016. WHO/ZIKV/MOC/16.5. Disponível em: http://www.paho.org/bra/index.php?option=com_content&view=article&id=5067:guias-e-documentos-tecnicos&Itemid=882. Acesso em: 29 de julho de 2017.

Brasil P, Pereira JP Jr, Raja Gabaglia C et al. Zika virus infection in pregnant women in Rio de Janeiro – preliminary report. N Engl J Med. Disponível em: http://www.nejm.org/doi/full/10.1056/NEJMoa1602412#t=abstract. Acesso em: 29 de julho de 2017.

Ministério da Saúde. Secretaria de Vigilância em Saúde. Protocolo de Vigilância e Resposta à Ocorrência de Microcefalia e/ou Alterações do Sistema Nervoso Central (SNC). 2. ed. Brasília, 2016. Atualização: 10/3/2016.

Organização Mundial da Saúde. Apoio psicossocial para mulheres grávidas e famílias com microcefalia e outras complicações neurológicas no contexto do vírus da zica. Guia preliminar para provedores de cuidados à saúde. http://www.paho.org/bra/index.php?option=com_content&view=article&id=5067:guias-e-documentos-tecnicos&Itemid=882. Acesso em 29 de julho de 2017.

Orientações integradas de vigilância e atenção à saúde no âmbito da Emergência de Saúde Pública de Importância Nacional : procedimentos para o monitoramento das alterações no crescimento e desenvolvimento a partir da gestação até a primeira infância, relacionadas à infecção pelo vírus Zika e outras etiologias infecciosas dentro da capacidade operacional do SUS [recurso eletrônico]/Ministério da Saúde, Secretaria de Vigilância em Saúde, Secretaria de Atenção à Saúde. Brasília: Ministério da Saúde, 2017.

WHO. Pregnancy management in the context of Zika virus infection. Interim guidance update 13 May 2016. Disponível em: http://www.paho.org/bra/index.php?option=com_content&view=article&id=5067:guias-e-documentos-tecnicos&Itemid=882. Acesso em: 29 de julho de 2017.

SEÇÃO VI

MEDICINA FETAL

53 Métodos diagnósticos, 445

54 Malformações fetais, 458

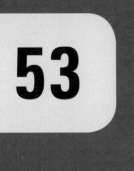

Métodos Diagnósticos

INTRODUÇÃO

Até os anos 1970, o interior do útero era considerado um ambiente secreto para o obstetra. Somente com o desenvolvimento dos aparelhos de imagem cada vez mais precisos, como a ultrassonografia, tornaram-se possíveis o diagnóstico precoce de anomalias, a compreensão das repercussões fetais de várias doenças e a prevenção de muitas sequelas.

A medicina fetal, hoje especialidade consolidada, passou por grande avanço no Brasil nas últimas duas décadas com a incorporação de recursos intervencionistas diagnósticos e terapêuticos à prática da obstetrícia. O feto é considerado hoje um verdadeiro paciente e seu desenvolvimento é acompanhado detalhadamente.

Neste capítulo discutiremos os recursos diagnósticos mais comumente disponíveis em medicina fetal, fornecendo uma visão geral para o obstetra clínico acerca dos métodos não invasivos e invasivos. O rastreio pré-natal de defeitos genéticos e do tubo neural por meio de marcadores bioquímicos foi discutido no Capítulo 2.

MÉTODOS NÃO INVASIVOS EM MEDICINA FETAL

Ultrassonografia

O AIUM (American Institute of Ultrasound in Medicine) classifica os exames ultrassonográficos da gestação em:

- **Ultrassonografia do primeiro trimestre:** transabdominal e/ou endovaginal. Avalia a presença, a localização e o número de sacos gestacionais e, nestes, a presença de vesícula vitelínica e/ou embrião. Também são avaliados: útero, colo, anexos e fundos de saco.
- **Ultrassonografia do segundo ou terceiro trimestre:** avaliação padrão com identificação do número de fetos, apresentação, volume de líquido amniótico, atividade cardíaca, posição placentária e biometria fetal. Quando é tecnicamente possível, recomenda-se a avaliação do colo uterino e dos anexos maternos.
- **Ultrassonografia "limitada":** realizada para responder uma pergunta clínica específica (por exemplo, apenas para avaliar a apresentação fetal, para confirmar os batimentos cardíacos fetais ou para definir a quantidade de líquido amniótico etc.). Em geral, essas ultrassonografias são utilizadas no acompanhamento de pacientes que já realizaram outros exames.
- **Ultrassonografia especializada:** realizada em caso de suspeita de uma anomalia, seja por avaliações padrões anteriores ou anormalidades bioquímicas. Fazem parte dessa categoria o perfil biofísico fetal, o estudo Doppler, a ecocardiografia fetal e outras medidas biométricas específicas.

No Brasil, a classificação mais comumente utilizada divide os exames por nível de atenção e complexidade:

- **Nível I:** ultrassonografia de rotina, realizada em ambulatório por ultrassonografistas que podem ser técnicos, ultrassonografistas e radiologistas; estudo biométrico, morfológico simples e perfil biofísico fetal.
- **Nível II:** ultrassonografia obstétrica, realizada por obstetras e radiologistas; inclui estudo biométrico, morfológico simples e perfil biofísico fetal.
- **Nível III:** ultrassonografia morfológica (estrutural), realizada por especialistas em ultrassonografia ou medicina fetal; estudo biométrico, morfológico detalhado e avaliação da vitalidade fetal.

- **Nível IV**: ultrassonografia patológica ou genético-fetal, realizada por obstetras especialistas em medicina fetal; estudo biométrico, morfológico e funcional detalhado de todos os segmentos do feto. Podem ser formuladas hipóteses diagnósticas sindrômicas ou eventualmente específicas com aconselhamento caso a caso.

As duas classificações não são excludentes; pelo contrário, se complementam. Neste livro, apenas para efeito de nomenclatura, no detalhamento dos procedimentos e indicações será utilizada a segunda classificação.

Ultrassonografia de rotina – Níveis I e II

Benefícios e objetivos

- Determinar a idade gestacional.
- Diagnóstico do número de conceptos e apresentação.
- Avaliação da vitalidade embrionária.
- Avaliação da vitalidade fetal.
- Determinação da biometria fetal.
- Avaliação da morfologia fetal (ventrículos laterais e fossa posterior, coluna vertebral, quatro câmaras cardíacas, estômago, bexiga, cordão umbilical e rins).
- Avaliação placentária.
- Avaliação da quantidade de líquido amniótico.

Indicações de rastreio

Apesar de integrar a rotina pré-natal em vários países e estar difundida entre a população, a indicação sistemática de ultrassonografias durante a gestação é controversa na literatura.

Durante o primeiro trimestre, a avaliação da anatomia fetal e a definição precisa da idade gestacional são os benefícios potenciais mais significativos. Uma revisão sistemática sobre a precisão da ultrassonografia entre 11 e 14 semanas publicada em 2013, envolvendo 78 mil exames, mostrou um grau de detecção de anomalias fetais de 51% (dependendo do tipo específico, poderia chegar a 100%). A possibilidade de associação à medida da translucência nucal, à avaliação da presença de osso nasal e a exames bioquímicos aumenta a especificidade da avaliação.

Vários trabalhos e revisões sistemáticas já foram realizados na tentativa de trazer à tona evidências em idades gestacionais mais avançadas. Em meados dos anos 1990 foi desenvolvido um grande estudo multicêntrico nos EUA (RADIUS) que envolveu mais de 15 mil gestações. Os grupos eram constituídos por pacientes que iriam realizar ultrassonografia de rastreio entre 15 e 22 semanas e entre 31 e 35 semanas ou ultrassonografia apenas na presença de indicações obstétricas. Os resultados mostraram que no grupo de rastreio as anomalias fetais foram significativamente diagnosticadas em maior número e precocemente, porém não houve melhora dos desfechos perinatais. Mortalidade e morbidade perinatal, parto pré-termo, peso de nascimento e sobrevivência dos fetos com anomalias não foram modificados pela prática de rastreio ultrassonográfico.

A Biblioteca Cochrane publicou em junho de 2015 uma revisão sistemática com metanálise sobre o tema. Foram incluídos 13 ensaios clínicos (total de 34.980 mulheres). Os revisores não encontraram diferenças nos desfechos antenatais, obstétricos e neonatais entre os grupos que realizaram ultrassonografia de rotina após 24 semanas e aqueles que a realizaram apenas na presença de indicações clínicas. Eles reforçaram que existem poucos dados sobre o desenvolvimento neuropsicomotor a longo prazo desses recém-nascidos ou sobre os aspectos psicológicos dos genitores em relação à realização ou não dos exames.

Em nosso meio, o Ministério da Saúde, no *Manual de Atenção ao Pré-Natal de Baixo Risco* (2012), recomenda a realização da ultrassonografia apenas no primeiro trimestre como forma de definir idade gestacional confiável e o número de fetos. Segundo o manual, "a não realização desse exame não constitui omissão nem diminui a qualidade do pré-natal" após as primeiras 15 semanas de gestação para gestações de baixo risco. Seguindo a mesma linha, o American College of Obstetricians and Gynecologists (ACOG) recomenda o uso de ultrassonografias apenas quando existe indicação médica no pré-natal e benefício específico documentado, evitando a utilização para satisfazer, por exemplo, a curiosidade dos genitores em relação ao sexo. Ainda segundo o ACOG, se apenas um exame puder ser realizado, deverá ser entre 18 e 20 semanas, pois possibilitará a avaliação adequada da anatomia fetal e a datação razoavelmente precisa da idade gestacional. Não existem evidências de que sejam benéficas ultrassonografias realizadas no terceiro trimestre na ausência de alterações clínicas.

Ultrassonografia morfológica (estrutural) – Nível III

Segundo a FEBRASGO (2014), esse exame deverá ser realizado entre a 20ª e a 24ª semana. A experiência do examinador e a qualidade dos equipamentos podem interferir na precisão dos resultados. Em condições ideais de realização, a taxa de detecção de alterações estruturais atinge aproximadamente 81,7%.

Objetivos

- Avaliação minuciosa da anatomia fetal em gestantes com fatores de risco.
- Estudo mais preciso de malformações evidenciadas no exame ecográfico de rotina.

Indicações

- Antecedentes pessoais ou familiares de fetos malformados.
- Gestações de alto risco: ameaça de abortamento, doenças maternas, infecções congênitas, uso de medicações ou exposição a agentes teratogênicos.
- Ultrassonografia de rotina anormal: restrição de crescimento intrauterino, polidrâmnio, oligoâmnio, evidências de malformação fetal, anomalias do ritmo cardíaco fetal.
- Alteração dos marcadores bioquímicos no sangue materno: alfafetoproteína, β-HCG, estriol livre.

Ultrassonografia patológica (genético-fetal) – Nível IV

Exame realizado por especialistas em medicina fetal em centros de referência.

Objetivos

- Confirmação de anomalias detectadas no exame de rotina e/ou morfológico.
- Diagnóstico etiológico e classificação dessas anomalias.
- Pesquisa completa dos outros órgãos e sistemas fetais.
- Avaliação prognóstica.
- Indicação de terapêutica fetal intrauterina.

Indicações

- Alteração da ultrassonografia de rotina ou do exame morfológico.

Avaliação dos diversos órgãos e sistemas fetais

O estudo detalhado dos diversos segmentos fetais na ultrassonografia de níveis III e IV deve incluir:

Cabeça e pescoço

- Avaliação do contorno, formato e ossificação da cabeça.
- Identificação das estruturas cerebrais: hemisférios cerebrais e cerebelares, vérmis, corpo caloso, tálamo, cavo do septo pelúcido e cisterna magna.
- Avaliação do sistema ventricular: tamanho e formato dos ventrículos cerebrais.
- Estudo completo da face: perfil e tamanho, formato e posição dos olhos, nariz, orelhas e queixo.
- Boca e cavidade oral: identificação da integridade do lábio superior e do palato duro, tamanho da língua e da boca.
- Posição do pescoço e identificação de massas cervicais.

Coluna vertebral

- Avaliação da integridade da pele e dos tecidos moles sobre a coluna.
- Identificação de anomalias, como espinha bífida e meningomielocele.

Tórax

- Avaliação do tamanho e formato da caixa torácica.
- Pesquisa de massas ou coleções líquidas.
- Pulmões: estudo completo e avaliação da ecogenicidade.
- Coração: determinação da posição e avaliação das quatro câmaras e dos grandes vasos.

Abdome

- Identificação da parede abdominal e de sua integridade.
- Diagnóstico de massas decorrentes da parede abdominal.
- Identificação de defeitos, como gastrosquise ou onfalocele.
- Diagnóstico de massas ou coleções líquidas intraperitoneais.
- Trato gastrointestinal: identificação do estômago, determinando o volume e a localização; avaliação do calibre e da ecogenicidade das alças intestinais; estudo do volume e da ecogenicidade da vesícula e do fígado.
- Trato urinário: localização, volume e ecogenicidade dos rins, determinação da presença de cistos renais ou perirrenais, avaliação do conteúdo e do volume vesical.

Extremidades fetais

- Determinação do comprimento dos ossos longos, diagnóstico da localização e da gravidade das anomalias (encurtamento, encurvamento, agenesia).
- Número e posição dos dedos.
- Diagnóstico de contraturas e deformidades, presença de massas ou aumento anormal do volume.

Genitália externa

- O reconhecimento do sexo fetal é muito útil em gestações gemelares e doenças ligadas ao sexo.

Cordão umbilical

- Identificação do cordão e de sua inserção placentária.
- Diagnóstico do número de vasos e da presença de massas anormais.

Placenta e membranas

- Localização.
- Determinação da espessura, ecogenicidade e textura.
- Identificação da presença de membranas intrauterinas.

Recursos técnicos complementares

Dopplerfluxometria

Essa técnica é utilizada para avaliar o fluxo sanguíneo fetoplacentário e uteroplacentário ou, em outras palavras, a funcionalidade da placenta. Está indicada em gestações de alto risco nas quais existam doenças que possam causar insuficiência placentária, como hipertensão arterial, *diabetes mellitus*, trombofilias, cardiopatias, lúpus eritematoso sistêmico etc. Não existem evidências de que as gestações de baixo risco se beneficiem do uso rotineiro do Doppler. Durante o primeiro trimestre, esse recurso só deve ser utilizado em situações muito específicas. A International Society of Ultrasound in Obstetrics and Gynecology (ISUOG) recomenda que nesse período o tempo de exposição seja o mais curto possível, geralmente não mais de 5 a 10 minutos e nunca superior a 60 minutos com baixo índice térmico.

Potencialmente, qualquer vaso pode ser analisado, mas as avaliações mais comuns são das artérias uterinas, artéria umbilical, artéria cerebral média e ducto venoso com graus de dificuldade técnica variáveis. Os índices mais conhecidos para descrever as ondas de velocidade são a relação sístole/diástole (S/D), o índice de resistência (IR) e o índice de pulsatilidade (IP), cujas interpretações são inter-relacionadas. Na prática atual, o IP é o índice mais utilizado, pois apresenta uma relação linear com a resistência vascular e não se aproxima do infinito quando há fluxo diastólico ausente ou invertido. Para formas de onda venosa, utiliza-se o PIV17.

Ultrassonografia tridimensional

Trata-se de uma técnica relativamente recente que pode complementar a ultrassonografia tradicional (2D). Possibilita o estudo da anatomia fetal com melhor qualidade de imagem: através de cortes ecográficos seriados e sucessivos com reconstrução da imagem pelos modos superfície e transparência. A análise é feita em vários planos, o que torna possível a rotação da imagem. A associação ao Doppler colorido possibilita uma avaliação melhor da função cardiovascular do concepto. Além disso, algumas imagens podem ser utilizadas para programação de cirurgias futuras pós-natais (defeitos de face e do tubo neural).

Como a ultrassonografia tridimensional necessita de transdutores específicos e *software* para análise dos dados recebidos, ainda é considerada um exame caro e pouco acessível à população geral. Atualmente, não está disponível no Sistema Único de Saúde e não faz parte dos principais protocolos de avaliação fetal.

Ultrassonografia em 4D

Constituída de imagens em três dimensões visualizadas em tempo real, também pode ser chamada de ultrassonografia tridimensional dinâmica. Não faz parte dos protocolos de rotina e sua utilização no momento tem sido restrita a pesquisas cardiológicas do feto, estudo de sua movimentação e comportamento intraútero.

A FEBRASGO, por intermédio da Comissão de Defesa Profissional, recomendou a obtenção de termo de consentimento informado e esclarecido para realização de ultrassonografia 3D e 4D na avaliação fetal, reforçando entre os genitores o conceito de que elas não substituem a avaliação convencional.

Ecocardiografia fetal

As cardiopatias congênitas representam a forma mais comum das anomalias congênitas, com incidência em torno de 4 a 8 casos por 1.000 nascimentos. No Brasil, estima-se o surgimento de aproximadamente 28 mil novos casos por ano; desses, a grande maioria necessitará de intervenções cirúrgicas (cerca de 23 mil) nem sempre disponíveis na rede pública de saúde.

A avaliação estrutural do coração fetal faz parte da rotina dos exames ultrassonográficos em obstetrícia. Com frequência, malformações extensas, como a tetralogia de Fallot ou a transposição de grandes vasos, podem ser suspeitadas já nesse nível. A ecocardiografia fetal, por sua vez, consiste na avaliação ultrassônica do sistema cardiovascular do feto do ponto de vista anatômico e funcional. Esse recurso vai confirmar ou excluir a suspeita de cardiopatia nos exames de rotina; em alguns casos, pode até mesmo instituir tratamentos antes do nascimento. Exige equipamentos específicos e um examinador com alto nível de habilidade que tenha conhecimentos específicos e singulares sobre a fisiologia fetal.

Aspectos técnicos e realização do exame

O equipamento para o estudo ecocardiográfico fetal deve possibilitar a obtenção de uma imagem bidimensional de alta resolução, acoplada a um sistema para módulo M, além ter capacidade para Doppler pulsado, contínuo, mapeamento de fluxos em cores e *power* Doppler. Habitualmente, o exame é realizado com transdutor convexo de maior frequência (7 ou 5MHz) em razão de sua melhor definição lateral. Em raras ocasiões, é necessária a troca por transdutores de 3,5 ou 2,25MHz.

O exame é realizado com a gestante em decúbito dorsal e, após a observação detalhada de todas as estruturas cardíacas fetais através da imagem bidimensional, será avaliado o fluxo sanguíneo nas cavidades (átrios e ventrículos), nos vasos que chegam e nos vasos que emergem do coração. As características e a direção do fluxo sanguíneo serão analisadas "visualmente" com a utilização do mapeamento de fluxos em cores, ou Doppler colorido, além da análise quantitativa usual.

Cada um dos fluxos apresenta características gráficas e sonoras diferentes, sendo possível medir a velocidade do sangue nos diversos locais, o tempo de cada evento, as relações entre velocidade e tempo, os índices de resistência e de pulsatilidade dos vasos e mais uma série de parâmetros que são importantes para a avaliação da função cardiocirculatória do feto. Em um exame completo são registrados os fluxos nas válvulas mitral e tricúspide, nas válvulas aórtica e pulmonar, na saída da artéria pulmonar e da aorta, no canal arterial, na aorta descendente, nas veias cavas, no forame oval, no ducto venoso, na veia umbilical, nas veias pulmonares e, muitas vezes, na artéria umbilical e na artéria cerebral média, embora essas duas geralmente sejam avaliadas também na dopplerfluxometria obstétrica.

Concomitantemente, o modo M da ecocardiografia é utilizado para obter as seguintes informações:

- Documentação da atividade cardíaca fetal.
- Avaliação e diagnóstico do tipo de arritmia cardíaca (extrassistolias, taquiarritmias, bradiarritmias).
- Mensuração das cavidades cardíacas, do septo interventricular e da parede posterior do ventrículo esquerdo, assim como o cálculo de sua função sistólica (fração de ejeção do ventrículo esquerdo).
- Diagnóstico de derrame pericárdico.

Indicações

A maioria das doenças cardíacas fetais ocorre em gestações sem fatores de risco. Os defensores do rastreio ecocardiográfico fetal destacam que o diagnóstico intraútero favorece a transferência antenatal para um centro terciário com equipe treinada composta por especialista em medicina fetal, neonatologista e cardiologista pediátrico, além de possibilitar a preparação psicológica dos pais para a chegada do recém-nascido de risco. Essas medidas podem melhorar os desfechos perinatais.

Uma revisão sistemática publicada em 2015 avaliou o risco de morte perinatal associado ao diagnóstico pré-natal de doença cardíaca congênita grave em crianças submetidas a cirurgia cardíaca programada. Oito estudos foram incluídos e constatou-se que em crianças clinicamente comparáveis (defeito anatômico e estrutura de assistência semelhantes), o risco de morte foi menor naquelas que tiveram o diagnóstico pré-parto (OR: 0,26; IC 95%: 0,08 a 0,84). No entanto, os benefícios não podem ser inferidos quando os defeitos cardíacos não são graves ou a estrutura hospitalar não é adequada para a assistência.

Além disso, em algumas arritmias fetais é possível o tratamento por meio de medicações administradas à mãe

ainda durante a gestação. Também já são realizadas intervenções invasivas em anormalidades valvulares e atriais fetais em centros muito especializados (valvuloplastia por balão e septostomia, respectivamente).

Apesar da discussão sobre o rastreio, existem situações que, quando presentes, aumentam o risco fetal de defeitos cardíacos e que constituem indicações absolutas para a realização de ecocardiografia fetal. Esses fatores podem ser divididos em maternos, fetais e familiares.

Entre os *fatores de risco maternos*, destacam-se:

- **Diabetes mellitus:** as doenças cardíacas fetais mais frequentes nessa população são as que acometem a saída das grandes artérias, mas também podem ocorrer comunicações anormais do septo interventricular. Além disso, aproximadamente um quarto a um terço dos fetos de mães diabéticas apresenta hipertrofia miocárdica, especialmente do septo interventricular. A frequência e a gravidade das anormalidades cardíacas estão relacionadas com os níveis de glicose maternos pré-concepcionais. Já o diabetes gestacional, de diagnóstico tardio, não costuma se acompanhar de anomalias da formação do coração, mas frequentemente (25% a 30% dos casos) também pode causar hipertrofia ventricular.
- **Infecções maternas:** alguns vírus específicos (coxsackievírus, echovírus, parvovírus, herpesvírus, citomegalovírus, rubéola, sarampo e influenza), assim como o parasita causador da toxoplasmose, podem, em alguns casos, ocasionar reação inflamatória no músculo cardíaco fetal que se manifesta por anormalidades na função ou de ritmo.
- **Colagenoses:** notadamente, o lúpus eritematoso sistêmico, a artrite reumatoide, a polimiosite, a dermatomiosite e a síndrome de Sjögren podem ocasionar bloqueio atrioventricular no feto. Ocorre inflamação no tecido especializado em condução do estímulo elétrico que propicia os batimentos cardíacos fetais (através de anticorpos maternos específicos); assim, os átrios batem com uma frequência normal, mas os ventrículos mostram uma frequência muito mais lenta porque não recebem os estímulos adequadamente. Essa anormalidade na ausência de outras doenças estruturais é uma característica da colagenose materna.
- **Uso de medicações ou exposição à radiação ionizante:** são bem conhecidos os efeitos nocivos de algumas substâncias quando utilizadas durante a fase de formação do coração fetal, no início do primeiro trimestre de gestação (veja o Capítulo 57). O carbonato de lítio pode causar a chamada anomalia de Ebstein: anomalia da estrutura e da implantação da válvula tricúspide. Fármacos anticonvulsivantes, como o ácido valproico e o fenobarbital, e medicações anticoagulantes, como

o fenprocumon, também podem causar anormalidades grosseiras do coração fetal. As substâncias psicoativas, como a cocaína e a maconha, ocasionam com muita frequência cardiopatias estruturais fetais importantes. É deletério para o feto o excesso de álcool ingerido pela mãe, tanto durante o período de formação do coração – quando podem ocorrer anomalias estruturais – como após a formação completa do sistema circulatório, com reflexos sobre a função e o ritmo cardíaco. O tabagismo materno também pode causar alterações na dinâmica cardiocirculatória fetal. Outro grupo de substâncias, o de anti-inflamatórios não esteroides, como a indometacina, o piroxicam, a fenilbutazona e até o ácido acetilsalicílico, pode causar a diminuição transitória do ducto arterioso, especialmente quando usado no terceiro trimestre. Essa situação é conhecida como constrição ductal e resulta em sobrecarga das cavidades direitas do coração e pode ter reflexos no período pós-natal imediato. Outras substâncias, como os inibidores da enzima conversora de angiotensina, o ácido retinoico e a talidomida, também já foram associadas a anomalias estruturais cardíacas fetais.

- **Idade materna:** em geral, as chances de gestantes com idade materna extrema (> 40 anos e < 15 anos) darem à luz recém-nascidos com anormalidades cardíacas são maiores independentemente da eventual associação a síndromes genéticas. A indicação de ecocardiografia fetal é apenas relativa nessa situação.

Entre os *fatores de risco familiares*, destacam-se:

- **História familiar de cardiopatia congênita:** risco dependente do grau de parentesco e do tipo de cardiopatia. As cardiopatias congênitas em parentes de primeiro grau do concepto (mãe, pai ou irmãos) são as que apresentam maior chance de recorrência, sendo menor a influência paterna. Entre as cardiopatias, as mais frequentemente associadas ao aumento do risco de recorrência são as "obstrutivas", isto é, as que se manifestam por obstrução à saída dos ventrículos (como a estenose aórtica ou a estenose pulmonar – veja o Capítulo 37).
- **Doenças genéticas na família:** a síndrome de Down, por exemplo, acarreta algum incremento ao risco de recorrência.

Entre os *fatores de risco fetais*, destacam-se:

- **Aumento da translucência nucal:** normal até 2,5mm. Pode estar associado à presença de cardiopatias estruturais do coração fetal, mesmo quando o feto não apresentar qualquer anomalia cromossômica, ou seja, quando o exame do cariótipo for normal. Em geral, não se trata de cardiopatia grave.
- **Presença de malformações extracardíacas:** principalmente do trato digestivo (gastrosquise, onfalocele, hérnia diafragmática, atresia duodenal, fístula traqueo-esofágica), sistema nervoso central (cistos do plexo coroide, hidrocefalia), sistema geniturinário (rins policísticos, válvula da uretra posterior), vasculares (aneurisma da veia de Galeno, fístulas arteriovenosas), da coluna vertebral (espinha bífida, meningomielocele) e muitas outras (veja o Capítulo 54).
- **Hidropisia fetal:** nas causas não imunes, a insuficiência cardíaca pode ser desencadeada por uma cardiopatia estrutural ou funcional fetal.
- **Restrição do crescimento intrauterino.**
- **Alterações do ritmo cardíaco fetal.**
- **Gestação múltipla:** especialmente quando monozigótica.
- **Alterações na ultrassonografia obstétrica e morfológica:** a dilatação ou assimetria das cavidades cardíacas, a presença de derrame pericárdico e a não documentação de estruturas básicas, como as vias de saída aórtica e pulmonar, indicam a necessidade de complementação com ecocardiografia.
- **Foco ecogênico cardíaco.**

Época de realização

Embora seja possível a visualização do coração fetal já no primeiro trimestre da gestação por meio da ecocardiografia transvaginal, ao redor da 13ª e da 14ª semana, as imagens obtidas não são suficientemente claras para que o exame possa ser considerado definitivo em termos de rotina. A obtenção da visão do coração e dos grandes vasos através do abdome materno antes de 18 semanas, da mesma maneira, é possível em muitos casos, mas não constitui um exame rotineiro que permita conclusões com a fidedignidade desejável. Por isso, a idade gestacional considerada ideal para a realização da ecocardiografia fetal situa-se entre a 20ª e a 28ª semana, embora o exame possa ser realizado até o termo. Ao final da gestação, a diminuição da mobilidade fetal e da quantidade relativa do líquido amniótico dificulta (embora não impeça) a obtenção de imagens cardíacas com boa qualidade técnica.

Avaliação do feto com ecocardiografia alterada

Uma vez firmado o diagnóstico antenatal de uma cardiopatia congênita, a avaliação fetal completa em busca da possível existência de anomalias associadas se impõe para definição do prognóstico e possivelmente da conduta obstétrica. Anomalias como as arritmias ou a insuficiência cardíaca são passíveis de tratamento intrauterino por meio da administração de medicações à mãe. Por outro lado, as malformações cardíacas associadas a outros defeitos estruturais ou às cromossomopatias têm prognóstico reservado, especialmente quando associadas à hidropisia.

É fundamental o estabelecimento de uma equipe de trabalho multidisciplinar que envolva o obstetra, o neonatologista e o cardiologista fetal, cuja função será a de interagir de modo a atender o feto e sua família nos aspectos clínicos, psicológicos e sociais.

MÉTODOS INVASIVOS EM MEDICINA FETAL

A FEBRASGO, por intermédio de sua Comissão de Defesa Profissional, recomendou a obtenção de termo de consentimento informado e esclarecido para a realização de procedimentos invasivos durante a gestação.

Biópsia do vilo corial (BVC)

A BVC consiste na obtenção de amostras da placenta (vilosidades coriais) sob controle ecográfico para diagnóstico citogenético, bioquímico/molecular ou análise do DNA fetal. O procedimento pode ser realizado por via abdominal ou transcervical (Figuras 53.1 e 53.2). A primeira é preferível por apresentar taxas de sucesso maiores com uma única inserção da agulha e riscos menores de contaminação do material, sangramento materno, infecção e perdas fetais.

De modo geral, a BVC é considerada menos segura que a amniocentese de segundo trimestre, porém, nos países

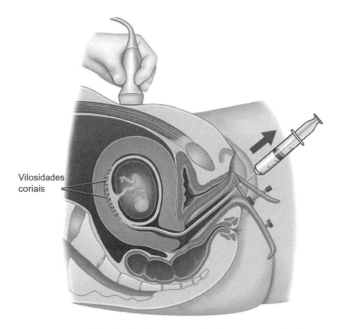

Figura 52.2 Biópsia do vilo corial: técnica transcervical.

onde é consentida a interrupção da gestação diante de anormalidades genéticas fetais, apresenta a vantagem de oferecer os resultados mais precocemente para a decisão dos genitores. Atualmente, sua utilização vem diminuindo em razão da possibilidade de avaliação do DNA fetal livre no sangue materno.

Época de realização

Entre a 10ª e a 14ª semana (diagnóstico pré-natal precoce). Os procedimentos realizados antes dessa idade gestacional estão fortemente associados a defeitos morfológicos em membros fetais e oromandibulares. A técnica abdominal também pode ser realizada no segundo ou terceiro trimestre, mas é desconfortável para a gestante e pode provocar incerteza diagnóstica na presença de mosaicismos (diferenças entre o genótipo da placenta e o genótipo fetal); prefere-se a amniocentese.

Indicações

- Idade materna > 35 anos (na data estimada do parto).
- Anomalias cromossômicas de qualquer um dos genitores (autossômicas recessivas ou monogênicas, translocações ou alterações estruturais).
- Anormalidades na ultrassonografia morfológica de primeiro trimestre (TN alterada > 2,5mm).
- Antecedente de recém-nascido com aneuploidias.
- Resultado positivo de rastreio bioquímico de aneuploidias (incluindo análise de DNA livre).
- Identificação do sexo fetal em doenças hereditárias ligadas ao X.

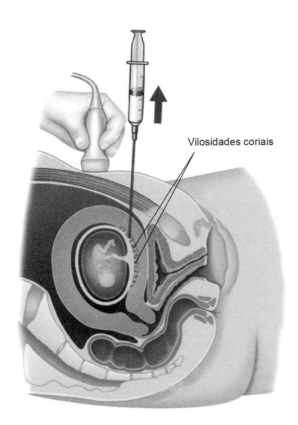

Figura 53.1 Biópsia do vilo corial: técnica transabdominal.

Contraindicações

O sangramento genital ativo contraindica o procedimento independentemente da via. Existe a possibilidade de transmissão vertical na presença de infecções maternas, como HIV e hepatites (B e C), dependendo da carga viral à época do procedimento. A aloimunização materna é considerada contraindicação relativa.

As infecções cervicais ou vaginais (devem ser tratadas antes da biópsia), a estenose cervical e a retroversão acentuada também constituem contraindicações relativas à BVC transcervical.

Técnica

Em geral, a BVC é realizada em centro terciário por equipe experiente no procedimento e em regime de hospitalização por 1 dia (*dayclinic*). Em 2010, o Royal College of Obstetricians and Gynaecologists (RCOG) estimou que 30 procedimentos por ano são suficientes para manter a qualidade da equipe, mas esse número não tem base em estudos sistemáticos.

Em relação às gestações gemelares, a escolha da técnica pode variar de acordo com a corionicidade: uma única punção pode ser realizada no caso de monozigóticos e, no caso de gestação dicoriônica, as duas técnicas combinadas podem ser usadas.

Via transabdominal (preferível)

É necessária a realização prévia de ultrassonografia para confirmar a idade gestacional e definir a posição do útero (antevertido ou retrovertido) e a posição da placenta. As placentas em posição fúndica são mais bem abordadas por essa via. O acompanhamento ultrassonográfico é recomendado durante todo o procedimento. Alguns autores recomendam que a bexiga esteja repleta para funcionar como janela acústica ao ultrassom; outros aconselham a bexiga vazia para evitar perfurações acidentais.

MATERIAL NECESSÁRIO

- Agulha de raquianestesia (18 a 20 *gauge*) previamente heparinizada.
- Seringa de 20mL previamente heparinizada.
- Anestésico local: lidocaína a 1%.
- Campos cirúrgicos estéreis.

REALIZAÇÃO DO PROCEDIMENTO

- Paciente em decúbito dorsal.
- Antissepsia abdominal seguida de aposição dos campos estéreis.
- Anestesia local com lidocaína a 1% (10mL).
- Introdução da agulha sob controle ecográfico (transdutor revestido por saco plástico estéril e uso do gel

estéril) até atingir a parte mais espessa da placenta, alcançando o córion frondoso.
- Retirada do mandril da agulha, conectando a seringa de 20mL.
- Aspiração em vaivém (movimentos da agulha "em leque"), com vácuo de 10 a 15mL na seringa, até se obterem as vilosidades coriais; podem ser tentadas no máximo duas inserções, e a duração do procedimento não deve ultrapassar 5 minutos.
- Transferência para frasco contendo meio de cultura e envio ao laboratório de citogenética. Realizar exame prévio ao microscópio óptico para verificar a presença de vilosidades coriais e eliminar a contaminação materna, separando o material. Em geral, são necessários cerca de 5mg de tecido.

Apesar da anestesia local aplicada na pele, a paciente pode relatar desconforto e dor durante a passagem da agulha pela parede uterina. Uma revisão da Biblioteca Cochrane publicada em 2013 não encontrou diferenças entre as técnicas de aspiração do material com pressão negativa contínua ou intervalada (descrita acima) em relação à quantidade do material obtido e aos desfechos clínicos.

Via transcervical

O uso dessa via torna-se mais fácil na presença de retroversão uterina acentuada ou placentas localizadas posteriormente. Assim como na via transabdominal, é fundamental a realização de ultrassonografia imediatamente antes do procedimento.

MATERIAL NECESSÁRIO

- Cateter especial de polietileno (Portex 16) com mandril maleável de alumínio (ecorrefringente).
- Seringa de 20mL com 2 a 5mL de meio de cultura com heparina.

REALIZAÇÃO DO PROCEDIMENTO

- Esvaziamento vesical (não existe consenso).
- Paciente em posição ginecológica.
- Antissepsia vaginal.
- Introdução do cateter através da cérvice até alcançar a placenta (córion frondoso), sob visão ecográfica.
- Retirada do mandril, conectando-se a seringa de 20mL.
- Realização do movimento de vaivém e aspiração das vilosidades coriais sob pressão negativa.
- Retirada do cateter.
- Transferência para um frasco contendo meio de cultura e envio ao laboratório de citogenética. Realizar exame prévio ao microscópio óptico para verificar a

presença de vilosidades coriais e eliminar contaminação materna, separando o material. Em geral, são necessários cerca de 5mg de tecido.

Controle pós-procedimento (ambas as técnicas)

- Realizar ultrassonografia: verificar vitalidade fetal (batimentos cardiofetais [BCF]) e rastrear possíveis complicações, como descolamento ovular, hematoma retroplacentário, oligoâmnio; deve ser realizada logo após o exame e, a seguir, depois de 1 e 7 dias.
- Antiespasmódicos, caso necessário.
- Repouso relativo + abstinência sexual.
- Vigiar sangramento transvaginal e febre. Retornar ao serviço se houver alterações.
- Imunoglobulina anti-D em pacientes Rh-negativas com parceiro Rh-positivo (veja o Capítulo 36).

Complicações

- Abortamento (1% a 5%): a técnica transcervical apresenta taxa maior de perdas fetais.
- Infecção ovular (< 0,5%): mais comum na BVC transcervical.
- Malformações congênitas: têm sido relatadas malformações de membros e deformidades de mandíbula (1:1.000 casos); são mais comuns em procedimentos realizados antes da 10ª semana.
- Sangramento: a incidência é menor do que 5% para a via abdominal (hematoma subcoriônico que geralmente regride de forma espontânea) e em torno de 10% a 40% para a via transcervical.
- Amniorrexe prematura (< 1% dos casos).
- Oligoâmnio (0,5% a 3% dos casos).
- Isoimunização Rh.

Amniocentese

A amniocentese consiste na punção da câmara amniótica por via abdominal para obtenção de líquido amniótico. Pode ser realizado estudo citogenético (diagnóstico genético pré-natal) ou investigação de infecções fetais e anemias. O procedimento também é utilizado de modo terapêutico na drenagem de líquido amniótico em polidrâmnios sintomáticos ou no tratamento paliativo da síndrome de transfusão feto-fetal.

Época de realização

Em geral, está indicada entre a 15ª e a 17ª semana de gestação, mas pode ser realizada entre 11 e 14 semanas (amniocentese precoce) para antecipar o diagnóstico pré-natal, embora com maior índice de falhas da cultura das células e riscos de complicações (incluindo perda fetal).

Indicações

As indicações são praticamente as mesmas da BVC:

- Idade materna > 35 anos (na data estimada do parto).
- Anomalias cromossômicas de qualquer um dos genitores (autossômicas recessivas ou monogênicas, translocações ou alterações estruturais).
- Anormalidades na ultrassonografia morfológica de primeiro trimestre (TN alterada > 2,5mm).
- Antecedente de recém-nascido com aneuploidias.
- Resultado positivo de rastreio bioquímico das aneuploidias (incluindo análise de DNA livre).
- Identificação do sexo fetal em caso de doenças hereditárias ligadas ao X.

Contraindicações

- Possibilidade de obtenção das mesmas informações por técnicas não invasivas (por exemplo, análise de DNA fetal livre, dopplerfluxometria da artéria cerebral média).
- Infecção materna por HIV ou hepatite B (possibilidade de transmissão vertical dependente da carga viral).

Técnica

Realiza-se ultrassonografia prévia para definir a localização placentária e identificar o melhor local para punção, a idade gestacional, a vitalidade fetal e a quantidade de líquido amniótico. Algumas pacientes podem relatar desconforto com a introdução da agulha. Esse desconforto não é reduzido pela anestesia local (apenas pele). Para as gestações gemelares, existe a possibilidade de utilizar a mesma punção para todos os gêmeos, o que significa menor desconforto materno, ou uma punção para cada gêmeo. A antibioticoprofilaxia não é recomendada de rotina (não foram encontradas evidências de benefícios nos poucos estudos realizados).

Material necessário

- Agulha de raquianestesia 20-22 *gauge*; considerar panículo adiposo da paciente para a escolha do comprimento (disponíveis até 15cm).
- Seringas descartáveis de 10 e 20mL.

Realização do procedimento

- Antissepsia abdominal ampla e uso de campo cirúrgico fenestrado.
- Localização do melhor local para punção (transdutor revestido por saco plástico estéril).
- Introdução da agulha lateralmente ao transdutor (ângulo de 30 a 45 graus), até atingir a cavidade uterina,

sendo identificada dentro da câmara amniótica pelo monitoramento ecográfico. Em outra técnica é utilizada a agulha acoplada ao transdutor, mas a escolha depende da preferência do profissional (sem diferenças nos desfechos na literatura) e da disponibilidade de equipamento apropriado.

- Retirada do mandril, conectando-se a seringa de 10mL; desprezar o primeiro material, que costuma fluir espontaneamente (possibilidade de contaminação com material materno ou placentário – mosaicismos).
- Conectar a seringa de 20mL para retirada da quantidade de líquido amniótico (uma ou duas seringas) de acordo com a idade gestacional (regra para amniocentese diagnóstica: retirar 1mL para cada semana de idade gestacional). Nos procedimentos terapêuticos, a quantidade retirada deve levar em consideração a patologia e as condições clínicas materno-fetais.
- Reintrodução do mandril e retirada da agulha.
- Conectar as seringas com agulhas hipodérmicas e suas capas plásticas, recobrindo-as com esparadrapo a fim de vedá-las.
- Encaminhar o líquido para análise.

Controle pós-procedimento

- Realizar ultrassonografia: verificar vitalidade fetal (BCF).
- Imunoglobulina anti-D em pacientes Rh-negativas com parceiro Rh-positivo (veja o Capítulo 36).
- Vigiar presença de contrações uterinas, sangramento vaginal ou perda de líquido amniótico pela vagina (pode ocorrer perda sem significado clínico de uma pequena quantidade de líquido pelo local da punção até algumas horas após o procedimento). Recomendar retorno ao serviço se houver alterações.

Complicações

- Ameaça de abortamento ou de trabalho de parto prematuro.
- Perda fetal: segundo o ACOG, os riscos variam de 1:300 a 1:500 procedimentos. Obesidade materna (índice de massa corporal ≥ 40kg/m^2), história de sangramento na gestação atual, história de abortamentos de repetição e idade gestacional > 18 semanas estão associadas ao aumento do risco. A experiência do profissional não está relacionada com o risco de perda, e sim com a qualidade do material obtido. Não há consenso na literatura sobre a relação entre o número de punções realizadas e o risco de perda fetal.
- Amniorrexe prematura.
- Corioamnionite (1 em 1.000 procedimentos).

- Maior incidência de desconforto respiratório ao nascimento e alterações ortopédicas (relacionadas com a amniocentese precoce em que há retirada de volume considerável de líquido amniótico e consequente privação do feto).

Cordocentese

A cordocentese consiste na punção do cordão umbilical para obtenção de amostra de sangue fetal. Atualmente, sua indicação é restrita em decorrência da evolução das técnicas laboratoriais de investigação fetal e pelo fato de a amniocentese ser um procedimento de mais fácil realização técnica com risco menor de perda gestacional.

Época de realização

A cordocentese pode ser realizada a partir de 26 semanas de gestação.

Indicações

- Cariótipo fetal quando a cultura do líquido amniótico ou do vilo corial é falha ou duvidosa.
- Oligoâmnio de causa indeterminada.
- Diagnóstico de hemoglobinopatias e alguns distúrbios metabólicos e imunológicos.
- Diagnóstico de trombocitopenia fetal.

No tratamento fetal, a cordocentese também pode ser utilizada para a realização de transfusão sanguínea em caso de doença hemolítica perinatal (veja o Capítulo 36) e nos casos de taquiarritmias para administração direta de medicações na circulação fetal.

Contraindicações

Não existem protocolos específicos para a prevenção da transmissão vertical em gestantes que vivem com HIV ou hepatites. Estima-se que o risco esteja relacionado com a carga viral, devendo ser discutido o risco-benefício do procedimento.

Técnica

Realiza-se inicialmente ultrassonografia com o objetivo de checar a idade gestacional e o bem-estar fetal, determinar a posição fetal e a localização da placenta e avaliar o cordão umbilical em seu trajeto para determinar o melhor local para a punção (idealmente a inserção placentária). Não é necessário jejum ou sedação materna (anestesia local: 5mL de lidocaína a 1%). A equipe deve estar paramentada para evitar contaminação com o material biológico, e o tempo ideal para o procedimento é de no máximo 10 minutos (ou duas punções).

Material necessário

- Agulha de raquianestesia: calibre 20 a 22 *gauge* e comprimento de 8 a 15cm (com ponta acústica). A obesidade materna pode dificultar tecnicamente o procedimento – convém ajustar o comprimento da agulha.
- Seringas descartáveis de 3 e 5mL previamente heparinizadas.
- Tubos de ensaio para coleta de amostras.

Escolha do local para punção

- **Placentas anteriores:** local de inserção do cordão umbilical.
- **Placentas posteriores ou líquido amniótico reduzido:** se não for possível a localização da inserção placentária do cordão, realizar a punção em alça livre ou no segmento intra-hepático da veia umbilical. A punção da câmara cardíaca, no ventrículo esquerdo (cardiocentese), deve ser procedimento de exceção, uma vez que os riscos são maiores.

Escolha do vaso

Podem ser puncionadas tanto a artéria como a veia umbilical. Em geral, a veia é preferida, uma vez que seu diâmetro é maior e suas paredes mais delgadas, além do que a punção arterial é acompanhada de maior incidência de bradicardia fetal e hemorragia no local de punção. O Doppler colorido pode ser usado para mapear o fluxo e auxiliar a detecção dos vasos. Após a coleta, a identificação do vaso puncionado pode ser realizada através da injeção de solução salina, observando-se a turbulência intravascular pela ultrassonografia. O sentido do fluxo é em direção à placenta, quando o vaso é uma artéria, ou afastando-se da placenta, quando o vaso é uma veia.

Realização do procedimento

- A paciente é posicionada em decúbito dorsal (solicita-se esvaziamento prévio da bexiga).
- Antissepsia da região abdominal e aposição de campos cirúrgicos estéreis. O transdutor deve ser envolto por saco plástico estéril.
- Introdução da agulha de punção na parede abdominal da gestante. Todo o trajeto da agulha é guiado por ultrassonografia. A agulha deve fazer um ângulo de 15 a 45 graus com o transdutor e ser inserida até próximo da inserção placentária do cordão.

- Punção da geleia de Wharton e da parede do vaso com pressão rápida e contínua. Se a punção for realizada em alça livre, procurar fixá-la de encontro a um reparo (fetal ou placentário) antes de puncioná-la.
- Coleta do volume de sangue fetal desejado: varia conforme a indicação: para cariótipo, 1 a 3mL, e para bioquímica/sorologia de infecções, 5mL. No máximo 6% a 7% do volume sanguíneo fetal total (cálculo da estimativa: 100mL/kg de peso fetal).
- Injetar solução salina (3 a 5mL) para observar a turbulência de fluxo como descrito anteriormente caso não seja possível a confirmação do vaso pelo Doppler colorido.
- Retirar a agulha do vaso.

Podem ocorrer dificuldades técnicas por causa da excessiva movimentação fetal durante o procedimento; nessas condições, a sedação fetal pode ser considerada. Caso seja necessário, pode ser realizada amnioinfusão ou amniodrenagem previamente ao procedimento.

Recomenda-se que a amostra de sangue coletada seja submetida a procedimentos de controle de qualidade para afastar contaminação com sangue materno ou com líquido amniótico.

Testes para avaliar contaminação com sangue materno

- Teste do hidróxido de potássio (o sangue fetal apresenta descoloração quando misturado ao KOH): é realizado imediatamente na sala do procedimento.
- Avaliação do volume corpuscular médio ($> 100\mu m^3$ no sangue fetal, $< 100\mu m^3$ no sangue materno).
- Dosagem de β-HCG (a relação β-HCG entre sangue fetal e sangue materno é de 1:400).

Testes para avaliar contaminação com líquido amniótico

- Hematócrito, evidenciando hemodiluição.
- Dosagem dos fatores de coagulação (V e VIII), que estão diminuídos quando há contaminação pelo líquido amniótico.
- Teste da arborização de Ferning.

Cuidados pós-procedimento

- Monitoramento com ultrassonografia: cronometrar a hemorragia pelo local de punção e a frequência cardíaca fetal durante aproximadamente 10 minutos. A hemorragia em geral dura menos de 2 minutos.
- Antibioticoterapia: não é necessária.

- Profilaxia da isoimunização Rh: mães Rh-negativas com parceiros Rh-positivos ou classificação fetal já conhecida (Rh-positivo) (veja o Capítulo 36).

Complicações
Imediatas
- **Hemorragia no local de punção (10% a 40% dos casos):** em geral, é autolimitada, durando menos de 2 minutos.
- **Bradicardia fetal (3% a 10% dos casos):** em geral, tem caráter transitório (1 a 2 minutos), sendo mais frequente quando a punção é arterial. Caso a duração seja superior a 15 minutos em fetos viáveis, pode ser necessária a interrupção da gestação por via alta.
- **Reatividade uterina:** deve ser monitorada, mas em geral é transitória.

Tardias
- **Amniorrexe prematura.**
- **Óbito fetal:** decorrente da hemorragia ou bradicardia persistente.
- O risco fetal imputado ao procedimento situa-se em torno de 1% a 2%.

Amnioinfusão

A amnioinfusão consiste na infusão de líquidos na cavidade amniótica e é realizada por via abdominal ou vaginal com finalidades diagnósticas ou terapêuticas.

Indicações
Diagnóstico fetal – Via abdominal
- **Avaliação da morfologia fetal:** indicada em casos de oligoâmnio ou anidrâmnio com a finalidade de criar uma "janela acústica" que possibilite a visualização adequada da anatomia fetal. Possibilita o diagnóstico diferencial entre oligoâmnio relacionado com malformações renais ou agenesia renal e oligoâmnio decorrente da insuficiência placentária.
- **Preparo para cordocentese:** em caso de oligoâmnio, a identificação do cordão e do local ideal para punção pode apresentar dificuldade técnica. A amnioinfusão prévia facilita o procedimento.

Terapêutica fetal – Via vaginal
Intraparto: na ocorrência de desacelerações da frequência cardíaca fetal após a rotura de membranas (veja os Capítulos 3 e 8).

Contraindicações
Infecção materna por HIV ou hepatite B (possibilidade de transmissão vertical dependente da carga viral).

Técnica de punção abdominal
Difere da técnica descrita neste capítulo para amniocentese porque, em vez de retirar o líquido, este será infundido.

Material para o procedimento
- Agulha de raquianestesia (20 a 22 *gauge*) ou Jelco 18.
- Seringas descartáveis para teste.
- Soro fisiológico e Ringer lactato: alguns autores recomendam o aquecimento prévio; outros utilizam a temperatura ambiente.
- Equipo.

Escolha do local para punção
- Deve ser selecionado o local do maior bolsão ou, em casos de oligoâmnio grave em que não se distingue o bolsão amniótico, a região onde estão localizadas as extremidades fetais (evitar a punção acidental do feto ou do cordão umbilical). O Doppler colorido pode ser utilizado para auxiliar a identificação de vasos do cordão umbilical.

Realização do procedimento
- Introdução da agulha de punção na parede abdominal da gestante (trajeto da agulha guiado pela ultrassonografia).
- Retirada do mandril e aspiração do líquido amniótico com seringa (aproveitar para a realização de testes com o líquido amniótico, quando indicados).
- Obtido o líquido amniótico, iniciar de imediato a infusão com soro fisiológico ou Ringer, conectando o equipo à agulha de punção e ajustando o gotejamento.
- Não obtido o líquido amniótico (oligoâmnio extremo), iniciar o teste com a injeção de líquido através da seringa (10 a 20mL de soro fisiológico) e, a seguir, a infusão lenta, avaliando o aumento de volume do bolsão.

A quantidade de líquido a ser infundido varia em função da idade gestacional e da indicação, de 50 a 600mL (em média 200 a 300mL), até atingir um bolsão > 2 ou um índice de líquido amniótico (ILA) > 8 (soma dos maiores bolsões em cada quadrante), podendo chegar a 1.000mL nas pacientes em trabalho de parto (atenção ao monitoramento da pressão intrauterina entre as contrações). A velocidade de infusão é geralmente de 15 a 25mL/minuto, e uma bomba de infusão contínua pode ser usada para melhorar o controle.

Cuidados pós-procedimento

- Controle ecográfico: verificar o volume de líquido injetado e a correspondente melhora do ILA e a posição da agulha em relação ao feto.
- Avaliação após o término do procedimento: verificar vitalidade fetal.

Técnica de punção transcervical

Não precisa de monitoramento por ultrassonografia: exige dilatação cervical após a rotura das membranas.

Material necessário

- Soro fisiológico ou Ringer lactato.
- Cateter intrauterino com balão inflável para ocluir o colo uterino: caso não esteja disponível, pode ser substituído por sonda nasogástrica pediátrica.

Realização do procedimento

- Paciente em posição ginecológica.
- Antissepsia rigorosa da região vulvoperineal.
- Introdução do cateter, inflando o balão para fixá-lo ao colo, impedindo assim o escoamento do líquido infundido. Conectar o cateter ao equipo e iniciar a infusão. O controle da velocidade pode ser realizado por bomba de infusão contínua: 15 a 2.000mL/h. Existem protocolos em que a infusão é iniciada por *bolus* de 50 a 1.000mL, seguida de infusão constante; outros realizam *bolus* seriados de 200 a 1.000mL a cada 20 minutos por 4 horas. Não existem ensaios clínicos que comprovem a superioridade de um ou outro esquema.

- Total de volume infundido: varia em decorrência do ILA prévio – em torno de 250 a 600mL (em média 400mL).
- Monitorar tônus e atividade uterina constantemente durante o procedimento.

Complicações

Em geral, as complicações são raras, podendo ser citados:

- Amniorrexe prematura: consequente à infusão abdominal.
- Corioamnionite.
- Febre intraparto: infusão por via vaginal.
- Embolia pulmonar: consequente à entrada de líquido amniótico no interior dos vasos uterinos por causa da pressão elevada de infusão.
- Prolapso de cordão: infusão por via vaginal.
- Polidrâmnio idiopático com bradicardia fetal.

LEITURA RECOMENDADA

Akolekar R, Beta J, Picciarelli G et al. Procedure-related risk of miscarriage following amniocentesis and chorionic villus sampling: a systematic review and meta-analysis. Ultrasound Obstet Gynecol 2015; 45:16.

American Institute of Ultrasound in Medicine. AIUM practice guideline for the performance of obstetric ultrasound examinations. J Ultrasound Med 2013; 32:1083-101. Disponível em: http://onlinelibrary.wiley.com/wol1/doi/10.7863/jum.2013.32.6.1083/abstract. Acesso em: 1º de agosto de 2017.

Bhide A, Acharya G, Bilardo CM ISUOG Practice Guidelines: use of Doppler ultrasonography in obstetrics. Ultrasound Obstet Gynecol 2013; 41:233-9.

Bricker L, Medley N, Pratt JJ. Routine ultrasound in late pregnancy (after 24 weeks' gestation). Cochrane Database of Systematic Reviews 2015, Issue 6. Art. No.: CD001451.

SOGC Clinical Practice Guideline No. 326. Prenatal Diagnosis Procedures and Techniques to Obtain a Diagnostic Fetal Specimen or Tissue: Maternal and Fetal Risks and Benefits. J Obstet Gynaecol Can 2015; 37(7): 656-68.

54 Malformações Fetais

INTRODUÇÃO

Segundo a Organização Pan-Americana de Saúde (OPAS), as malformações congênitas são anomalias morfológicas, estruturais ou funcionais do desenvolvimento do feto que podem estar presentes ao nascimento ou se manifestar após, causadas por fatores genéticos, ambientais ou pela combinação desses fatores.

O diagnóstico pré-natal cada vez mais precoce das malformações fetais é uma realidade decorrente tanto do uso disseminado da ultrassonografia na propedêutica da gestação como da melhor resolução das imagens fornecidas pelos equipamentos. O feto passou a ser um agente ativo, tornando-se paciente e contando inclusive com possibilidades terapêuticas intrauterinas e planejamento adequado do nascimento.

Neste capítulo discutiremos os diversos aspectos da conduta obstétrica diante do diagnóstico de qualquer anomalia fetal com ênfase em algumas das mais frequentes malformações.

CLASSIFICAÇÃO E FREQUÊNCIA

As malformações fetais podem ocorrer em 3% a 4% dos nascimentos de fetos vivos, além de serem responsáveis por um grande percentual dos abortamentos espontâneos e natimortos. Em todo o mundo, especialmente nos países desenvolvidos, influenciam fortemente as taxas de mortalidade infantil e, em pesquisa realizada no IMIP, representam a segunda causa mais frequente de mortes neonatais, depois da prematuridade.

Existem várias formas de classificação, mas de maneira geral as malformações fetais podem ser isoladas ou associadas, físicas ou mentais, simples ou múltiplas e de maior ou menor importância clínica. Em geral, as formas associadas e graves estão mais associadas a morte antenatal, prematuridade e baixo peso ao nascer.

CONDUTA PRÉ-NATAL E OBSTÉTRICA DIANTE DO DIAGNÓSTICO DE ANOMALIA FETAL

O diagnóstico de malformação fetal é acompanhado de grande sofrimento para a família, especialmente nos casos de anomalias externas ou ameaçadoras à vida extrauterina. Muitas vezes, é desencadeado um complexo "processo de luto" no decorrer da gestação, e os profissionais envolvidos na assistência pré-natal têm papel fundamental nessa elaboração. A participação de uma equipe multidisciplinar em centros terciários, com acompanhamento psicológico do casal e aconselhamento genético, além dos cuidados normais de pré e pós-natal, é de grande importância nesses casos.

Aconselhamento genético reprodutivo

Uma vez estabelecido o diagnóstico de malformação fetal, geralmente por meio de ultrassonografias de rotina, a paciente deve ser encaminhada o mais rapidamente possível a um serviço especializado em medicina fetal, onde um exame mais detalhado deverá ser realizado em busca da confirmação ou retificação do diagnóstico inicial. Devem ser discutidos os possíveis riscos e danos da patologia em questão, bem como os métodos diagnósticos invasivos e não invasivos disponíveis, prognóstico, possível causa etiológica e risco de recorrência. O aconselhamento genético também deve auxiliar o casal a tomar decisões reprodutivas, discutir as opções terapêuticas existentes, reduzir a ansiedade e a culpa, educar sobre a doença em questão e encorajar a tomada de decisões próprias.

Via de parto nas malformações fetais

Todos os casos de anomalias fetais devem ser rastreados quanto ao aspecto de *letalidade*. O conceito de letalidade em medicina fetal não se baseia na evolução neonatal imediata para o óbito, mas sim na evolução para o óbito em decorrência da doença fetal, independentemente do tempo em que ocorrerá no período neonatal.

A via transpelviana deve ser sempre a preferida, salvo em casos especiais em que haja contraindicação ou impossibilidade, relacionadas principalmente com o risco de distocias ou descompensação hemodinâmica fetal durante o trabalho de parto, ou necessidade de planejamento de intervenção cirúrgica imediata após o parto. Além disso, as altas taxas de cesarianas encontradas nos casos de malformações fetais podem, em parte, ser explicadas pela frequência maior de patologias obstétricas associadas e pela dificuldade de monitoramento fetal intraparto em alguns casos:

- **Malformações que podem cursar com distocias:** malformações do sistema nervoso central com macrocrania (DBP > 10,5cm); tumorações fetais volumosas: teratomas sacrococcígeos, tumorações cervicais (teratomas, linfangiomas, higroma cístico), grandes onfaloceles; gemelaridade imperfeita, entre outras.
- **Malformações relacionadas com a descompensação hemodinâmica durante o parto ou dificuldade no acompanhamento da vitalidade fetal:** malformações cardíacas, principalmente as arritmias fetais.
- **Malformações fetais que necessitam de correção cirúrgica imediata:** encefaloceles, meningomieloceles, gastrosquises, entre outras.

Interrupção médica da gestação

Diante de uma malformação fetal, são de grande importância a imparcialidade e a neutralidade do profissional que acompanha o caso em relação aos esclarecimentos sobre procedimentos diagnósticos e terapêuticos que possam ser aceitos pelo casal. Convém lembrar que é direito do casal tomar conhecimento sobre as condutas e o prognóstico de cada doença que acomete o feto e cabe ao casal, só a ele, definir-se pelo procedimento a ser tomado.

Em países da Europa e da América do Norte, a legislação permite que o casal decida interromper ou não a gestação em casos de fetos incompatíveis com a vida, e o procedimento é uma prática comum. No Brasil, na década de 1990, teve início, partindo das famílias, a solicitação de autorizações judiciais para o abortamento nos casos de anomalia fetal incompatível com a vida, particularmente a anencefalia. Em 2004, a Confederação Nacional dos Trabalhadores na Saúde (CNTS) e o Instituto de Bioética, Direitos Humanos e Gêneros (Anis) solicitaram ao Supremo Tribunal Federal (STF) a descriminalização do abortamento no caso de anencefalia. A solicitação teve como base os preceitos fundamentais da dignidade da pessoa humana, o princípio da legalidade, liberdade e autonomia da vontade e o direito à saúde. A decisão positiva do STF, tomada em abril de 2012 e detalhada no mês seguinte em resolução do Conselho Federal de Medicina (CFM), autoriza a realização de abortamento terapêutico diante do diagnóstico confirmado e da escolha materna. Nessa condição, os abortamentos podem ser realizados até 20 semanas de gestação, geralmente em centros terciários, sem acrescentar maiores riscos à saúde materna.

Os demais grupos de anomalias graves sem possibilidade de sobrevivência extrauterina (por exemplo, agenesia renal bilateral, hidranencefalia etc.) continuam precisando de autorização judicial para interrupção.

PRINCIPAIS GRUPOS DE MALFORMAÇÕES

Malformações do sistema nervoso central (SNC)

Defeitos do tubo neural

A anencefalia e a espinha bífida são as formas mais frequentes de defeitos do tubo neural, afetando aproximadamente 1:500 gestantes e 1:600 nascimentos. Os defeitos do tubo neural ocorrem no início da gestação, por volta do 28º dia após a concepção, e estão estreitamente relacionados com a deficiência de ácido fólico nesse período. Por isso, toda mulher com desejo de engravidar deve iniciar o uso de ácido fólico pelo menos 1 a 2 meses antes da concepção e continuá-lo durante 2 a 3 meses de gestação (veja o Capítulo 1). Em geral, esses defeitos apresentam risco baixo de recorrência (2% a 4% quando um filho é afetado e até 10% após duas gestações com fetos anencéfalos).

Acrania – Anencefalia

A anencefalia consiste na ausência da maior parte do cérebro e da parte superior da calota craniana. Normalmente, ocorre a progressão de uma condição de acrania com exencefalia, no primeiro trimestre, para anencefalia com o progredir da gestação. A etiologia é multifatorial, incluindo causas genéticas, nutricionais (principalmente deficiência de ácido fólico, seja por carência alimentar, seja pela utilização de antagonistas, como a trimetoprima ou medicações antiepilépticas) e fatores ambientais. A incidência é de aproximadamente 1:1.000 nascimentos, podendo variar de 0,6 a 3,5 por 1.000 nascimentos. A anencefalia é uma condição letal: o óbito ocorre no momento ou logo após o parto, não havendo possibilidade terapêutica. O abortamento terapêutico é permitido no Brasil para essa condição.

Espinha bífida

A espinha bífida corresponde à falha do fechamento da porção posterior do tubo neural. Caso ocorra exposição de tecido, o defeito será chamado de *mielocele*; quando o tecido neural é encoberto por meninges, denomina-se *meningomielocele*; e quando ocorre apenas a presença de meninges, *meningocele*.

A localização mais frequente é a região lombar e lombossacra. Corresponde a aproximadamente 50% dos defeitos do SNC, sendo sua incidência de 1:1.000 nascimentos. O diagnóstico pode ser feito por ultrassonografia a partir de 13 semanas, sendo mais frequente entre 20 e 24 semanas. A maioria dos casos está associada à malformação de Chiari tipo II e à hidrocefalia e, por causa do comprometimento da inervação dos membros inferiores, observa-se também mau posicionamento dos pés. Ao final do quinto ano, a mortalidade atinge 35%, sendo 20% nos primeiros 12 meses de vida. Em relação à função motora das extremidades inferiores, essas crianças podem apresentar paralisia completa, paralisia parcial com necessidade de reabilitação e função quase normal dos membros inferiores. Também é frequente a ocorrência de incontinência urinária e fecal. Apesar da hidrocefalia, o desenvolvimento do intelecto pode ser normal.

A correção cirúrgica geralmente é feita no pós-natal, mas estudos multicêntricos têm mostrado a possibilidade de correção intrauterina com resultados promissores.

Encefalocele

Trata-se de um defeito no osso do crânio com exposição de meninges com ou sem associação de tecido encefálico. A incidência é de 0,5:1.000 nascimentos, e em 75% dos casos a lesão é occipital. O prognóstico depende da quantidade de tecido cerebral herniado e da associação a outras anomalias.

Hidrocefalia

A hidrocefalia corresponde à dilatação do sistema ventricular cerebral por causa do aumento do líquido cefalorraquidiano. Pode decorrer da obstrução da circulação de líquido (mais comum), da absorção inadequada ou do aumento da produção (causa mais rara). Está associada a uma variedade de condições, como processos infecciosos, alterações vasculares ou malformações do tubo neural (especialmente a meningomielocele) (Figura 54.1). O aumento da pressão nos ventrículos acaba possibilitando o extravasamento do líquido e a compressão do tecido cerebral com consequentes edema, isquemia e atrofia.

A incidência da doença é de 0,3 a 1,5:1.000 nascidos vivos. O risco de anomalias cromossômicas associadas é

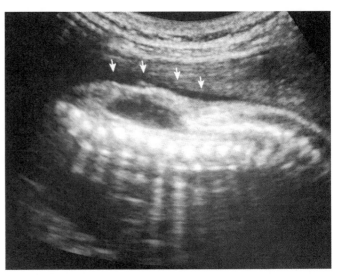

Figura 54.1 Imagem ultrassonográfica de um caso de meningomielocele. (Cortesia do Serviço de Medicina Fetal do CAM-IMIP.)

de 1,5% a 12% nos casos isolados, 9% a 36% se estiver associada a outras malformações e quase ausente se associada a lesões adquiridas, sendo a trissomia do 21 a cromossomopatia mais encontrada. Os achados pós-natais são variáveis e dependem da etiologia e da presença de lesões associadas, apresentando prognóstico reservado se estiver associada a síndromes ou outras lesões do SNC. A realização de derivação ventrículo-amniótica intrauterina não se tem mostrado eficaz até o momento, apresentando altas taxas de morbimortalidade fetal. Assim, a correção é feita no pós-natal por meio de derivações ventrículo-peritoneais ou procedimentos endoscópicos.

Hidranencefalia

Essa condição se caracteriza pela completa ou quase completa ausência dos hemisférios cerebrais. A causa mais aceita é a oclusão das artérias carótidas no início da gestação. Entretanto, algumas infecções congênitas podem causar necrose vascular com consequente destruição do tecido cerebral. A incidência é de 1 a 2,5:10.000 nascimentos. O prognóstico é muito ruim: a doença está associada a dano psicomotor grave, nistagmo, atrofia óptica, epilepsia e hipotermia. A morte costuma ocorrer nos primeiros 2 anos de vida.

Holoprosencefalia

A holoprosencefalia é uma desordem rara, caracterizada pela divisão parcial ou incompleta do prosencéfalo, que daria origem aos hemisférios cerebrais, ao diencéfalo e aos bulbos olfatórios e às vesículas ópticas. A incidência é de 1:6.000 a 1:16.000 nascimentos, sendo muito mais alta em abortamentos: 1:250. Duzentas vezes mais frequente em filhos de mães diabéticas tipo I, frequentemente está associada a síndromes cromossômicas, trissomia do 13 (40% dos casos), trissomia do 18 e triploidias. Conforme a gravidade, é classificada em alobar, semilobar e lobar e está associada a malformações da face, como ciclopia, hipotelorismo, arrinia com probócide, narina única e fenda facial mediana. O prognóstico é reservado nas formas mais graves (alobar e semilobar), evoluindo para o óbito na maioria dos casos ou cursando com deficiência intelectual. A forma lobar pode cursar com graus variados de deficiência intelectual até uma expectativa de vida próxima ao normal.

Malformação de Dandy-Walker

Caracteriza-se por um alargamento cístico do quarto ventrículo associado a agenesia parcial ou completa do vérmis cerebelar; a hidrocefalia usualmente está associada. A incidência é de 1:25.000 a 1:30.000 nascidos vivos. Com frequência, está associada a outras anomalias, sendo 50% a 60% intracranianas. Está associada a síndromes cromossômicas em 35% dos casos, principalmente trissomias do 13 e do 18. Os casos associados à hidrocefalia intrauterina ou no período neonatal apresentam pior prognóstico. Aproximadamente 40% das crianças vão apresentar desenvolvimento intelectual normal; 40%, deficiência intelectual grave; e 20%, deficiência intelectual intermediária.

Malformações cardíacas

Aproximadamente 8:1.000 nascidos vivos apresentam anormalidades cardíacas. A etiologia é heterogênea, sendo importante a recorrência familiar (2% se o pai for portador e 10% se a mãe apresentar cardiopatia congênita). Casos anteriores de cardiopatia congênita (o risco aumenta para 2% quando há um caso anterior e 10% se dois casos anteriores), *diabetes mellitus* materno, doenças do colágeno, ingestão de drogas, como lítio, anfetaminas ou álcool durante a gestação, infecções congênitas e cromossomopatias também são causas importantes. Deve ser realizada pesquisa de malformações associadas por ultrassonografia e está recomendada a avaliação genética do feto, já que aproximadamente 30% a 45% das malformações cardíacas estão associadas a cromossomopatias. O acompanhamento deve ser feito com obstetra, ecocardiografista fetal e cardiologista pediátrico em equipe multidisciplinar.

Clinicamente, podem ser classificadas em acianóticas e cianóticas, sendo as últimas mais graves na vida pós-natal, pois reduzem a concentração de hemoglobina no sangue arterial. Apesar disso, o comportamento intrauterino pode ser completamente diferente, sem qualquer repercussão hemodinâmica no concepto por causa das particularidades da circulação fetal. De modo geral, não deve ser considerada a antecipação do parto, a não ser em casos selecionados, nos quais é preferível o tratamento pós-natal. A cesariana é indicada apenas em casos especiais, com risco de descompensação hemodinâmica fetal durante o trabalho de parto.

De acordo com os dados disponíveis, no Brasil são esperados a cada ano aproximadamente 28 mil novos casos, dos quais 23 mil necessitarão de intervenção cirúrgica de diferente complexidade. Infelizmente, a Região Nordeste, em relação às cirurgias cardíacas infantis necessárias e às efetivamente realizadas, apresenta um déficit de mais de 75% pelo Sistema Único de Saúde (SUS). O diagnóstico pré-natal é decisivo para a sobrevida desses pacientes porque possibilita a transferência para centros especializados e a oportunidade de planejamento adequado das intervenções necessárias no pós-parto. Além disso, como veremos adiante, algumas alterações tornam possível o tratamento clínico intrauterino, o que sem dúvida melhora o prognóstico.

Defeitos de septo

Comunicação interatrial

Os defeitos do septo interatrial no nível *secundum* são de difícil diagnóstico no pré-natal em razão da presença fisiológica do forame oval na vida fetal. A ausência da região inferior do septo (septo *primum*) pode ser bem visualizada nesse momento, podendo ser estabelecido o diagnóstico de comunicação interatrial (CIA) *ostium primum*. Essa condição representa 10% dos defeitos cardíacos e tem incidência de 1:3.000 nascimentos. A maioria dos fetos afetados é assintomática no período neonatal.

Comunicação interventricular

A comunicação interventricular (CIV) é o defeito cardíaco congênito mais comum, correspondendo a 30% desses defeitos. Pode ser classificada em perimembranosa, muscular e subaórtica. A incidência é de 2:1.000 nascimentos. Pode ocorrer de maneira isolada em 50% dos casos ou estar associada a malformações cardíacas complexas. Não está associada ao comprometimento hemodinâmico na vida fetal – mais de 90% dos defeitos pequenos se fecham espontaneamente no primeiro ano de vida. Os defeitos maiores podem cursar com falência cardíaca congestiva em 2 a 8 semanas de vida e precisar de tratamento medicamentoso.

Defeito do septo atrioventricular

Caracteriza-se pela presença de uma CIA *ostium primum*, uma CIV perimembranosa, usualmente acompanhadas de malformações das valvas atrioventriculares e até da presença de uma valva única. Representa 7% de todas as malformações cardíacas congênitas, e sua incidência é de 1:3.000 nascimentos. Em 50% dos casos está associado a aneuploidias, sendo 60% com trissomia do 21 e 25% com trissomia do 18. Apresenta comportamento passivo na vida fetal, podendo provocar insuficiência cardíaca congestiva e hipertensão pulmonar precoce após o nascimento.

Cardiopatias obstrutivas

Estenose aórtica

Corresponde a 3% de todos os defeitos cardíacos congênitos, e sua incidência é de 1:7.000 nascimentos. Os resultados neonatais dependem da gravidade da obstrução. A valvuloplastia por balão pode ser realizada no período pós-natal nos casos com função ventricular adequada. A valvuloplastia também pode ser tentada intraútero nos casos graves com descompensação hemodinâmica fetal – os resultados ainda são incertos.

Estenose pulmonar

A incidência de estenose pulmonar é de 1:2.000 nascimentos. A repercussão hemodinâmica depende do grau de estenose valvar. Nas estenoses leves, os recém-nascidos são assintomáticos, não havendo necessidade de intervenção. Os casos com estenose grave e sobrecarga ventricular podem resultar em falência cardíaca congestiva, sendo necessário realizar valvuloplastia por balão no período neonatal – o prognóstico é ótimo com o procedimento.

Cardiopatias complexas

Tetralogia de Fallot

Caracteriza-se pela associação de uma CIV subaórtica e um cavalgamento da aorta sobre o septo interventricular com estenose pulmonar em graus variados e hipertrofia do ventrículo direito. Esta última condição é mais comumente observada no pós-natal. A incidência é de 1:4.000 nascimentos, e em 60% dos casos está associada a anomalias extracardíacas e cromossomopatias. Trata-se da mais grave das cardiopatias cianóticas no pós-natal. Depois da correção cirúrgica, os pacientes apresentam sobrevida de 90% com prognóstico pior nos casos associados a cromossomopatias.

Anomalia de Ebstein

Corresponde a 1% de todas as malformações cardíacas congênitas. Caracteriza-se pela implantação baixa da valva tricúspide com seu deslocamento para o ventrículo di-

reito, havendo *atrialização do ventrículo direito*. Usualmente, a valva tricúspide é incompetente e estenótica. Anomalias associadas incluem defeito do septo atrial, atresia pulmonar, defeito do septo ventricular e taquicardia supraventricular. A anomalia de Ebstein está associada à ingestão de lítio no primeiro trimestre da gestação e a síndromes cromossômicas. Apresenta prognóstico reservado, com altas taxas de mortalidade, mesmo quando diagnosticada no período pré-natal.

Transposição dos grandes vasos

Nessa anormalidade cardíaca, a aorta emerge do ventrículo direito e a artéria pulmonar do ventrículo esquerdo. Lesões cardíacas associadas estão presentes em 50% dos casos, incluindo defeito de septo interventricular, estenose pulmonar e anomalias de valva mitral, entre outras. Corresponde a 6% de todas as malformações cardíacas congênitas, e sua incidência é de 1:5.000 nascimentos. De difícil diagnóstico na vida fetal, o prognóstico é bom se a cirurgia corretiva for realizada precocemente, após o nascimento. Na ausência do tratamento cirúrgico, 85% dos casos evoluem para óbito nos primeiros meses de vida.

Dupla via de saída do ventrículo direito

Corresponde a 1% a 3% de todas as malformações cardíacas congênitas com incidência de 1:10.000 nascimentos. Nessa anomalia, a valva aórtica e a pulmonar se originam completamente ou quase completamente do ventrículo direito. Essa doença costuma estar associada a anomalias extracardíacas e cromossomopatias. A mortalidade pós-cirúrgica é de aproximadamente 10%.

Arritmias fetais

Extrassístoles

As extrassístoles estão entre as anormalidades cardíacas mais frequentemente observadas durante a vida fetal. Diante de seu diagnóstico, convém registrar detalhadamente a quantidade observada e o período de tempo usado para observação. Considerada na maioria das vezes um evento benigno e autolimitado, não necessita de tratamento específico e raramente evolui para arritmias mais graves. As extrassístoles podem ocorrer por estímulo simpático, medicamentoso ou mecânico. Estão associadas ao tabagismo, ao uso de vasoconstritores nasais e à ingestão de café e chocolate.

Taquicardia supraventricular

Caracteriza-se por frequência cardíaca fetal > 200bpm e pode ocorrer em corações estruturalmente normais, o que representa a maioria dos casos. Pode resultar em insuficiência cardíaca com evolução para hidropisia e morte fetal em casos mais graves. O *flutter* atrial se caracteriza por frequência cardíaca em torno de 300 a 400bpm com condução, mais frequentemente 2:1. A fibrilação atrial é caracterizada por uma frequência atrial > 400bpm com ritmo ventricular irregular. O tratamento intrauterino consiste na administração materna de digitálico e, em alguns casos, sotalol (bloqueador beta-adrenérgico não seletivo e antiarrítmico). Alcançada a maturidade pulmonar, a interrupção da gestação deve ser indicada para propiciar melhor acompanhamento pós-natal sem efeitos colaterais maternos.

Bloqueio atrioventricular total

Caracteriza-se pela dissociação completa entre a atividade atrial e a atividade ventricular, geralmente com frequência ventricular < 60bpm. Está associado à presença de colagenoses maternas com ou sem expressão clínica. Trata-se de uma das mais graves anomalias fetais, com taxa de mortalidade em torno de 40%, quando isolada, e > 80%, quando associada a lesões cardíacas estruturais. Os fetos hidrópicos são considerados de mau prognóstico, devendo ser indicada a interrupção da gestação assim que houver maturidade pulmonar para a realização de implante neonatal de marca-passo. Os fetos sem comprometimento hemodinâmico devem ser acompanhados com monitoramento ecocardiográfico até o termo. A terapêutica intrauterina consiste no uso de salbutamol e fenoterol para tentar o aumento transitório da frequência cardíaca fetal, mas os efeitos são fugazes. A colocação de marca-passo intrauterino tem sido tentada, mas com resultados ainda desanimadores.

Malformações do trato urinário

A prevalência de malformações nesse sistema pode chegar a 10% dos nascimentos, variando desde alterações de pequena importância clínica até alterações letais no pós-parto. São responsáveis também por grande morbimortalidade na infância.

Agenesia renal

A agenesia renal unilateral é relativamente frequente, ocorrendo em 1:1.000 nascidos vivos, com bom prognóstico fetal quando não existe alteração do rim contralateral. Pode haver a associação a alterações genitais e artéria umbilical única. Na agenesia renal bilateral, ambos os rins e ureteres estão ausentes, com incidência de 1 a 2:5.000 nascimentos e prognóstico reservado, ocorrendo anidramnia, hipoplasia pulmonar e alterações musculoesqueléticas (sequência de Potter).

O diagnóstico pré-natal é suspeitado em razão da presença de anidramnia, principalmente após a 16ª semana, não visualização da bexiga e não identificação das artérias renais ao Doppler. Pode ser necessária a amnioinfusão para confirmação diagnóstica (veja o Capítulo 52). Apesar de se tratar de patologia letal após o nascimento, a interrupção da gestação somente poderá ser realizada mediante autorização judicial solicitada pelos genitores.

Rim ectópico

O rim é considerado ectópico quando se apresenta fora de sua posição habitual, podendo se encontrar mais comumente na pelve, mas também no abdome, e associado a malformações genitais. A incidência é de 1:1.200 nascidos vivos. O prognóstico é bom na ausência de outras malformações.

Doenças obstrutivas do trato urinário

Obstrução da junção ureteropélvica (JUP)

A obstrução da JUP consiste na malformação mais frequentemente encontrada no trato urinário durante a vida fetal, sendo a causa mais comum de hidronefrose fetal (85% a 90% dos casos). Mais frequente no sexo masculino, é unilateral em mais de 70% dos casos (quando bilateral, o comprometimento frequentemente é assimétrico). Anomalias associadas do trato urinário são encontradas em 27% dos casos (refluxo vesicoureteral, duplicação ureteral, obstrução ureteral baixa, agenesia renal contralateral etc.) e as anomalias do sistema extraurinário são observadas em 19% dos casos.

O prognóstico depende do tipo de acometimento (pior se for bilateral) e da ocorrência de displasia renal com consequentes anidramnia e hipoplasia pulmonar. Os casos em que a quantidade de líquido amniótico permanece normal apresentam bom prognóstico em virtude do adequado desenvolvimento pulmonar.

Obstrução da junção ureterovesical (JUV)

Patologia menos comum, a obstrução da JUV ocorre em menos de 8% das obstruções do trato urinário, mas corresponde à segunda causa principal de hidronefrose, mais comumente no sexo masculino. Caracteriza-se pela obstrução da parte intravesical do ureter, o que provoca a formação de megaureter do mesmo lado. A obstrução bilateral da JUV é rara, podendo estar associada a outras anomalias do trato urinário. O prognóstico vai depender do grau de obstrução e da presença de malformações associadas.

Obstrução da uretra posterior (OUP)

A obstrução da uretra posterior, comumente chamada de válvula de uretra posterior (VUP), caracteriza-se pela presença de uma membrana na região da uretra posterior. Acomete quase que exclusivamente o sexo masculino. A VUP pode causar dilatação e hipertrofia da bexiga (mega-bexiga), megaureter e hidronefrose bilateral, dependendo do grau e do tempo de obstrução, podendo apresentar displasia renal associada.

Atualmente, muito se tem pesquisado sobre a descompressão precoce do trato urinário por meio da cistoscopia ou pela derivação uroamniótica, sendo os resultados ainda controversos. Acredita-se que, dependendo da rapidez da intervenção, é possível evitar a oligodramnia e diminuir o dano renal, impedindo a evolução para hipoplasia pulmonar e displasia com insuficiência renal, respectivamente.

Malformações torácicas

As malformações torácicas compõem um grupo de anomalias com apresentação clínica e gravidade heterogêneas, podendo envolver o parênquima pulmonar, o suprimento arterial ou a drenagem venosa. Quando sintomáticas, causam sintomas respiratórios precoces na vida pós-natal com graves repercussões.

Hérnia diafragmática

Caracteriza-se por um defeito do fechamento do diafragma fetal em que parte do conteúdo abdominal se desloca para a cavidade torácica (hérnia). A incidência é 1:2.200 a 1:5.000 nascidos vivos. A hérnia diafragmática é classificada de acordo com o local do defeito: 75% a 85% dos casos são classificados como hérnia posterolateral esquerda; em 10% a 15% dos casos, a hérnia é à direita; e 3% a 4% dos casos são bilaterais. Quando associada a outras malformações ou síndromes genéticas, a mortalidade é alta, quase chegando a 100%. Para os casos de hérnia diafragmática isolada, a sobrevida no pós-parto pode variar entre 30% e 70%.

A ultrassonografia pode ajudar a estimar a gravidade do quadro ao nascimento por meio da identificação do conteúdo herniado no tórax fetal e da medida da relação pulmão/cabeça (área do pulmão contralateral/circunferência craniana fetal). Em geral, a presença do fígado entre os órgãos herniados acarreta sobrevida < 15%. Têm sido realizados estudos endoscópicos para possibilitar o tratamento fetal intrauterino nos casos mais graves. O tratamento pode ser feito com a colocação de balões infláveis na traqueia fetal, o que possibilita a insuflação pulmonar e o retorno do conteúdo herniado ao abdome. Esse procedimento aumenta em 50% a sobrevida dos pacientes quando comparados com pacientes de controle com gravidade clínica semelhante. Ele já é realizado no Brasil desde 2007 em centro especializado da UNICAMP.

Malformação congênita das vias aéreas

Antigamente chamada de malformação adenomatoide cística pulmonar (MACP), a malformação congênita das vias aéreas é relativamente rara e se caracteriza pelo desenvolvimento pulmonar anormal com presença de massa multicística no parênquima pulmonar causada pela proliferação excessiva dos bronquíolos terminais. Unilateral em 97% dos casos, costuma ser classificada em três tipos:

- Tipo I, com cistos grandes (2 a 10cm).
- Tipo II, com cistos pequenos (0,5 a 2cm).
- Tipo III, microcístico (< 0,5cm).

Usualmente, não está associada a síndromes genéticas ou cromossômicas. O prognóstico está diretamente relacionado com a presença de hidropisia no momento do diagnóstico ou no acompanhamento. Nessa situação, as chances de sobrevida muito baixas. Na maioria dos casos, a conduta é expectante com bom prognóstico, podendo haver regressão completa da lesão durante a evolução pré-natal ou ser realizada remoção cirúrgica após o nascimento.

Malformações do trato digestivo

As malformações desse grupo são responsáveis por grande morbidade e incluem distúrbios obstrutivos completos ou parciais (atresia/estenose), anomalias de rotação e fixação, bem como duplicações e compressões extrínsecas.

Atresia do esôfago

Caracteriza-se pela formação incompleta do esôfago. Existem variações anatômicas descritas de acordo com a presença ou não de fístula traqueoesofágica associada e sua localização (tipos I, II, III, IV e V). O tipo mais comum é o III, em que ocorre a presença da fístula distal, sendo responsável por 88% a 90% dos casos, seguido pelo tipo I, em que não há a presença de fístula e ocorre em 8% a 10% dos casos. A incidência é de 1:800 a 2 a 3:1.000 nascimentos, e a frequência aumenta em gêmeos.

O diagnóstico pré-natal é estabelecido a partir da presença de polidrâmnio associado à não visualização da bolha gástrica ou imagem gástrica pequena em relação à quantidade de líquido amniótico durante a ultrassonografia. Apresenta associação a cromossomopatias em 8% a 27% dos casos (principalmente trissomia do 18 e trissomia do 21) e a outras malformações em 50% a 70% dos casos. O parto deve ocorrer o mais próximo possível do termo por via obstétrica. Quando o peso fetal é adequado, o prognóstico é favorável com sobrevida em torno de 80%; em caso de associação a outras malformações ou cariótipo anormal, o prognóstico é reservado com óbito em mais de 50% dos casos.

Obstrução duodenal

A obstrução duodenal é a forma mais comum de obstrução congênita do intestino delgado. Pode ser total (atresia) ou parcial (estenose), em virtude da compressão extrínseca, causada por pâncreas anular, má rotação e bridas, ou ainda intrínseca. A incidência é de 1:5.000 a 1:10.000 nascimentos.

A presença de malformações associadas é observada em 48% a 84% dos casos, principalmente as malformações esqueléticas, gastrointestinais e cardíacas. Já as alterações cromossômicas podem ser observadas em um terço dos casos, principalmente a trissomia do 21. O diagnóstico pré-natal por ultrassonografia é estabelecido mediante a visualização da "imagem da dupla bolha", em que uma bolha corresponde ao estômago e a outra ao bulbo duodenal, havendo associação a polidrâmnio.

O parto deve ser realizado ao termo, por via obstétrica, sendo a correção cirúrgica realizada logo após a estabilização do recém-nascido. A sobrevida, quando há malformação isolada, é de aproximadamente 95%.

Atresia anorretal

A atresia anorretal ocorre como consequência de uma falha no desenvolvimento do septo urorretal, o que provoca a separação incompleta da cloaca e a formação de conexões fistulosas entre os aparelhos gastrointestinal e geniturinário. A incidência é de 1:4.000 a 1:5.000 nascimentos, sendo mais comum no sexo masculino. Malformações associadas estão presentes em mais de 70% dos casos e incluem as urogenitais, esqueléticas, gastrointestinais, cardiovasculares, do SNC e cromossomopatias. O diagnóstico antenatal é difícil, pois na maioria dos casos o exame ecográfico encontra-se normal. O prognóstico é bom quando as lesões são baixas e menos favorável nas lesões mais altas com maior risco de complicações.

Malformações da parede abdominal

Onfalocele

Corresponde a um defeito da linha mediana do abdome em que ocorre herniação de estruturas abdominais na base do cordão umbilical. O conteúdo abdominal eviscerado é recoberto pelo peritônio parietal e pela membrana amniótica. Nas onfaloceles pequenas, observam-se dentro do saco herniário apenas modestas quantidades de alças intestinais; nos grandes defeitos, observa-se a presença de fígado e intestino.

A incidência da doença é de 1 a 2:5.000 nascimentos, acometendo mais o sexo masculino. A maioria dos casos é isolada, e o risco de recorrência é menor que 1%. Entretanto, as onfaloceles podem estar associadas a síndromes genéticas e cromossomopatias, principalmente em casos de onfaloceles pequenas e de diagnóstico precoce. Nos casos isolados, a sobrevida chega a 90% após a correção cirúrgica, sendo o prognóstico reservado nos casos de outras malformações associadas.

O parto deve ser programado para o mais próximo possível do termo. A cesariana é indicada nos casos de defeitos grandes e isolados (a partir de 5cm de diâmetro). Quando associada a malformações múltiplas ou cariótipo anormal, deve ser preferido o parto transvaginal.

Gastrosquise

Na gastrosquise, o anel umbilical se desenvolve normalmente e a evisceração do intestino ocorre através de um pequeno defeito da parede abdominal (medindo entre 2 e 5cm) localizado lateralmente e em geral à direita do cordão umbilical. As alças e os órgãos intra-abdominais herniados encontram-se livres na cavidade amniótica, sem a proteção do peritônio. A incidência é de 1:4.000 nascimentos.

Apresenta etiologia esporádica, podendo estar associada ao tabagismo, ao uso de drogas e à idade materna precoce. A associação a cromossomopatias é rara, e outras malformações podem estar presentes em 10% a 30% dos casos, principalmente atresias intestinais. São frequentes trabalho de parto prematuro e baixo peso ao nascer.

O parto deverá ocorrer a termo, sendo programado em conjunto com a equipe de cirurgia pediátrica. Existem controvérsias na literatura em relação à melhor via de parto, que pode ocorrer tanto por cesariana como por via transpelviana, sendo mais importante para a definição do prognóstico o intervalo de tempo entre o parto e a correção cirúrgica (pior após 4 a 6 horas de intervalo). A sobrevida pós-operatória é de aproximadamente 90% e a mortalidade se dá principalmente em decorrência de síndrome do intestino curto (pós-cirúrgico), sepse e outras malformações associadas.

Malformações esqueléticas

As malformações esqueléticas constituem um grupo heterogêneo de alterações que podem variar desde anomalias menores, sem grandes repercussões clínicas para o feto e passíveis de correções cirúrgicas (por exemplo, polidactilia, pés tortos congênitos), até anomalias complexas que levam ao óbito fetal e neonatal precoce.

Acondroplasia heterozigótica

A acondroplasia heterozigótica é a displasia esquelética mais comum e mais frequente. A maioria dos casos decorre de mutações novas autossômicas dominantes e está associada à idade paterna avançada. A incidência é de 1:20.000 a 1:30.000 nascidos vivos.

As principais características são: estreitamento do tórax com comprimento relativamente normal do tronco, encurtamento rizomélico dos membros (fêmur e úmero curtos), bossa frontal e depressão da ponte nasal. Os indivíduos afetados têm vida e desenvolvimento intelectual normais.

O risco de recorrência é esporádico nas mutações novas e espontâneas. Quando um dos genitores é afetado, o risco de recorrência é de 25%, e quando os dois genitores são afetados o risco é de 50%. A via de parto é obstétrica.

Malformações de membros

Os membros podem estar ausentes ou podem ser anormais em comprimento, forma e/ou grau de mineralização:

- **Amelia:** ausência completa do membro.
- **Meromelia:** ausência parcial do membro ou de um segmento do membro.
- **Focomelia:** ausência dos ossos longos com mãos e/ou pés inseridos diretamente no tronco (frequente com uso de talidomida durante a gestação).

Displasias esqueléticas

As displasias esqueléticas são raras, etiologicamente heterogêneas e costumam ocorrer como mutações novas. Na literatura, também costumam ser chamadas de osteocondrodisplasias (OCD), e são descritas mais de 300 condições clínicas. Na maioria das vezes, estão associadas a baixa estatura, que é acompanhada de alteração na proporção corporal em um número significativo de casos.

Em geral, são classificadas em letais e não letais (correspondem a 70% dos casos). A classificação é fundamentada nos critérios listados a seguir:

1. **Encurtamento dos ossos longos:**
   - **Micromelia:** encurtamento de todo o membro.
   - **Rizomelia:** encurtamento do fêmur e/ou úmero.
   - **Mesomelia:** encurtamento do rádio e ulna e/ou tíbia e fíbula.
   - **Acromelia:** encurtamento de mãos e/ou pés.
2. **Defeito de mineralização/fraturas:** anormalidades na mineralização óssea podem ser evidentes na avaliação ultrassonográfica de crânio, membros e corpos vertebrais. Fraturas de ossos longos e costelas podem estar presentes.
3. **Achados adicionais:** anormalidades na aparência de tórax, costelas, crânio, mãos e pés, associadas a polidrâmnio, ajudam a definir o diagnóstico específico da malformação esquelética.

As displasias letais mais comuns são as tanatofóricas e a osteogênese imperfeita, que discutiremos a seguir.

Displasia tanatofórica

Displasia esquelética letal mais comum, sua incidência é de 1:20.000 a 1:40.000 nascimentos e o óbito normalmente ocorre no período perinatal por causa da insuficiência respiratória. Trata-se de uma doença de herança autossômica dominante em virtude de uma mutação no gene FGFR3 (*fibroblast growth factor receptor-3*), o mesmo gene associado à acondroplasia, à hipocondroplasia e à síndrome de Crouzon com acantose nigricante. A incidência não é influenciada pelo sexo.

Essa displasia é subdividida em tipos I e II de acordo com os achados radiológicos e clínicos dos pacientes. Os achados comuns são encurvamento e encurtamento importante de ossos longos, costelas estreitas e curtas, tórax pequeno com hipoplasia pulmonar, platispondilia (achatamento dos corpos vertebrais) e fronte ampla com macrocrania (crânio em trevo), associada a polidrâmnio. O diagnóstico antenatal é possível por meio da ultrassonografia ainda no primeiro trimestre com alteração da translucência nucal. A realização complementar de ultrassonografia tridimensional pode contribuir para o reconhecimento das alterações faciais características no segundo e no terceiro trimestre, mas não é obrigatória. Por ser considerada uma anomalia letal, a via de parto preferencial é a transvaginal (atentar para macrocrania com aumento do diâmetro biparietal, que pode determinar desproporção cefalopélvica).

Osteogênese imperfeita

Popularmente conhecida como a "doença dos ossos frágeis". Atualmente são descritos sete tipos de osteogênese imperfeita decorrentes de mutações autossômicas dominantes com anormalidade na formação do pró-colágeno tipo I (90% dos casos), mas outros genes responsáveis pela formação e homeostase óssea estão envolvidos.

Trata-se de uma doença rara com apresentação clínica que varia de formas mais graves, com várias fraturas intrauterinas e morte perinatal, a formas leves, com crescimento normal, sem fraturas, praticamente assintomáticas. Em 1979, Sillence e cols. elaboraram uma classificação de acordo com a apresentação clínica que é utilizada até hoje (tipos I a IV). Mais recentemente, a partir dos anos 2000 foram incluídos os tipos V, VI, VII e VIII, que também se caracterizam pela fragilidade óssea. O tipo II está associado à morte perinatal com alterações ósseas que podem ser identificadas no pré-natal por ultrassonografia e, ao nascimento, por radiografia.

A osteogênese imperfeita se caracteriza por osteopenia, dentinogênese imperfeita, várias fraturas com elevada propensão a contusões, escleras azuis, perda auditiva, baixa estatura e defeito da ossificação do crânio. A incidência é de 1:54.000 nascidos vivos. Quanto à via de parto, os estudos mostraram que não há benefícios na indicação de cesariana para diminuir o risco de fraturas ou prolongar a sobrevida; nesses casos, a via transpelviana é indicada. O tratamento de reabilitação deve ser iniciado logo após o nascimento e muitas vezes são necessárias várias cirurgias ortopédicas ao longo da vida. O Ministério da Saúde oferece um protocolo e diretrizes específicas que orientam o acompanhamento clínico medicamentoso dos pacientes com osteogênese imperfeita na rede SUS (Portaria SAS/MS 1.306, de 22 de novembro de 2013).

LEITURA RECOMENDADA

Amorim MMR et al. Impacto das malformações congênitas na mortalidade perinatal e neonatal em uma maternidade-escola do Recife. Rev Bras Saúde Mater Infant 2006; 6(1):s19-s25. Disponível em: <http://www.scielo.br/scielo.php?script=sci_arttext&pid=S1519-38-292006000500003&lng=en&nrm=iso>. Acesso em: 5 de julho de 2017.

Aragão JA, Mendonça MP, Silva MS, Moreira AN, Aragão MECS, Reis FR. O perfil epidemiológico dos pacientes com cardiopatias congênitas submetidos à cirurgia no Hospital do Coração. Revista Brasileira de Ciências da Saúde 2013; 17(3):263-8.

Ferreira TA, Chagas ISS, Ramos RTT, Souza EL. Congenital thoracic malformations in pediatric patients: two decades of experience. J Bras Pneumol 2015; 41(2):196-199. Disponível em: http://www.scielo.br/scielo.php?script=sci_arttext&pid=S1806-37132015000200196&lng=en. http://dx.doi.org/10.1590/S1806-37132015000004374. Acesso em: 5 de julho de 2017.

Maranhão CPM et al. Anomalias congênitas do trato urinário superior: novas imagens das mesmas doenças. Radiol Bras 2013; 46(1):43-50. Disponível em: <http://www.scielo.br/scielo.php?script=sci_arttext&pid=S0100-39842013000100013&lng=en&nrm=iso>. Acesso em: 5 de julho de 2017.

Ministério da Saúde. Protocolo Clínico e Diretrizes Terapêuticas. Osteogênese imperfeita. 2013.

Peralta CFA, Sbragia L, Bennini JR, Cavalli RC, Rousselet MS, Barini R. Oclusão traqueal para fetos com hérnia diafragmática esquerda grave isolada: um estudo experimental controlado não randomizado. Rev Bras Ginecol Obstet 2011; 33(12):381-7.

SEÇÃO VII

MORTALIDADE MATERNA

55 Mortalidade materna: aspectos epidemiológicos, 471

56 Quase perda (*near miss*), 477

55 Mortalidade Materna: Aspectos Epidemiológicos

DIMENSÕES DO PROBLEMA

A morte materna ceifa a vida de mulheres no ápice da idade reprodutiva, repercutindo desfavoravelmente na sociedade como um todo e no lar em particular. A mulher nessa faixa etária representa uma parcela importante da força de trabalho de vários países. Perde-se não apenas a cuidadora do lar, mas principalmente a mãe, em geral responsável pela conservação do núcleo familiar. Essas crianças órfãs, além da privação afetiva e de suas repercussões emocionais, apresentam chance maior de não completar a educação formal, alimentando o ciclo de marginalização.

O quinto objetivo do milênio da Organização das Nações Unidas (ONU) pretendia reduzir em 75% a razão de mortalidade materna (RMM) entre 1990 e 2015. No entanto, segundo a Organização Mundial da Saúde (OMS), o progresso dessa iniciativa foi lento. Em um documento publicado no final de 2015, a OMS estimou cerca de 13,6 milhões de mortes maternas nesses 25 anos e, segundo essa entidade, somente em 2015, 303.000 mortes maternas ocorreram nos 183 países considerados para a análise (RMM* 216/100.000 nascidos vivos; intervalo de confiança de 80%). A dificuldade na obtenção de dados oficiais atualizados e de qualidade em muitos países compromete o surgimento de estimativas mais precisas. Infelizmente, apenas nove países atingiram a meta do milênio: Maldivas (redução de 90%), Butão (84%), Camboja (84%), Cabo Verde (84%), Irã (80%), Timor Leste (80%), Laos (78%), Ruanda (78%) e Mongólia (76%). As estratégias utilizadas incluíram, entre outras políticas mais eficientes de redução da anemia e da desnutrição, o aumento da educação materna e do acesso a serviços de saúde estruturados para assistência obstétrica.

*RMM: Razão de Mortalidade Materna.

As principais causas de morte são diferentes nas várias regiões do mundo e a maioria ocorreu intraparto e no puerpério em virtude de hemorragias, infecções e eclâmpsia, entre outras.

Em sua quase totalidade, as mortes maternas são evitáveis com medidas simples de saúde pública, educação e nutrição, associadas a uma boa assistência pré-natal, perinatal (parto) e pós-natal imediata (puerpério). A influência do desenvolvimento econômico nos índices fica evidente quando se comparam as diferenças substanciais entre os países. A morte materna chega a constituir cerca de 20% a 45% dos óbitos femininos em idade fértil nos países em desenvolvimento e de baixa renda, enquanto nos países desenvolvidos chega apenas a 1%. Segundo a OMS, em 2015, o risco de uma mulher de 15 anos morrer por causas relacionadas com o parto e o puerpério era de 1 para 36 na África subsaariana em contraste com 1 para 4.900 em países desenvolvidos.

- **Países desenvolvidos e de alta renda:** RMM geralmente abaixo de 10 mortes para 100.000 nascidos vivos (por exemplo, em 2013, a Islândia apresentou RMM de 2,4).
- **Países subdesenvolvidos e de baixa renda:** RMM acima de 1.000 mortes por 100.000 nascidos vivos (1.200/100.000 no Afeganistão em 2008; 956,8/100.000 no Sudão do Sul em 2013; e 1.360/100.000 em Serra Leoa em 2015).

Um relatório das Nações Unidas de 2014 mostrou que 11 países da América Latina e do Caribe apresentaram avanços significativos na redução das mortes relacionadas com as complicações durante a gravidez e no parto desde 1990, apesar de nenhum deles ter atingido a meta do milênio em 2015. A mortalidade materna diminuiu 40% entre 1990 e 2013, um pouco menos que a média mundial no mesmo período (45%). No entanto, em 2015, a razão de mortalidade materna foi de 67 mortes por cada 100.000 nascidos vivos e aproximadamente 7.300 mulheres ainda perderam a vida na região por causas relacionadas com a gestação, o parto e o puerpério.

Assim, vemos que a mortalidade materna é o retrato fiel do painel sociopolítico e cultural da sociedade. Constitui um dos indicadores mais adequados para avaliar a cobertura e a qualidade dos serviços de saúde de maneira integral, assim como é um indicador extremamente sensível da pobreza e desigualdade social.

DEFINIÇÃO

A Classificação Internacional das Doenças (10ª revisão – CID 10) da OMS define *óbito materno* como "a morte de uma mulher durante a gestação ou em um período de 42 dias após seu término, independentemente da duração ou da localização da gravidez, em virtude de qualquer causa relacionada com ou agravada pela gravidez ou seu tratamento, porém não provocada por acidentes ou incidentes".

Essa definição tem sido questionada nos últimos anos, uma vez que o avanço tecnológico (por exemplo, técnicas de ventilação assistida) muitas vezes consegue prolongar a vida além desses 42 dias, ocorrendo, por exemplo, 2 ou 3 meses após o parto a morte de uma mulher cuja causa básica esteve diretamente relacionada com a gestação.

A FIGO (The International Federation of Gynecology and Obstetrics) recomenda que sejam consideradas como *mortes maternas tardias* "todas as mortes, independentemente da causa, que ocorram até 42 dias após o término da gestação e todas as mortes em que tenha sido possível identificar como desencadeante da causa o processo gestacional até 1 ano pós-parto".

As mortes acidentais ou incidentais de uma gestante ou de mulheres até 42 dias após o parto são consideradas *mortes relacionadas com a gestação*, mas não integram a RMM para efeitos epidemiológicos.

CLASSIFICAÇÃO
Mortes obstétricas diretas

As mortes obstétricas diretas resultam de complicações obstétricas relacionadas com a gravidez, o parto e o puerpério em virtude de intervenções, omissões, tratamento incorreto ou uma sequência de eventos resultantes de qualquer uma dessas situações. Representam ainda a principal causa de morte materna nos países com médios e poucos recursos. São exemplos de causas:

hemorragias, infecções, hipertensão e suas complicações, doença tromboembólica, acidente anestésico etc.

Mortes obstétricas indiretas

As mortes obstétricas indiretas decorrem de doenças crônicas preexistentes ou que se desenvolvem durante a gestação (intercorrentes) e que não se devem a causas obstétricas diretas, mas que foram agravadas pelos efeitos fisiológicos da gestação (por exemplo, cardiopatias, colagenoses, HIV, tuberculose, diabetes e outras doenças crônicas).

Mortes maternas não obstétricas

As mortes maternas não obstétricas são aquelas resultantes de causas acidentais ou incidentais não relacionadas com a gravidez ou sua condução. Não entram no cálculo da RMM.

Morte materna declarada

A morte materna é considerada declarada quando as informações registradas na declaração de óbito (DO) tornam possível classificar o óbito como materno.

Morte materna não declarada

A morte materna é considerada não declarada quando as informações registradas na DO não possibilitam a classificação do óbito como materno. Apenas após investigação é possível saber que se trata de uma morte materna.

Morte materna presumível ou mascarada

É considerada mascarada aquela morte cuja causa básica, relacionada com o estado gravídico-puerperal, não consta na DO por falha no preenchimento. É declarada apenas a causa terminal das afecções ou a lesão que sobreveio por último na sucessão de eventos que culminaram com a morte.

RAZÃO DE MORTALIDADE MATERNA (RMM)

$$RMM = \frac{\text{Óbitos maternos (diretos ou indiretos)}}{\text{Total de nascidos vivos}} \times 100.000$$

A RMM é utilizada em todo o mundo para analisar e comparar regiões e países quanto à assistência prestada durante o parto e o puerpério. A rigor, para esse cálculo o denominador deveria ser constituído pelo número total de mulheres que engravidaram, o que, no entanto, seria difícil de ser estimado para uma determinada população.

Em todo o mundo, os registros incorretos e as subdeclarações prejudicam o cálculo adequado da RMM. São necessários então "fatores de correção" obtidos pela razão entre o número conhecido de mortes maternas por investigação e o número informado em atestados de óbito originais, nos quais a morte materna foi efetivamente declarada pelo médico.

PANORAMA DA MORTE MATERNA NO BRASIL

Segundo relatório da OMS, a RMM no Brasil foi de 44 mortes maternas por 100 mil nascidos vivos em 2015, apesar dos avanços que ocorreram no país na última década. Em 2013, segundo o Ministério da Saúde (DATASUS), o número total de óbitos maternos foi de 1.683, com a Região Nordeste apresentando o maior número de mortes (Figura 55.1) e com os óbitos tardios totalizando 142.

Os dados disponíveis são oriundos do Sistema de Informação sobre Mortalidade (SIM), gerido pela Secretaria de Vigilância em Saúde em conjunto com as Secretarias Estaduais e Municipais de Saúde. As Secretarias de Saúde coletam as declarações de óbitos nos cartórios e são responsáveis por alimentar periodicamente o SIM com as informações obtidas. O Ministério da Saúde, por sua vez, só pode considerar a base de dados nacional completa quando todas as unidades da Federação enviam os seus dados, motivo pelo qual geralmente ocorre um atraso cerca de 2 anos na divulgação dos dados oficiais.

No Brasil, dois fatores dificultam o conhecimento da magnitude real da mortalidade materna: a subinformação e o sub-registro das causas dos óbitos. A subinformação resulta do preenchimento incorreto das DO, quando a gravidez, o parto ou o puerpério não são declarados. Sub-registro é a omissão do registro da morte no cartório, seja pela existência de cemitérios clandestinos, seja pela dificuldade de acesso da população aos cartórios ou pela não valorização do documento como instrumento de cidadania. Em decorrência desses problemas, vários autores sugerem a adoção de um fator de correção da RMM brasileira e, segundo a OMS, esse valor deverá ser 1,4.

Os dados do SIM sugerem valores mais elevados de mortalidade materna em mulheres de menores renda e escolaridade, da raça negra e com pouco acesso à assistência, sendo importante indicador das condições de vida e injustiça social presentes no país.

Em 2008, uma pesquisa analisou os óbitos maternos e identificou que em 75% das vezes a causa foi obstétrica direta, tendo as doenças hipertensivas como responsáveis por um terço dessas mortes, seguidas das síndromes hemorrágicas. Em mais de 60% das vezes, os óbitos ocorreram no puerpério.

No Recife, os dados de Correia e cols. (2011) evidenciaram as seguintes causas de morte materna no período de 2000 a 2006:

1. **Causas obstétricas diretas (49,5%):**
   - Transtornos hipertensivos (CID O13, O14, O15): 18,9%.
   - Infecção puerperal (CID O85, O86): 6,3%.
   - Complicações do puerpério (CID O90): 4,5%.
   - Embolia (CID O88): 3,6%.
2. **Causas obstétricas indiretas (48,6%):**
   - Doenças do aparelho circulatório (CID O99.4): 11,7%.
   - Doença pelo vírus HIV (CID B20, B22, B24): 7,2%.

CAUSAS – MODELO DOS "TRÊS ATRASOS"

Esse modelo tem sido utilizado globalmente para compreender e investigar as complexas interações sociais, culturais e médicas que envolvem as mortes maternas:

- **Atraso em procurar assistência:** não reconhecimento de sinais de alerta, ausência de permissão familiar, religiosa etc.
- **Atraso em chegar a um serviço de assistência apropriado:** ausência ou dificuldade de transporte, longas distâncias etc.
- **Atraso em receber a assistência adequada no serviço de saúde:** diagnósticos inadequados, retardo no tratamento, equipamentos inadequados para a gravidade do quadro etc.

DIFERENTES ABORDAGENS PARA MEDIR A MORTALIDADE MATERNA

Estimar a magnitude do problema é um dos primeiros passos para identificar as causas e deliberar estratégias para reduzir a RMM. As linhas básicas dos programas preconizados para o estudo da mortalidade materna adotados em vários países englobam diversas estratégias para reunir as mais diversas fontes de informação, visando estimar com

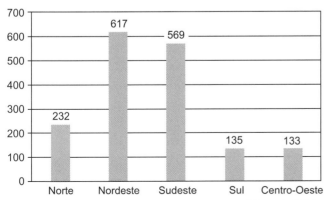

Figura 55.1 Óbitos maternos por região do Brasil (2013). (MS/SVS/CGIAE. Sistema de Informação sobre Mortalidade – SIM.)

maior fidedignidade a RMM e, por outro lado, reduzir as mortes maternas evitáveis, melhorando a assistência obstétrica. Discutiremos a seguir as mais utilizadas.

Vigilância epidemiológica

A morte materna é um evento de notificação compulsória no Brasil e sua investigação deverá ser realizada por meio de Comissões de Morte Materna (institucionais) e Comitês de Morte Materna (municipais, estaduais, regionais e nacionais). O Ministério da Saúde vem adotando uma série de medidas para melhorar a qualidade da atenção à saúde da mulher e o registro dos óbitos maternos por meio da determinação de prazos e fluxos da investigação.

Vale ressaltar que o propósito da investigação de óbito materno não é culpabilizar pessoas ou serviços, mas tão somente evitar novas mortes por causas similares. Como parte dos trabalhos, as recomendações para redução das mortes maternas são encaminhadas aos gestores de saúde em todos os níveis e os resultados divulgados para entidades científicas, como a FEBRASGO.

Comitês de morte materna

São organismos técnico-científicos, interinstitucionais, de caráter eminentemente educativo, com atuação sigilosa, não coercitiva ou punitiva. Eles têm participação multiprofissional e visam analisar todos os óbitos maternos e apontar medidas de intervenção para sua redução na região. Os comitês representam um instrumento de avaliação permanente das políticas de atenção à saúde da mulher e, em geral, têm funcionamento vinculado às secretarias estaduais de saúde. A organização de comissões institucionais e a participação nos comitês municipais e estaduais são um requisito obrigatório para as maternidades que fazem parte do Programa de Gestação de Alto Risco e de Humanização do Pré-Natal e Nascimento do Ministério da Saúde e da Iniciativa Hospital Amigo da Criança.

Funções e atribuições básicas

Coletar, analisar, interpretar e difundir dados relacionados com a identificação dos casos, notificação, medição dos índices e taxas locais, determinação das causas e prevenção das mortes maternas futuras constituem as funções e atribuições básicas dos Comitês de Morte Materna.

Objetivos

- Conscientização (políticos, administradores, pessoal de saúde e comunidade) sobre a mortalidade materna: gravidade, efeitos sociais e de saúde, possibilidade de prevenção.

- Aumentar o conhecimento das causas e dos fatores de risco associados.
- Avaliação das intervenções sobre a morbidade, a mortalidade e a qualidade da assistência à saúde da mulher.
- Determinação da relação entre condições de vida e risco de mortalidade materna.
- Promoção de ações adequadas de combate às mortes maternas com relação à legislação, distribuição de recursos, organização de serviços, formação e treinamento de recursos humanos e participação comunitária.
- Garantia de comparabilidade das estatísticas de mortalidade materna (nos níveis nacional, regional e local) com o fortalecimento dos sistemas estatísticos disponíveis e a possibilidade de identificar subgrupos mais vulneráveis.

Composição

Os Comitês de Morte Materna devem ser constituídos por representantes das diversas instituições relacionadas com o atendimento à mulher, como Secretarias de Saúde, Conselhos Regionais, sociedades científicas, movimentos de mulheres, faculdades etc.

Fontes de dados utilizadas

1. **Declarações de óbito (registros oficiais):** devem ser avaliados todos os atestados de óbito de mulheres em idade fértil (no Brasil entre 10 e 49 anos):
   - Mortes maternas declaradas.
   - Mortes maternas presumíveis.
   - Mortes não maternas.
2. **Estudos na comunidade (inquéritos epidemiológicos):**
   - Gerais: censo demográfico e Pesquisa Nacional por Amostra de Domicílios (PNAD).
   - Específicos: domiciliares (irmãos e irmãs, marido, conhecidos) e nos serviços de saúde.
3. **Registros hospitalares (possíveis falhas nessa fonte de dados):**
   - Mulheres que morrem *antes* da chegada ao hospital.
   - Óbitos que ocorrem *depois* da alta.
   - Morte em outros hospitais ou em outros setores do hospital (por exemplo, na UTI clínica, por insuficiência renal, sepse ou coagulação intravascular disseminada – CIVD).
4. **Informes de laboratório e necropsia.**

Método das irmãs

Esse é o método mais utilizado nos inquéritos domiciliares. Pergunta-se às mulheres se suas irmãs estão ou não vivas e, por meio de uma metodologia própria, estima-se a mortalidade materna.

Esse método não mede a mortalidade atual, mas aquela de anos anteriores. Como a mortalidade materna costuma mudar lentamente, o método poderá ser utilizado em locais onde outras formas de estimativas são de difícil realização. Algumas de suas vantagens são o baixo custo e a necessidade de uma amostra pequena em populações com alta taxa de fertilidade. Não pode ser utilizado em locais onde a fertilidade é inferior a quatro crianças por família, grandes migrações ou áreas de conflitos civis e guerras.

RAMOS (*Reproductive Age Mortality Surveys*)

Os resultados dos estudos com a metodologia RAMOS são considerados o padrão-ouro para estimativa da mortalidade materna e envolvem a investigação das causas de morte. No entanto, podem precisar de muito tempo para sua realização.

As fontes de informação utilizadas são:
- Registros civis.
- Registros hospitalares.
- Líderes comunitários.
- Escolas.
- Cemitérios.
- Autoridades religiosas.
- Inquéritos gerais e específicos.
- Outros.

MEDIDAS PREVENTIVAS

Várias organizações internacionais e alguns autores propõem recomendações sobre o modo de abordagem do problema da mortalidade materna. Segue um resumo dessas recomendações:
- **Faúndes e Cecatti (1994):** melhorar o conhecimento sobre o número de mortes maternas, analisando os fatores associados ao aumento do risco de morte durante o ciclo gravídico-puerperal; aumento da cobertura (oferta e demanda) e da qualidade dos serviços que prestam assistência pré-natal; acompanhamento e tratamento adequado das doenças preexistentes (hipertensão, diabetes), das doenças próprias da gestação (pré-eclâmpsia, placenta prévia) ou nela intercorrentes (infecções); aumento da cobertura e da qualidade da atenção profissional ao parto; evitar os partos laboriosos e distócicos, que predispõem a infecção e hemorragia; indicação criteriosa de cesariana e antibioticoprofilaxia; identificação e tratamento precoce dos casos de infecção puerperal; educação sobre práticas contraceptivas e acesso contraceptivo às mulheres internadas por abortamento; rediscussão ampla por toda a sociedade da legalização do aborto.
- **Joint Commission (2010):** melhorar a comunicação entre os membros e entre as equipes e as famílias; realizar

aconselhamento e discutir o risco pré-concepcional; encaminhar as pacientes de risco para especialistas; desenvolver e melhorar protocolos locais para doenças comuns (hipertensão, hemorragias, edema pulmonar em pré-eclâmpsia, tromboembolismo pós-cesariana etc.); identificar rapidamente as alterações clínicas presentes nas gestantes; promover treinamentos em emergência.
- **Safe Motherhood Initiative (OMS):** planejamento familiar para reduzir gestações indesejadas, aumentar o intervalo entre as gestações e diminuir os óbitos por abortamentos ilegais; treinamento dos profissionais responsáveis pela assistência à gestante e continuidade dos cuidados; serviços de emergência estruturados; serviços básicos habilitados quanto ao uso de antibióticos, de medicações uterotônicas e de sulfato de magnésio, remoção manual de placenta ou curetagem a vácuo, uso de fórceps e vácuo-extrator, reanimação neonatal, realização de cesariana segura e disponibilidade de transfusão sanguínea; sistemas adequados de registro e uso dos dados para melhoria de qualidade.
- **Strategies toward Ending Preventable Maternal Mortality (OMS-EPMM):** essas estratégias têm como base as ações adotadas pelos países que alcançaram os Objetivos do Milênio em 2015: (1) trabalhar o acesso e a qualidade da assistência reprodutiva e materno-neonatal com treinamento das equipes e criação de serviços específicos para as populações de risco (por exemplo, adolescentes); (2) assegurar assistência de saúde com cobertura universal através de redes que contemplem a assistência na comunidade e as parcerias com a iniciativa privada; (3) abordar todas as causas de mortalidade materna (por exemplo, criando programas de planejamento familiar e possibilitando maior acesso das jovens à escolaridade e ao conhecimento); (4) fortalecer os sistemas de saúde para que eles possam responder adequadamente às necessidades e prioridades das mulheres: treinamento de profissionais para assistência ao parto, programas de transporte e casas de apoio; (5) melhorar a rapidez de comunicação e a qualidade dos dados sobre mortes maternas.

METAS 2016-2030

Em setembro de 2015, a Cúpula das Nações Unidas para o Desenvolvimento Sustentável, composta por 193 países, adotou os Objetivos de Desenvolvimento Sustentável (ODS). O documento contém 17 objetivos e 169 metas sobre várias temáticas e deverá orientar as políticas nacionais e as atividades de cooperação internacional nos próximos 15 anos, sucedendo e atualizando os Objetivos de Desenvolvimento do Milênio (ODM). Com relação à mortalidade materna, o objetivo é alcançar RMM mundial ≤ 70 mortes por 100 mil nascidos vivos em 2030, principalmente prevenindo as causas evitáveis. Para isso, cada um dos países que se comprometeram com o documento deverá reduzir em 7,5% a RMM a cada ano, entre 2016 e 2030, e nenhum país deverá ter mortalidade > 140/100.000 em 2030.

LEITURA RECOMENDADA

Correia RA, Araújo HC, Furtado BM, Bonfim C. Características epidemiológicas dos óbitos maternos ocorridos em Recife, PE, Brasil (2000-2006). Rev Bras Enferm 2011; 64(1):91-7.

Guia de Vigilância Epidemiológica do Óbito Materno. Série A. Normas e Manuais Técnicos. Ministério da Saúde. 2009.

Morse LM, Fonseca SC, Barbosa MD, Calil MB, Eyer FPC. Mortalidade materna no Brasil: o que mostra a produção científica nos últimos 30 anos? Cad Saúde Pública 2011; 27(4):623-38.

WHO. Strategies towards ending preventable maternal mortality (EPMM). Genebra 2015. Disponível em: http://www.everywomaneverychild.org/images/EPMM_final_report_2015.pdf. Acesso em: 30 de junho de 2017.

WHO. Trends in maternal mortality: 1990 to 2015: estimates by WHO, UNICEF, UNFPA, World Bank Group and the United Nations Population Division. Genebra 2015. Disponível em: http://apps.who.int/iris/bitstream/10665/194254/1/9789241565141_eng.pdf. Acesso em: 30 de junho de 2017.

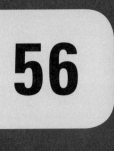

56 Quase Perda (*Near Miss*)

INTRODUÇÃO

A Organização Mundial da Saúde (OMS) define as *complicações maternas graves* como condições potencialmente ameaçadoras à vida durante a gestação, o parto e o puerpério (período até 42 dias). Com frequência, o óbito materno é precedido por uma ou mais dessas complicações. A maioria desses óbitos está concentrada em países com médios e poucos recursos, que não conseguiram alcançar os Objetivos de Desenvolvimento do Milênio (veja o Capítulo 55).

As mulheres que não morreram, mas que tiveram a vida ameaçada durante o ciclo gravídico-puerperal, compartilham muitos dos fatores patológicos e eventos circunstanciais com aquelas que faleceram. São os casos de "quase perda" ou *near miss*, expressões que em muitas publicações são usadas como sinônimos de morbidade materna grave. Vários países adotam definições próprias de *near miss*. No entanto, desde 2009 a OMS estabeleceu critérios padronizados para essa definição, incluindo sinais clínicos, resultados laboratoriais e intervenções utilizadas no tratamento dos casos e levando ao diagnóstico de disfunção/falência de órgãos ou sistemas. Esses critérios foram validados por vários estudos subsequentes (Quadro 56.1) e atualmente são os mais utilizados. Como os casos de *near miss* ocorrem em maior número que as mortes maternas, seu estudo pode ser muito valioso para a compreensão dos atrasos na cadeia de cuidados, de modo a favorecer a melhoria de qualidade da assistência, assim como fortalecer os sistemas de saúde regionais.

INDICADORES DE *NEAR MISS* MATERNO

Com frequência, são utilizados nas pesquisas e nos inquéritos populacionais sobre o tema os seguintes indicadores:

- ***Near miss* materno (NMM):** refere-se a uma mulher que quase morreu, mas sobreviveu a uma complicação grave que ocorreu durante a gravidez, o parto ou em até 42 dias após o término da gravidez.
- **Desfecho materno grave:** refere-se à condição ameaçadora à vida (isto é, disfunção orgânica), incluindo todos os casos de óbitos maternos e *near miss* maternos.
- **Mulheres com condições ameaçadoras à vida (MCAV):** todas as mulheres que são qualificadas como casos de *near miss* materno ou que faleceram (isto é, mulheres que apresentaram um desfecho materno grave). Representa a soma de *near miss* maternos e óbitos maternos (MCAV = NMM + MM).
- **Razão de desfecho materno grave (RDMG):** refere-se ao número de mulheres com condições ameaçadoras à vida (MCAV + MM) por 1.000 nascidos vivos (NV). Esse indicador fornece uma estimativa da quantidade de cuidado e recursos que seriam necessários em uma área ou em um serviço [RDMG = (NMM +MM)/NV].
- **Razão de *near miss* materno (RNM):** número de casos de *near miss* materno por 1.000 nascidos vivos (RNM = NMM/NV). À semelhança do RDMG, esse indicador apresenta uma estimativa sobre o volume de cuidado e recursos que seriam necessários em uma área ou em um serviço.
- **Razão de mortalidade do *near miss* materno (NMM: 1 MM):** razão entre casos de *near miss* e óbitos maternos. Razões mais altas indicam um atendimento melhor.
- **Índice de mortalidade:** número de óbitos maternos dividido pelo número de mulheres com condições ameaçadoras à vida, expresso como um percentual [IM = MM/(NMM + MM)]. Quanto mais alto for o índice,

Quadro 56.1 Critérios diagnósticos de *near miss* (OMS, 2009)

Clínicos
Cianose aguda
Gasping (padrão respiratório terminal – respiração laboriosa e audível)
Frequência respiratória > 40 ou < 6/min
Choque (hipotensão grave persistente, definida como PAS < 90mmHg por ≥ 60 minutos com pulso de pelo menos 120bpm, apesar da infusão de líquidos (> 2L)
Oligúria não responsiva a líquidos ou diuréticos (débito < 30mL/h por 4 horas ou < 400mL/24 horas)
Distúrbios da coagulação (prova do laço com ausência de coagulação após 7 a 10 minutos)
Perda de consciência por 12 horas ou mais (escala de coma de Glasgow < 10)
Perda de consciência e ausência de pulso ou batimentos cardíacos
Acidente vascular cerebral (déficit neurológico de causa cerebrovascular que persiste por mais de 24 horas)
Convulsões não controladas
Convulsões na presença de pré-eclâmpsia (pré-eclâmpsia é definida como a presença de hipertensão associada a proteinúria; hipertensão consiste em PAS ≥ 140mmHg e/ou PAD ≥ 90mmHg em pelo menos duas ocasiões, com intervalo de 4 a 6 horas, após 20 semanas de gestação; proteinúria é definida como excreção de 300mg ou mais de proteínas em 24 horas ou ≥ 1+ de proteinúria em pelo menos duas aferições com intervalo de 4 a 6 horas)

Laboratoriais
SO_2 < 90% por 60 minutos ou mais
PaO_2/FiO_2 < 200mmHg
Creatinina ≥ 300µmol/L ou ≥ 3,5mg/dL
Bilirrubina ≥ 100µmol/L ou ≥ 6mg/dL
pH < 7,1
Lactato > 5
Trombocitopenia aguda (< 50.000)
Perda de consciência e presença de glicose e cetonas na urina

Tratamento
Uso de medicações vasoativas
Histerectomia em razão de infecção ou hemorragias
Transfusão ≥ 5 unidades de concentrado de hemácias
Intubação e ventilação por ≥ 60 minutos não relacionadas com a anestesia
Diálise por falência renal aguda
Parada cardiorrespiratória

PAS: pressão arterial sistólica; PAD: pressão arterial diastólica; SO_2: saturação de oxigênio; PaO_2/FiO_2: pressão arterial parcial de oxigênio/fração inspirada de oxigênio.
Fonte: Say L, Souza JP, Pattinson RC; WHO working group on Maternal Mortality and Morbidity classifications. Maternal near miss-towards a standard tool for monitoring quality of maternal health care. Best Pract Res Clin Obstet Gynaecol 2009; 23(3):287-96.

Não existe uma quantidade necessária de critérios para o diagnóstico. As mulheres que estão grávidas, em trabalho de parto, puérperas ou pós-abortamento, em um período de até 42 dias, e que chegam ao serviço apresentando quaisquer das condições patológicas listadas ou que desenvolvem quaisquer dessas condições durante sua permanência no serviço de atendimento médico são consideradas casos de *near miss.*

---

mais mulheres com condições ameaçadoras à vida morrerão (baixa qualidade de atendimento), e quanto menor for o índice, menos mulheres com condições ameaçadoras à vida morrerão (melhor qualidade de atendimento).

INCIDÊNCIA E FATORES DETERMINANTES

Na literatura, a incidência de *near miss* nos países com mais recursos varia de 0% a 1,8% e nos países com médios e poucos recursos varia de 0,5% a 20,7%, dependendo dos critérios de definição utilizados. O modelo causal dos "três atrasos", já descrito para os casos de óbito materno, também é utilizado para os casos de *near miss*. Os três atrasos são:

1. **Atraso em procurar assistência:** não reconhecimento de sinais de alerta, ausência de permissão familiar, religiosa etc.
2. **Atraso em chegar a um serviço de assistência apropriado:** ausência ou dificuldade de transporte, longas distâncias etc.
3. **Atraso em receber a assistência adequada no serviço de saúde:** diagnósticos inadequados, retardo no tratamento, equipamentos inadequados para a gravidade do quadro etc.

Realizada de fevereiro de 2011 a outubro de 2012, a pesquisa Nascer no Brasil, publicada em 2014, é um estudo nacional de base hospitalar composto por puérperas e seus recém-nascidos que buscou estabelecer um perfil dos nascimentos e da assistência obstétrica no país. A pesquisa foi coordenada pela Fiocruz e pelo Ministério da Saúde. Foram entrevistadas 23.894 puérperas, e os autores estimam que os dados podem ser extrapolados para o total de partos no período (2.337.476 partos): os resultados mostraram uma incidência de *near miss* materno de 10,21 por 1.000 nascidos vivos e uma razão de mortalidade do *near miss* materno de 30,8 casos para cada morte materna. Ocorreu associação significativa entre *near miss* e idade materna de 35 anos ou mais (RR: 1,6; IC 95%: 1,1 a 2,5), com história de cesariana anterior (RR: 1,9; IC 95%: 1,1 a 3,4) e gestação de risco (RR: 4,5; IC 95%: 2,8 a 7). Os hospitais localizados nas capitais (RR: 2,2; IC 95%: 1,3 a 3,8) e os pertencentes ao SUS (RR: 3,2; IC 95%: 1,6 a 6,6) também apresentaram maior incidência de casos de *near miss*. Cabe ressaltar que não foram incluídos na pesquisa os casos decorrentes de abortamento, complicações ocorridas após a alta hospitalar, bem como partos ocorridos no domicílio, em via pública ou em hospitais pequenos, com menos de 500 partos por ano.

Para Cecatti e cols. (2015), os dados são ainda mais alarmantes nas regiões Norte e Nordeste do Brasil. Em uma análise secundária dos dados de um inquérito populacional conduzido em 2010 pelo Ministério da Saúde, esses autores encontraram 37,5 casos de *near miss* para cada 1.000 nascidos vivos. O risco foi significativamente maior em pacientes que utilizaram o sistema público de saúde para pré-natal e parto, que viajaram mais de 1 hora para receber assistência (peregrinação) ou que aguardaram mais de 1 hora por admissão e na população indígena.

Em um trabalho recente realizado no Vale do Rio São Francisco (Pernambuco) em um hospital terciário de referência para gestação de alto risco, no período de maio a agosto de 2011, foi relatada incidência de morbidade materna grave em 17,5% das pacientes com 1% de casos de *near miss* (total de 2.288 pacientes analisadas). Os fatores de riscos associados, após regressão logística, foram: presença de comorbidades (hipertensão, diabetes, HIV materno e cardiopatias), ocorrência de cesariana, menos de seis consultas de pré-natal e atrasos dos profissionais em identificar os casos e prover cuidados adequados no menor tempo possível (terceiro atraso).

Atualmente, o IMIP conta com 10 leitos de cuidados intensivos exclusivamente destinados a mulheres no ciclo gravídico-puerperal, registrando cerca de 800 internamentos por ano. Oliveira e Costa publicaram em 2015 um estudo tipo corte transversal, analisando os prontuários das pacientes admitidas na UTI-IMIP em um período de 4 anos (2007 a 2010). Foram identificados 255 casos de *near miss* (RNM de 12,8/1.000 nascidos vivos), índice de mortalidade de 18% e razão de mortalidade de *near miss* materno de 4,5 casos para cada morte materna. A maioria dessas pacientes tinha ensino fundamental incompleto, era primigesta e tinha realizado cesariana anteriormente. Em nosso meio, os distúrbios hipertensivos foram os mais frequentes (62,7%) entre as complicações clínicas apresentadas por essas pacientes, o que está de acordo com a literatura.

REPERCUSSÕES
Neonatais

O *near miss* materno tem associação forte com eventos adversos no recém-nascido e contribui para a elevação da morbimortalidade perinatal. Além do aumento do risco de óbito fetal, os recém-nascidos de mulheres com *near miss* apresentam maior risco de prematuridade, baixo peso ao nascer, admissões em unidades de cuidados intensivos e de morrer na primeira semana de vida.

Em um estudo realizado na UTI Obstétrica do IMIP entre 2007 e 2010 e publicado em 2013 por Oliveira e Costa, observou-se que nas pacientes com *near miss* houve maior influência de fatores relacionados diretamente com a patologia da paciente (pré-eclâmpsia grave, endometrite, DPPNI, critérios laboratoriais de *near miss*) nos óbitos fetais e neonatais, que foram de 19,5% e 7,7%, respectivamente, para os casos analisados no período.

Perspectiva de vida das sobreviventes

Inúmeros trabalhos já demonstraram que as pacientes que vivenciam uma experiência de *near miss* durante o ciclo gravídico-puerperal apresentam consequências nos campos emocional e psicológico. As expectativas anteriores ao parto e as construções sociais e de imagem corporal influenciam os padrões de vulnerabilidade e resiliência demonstrados após o evento. Em famílias com baixa condição socioeconômica, soma-se a isso a diminuição da força de trabalho em virtude de possíveis sequelas físicas que levam à perpetuação do ciclo vicioso de pobreza.

Um estudo realizado em Uganda com os parceiros das pacientes com *near miss* mostrou que o evento é traumático, provoca intensa ansiedade e também traz consequências a longo prazo para os núcleos familiares. Esses sentimentos podem ser minimizados por uma comunicação melhor dos cuidadores com as famílias e uma rede de apoio estabelecida durante as internações, uma vez que estas geralmente são longas.

PREVENÇÃO

A OMS recomenda que os serviços de atenção à saúde da mulher, individualmente ou em nível central, implementem uma abordagem sistemática para os casos de *near miss* e óbitos maternos com base na identificação dos casos, na elaboração de indicadores locais e na avaliação contínua do processo de cuidado (cultura de qualidade na assistência). O objetivo final é acelerar a identificação das mulheres em estado de risco e reduzir os casos evitáveis de morbidade e mortalidade materna no futuro. A abordagem da OMS sobre *near miss* segue o esquema apresentado na Figura 56.1 e já foi utilizada em mais de 30 países.

Durante a avaliação de nível inicial, é recomendável que os serviços identifiquem as unidades sentinelas. Essas unidades são estruturas mais capacitadas para receber pacientes com morbidade materna grave: enfermarias de gestação de alto risco, salas de recuperação cirúrgica, unidades de cuidado especial ou de terapia intensiva. Nesses locais, os profissionais são constantemente capacitados na identificação dos casos graves e orientados a notificá-los. Nesse sentido, constituem estratégias eficientes: a presença de listas de checagem em prontuários, cartazes e discussões regulares sobre o tema comandadas por formadores de opinião.

A existência de um livro de registro e a formação de um banco de dados local tornam possíveis a análise e a

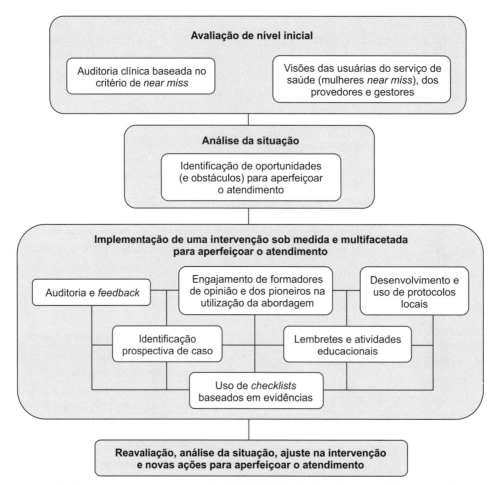

Figura 56.1 Estrutura conceitual da abordagem do *near miss* (OMS, 2011). (Avaliação da qualidade do cuidado nas complicações graves da gestação. A abordagem do near miss da OMS para a saúde materna. Organização Mundial da Saúde, Genebra, 2011.)

revisão regular dos indicadores. A definição de protocolos adequados à realidade do serviço, a implementação de diretrizes baseadas em evidências e o treinamento periódico das equipes são os passos seguintes para a melhoria de qualidade da assistência. De maneira ideal, seriam realizados ciclos anuais de reavaliação seguidos por melhorias adicionais da qualidade do cuidado e dos processos oferecidos às mulheres e a abordagem entraria na rotina da instituição. Os dados levantados seriam comparáveis geograficamente e sua disseminação teria força para gerar ações políticas e da sociedade civil em busca de melhores condições de assistência às gestantes.

LEITURA RECOMENDADA

Cecatti JG, Souza RT, Pacagnella RC, Leal MC, Moura EC, Santos LMP. Maternal near miss among women using the public health system in the Amazon and Northeast regions of Brazil. Rev Panam Salud Publica 2015; 37(4/5):232-8.

Oliveira LC, Costa AAR. Maternal near miss in the intensive care unit: clinical and epidemiological aspects. Rev Bras Ter Intensiva 2015; 27(3):220-7.

Oliveira LC, Costa AAR. Óbitos fetais e neonatais entre casos de near miss materno. Rev Assoc Med Bras 2013; 59(5):487-94.

Organização Mundial da Saúde. Avaliação da qualidade do cuidado nas complicações graves da gestação. A abordagem do near miss da OMS para a saúde materna. Genebra, 2011.

Pacheco AJC et al. Factors associated with severe maternal morbidity and near miss in the São Francisco Valley, Brazil: a retrospective, cohort study. BMC Pregnancy and Childbirth 2014; 14:91.

World Health Organization. Improving the quality of maternal and perinatal health care. Conducting a maternal near-miss case review cycle at hospital level. Manual with practical tools. 2016. Disponível em: http://www.euro.who.int/en/health-topics/Life-stages/maternal-and-newborn-health/publications/2016/conducting-a-maternal-near-miss-case-review-cycle-at-hospital-level-2016. Acesso em 3 de julho de 2017.

SEÇÃO VIII

USO DE MEDICAMENTOS E VIOLÊNCIA NO CICLO GRAVÍDICO-PUERPERAL

57 Medicamentos e gestação, 483

58 Assistência à mulher vítima de violência, 489

57 Medicamentos e Gestação

INTRODUÇÃO

Muitas vezes, o uso de medicamentos durante a gestação constitui um desafio tanto para os obstetras como para os clínicos. A grande maioria das medicações atravessa a placenta e pode exercer efeitos (adversos ou não) sobre o concepto tanto a curto como a longo prazo. O profissional deve ter em mente que as modificações fisiológicas do organismo materno interferem nos processos de absorção, distribuição e excreção das medicações durante a gestação. Por sua vez, a idade gestacional também pode alterar o efeito esperado das medicações. Por exemplo, existem alguns medicamentos que, quando administrados no início da gravidez (antes do 17º dia pós-fecundação), podem atuar em função da "lei do tudo ou nada", isto é, ou podem matar o embrião ou podem não afetar o embrião em absoluto.

De modo geral, deve-se dar atenção ao período da embriogênese (até a 12ª semana), quando a multiplicação celular no concepto é acelerada, o que dá margem à ocorrência de malformações quando da utilização de medicamentos chamados teratogênicos.

Infelizmente, os estudos referentes à administração de medicamentos às grávidas ainda são escassos e, em sua maior parte, conduzidos pelas indústrias farmacêuticas, as quais raramente obedecem a critérios metodológicos rígidos. Além disso, questões éticas dificultam a investigação dos efeitos da maioria das novas medicações sobre a gestação.

Portanto, é importante que tanto os profissionais como as gestantes tenham consciência de que os medicamentos só deverão ser prescritos se os benefícios justificarem os possíveis riscos sobre o feto, na ausência de alternativas. Muitas intercorrências da gestação (náuseas, ansiedade, dores posicionais, edema postural, insônia etc.) são de fato autolimitadas, podendo ser tratadas com abordagens que não incluam medicamentos. No caso do tratamento de doenças crônicas em gestantes, quando os riscos do não tratamento superam os efeitos adversos potenciais para o concepto, o uso de medicamentos é indicado, devendo ser selecionada a medicação menos lesiva, mais bem estudada e utilizada em sua menor dose eficaz.

CLASSIFICAÇÃO

Existem várias classificações dos medicamentos e seus efeitos sobre o feto. Por muitos anos, a classificação preconizada pelo FDA (Food and Drug Administration – EUA), publicada originalmente em 1979, com revisão em janeiro de 2006, que regulamentava os rótulos e as bulas de medicamentos destinados ao uso em humanos, foi a mais utilizada para guiar as prescrições e bulas de medicamentos em todo o mundo.

Na prática, essa classificação era confusa para os profissionais e não alertava adequadamente sobre os riscos de cada classe de medicamentos para o feto, sendo interpretada constantemente de modo inapropriado. Recentemente, o próprio FDA, após longa pesquisa e consulta aos profissionais, determinou que essas categorias não fossem mais utilizadas e, a partir de 30 de junho de 2015, todas as medicações passaram a ter rótulos e bulas atualizados. Para reforço histórico e por ser necessário um período de adaptação dos clínicos à nova prática, o Quadro 57.1 apresenta a classificação anterior.

A nova classificação (FDA, 2015) valoriza a existência de estudos em humanos e animais, o conhecimento de possíveis efeitos colaterais para a mãe e o feto e as necessidades de ajustes das doses na gestação e no puerpério. Para mais

483

Quadro 57.1 Classificação de risco gestacional (FDA, 2006)

Classe	Risco gestacional
A	Estudos controlados em mulheres não demonstraram risco para o feto durante o primeiro trimestre (e não há evidências de risco nos demais trimestres), parecendo remota a possibilidade de danos fetais
B	Nenhum dos estudos de reprodução animal demonstrou qualquer risco fetal, mas não existem estudos controlados em gestantes OU Os estudos em reprodução animal mostraram um efeito adverso que, no entanto, não foi confirmado em estudos controlados em mulheres no primeiro trimestre; além disso, não existem evidências de risco nos trimestres finais
C	Estudos em animais evidenciaram efeitos adversos no feto (teratogênicos, embriocidas ou outros), e não existem estudos controlados em gestantes OU Não estão disponíveis estudos em mulheres e/ou animais As medicações dessa categoria só devem ser administradas se o benefício potencial justificar os possíveis riscos para o feto
D	Existe evidência positiva do risco fetal humano, mas os benefícios do uso na gestante podem ser aceitáveis, apesar do risco (por exemplo, situações de risco de vida ou enfermidades graves em que outras medicações mais seguras não podem ser usadas ou são ineficazes)
X	Deve haver uma declaração adequada na seção de "precauções" da bula Estudos em animais ou em seres humanos demonstraram anormalidades fetais, ou existe evidência de risco fetal com base na experiência humana, ou ambos, e o risco de usar a medicação em gestantes supera claramente qualquer possível benefício A medicação é contraindicada em mulheres que estão ou podem ficar grávidas Deve haver uma declaração apropriada na seção de "contraindicações" da bula

informações, veja o Quadro 57.2 ou acesse o *site* oficial (http://www.fda.gov/Drugs/Develo-pmentApprovalPro-cess/DevelopmentResources/Labeling/ucm093307.htm).

MEDICAMENTOS

Atualmente, existe consenso sobre a teratogenicidade de um número limitado de medicamentos. Por outro lado, poucos tiveram sua segurança durante a gestação comprovada por estudos bem controlados. Assim, tornam-se cada vez mais importantes a avaliação dos riscos e benefícios de cada prescrição e a individualização das indicações na gestação.

A seguir, apresentamos uma lista mais detalhada de algumas medicações e potenciais repercussões após o uso durante a gestação. O leitor deverá se dirigir aos capítulos correspondentes às doenças durante a gravidez para aprofundar os conhecimentos sobre as indicações e contraindicações das diversas medicações citadas na lista e nos Quadros 57.3 e 57.4:

- **Ácido isorretinoico:** hidrocefalia, microcefalia, microtia, defeitos cardíacos, fenda palatina (risco de 25% se houver exposição no primeiro trimestre). Não deve ser utilizado na gestação.
- **Ácido valproico:** aumento do risco de espinha bífida, dimorfismo facial, autismo, defeitos do septo atrial, lábio palatino, hipospádia, polidactilias e cranioestenose. Pode ser utilizado se os benefícios superarem os riscos e na impossibilidade de utilização de outra medicação.
- **Álcool:** síndrome do alcoolismo fetal (40% dos fetos expostos ao consumo materno de quatro ou mais drinques por dia), restrição de crescimento, deficiência intelectual, microcefalia, fenda palpebral, nariz curto, lábio fino, defeito cardíaco, hipoplasia de falanges. Não deve ser utilizado na gestação.
- **Aminopterina (antineoplásico):** restrição de crescimento, microcefalia, meningomielocele, atrasos no

Quadro 57.2 Categorias de risco na gestação (FDA, 2015)

Categoria	Estudos em animais	Dados em humanos	Benefícios superam os riscos
A	Negativos*	Estudos[¶] negativos	Sim
B	Negativos	Não realizados	Sim
B	Positivos[Δ]	Estudos negativos	Sim
C	Positivos	Não realizados	Sim
C	Não realizados	Não realizados	Sim
D	Positivos ou negativos	Estudos ou relatórios positivos	Sim
X[◊]	Positivos	Estudos ou relatórios positivos	Não

*Teratogenicidade não demonstrada.
¶Estudos adequados e bem controlados em gestantes.
ΔTeratogenicidade demonstrada.
◊ Droga contraindicada na gestação.
Fonte: modificado de UpToDate 2016®.

desenvolvimento neuropsicomotor, hidrocefalia e fenda palatina. Não deve ser utilizada na gestação.

- **Andrógenos:** masculinização de fetos femininos. Não devem ser utilizados na gestação.
- **Anticoncepcionais orais:** defeitos do sistema nervoso central (SNC), malformações cardíacas, modificação no desenvolvimento de órgãos sexuais.
- **Azul de metileno (instilação intra-amniótica):** atresia intestinal fetal, anemia hemolítica fetal e convulsões perinatais. Procedimento contraindicado na gestação.
- **Benzodiazepínicos:** hipotonia, letargia, dificuldade de sucção, restrição de crescimento, síndrome de abstinência. Podem ser utilizados se os benefícios superarem os riscos e na impossibilidade de utilização de outras medicações.
- **Cocaína:** síndrome de Turner, aborto espontâneo, DPPNI. Não deve ser utilizada na gestação.
- **Estrógenos:** adenose vaginal, adenocarcinoma de células claras da vagina e da cérvice (dietilestilbestrol). Não devem ser utilizados na gestação.
- **Fluconazol:** provoca malformações esqueléticas quando usado em doses elevadas (400 a 1.200mg/dia) por tempo prolongado (semanas a meses). O uso inadvertido não parece aumentar o risco de malformações e, nas doses habituais para candidíase, foi observado risco de 1:1.000 de desenvolver tetralogia de Fallot (risco absoluto considerado baixo).
- **Hidantoína:** síndrome da hidantoína fetal (SHF): restrição de crescimento, deficiência intelectual, microcefalia, lábio leporino, fenda palatina, hipoplasia de falanges distais (10% a 30% dos expostos).
- **Inibidores da enzima conversora de angiotensina:** a exposição no primeiro trimestre está relacionada com defeitos cardíacos. A exposição no segundo e terceiro trimestres está relacionada com a síndrome de hipotensão fetal com consequentes hipoperfusão renal, anúria, oligoâmnio e hipoplasia pulmonar.
- **Iodo radioativo:** após a oitava semana, causa hipotireoidismo congênito por hipoplasia da tireoide.
- **Lítio:** o uso crônico parece aumentar o risco de diversos defeitos cardiovasculares, incluindo anomalia de Ebstein (baixa incidência – 2% a 8%).

- **Metotrexato:** restrição de crescimento, microcefalia, meningomielocele, atrasos no desenvolvimento neuropsicomotor, hidrocefalia e fenda palatina. Não deve ser utilizado na gestação.
- **Metimazol:** relatos de aplasia de cútis fetal após o uso na gestação.
- **Micofenolato de mofetila (imunossupressor):** exposição no primeiro trimestre associada a abortamentos, anormalidades cardíacas, pulmonares, renais, auriculares e fenda palatina.
- **Minoxidil:** hirsutismo fetal após uso na gestação.
- **Misoprostol:** abortamentos, síndrome de Moebius (baixa incidência nos casos em que foi utilizado para realizar abortamentos).
- **Radiação ionizante:** aumento do risco de microcefalia e restrição de crescimento > 20rad (0,2Gy).
- **Retinol (vitamina A):** malformações com doses elevadas: 25.000 a 50.000 unidades/dia. O uso de retinoides tópicos parece não alcançar as concentrações necessárias para causar malformações.
- **Talidomida:** surdez, redução pré-axial dos pulmões, focomelia, defeitos de septo ventricular e atresias gastrointestinais. Período de suscetibilidade: do 22º ao 36º dia após a concepção. Não deve ser utilizada na gestação.
- **Tetraciclinas:** coloração anômala dos dentes decíduos ou da coroa dos dentes permanentes se houver exposição próxima ao termo.
- **Trimetadiona:** restrição de crescimento, alteração do desenvolvimento neuropsicomotor, micrognatia, palato em ogiva, orelhas anormais, defeitos cardíacos, anomalias renais e dos ureteres, 60% a 80% de perdas gestacionais na exposição durante o primeiro trimestre.
- **Varfarina e derivados:** exposição no primeiro trimestre relacionada com a síndrome varfarínica: nariz em sela e hipoplásico, epífises não calcificadas, anomalias oculares e das mãos, efeitos sobre o SNC. Exposição no terceiro trimestre: malformações de SNC relacionadas com sangramentos.

Os Quadros 57.3 e 57.4 apresentam as medicações divididas por grupos de indicações ou classes.

Quadro 57.3 Medicações na gestação – grupos de risco de acordo com a indicação habitual e o potencial teratogênico

Grupo	Representante	FDA
Adoçantes	Aspartame	B*
	Ciclamato/sacarina	C
Analgésicos	Acetaminofeno	B
	Ácido acetilsalicílico	C[1]
	Meperidina	B[2]
	Morfina	B[2]
Anestésicos locais	Lidocaína	B
Antialérgicos, anti-histamínicos e descongestionantes nasais	Clorfeniramina	B
	Dimenidrato	B
	Meclizina	B
	Difenidramina	B
	Pseudoefedrina	D**
	Fenilefrina	C
Antianêmicos	Ácido fólico	A[3]
	Sais ferrosos	A
Antiasmáticos	Aminofilina	C
	Betamiméticos (salbutamol, terbutalina)	B
	Beclometasona	C
	Cromoglicato sódico	B
Anticonvulsivantes	Fenobarbital	D
	Fenitoína	D
	Clonazepam	D
	Sulfato de magnésio	D
	Carbamazepina	D
	Diazepam, lorazepam	D
Antidepressivos	Fluoxetina	C
	Amitriptilina	C
Antieméticos	Metoclopramida	B
	Dimenidrato + vitamina B_6	B
Anti-diabéticos	Insulina	B
	Metformina	B
Anti-helmínticos	Piperazina	B
	Mebendazol	C
	Tiabendazol	C
Anti-hipertensivos	Alfametildopa	C
	Hidralazina	C
	Nifedipina/verapamil	C
	Pindolol	B
Anti-inflamatórios	Ibuprofeno	B[4]
	Indometacina	B[4]
	Metilprednisolona	C
	Prednisona	C

Grupo	Representante	FDA
Antimicrobianos e antifúngicos	Ácido nalidíxico	C
	Anfotericina B	C
	Cefalosporinas	B
	Ciclopiroxolamina	B
	Clindamicina	B
	Clotrimazol	C
	Eritromicina	B
	Metronidazol	B
	Miconazol	C
	Nistatina	C
	Nitrofurantoína	B[5]
	Penicilinas	B
	Sulfonamidas	B[5]
Antipsicóticos	Clorpromazina	C
	Droperidol	C
Antitireoidianos	Propiltiouracil	D
Antituberculose	Rifampicina/isoniazida	C
	Etambutol	C
	Pirazinamida	C
Antiulcerosos	Cimetidina	B
	Ranitidina	B
Antivirais	Aciclovir	B
	Valaciclovir	B
	Idoxuridina	C
	Ganciclovir	C
Corticosteroides	Cortisona	C
	Dexametasona	C
	Prednisona/prednisolona	C
	Betametasona	C
Diuréticos	Furosemida	C
	Manitol	C
	Espironolactona	D**
	Tiazídicos	D
Hormônios da tireoide	Tiroxina/liotironina	A
Laxantes	Sena, cáscara sagrada, óleo mineral, fenolftaleína	C
Medicações cardiovasculares	Amiodarona	C
	Digoxina/lanatosídeo C	C
Vitaminas	A, B, C, D, E	A***

*Classe C em mulheres com fenilcetonúria.

**Não usar no primeiro trimestre.

***Teratogênicas em doses altas.

[1]Não utilizar no terceiro trimestre em dosagens > 150mg/dia. No primeiro trimestre, deve-se optar por medicações analgésicas mais seguras (classe B).

[2]Não utilizar em altas doses próximo ao termo ou por períodos prolongados.

[3]Não usar doses suprafisiológicas.

[4]Não utilizar a partir de 32 semanas em virtude do risco de fechamento precoce do ducto arterioso.

Não utilizar próximo ao termo.

Quadro 57.4 Antibióticos e gestação – risco de acordo com o potencial teratogênico e principais efeitos deletérios fetais já relatados na literatura

Grupo	Drogas	FDA	Efeitos deletérios fetais
Penicilinas*	Naturais – penicilina G e V	B	Não foram observados em estudos com animais
	Resistentes à penicilinase – oxacilina, cloxacilina, dicloxacilina etc.	B	Não foram observados em estudos com animais
	Aminopenicilinas – ampicilina, amoxicilina	B	Não foram observados em estudos com animais
	Carboxipenicilinas – carbenicilina, ticarcilina	B	Não foram observados em estudos com animais
	Ureidopenicilinas – piperacilina, azlocilina	B	Não foram observados em estudos com animais
Cefalosporinas*	Primeira geração – cefazolina, cefalotina, cefalexina, cefadroxil	B	Não foram observados em estudos com animais
	Segunda geração – cefoxitina, cefaclor	B	Não foram observados em estudos com animais
	Terceira geração – cefotaxima, cefixima, ceftriaxona, ceftazidima, cefoperazona	B	Não foram observados em estudos com animais
Macrolídeos*	Azitromicina	B	Não foram observados em estudos com animais
	Claritromicina	C	Foram observados em alguns estudos com animais
	Eritromicina – estolato	B	Não foram observados em estudos com animais
	Eritromicina – estearato	B	Anormalidades cardíacas após uso no primeiro trimestre em estudos observacionais
	Espiramicina	C	Ausência de relatos específicos
	Telitromicina	C	Foram observados em alguns estudos com animais
Aminoglicosídeos*	Amicacina	D	Não foram observados em estudos com animais. Risco potencial: vários relatos de surdez total bilateral irreversível com uso de outro aminoglicosídeo (estreptomicina)
	Estreptomicina	D	Ototoxicidade: múltiplos relatos de surdez total bilateral irreversível com o uso
	Gentamicina	D	Risco potencial: vários relatos de surdez total bilateral irreversível com uso de outro aminoglicosídeo (estreptomicina)
	Kanamicina	D	Risco potencial: vários relatos de surdez total bilateral irreversível com uso de outro aminoglicosídeo (estreptomicina)
	Tobramicina	D	Risco potencial: vários relatos de surdez total bilateral irreversível com uso de outro aminoglicosídeo (estreptomicina)
Carbapenem	Imipenem	C	Não foram observados em estudos com animais
Cloranfenicol*	Cloranfenicol	C	Não foram conduzidos estudos em animais. Síndrome cinzenta do recém-nascido – quando usado no terceiro trimestre
Tianfenicol	Tianfenicol	C	Estudos controlados não disponíveis
Lincosamidas*	Lincomicina	C	Não foram observados em estudos com animais
	Clindamicina	B	Não foram observados em estudos com animais
Monobactâmicos	Aztreonam*	B	Não foram observados em estudos com animais
Tetraciclinas*	Tetraciclina	D	Risco documentado: inibição do crescimento ósseo, pigmentação amarelada ou cinzenta dos dentes, hipoplasia do esmalte, cáries, micromelia
	Doxiciclina	D	Risco potencial: semelhante ao da tetraciclina, apesar de os relatos de exposição serem apenas no primeiro trimestre (doses usuais não aumentaram o risco)
Glicopeptídeos	Vancomicina*	B (oral) C (Injetável)	Não foram observados em estudos com animais. Perda auditiva sensorial e nefrotoxicidade não observadas após uso no segundo e terceiro trimestres

Quadro 57.4 Antibióticos e gestação – risco de acordo com o potencial teratogênico e principais efeitos deletérios fetais já relatados na literatura (*continuação*)

Grupo	Drogas	FDA	Efeitos deletérios fetais
Fluoroquinolonas*	Ofloxacina	C	Foram observados em alguns estudos com animais Não foram observados após uso na gestação
	Ciplofloxacina	C	Foram observados em alguns estudos com animais Não foram observados após uso na gestação
	Norfloxacina	C	Foram observados em alguns estudos com animais Não foram observados após uso na gestação
Sulfonamidas	Sulfametoxazol + trimetoprima*	D	Foram observados em vários estudos com animais Após uso na gestação: aumento do risco de defeitos do tubo neural, malformações cardíacas, defeitos do trato urinário, fenda palatina, icterícia neonatal (uso próximo ao termo)
	Sulfadiazina*	C	Foram observados em estudos com animais Relatos de uso na gestação não demonstraram aumento do risco Estudos de outras drogas da mesma classe tem resultados diferentes
	Sulfisoxazol	C	Relatos de uso na gestação não demonstraram aumento do risco Estudos de outras drogas da mesma classe tem resultados diferentes
Derivado aminossalicílico	Sulfasalazina*	B	Não foram observados em estudos com animais Potencial risco para kernicterus e agranulocitose Relatos de defeitos do tubo neural após uso na gestação

*Atravessam a placenta.

LEITURA RECOMENDADA

Food and Drug Administration (FDA). Content and Format of Labeling for Human Prescription Drug and Biological Products; Requirements for Pregnancy and Lactation Labeling. Docket No. FDA-2006-N-0515 (formerly Docket No. 2006N-0467). Publicado on line: 12/4/2014.

Disponível em: http://federalregister.gov/a/2014-28241. Acesso em: 29 de junho de 2017.

Ministério da Saúde. Secretaria de Atenção à Saúde. Departamento de Ações Programáticas e Estratégicas. 2ª edição da publicação "Amamentação e uso de drogas". Série A. Normas e Manuais Técnicos. Brasília-DF, 2010.

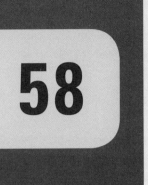

Assistência à Mulher Vítima de Violência

INTRODUÇÃO

De acordo com a Organização Mundial da Saúde (2002), violência consiste no "uso intencional de força física ou do poder, real ou ameaça, contra si próprio, contra outra pessoa, ou contra um grupo ou comunidade que resulte ou tenha possibilidade de resultar em lesão, morte, dano psicológico, deficiência de desenvolvimento ou privação".

A Convenção de Belém do Pará, organizada em 1993 pela Organização das Nações Unidas, definiu violência contra a mulher como: "Todo ato com base no gênero, que cause morte, dano ou sofrimento físico, sexual ou psicológico à mulher, inclusive ameaças de tais atos, coerção ou privação arbitrária da liberdade, tanto na esfera pública, quanto privada."

MARCOS JURÍDICOS

- Lei 8.069, de 13 de julho de 1990: Estatuto da Criança e do Adolescente (ECA).
- Lei 10.778, de 24 de novembro de 2003: Notificação Compulsória.
- Lei 11. 340, de 7 de agosto de 2006: Lei Maria da Penha.
- Lei 12.015, de 7 de agosto de 2009: definição de estupro (Art. 213 do CP: "Constranger alguém, mediante violência ou grave ameaça, a ter conjunção carnal ou a praticar ou permitir que com ele se pratique outro ato libidinoso: Pena – reclusão de 6 [seis] a 10 [dez] anos.").
- Lei 12.845, de 8 de janeiro de 2013: dispõe sobre o atendimento obrigatório e integral de pessoas em situação de violência sexual em todos os hospitais integrantes da rede do SUS.

INCIDÊNCIA

A violência sexual é toda ação na qual uma pessoa, em situação de poder, obriga outra à realização de práticas sexuais, utilizando força física, influência psicológica ou uso de armas ou drogas. Caiu por terra a antiga ideia de que o agressor era sempre uma pessoa desconhecida e que o ato ocorria mais frequentemente nas ruas. Na verdade, em todo o mundo é maior a probabilidade de as mulheres serem agredidas por familiares, conhecidos e/ou parceiros íntimos, a chamada *violência doméstica*.

Sua incidência real é desconhecida. Os levantamentos oficiais sobre o fenômeno são precários e os dados obtidos são apenas a "ponta de um *iceberg*". No entanto, sabe-se que em suas formas mais graves a violência leva à morte da mulher e que em todo o mundo 40% a 70% dos homicídios femininos são cometidos por parceiros íntimos.

Em 2014, do total de 52.957 denúncias de violência contra a mulher feitas à Central de Atendimento à Mulher da Secretaria de Políticas para as Mulheres da Presidência da República Brasil (SPM-PR), 27.369 corresponderam a denúncias de violência física (51,68%), 16.846 de violência psicológica (31,81%), 5.126 de violência moral (9,68%), 1.028 de violência patrimonial (1,94%), 1.517 de violência sexual (2,86%), 931 de cárcere privado (1,76%) e 140 envolvendo tráfico de mulheres (0,26%). De 2001 a 2011, o índice de homicídios de mulheres aumentou 17,2% e, segundo a última pesquisa DataSenado sobre violência doméstica e familiar (2015), uma em cada cinco mulheres no Brasil já foi espancada pelo parceiro atual ou pelo ex-parceiro.

Estima-se que o número de casos não notificados possa ser maior ou menor dependendo da amplitude do "complô de silêncio" do qual muitas vezes participam os profissionais, os vizinhos, os parentes, familiares próximos e até a própria vítima. A maioria das mulheres não denuncia os agressores por medo de represálias. Elas se sentem humilhadas, com vergonha, sentimento de culpa e apresentam dependência emocional e/ou financeira em relação ao agressor, além do descrédito nas ações da justiça. Aliado a esses sentimentos, o desconhecimento da existência de medidas profiláticas eficazes contra infecções sexualmente transmissíveis (IST) e gestação também costuma retardar a procura por assistência médica.

São consequências da violência sexual: lesões físicas, danos psicológicos, depressão, síndrome de estresse pós-traumático, disfunções sexuais, abuso de álcool e drogas, complicações reprodutivas, contágio de IST e gravidez indesejada, entre outras.

ORGANIZAÇÃO DOS SERVIÇOS

O atendimento a uma mulher vítima de violência sexual exige um ambiente privado, uma equipe multidisciplinar (médico, enfermeiro, psicólogo e assistente social), recursos medicamentosos e a possibilidade de se proceder à interrupção da gravidez para os casos previstos em lei. As unidades de saúde e os serviços de ginecologia e obstetrícia devem ter à disposição fluxos internos de assistência, considerando a complexidade das ações que podem ser desenvolvidas em cada local. A sensibilização e o treinamento de todos os membros das equipes deverão ser realizados periodicamente, visando a um acolhimento humanizado, respeitoso e com qualidade.

Cabe destacar que os profissionais de saúde que integram a rede de atenção são obrigados por lei a notificar qualquer suspeita ou confirmação de violência. Essa ação é estratégica para o dimensionamento do problema e a organização dos serviços de saúde. Quando a situação de violência é contra adolescentes e crianças, uma cópia da ficha de notificação deve ser encaminhada ao Conselho Tutelar ou à Vara da Infância e da Juventude conforme preconiza o ECA.

Após o atendimento médico, se a mulher desejar e tiver condições, poderá ir à delegacia para lavrar o Boletim de Ocorrência Policial (documento que determina a instauração de inquérito), prestar depoimento ou se submeter a exame pelos peritos do IML. A exigência de apresentação desses documentos para atendimento nos serviços de saúde é incorreta e ilegal. Além disso, caso a violência sexual ocorra durante o percurso para o trabalho, a mulher deve ser orientada sobre a importância de realizar a Comunicação de Acidente de Trabalho (CAT) que assegura, entre outros direitos, que ela possa receber atenção necessária à sua saúde.

São objetivos do atendimento:

- Profilaxia da gravidez.
- Profilaxia de IST: gonorreia, clamídia, sífilis, cancro mole, micoplasma, ureaplasma, tricomoníase.

- Profilaxia da infecção pelo HIV.
- Profilaxia da hepatite B.
- Abortamento previsto em lei (na falha da contracepção ou quando a mulher já chegar grávida ao serviço).
- Coleta de sorologias.
- Acompanhamento ambulatorial especializado por 6 meses (tempo mínimo).

Profilaxia da gravidez

A anticoncepção de emergência pode evitar, em média, três de cada quatro gestações que ocorreriam após a violência sexual. No entanto, a eficácia dessa medida pode variar em função do número de horas decorridas entre a violência sexual e a administração. Está indicada em todos os casos em que a mulher não é usuária de um método eficaz, não importando o período do ciclo menstrual no momento da profilaxia:

- Mulheres que usam contraceptivos hormonais de modo irregular.
- Mulheres que usam método de barreira com seu parceiro.
- Mulheres cujo agressor utilizou preservativo, mas não há certeza sobre a segurança (rotura ou vazamento).
- Tempo decorrido da agressão de até 5 dias.

Métodos

- **Esquema de escolha**: levonorgestrel comprimido 1,5mg em dose única ou um comprimido 0,75mg em duas tomadas (a cada 12 horas). Convém preferir a dose única para diminuir o risco de esquecimento, não acarretando maiores desconfortos (náuseas).

Observações

- O esquema clássico de Yuspe (pílulas combinadas), além de provocar intensas náuseas, também pode interferir nos antirretrovirais da profilaxia do HIV e apresenta maior taxa de falhas. É reservado para casos em que o esquema de escolha não esteja disponível.
- Mulheres com antecedentes de acidente vascular cerebral, tromboembolismo, enxaqueca grave ou diabetes com complicações vasculares são classificadas na categoria 2 e, portanto, podem utilizar o levonorgestrel.

Profilaxia de IST

A profilaxia de IST está indicada nas situações de exposição com risco de transmissão dos agentes, independentemente da presença ou da gravidade das lesões físicas e da idade da mulher. Estima-se que até 58% das vítimas seriam contaminadas por pelo menos uma IST caso a profilaxia não fosse administrada, e essa prevalência é maior nas grávidas.

O risco de uma mulher vítima de violência contrair uma infecção depende de vários fatores:

- Tipo de violência sofrida (oral, anal, vaginal).
- Número de agressores.
- Frequência da agressão.
- Ocorrência de traumatismos.
- Estado sorológico do agressor (carga viral).
- Idade da mulher.
- Concomitância de IST na mulher ou no agressor.
- Tempo de procura de assistência médica (72 horas).

Para evitar o uso concomitante de diversas medicações por via oral, o que poderia causar intolerância gástrica e baixa adesão ao tratamento, deve-se optar pela via parenteral para administração dos antibióticos, preferencialmente no primeiro dia de atendimento. Podem ainda ser associados antieméticos, principalmente se for feita a contracepção de emergência. A profilaxia para as IST não virais durante a gravidez está indicada em qualquer idade gestacional.

No Quadro 58.1 podem ser vistos os esquemas preconizados para profilaxia de IST não virais. Nos casos de agressões crônicas e repetidas, os esquemas poderão ser individualizados. Para algumas IST virais, como as infecções por herpes simples e pelo papilomavírus humano (HPV), ainda não há profilaxia para as situações de violência.

Apesar de sua raridade, nos casos de história comprovada de hipersensibilidade à penicilina recomenda-se a utilização de estearato de eritromicina: adultos: 500mg VO a cada 6 horas durante 15 dias (sífilis) ou 7 dias (clamídia); crianças: 50mg/kg/dia VO a cada 6 horas durante 15 dias (sífilis/clamídia).

Profilaxia para HIV

As situações de exposição ao vírus do HIV constituem uma *emergência médica* em função da necessidade de início precoce da profilaxia para maior eficácia da intervenção.

O risco de transmissão de HIV em casos de violência sexual varia de 0,8% a 2,7%, sendo comparável, ou até mesmo superior, ao observado em outras formas de exposição sexual (heterossexual) única ou em acidentes perfurocortantes entre profissionais de saúde.

A profilaxia é indicada em todos os casos de violência sexual em que houve sexo vaginal e anal nas primeiras 72 horas após a violência, inclusive se o estado sorológico do agressor for desconhecido. Após esse período, não existem evidências que apoiem sua indicação, uma vez que os riscos potenciais (seleção de variantes resistentes, caso a transmissão já tenha ocorrido, toxicidade medicamentosa, entre outros) superam os benefícios do uso.

Não há consenso na literatura sobre a profilaxia após o sexo oral exclusivo. Nesses casos, deverão ser levados em consideração a presença de lesões na cavidade oral, o desejo da vítima de realizar a profilaxia e o conhecimento do estado sorológico do agressor.

Em geral, não se recomenda a profilaxia do HIV no caso de exposição crônica e repetida ao mesmo agressor em virtude da possibilidade de a contaminação já ter ocorrido no passado. A decisão de indicar profilaxia

Quadro 58.1 Profilaxia das IST não virais em vítimas de violência sexual

IST	Medicação	Posologia	
		Adultos e adolescentes com mais de 45kg, incluindo gestantes	Crianças e adolescentes com menos de 45kg
Sífilis (sífilis latente tardia ou latente com duração ignorada e sífilis terciária)	Penicilina G benzatina	2,4 milhões UI, IM, (1,2 milhão UI em cada glúteo), semanal, por 3 semanas (dose total: 7,2 milhões UI)	50 mil UI/kg, IM, dose única (dose máxima total: 2,4 milhões UI)
Gonorreia	Ceftriaxona	500mg, 1 ampola, IM, dose única	125mg, IM, dose única
Infecção por clamídia	Azitromicina	500mg, 2 comprimidos, VO, dose única (dose total: 1g)	20mg/kg de peso, VO, dose única (dose máxima total: 1 g)
Tricomoníase	Metronidazol*	500mg, 4 comprimidos VO, dose única (dose total: 2g)	15mg/kg/dia, divididos em 3 doses/dia, por 7 dias (dose diária máxima: 2g)

Notas:

- Em pessoas com história comprovada de hipersensibilidade aos medicamentos acima, devem ser utilizados fármacos alternativos
- A administração profilática do metronidazol ou suas alternativas pode ser postergada ou evitada em casos de intolerância gastrointestinal conhecida ao medicamento. Também deve ser postergada nos casos em que houver prescrição de contracepção de emergência e de profilaxia antirretroviral.

*Não poderá ser utilizado no primeiro trimestre de gestação.

Fonte: Protocolo Clínico e Diretrizes Terapêuticas para Atenção Integral às Pessoas com Infecções Sexualmente Transmissíveis. DDAHV/SVS/MS. 2015.

deve ser individualizada e, independentemente disso, a investigação sorológica deverá ser feita durante 6 meses, considerando-se o último episódio conhecido de exposição (anal, vaginal ou oral). A profilaxia também não está indicada quando a pessoa exposta já se encontra infectada pelo HIV (infecção prévia à exposição) ou quando a infecção pelo HIV pode ser descartada no agressor de modo seguro – considerar possibilidade de janela imunológica em caso de testes negativos do agressor disponíveis ou exposição de risco do agressor nos últimos 30 dias.

Esquema recomendado para profilaxia pós-exposição ao HIV

> **Esquema preferencial**
>
> Tenofovir (TDF) + lamivudina (3TC) + atazanavir/ritonavir (ATV/r)
>
> *A duração da profilaxia é de 28 dias.* (Protocolo clínico e diretrizes terapêuticas para profilaxia antirretroviral pós-exposição de risco à infecção pelo HIV. Ministério da Saúde. Julho de 2015).

- **Apresentação de antirretrovirais preferenciais e posologias:**
  - Tenofovir (TDF): comprimido de 300mg – um comprimido VO, uma vez ao dia.
  - Lamivudina (3TC): comprimido de 150mg – dois comprimidos VO, uma vez ao dia.
  - Atazanavir (ATV): comprimido de 300mg – um comprimido VO, uma vez ao dia.
  - Ritonavir (r): comprimido termoestável de 100mg – um comprimido VO, uma vez ao dia.

> **Observação 1:** TDF e 3TC estão disponíveis na apresentação de dose fixa combinada (DFC) – TDF/3TC 300mg/300mg, devendo ser fornecidos à paciente sempre que possível para comodidade posológica.
>
> **Observação 2:** os esquemas com AZT+3TC têm risco maior de descontinuação do tratamento e de efeitos adversos, segundo o Ministério da Saúde (2015). No entanto, são recomendados como alternativa quando o TDF está contraindicado (pessoas com doenças renais preexistentes ou com fatores de risco, taxa de filtração glomerular < 50mL/min ou história de longa duração de diabetes, hipertensão arterial descontrolada ou insuficiência renal). Existe menor experiência com o uso do TDF durante o primeiro trimestre gestacional.

> **Esquema alternativo**
>
> AZT + 3TC + ATV/r
>
> AZT 300mg e 3TC 150mg, preferentemente combinados na mesma formulação, utilizando um comprimido a cada 12 horas.

Para esquemas alternativos sem o atazanavir (ATV/r), recomenda-se como terceira droga o lopinavir (LPV/r – dois comprimidos VO a cada 12 horas) ou AZT. Os esquemas incluindo LPV/r têm como principais desvantagens o maior número de comprimidos e a maior dosagem do ritonavir.

> **Observação 3:** contraindicação ao AZT entendida como hemoglobina < 8,0g% e/ou contagem de neutrófilos < 500/mm^3. Nesses casos, o tratamento deverá ser modificado com o auxílio de um infectologista. A lipoatrofia, que pode ocorrer com o uso crônico de AZT, não tem sido evidenciada com os esquemas de curta duração.

> Durante a gestação pode ser utilizado:
>
> AZT + 3TC + LPV/r (200mg + 50mg)
>
> O esclarecimento sobre a importância do uso das medicações e o alerta sobre a transitoriedade dos efeitos adversos aumentam a adesão à profilaxia e condicionam seu sucesso.
>
> Para mais informações sobre antirretrovirais, consulte o *site* http://www.aids.gov.br/pcdt

Profilaxia para hepatite B

O estado vacinal da vítima é determinante na profilaxia. As mulheres não imunizadas ou que desconhecem seu estado vacinal devem receber a primeira dose da vacina e completar o esquema posteriormente, considerando o intervalo de 1 e 6 meses. As mulheres com esquema vacinal incompleto devem completar as doses recomendadas. Está indicada a administração de imunoglobulina hiperimune para hepatite B (IGHAHB) a todas as mulheres não imunizadas, com esquema vacinal incompleto ou que desconheçam seu estado vacinal.

Doses

- IGHAHB: 0,06mL/kg IM em dose única (se dose > 5mL, dividir em duas doses em locais separados: glúteo); recomendada nas primeiras 48 horas até no máximo 14 dias. Encontra-se disponível nos Centros de Referência para Imunobiológicos Especiais (CRIE).

- Vacina para hepatite B (IM no deltoide: 0, 1 e 6 meses após a violência).

A gravidez, em qualquer idade gestacional, não contraindica a imunização da hepatite B nem a oferta de IGHAHB. A imunoprofilaxia não está indicada em caso de agressão crônica e repetida, agressor sabidamente vacinado e quando ocorrer uso de preservativo, masculino ou feminino, durante o crime sexual.

> **Observação:** não existe profilaxia da hepatite C, mas recomenda-se o acompanhamento da vítima durante o período de incubação.

Abortamento previsto em lei

Na vigência de gestação decorrente de estupro, devem ser garantidas à mulher ou a seus representantes legais, no caso de adolescentes, as alternativas legais cabíveis com a mesma ênfase:

- Interrupção da gravidez (conforme o Decreto-Lei 2.848, de 7 de dezembro de 1940, art. 128, inciso II, do Código Penal brasileiro).
- Prosseguir com a gestação: serão fornecidas condições para a realização do pré-natal adequado; após o parto, a mulher poderá permanecer com a criança ou realizar procedimentos legais de doa ção para adoção.

Nos casos em que foi decidida a interrupção da gestação, os documentos necessários são (Portaria GM MS 1.508, de 1º de setembro de 2005):

- **Termo de relato circunstanciado:** relato detalhado do fato pela própria mulher ou por responsável legal, escrito de próprio punho.
- **Parecer técnico:** atestado médico confirmando a compatibilidade cronológica entre a idade gestacional e a data da agressão.
- **Termo de aprovação de procedimento de interrupção da gravidez resultante de estupro:** equipe multidisciplinar aprova e assina a solicitação de interrupção da gravidez.
- **Termo de responsabilidade:** a mulher assume a responsabilidade penal em caso de falsidade ideológica.
- **Termo de consentimento livre e esclarecido de interrupção de gravidez resultante de violência:** termo de consentimento em que a mulher é informada sobre os

riscos do procedimento a ser realizado, similar a outros termos de consentimento cirúrgico.

- Não cabe ao profissional duvidar da palavra da vítima, fato que traria consequências ainda mais graves do ponto de vista psicológico. O Código Penal afirma que a palavra da mulher que busca os serviços de saúde afirmando ter sofrido violência deve ser recebida como "presunção de veracidade", ou seja, tem valor legal e ético, devendo ser aceita pelos profissionais como suficiente para o início dos cuidados. Caso se revele, após o abortamento, que a gravidez não foi resultado de violência sexual, o serviço e os profissionais não estarão sujeitos a sanções legais, se todos os procedimentos recomendados tiverem sido realizados.

Nos casos em que a adolescente deseje a interrupção da gravidez e a família não, e quando ninguém da família estiver envolvido na violência sexual, deve ser buscada a via judicial por meio do Conselho Tutelar ou da Promotoria de Justiça da Infância e da Juventude, que deverão, através do devido processo legal, solucionar o impasse. Nos casos em que a adolescente deseje manter a gravidez e os pais ou responsáveis queiram o aborto, o serviço deve respeitar o direito de escolha da adolescente. A família deverá ser encaminhada para acompanhamento psicossocial.

A interrupção segura deverá ser realizada com a administração das técnicas vigentes no serviço: utilização de aspiração manual intrauterina (AMIU – até 12 semanas) ou indução com misoprostol seguida de curetagem uterina (gestações entre 12 e 20 semanas). Recomenda-se que amostras do material embrionário sejam guardadas para eventual investigação de DNA, mediante solicitação do Poder Judiciário e, sempre que possível e disponível, uma parte do material seja encaminhada para exame de anatomia patológica para afastar a possibilidade de gestação molar. Nas gestações acima de 20 semanas, não se deve realizar a interrupção da gestação: encaminhar a gestante ao pré-natal e proporcionar suporte psicológico.

Objeção de consciência

É garantido ao médico(a), com apoio no Código de Ética Médica, a objeção de consciência e o direito de recusa a realizar o abortamento em casos de gravidez resultante de violência sexual. No entanto, é dever do(a) médico(a) informar a mulher sobre seus direitos e, no caso de objeção de consciência, deve garantir a atenção ao abortamento por outro(a) profissional da instituição ou de outro serviço.

Coleta de sorologias

Deve ser coletado material para os seguintes exames no momento do atendimento:

> Não é necessário boletim de ocorrência policial, alvará judicial, parecer do comitê de ética, dos conselhos profissionais ou algo similar.

- Dosagem de β-HCG.
- ELISA HIV.
- Sorologias para hepatite B e C (não serve para profilaxia, mas para registro do serviço e acompanhamento sorológico).
- VDRL.
- Hemograma e transaminases (nos casos em que será prescrita a profilaxia do HIV).

Acompanhamento ambulatorial

Deverá ser garantido acompanhamento ambulatorial para todas as mulheres a fim de completar a investigação de IST/HIV/hepatite. Em todos os retornos:

- Deve ser enfatizada a importância do uso de preservativo com o companheiro até a alta (certeza de não ter sido contaminada por nenhuma IST).
- Manter apoio psicológico, social e jurídico.
- Repetir sorologias:

- 15 dias: hemograma e transaminases, nas pacientes em quimioprofilaxia do HIV;
- 30 a 45 dias: HIV e VDRL;
- 3 meses: HIV e VDRL;
- 6 meses: HIV, VDRL e hepatites virais.

Ao final de 6 meses, a paciente receberá alta médica do ambulatório, não implicando necessariamente a alta do serviço de psicologia (tempo indeterminado de acordo com cada caso e a necessidade da mulher).

LEITURA RECOMENDADA

CDC Sexually Transmitted Diseases Treatment Guidelines, 2015. MMWR June 5, 2015; 64(3).

Ministério da Saúde. Norma Técnica – Prevenção e tratamento dos agravos resultantes da violência sexual contra mulheres e adolescentes. 3ª edição. Brasília, 2012.

Ministério da Saúde. Protocolo Clínico e Diretrizes Terapêuticas para Atenção Integral às Pessoas com Infecções Sexualmente Transmissíveis. DDAHV/SVS/MS. 2015. Disponível em: www.aids.gov.br/pcdt. Acesso em: 27 de junho de 2017.

Índice Remissivo

A

Abortamento, 179-188
- ameaça, 179
- completo, 183
- conduta, 180
- diagnóstico clínico, 180
- fatores de risco, 179
- habitual, 187
- - conduta, 187
- - diagnóstico, 187
- incompleto, 184
- inevitável, 181
- - conduta, 181
- - diagnóstico clínico, 181
- - exames complementares, 181
- infectado, 185
- retido, 184
- terapêutico, 186
Abscessos intracavitários, 165
- abdominais, 165
- fundo de saco de Douglas, 165
Ácidos
- fólico, deficiência, 360
- isorretinoico, 484
- valproico, 484
Acondroplasia heterozigótica, 465
Acrania, 459
Acretismo placentário, 266
Adoçantes, 486
Agenesia renal, 463
Álcool, 484
Aleitamento materno, 147-156
- avaliação da mamada, 152
- colostro, 155
- composição do leite materno, 152
- contato pele a pele, 151
- contraindicações, 156
- excreção de medicamentos, 156
- fisiologia da lactação, 149
- mamas, anatomia, 149

- pré-natal, informações importantes, 155
- vantagens do leite, 148
- volume de leite produzido, 152
Amamentação, 16
- cardiopatias, 346
- mães infectadas pelo HIV, 430
- zika vírus, infecção, 439
Amebíase, 420
Aminoglicosídeos, 487
Aminopterina, 484
Amniocentese, 378, 454
- complicações, 454
- contraindicações, 453
- controle pós-procedimento, 454
- época de realização, 453
- espectrofotometria do líquido amniótico, 337
- indicações, 453
- técnica, 453
Amnioinfusão, 456
- complicações, 457
- contraindicações, 456
- indicações, 456
- técnica de punção
- - abdominal, 456
- - transcervical, 457
Amniorrexe prematura, 216-224
- antibióticos, uso, 219
- conduta expectante, 218
- corioamnionite, 223
- corticoides, uso, 218
- diagnóstico, 216
- fatores de risco, 216
- manejo das pacientes, 217
- monitoramento fetal, 220
- rastreio de infecções, 218
- rotura prematura das membranas, 222
- tocólise, 219
Amniotomia, 36
- técnica, 93

Analgesia, 135
Analgésicos, 486
Ancilostomíase, 418
Andrógenos, 485
Anemias, 358-361
- ferropriva, 359
- - diagnóstico, 359
- - etiologia, 359
- - tratamento, 360
- megalobástica, 360
- - deficiência de ácido fólico, 360
- - deficiência de vitamina B12, 361
- nutricionais, 358
- profilaxia na gestação e pós-parto, 361
Anencefalia, 459
Anestesia, 135
- cesariana, 137
- - manejo da dor pós-operatória, 138
- deslocamento prematuro de placenta normalmente inserida (DPPNI), 138
- gestante cardiopata, 139
- parto normal, 135
- - bloqueio do nervo pudendo, 137
- - inalatória, 136
- - mecanismo da dor, 136
- - opioides venosos, 137
- - peridural e técnica combinada, 136
- - técnica, 136
- pré-eclâmpsia e eclâmpsia, 138
- visita pré-anestésica, 136
Anestésicos locais, 486
Anexite, 165
Anomalia de Ebstein, 351, 462
Antecipação do parto (método de indução), 33
- amniotomia, 36
- avaliação cervical, 34
- descolamento das membranas amnióticas, 36
- mecânicos, 35

- misoprostol, 35
- ocitocina, 35
Antialérgicos, 486
Antianêmicos, 486
Antiasmáticos, 486
Antibioticoterapia profilática, 132
- conceito, 132
- esquemas recomendados, 133
- generalidades, 132
- indicações no ciclo gravídico-puerperal, 133
Anticoncepcionais orais, 485
Anticonvulsivantes, 486
Antidepressivos, 486
Antidiabéticos, 486
Antieméticos, 486
Antifúngicos, 486
Anti-helmínticos, 486
Anti-hipertensivos, 486
Anti-inflamatórios, 486
Antimicrobianos, 486
Antipsicóticos, 486
Antitireoidianos, 486
Antituberculose, 486
Antiulcerosos, 486
Antivirais, 486
Apresentações, 69
- cefálica defletida, 69
- - apresentação de bregma, 72
- - apresentação de face, 69
- - apresentação de fronte, 71
- - etiologia, 69
- córmica, 75
- - complicações, 76
- - conduta, 76
- - diagnóstico, 76
- - evolução clínica, 76
- - fatores predisponentes, 75
- - nomenclatura, 75
- - prognóstico, 77
- occipitossacra persistente, 72
- - cesariana, 74
- - conduta expectante, 73
- - diagnóstico, 72
- - parto instrumental, 74
- - posição materna, 72
- - profilaxia, 74
- - rotação manual, 74
- occipitotransversas persistentes, 74
- - cesariana, 75
- - conduta expectante, 74
- - diagnóstico, 74
- - dinâmica uterina, 75
- - parto instrumental, 75
- - rotação manual, 75
- pélvicas, 69
Arritmias fetais, 462
Artéria

- cerebral média, dopplerfluxometria, 256
- umbilical, dopplerfluxometria, 256
Ascaridíase, 417
Assistência pré-natal
- alto risco, 22-36
- - aceleração da maturidade fetal, 32
- - antecipação do parto – métodos de indução, 33
- - crescimento fetal, avaliação, 24
- - rastreio de defeitos genéticos e do tubo neural, 22
- - vigilância da vitalidade fetal, 27
- baixo risco, 3-21
- - acompanhamento do crescimento fetal, 12
- - amamentação, 16
- - anamnese, 3
- - avaliação odontológica, 15
- - caderneta da gestante, 17
- - classificação do risco gestacional, 7
- - consulta pré-concepcional, 3
- - cronologia das consultas, 7
- - determinação da idade gestacional, 12
- - diagnóstico de gestação, 4
- - exames
- - - clínico geral e ginecológico, 4
- - - complementares, 4
- - imunizações, 15
- - introdução, 3
- - orientações alimentares e acompanhamento do ganho de peso materno, 13
- - parceiro, pré-natal, 17
- - prática de atividades físicas, 15
- - prescrições e orientações, 4
- - roteiro da primeira consulta e subsequentes, 8-12
- - sexualidade, 17
- - suplementos vitamínicos, 14
- - vacinações, 4
Atividade
- física na gestação, 15
- - diabetes mellitus gestacional, 308
- uterina, monitoramento domiciliar, 227
Atonia uterina, 266
Atresia
- anorretal, 465
- esôfago, 464
- tricúspide, 351
Ausculta fetal
- intermitente, 42, 46
- - trabalho de parto, 97
- parto pélvico, 78
Avaliação fetal intraparto, 97
Azul de metileno, 485

B

Bacia, tipos, 88
Bartholini, 401
Benzodiazepínicos, 485
Biometria fetal, 26
Biópsia do vilo corial, 451
- complicações, 453
- contraindicações, 452
- época de realização, 451
- indicações, 451
- técnica, 452
Bloqueio atrioventricular total, 463
Botas pneumáticas, 276

C

Caderneta da gestante, 17
Cálculo
- estimativa do peso fetal, 253
- unidades de Montevidéu, 92
Cancro
- duro, 365
- mole, 410
Candidíase, 396
Carbapenem, 487
Cardiopatias e gestação, 341-357
- acompanhamento, 345
- - assistência pré-natal, 345
- - contracepção, 346
- - interrupção médica da gestação, 345
- - puerpério e amamentação, 346
- - via de parto, 345
- alterações cardiovasculares na gestação normal, 341
- avaliação, 346
- classificação funcional, 343
- congênitas, 351
- - anomalia de Ebstein, 351
- - atresia tricúspide, dupla saída do ventrículo direito e ventrículo único, 351
- - coarctação da aorta, 351
- - comunicação
- - - interventricular, 350
- - - interatrial, 350
- - doença coronariana e síndromes coronárias agudas, 352
- - persistência do canal arterial, 350
- - síndrome
- - - Eisenmenger, 351
- - - Marfan, 352
- - tetralogia de Fallot, 351
- - transposição dos grandes vasos, 351
- diagnóstico, 342
- - ecocardiograma transesofágico, 343
- - ecodopplercardiograma, 342

- - eletrocardiograma, 342
- - etiológico e funcional, 342
- - exames radiológicos, 343
- - teste ergométrico, 343
- estenose
- - aórtica, 347
- - mitral, 346
- - pulmonar, 348
- estimativa de risco materno, 344
- exames radiológicos, 343
- insuficiência
- - aórtica, 348
- - mitral, 348
- lesão tricúspide, 349
- miocardiopatias, 353
- - arritmias, 354
- - dilatada, 353
- - gravidez com transplante cardíaco, 354
- - hipertensão arterial pulmonar, 354
- - hipertrófica, 353
- - periparto, 353
- profilaxias na gestação, 355
- - anticoagulante, 355
- - endocardite bacteriana, 355
- - secundária da febre reumática, 355
- prolapso de valva mitral, 349
- próteses
- - biológicas, 351
- - valvares mecânicas, 349
- riscos fetais e neonatais, 344
- teste ergométrico, 343
- valvopatias adquiridas e congênitas, 346
Cardiotocografia
- anteparto, 29
- doença hemolítica perinatal, 336
- intraparto, 98
- - equipamentos e realização, 99
- - indicações, 99
- - resultados, 100
- líquido amniótico, 257
Cefalosporinas, 487
Cesariana, 51
- acidentes e complicações, 55
- anestesia, 137
- cuidados pré-operatórios, 52
- extração fetal, 54
- histerorrafia, 55
- histerotomia, 53
- indicações, 51
- laqueadura tubária, 55
- manejo ativo do terceiro período, 55
- parto pélvico, 85
- pedido materno, 52
- prévia, 127
- - acompanhamento do trabalho de parto, 129

- - período expulsivo, 130
- - pré-natal, conduta, 127
- sutura dos peritônios, 55
- técnicas cirúrgicas, 53
Cetoacidose, 312
Chlamydia trachomatis, 400
- agente biológico, 400
- conduta, 402
- diagnóstico laboratorial, 402
- epidemiologia, 400
- infecção na gestação, 401
- modo de transmissão, 400
- período de incubação, 401
- quadro clínico, 401
- rastreio, 401
Choque em obstetrícia, 272-284
- cardiogênico, 272
- classificação, 272
- definição, 272
- distributivo, 272
- etiologia, 272
- hipovolêmico hemorrágico, 272
- - achados laboratoriais, 274
- - alterações hemodinâmicas da gestação normal, 273
- - complicações, 277
- - conduta, 274
- - consequências fetais, 274
- - etiologia, 273
- - fases do tratamento, 275
- - fisiopatologia, 273
- - quadro clínico, 274
- obstrutivo, 272
- séptico, 277
Cistite, tratamento, 330
Citomegalovírus, 380
- conduta, 383
- diagnóstico laboratorial, 381
- - fetal, 382
- - infecção materna, 381
- - neonatal, 382
- - triagem pré-natal, 381
- modos de transmissão, 380
- período de incubação, 380
- profilaxia, 383
- quadro clínico, 380
- repercussões
- - fetais, 381
- - maternas, 381
Cloranfenicol, 487
Coarctação da aorta, 351
Cocaína, 485
Colostro, 155
Comunicação
- interatrial, 350, 461
- interventricular, 350, 461
Conjugata diagonalis, mensuração, 88
Consulta

- pré-concepcional, 3
- pré-natal, cronologia, 7
Contracepção em mulheres
- cardiopatias, 346
- trombofilias, 326
Cordão umbilical, 106
Cordocentese, 337, 378, 454
- complicações, 456
- contraindicações, 454
- época de realização, 454
- indicações, 454
- técnica, 454
Corioamnionite, 223
- achados clínicos, 223
- conduta, 224
- diagnóstico diferencial, 224
- etiologia, 223
- fatores de risco, 223
Coriocarcinoma, 196
Corrimento
- uretral, 408
- vaginal, 408
Corticosteroides, 486
Crescimento
- fetal, acompanhamento, 12
- - biometria fetal, 26
- - estimativa de peso fetal, 27
- - fluxograma de avaliação do crescimento fetal (CAM-IMIP) , 27
- - ganho ponderal materno, 25
- - medida da altura do fundo uterino (AFU), 24
- - propedêutica ultrassonográfica, 26
- - regra de Johnson – AFU e estimativa de peso fetal, 25
- intrauterino, restrição, 252
- - avaliação da vitalidade fetal, 256
- - classificação, 253
- - complicações, 255
- - conceitos, 252
- - conduta, 255
- - diagnóstico, 255
- - diagnóstico etiológico, 255
- - estratégias de prevenção, 260
- - fatores de risco, 253
- - incidência, 253
- - momento da interrupção e via de parto, 259
- - monitoramento do crescimento fetal, 256
- - rastreamento, 253
Curetagem uterina, retenção placentária, 119

D

Defeitos
- septo atrioventricular, 461

Índice Remissivo

- tubo neural, 459
Deficiência
- antitrombina, 318
- proteína C, 318
- proteína S, 318
Derivado aminossalicílico, 488
Descolamento
- membranas amnióticas, 36
- prematuro de placenta normalmente inserida (DPPNI), 267
- - anestesia, 138
- - classificação, 267
- - conduta, 269
- - crônico, 270
- - diagnóstico, 267
- - fatores de risco, 267
Desprendimento
- cabeça derradeira, manobras, 83
- - Brachet, 84
- - Mauriceau, 84
- - Trelat, 85
- - Zavanelli, 85
- espáduas, manobras, 82
- - Bracht, 82
- - Deventer-Müller, 83
- - Pajot, 82
- - Rojas, 83
Desproporção cefalopélvica, 88
- diagnóstico, 88
- prova de trabalho de parto, 89
- versus macrossomia, 89
Diabetes e gestação, 302-316
- adaptação metabólica, 302
- complicações associadas, 304
- conduta, 306
- - assistência ao parto, 313
- - controle glicêmico materno, 306
- - manejo obstétrico, 312
- - puerpério, 315
- fatores de risco, 303
- mellitus gestacional, 302
- - cetoacidose, 312
- - dieta, 307
- - exercícios, 308
- - ganho de peso, 307
- - monitoramento, 306
- - puerpério, assistência, 315
- - terapia medicamentosa
- - - hipoglicemiantes orais, 310
- - - insulina, 309
- - tratamento da hipoglicemia, 312
- mellitus tipo 1, 302
- mellitus tipo 2, 302
- nomenclatura e classificação, 302
- prevalência, 303
- rastreamento e diagnóstico no pré-natal, 304
Discinesias, 90

- amniotomia, 93
- classificação, 92
- conduta, 92
- hipoatividade, 92
- progressão normal do trabalho de parto, 90
- taquissistolia, 94
- tríplice gradiente descendente, 92
Disfunção de órgãos, 278
Displasias esqueléticas, 466
- tanatofórica, 466
Dispositivo de Odon, 62
Distocias, 87
- classificação, 87
- ombro, 65
- - conduta, 65
- - descrição das manobras, 65
- - diagnóstico, 65
- - fatores de risco, 65
- - posições das pacientes, 66
- - prevenção de complicações, 67
- trajeto, 87
Distúrbios
- hipertensivos e gestação, 285-301
- - complicações, 299
- - conduta, 290
- - definições, 285
- - diagnóstico, 289
- - eclâmpsia, 285
- - fatores de risco, 286
- - fisiopatologia, 286
- - hipertensão
- - - crônica, 285
- - - gestacional, 285
- - interrupção e via de parto, 287
- - manifestações clínicas, 288
- - pós-parto, conduta, 298
- - pré-eclâmpsia, 285
- - predição, 287
- - prevalência, 285
- - prevenção, 299
- - recorrência, 299
- - síndrome HELLP, 285
- líquido amniótico, 206-215
- - meconial, 213
- - oligoâmnio, 206
- - polidrâmnio, 210
Diuréticos, 486
DNA fetal livre, avaliação, 23
Doenças
- coronariana, 352
- hemolítica perinatal, 333
- - conceito, 333
- - etiopatogenia, 333
- - incidência, 333
- - incompatibilidade
- - - ABO, 334

- - - outros grupos sanguíneos (anticorpos irregulares), 335
- - - Rh, 333
- - interrupção da gestação, 338
- - manifestações clínicas, 335
- - medidas preventivas na gestação e no parto, 340
- - pré-natal na gestante
- - - isoimunizada, 335
- - - Rh-negativa não sensibilizada, 335
- - profilaxia da DHPN, 338
- - terapêutica fetal intraútero, 338
- inflamatória pélvica, 401
- trofoblásticas gestacionais, 195
- - acompanhamento pós-esvaziamento uterino, 200
- - conduta, 200
- - diagnóstico, 197
- - fatores de risco, 195
- - formas clínicas, 196
- - incidência, 195
- - neoplasias, 202
Donovanose (granuloma inguinal), 409
Dopplerfluxometria, 31, 448
- artéria cerebral média, 256
- doença hemolítica perinatal, 336
- umbilical, 256

E

Eclâmpsia, 285, 294
- anestesia, 138
Ecocardiografia fetal, 378, 448
- alterada, avaliação do feto, 450
- aspectos técnicos, 448
- época de realização, 450
- indicações, 449
- realização do exame, 448
Ecocardiograma transesofágico, 343
Ecodopplercardiograma nas cardiopatias, 342
Eletrocardiograma nas cardiopatias, 342
Embolia pulmonar, 173
- diagnóstico, 173
- quadro clínico, 173
- tratamento, 174
Embriotomia, 85
Encefalocele, 460
Endocervicite, 401
Endometrite, 163
- pós-parto, 401
Endomiometrite, 163
Enterobíase, 418
Episiotomia, 47
Espinha bífida, 460
Estenose

- mitral, 346
- aórtica, 347, 462
- pulmonar, 348, 462
Estrógenos, 485
Estrongiloidíase, 419
Extração
- fetal, 54
- manual da placenta, 118
Extrassístoles, 462

F

Fasceíte necrosante, 167
Fator de V de Leiden, 317
Fetos
- acárdico ou transfusão arterial reversa (TRAP), 244
- consequências do choque materno, 274
Fetotomia, 67
- complicações, 67
- condições de praticabilidade, 67
- craniotomia, 67
- indicações, 67
Fibronectina fetal, pesquisa, 227
Fissuras, mamilo, 158
Fluconazol, 485
Fluoroquinolonas, 488
Fluxograma de avaliação do crescimento fetal (CAM-IMIP), 27
Fórceps, 59
- Piper, 84
- rotação, 61

G

Ganho ponderal materno, 25
Gastrosquise, 465
Gemelaridade imperfeita, 245
Genotipagem fetal RhD, 336
Gestação/gravidez
- acompanhamento do crescimento fetal, 12
- adaptações metabólicas, 302
- alterações cardiovasculares, 341
- atividade física, 15
- caderneta da gestante, 17
- classificação do risco gestacional, 7
- controle glicêmico materno, 306
- determinação da idade gestacional, 12
- diagnóstico, 4
- - dosagem de gonadotrofina coriônica, 6
- - exame físico, 4
- - história, 4

- - relação beta-HCG/ultrassonografia, 7
- - ultrassonográfico, 6
- ectópica, 189
- - conduta, 192
- - diagnóstico, 190
- - epidemiologia, 189
- - fatores de risco, 190
- - localização, 189
- gemelar, 237-246
- - avaliação do comprimento cervical, 240
- - classificação, 237
- - complicações, 238
- - conduta pré-natal, 239
- - corticoterapia, 240
- - crescimento e desenvolvimento fetal, avaliação, 242
- - diagnóstico, 238
- - fatores predisponentes, 238
- - feto acárdico ou transfusão arterial reversa, 244
- - gemelaridade imperfeita, 245
- - incidência, 237
- - indicações de internação, 241
- - interrupção, 245
- - morte unifetal, 243
- - nutrição e ganho de peso, 239
- - profilaxia do parto prematuro, 240
- - rastreamento de complicações associadas, 241
- - restrição seletiva de crescimento, 242
- - rotina das consultas, 239
- - sequencia de anemia – policitemia em gêmeos, 244
- - síndrome de transfusão feto-fetal, 243
- - suplementação de ferro e ácido fólico, 239
- - via de parto, 246
- - vitalidade, avaliação, 241
- imunização, 15
- infecção pelo zika vírus, 437
- medicamentos, 483
- mycoplasma hominis, infecção, 403
- orientações alimentares e acompanhamento do ganho materno, 13
- pós-termo, 247-251
- - complicações, 248
- - conduta, 250
- - definições, 247
- - diagnóstico, 248
- - fatores predisponentes, 248
- - morbidade
- - - fetal e neonatal, 248
- - - materna, 248

- - mortalidade, 250
- - prevalência, 247
- primeira consulta e subsequentes, roteiro, 8-12
- sexualidade, 17
- sífilis, 366
- suplementos vitamínicos, 14
- transplante cardíaco, 354
- ureaplasma urealyticum, infecção, 403
Giardíase, 420
Glibenclamida, 311
Gliburida, 311
Glicopeptídeos, 487
Gonorreia, 405
- agente etiológico, 405
- conduta, 406
- diagnóstico laboratorial, 406
- gestação, 405
- incidência, 405
- infecção neonatal, 407
- modo de transmissão, 405
- período de incubação, 405
- repercussões no ciclo gravídico-puerperal, 406

H

Helmintíases, 417
Hemorragia
- puerpério, 167
- - classificação, 168
- - considerações de acordo com a etiologia, 168
- - tardia, 168
- quarto período, 121
- terceiro trimestre, 261
- - avaliação da gestante, 261
- - descolamento prematuro de placenta normalmente inserida (DPPNI), 267
- - placenta prévia, 262
- - rotura
- - - seio marginal, 270
- - - vasa prévia, 270
Hepatites
- B, 390
- - conduta obstétrica, 392
- - diagnóstico, 391
- - epidemiologia, 390
- - fatores de risco, 390
- - marcadores virais, 390
- - repercussões clínicas, 391
- - transmissão, 390
- - tratamento na gestação, 392
- C, 390, 393
- - diagnóstico, 393
- - epidemiologia, 393

Índice Remissivo

- - repercussões clínicas, 394
- - transmissão, 393
- - tratamento, 394
Hérnia diafragmática, 464
Herpes genital, 385
- adenopatia satélite, 386
- conduta
- - parto, 388
- - pós-parto, 388
- diagnóstico, 387
- evolução na gestação, 386
- infecção
- - fetal, 386
- - recorrente, 386
- infecção primária, 385
- lesões genitais, 385
- manifestações clínicas, 385
- manifestações sistêmicas e
  extragenitais, 386
- modo de transmissão, 385
- período de incubação, 385
- período prodrômico, 385
- quadro clínico, 386
- tratamento na gestação, 387
Hidantoína, 485
Hidranencefalia, 460
Hidrocefalia, 460
Hiper-homocisteinemia, 318
Hiperêmese gravídica, 203
- casos
- - graves, 203
- - leves, 203
- - moderados, 203
- diagnóstico diferencial, 204
- formas clínicas, 203
- tratamento, 204
Hipertensão
- arterial pulmonar, 354
- crônica, 285, 296
- gestacional, 285, 297
Histerorrafia, 55
Histerotomia, 53
HIV (vírus da imunodeficiência
  humana), 422-431
- acompanhamento da gestante no pré-
  natal, 425
- amamentação, 430
- assistência ao parto, 429
- cuidados com o recém-nascido, 430
- diagnóstico, 423
- - teste rápido, 424
- - triagem na gestação, 423
- manejo antirretroviral, 427
- procedimentos de biossegurança no
  parto, 430
- puerpério, 430
- transmissão vertical, 423
- vacinação, 426

- via de parto, definição, 429
Holoprosencefalia, 460
Hormônios da tireoide, 486

I

Idade gestacional, determinação, 12
Imunização na gravidez, 15
Imunoglobulina
- anti-D policlonal (Rh Ig anti-D), 338
- - riscos de administração, 339
- monoclonal, 340
Incisões de Dürhssen, 85
Incompatibilidade
- ABO, 334
- outros grupos sanguíneos, 335
Infecção
- puerperal, 162
- - conceito, 162
- - etiologia, 163
- - etiopatogenia, 163
- - fatores de risco, 162
- - formas clínicas, 163
- - importância, 162
- - incidência, 162
- - parede (cesariana), 166
- - períneo e vagina, 166
- trato urinário, 327
- - bacteriúria assintomática, 328
- - diagnóstico diferencial, 329
- - etiologia, 327
- - fatores de risco, 327
- - sintomática, 328
- - tratamento, 329
Ingurgitamento mamário, 157
Inibição da lactação, 160
- indicações
- - maternas, 160
- - neonatais, 160
- métodos utilizados, 160
Inibidores da enzima conversora de
  angiotensina, 485
Insuficiência
- aórtica, 348
- mitral, 348
Interrupção da gestação, 245
- doença hemolítica perinatal, 338
Inversão uterina aguda, 119
- diagnóstico, 120
- fatores predisponentes, 119
- tratamento, 120
Iodo radioativo, 485

L

Lacerações do trajeto, 112
- diagnóstico, 113
- fatores de risco para OASIS, 113

- prevenção de lesões perineais
  (OASIS), 114
- suturas das OASIS, 114
Lactação
- fisiologia, 149
- - reflexos
- - - ejeção do leite, 150
- - - mãe, 149
- - - recém-nascido, 150
- inibição, 160
- patologias, 157
- - ingurgitamento mamário, 157
- - mamilos dolorosos, 158
- - obstrução dos ductos e mastites,
  159
- técnicas de relactação, 159
Laparoscopia, 193
Laparotomia, 194
- com histerotomia, 66
Laqueadura tubária, 55
Laxantes, 486
Leite materno
- colostro, 155
- composição, 152
- - carboidratos, 154
- - gorduras, 153
- - minerais, 155
- - proteínas, 152
- - vitaminas, 155
- produção, volume, 152
- vantagens, 148
Lesões
- tricúspide, 349
- de colo, 116
- - diagnóstico, 116
- - etiologia, 116
- - profilaxia, 116
- - tratamento, 116
Lincosamidas, 487
Linfogranuloma venéreo, 401
Líquido amniótico, distúrbios, 206-
  215
- cardiotocografia, 257
- meconial, 213
- - complicações, 214
- - conduta, 215
- - diagnóstico, 214
- - fisiopatologia, 214
- - incidência, 214
- oligoâmnio, 206
- polidrâmnio, 210
Lítio, 485

M

Macrolídeos, 487
Macrossomia, 314
Malária, 420

Índice Remissivo **501**

Malformações fetais, 458
- acondroplasia heterozigótica, 465
- acrania-anencefalia, 459
- agenesia renal, 463
- anomalias de Ebstein, 462
- arritmias fetais, 462
- atresia
- - anorretal, 465
- - esôfago, 464
- cardíacas, 461
- cardiopatias, 462
- classificação, 458
- comunicação
- - interatrial, 461
- - interventricular, 461
- conduta pré-natal e obstétrica, 458
- congênitas das vias aéreas, 464
- Dandy-Walker, 461
- defeito do septo atrioventricular, 461
- defeitos do tubo neural, 459
- displasias esqueléticas, 466
- dupla via de saída do ventrículo
    direito, 462
- encefalocele, 460
- espinha bífida, 460
- esqueléticas, 465
- estenose
- - aórtica, 462
- - pulmonar, 462
- frequência, 458
- gastrosquise, 465
- hérnia diafragmática, 464
- hidranencefalia, 460
- hidrocefalia, 460
- holoprosencefalia, 460
- interrupção médica da gestação, 459
- membros, 466
- obstrução da junção
- - ureteropélvica, 463
- - ureterovesical, 463
- obstrução da uretra posterior, 463
- obstrução duodenal, 465
- onfalocele, 465
- parede abdominal, 465
- rim ectópico, 463
- sistema nervoso central, 459
- tetralogia de Fallot, 462
- transposição dos grandes vasos, 462
- trato
- - digestivo, 464
- - urinário, 463
- via de parto, 459
Mamas, anatomia, 149
Mamilos dolorosos, 158
Manobras
- Bracht, 82, 84
- Deventer-Müller, 83
- Gaskin, 66

- Jacquemier, 66
- Mauriceau, 84
- McRoberts, 65
- mensuratória de Pinard, 89
- Pajot, 82
- Rojas, 83
- Rubin I e II, 66
- Trelat, 85
- Woods, 66
- Zavanelli, 66, 85
Marcador bioquímico de função
    placentária PAPP-A, 255
Mastites, 159
Maturidade fetal, aceleração, 32
Medicamentos e gestação, 483
- ácidos
- - isorretinoico, 484
- - valproico, 484
- adoçantes, 486
- álcool, 484
- aminoglicosídeos, 487
- aminopterina, 484
- analgésicos, 486
- andrógenos, 485
- anestésicos locais, 486
- antialérgicos, 486
- antianêmicos, 486
- antiasmáticos, 486
- anticoncepcionais orais, 485
- anticonvulsivantes, 486
- antidepressivos, 486
- antidiabéticos, 486
- antieméticos, 486
- anti-helmínticos, 486
- anti-hipertensivos, 486
- anti-inflamatórios, 486
- antimicrobianos e antifúngicos, 486
- antipsicóticos, 486
- antitireoidianos, 486
- antituberculose, 486
- antiulcerosos, 486
- antivirais, 486
- azul de metileno, 485
- benzodiazepínicos, 485
- carbapenem, 487
- cardiovasculares, 486
- cefalosporinas, 487
- classificação, 483
- cloranfenicol, 487
- cocaína, 485
- corticosteroides, 486
- derivado aminossalicílico, 488
- diuréticos, 486
- estrógenos, 485
- fluconazol, 485
- fluoroquinolonas, 488
- glicopeptídeos, 487
- hidantoína, 485

- hormônios da tireoide, 486
- inibidores da enzima conversora de
    angiotensina, 485
- iodo radioativo, 485
- laxantes, 486
- lincosamidas, 487
- lítio, 485
- macrolídeos, 487
- metimazol, 485
- metotrexato, 485
- micofenolato de mofetila, 485
- minoxidil, 485
- misoprostol, 485
- monobactans, 487
- penicilinas, 487
- radiação ionizante, 485
- retinol, 485
- sulfonamidas, 488
- talidomida, 485
- tetraciclinas, 485, 487
- tianfenicol, 487
- trimetadiona, 485
- varfarina e derivados, 485
- vitaminas, 486
Medicina fetal
- malformações fetais, 458
- métodos diagnósticos, 445-457
- - amniocentese, 453
- - amnioinfusão, 456
- - biópsia do vilo corial, 451
- - cordocentese, 454
- - ecocardiografia fetal, 448
- - ultrassonografia, 445
Medida da altura do fundo uterino
    (AFU), 24, 253
Metformina, 310
Metimazol, 485
Metotrexato, 485
Micofenolato de mofetila, 485
Microanálise do sangue fetal, 103
Microcefalia, 439
Minoxidil, 485
Miocardiopatias, 353
- arritmias, 354
- dilatada, 353
- gravidez com transplante cardíaco,
    354
- hipertensão arterial pulmonar, 354
- hipertrófica, 353
- periparto, 353
Misoprostol, 35, 485
Mobilograma, 29
Mola
- hidatiforme, 196
- invasora (corioadenoma destruens),
    196
Monitoramento do crescimento fetal,
    256

Monobactans, 487
Mortalidade materna
- aspectos epidemiológicos, 471
- causas – modelos dos três atrasos, 473
- comitês, 474
- declarada, 472
- definição, 472
- diferentes abordagens para medir, 473
- dimensões do problema, 471
- medidas preventivas, 475
- metas 2016-2030, 475
- método das irmãs, 474
- não declarada, 472
- não obstétrica, 472
- obstétricas diretas e indiretas, 472
- panorama no Brasil, 473
- presumível ou mascarada, 472
- quase perda (near miss), 477
- - fatores determinantes, 478
- - incidência, 478
- - indicadores, 477
- - prevenção, 479
- - repercussões, 479
- RAMOS (Reproductive Age Mortality Surveys), 475
- RMM, 472
- vigilância epidemiológica, 474
Morte unifetal, 243
Mutação G20210A da protrombina, 317
Mycoplasma hominis, 402
- agente etiológico, 402
- conduta, 403
- diagnóstico laboratorial, 403
- infecção na gestação, 403
- manifestações clínicas, 403
- modo de transmissão, 402
- período de incubação, 403
- quadro clínico, 403
- rastreio, 403

N

Neoplasias trofoblásticas gestacionais, 202

O

Obstrução
- ductos lactíferos, 159
- duodenal, 465
- junção ureteropélvica, 463
- junção ureterovesical, 463
- uretra posterior, 463
Ocitocina, 35
Odontologia, avaliação da gestante, 15

Oligoâmnio, 206
- conduta, 208
- diagnóstico, 207
- etiologia, 206
- importância, 206
- incidência, 206
- patologias perinatais associadas, 208
Onfalocele, 465
Osteogênese imperfeita, 466
Oxiuríase, 418

P

Palpação uterina (manobras de Leopold), 78
Papilomavírus humano (HPV), 411
- diagnóstico, 413
- fatores de risco, 412
- modo de transmissão, 411
- repercussões na gestação, 414
- tipos de infecção, 412
- tratamento na gravidez, 414
- vacinação, 415
Parada de progressão do trabalho de parto, 92
Parasitoses, 417
- amebíase, 420
- ancilostomíase, 418
- ascaridíase, 417
- enterobíase (oxiuríase), 418
- estrongiloidíase, 419
- giardíase, 420
- helmintíases, 417
- malária, 420
- protozooses, 420
- teníase, 419
- tricuríase, 418
Parede abdominal, malformações, 465
Parto
- antecipação (métodos de indução), 33
- assistência clínica, 39-50
- - internação – atenção centrada na mulher, 40
- - primeiro período, 40
- - quarto período, 50
- - segundo período, 46
- - terceiro período, 48
- cardiopatias, 342
- herpes genital, conduta, 388
- HIV (procedimentos de biossegurança), 429, 430
- normal, anestesia, 135
- pélvico, 78-86
- - assistência, 81
- - - analgesia, 82
- - - desprendimento das espáduas, 82

- - - desprendimento do polo pélvico e das pernas, 82
- - - material necessário, 81
- - - período expulsivo, 82
- - cesariana, 85
- - conduta, 80
- - - protocolo IMIP, 81
- - - via de parto, 80
- - diagnóstico, 78
- - - ausculta fetal, 78
- - - diferencial, 79
- - - toque bimanual, 78
- - - ultrassonografia, 79
- - prevenção, 79
- - pré-eclâmpsia, 297
- - trombofilias, 324
- vaginal instrumental, 56
- - classificação, 56
- - contraindicações, 56
- - dispositivo de Odon, 62
- - escolha do instrumento, 57
- - fórceps, 59
- - indicações, 56
- - pré-requisitos, 57
- - vácuo-extrator, 58
Partograma, 43
Penicilinas, 487
Percepção materna dos movimentos fetais – mobilograma, 29
Perfil biofísico fetal, 31
Período expulsivo, assistência, 82
Peritonite, 165
Persistência do canal arterial, 350
Peso fetal, estimativa, 27
Pielonefrite aguda, tratamento, 330
Placenta prévia, 262
- classificação, 262
- complicações, 263
- complicações, manejo, 265
- conduta, 263
- diagnóstico, 263
Policitemia em gêmeos, 244
Polidrâmnio, 210
- classificação, 211
- complicações, 212
- conduta, 212
- diagnóstico, 211
- etiologia, 210
- importância, 210
- incidência, 210
Pré-eclâmpsia, 285, 290
- anestesia, 138
- superposta à hipertensão crônica, 285
Pré-natal
- alto risco, 22-36
- - aceleração da maturidade fetal, 32
- - antecipação do parto – método de indução, 33

Índice Remissivo

- - avaliação do crescimento fetal, 24
- - rastreio de defeitos genéticos e do tubo neural, 22
- - vigilância da vitalidade fetal, 27
- baixo risco, 3-21
- - acompanhamento do crescimento fetal, 12
- - amamentação, 16
- - atividades físicas, 15
- - avaliação odontológica, 15
- - caderneta da gestante, 17
- - classificação do risco gestacional, 7
- - condutas gerais e recomendações, 12
- - consulta pré-concepcional, 3
- - cronologia das consultas, 7
- - determinação da idade gestacional, 12
- - diagnóstico de gestação, 4
- - imunizações, 15
- - orientações alimentares e acompanhamento do ganho de peso materno, 13
- - parceiro, pré-natal, 17
- - roteiro da primeira consulta e subsequentes, 8-12
- - sexualidade, 17
- - suplementos vitamínicos, 14
- gestante isoimunizada, 335
- - grau de acometimento fetal, avaliação, 336
- gestante Rh-negativa não sensibilizada, 335
Prematuridade, 225
Pressão do fundo uterino, 84
Procidência e prolapso de cordão, 106
- complicações, 108
- conduta, 107
- diagnóstico antenatal, 107
- etiologia, 106
- incidência, 106
- prevenção, 108
Prolapso
- cordão, 107
- valva mitral, 349
Próteses, cardiopatias
- biológicas, 350
- valvares mecânicas, 349
Protozooses, 420
Puerpério, 143
- alta hospitalar, 146
- alterações
- - anatômicas e fisiológicas, 143
- - psicológicas, 144
- assistência, 144
- doença tromboembólica – tromboembolismo venoso, 169
- fases, 143

- hemorragias, 167
- imunizações, 146
- infecção puerperal, 162
- patológico, 162-176
- pós-parto tardio, 146
- prescrições de rotinas sugeridas no CAM-IMIP, 145
- sistemas
- - cardiovascular, 143
- - digestivo, 143
- - hematológico, 143
- - reprodutor, 144
- - urinário, 143
Puxos maternos, 47

Q

Quarto período do parto, 117
- hemorragias, 121
- inversão uterina aguda, 119

R

Radiação ionizante, 485
Recém-nascidos de mães infectadas pelo HIV, 430
Recepção da placenta, 49
Regurgitação da valva tricúspide, 23
Relactação, 159
Restrição do crescimento intrauterino, 252
- avaliação da vitalidade fetal, 256
- classificação, 252
- complicações, 255
- conceitos importantes, 252
- conduta, 255
- cadiotocografia e avaliação do líquido amniótico, 257
- diagnóstico, 255
- diagnóstico etiológico, 255
- fatores de risco, 252
- incidência, 252
- momento de interrupção da gestação e via de parto, 259
- monitoramento do crescimento fetal, 256
- monitoramento no CAM-IMIP, 257
- prevenção, 260
- rastreamento, 253
Restrição seletiva de crescimento, 242
Retenção placentária, 117
- complicações, 119
- fatores de risco, 118
- tipos, 117
- tratamento, 118
Retinol, 485
Rim ectópico, 463
Risco gestacional, classificação, 7

Rotura
- prematura das membranas, 222
- seio marginal, 270
- uterina, 109, 110
- - classificação, 1110
- - com cicatriz de cesariana prévia, 110
- - diagnóstico, 110
- - fatores predisponentes e desencadeantes, 110
- - gestação, 111
- - profilaxia, 112
- - prognóstico, 112
- - trabalho de parto, 111
- - tratamento, 111
- vasa prévia, 270
Rubéola, 375
- agente etiológico, 375
- artralgia, 376
- conduta, 378
- diagnóstico
- - diferencial, 376
- - laboratorial, 377
- epidemiologia, 375
- imunidade, 375
- incidência, 375
- investigação fetal, 378
- - achados ecográficos, 378
- - amniocentese, 378
- - cordocentese, 378
- - ecocardiografia fetal, 378
- - ultrassonografia, 378
- linfadenopatia, 376
- modo de transmissão, 375
- período de incubação, 375
- prevenção, 379
- quadro clínico, 376
- rash cutâneo, 376
- repercussões
- - fetais, 376
- - maternas, 376
- triagem no pré-natal, 378

S

Sepse, 277
- campanha de sobrevivência, 280
- definições, 277, 278, 280
- esquemas sugeridos no IMIP, 282
- etiologia, 277
- fatores de risco, 277
- importância na gestação e puerpério, 277
Sexualidade na gestação, 17
Sífilis, 365-369
- agente etiológico, 365
- complicações, 369
- congênita, 367

- controle de cura, 369
- diagnóstico laboratorial, 367
- gestação, 366
- incidência, 365
- latente, 366
- modo de transmissão, 365
- período de incubação, 365
- prevalência, 365
- primária, 365
- secundária, 366
- tardia ou terciária, 366
- tratamento, 368

Síndrome
- anticorpo antifosfolípide (SAAF), 320
- - catastrófica, 320
- - gestação, 320
- - rastreamento, 320, 321
- Bandl-Frommel, 110
- choque tóxico, 167
- congênita do zika vírus, 439
- Eisenmenger, 351
- HELLP, 285, 294
- Marfan, 352
- transfusão feto-fetal, 243
- uretral aguda, 401

Sinfisiotomia, 85
Sofrimento fetal agudo, 96-105
- avaliação fetal intraparto, métodos, 97
- condições clínicas de risco, 97
- conduta adotada no CAM-IMIP para monitoramento intraparto, 104
- fisiopatologia, 96
- profilaxia, 104

Sulfonamidas, 488
Suplementos vitamínicos na gestação, 14
Sutura dos peritônios, 55

T

Talidomida, 485
Taquicardia supraventricular, 462
Teníase, 419
Terceiro período do parto, 117
- retenção placentária, 117
Teste ergométrico na cardiopatia, 343
Tetraciclinas, 485, 487
Tetralogia de Fallot, 351, 462
Tianfenicol, 487
Tocólise, 228
Tocurgia, 51-68
- cesariana, 51
- fetotomia, 67
- manobras no encravamento das espáduas, 65
- parto vaginal instrumental, 56
- versão e grande extração

- - externa, 62
- - interna (tempestiva), 64
Toque
- bimanual, 78
- palpatório de Müller, 89
Toxoplasmose, 370
- agente etiológico, 370
- conduta, 373
- diagnóstico, 372
- epidemiologia, 370
- modo de transmissão, 370
- notificação epidemiológica, 374
- profilaxia, 373
- quadro clínico, 370
- triagem pré-natal, 372
Trabalho de parto, 39
- cardiopatias, 342
- diagnóstico, 39
- parada de progressão, 92
- prematuro, 225-236
- - avaliação do comprimento cervical, 226
- - causas, 226
- - conduta, 228
- - diagnóstico, 228
- - fatores de risco, 226
- - monitoramento domiciliar da atividade uterina, 227
- - pesquisa de fibronectina fetal, 227
- - rastreamento, 226
Transfusão uterina, 338
Translucência nucal, avaliação, 23
Transplante cardíaco, gravidez, 354
Transposição dos grandes vasos, 351, 462
Trato
- digestivo, malformação, 464
- urinário
- - doenças obstrutivas, 463
- - infecção, 327
- - - bacteriúria assintomática, 328
- - - diagnóstico diferencial, 329
- - - etiologia, 327
- - - fatores de risco, 327
- - - sintomática, 328
- - - tratamento, 329
- - malformações, 463
Tricomoníase, 397
Tricuríase, 418
Trimetadiona, 485
Tromboembolismo venoso, 169, 319
- prevenção, 322
Trombofilias, 317-326
- adquiridas, 320
- conduta, 320
- contracepção, 326
- hereditárias, 317
- - deficiência

- - - antitrombina, 318
- - - proteína C, 318
- - - proteína S, 318
- - desfechos desfavoráveis da gestação, 319
- - fator V de Leiden, 317
- - hiper-homocisteinemia, 318
- - mutação G20210A da protrombina, 317
- via de parto, 324
- - conduta no puerpério, 325
- - momento do parto, 325
Tromboflebite pélvica séptica, 165
Trombose venosa
- profunda, 171
- - anamnese, 171
- - complicações tardias, 173
- - diagnóstico, 171
- - exame físico, 171
- - quadro clínico, 171
- - tratamento, 172
- superficial, 169
- - diagnóstico, 170
- - quadro clínico, 170
- - tratamento, 170
Tumor trofoblástico
- epitelioide, 196
- sítio placentário, 196

U

Úlceras genitais, abordagem sindrômica, 408
- anamnese, 409
- avaliação clínica, 408
- cancro mole, 410
- donovanose (granuloma inguinal), 409
- exame físico, 409
- tratamento, 409
Ultrassonografia
- doença hemolítica perinatal, 336
- medicina fetal, 445, 448
- parto pélvico, 79
- restrição do crescimento intrauterino, 254
- rubéola, 378
Ureaplasma urealyticum, 402
- agente etiológico, 402
- conduta, 403
- diagnóstico laboratorial, 403
- infecção na gestação, 403
- manifestações clínicas, 403
- modo de transmissão, 402
- período de incubação, 403
- quadro clínico, 403
- rastreio, 403

V

Vacinação
- HIV, 426
- HPV, 415
Vácuo-extrator, 58
Vaginose bacteriana, 397
Valvopatias adquiridas e congênitas, 346
Varfarina e derivados, 485
Ventrículo direito, dupla via de saída, 462
Versão e grande extração, 62
- externa, 62
- interna, 64
Vias aéreas, malformação congênita, 464
Vícios pélvicos, 87
Violência, assistência à mulher, 489
- abortamento previsto por lei, 493
- acompanhamento ambulatorial, 494
- coleta de sorologias, 493
- incidência, 489
- marcos jurídicos, 489
- organização dos serviços, 490

- profilaxia
- - gravidez, 490
- - hepatite B, 492
- - HIV, 491
- - IST, 490
Vírus da imunodeficiência humana, ver HIV
Vitalidade fetal
- avaliação, 256
- fetal, vigilância, 27
- vigilância, 27
- - bases fisiológicas, 28
- - cardiotocografia anteparto, 29
- - dopplerfluxometria, 31
- - percepção materna dos movimentos fetais – mobilograma, 29
- - perfil biofísico fetal (PBF), 31
Vitamina, 486
- B12, deficiência, 361
Vulvovaginites, 395
- anamnese, 395
- candidíase, 396
- exame ginecológico, 395

- infecções associadas, 398
- medidas gerais de higiene e prevenção, 398
- repercussões no ciclo gravídico-puerperal, 398
- testes diagnósticos, 396
- tricomoníase, 397
- vaginose bacteriana, 397
Zika vírus, 432-441
- amamentação, 439
- complicações, 435
- diagnóstico, 435
- epidemiologia, 432
- gestação após infecção, 441
- manifestações clínicas, 434
- modo de transmissão, 433
- período de incubação, 434
- profilaxia, 440
- repercussões na gestação, 437
- síndrome congênita, 439
- tratamento da infecção materna, 438
- viagens para locais de transmissão, 441

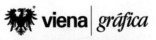

Impressão e Acabamento:
www.graficaviena.com.br
Santa Cruz do Rio Pardo - SP